Antihomotoxische Medizin
Band I:
Grundlagen, Klinik, Praxis

Antihomotoxische Medizin
Band I:
Grundlagen, Klinik, Praxis

Herausgegeben von
Franz Schmid, Manfred Rimpler, Ulrich Wemmer

Aurelia-Verlag Baden-Baden

Prof. Dr. med. Franz Schmid
Facharzt für Kinderheilkunde
Vorsitzender der Arzneimittelkommission
für Biologische Medizin der Hufelandgesellschaft
Ziegelbergstraße 17
D-63739 Aschaffenburg

Prof. Dr. rer. nat. Manfred Rimpler
Direktor des Instituts für
Medizinische Chemie der
Medizinischen Hochschule Hannover
Konstanty-Gutschow-Straße 8
D-30625 Hannover

Prof. Dr. med. Ulrich Wemmer
Direktor der Kinderklinik
Städtisches Klinikum Darmstadt
Heidelberger Landstraße 379
D-64297 Darmstadt

Die Deutsche Bibliothek – CIP-Einheitsaufnahme

Antihomotoxische Medizin. – Baden-Baden : Aurelia-Verl.
Bd. 1. Grundlagen, Klinik, Praxis / hrsg. von Franz Schmid ;
Manfred Rimpler ; Ulrich Wemmer. – 1. Aufl. – 1996
ISBN 3-922907-46-6
NE: Schmid, Franz [Hrsg.]

Autoren und Herausgeber haben größte Sorgfalt darauf verwandt, die Darstellung der therapeutischen Möglichkeiten dem aktuellen Wissens- und Erfahrungsstand anzupassen. Da die Wirksamkeit eines Medikamentes oder Behandlungsverfahrens ein rein individuelles Phänomen ist, stellen kollektive Empfehlungen nur eine grobe Leitlinie dar. Der Therapeut ist deshalb verpflichtet, die aufgeführten Mittel und Verfahren in eigener Verantwortung hinsichtlich der individuellen Indikation und Dosierung zu überprüfen.

Geschützte Warenzeichen sind nicht besonders kenntlich gemacht. Die Wiedergabe von Gebrauchsnamen, Handelsnamen und Warenbezeichnungen berechtigt auch ohne besondere Kennzeichnung nicht zu der Annahme, daß solche Namen im Sinne der Warenzeichen- und Markenschutz-Gesetzgebung als frei zu betrachten wären und daher von jedermann benutzt werden dürfen.

1. Auflage 1996
ISBN 3-922907-46-6
Art.-Nr. 7000 2224

Postfach 115, D-76481 Baden-Baden
Dr.-Reckeweg-Str. 2–4, D-76532 Baden-Baden
Satz und Druck: KOELBLIN Druck + Verlag, Baden-Baden
Printed in Germany

Vorwort

Das Tempo des zivilisatorischen Fortschritts erschwert es den Biosystemen zunehmend, mit den Anpassungsmechanismen Schritt zu halten. Während in der Evolution die Auseinandersetzungen mit Umweltbedingungen sich in langen Zeitabschnitten vollzogen, wird der Mensch der Gegenwart schon während eines Menschenlebens mit immer neuen Fremdstoffen konfrontiert, an die evolutiv sich anzupassen keine Zeit bleibt.

Chemie und Technik schufen und schaffen eine Unmenge von Substanzen und Verfahren, die das Leben erleichtern und verlängern, andererseits aber belasten. Dies zu begrüßen oder zu beklagen ist eine Seite, es als Realität zu erkennen und entsprechend Folgerungen zu ziehen eine andere, zwingende.

Die Medizin verharrt seit Beginn des „naturwissenschaftlichen Zeitalters" im 19. Jahrhundert in einem dogmatischen Materialismus, der mit der „Natur" nur wenig, mit dem modernen wissenschaftlichen Weltbild vorwiegend konfliktbeladene Berührungspunkte hat. In der linearen, mechanistischen Physik Newtonscher Prägung haben nichtmaterielle Phänomene keinen Platz, sind „wissenschaftliches Vakuum". Dieses Vakuum wurde in der Medizin mit dem Plazebobegriff besetzt; hier wird alles untergebracht, was materiell nicht faßbar und methodisch nicht nachvollziehbar ist.

Nichtmaterielle Erscheinungen wie Geist, Gefühl, Phantasie, Liebe, Haß, Stimmung und Sozialverhalten prägen das menschliche Leben mehr als materielle Gegebenheiten. Neben den Anpassungsschwierigkeiten an neue chemische Verbindungen wirken sich die nichtmateriellen zivilisatorischen Einflüsse tiefgreifend und oft schicksalsbestimmend auf Gesundheit und Krankheit, Adaptation oder soziale Desintegration aus.

Der Begriff „Homotoxikosen" sollte also im weitesten Sinne verstanden werden: Er bezeichnet Stoffe und Einwirkungen, an welche der Organismus sich nicht anpassen kann, wodurch die körperliche und geistige Harmonie gestört und die Entfaltung seines genetischen Potentials behindert wird. Den daraus resultierenden Befindensstörungen und Krankheiten mit plausiblen Behandlungskonzepten zu begegnen, ist eine vordringliche Aufgabe der Gegenwartsmedizin.

Mit linearen Denkschienen und konventioneller Pharmakotherapie allein ist diese Aufgabe nicht zu lösen. Die Physik des 20. Jahrhunderts trägt den Verhältnissen im höher entwickelten Vielzellerorganismus mehr Rechnung. Dazu beigetragen haben die logistische Formel der Biologie, Einsteins $e = m \cdot c^2$ als Ausdruck der Energie-Materie-Beziehung, das Pauli-Prinzip (Pauli-Verbot), die Chaos-Theorie und die allgemeine System-Theorie.

Das daraus resultierende wissenschaftliche Weltbild entspricht den vielfach vernetzten Systemen im menschlichen Organismus wesentlich zutreffender als linear-mechanistische Vorstellungen. Dies bedeutet, daß die Medizin in vernetzten Systemen zu denken und danach zu handeln lernt und die nichtmateriellen Erscheinungen als reale Gegebenheiten in dieses Denken einbezieht. Erst dadurch wird ein Brükkenschlag zwischen der Dosis-Wirkungs-Regel der Pharmakologie, dem nur scheinbar reziproken Prinzip der Homöopathie und der Psychosomatik möglich.

Das biologische Grundgesetz von Arndt-Schulz hat erstmalig die Dosis-Wirkungs-Regel relativiert und die konträre Wirkung niedriger und hoher Reize – niedriger und hoher Arzneidosen – aufgezeigt. Es ist das historische Verdienst Hans-Heinrich Reckewegs, diese Regel durch eine Sechs-Phasen-Unterteilung von der reinen Stärke-Mengen-Betrachtung in einen zeitlichen Rahmen gestellt und auf klinische Ebene gebracht zu haben. Der von ihm kreierte „Biologische Schnitt" zeigt die Grenzlinie auf, an der sich entscheidet, ob der Organismus sich noch selbst helfen kann oder Unterstützung von außen braucht. Die Anwendung der Sechs-Phasen-Unterteilung ist eine wertvolle Orientierungsbasis für die Beurteilung des biologischen Gesamtzustandes.

Das Mitte des letzten Jahrhunderts erdachte, Mitte dieses Jahrhunderts erweiterte und verfeinerte System bedarf einer Anpassung an das moderne wissenschaftliche Weltbild und dessen Terminologie. Das vorliegende Buch hat sich die Aufgabe gestellt, aus den historischen Entwicklungen heraus, die Grundlagen der Antihomotoxischen Medizin darzustellen und diese wissenschaftlich zu untermauern. Darauf aufbauend werden im Hauptteil die klinischen und praktischen Konsequenzen einer der Integrität des menschlichen Organismus dienenden Heilkunde aufgezeigt. Krankheiten und Befindensstörungen sind in alphabetischer Reihenfolge abgehandelt. Die einzelnen Kapitel sind einheitlich strukturiert und enthalten kurz skizziert Definitionen, Charakteristika, Symptome und Therapie; letztere ist nicht nur auf Mittel der Antihomotoxischen Medizin beschränkt, sondern versucht im Sinne einer ganzheitsmedizinischen Schau auf alle möglichen Behandlungsansätze hinzuweisen.

Die therapeutischen Empfehlungen basieren auf den Angaben in Standardwerken und den praktischen Eigenerfahrungen der Autoren. Historische, kollektive und Individualerfahrung fließen dabei zusammen. Je nach Häufigkeit der entsprechenden Krankheiten liegen den Therapievorschlägen unterschiedlich zu wertende Quellen zugrunde; diese reichen von kontrollierten klinischen Studien über Anwendungsbeobachtungen bis zu dokumentierten Einzelfällen bei seltenen Krankheiten. Therapeutische Anregungen werden auch dort vermittelt, wo ausreichende praktische Erfahrungen nicht vorliegen, theoretisch aber eine günstige Beeinflussung eines Krankheitsprozesses zu erwarten ist. Soweit Organotherapeutika erwähnt sind, handelt es sich um Präparate tierischer Provenienz.

Dem Leser werden mitunter Begriffe und nosologische Einheiten begegnen, die in der Fachliteratur wenig geläufig sind. Dies trifft vor allem für sozialmedizinische und psychosomatische Bereiche zu, bei welchen fließende Übergänge von Befindens- und Verhaltensstörungen zu körperlichen Symptomen bestehen. Gerade diese „modernen“ Zivilisationskrankheiten bedürfen einer ganzheitlichen, biologisch orientierten Sichtweise und Behandlung.

Gliederung und optische Ausstattung erfolgten nach didaktischen Gesichtspunkten. Der Textumfang war räumlich-ökonomischen Gesichtspunkten unterzuordnen. Das weiterführende Schrifttum wurde auf wenige, repräsentative Publikationen begrenzt.

Die Bewältigung des umfangreichen Stoffgebietes war nur durch Mitarbeit zahlreicher sachverständiger Autoren möglich. Abschnitte und Kapitel, die nicht vom Herausgeber stammen, sind am Schluß mit den Autorennamen gekennzeichnet. Ihnen und den vielen Mitwirkenden im Herstellungsprozeß gilt es ebenso zu danken wie dem Verlag für die vorzügliche Ausstattung des Buches.

Aschaffenburg, Februar 1996 — Franz Schmid

Inhaltsverzeichnis

Erkenntnistheoretische Grundlagen 133

Integrative oder lineare Medizin? 143

Diagnostisch-therapeutischer Index

Autorenverzeichnis

Dr. med. Ursula Arnold
Fachärztin für Allgemeinmedizin –
Homöopathie
Jahnstraße 60
D-63743 Aschaffenburg

Prof. Dr. med. Dr. med vet. Peter Brunner
Chefarzt des Pathologischen Instituts
Klinikum am Hasenkopf
D-63739 Aschaffenburg

Dr. med. Lains Cardoso
Urb. Nova Moita, Lote 9 – 1° Dto
P-2860 Moita

Prof. Dr. Claus-Frenz Claussen
Extraordinarius für Neurootologie
Kurhausstraße 12
D-97688 Bad Kissingen

Dr. med. Richard T. Clement
3 Rue Kennedy
Port La Royale, Marigot, St. Martin
French West Indies 97051

Dr. rer. nat. Joachim Dittmann
Institut für Physiologische Chemie
Tierärztliche Hochschule Hannover
Bünteweg 17
D-30545 Hannover

Dr. med. Werner Frase
Facharzt für Allgemeinmedizin –
Naturheilverfahren
Werderstraße 32
D-76530 Baden-Baden

Prof. Dr. med. vet. Günther Harisch
Institut für Physiologische Chemie
Tierärztliche Hochschule Hannover
Bünteweg 17
D-30545 Hannover

Dr. med. Wolfgang Georg Herbolzheimer
Facharzt für Augenheilkunde
Sandgasse 54
D-63739 Aschaffenburg

Dr. med. Franz Anselm Graf von Ingelheim
Facharzt für Allgemeinmedizin –
Naturheilverfahren
Bischof-Blum-Platz 10
D-65366 Geisenheim

Dr. med. Johannes John
Buchenweg 15
D-76532 Baden-Baden

Dr. med. Hannelore Kirstein
Fachärztin für Neurologie,
Psychiatrie und Homöopathie
Schloßstraße 25
D-56068 Koblenz

Dr. med. Diethelm Kleinstoll
Facharzt für Allgemeinmedizin –
Naturheilverfahren, Chirotherapie,
Sportmedizin
Theresienhöhe
D-50354 Hürth-Park

Klaus Küstermann
Facharzt für Allgemeinmedizin –
Naturheilverfahren
Höllhäuserweg 36
D-76534 Baden-Baden

Dr. med. Dagmar Lanninger-Bolling
Fachärztin für Innere Medizin –
Naturheilverfahren
Königsteiner Straße 51
D-65812 Bad Soden

Dr. med. Theo Müller
Facharzt für Allgemeinmedizin
Ebersteinstr. 33
D-75177 Pforzheim

Dr. Arturo O'Byrne Navia
Centro de Medicina Biologica
Carrera 26 N° 2–38
Cali, Colombio

Dr. med. Bernard Potrafki
Facharzt für Orthopädie – Physikalische Therapie, Chirotherapie, Sportmedizin, Naturheilverfahren
Bahnstraße 12
D-51688 Wipperfürth

Prof. Dr. rer. nat. Manfred Rimpler
Direktor des Instituts
für Medizinische Chemie der Medizinischen Hochschule Hannover
Konstanty-Gutschow-Straße 8
D-30625 Hannover

Prof. Dr. med. Franz Schmid
Facharzt für Kinderheilkunde
Vorsitzender der Arzneimittelkommission für Biologische Medizin der Hufelandgesellschaft
Ziegelbergstraße 17
D-63739 Aschaffenburg

Dr. med. Nadim Sradj, M.A.
Facharzt für Augenheilkunde
Weinweg 7
D-93049 Regensburg

Dr. med. Christa Steenpass
Fachärztin für Kinderheilkunde
Luitpoldstraße 10
D-63739 Aschaffenburg

Dr. rer. nat. Wilfried Stock
Apotheker
Scheffelweg 9
D-76547 Sinzheim

Prof. Dr. med. Gustav Trübestein
Facharzt für Innere Medizin – Kardiologie
Chefarzt und Leitender Arzt
Spessart-Klinik Bad Orb
Würzburger Straße 7–11
D-63619 Bad Orb

Jacques-Charles Viel
Ophtalmologiste
49, route du Hâvre
F-76460 Saint-Valery-en-Caux

Prof. Dr. med. Ulrich Wemmer
Direktor der Kinderklinik
Städtisches Klinikum Darmstadt
Heidelberger Landstraße 379
D-64297 Darmstadt

Priv.-Doz. Dr. med. Manfred Wolf
Facharzt für Chirurgie – Homöopathie
Florastraße 7a
D-13125 Berlin

Historische Entwicklung

Medizin als Reflektion des jeweiligen Weltbildes

Erkenntnistheoretisch haben sich Medizin und Biologie in den überschaubaren Jahrtausenden der Menschheitsgeschichte zwischen materialistischen und geisteswissenschaftlichen Interpretationen bewegt. Gemeinhin werden eine mythische Epoche des Altertums, eine vorwissenschaftliche Epoche des Mittelalters und eine naturwissenschaftliche Epoche der Neuzeit unterschieden. Mystik, Religion und Philosophie prägten die Medizin bis in die Mitte der Neuzeit.

Lediglich in den letzten drei Jahrhunderten gewinnt die Natur*wissenschaft,* wie sie sich gerne als „exakt" etikettiert, die dominierende Rolle. Das wellenförmige Auf und Ab zwischen materialistischen und immateriell-geistigen Vorstellungen durchzieht die Medizingeschichte als Spiegelbild des dualistischen Lebensprinzipes.

Einige markante Richtungen der abendländischen Entwicklung mögen dies veranschaulichen:
Aristoteles (384–322 v. Chr.) postulierte in der „Entelechie" die Eigenständigkeit des Lebensprinzipes und der lebenden Systeme. Bereits sein Schüler Theophrast (372–287 v. Chr.) plädierte für eine mechanistische Determinierung des Lebens, eine Auffassung, die im Determinismus eines Laplace im 19. Jahrhundert eine dogmatische Fassung fand. Die geistigen Grundlagen des Lebens werden bei Galen (129–199 n. Chr.) als „spiritus" und „pneuma", später von Georg E. Stahl (1660–1734) als „anima" bezeichnet. Die „Lebenskraftlehre" des 17. bis 19. Jahrhunderts, die eine eigene Vitalkraft für das Leben postulierte und deshalb Vitalismus genannt wurde, entstand als Gegenbewegung gegen die um sich greifenden Einflüsse der mechanischen Physik. Gipfelpunkt der „Maschinentheorie" des Lebens war das Werk von J. O. de Lamettrie (1709–1751) „L'homme machine". Rückschlag für den Vitalismus und Unterstützung der mechanistischen Richtung war die Synthese von Harnstoff (1828) durch Friedrich Wöhler (1800–1882). Ein denkwürdiger Vorgang beendete die Diskussion dann für lange Zeit: Die Deutsche Akademie für Naturforscher Leopoldina – 1652 gegründet zur Förderung der Heilkunde und der Naturwissenschaften durch eigene Beobachtung und Experimente – schuf die „Lebenskraft" per Mehrheitsbeschluß ab.

Die Auseinandersetzung zwischen Materialismus und nichtmateriellen Thesen in der Medizin nahm unter dem Einfluß der mechanischen Physik des 18. Jahrhunderts zu. Der schroffen Formulierung de Lamettries – der Mensch als Maschine (1748) – tritt der Göttinger Albrecht von Haller (1708–1777) entgegen. Es ist eine Zeit, in der aus einfachen Experimenten weitreichende Hypothesen abgeleitet werden. Hallers Irritabilität und Sensibilität wurde mit anderen Kräften von Casimir Medicus zur „Lebenskraft" als Ausgangspunkt des Vitalismus zusammengefaßt. Die Widerstände gegen mechanistische Denkweisen in der Medizin fanden in Jean-Jacques Rousseaus (1712–1778) „Zurück zur Natur" und Christoph Wilhelm Hufelands (1762–1836) „natura sanat, medicus curat morbos" ihren Ausdruck. In seinem bedeutsamen Werk „Makrobiotik oder die Kunst das Leben zu verlängern" trennt er scharf die Schulmedizin von der ärztlichen Kunst, die sich auf das Ganze richtet.

Auch für eine Leitfigur des 18. Jahrhunderts, den Kliniker H. Borhaave (1668–1738), stand die unvoreingenommene Beobachtung des Naturphänomens im Mittelpunkt seiner Lehrtätigkeit in Leiden. „Das Einfache ist das Kennzeichen des Wahren" war sein Leitspruch.

Fast etwas abseits dieser Auseinandersetzungen entwickelt sich die Homöopathie als eine dem Materialismus diametral entgegenstehende Richtung der Heilkunde. Samuel Hahnemann (1755–1853), renommierter Arzt und

Chemiker, habilitierte sich in Leipzig, wurde aber von dort – nicht zufällig auf Betreiben der Apotheker – 1821 ausgewiesen. Die von ihm systematisierte Lehre „similia similibus curentur" wird seit 1807 Homöopathie genannt und ist praktisch die Umkehr der Dosis-Wirkungs-Regel der Pharmakologie. Der ersten Auflage des „Organon der rationellen Heilkunst" folgt 1810 die zweite Auflage „Organon der Heilkunst".

Offen gebliebene Fragen in der latenten Auseinandersetzung zwischen materiellem und immateriellem Denken führen um die Wende zum 20. Jahrhundert zum Aufleben der „Lebenskraftlehre" im Neovitalismus (Hans Driesch, 1867–1941). Mit der Aufdeckung des genetischen Codes und der Nukleinsäuren schlug das Pendel zum „Molekularmechanismus" und damit zur materiellen Ebene zurück. Leben wird auf Selbstrealisation der Potenzen von Elektronenzuständen des Atoms reduziert.

Einen Kompromiß in den scheinbaren Gegensätzen von Vitalismus und Materialismus versucht der „systemtheoretische Lebensbegriff" (Ludwig von Bertalanffy, 1901–1972) zu finden. Danach gelten in Biosystemen physikalisch-chemische Gesetzlichkeiten; Leben kann damit aber nicht erklärt werden. Durch Wechselwirkungen auf allen Ebenen des hierarchisch organisierten Biosystems werden Gesetzlichkeiten offenbar, die nicht allein auf chemische oder physikalische Prozesse reduziert werden können. Oberhalb der chemisch-physikalischen Ebene kommt dem Leben eine Eigenständigkeit als Naturphänomen zu. In den „Wechselwirkungen auf allen Ebenen" ist ein Brückenschlag zur modernen Physik (siehe auch Abschnitt „Biophysikalische Grundlagen", S. 30ff.) der Wechselwirkungsquanten massenloser Elementarpartikel zu sehen.

Die Differenzen in den Weltbildern eines Newton und Goethe lebten Ende des 19. Jahrhunderts wieder auf. Rudolf Steiner (1861–1925) studierte Mathematik und Naturwissenschaften, widmete sich später aber medizinischen, philosophischen und sozialen Problemen. Sein Einfluß auf das Kultur- und Geistesleben war bereits zu seinen Lebzeiten groß, wirkt aber bis heute in der Anthroposophie, der Eurhythmie und der Waldorf-Pädagogik fort. Basis seines Denkens sind die naturwissenschaftlichen Schriften Goethes, die er zwischen 1883 und 1897 in vier Bänden veröffentlichte. Die „Philosophie der Freiheit" (1894) destilliert das philosophische und sozialwissenschaftliche Gedankengut. Den Wesengliedern des Menschen – Physischer Leib, Ätherleib (Bildekräfteleib), Astralleib (Seele) – wird eine Dreigliederung des sozialen Organismus zur Seite gestellt. Der heute wieder aktuellen Idee einer Entflechtung von Staat, Wirtschaft und Gesellschaft ist kein praktischer Erfolg beschieden.

Während die meinungsbildenden Institutionen heute noch mehrheitlich auf der streng materialistischen Basis des Weltbildes operieren, gehen die Tendenzen im Weltbild der Physik in eine andere Richtung. Die Mehrheit der Bevölkerung bevorzugt mehr und mehr naturgemäße Heilmethoden einer biologisch orientierten Medizin.

Der Wandel, der sich in der Therapie vollzieht, wird in seinem prinzipiellen Charakter vielfach noch nicht wahrgenommen. Das Zeitalter der chemisch-pharmakologischen Dominanz geht allmählich in das der biologischen Sichtweise über.

Versucht man die grundsätzlichen Unterschiede herauszuarbeiten, ergibt sich: Die chemisch-pharmakologische Epoche, die große Fortschritte für die Medizin brachte, wird von der – nicht an Lebensvorgängen orientierten – chemischen Synthese geprägt. Stoffe werden synthetisiert, im Tierversuch auf Wirkungen geprüft und gegebenenfalls nach diesen Wirkungen beim Menschen eingesetzt. Der Einsatz erfolgt nach pauschalen Diagnose-Etiketten. „Indikation" bedeutet, das Mittel ist „angezeigt bei", die Wirkungsweise des Mittels ist Entscheidungskriterium.

Die Zukunft geht nicht vom Syntheseprodukt mit kollektiver Indikation, sondern von den Bedürfnissen des einzelnen Defektes im Biosystem aus. Die Gentechnologie mit ihren Reparaturmöglichkeiten an punktuellen Gendefekten zeigt diesen Weg auf; es ist ein Weg von der „Konfektions-Medizin" zu einer maßgeschneiderten Individual-Medizin, wobei die biologische Singularität des Menschen in den Mittelpunkt gestellt wird.

Die Arzneimittelkommission für Biologische Medizin der Hufelandgesellschaft hat auf diesem Gebiet richtungsweisende Pionierarbeit geleistet. Dazu gehören die Definitionen und Standortbestimmungen über Heilkunde, Leben und Biologische Medizin.

Heilkunde hat vom Begriff her einen tieferen und breiteren Denkansatz als „Medizin“. Sie hat für das „Heil“, das heißt für die Gesundheit und Harmonie der In- und Umwelt eines Individuums einzutreten. Um die Wesensunterschiede einer Medizin „gegen“ oder „für“ zu verstehen, muß zunächst auf das Phänomen „Leben“ eingegangen werden.

Leben ist ein einzigartiges Phänomen, beschränkt auf 6 bis 7 Dimensionen (10^1 bis 10^{-6}) innerhalb der rund 70 beurteilbaren Dimensionen des Universums. Leben ist auf die Existenz der Zelle(n) angewiesen. Unterhalb der Einzelzelle und oberhalb der vielzelligen Organismen gibt es kein Leben. Die Merkmale Wachstum, Stoffwechsel, Vermehrung und zeitliche Begrenzung beschreiben das Lebensprinzip, sagen aber nichts darüber aus (Abb. 1).

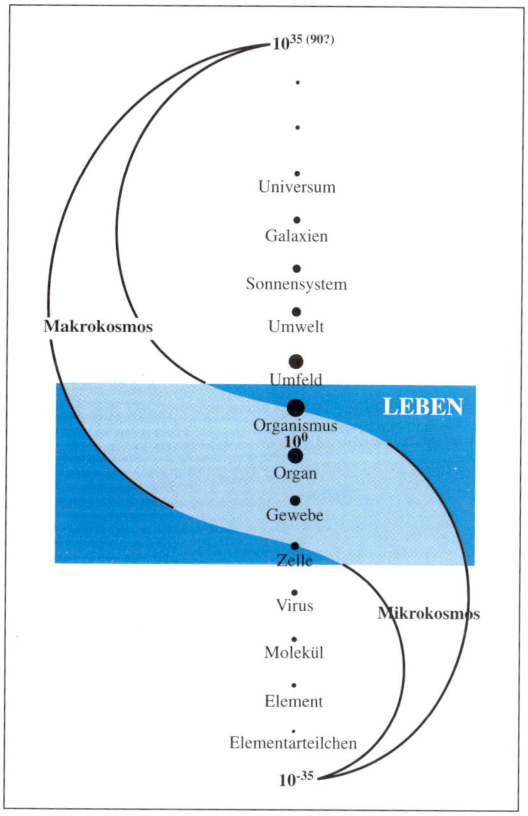

Abb. 1: Leben beschränkt sich auf einen minimalen Teil in den Dimensionen des Universums.

Tab. 1: Erkenntnis- und Therapieebenen

Naturwissenschaftliche Größenordnungen	Therapeutische Methoden/Mittel
Elektromagnetische Wellen	Lang-, Mittel-, Kurz- und Ultrawellen, Licht, Laser, Rotlicht, UV-Licht, Mikrowellen, Ultraschall, Röntgenstrahlen
Elementarpartikel	Elektronen, Neutronen, Photonen, radioaktive Substanzen, Wasser, Bäder
Elemente	Elemente und Spurenelemente des periodischen Systems („Elementartherapie“), Homöopathie
Moleküle	Molekulartherapie, Pharmakotherapie, Chemotherapie, Chelattherapie, zytoplasmatische Therapie, Vitamine, Hormone, Enzyme und Enzymkombinationen
Zellen und Zellderivate	Zelltherapie, Blut-, Knochenmark-, Thymus-Transplantationen, Thrombo-, Erythro-, Leukozytenkonzentrate, Zellorganellen (Mitochondrien, Lysosomen, Membranen), Phytotherapie
Organe	Organtransplantationen, chirurgische, orthopädische Verfahren, organorientierte Spezialverfahren
Organismus	Holistische Medizin (Ganzheitsmedizin), Regulationstherapien, physikalische Therapien
Umfeld und Umwelt	Ernährungslenkung (Diätetik), Lebensstillenkung, Symbioselenkung, Anthroposophie, antihomotoxische Medizin, Klima, Sonne, kosmische Strahlung

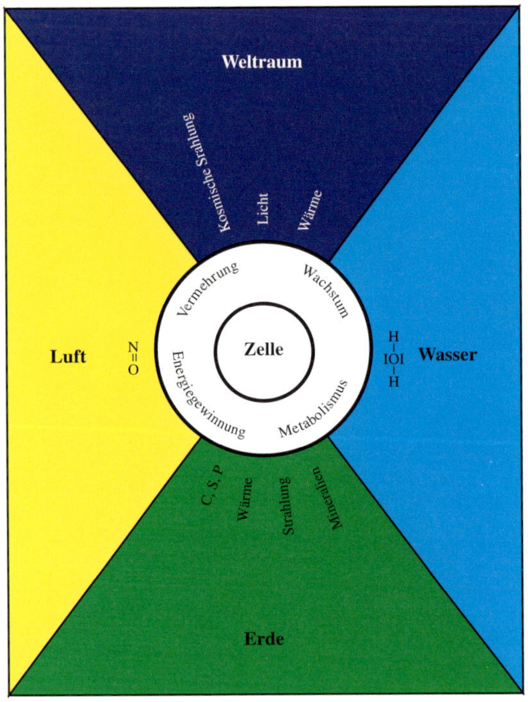

Abb. 2: Elementareinheit des Lebens „Zelle". Die Materie- und Energiequellen von Umwelt und Umfeld werden zu Lebensprozessen integriert

Das fundamentale, nur in der Zelle realisierte Prinzip ist die Fähigkeit, aus den Energie- und Materieverlusten der unbelebten Welt neue Strukturen und Energien zu bilden. Je höher organisiert ein mehrzelliges Lebewesen ist, um so mehr ist diese Elementarfunktion der Zelle auf ihren Mutterboden, die Matrix und auf Transportsysteme, Regulations- und Informationsmechanismen angewiesen.

Störungen der Lebensharmonie, Befindlichkeitsstörungen und Krankheiten können sich auf der physischen, psychisch-geistigen und energetischen Ebene manifestieren. Je mehr sie sich materialisieren, um so leichter sind sie mit Maß und Zahl faßbar. Jeder materiellen Strukturierung sind aber dynamische Prozesse vorgeschaltet; ein Chaos ist Voraussetzung für Neustrukturierungen. Aus den Hierarchieebenen der Biosysteme ergibt sich die Zuordnung therapeutischer Mittel und Verfahren (Tab. 1).

Biologische Medizin beinhaltet Verfahren, deren oberstes Leitprinzip die Integrität des Biosystems Mensch in Diagnostik und Therapie ist. Sie benützt Stoffe, die in Lebensprozessen entstehen und Verfahren, die sich an den Funktionen des Lebens orientieren (Abb. 2). Ziel ist die Unterstützung oder Wiederherstellung der teleologischen Entwicklungs- und Selbstheilungskräfte. Da materielle, energetische und seelisch-geistige Komponenten zu berücksichtigen sind, hat Biologische Medizin integrative Medizin im strengen Sinn des Wortes zu sein. Naturstoffe, physikalische Kräfte und psychologische Methoden sind nach Bedarf einzusetzen und zu koordinieren. Richtungen, die mit dem herrschenden Zeitgeist und der daraus resultierenden Konvention nicht konform gehen, werden als „unkonventionell" etikettiert. Die deutsche Gesetzgebung hat dafür den Ausdruck „Besondere Therapierichtungen" geschaffen.

Besondere Therapierichtungen

Die Eigenständigkeit „Besonderer Therapieverfahren" oder „Besonderer Therapierichtungen" wird in Deutschland sowohl im Arzneimittelgesetz (AMG 76) als auch in den Prüfrichtlinien für Arzneimittel und im Sozialgesetzbuch V hervorgehoben. Als genereller Nenner dient dabei die Formulierung, daß die „Besonderheiten der Besonderen Therapierichtungen zu berücksichtigen" sind. Diese „Besonderheiten" sind ebensowenig präzisiert wie die Abgrenzung von der „konventionellen Therapie". Um eine Zuordnung zu den „Besonderen Therapierichtungen" zu ermöglichen, ist eine Definition unumgänglich.

Von der Definition her ist der Begriff „Besondere Therapierichtungen" mehr negativ determiniert; er besagt nur, daß sich diese Therapieformen von den konventionellen, die ihrerseits keine scharfen Konturen haben, unterscheiden.

Positiv formuliert, muß die Definition lauten:

„Besondere Therapierichtungen sind Verfahren und Methoden, die von eigenständigen wissenschaftlichen Erkenntnissen, besonderen diagnostischen Methoden und speziellen Denkansätzen ausgehen, besondere Mittel einsetzen und besondere Wege beschreiten, um Heilwirkungen zu erzielen."

Wegen der Vielfalt erkenntnistheoretischer Grundlagen und praktischer Handhabungen ist es schwer, für alle Formen der Biologischen Medizin einen gemeinsamen Nenner zu finden. Bemüht man sich darum, sind folgende Gesichtspunkte hervorzuheben:

- Biologische Therapieverfahren benützen materielle Mittel und dynamisch-energetische Methoden, die im evolutionären Erfahrungspotential des Menschen verankert sind. Hierin unterscheiden sie sich von der chemisch-pharmakologischen Therapie, die vorwiegend mit Substanzen arbeitet, mit denen sich der Mensch im Evolutionsprozeß nicht auseinandergesetzt hat.
- Biologische Therapien wirken „für", nicht „gegen". Von den präventiven Maßnahmen für die Erhaltung der Gesundheit über die materielle Substitution bis zur regulativen Bahnung der Selbstheilungskräfte herrscht ein konstruktives Prinzip vor. Dies unterscheidet die biologischen Verfahren von arzneilichen Maßnahmen „gegen" Krankheitssymptome.
- Biologische Medizin ist integralsynergistisch auf das Biosystem Mensch gerichtet; hier liegen andere Denkansätze als bei der analytischen Differenzierung der konventionellen Pharmakotherapie zugrunde, die sich auf Einzelsymptome konzentriert.
- Biologische Verfahren orientieren sich an der Wirksamkeit beim Menschen. Therapeutische Wirksamkeit setzt sich zusammen aus Symptomen, Daten, Fakten und körperlich-geistigen Befindlichkeiten, die nicht formalwissenschaftlich wertbar sind. Wirksamkeit ist damit stets ein individuelles Faktorenbündel.
  Chemische Syntheseprodukte sind an ihren pharmakologisch-toxikologischen Wirkungen meßbar, lassen aber nur indirekte Schlüsse auf die (individuelle) Wirksamkeit zu.
- Viele biologische Mittel (Organotherapeutika, Enzyme) und physikalische Verfahren besitzen keine Toxizität, teilweise aber andersartige Risikofaktoren (immunologische Reaktionen, differenzierte energetische Effekte wie zum Beispiel UV-Strahlen, Röntgenstrahlen, Kälte- und Klimareize u.a.), die methodenspezifische Sicherheitsmaßnahmen erfordern.

Da die Zahl der „Besonderen Therapierichtungen" sehr groß ist und in den verschiedenen Kulturkreisen traditionelle Eigenheiten entstanden sind, ist für die gesundheitspolitische Handhabung eine Grenzziehung zwischen fundierten Therapierichtungen und Phantasiekonstruktionen erforderlich. Für die Einordnung in die gesetzlichen Rahmenbedingungen sind deshalb einige Grundbedingungen unumgänglich.

„Besondere Therapierichtungen", die gesundheitspolitisch und versicherungsrechtlich anzuerkennen sind, haben folgende Voraussetzungen zu erfüllen:

- Die Besonderheit des Therapieverfahrens muß theoretisch erklärbar und praktisch bewährt sein.
- Das Verfahren muß lehr- und lernbar sein.
- Die eingesetzten Mittel und Wege müssen mit den theoretischen Denkansätzen ein plausibles Konzept ergeben.

Diese Voraussetzungen treffen für die von H.-H. Reckeweg inaugurierte „Antihomotoxische Medizin" uneingeschränkt zu.

Vom biologischen Grundgesetz zur Reckewegschen Phasenlehre

Die strenge Dosis-Wirkungs-Beziehung eines Arzneimittels fand erstmals durch Samuel Hahnemann eine entscheidende Relativierung.

Der Begriff „Homöopathie" ist aus den griechischen Wortstämmen „homoios = ähnlich" und „pathos = Krankheit" geformt und bedeutet sinngemäß „Krankheitsähnlichkeit". Inhaltlich handelt es sich um ein medizinisches Konzept, das in Diagnostik und Therapie eine „Besondere Therapierichtung" im strengsten Sinne repräsentiert. Durch Verdünnung der materiellen Konzentration eines Stoffes mittels Verreibung oder Verschüttelung wird eine „Dynami-

Abb. 3: Zusammenwirken spezifischer und unspezifischer Faktoren nach dem biologischen Grundgesetz während des Tuberkuloseablaufes; RHS = retikulohistiozytäres System

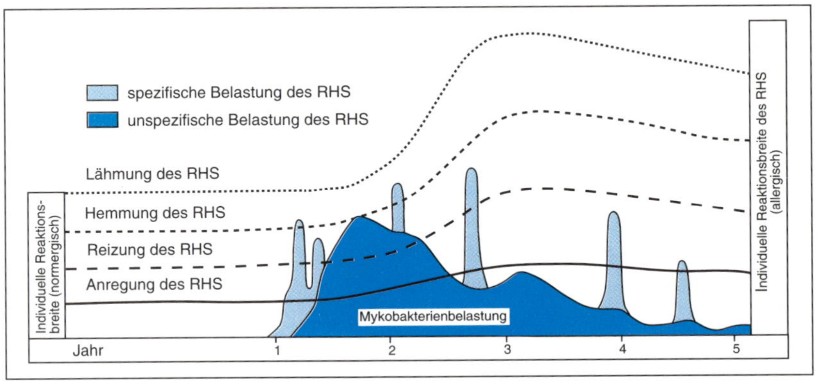

sierung", das heißt ein höheres energetisches Wirkungspotential angestrebt. Das Prinzip steht damit dem sogenannten Dosis-Wirkungs-Gesetz der konventionellen Pharmakotherapie diametral gegenüber.

Eine Differenzierung der Dosis-Abhängigkeit hatte das Arndt-Schulz-Gesetz (Rudolf Arndt, 1835–1900, Psychiater; Hugo Schulz, 1853–1932, Pharmakologe) zur Folge. Es basiert auf der von Arndt 1885 formulierten Annahme, daß zu den wesentlichsten Eigenschaften des Protoplasmas seine Reizbarkeit gehöre, „die sich in größerer oder geringerer Beweglichkeit, wenn auch nur seiner kleinsten Bestandteile untereinander, zu erkennen gibt" (Schulz, 1925). Diese, auch als biologische Reizregel bezeichnete Gesetzmäßigkeit, gilt bis heute als *biologisches Grundgesetz:*

Schwache Reize fachen sie an,
mittelstarke beschleunigen sie,
starke hemmen und
stärkste heben sie auf.

Die Wirkungen beziehen sich dabei auf die Reaktionsfolgen des betroffenen Biosystems. Damit wird die Reizstärke – auch die Wirkung eines Arzneimittels – auf das Reaktionspotential des Lebewesens projiziert und graduiert (siehe auch Abschnitt „Biophysikalische Grundlagen", S. 30ff.). Das biologische Grundgesetz bestätigt zwar die Beziehung zwischen Dosismenge und Wirkungsintensität, stellt aber zugleich die positiven und negativen Effekte in ein plausibles, experimentell abgesichertes System.

Den Zeitfaktor beim biologischen Grundgesetz arbeitete Franz Schmid 1951 anhand der damals verbreiteten Volkskrankheit Tuberkulose heraus (Abb. 3).

Die gleiche Noxe kann als Zusatzreiz bei einer chronischen Infektionskrankheit je nach Krankheitsstadium und individuellem Reaktionspotential recht verschiedene Folgen haben: die Abwehr anregen, hemmen oder blockieren.

Ein quantiativ und qualitativ gleicher Reiz kann demnach zur Heilung beitragen oder fatale Folgen haben.

Masern beispielsweise können beim tuberkulösen Primärkomplex eine Miliartuberkulose auslösen. In späteren Stadien einer Tuberkulose können Masern die Heilung fördern. Das Gleiche gilt für physikalische Reize. Ultraviolett-Bestrahlung wird bei latenter Tuberkulose in Form der Höhenklima-Kuren zum Therapieprinzip. Bei frischer Tuberkulose ist sie auslösende Ursache für verhängnisvolle Verschlechterungen, wie der Frühjahrsgipfel der Miliartuberkulose und Meningitis tuberculosa aufzeigt.

Kernstück der Reckewegschen Homotoxikologie ist die Phasenlehre. Hier werden die unterschiedlichen Reizstufen den unterschiedlichen Reizantworten zugeordnet und in ein Zeitgefüge integriert.

Die Phasenlehre ist ein für die Praxis ausgezeichnetes Orientierungsschema für therapeutische Entscheidungen. Sie gibt Aufschluß über die biologische Gesamtsituation eines Organismus in der Auseinandersetzung mit Um- und Innenwelt-Noxen. Voraussetzung für eine sinnvolle Interpretation ist die Anlehnung der sechs Phasen an die ökologischen Räume des Körpers:

- Das humorale System ist Transport- und Kommunikationssystem.
- Die Grundsubstanz (extrazelluläre Matrix) ist Transitstrecke, Filter- und Versorgungssystem für
- das zelluläre System als Ort der genetischen Information und der primären Stoffwechselleistungen.

Demnach spielen sich
- die Exkretions- und Inflammationsphasen vorwiegend humoral,
- die Depositions- und Imprägnationsphasen in der Matrix und
- die Degenerations- und Dedifferenzierungsphasen intrazellulär ab.

Die Zuordnung zu einer Phase gibt Auskunft, auf welcher „Verteidigungslinie" die Auseinandersetzung mit krankmachenden Noxen stattfindet und wo der Schwerpunkt der Behandlungsmaßnahmen anzusetzen ist.

Reckeweg: Ganzheitsschau einer Synthese der Medizin

1955 erschien in erster Auflage mit 484 Seiten das von Dr. med. Hans-Heinrich Reckeweg verfaßte Buch „Homotoxine und Homotoxikosen" mit dem Untertitel „Grundlagen einer Synthese der Medizin".

Aus den vielen Buchbesprechungen sei an dieser Stelle folgende wörtlich zitiert: „August Bier hätte große Freude an dieser Synopsis gehabt..., Reckeweg hat offensichtlich das Problem von innen her – von seinem Dämon geleitet – gestellt und geforscht. Er hat nicht einfach die Gedankenwelt anderer hingenommen, sondern hat sich mit ihnen auseinandergesetzt und sie zu einer Synthese vereinigt." (Ars medici 1955; 10: 712)

In einer anderen Buchbesprechung wird unter anderem folgendes festgestellt: „Das Buch wird für die Zukunft eine große Bedeutung nicht nur im Rahmen theoretisch-medizinischer, sondern auch praktisch-therapeutischer Auseinandersetzungen haben." (Medizin heute 1956; 2: 107)

Zu den Fragen „Was wurde synthetisiert?" und „Welche ärztlichen Vorstellungen von Gesundheit und Krankheit wurden von Reckeweg einer Synthese zugeführt?" ist in Kurzfassung folgendes festzustellen:
Gedankengänge der Humoralpathologie des Hippokrates (im 4. bis 5. vorchristlichen Jahrhundert; bis in das 17. Jahrhundert „die Krankheitslehre"), der Solidarpathologie des Italieners Giorgio Baglivi (Nicht eine fehlerhafte Mischung der Körpersäfte Blut, Schleim, gelbe und schwarze Galle, sondern die festen Bestandteile des Organismus sind als Lebensträger beziehungsweise als Ursachen für Krankheiten verantwortlich zu machen!), der Zellularpathologie von Rudolf Virchow (1858), der Molekularpathologie, die mit den Namen H. Schade und P. Busse-Grawitz (1946) verbunden ist, hat Reckeweg unter Berücksichtigung kybernetischer Erkenntnisse (Krankheiten sind der Ausdruck eines Abwehrkampfes des kybernetisch gesteuerten Fließsystems Mensch gegen endogene und exogene Homotoxine) in einer Synthese der Medizin aufgezeigt und zusammengefaßt.

In seiner „Ganzheitsschau einer Synthese der Medizin" konnte Reckeweg bereits 1955 die Bedeutung der Auswirkungen von für den Menschen giftigen Stoffen, den „Menschengiften" (= Homotoxine) im menschlichen Organismus aufzeigen und nachweisen, daß sich sehr viele Krankheitserscheinungen (= „Homotoxikosen") auf Gifteinwirkungen zurückführen lassen.

Die Dominanz des toxischen Wirkstoffes, und zwar sowohl hinsichtlich der Pathologie als auch der Therapie, wurde in diesen „Grundlagen einer Synthese der Medizin" ganz klar erarbeitet.

In einer anderen Rezension zu Reckewegs Buch wird mit Recht folgendes festgestellt:
„Verdienst des Buches ist es, klar im Zusammenhang dargestellt zu haben, daß jede Krankheit des Körpers in irgendeiner Form Giftfolge im weitesten Sinne ist und damit eine Kette chemischer Reaktionsabläufe." (Fortschr Med 1956; 74 [16])

Festzuhalten ist gemäß den Ausführungen von Lucius Maiwald folgendes:

„Homotoxinlehre und antihomotoxische Therapie stellen sich heute als eine gelungene Synthese des Wissens der 50er Jahre dar. Ihren Grundgedanken, daß Krankheit auf ein chemisch-faßbares Substrat zurückzuführen ist, hat H.-H. Reckeweg bis in das letzte Detail durchdacht. Damit ist es Reckeweg gelungen, eine Brücke zwischen konventioneller und biologischer Medizin zu bauen, welche auch heute nichts an ihrer Gültigkeit verloren hat. Die Homotoxinlehre als Grundlage der antihomotoxischen Therapie stellt zweifellos ein eigenständiges Konzept dar, dessen Gültigkeit durch Einsatz moderner Forschungs- und Untersuchungsmethoden sowie durch Erarbeitung wissenschaftlichen Erkenntnismaterials bereits gesichert werden konnte. Darüber hinaus erwies sich die antihomotoxische Therapie in der Praxis des niedergelassenen Arztes als außerordentlich erfolgreich. Bietet sie doch die Möglichkeit, sofort und symptombezogen, das heißt entsprechend einer geläufigen Indikation, therapeutisch zu handeln." (Biol Med 1989; 18(3): 444–56)

Darauf hingewiesen sei in diesem Zusammenhang, daß H.-H. Reckeweg seit 1955 seine „Ganzheitsschau einer Synthese der Medizin" fortlaufend ergänzt und aktualisiert hat und dies in seinem im Aurelia-Verlag, Baden-Baden, erschienenen Buch „Homtoxikologie, Ganzheitsschau einer Synthese der Medizin" in 1. Auflage 1975 erneut dokumentierte. Auf 768 Seiten werden in 27 Kapiteln unter verschiedenen Aspekten die wichtigsten diesbezüglichen Fakten aufgezeigt.

Ebenfalls aufgegriffen wurden Reckewegs Gedanken 1988 von C.-F. Claussen in seiner Dokumentation „Homotoxikologie, Kernstück einer probiotischen und holistischen Medizin" (Aurelia-Verlag, Baden-Baden, 4. Auflage, 1995).

Probiotisch bedeutet bekanntlich „für das Leben einstehend", das heißt, „eine Therapie durch eine die Lebensvorgänge unterstützende Förderung von Restitution, Kompensation und Substitution", und „holistisch" beinhaltet ein „ganzheitliches Behandlungskonzept nach Art eines gegliederten kybernetischen Netzwerkes".

Die Feststellung von Claussen, daß „sich die Homotoxikologie konsequent in das umfassende Konzept einer probiotischen und holistischen Medizin einfüge" ist hierbei von besonderer und aktueller Bedeutung.

JOHANNES JOHN

Standortbestimmung

Die antihomotoxische Therapie ist – wie die Homöopathie – eine auf Arzneireizen beruhende Stimulations- und Regulationstherapie, bei der den in der Auseinandersetzung mit Giften (Homotoxinen) befindlichen Reaktionssystemen des Organismus zusätzlich ein ähnliches Gift zugeführt wird. Da die eingesetzten Arzneimittel nach den Herstellungsregeln des Deutschen Homöopathischen Arzneibuches (HAB 1978) potenziert und hergestellt werden, stellen sie für den Körper keine zusätzliche Homotoxinbelastung dar.

Antihomotoxische Arzneimittel werden nach homöopathischen Verfahren hergestellt und nach der Simile-Regel eingesetzt. Das therapeutische Ziel ist die Anregung und die Unterstützung körpereigener Reaktionen und Abwehrvorgänge. Damit gehört die antihomotoxische Therapie in den Bereich der „Biologischen Medizin". Innerhalb der Biologischen Medizin stellt die antihomotoxische Therapie ein Verfahren dar, dessen Besonderheit durch ein spezielles Arzneimittelprogramm, parenterale Darreichungsformen und direkte Indikationsbereiche bestimmt wird.

Homotoxinlehre als naturwissenschaftliches Prinzip

Aus den Reihen der in biologischen und kosmischen Zusammenhängen denkenden Naturphilosophen des neunzehnten Jahrhunderts überstanden zwei „Grundgesetze" die analytischen Destruktionen des zwanzigsten Jahrhunderts: das biogenetische Grundgesetz und das biologische Grundgesetz. Das biogenetische Grundgesetz, als Naturgesetz von Ernst Haekkel 1866 entwickelt, lautet: „Die Entwicklung des Einzelwesens (Ontogenese) ist eine kurze Wiederholung (Rekapitulation) seiner Stammesgeschichte (Phylogenese)." 1903 brachte es Haeckel in die Kurzform: „Keimesgeschichte ist ein Auszug der Stammesgeschichte".

Größere praktische Bedeutung für die Medizin erlangte das biologische Grundgesetz (Arndt-Schulz-Regel), demzufolge „die Lebenstätigkeit durch schwache Reize angeregt, durch mittlere Reize gefördert, durch starke Reize gehemmt, durch überstarke Reize aufgehoben wird" (s.a. Abschnitt „Vom biologischen Grundgesetz zur Reckewegschen Phasenlehre", S. 5ff.).

Diese nach dem Psychiater Rudolf Arndt (1835–1900) und dem Pharmakologen Hugo Schulz (1853–1932) benannte Regel wurde Grundlage des Dosisdenkens in einer gegenüber Paracelsus „Die Dosis macht die Arznei" präzisierteren Fassung.

Die zwischen 1950 und 1960 von Hans-Heinrich Reckeweg entwickelte „Homotoxinlehre" differenzierte die Reaktionsmöglichkeiten des Organismus gegenüber Fremdsubstanzen (Homotoxine) durch die Einteilung in „humorale" und „zelluläre" Phasen und deren Unterteilung in sechs charakteristische Stadien weiter (Tab. 2). Aus dem zunächst theoretischen Gebäude erwuchs eine therapeutische Richtung mit intelligenten Arzneimittelkombinationen auf dem Boden eines damals vorausschauenden Konzeptes.

Die aus dieser „Pionierzeit" stammenden Beispiele sind nicht durchweg schlüssig und bedürfen teilweise einer Überarbeitung und Anpassung an den gegenwärtigen Wissensstand. Auf der Basis der von der Arzneimittelkommission für Biologische Medizin verabschiedeten Definition und Standortbestimmung der „Antihomotoxischen Medizin" wird dies nachfolgend versucht. Unter modernen Gesichtspunkten muß dabei auch die Schaltstation zwischen „humoral" und „zellulär", die Matrix, berücksichtigt werden, denn sie spielt als Filter für Homotoxine und beim Übergang von akuten Krankheiten in chronische Leiden eine zentrale Rolle.

Die in bezug auf Noxen, Gewebe, Symptome und Zeitgefüge beispielhafte Wertigkeit des Sechs-Phasen-Prinzips wird in den Tabellen 5–8 exemplifiziert, um deren grundlegende Bedeutung für die praktischen Folgerungen in der Medizin aufzuzeigen.

Potenzenaccorde und Kombinationspräparate

Sie haben das Ziel, den therapeutischen Effekt zu verbreitern, zu vertiefen und damit zu verstärken.

Biotherapeutische Antihomotoxika enthalten teilweise neben den „klassischen Homöopathika" – das heißt den homöopathischen Zubereitungen aus dem Pflanzen-, Tier und Mineralstoffbereich – auch andere Wirkstoffe, die aber streng nach den Herstellungsregeln des Deutschen amtlichen Homöopathischen Arzneibuches hergestellt werden.

Dazu gehören:

- Homöopathisierte Allopathika. Von praktischer Bedeutung sind sie besonders bei der Behandlung von Therapieschäden, zum Beispiel infolge von Mehrfachmedikation bei Multimorbidität. Grundlage dieser Therapie ist der bereits erwähnte Umkehreffekt nach Arndt-Schulz, nach dem homöopathisch potenzierte Stoffe in ihrer Wirkung genau umgekehrt wirken wie in der sonst üblichen pharmakologischen Dosierung.
- Nosoden als „diagnostisch ermittelte Heilmittel des Terrains".
- Homöopathisierte Gewebe- und Organzubereitungen. Sie werden nach isopathischen beziehungsweise isotherapeutischen Wirkprinzipien eingesetzt.
- Homöopathisierte Vitamine der Vitamin-B-Gruppe in D6-Potenz als Cofaktoren beziehungsweise Coenzyme,
- Chinone und andere „Karbonylgruppen-Verbindungen". Diese Verbindungen werden in der antihomotoxischen Therapie besonders in der zellulären Phase eingesetzt, um zum Beispiel blockierte Enzymsysteme in den Zellen wieder zu deblockieren.
- Säuren des Zitronensäurezyklus und deren Salze zur Stimulierung blockierter Fermentsysteme.
- Stimulativ wirkende Verbindungen mit Katalysatoreffekten, zum Beispiel biogene Amine, Anthozyane, Salze von Spurenelementen (z.B. Cer-Sulfat).

Darreichungsformen antihomotoxischer Arzneimittel

Antihomotoxische Arzneimittel werden (fast) in der ganzen Breite der homotoxischen Applikationsformen hergestellt. Neben den „klassischen" Darreichungsformen homöopathischer Arzneimittel wie Tropfen und Tabletten stehen antihomotoxische Fertigarzneimittel als Zäpfchen, Salben und als Nasentropfen zur Verfügung sowie als Ampullen für die intravenöse, intramuskuläre, subkutane und intrakutane (Quaddel-)Therapie.

Ampullenpräparate werden je nach vorliegendem Krankheitsbild unterschiedlich appliziert:

- Applikation in Akupunkturpunkte (homöosiniatrische Anwendung; s.c., i.c.),
- Applikation unter neuraltherapeutischen und segmenttherapeutischen Gesichtspunkten,
- intra- und perifokale Applikation sowie
- periartikuläre, perikapsuläre und intraartikuläre Injektion.

Indikationen

Der Vielzahl der als Potenzenaccorde (s. S. 108) vorliegenden Injeele beziehungsweise der Homaccord-Präparate und der Kombinationspräparate entsprechend, umfaßt das antihomotoxische Indikationsspektrum den Gesamtbereich homöopathischer Therapien.

Ihre Grenzen liegen dort, wo durch diagnostisch zu klärende Bedingungen die Fähigkeit des Organismus zur Selbstregulation überschritten oder aufgehoben ist.

Viele Potenzenaccord- und Kombinationspräparate versuchen in der Breite des therapeutischen Ansatzes sowohl die humoralen homotoxischen Phasen (1 und 2), die Matrixphasen (3 und 4) als auch die zellulären Phasen (5 und 6) zu erfassen.

Die Indikationen erstrecken sich deshalb von akut-entzündlichen über die chronischen Krankheiten bis hin zu den degenerativen Abbauvorgängen und Umweltschäden.

Die individuelle Wahl der antihomotoxischen Mittel und der Potenzen sowie deren kombinierte Anwendungsweise sind für den Therapieerfolg von entscheidender Bedeutung.

Wirkprinzip

Die Bahnung oder Unterstützung körpereigener Reaktionsvorgänge basiert auf einer nach Qualität und Quantität individuell angepaßten Arzneimittelfindung und Applikationsform. Durch die gegengiftspezifische Wirkung der antihomotoxischen Arzneimittel wird auf der molekularen Ebene die Regulationsfähigkeit blockierter Enzymsysteme wiederhergestellt (Stimulation).

Die antihomotoxische Therapie stellt eine erweiterte oder ergänzte Homöopathie dar, da sie in vielen Bereichen über die klassische Homöopathie im Sinne Hahnemanns hinausgeht. In der Homotoxinlehre werden die Krankheiten als zweckgerichtete Abwehrvorgänge gegen Krankheitsgifte (Homotoxine) aufgefaßt. Dabei werden die Phasen 1 und 2 (humorale Phasen), 3 und 4 (Matrixphasen), sowie 5 und 6 (zelluläre Phasen) unterschieden.

Die sechs Phasen

Während des Abwehrkampfes des Systems der großen Abwehr gegen Homotoxine lassen sich nach H.-H. Reckeweg sechs verschiedene Phasen unterscheiden.

- 1. Phase = Exkretion:
  Sie ist gekennzeichnet durch physiologische Ausscheidungen über die Gewebe der drei Keimblätter.
- 2. Phase = Inflammation:
  Sie ist gekennzeichnet durch pathologisch verstärkte Ausscheidungen, eventuell verbunden mit Fieber, Schmerzen und Entzündungen.
- 3. Phase = Deposition:
  Ihr sind benigne Ablagerungen eigen, wodurch eventuell sekundäre Beschwerden entstehen, zum Beispiel durch Raumeinengung oder Gewichtsüberlastung.
- 4. Phase = Imprägnation:
  Sie imponiert als stumme Phase. Während ihres Bestehens dringen Homotoxine und Retoxine (aus dem mesenchymalen Gewebe) in das Zellinnere ein, Zellenzyme und Zellstrukturen werden geschädigt, die Zellmembranfunktionen werden gestört. Diese Phase kann latent bleiben und später einen Locus minoris resistentiae bilden.
- 5. Phase = Degeneration:
  Sie ist gekennzeichnet durch die Zerstörung intrazellulärer Strukturen durch Homotoxine. Dies führt zum Anfall von Degenerationsprodukten. Nach Reckeweg herrschen bereits Dyskrasien und organische Störungen vor.
- 6. Phase = Dedifferenzierung:
  Sie führt unter der Einwirkung von Karzinomtoxinen zu Neubildungen an den Geweben der drei Keimblätter. Für Reckeweg stellt die Dedifferenzierungsphase den biologisch zweckmäßigen Versuch des Organismus dar, Leben trotz mehrfach aufgepfropfter Schädigungen verschiedener Art solange wie möglich aufrechtzuerhalten. Dazu werden die anfallenden Homotoxine im Karzinom verdichtet (sogenanntes Kondensationsprinzip).

Antihomotoxische Arzneimittel

Der differenzierte Arzneimittelschatz läßt sich in vier Gruppen gliedern:

- Einzelpotenzen von verschiedenen homöopathischen Einzelmitteln in parenteraler Darreichungsform.
- Potenzenaccorde von verschiedenen homöopathischen Einzelmitteln. Dabei werden die gleichzeitig in der Darreichungsform enthaltenen höheren und Höchstpotenzen mögliche Erstreaktionen abdämpfen. Die Präparate sind mit dem Zusatz „Injeel" und „forte" gekennzeichnet und zur Injektion oder zur oralen Trinkampullenmedikation geeignet.
- Die Kombination von Potenzenaccorden verschiedener homöopathischer Einzelmittel, die zu einem fixen Kombinationspräparat vereint sind. Es handelt sich hierbei um „Homaccorde" in Tropfen- oder Ampullenform.
- Kombinationspräparate, bestehend aus mehreren Einzelmitteln, die jeweils nur in einer bestimmten Potenz enthalten sind. Diese gibt es in verschiedenen Darreichungsformen: Tabletten, Tropfen, Zäpfchen, Salben und Ampullen.

Grundlagen – Grundbegriffe

Die Reckewegsche Phasenlehre

Klassische Fassung

Die Begriffe „Homotoxikologie“, „Homotoxine“ und „Homotoxikosen“ wurden von H.-H. Reckeweg in den 50er Jahren dieses Jahrhunderts in die Medizin eingeführt. Der Hinweis auf die Gifteinwirkungen auf den Menschen aus der Um- und Innenwelt war zu diesem Zeitpunkt eine Pioniertat. Reckeweg, der Kontakt zu vielen wissenschaftlichen Persönlichkeiten pflegte, versuchte in seiner „Ganzheitsschau“ ein allgemein gültiges Konzept aufzustellen. Die tragenden Säulen waren die Sechs-Phasenlehre, der Biologische Schnitt und das Vikariationsphänomen.

Diese Begriffe werden an anderer Stelle (s. S. 27 ff.) ausführlich analysiert und definiert. Manche der Begriffe und Zuordnungen in den zahlreichen Tabellen sind aus heutiger Sicht revisionsbedürftig. Dies ändert nichts an der Gültigkeit des Grundprinzipes. Nachfolgend sollen einige Gesichtspunkte und zwei Tabellen der historischen Fassung aufgezeigt und mit Literaturzitaten kommentiert werden. Die Grundstruktur ist erhalten geblieben und wird, dem heutigen Erkenntnisstand entsprechend, in der „aktualisierten Fassung“ (s. S. 16 ff.) eingehend dargestellt.

Die Phasenlehre wurde erstmals von H.-H. Reckeweg in der Münchner Medizinischen Wochenschrift (1952; 94 [12]: 550–5) unter dem Titel „Austauschwirkung, Homotoxine

Tab. 2: Die Homotoxikosen (Sechs-Phasen-Tabelle) (gekürzte Form)

	Heilung ←					→	**Siechtum**
	Humorale Phasen/Krankheiten der Disposition						*Zelluläre Phasen/Krankheiten der Konstitution*
Gewebe	*Exkretionsphase*	*Reaktionsphase*	*Depositionsphase*		*Imprägnationsphase*	*Degenerationsphase*	*Neoplasmaphase*
1. Ektodermal a) epidermal	Schweiß, Cerumen Talg u. a.	Furunkel, Erythem, Dermatitis, Ekzem, Pyodermien u. a.	Atherome, Warzen, Keratosen, Clavi u. a.		Tätowierung, Pigmentierung u. a.	Dermatosen, Lupus vulgaris, Lepra u. a.	Ulcus rodens, Basaliom u. a.
b) orodermal	Speichel, Schnupfen u. a.	Stomatitis, Rhinitis, Soor u. a.	Nasenpolypen, Zysten u. a.		Leukoplakie u. a.	Ozaena, Rhinitis atrophicans u. a.	Ca. d. Nasen.- u. Mundschleimhaut
c) neurodermal	Neurohormonale Zellabsonderung u. a.	Poliomyelitis im Fieber-Stadium, Herpes zoster u. a.	benigne Neurome, Neuralgien u. a.		Migräne, Tics u. a., Virus-Infektion (Poliomyelitis)	Paresen, Mult. Skler., Optikusatrophie, Syringomyelie u. a.	Neurom, Gliosarkom u. a.
d) sympathikodermal	Neurohormonale Zellabsonderung u. a.	Neuralgien, Herpes zoster u. a.	benigne Neurome, Neuralgien u. a.	***BIOLOGISCHER SCHNITT***	Asthma, Ulcus ventr. et duodeni u. a.	Neurofibromatose u. a.	Gliosarkom u. a.
2. Entodermal a) mukodermal	Magen-Darm-Sekrete, Co2, Sterkobilin u. a., Toxine mit Faeces	Pharyngitis, Laryngitis, Enteritis, Kolitis u. a.	Schleimhautpolypen, Obstipation, Megakolon u. a.		Asthma, Heiserkeit, Ulc. ventr. et duod., Karzinoid-Syndr. u. a.	Tuberkulose der Lunge u. d. Darms u. a.	Ca. d. Larynx, Magens, Darms, Rektums u. a.
b) organodermal	Galle, Pankreassaft, Hormone d. Thyreoidea u. a.	Parotitis, Pneumonie, Hepatitis, Cholangitis u. a.	Silikosis, Struma, Cholelithiasis u. a.		Toxische Leberschäden, Lungeninfiltrat, Virus-Infekte u. a.	Leberzirrhose, Hyperthyreose, Myxödem u. a.	Ca. d. Leber, Gallenblase, Pankreas, Thyreoidea, Lungen
3. Mesenchymal a) Interstitiodermal	Mesenchymale Interstitialsubstanz, Hyalurnsäuren u. a.	Abszeß, Phlegmone, Karbunkel u. a.	Adipositas, Gichttophi, Ödeme u. a.		Vorstadien von Elephantiasis u. a., Grippe-Virus-Infekt	Sklerodermie, Kachexie, Hottentottenschürze u. a.	Sarkom verschiedener Lokalisation u. a.
b) osteodermal	Hämopoese u. a.	Osteomyelitis u. a.	Hackensporn u. a.		Osteomalazie u. a.	Spondylitis u. a.	Osteosarkoma u. a.
c) hämodermal	Menses, Blut- u. Antikörperbildung	Endokarditis, Typhus, Sepsis, Embolie u. a.	Varizen, Thromben, Sklerose u. a.		Angina pectoris, Myokardose u. a.	Myokardinfarkt, Panmyelophthise, Anämia pemic. u. a.	Myeloische Leukämie, Angiosarkome u. a.
d) lymphodermal	Lymphe u. a., Antikörperbildung	Angina tonsillaris, Appendizitis u. a.	Lymphdrüsenschwellungen u. a.		Lymphatismus u. a.	Lymphogranulomatose u. a.	Lymphat. Leukämie, Lymphosarkome u. a.
e) cavodermal	Liquor, Synovia	Polyarthritis u. a.	Hydrops u. a.		Hydrozephalus u. a.	Coxarthrose u. a.	Chondrosarkome u. a.
4. Mesodermal a) nephrodermal	Urin mit Stoffwechsel-Endprodukten	Zystitis, Pyelitis, Nephritis u. a.	Prostatahypertrophie, Nephrolithiasis u. a.		Albuminurie, Hydronephrose u. a.	Nephrose, Schrumpfniere u. a.	Nieren-Karzinom, Hypemephrom u. a.
b) serodermal	Absonderungen der serösen Häute	Pleuritis, Perikarditis, Peritonitis u. a.	Pleuraexsudat, Ascites u. a.		Vorstadien von Tumoren u. a.	Tbk. der serösen Häute u. a.	Ca. der serösen Häute u. a.
c) germinodermal	Menses	Adnexitis, Metritis, Ovariitis, Salpingitis, Prostatitis u. a.	Myome, Prost. hyp., Hydrozele, Zysten, Ovarialzyste u. a.		Vorstadien von Tumoren (Adnexe, Uterus, Hoden u. a.)	Impotentia virilis, Sterilität u. a.	Ca. d. Uterus, der Ovarien, Testes u. a.
d) muskulodermal	Milchsäure Laktazidogen u. a.	Muskelrheuma, Myositis u. a.	Myogelosen, Rheuma u. a.		Myositis ossificans u. a.	Dystrophia musculorum progessiva u. a.	Myosarkome u. a.
	Exkretionsprinzip. Enzyme intakt. Selbstheilungstendenz. Prognose günstig.				***Kondensationsprinzip. Enzyme geschädigt. Verschlim.-tendenz. Prognose zweifelhaft.***		

und Krankheitsabschnitte an den Geweben der drei Keimblätter“ der medizinischen Fachwelt vorgestellt, und zwar mit folgender Zusammenfassung: „Krankheiten entstehen durch Menschengifte (Homotoxine), welche in Austauschwirkung (Vikariation) auf den Geweben der verschiedenen Keimblätter völlig verschiedene Krankheiten hervorrufen. Diese müssen im Sinne einer biologischen Geschichte als ein einheitlicher biologischer Vorgang aufgefaßt werden. Eine rückläufige Austauschwirkung der Homotoxine auf früher befallene Gewebe wird als regressive Vikariation bezeichnet.

Die Einteilung erfolgt in:
1. Ausscheidungsabschnitte (Exkretionsphasen),
2. Antwortabschnitte (Reaktionsphasen),
3. Ablagerungsabschnitte (Depositionsphasen),
4. Rückvergiftungsabschnitte (Imprägnationsphasen),
5. Entartungsabschnitte (Degenerationsphasen) und
6. Neubildungsabschnitte (Neoplasmaphasen).

Die Phasen 1 bis 3 entsprechen den dispositionellen, die Phasen 4 bis 6 den konstitutionellen Krankheiten.“

In der synthetischen Ganzheitsschau der Homotoxikologie verwendete Reckeweg dabei ein kartesisches, synoptisches Diagramm, bei dem die Krankheitsphasen auf der Abszisse und die Gewebsarten beziehungsweise geweblichen Phasen auf der Ordinate abgebildet sind. Hierüber informiert Tabelle 2 in Kurzfassung.

Außer den drei Keimblättern – dem Ektoderm, Entoderm und Mesoderm – hat Reckeweg auf der Ordinate auch das Mesenchym mit aufgezeigt, also das aus dem Mesoderm (zum Teil auch aus der Neuralleiste) hervorgehende embryonale Bindegewebe. Diese Darstellung ist jedoch heute wissenschaftlich nicht mehr haltbar.

In den Phasen 1 bis 3 (Exkretion, Reaktion, Deposition) haben die Homotoxine die Organe

Tab. 3: Progressive und regressive Vikariation

(Overlaid arrows: "retoxische Therapie = progr. Vikariation"; "Biologische Therapie = regr. Vikariation")

	Heilung ←→					**Siechtum**
	Humorale Phasen/Krankheiten der Disposition					*Zelluläre Phasen/Krankheiten der Konstitution*
Gewebe	*Exkretionsphase*	*Reaktionsphase*	*Depositionsphase*	*Imprägnationsphase*	*Degenerationsphase*	*Neoplasmaphase*
1. Ektodermal a) epidermal	Schweiß, Cerumen Talg u. a.	Furunkel, Erythem, Dermatitis, Ekzem, Pyodermien u. a.	Atherome, Warzen, Keratosen, Clavi u. a.	Tätowierung, Pigmentierung u. a.	Dermatosen, Lupus vulgaris, Lepra u. a.	Ulcus rodens, Basaliom u. a.
b) orodermal	Speichel, Schnupfen u. a.	Stomatitis, Rhinitis, Soor u. a.	Nasenpolypen, Zyste… u. a.	Leukoplakie u. a.	Ozaena, Rhinitis atrophicans u. a.	Ca. d. Nasen.- u. Mundschleimhaut
c) neurodermal	Neurohormonale Zellabsonderung u. a.	Poliomyelitis im Fieber-Stadium, Herpes zoster u. a.	benign… …rome, Neuralg…	Migräne, Tics u. a., Virus-Infektion (Poliomyelitis)	Paresen, Mult. Skler., Optikusatrophie, Syringomyelie u. a.	Neurom, Gliosarkom u. a.
d) sympathikodermal	Neurohormonale Zellabsonderung u. a.	Neuralgien Herpes zoster u. a.	benigne …	Asthma, Ulcus ventr. et duodeni u. a.	Neurofibromatose u. a.	Gliosarkom u. a.
2. Entodermal a) mukodermal	Magen-Darm-Sekrete, CO_2, Sterkobilin u. a., Toxine mit Faeces	Pharyngitis, Laryngitis, Enteritis, Kolitis u. a.	… Meg…	…sthma, Heiserkeit, …ventr. et duod., …id-Syndr. u. a.	Tuberkulose der Lunge u. d. Darms u. a.	Ca. d. Larynx, Magens, Darms, Rektums u. a.
b) organodermal	Galle, Pankreassaft, Hormone d. Thyreoidea u. a.	Parotitis, Hepatitis, u. a.	Silikosis, … Cholelithiasis…	…erschäden,	Leberzirrhose, Hyperthyreose, Myxödem u. a.	Ca. d. Leber, Gallenblase, Pankreas, Thyreoidea, Lungen
3. Mesenchymal a) Interstitiodermal	Mesenchymale Interstitialsubstanz, Hyalurnsäuren u. a.	Abszeß, Phlegmone… Karbunkel u…	…s, Gichttoph…		Sklerodermie, Kachexie, Hottentottenschürze u. a.	Sarkom verschiedener Lokalisation u. a.
b) osteodermal	Hämopoese u. a.	Osteomyelitis u…		O…	…pondylitis u. a.	Osteosarkoma u. a.
c) hämodermal	Menses, Blut- u. Antikörperbildung	Endokarditis, Typhus, Sepsis, Embolie u. a.		Angina… Myokardo…	…yokardinfarkt, …nmyelophthise, …ämia pernic. u. a.	Myeloische Leukämie, Angiosarkome u. a.
d) lymphodermal	Lymphe u. a., Antikörperbildung	Angina tonsillaris, Appendizitis u. a.	Lym… schwe…	…tismus u. a.	Lymphogranulomatose u. a.	Lymphat. Leukämie, Lymphosarkome u. a.
e) cavodermal	Liquor, Synovia	Polyarthritis u. a.	Hydrops u. a…	…u. a.	Coxarthrose u. a.	Chondrosarkome u. a.
4. Mesodermal a) nephrodermal	Urin mit Stoffwechsel-Endprodukten	Zystitis, Pyelitis, Nephritis u. a.	Prostatahypertroph… Nephrolithiasis u. a.	…rose u. a.	Nephrose, Schrumpfniere u. a.	Nieren-Karzinom, Hypemephrom u. a.
b) serodermal	Absonderungen der serösen Häute	Pleuritis, Perikarditis, Peritonitis u. a.	Pleuraexsudat, Ascites u. a.	…dien von T…en u. a.	Tbk. der serösen Häute u. a.	Ca. der serösen Häute u. a.
c) germinodermal	Menses	Adnexitis, Metritis, Ovaritis, Salpingitis, Prostatitis u. a.	Myome, Prost. hyp., Hydrozele, Zysten, Ovarialzyste u. a.	Vorstadien von Tumoren (Adnexe, Uterus, Hoden u. a.)	Impotentia virilis, Sterilität u. a.	Ca. d. Uterus, der Ovarien, Testes u. a.
d) muskulodermal	Milchsäure Laktazidogen u. a.	Muskelrheuma, Myositis u. a.	Myogelosen, Rheuma u. a.	Myositis ossificans u. a.	Dystrophia musculorum progessiva u. a.	Myosarkome u. a.
	Exkretionsprinzip. Enzyme intakt. Selbstheilungstendenz. Prognose günstig.			*Kondensationsprinzip. Enzyme geschädigt. Verschlim.-tendenz. Prognose zweifelhaft.*		

oder Zellen noch nicht geschädigt. Vielmehr sind diese Giftstoffe abgelagert oder in überschießender reaktiver beziehungsweise physiologischer Form zur Ausscheidung gebracht worden.
Bei diesen humoralen Phasen sind also die Fermente intakt; es besteht eine Selbstheilungstendenz. Die Prognose ist günstig. Das Exkretionsprinzip beziehungsweise eine pathobiologisch starke Reaktion herrschen vor, wobei Fieber und entzündliche Prozesse, die keinesfalls brüsk unterdrückt werden dürfen, von besonderer Bedeutung sind. Mit vollem Recht wurde von dem Berliner Pathologen Robert Rössle (1876–1956) die Entzündung als „parenterale Verdauung" bezeichnet (welche keinesfalls unterdrückt oder unterbrochen werden darf).

In den Phasen 4 bis 6 (Imprägnation, Degeneration, Neoplasma) sind die Fermente geschädigt. Es besteht eine Verschlimmerungstendenz, die Prognose ist mehr oder minder dubiös.

Die Bedeutung des „Biologischen Schnittes", welcher keinesfalls durch eine „retoxische Therapie" nach rechts im Sinne einer progressiven Vikariation – zum Beispiel durch unterdrükkende Therapiemaßnahmen – überschritten werden sollte, wurde von Reckeweg klar erkannt.

Die Tabelle 3 informiert in Kurzfassung über die Begriffe „progressive Vikariation" und „regressive Vikariation".
Aus ihr wird auch folgendes ersichtlich: Je weiter unten auf der Tabelle der Homotoxikosen ein Krankheitsbild lokalisiert ist, desto ungünstiger ist dessen Prognose.
Ein Ulcus rodens beziehungsweise Basaliom (Neoplasmaphase, oben) ist bekanntlich prognostisch wesentlich günstiger zu beurteilen als ein Ovarialkarzinom oder Hodenkarzinom (Neoplasmaphase, unten).

Auch aus der Schulmedizin ist bekannt, daß mehrere Krankheitszustände untereinander in Verbindung stehen können, wobei als klassische Beispiele das Ekzem (ektodermale epidermale Reaktionsphase in der Tabelle der Homotoxikosen) und das Asthma bronchiale (entodermale mukodermale Imprägnationsphase) genannt seien. Eine regressive Vikariation entspricht hierbei einer „Ableitung auf die Haut".
In diesem Zusammenhang sei an die Heringsche Regel (benannt nach C. Hering, 1800–1880) erinnert. Sie besagt, daß ein Krankheitszustand immer gefährlicher wird, wenn er sich von außen nach innen (beziehungsweise im menschlichen Körper von unten nach oben) verlagert, der Gesundungsprozeß verläuft hingegen in genau umgekehrter Reihenfolge.

Von der Homotoxinlehre völlig unabhängig in zeitlicher und räumlicher Hinsicht hat der alte chinesische Arzt Yang Tschau empfohlen: „Hüte Dich, ein Krankheitsbild zu verschieben!" Damit wollte er davor warnen, daß mit einer unterdrückenden Therapie progressive Vikariationen – das heißt Therapieschäden – verursacht werden.

Therapeutisches Fazit: Zu vermeiden ist also stets eine progressive Vikariation, und zu erstreben ist eine regressive Vikariation, welche einer (beschleunigten) Naturheilung entspricht. Auch hierfür haben die Chinesen ein sehr sinnvolles Sprichwort: „Willst Du den Tiger aus dem Haus jagen, öffne zuerst alle Türen und Fenster, bevor Du ihn in den Schwanz kneifst! Meist geht er nämlich von selbst heraus."

Auch Reckeweg hat immer wieder auf die Bedeutung der Ausweichphasen hingewiesen. Der Begriff der Ausweichphase entspricht der Existenz einer biologisch gefährlichen neben einer harmloseren Phase, wobei jene Homotoxine, welche die zelluläre beziehungsweise eine maligne Phase verursachen oder bei derselben intermediär anfallen, ununterbrochen über eine solche harmlosere Phase abgeleitet werden und sich somit ein biologischer Gleichgewichtszustand aufrecht erhalten kann.

Ausweichphasen sind Exkretions-, Reaktions- und Depositionsphasen (also Phasen 1 bis 3), die neben (gegebenenfalls latenten) Imprägnations-, Degenerations- und Neoplasmaphasen (also Phasen 4 bis 6) parallel laufen (zum Beispiel Furunkel bei Diabetes mellitus), und durch deren Giftausscheidung gegebenenfalls die Manifestierung von zellulären Phasen verhindert werden kann (Reckeweg, 1975; S. 718–9). Diese Ausweichphasen haben also eine „biologische Ventilfunktion" (Reckeweg, 1975; S. 80–1) und sind praktisch identisch mit den „Stoffwechsel-Notausgängen", „biologischen Notausgängen" beziehungsweise „metabolischen Nebenwegen" nach J. Kühnau (1969).

JOHANNES JOHN

Aktualisierte Fassung

Ein historisches Verdienst Hans-Heinrich Reckewegs war es, mit seiner grundlegenden Konzeption der Phasengliederung ein morphologisch-zeitliches Gefüge von Antworten eines Organismus auf ihn bedrohende Schadstoffe geschaffen zu haben. Seit der Konzeption sind rund 40 Jahre vergangen, in denen Wissensstand und Begriffe sich geändert haben. Eine Aktualisierung bedeutet nicht, an dem zugrundeliegenden Gliederungsprinzip zu rütteln, sondern dessen Interpretation an den wissenschaftlichen Erkenntnisstand und eine zeitgemäße Terminologie anzupassen.

Die **Zweiteilung** der sechs Phasen in eine *humorale* und eine *zelluläre* Gruppe hat den Erkenntnissen über die Rolle der *Matrix* folgend in eine **Dreiteilung** modifiziert zu werden. Daraus resultiert die neue Gliederung in eine humorale, Matrix- und zelluläre Phasengruppe.

Hiermit wird der Filter-, Transit- und Zellschutzfunktion der extrazellulären Grundsubstanz Rechnung getragen.

Vom Flüssigkeits- und Mineralhaushalt aus gesehen ist der menschliche Organismus in drei ökologische Räume gegliedert:

- ▶ Extrazellulärer Flüssigkeitsraum (Transportwasser), ca. 5% des Körpergewichtes,
- ▶ Interstitieller Flüssigkeitsraum (Reserveraum), 15% des Körpergewichtes,

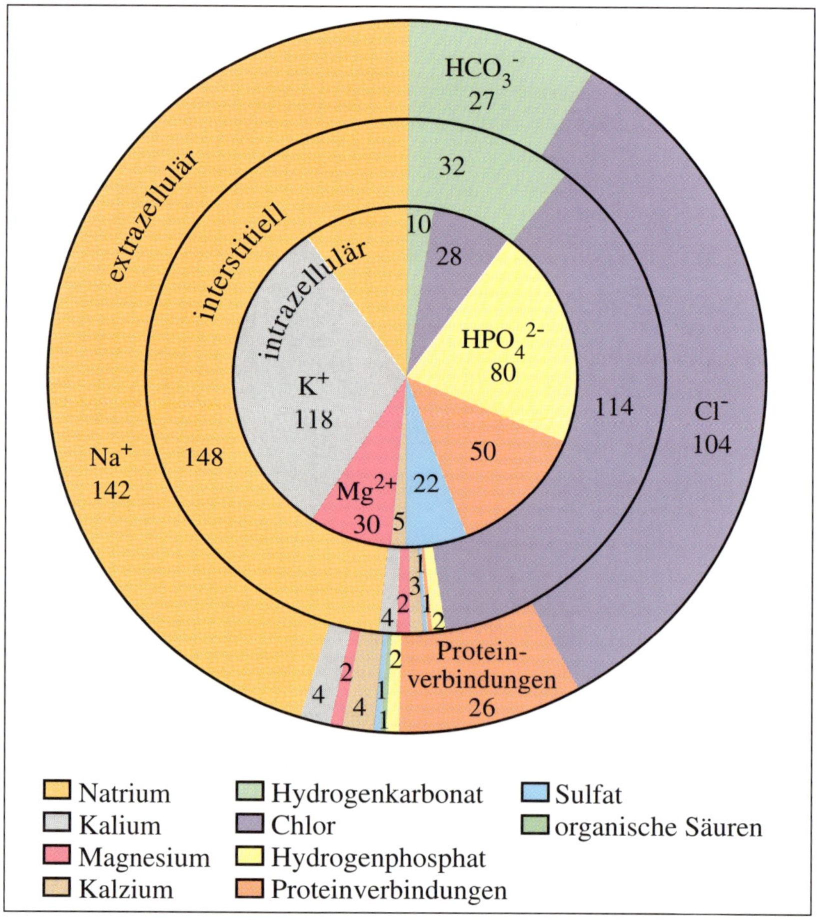

Abb. 4: Mineralgehalt [mval] von extrazellulärem, interstitiellem und intrazellulärem Flüssigkeitsraum

- ► Intrazellulärer Flüssigkeitsraum (Stoffwechselraum, Lebensprinzip), 50% des Körpergewichtes.

Die Abgrenzung dieser Räume ist durch den unterschiedlichen Mineralgehalt (Abb. 4) belegt und die unterschiedliche funktionelle Rolle ausgewiesen. Die extrazelluläre Grundsubstanz (Matrix) ist nicht nur Flüssigkeitsreserveraum, der den Gewebetonus und das Flüssigkeitstransportvolumen kontrolliert, sondern auch Filter- und Zell-Schutzraum. Die Transitstrecke zwischen humoralem System und Intrazellularraum ist zugleich Filterstation, welche schädliche Stoffe von der Zelle fernzuhalten hat. Dazu dienen Makromoleküle (Glykoproteine, Mukopolysaccharide) mit hoher Bindungskapazität und polarer Ladungsdifferenz (Heine, 1989; Rimpler, 1995). Diese Bindungs- und Entgiftungsfunktion ist es, welche die Matrix bei vielen Dauerüberlastungen selbst zum Ort des Krankheitsgeschehens werden läßt. Dies ist bei vielen chronischen Krankheiten, angeborenen Stoffwechselstörungen, Kollagenosen, Thesaurismosen, Mesenchymosen und Autoaggressionskrankheiten der Fall. Die Überlastung der Grundsubstanz mit körperfremden oder nicht-metabolisierbaren körpereigenen Metaboliten führt zur Imprägnation und Degeneration des geweblichen Verbundsystems.

Die **Nomenklatur der Phasen** bedarf im Vergleich zu der von Reckeweg vorgeschlagenen Terminologie auf zwei Positionen einer Änderung; danach werden sie wie folgt benannt:

- Exkretionsphase,
- Inflammationsphase (statt Reaktionsphase),
- Depositionsphase,
- Imprägnationsphase,
- Degenerationsphase,
- Dedifferenzierungsphase (statt Neoplasmaphase).

Der Begriff „Reaktionsphase" ist zu weit gefaßt, da einerseits die Exkretion, andererseits gewebliche Änderungen in der Depositions- und Imprägnationsphase „Reaktionen" darstellen.

Folgende Begründung liegt der Umbenennung der „Neoplasmaphase" in „Dedifferenzierungsphase" zugrunde: Alle vorangehenden Phasenbegriffe drücken Vorgänge (...tion) aus, Neoplasma ist als Strukturbegriff Endresultat eines Prozesses. Dedifferenzierung beschreibt dagegen einen Vorgang, bei welchem das betreffende Gewebe die ursprünglichen morphologisch-funktionellen Charakteristika verliert und in primitivere, undifferenzierte Zellformen zurückfällt.

Tab. 4: Ausscheidungsmechanismen über Flüssigkeitsexkretion

physiologisch	pathologisch
Tränen	Erbrechen
Nasensekret	Fisteln
Speichel	Entzündung
Atmung	Geschwüre
Schweiß	Schwellungen
Urin	Wundensekrete
Stuhl	Ergüsse
	Ödeme
	Kolitis

Die Charakteristika der pathobiologischen Phasen als Antwort des Organismus auf integritäts- und existenzbedrohende Noxen werden im folgenden beschrieben.

Die **Exkretionsphase** ist zu charakterisieren als Versuch des Körpers, sich mittels Steigerung der physiologischen Ausscheidungsmechanismen einer Noxe zu entledigen.

Exkretion bedeutet äußere oder exokrine Sekretion eines Produktes von Drüsen mit einem Ausführungsgang nach „außen". Durch Bindung, Dispersion oder Lösung der Schadstoffe in den Sekreten können letztere mitausgeschleust werden. Mechanismen dazu sind Schwitzen, Durchfall, Erbrechen, Husten, Schnupfen, Hautexsudationen, gesteigerte Schleimproduktion, gesteigerter Tränen-, Gallen- und Harnfluß.

Bevor die Exkretion in Gang kommt, müssen Sekrete in eine transportable Form gebracht werden. Dazu sind vielfach vorgeschaltete Stoffwechselprozesse und Sekretionsmechanismen Voraussetzung:

- ► die innere oder endokrine Sekretion (Abgabe eines Drüsenproduktes in die Blutbahn),
- ► die parakrine Sekretion (Übergabe eines Sekretes an die Nachbarzelle),
- ► die autokrine Sekretion (sekretorische Wirkung eines Zellsekretes auf die Zelle selbst),

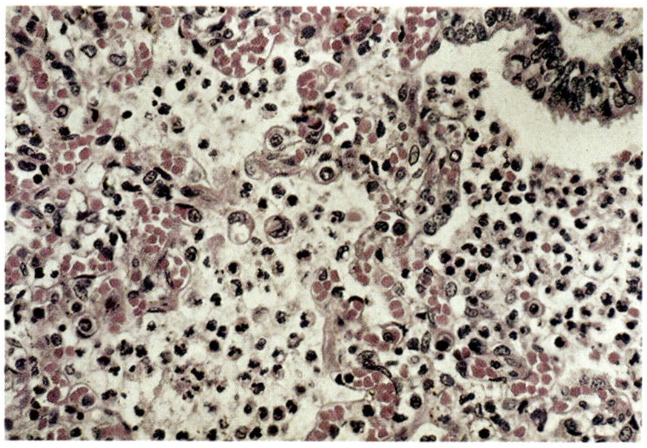

Abb. 5: Bronchopneumonie als Beispiel einer akuten exsudativen Entzündung. Alveolarsepten durch Blutkapillaren markiert. Die Alveolarlichtungen mit neutrophilen Granulozyten, Alveolarmakrophagen, Zelldetritus, leicht rötlich tingierter Ödemflüssigkeit gefüllt. An der oberen Bildkante mehrreihiges „respiratorisches" Deckepithel eines Bronchiolus. Hämalaun-Eosin; 350fache Vergrößerung

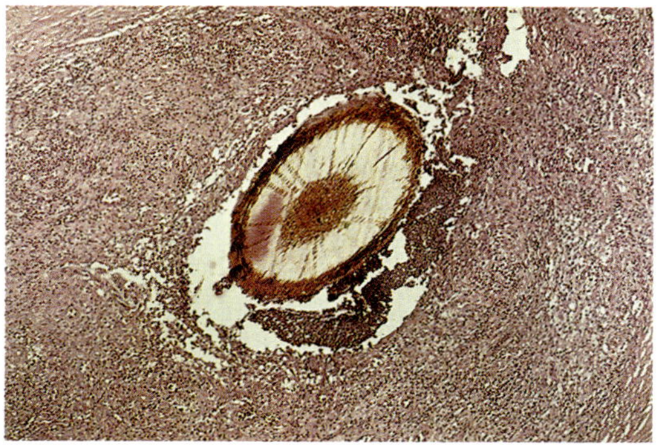

Abb. 6: Entzündliches Fremdkörpergranulationsgewebe um einen Kaktusstachel in der Fingerkuppe

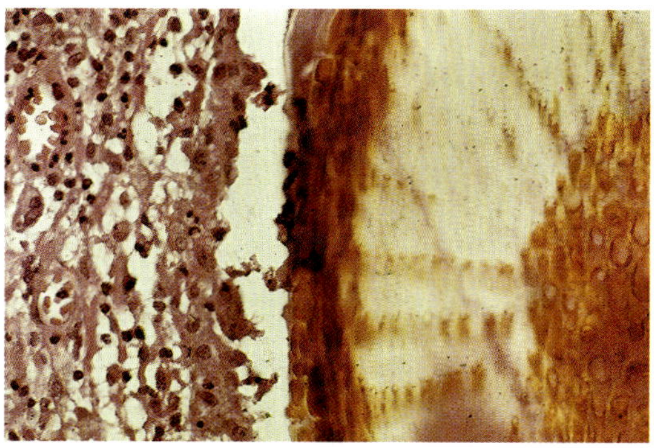

Abb. 7: Entzündliches Fremdkörpergranulationsgewebe mit Granulozyten-Blutkapillaren, Histiozyten und mehrkernigen Riesenzellen. HE-Färbung; 250fache Vergrößerung

► die intrakrine Sekretion (sekretorische Wirkung des Produktes einer Zellorganelle auf die Zelle).

Da viele Fremdsubstanzen und Toxine durch den Zellstoffwechsel geschleust werden müssen, spielen diese „inneren Hilfsmechanismen" für die Ausscheidung eine vorbereitende Rolle. Eine gesteigerte Aktivität der exokrinen Drüsen ist abhängig von nervalen Impulsen.

Die Zusammenhänge sollen am Schwitzen exemplifiziert werden. Mit dem Schweiß werden Wasser (99%), Mineralien, vor allem Kochsalz, Harnstoff, Fettsäuren, Globuline und Schadstoffe ausgeschieden. Die Schweißproduktion ist abhängig von der Eß- und Trinkmenge, körperlicher und psychischer (Angstschweiß) Belastung, vor allem aber der inneren und äußeren Temperatur. Die Regulation erfolgt über Schweißzentren im Zwischenhirn, der Medulla oblongata und der Columna lateralis des Rückenmarks. Die Steuerung erfolgt über cholinerge sympathische Nervenfasern.

Die **Inflammationsphase** ist durch die akute, exsudative Entzündung charakterisiert. Entzündung (inflammatio) ist der Versuch des Organismus, mittels Aktivierung des Gefäßbindegewebes und Endstromsystems die Stoffwechselvorgänge zu beschleunigen und zu intensivieren.

Die klassischen Entzündungszeichen sind gleichzeitig die Leitsymptome der Inflammationsphase:

- Rubor (Rötung),
- Calor (Hitze),
- Tumor (Schwellung),
- Dolor (Schmerz),
- Functio laesa (Funktionsminderung).

Nervale Impulse und Hormone steuern den Entzündungsvorgang. Allgemeinauswirkungen sind Fieber, Leukozytose (bei bakteriellen Infektionen) oder Leukopenie (bei viralen Infektionen). Lokal ist die akute Entzündung gekennzeichnet durch

- Hyperämie,
- Erweiterung der Kapillaren,
- Flüssigkeitsaustritt,
- Zellaustritt und
- Bildung freier Radikale.

Die **Depositionsphase** ist Folge des Versagens des Exkretions- und Entzündungsmechanismus. Die körperfremde oder körperentfremdete Noxe kann vom Körper nicht mehr eliminiert werden; sie wird im Gewebe abgelagert (deponere = niederlegen, ablagern), wobei sich ein labiles Wechselspiel zwischen Schadwirkung und Abwehrvorgängen einstellt.

Prototyp der Depositionsphase ist die chronische, proliferative Entzündung.

Bei chronischem oder rezidivierendem Verlauf steht morphologisch die Zellproliferation bis zur Granulombildung im Vordergrund.
Klinische Ausdrucksformen sind:

- Lymphonodulitis mit vergrößerten, derben Lymphknoten,
- Tonsillenhyperplasie,
- adenoide Vegetationen,
- Schleimhauthypertrophie,
- Splenomegalie,
- Hepatomegalie und
- Hyperkeratose.

Hauptlokalisation der chronischen oder chronisch-rezidivierenden Auseinandersetzung zwischen Gewebe und „Deposit" ist die Matrix. Die Zelle selbst reagiert zwar mit Zellvermehrung, bleibt aber in Form und Funktion intakt.

Die **Imprägnationsphase** bringt das Festsetzen einer Fremdsubstanz im Gewebe zum Ausdruck. Die ortsfremde Substanz durchdringt die Gewebestruktur, wird Teil der Strukturierung.

Durch funktionelle Überforderung und materielle Überladung der Filterstation „Matrix" wird die Transitstrecke zwischen Säftestrom und Zelle behindert oder sogar blockiert. Die Zelle wird dadurch vom Stoffwechselaustausch mit dem Extrazellularraum mehr oder minder isoliert, Intermediärprodukte sammeln sich an, es kommt zu Speicherungsphänomenen.

Charakteristische klinische Ausdrucksformen dieser Grundstörung sind: Mukopolysaccharidosen, Glykogenosen, Lipidosen, Zystinose, Amyloidose, Hämosiderose, Hämochromatose, Pneumokoniosen, Silikose, Raucherlunge, Rheumaknoten, Gichttophi.

Der „Biologische Schnitt", die Grenzlinie zwischen noch möglicher Selbstregulation und

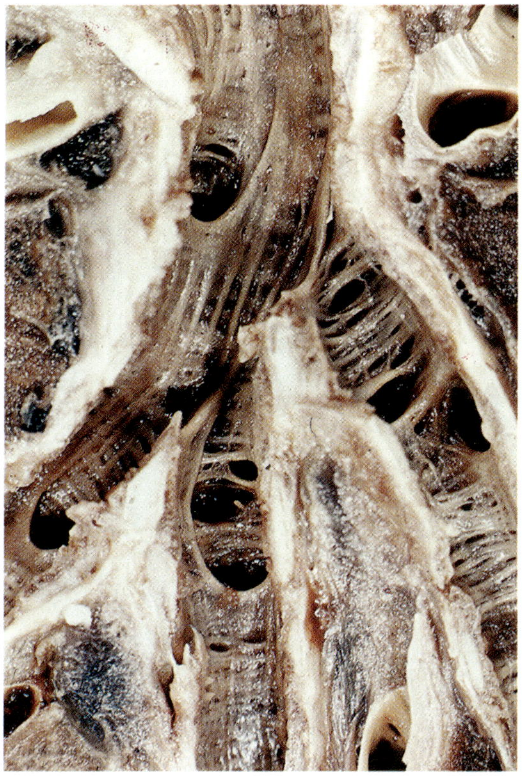

Abb. 8: Chronische Bronchitis; trichotom geteilter Bronchus. Parallel zur Bronchialachse die teilweise atrophische Schleimhaut. Zirkulär verlaufende, prominente Wülste der hypertrophischen Muskulatur. Die Bronchiallumina wurden gereinigt (s. a. Abbildung 10); 2fache Lupenvergrößerung

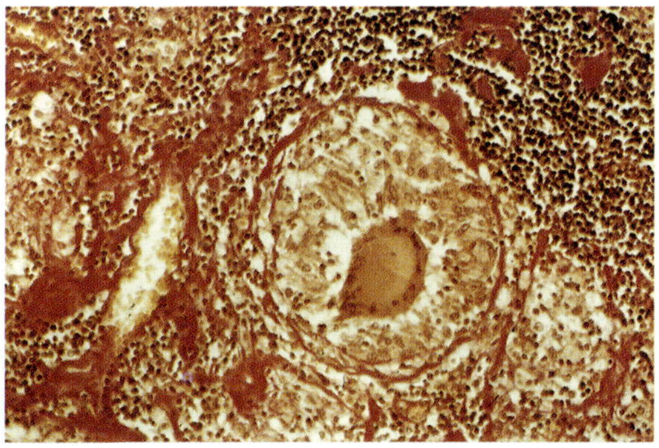

Abb. 9: Sarkoidose (Morbus Boeck). Lymphknoten mit Epitheloidzellgranulomen. In Bildmitte ein „älteres" Granulom mit beginnender Vernarbung. Zentral eine Langhanssche Riesenzelle, daran angrenzend epitheloide Zellen. Peripher wenig Lymphozyten. Elastica-van-Gieson-Färbung; 100fache Vergrößerung

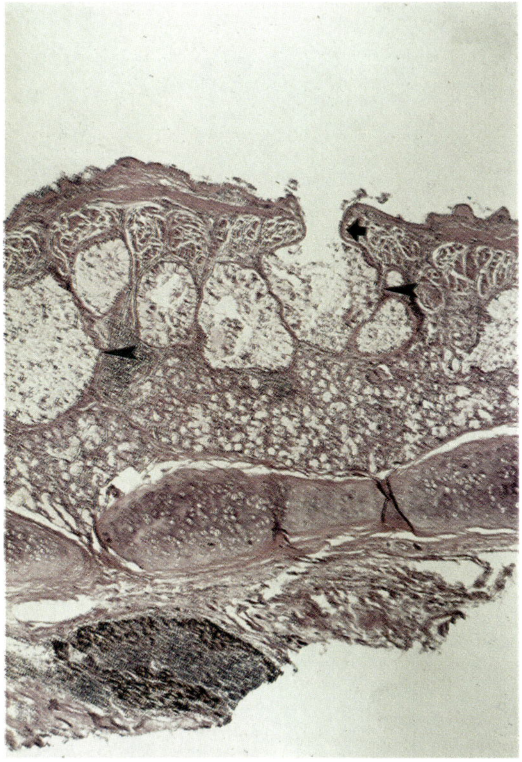

Abb. 10: Chronische Bronchitis. An Bildoberkante das Bronchuslumen. In Bildmitte massive Hyperplasie der Bronchialdrüsen; die kurzen Ausführungsgänge divertikelartig geweitet. Die Schleimdrüsenhyperplasie ist ein wichtiges Merkmal der chronischen Bronchitis. HE-Färbung; 100fache Vergrößerung

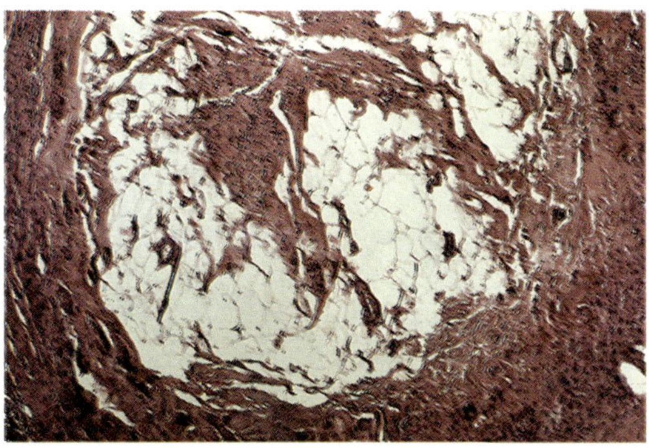

Abb. 11: Chronische Appendizitis. In Bildmitte fibrolipomatöser Pfropf. Schleimhaut samt lymphatischem Gewebe völlig geschwunden. Am Bildrand zirkulär angeordnet narbig durchwebte Tunica muscularis propria. Keine akut-entzündliche Infiltration. HE-Färbung; 60fache Vergrößerung

Selbstheilung einerseits und dem Versagen der Selbstregulation andererseits, verläuft zwischen Depositions- und Imprägnationsphase. Mit dem Zusammenbruch der Filterfunktion und der Zellschutzfunktion der Grundsubstanz geht ein Funktionsverlust der Regulationsmechanismen einher.

Die **Degenerationsphase** eines Gewebes pflegt Folge einer Dauerschädigung, deren Folgen Funktionsminderung und Strukturänderungen sind, zu sein. Der Ort des pathologischen Prozesses verlagert sich dabei über die Matrix hinaus in die Zellen selbst. Strukturveränderungen der Zelle und Verteilungsänderungen der Zelltypen im Gewebe prägen das morphologische Bild; klinisch stehen die Funktionsminderungen im Vordergrund.

Art der Zellveränderungen und Lokalisationseigenheiten haben zu verschiedenen Spezialbegriffen der Degeneration geführt. Beispiele dafür sind: hydropische, hyaline, amyloide, zirrhotische, neuronale, hepatolentikuläre, striatonigrale, tapetoretinale, paraneoblastische Degeneration.

Klinische Ausdrucksformen sind:
- Fibrose,
- Sklerose,
- Zirrhose,
- Atheromatose,
- Narben,
- Keloide,
- Angiokeratome,
- Atrophie,
- Nekrobiose und
- Demyelinisierung.

Die Degeneration kann eine Übergangsform oder Vorstufe zur Dedifferenzierung sein, unterscheidet sich von letzterer insofern, als sie noch in die hierarchische Ordnung des Organismus integriert ist.

Entwicklungsbiologisch gesehen ist die Degeneration ein Rückschritt von der Gewebedifferenzierung in eine Art „Keimblattstadium". Diese Rückentwicklung geht meist in Richtung primitiver Bindegewebszellen, die wie beim embryonalen Mesenchym (enchain = hineingießen, ausfüllen) die Räume vorher spezialisierter Zellen einnehmen; (Leber)-Zirrhose

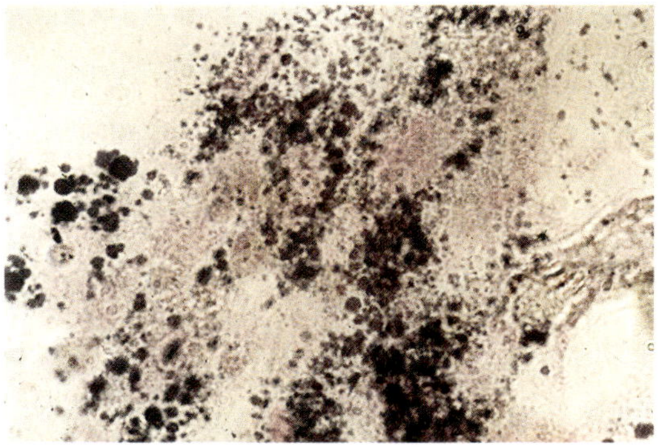

Abb. 12: Lipidspeicherung in der Matrix von Mundepithel bei Hand-Schüller-Christian-Krankheit. Durch Sudan-Schwarz-B-Färbung schwarz tingierte Lipidablagerungen. 1200fache Vergrößerung

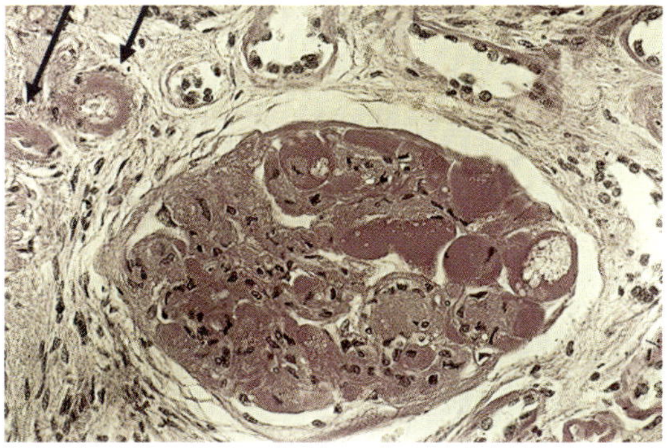

Abb. 13: Glomerulonephritis. Das markig verödete Nierenkörperchen zeigt die Chronizität der Krankheit an. Die Gefäßschlingen sind verödet und funktionsuntüchtig. Unter der linken Bildoberkante zwei Arteriolen (Pfeile) mit Zeichen der arteriellen Hypertonie. HE-Färbung; 350fache Vergrößerung

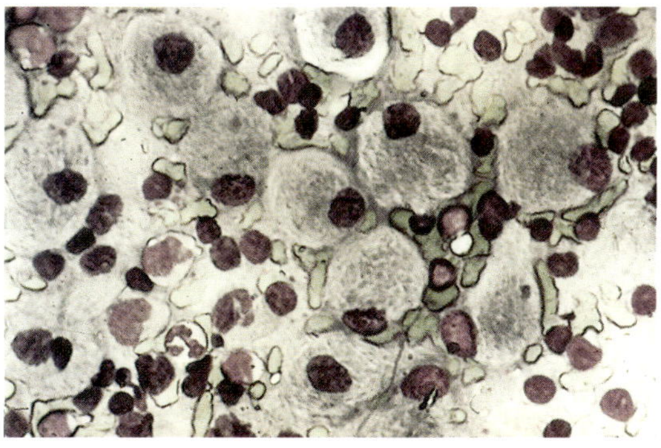

Abb. 14: Matrix- und intrazelluläre (Eulenaugenzellen) Speicherung bei Morbus Gaucher

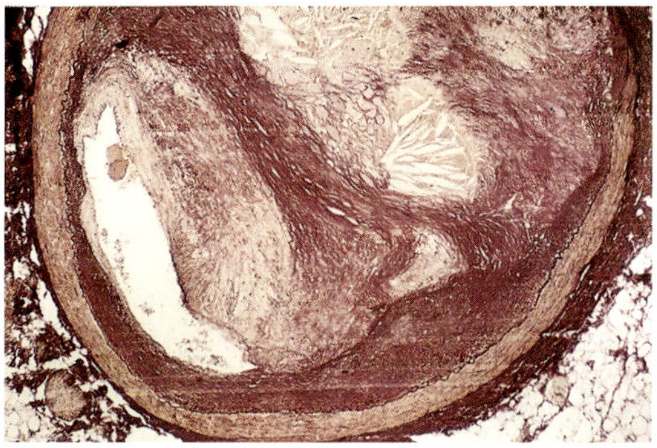

Abb. 15: Stenosierende Koronarsklerose (Atherosklerose) mit minimalem Restlumen. Die rötlichen Verdichtungsbezirke entsprechen sklerotischem, die hellen Bezirke mit Kristallücken atheromatösem Material. Elastica-van-Gieson-Färbung; 50fache Vergrößerung

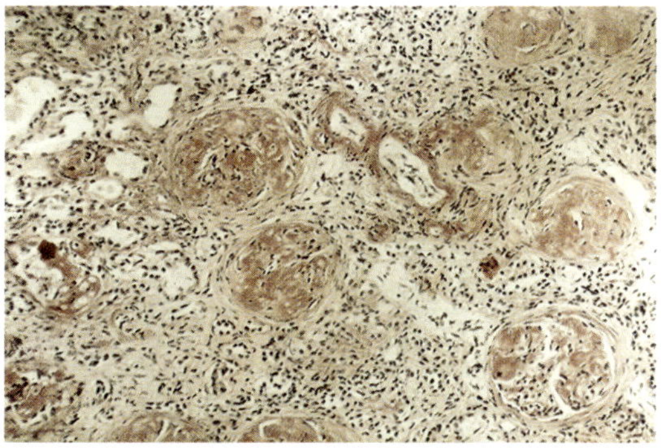

Abb. 16: Massive Amyloidose der Niere. Glomerula und extraglomeruläre Blutgefäße mit lachsrot angefärbtem Amyloid durchtränkt. Überwiegend periretikuläre Amyloidablagerung. Kongorot; nicht polarisiert; 150fache Vergrößerung

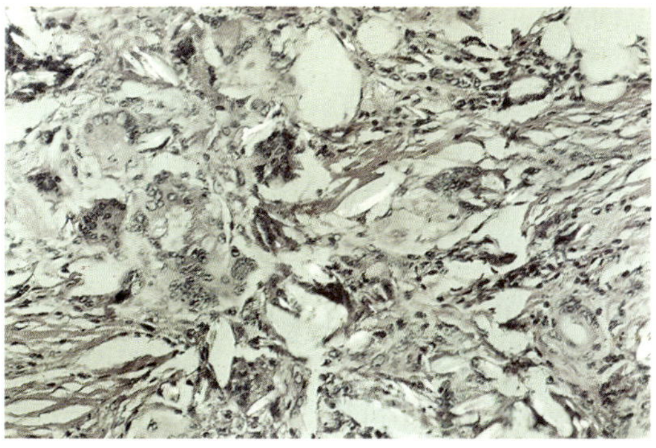

Abb. 17: Arthritis urica. Massive, entzündliche Fremdkörperreaktion mit vielen mehrkernigen Riesenzellen; einzelne Bündel rötlich gefärbter kollagener Fasern. In den Gewebelücken längliche (weiß „gefärbte“) Uratkristalle. Van-Gieson-Färbung; halbpolarisiert; 200fache Vergrößerung

und Sklerosen (tuberöse Sklerose, multiple Sklerose) sind dafür typische Beispiele. Primitive Bindegewebszellen sind offensichtlich anspruchsloser und können auch unter schlechteren Milieubedingungen leben. Als Modell für diesen regressiven Vorgang können Gewebekulturen herangezogen werden. Unter schlech-

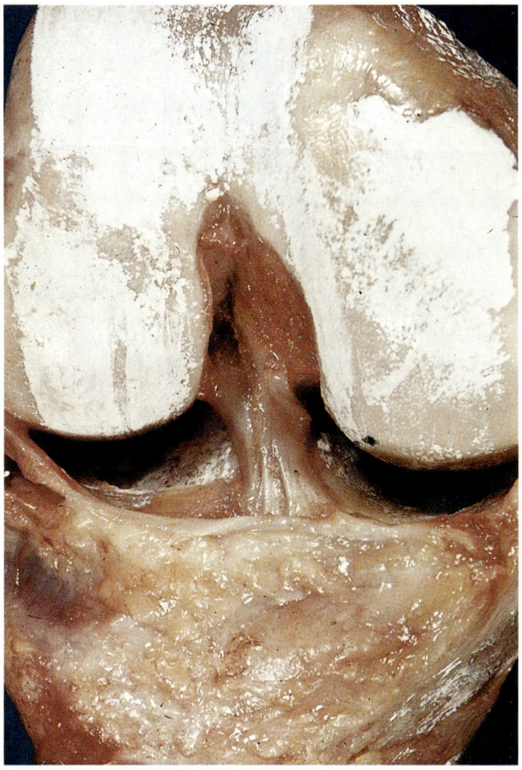

Abb. 18: Gicht, gipsartige Auflagerungen auf dem Gelenkknorpel bei einem 78 Jahre alt gewordenen Mann

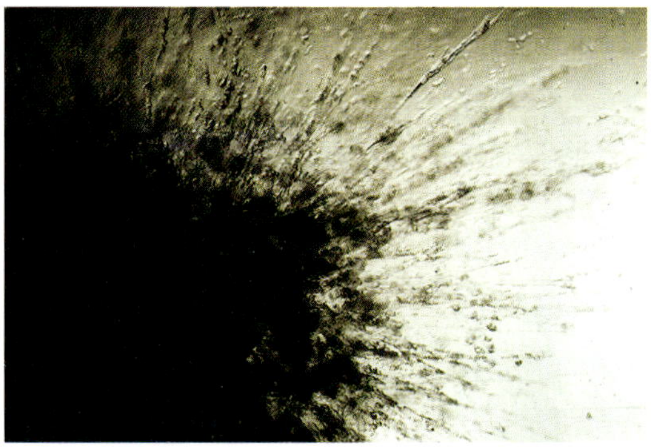

Abb. 19: Explantat. Knochenmarkkultur weißer Ratten. Rückdifferenzierung zu Fibroblasten bei unzureichenden Milieubedingungen

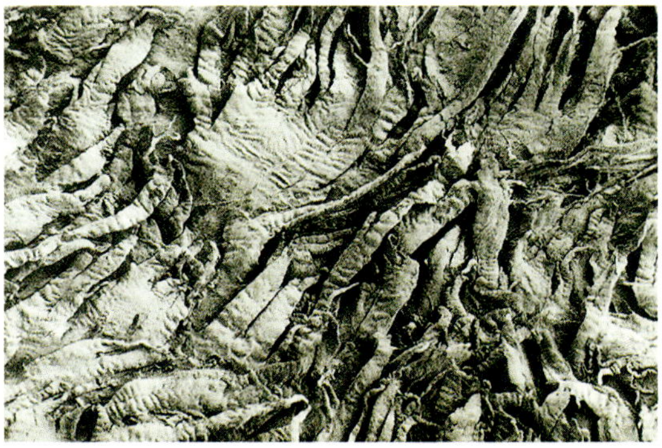

Abb. 20: Knorpeldegeneration bei Koxarthrose mit fortgeschrittenem Abrieb des Gelenkknorpels. Umwandlung der normalerweise spiegelglatten Gelenkfläche in ungeordnete Faserstrukturen. Rastermikroskop; 400fache Vergrößerung (Aufn. Monika Götz)

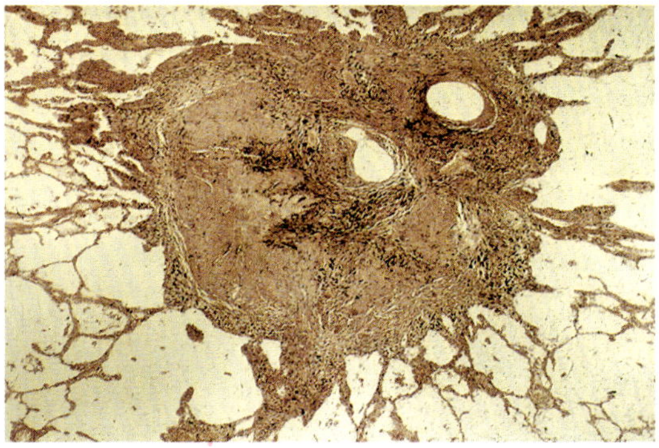

Abb. 21: Staublungenkrankheit. Das silikotische Granulom (Bildmitte) umfaßt und „stranguliert" die in Granulommitte gelegenen Pulmonalgefäße. Morphologische Grundlage der daraus resultierenden pulmonalen Hypertonie. Am Granulomrand narbige Verziehungen der Alveolarsepten. Frühstadium eines perinodulären Lungenemphysems. HE-Färbung; 150fache Vergrößerung

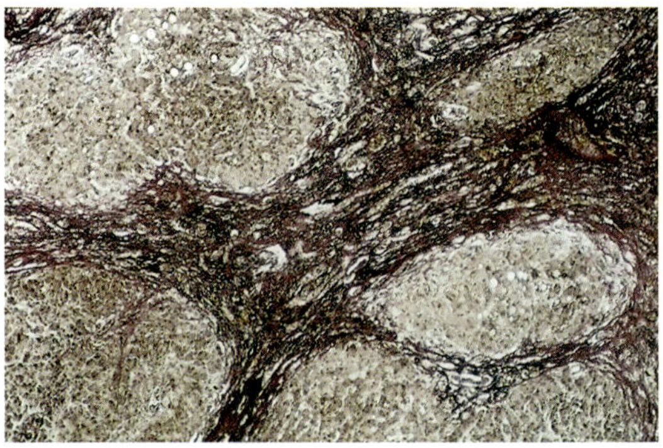

Abb. 22: Feingranuläre Leberzirrhose. Völliger Organumbau mit breiten (im Bild rötlichen) Faserstraßen, die die hellen Regenerationsknötchen des Lebergewebes umfassen. Zur Zeit nur geringgradige entzündliche Aktivität. Elastica-van-Gieson-Färbung; 150fache Vergrößerung

ten Milieubedingungen (Nährstoff-, Sauerstoffmangel) bilden sich differenzierte Gewebeexplantate in Fibroblasten zurück.

Die **Dedifferenzierungsphase** beinhaltet das Verlassen der für einen Zelltyp charakteristischen Form und Funktion in Richtung undifferenzierter, nichtspezialisierter Zellformen; damit verbunden ist ein Ausscheiden aus dem hierarchischen Ordnungssystem eines Organismus. Das Prinzip besteht in einem Rückschaltvorgang bis in embryonale Strukturen.

Die sauerstofffreie Entwicklungsepoche des befruchteten Eies (während der Wanderung durch den Eileiter) ist gekennzeichnet durch Teilung ohne Differenzierung (Morula). Diese kommt erst in Gang nach der Nidation des Eies in die Uterusschleimhaut und den damit verbundenen Anschluß an die Energiegewinnung durch Sauerstoff. Für Zellteilung und -wachstum reicht die Glykolyse (Zuckerspaltung) aus, für die Differenzierung ist die wesentlich ökonomischere Sauerstoffutilisation (Oxidation) notwendig. Beim malignen Tumor handelt es sich um einen zur embryonalen Frühentwicklung reziproken Vorgang, eine Rückschaltung von der Zelldifferenzierung auf die Zellteilung ohne oder bei unvollständiger Differenzierung. Je unreifer (= embryonaler) ein Tumor ist, um so rascher pflegt er durch Zellteilung zu wachsen, um so „maligner“ ist er.

Beispiele für die Entdifferenzierung sind:

- Epithel → Karzinom,
- Bindegewebe → Sarkom,
- Endothel → Endotheliom,
- Mesothel → Mesotheliom,
- Neuron → Medulloblastom.

Dedifferenzierung ist Verlust der Zellspezifität, wobei die eigentliche Funktion der Zelle verlorengeht.

Klinische Ebene der pathobiologischen Phasen

Wenn ein Gliederungsprinzip zur Beurteilung der biologischen Situation eines Menschen in sich logisch ist, muß es für viele Teilbereiche widerspruchsfrei anwendbar sein. Dies ist für räumliche, funktionelle und zeitliche Komponenten in der Krankheitslehre zu fordern. Daß diese Forderungen erfüllt sind, wird in den Tabellen 5 bis 8 beispielhaft dargestellt.

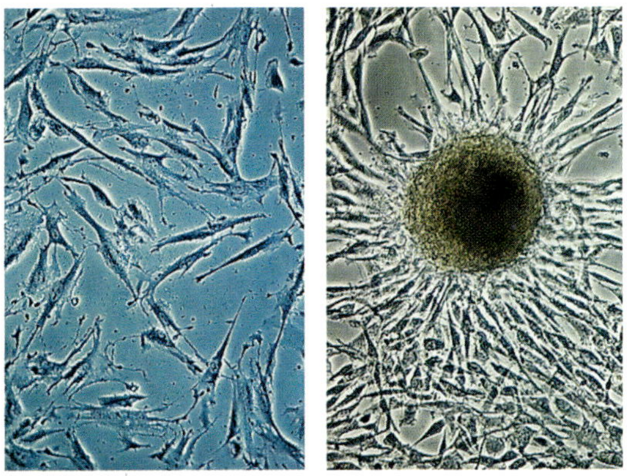

Abb. 23: SJL/J-Mäusetumor. Zellen in schwebende Zellkultur explantiert; (links) nach einem Monat; (rechts) nach zwei Monaten hat sich ein solider Tumor entwickelt, umgeben von primitiven Bindegewebezellen (L. v. Langendorff)

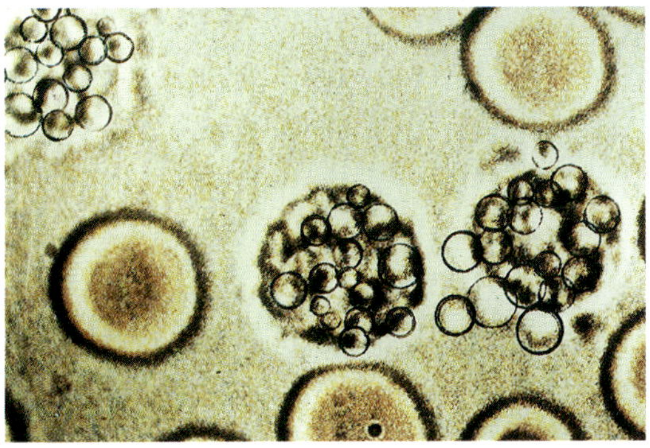

Abb. 24: Gärungsaktivität in Tumorzellen durch gesteigerte Glykolyse. Phasenkontrast; 600fache Vergrößerung

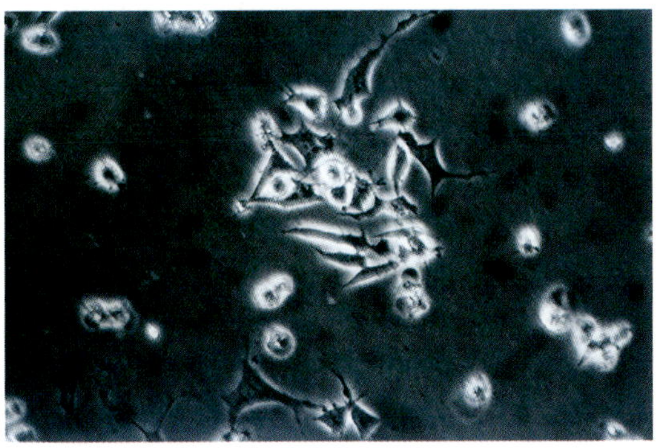

Abb. 25: Teilungsaktivität menschlicher Medulloblastomzellen in der Gewebekultur ohne Zelldifferenzierung. Phasenkontrastaufnahme (D. Gash et al.)

Das Prinzip hat aber, wenn es allgemeine Gültigkeit beansprucht, nicht nur morphologischen Gesichtspunkten zu genügen, sondern hat auch funktionellen und energetischen Kriterien zu entsprechen. Erst damit ist es auf klinische Probleme übertragbar.

Ein Versuch, die Phaseneinteilung auf materielle und energetische Kriterien zu projizieren, wurde in Abbildung 46 unternommen.

Geht man davon aus, daß 80 % unserer Energie durch Zellatmung (Oxidation) und 20 % durch Zuckerspaltung (Glykolyse) gewonnen werden, so lassen sich für die biologische Situation eines Menschen zwei schicksalhafte Schnittlinien abstrahieren.

Tab. 5: Phasentypische Veränderungen an Organen

Krankheitsphasen

	Humorale Phasen		*Matrixphasen*			*Zelluläre Phasen*	
Organ	**Exkretion**	**Inflammation**	**Deposition**	Biologischer Schnitt	**Imprägnation**	**Degeneration**	**Dedifferenzierung**
Haut	• Hyperämie • Urtikaria • Schwitzen	• Dermatitis • Vesikulation	• Ekzem		• Lichenifizierung • Hyperpigmentation	• Fibrosierung • Sklerodermie	• Melanome • Basaliome
ZNS	• Schwellung • Ödem	• Enzephalitis • Meningitis • Myelitis	• Herdbildung (Toxoplasmose, Borreliose, Tuberkulose)		• Gangliosidose	• Sklerose • Amyloidose • Atrophie	• Medulloblastome • Astrozytome • Gliome
Leber	• Schwellung • Sekretionssteigerung	• Hepatitis	• Hepatose		• Fettleber • Thesaurismose	• Leberzirrhose • Leberatrophie	• Hepatome • Karzinome
Milz	• Stauungsmilz	• transitorische Milzschwellung	• chronische Splenomegalie		• Amyloidose • Hämosiderose	• Fibrose • Atrophie	• myeloische Metaplasie • Milzkarzinose
Lunge	• gesteigerte Bronchialsekretion	• akute Pneumonie	• chronische Entzündung		• Hämosiderose • Sarkoidose • Thesaurismose	• Lungenfibrose • Emphysem	• Lungenkarzinom

Tab. 6: Phasenzuordnung bakterieller und physikalischer Noxen

Krankheitsphasen

	Humorale Phasen		*Matrixphasen*			*Zelluläre Phasen*	
Noxe	**Exkretion**	**Inflammation**	**Deposition**	Biologischer Schnitt	**Imprägnation**	**Degeneration**	**Dedifferenzierung**
Streptokokken	nichtentzündliche Exsudationen, Transudationen und Exkretionen: • Schwitzen • gesteigerte Nasen- und Bronchialsekretion • Tränenfluß • gesteigerter Harnfluß • Diarrhö • Erbrechen	• Tonsillitis • Exanthem • Leukozytose	• rheumatisches Fieber • Chorea minor		• prim. chron. Polyarthritis • Still-Syndrom	• Arthrose • Lupus erythematodes • Dermatomyositis	• pseudoneoplast. Syndrome • Karzinoid
Mycobacterium tuberculosis		• Primärherd • Lymphonodulitis	• Organherde		• Chronifizierung der Herde • Amyloidose	• Nekrobiose (Kaverne)	• Lungenkarzinom • Myophathie
HIV		• rezidivierende, gehäufte Infekte	• Lymphadenopathie-Syndrom (LAS)		• Aids-related-complex (ARC)	• Aids	• Kaposi-Sarkom
Lyme-Borreliose		• Erythema migrans	• Hepatosplenomegalie • Lymphonodulitis		• Papillenödem • Akrodermatitis • Arthropathien	• Enzephalomyelitis • Acrodermatitis atrophicans	• Gumma
UV-Strahlen		• Dermatitis • Blasenbildung	• Hyperpigmentation		• Lichenifizierung • Keloide	• Narben • Atrophie	• Melanom • Basaliom

Tab. 7: Phasentypische Manifestation auf Gewebeebene

Krankheitsphasen

Humorale Phasen		*Matrixphasen*			*Zelluläre Phasen*	
Exkretion	**Inflammation**	**Deposition**	Biologischer Schnitt	**Imprägnation**	**Degeneration**	**Dedifferenzierung**
• Hyperämie • Exsudation • Schwitzen • Diarrhö	• Rötung • Schwellung • Schmerzen • Leukozytose	• Lymphonodulitis • Hepatomegalie • Splenomegalie		• Amyloidose • Hämosiderose • Rheumaknoten	• Nekrobiose • Fibrose • Atrophie	• benigne Neoplasie • maligne Neoplasie

Tab. 8: Phasensystem im Zeitgefüge

Krankheitsphasen

Humorale Phasen		*Matrixphasen*			*Zelluläre Phasen*	
Exkretion	**Inflammation**	**Deposition**		**Imprägnation**	**Degeneration**	**Dedifferenzierung**
Zeitgefüge						
Sekunden Minuten Stunden	Minuten Stunden Tage	Tage Wochen Monate	Biologischer Schnitt	Monate Jahre	Monate Jahrzehnte	Jahrzehnte
Beispiele						
• allergische Rhinitis • Schweißausbruch • Erbrechen • Urtikaria • Diarrhö • allergische Bronchitis • Polyurie	• anaphyl. Schock • Exanthem • Leukozytose • Pneumonie • Inkubationszeiten von Infektionskrankheiten	• Chronifizierung der Reaktion • Lymphonodulitis • Tonsillenhyperplasie		• Rheumaknoten • Gichtknoten • Thesaurismose • Gangliosidose • Hämosiderose • Sakoidose	• Fibrose • Sklerose • Zirrhose • Silikose • Asbestose • Emphysem • Atrophie	• benigne Neoplasie • malignes Gumma • Fibrom • Neurinom • Exostose • Gliom • Karzinom • Sarkom

Der **biologische Schnitt** ist die Grenzlinie zwischen Noch-Selbstregulation (Selbsthilfe) und Nicht-mehr-Selbstregulation (Selbsthilfe-Unvermögen). Er liegt zwischen Deposition und Imprägnation auf morphologischer Seite, zwischen reparablen und (theoretisch) irreparablen Krankheiten auf klinischer Ebene. Energetisch gesehen liegt er dort, wo die Gesamt-Energiegewinnung (durch Glykolyse und Oxidation) die Hälfte ihres Potentials eingebüßt hat.

Die **Dedifferenzierung** ist eine zweite „Schicksalslinie". Hier fällt ein funktionell spezialisiertes und morphologisch differenziertes Gewebe in einen funktionell nicht mehr spezialisierten und morphologisch undifferenzierten Zustand zurück. Biologisch gesehen ist es eine Umkehr der frühembryonalen Entwicklung. Die Differenzierung des Konglomerats aus gleichen Zellen (Morula) beginnt nach Nidation in die Uterusschleimhaut und damit nach dem Anschluß an die oxidativ gewonnene Energie. Die Keimblätter (Ektoderm, Mesoderm, Entoderm) sind bei noch spärlicher Energieversorgung primitive Differenzierungsstufen. Bei der Entdifferenzierung dürfte der dazu reziproke Vorgang entscheidend sein: Die oxidative Energiegewinnung ist so niedrig, daß die für einen mehrzelligen Organismus unökonomische, insuffiziente Glykolyse vorherrscht. Das betroffene Areal des Biosystems schaltet auf frühembryonale – anoxidative – Verhältnisse zurück: Zellteilung ohne Zelldifferenzierung.

Grundbegriffe der Homotoxikologie

Die Homotoxikologie ist eine von Hans-Heinrich Reckeweg begründete Lehre über die Auswirkungen von Giftstoffen (Toxinen) auf den Menschen. Aus dieser Lehre hat sich durch therapeutische Folgerungen und ein darauf abgestimmtes Arzneimittelprogramm von Biotherapeutika-Antihomotoxika die Antihomotoxische Medizin entwickelt.

Das zunächst eigenwillig erscheinende, der konventionellen Medizin fremde Vokabular basiert auf einer besonderen Gesamtschau der Medizin aus biologischer Sicht. Nur in dieser ganzheitsmedizinischen Betrachtungsweise sind die Begriffe logisch und plausibel und gewinnen ihren Stellenwert für die praktische Medizin.

Homotoxine

Unter dem Begriff Homotoxine werden die für den Menschen giftigen Stoffe zusammengefaßt. Der Ausdruck „Menschengifte" wurde von Reckeweg gewählt, weil nicht alle Schadstoffe und Gifte für alle Lebewesen gleich oder überhaupt giftig sind. Beispielhaft werden Schnecken und Stare genannt, Spezies die Atropin in für den Menschen tödlichen Dosen ohne Krankheitserscheinungen vertragen.

Für den Menschen giftige Stoffe können von außen einwirken oder zugeführt werden (exogene Homotoxine) oder im Körper selbst durch physiologische oder pathologische Reaktionen entstehen (endogene Homotoxine). Für toxische Intermediärprodukte in physiologischen Stoffwechselketten (Peroxide, Ammoniak u. a.) hat der Mensch dank der evolutionären Vorleistungen in der Stammesgeschichte Eliminations- und Entgiftungsmechanismen entwikkelt.

Für die ständig und unübersehbar wachsende Zahl chemischer Syntheseprodukte und denaturierter Naturstoffe fehlt dem menschlichen Organismus die Zeit zu einer evolutionären Adaptation. Dies und die Menge der anfallenden Schadstoffe in der Biosphäre ist die Ursache für die zunehmende Bedeutung der Homotoxine. Der schicksalhafte Verbund mit Natur und Umwelt wird fast täglich deutlicher. Die Balance-Störung im natürlichen Kreislauf zwischen der Tier- und Pflanzenwelt macht sogar naturnotwendige Stoffwechselprodukte wie CO_2 zu Giftquellen, da der Mensch zuviel produziert und die „Verbraucherseite", die Pflanzenwelt, reduziert wird. Demzufolge können die anfallenden Mengen nicht mehr verarbeitet werden.

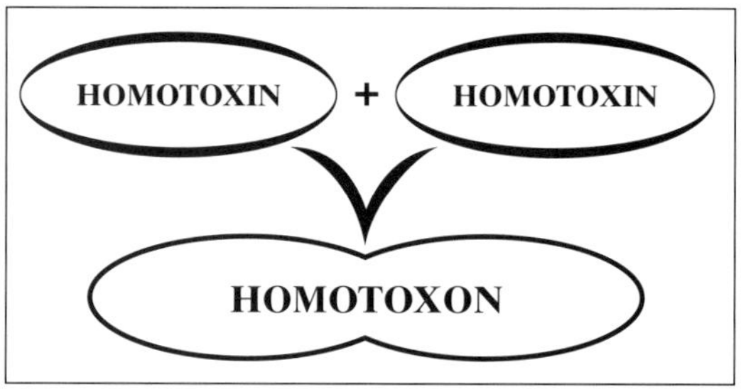

Abb. 26: Homtoxonbildung. Homotoxin (giftig) + Homotoxin (giftig) = Homotoxon (ungiftig, inert)

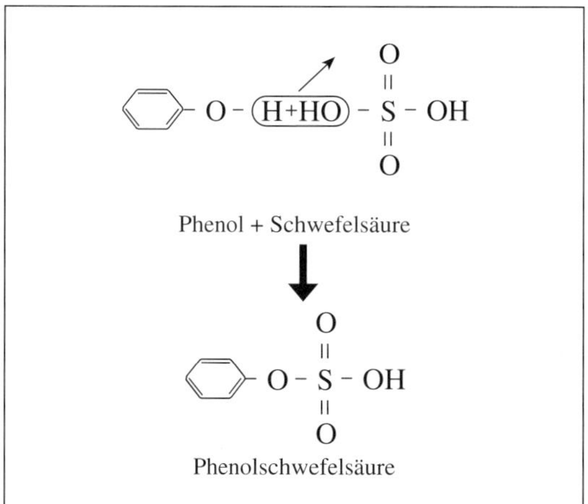

Abb. 27: Zwei (giftige) Homotoxine bilden ein (ungiftiges) Homotoxon

Die rapide Zunahme der Homotoxine ist eine der größten Herausforderungen für die Medizin unserer Zeit.

Homotoxikosen

Homotoxikosen sind Belastungen mit Homotoxinen und/oder Krankheiten, die durch Homotoxine ausgelöst und unterhalten werden. Der Begriff „Homotoxine" sollte dabei weit gefaßt werden, das heißt alle Stoffe und Einflüsse umfassen, die sich schädlich auf das menschliche Biosystem auswirken.

Die wichtigsten Homotoxikosen sind in einem eigenen Kapitel systematisch zusammengestellt (s. Kapitel „Homotoxikosen", S. 81 ff.).

Homotoxone

Als Homotoxone werden chemische Reaktionsprodukte aus Verbindungen von Homotoxinen untereinander oder von Homotoxinen mit anderen Stoffen (zum Beispiel Metaboliten) bezeichnet, wobei durch die Verbindung die Gifteigenschaft verloren geht (Abb. 26, 27). Dazu sind zwei Grundkonstellationen möglich:

- Homotoxin + Homotoxin = Homotoxon
- Homotoxin + Metabolit = Homotoxon

Das klassische Beispiel einer Homotoxonbildung ist die Antidotbehandlung; ein Gift wird durch ein Gegengift neutralisiert und damit für den menschlichen Organismus ungiftig.

Als Beispiel sei die Koppelung von Phenol (Toxin) und Schwefelsäure (Toxin) zur Esterschwefelsäure (ungiftig) angeführt (Abb. 27).

Im Abschnitt „Biochemische Entgiftungsmechanismen" (S. 71 ff.) ist eine Reihe von Entgiftungen durch Komplexbildung systematisch zusammengestellt.

Zahlreich sind die Homotoxonbildungen aus Giften und Nicht-Giften. Die Hauptlast dieser Mechanismen obliegt der biochemischen Entgiftungszentrale, der Leber. Als Beispiel dafür sei die Glukuronbindung genannt (Abb. 28). Die Koppelung von Homotoxinen an körpereigene Stoffwechselprodukte ist die wirkungsvollste Entgiftungsreaktion.

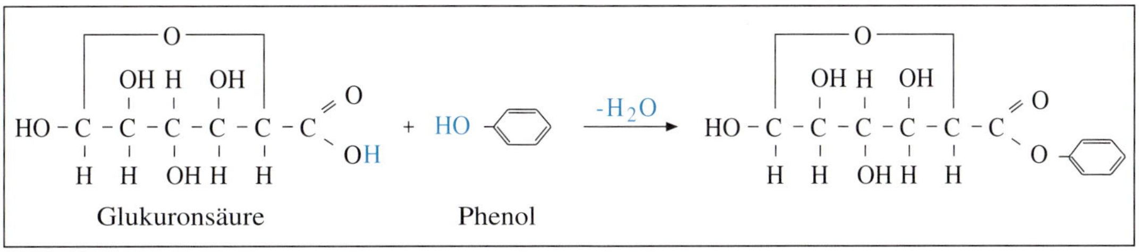

Abb. 28: Glukuronsäure (Metabolit) + Phenol (Homotoxin) vereinigen sich zur konjugierten Glukuronsäure (Homotoxon), die über den Harn ausscheidungsfähig ist.

Die Homotoxonbildung birgt aber Probleme in sich. Antigene sind Stoffe, die primär nicht giftig sind, für deren Verstoffwechselung dem Organismus aber das Instrumentarium fehlt. Durch Umhüllung mit körpereigenen Immunglobulinen entsteht ein Antigen-Antikörper-Komplex (Homotoxon), der für den Körper biologisch inert ist. Mengendifferenzen und Gleichgewichtsverschiebungen zwischen Antigen und Antikörper führen zu allergischen Reaktionen einerseits, Immunität andererseits. Bilden sich zuviel Antigen-Antikörper-Komplexe (Immunkomplexe), kann sich daraus eine pathogenetische Kettenreaktion entwickeln:

Antigen + Antikörper
↓
Antigen-Antikörper-Komplex
↓
Entfremdung körpereigener Strukturen
↓
Autoimmunkrankheit

Retoxine
Der Begriff wird in der Homotoxikologie für sekundäre Verbindungen von Homotoxonen mit körpereigenen Metaboliten gebraucht. Dieser im Prinzip entbehrliche Ausdruck soll die *Rückwirkung* von Toxinen auf körpereigene Strukturen herausstellen. Die „Rückgriffe" entstehen in der Imprägnationsphase, wenn es dem Organismus nicht gelungen ist, die Giftstoffe über die Exkretion oder die Entzündung zu eliminieren. Praktisch handelt es sich also um *Rückstandsgifte*.

Biologischer Schnitt
Zu den bedeutendsten Begriffsprägungen Reckewegs gehört der Ausdruck „Biologischer Schnitt". Es handelt sich dabei um eine Grenzlinie im Toxinabwehrvermögen, welche die Zäsur zwischen noch möglicher Eigenregulation und Regulationsstarre markiert. Klinisch symbolisiert der Biologische Schnitt die Grenzzone zwischen akuten und subakuten Krankheiten einerseits, chronischen und degenerativen Krankheiten andererseits.

Morphologisch ist der Biologische Schnitt die Grenzlinie zwischen noch normaler Gewebe-Grundstruktur mit entsprechendem Reaktionspotential und irreversiblen veränderten Strukturen, die zu adäquaten Entgiftungs- und Eliminationsleistungen nicht mehr fähig sind.

Der Biologische Schnitt liegt in der *Transitstrecke* zwischen humoralem und zellulärem System, in der Matrix. Er markiert die verwachsene Grenzzone zwischen Depositions(Ablagerungs)-Phase und Imprägnationsphase (s. Tab. 5–8).

Vikariationsprinzip
Der Begriff Vikariation ist Ausdruck eines dynamischen Prozesses und bringt damit dynamische Komponenten in den statischen Begriff „Diagnose". Die Wechselbeziehungen zwischen einem Biosystem und den schädigenden Noxen ändern sich im Laufe der Auseinandersetzung laufend. Die mehr aus didaktischen Gründen vorgenommene Stadieneinteilung chronischer Krankheiten (Lues, Tuberkulose) ist ein Versuch, diesen Wechselbeziehungen und dem Zeitfaktor einer Krankheit Rechnung zu tragen. Differenzierter werden die Wechselbeziehungen in der homotoxikologischen Phasenlehre mit der Sechs-Phasen-Tabelle dargestellt.

Geht man von den akuten Reaktionen auf Schadstoffe (Exkretion, Inflammation) aus, so

Tab. 9: Biologischer Schnitt und Vikariationsphänomen, projiziert auf die Krankheitsphasen infektiöser und physikalischer Homotoxikosen

Noxe	Exkretion	Inflammation	Deposition	Imprägnation	Degeneration	Dedifferenzierung
Streptokokken	• Rhinitis • Pharyngitis • Bronchitis	• Tonsillitis • Exanthem • [illegible]kozytose	• rheumatisches Fieber • Chorea minor	• prim. chron. Polyarthritis • Still-Syndrom	• Arthrosen • Lupus erythem. • Dermatomyositis	• pseudoneoplastische Syndrome • Karzinoid-Myopathie
Mycobacterium tuberculosis	• „grippale“ katarrhalische Symptome	• p[illegible] • Lymphonod[illegible]	• Organherde	• Chronifizierung der Herde • Amyloidose	• Nekrobiose (Kaverne)	• Lungenkarzinom
HIV	• Schweißausbrüche • Diarrhö	• rezidivierende, gehäufte Infekte	• Lymphadenopa[illegible] Syndrom (LAS)	• Aids-related-[illegible] (ARC)	• Aids	• Kaposi-Sarkom
Lyme-Borreliose	• „grippale“ Symptome	• Erythema migrans	• Hepato-splenomegalie • Lymphonodulitis	• Papillenödem • Akrodermatitis • Arthropathien	• [illegible] • Acroderma[illegible] atrophicans	• Gumma
UV-Strahlen	• Hyperämie • Schwitzen	• Dermatitis • Blasenbildung	• Hyperpigmentation	• Lichenifizierung • Keloide	• Narben • Atrophie	• Melanom • Basaliom

Krankheitsphasen — Biologischer Schnitt (zwischen Deposition und Imprägnation) — Positive Vikariation (Pfeil nach links oben) — Negative Vikariation (Pfeil nach rechts unten)

wird die biologische Situation des betroffenen Menschen um so schlechter, je stärker die Gewebeveränderungen werden. Bis zum Biologischen Schnitt sind Selbstregulationen und Heilungen möglich, jenseits des Biologischen Schnittes sind Wandlungen zur Besserung nur mit medizinischer Hilfe möglich. Diese Verschiebungen innerhalb der Phasen versucht der Ausdruck Vikariation (lat. vicarius = Stellvertreter) wiederzugeben.

Ursprünglich wurde eine *progressive* und *regressive* Vikariation unterschieden; unter progressiv wurde ein Wechsel zum Fortschreiten (Progredienz) der Krankheit, unter regressiv ein Wandel zum „Rückschritt“ in bessere Krankheitsphasen verstanden. Diese Adjektive sind unglücklich gewählt und mißverständlich. Unter Progression versteht man in der Krankheitslehre eine Weiterentwicklung der Krankheit im Sinne der Verschlechterung; aber auch das Adjektiv regressiv ist negativ im Sinne eines Rückschrittes besetzt.

Sinnvoller ist es daher, den Richtungswechsel einer Krankheit als *positive Vikariation* zu bezeichnen, wenn das Krankheitsgeschehen sich zugunsten des Kranken ändert, von einer *negativen Vikariation* zu sprechen, wenn es einen ungünstigen Wandel nimmt.

Orientierungsebene für die positive und negative Vikariation ist der Biologische Schnitt (Tab. 9).

Exkretionsprinzip

Die Ausscheidung von nicht metabolisierbaren, schädlichen oder giftigen Stoffen ist die natürliche Art der Integritätswahrung eines Lebewesens. Es handelt sich dabei um physiologische Mechanismen, deren Effektivität durch entsprechende Reize gesteigert werden kann.

Dazu gehören:

- Harnbildung → Polyurie
- Stuhlentleerung → Diarrhö
- Schweißsekretion → Schwitzen
- Schleimsekretion → Verschleimung
- Hautsekretion → Urtikaria, Bläschen, Seborrhö

Der Organismus bedient sich bei der Ausscheidung von Fremd- und Giftstoffen biochemischer (pH-Wert, Elektrolytverschiebungen, Enzymkonzentration) und physikalischer Mechanismen (Hyperämie, Peristaltik-Antiperistaltik, Steigerung des Sekretvolumens, Flimmerbewegung, Filtration) (Abb. 58).

Wie komplex diese Mechanismen zusammenarbeiten, wird am Beispiel des Nephrons (Abb. 29) demonstriert. Ausscheidungsorgane haben die differenzierte Aufgabe, Stoffe, die für die Existenz des Biosystems lebensnotwendig sind, an Filtereinrichtungen zurückzuhalten, dagegen Stoffe, die unbrauchbar oder schädlich sind, zu eliminieren.

Wo die Filter zu grob sind (wie in den Glomeruli der Nieren), sorgen Rückresorptions-

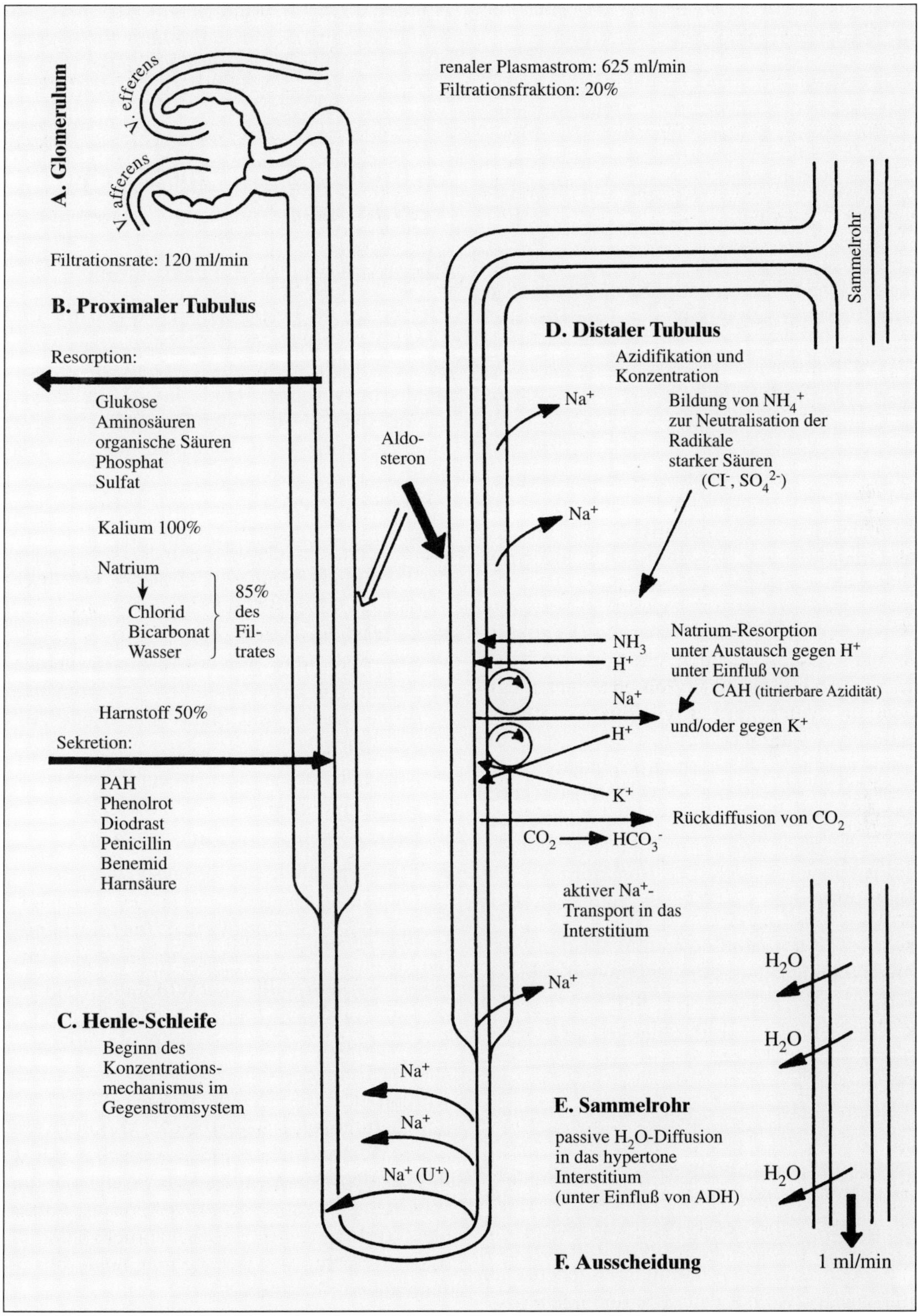

Abb. 29: Das Nephron. Beispiel eines komplexen Exkretions- und Rückresorptionssystems; CAH = Carboanhydrase, PAH = Paraaminohippursäure, ADH = antidiuretisches Hormon; (n. Krück)

Vorrichtungen (wie im Nephron die Tubuli) für die Wiedergewinnung essentieller Stoffe.

Haut und Schleimhäute mit ihren Drüsensystemen sind neben Leber und Nieren die Hauptentgiftungsorgane des Menschen. Exsudationen und Transsudationen stellen Steigerungen physiologischer Funktionen des Kapillarnetzes und der Drüsen dar.

Kondensationsprinzip
Die als Kondensation bezeichnete lokale Konzentration von Schadstoffen ist begrifflich mit der homotoxikologischen Phasenlehre verbunden. Kommt es im Laufe einer Homotoxinüberlastung (durch fehlende oder unzureichende Abbau- und Eliminationsleistungen) zu einer pathologischen Ansammlung von Fremdsubstanzen, spricht man von einer Verdichtung, Akkumulation oder Kondensation. Die Kondensation spielt sich primär im Filternetz der Grundsubstanz, der gelartigen Transitstrekke ab.

Solange es sich um Ablagerungen (Depositionen) in der Matrix handelt, ohne daß die Struktur der Grundsubstanz grob verändert wird, kann die Filter- und Schutzfunktion für die Zelle noch wahrgenommen werden. Wird die Grundsubstanz jedoch durch Fremdstoffe, Toxine oder körperentfremdete Eigenstrukturen überlastet, verliert sie ihre Schutzfunktion für die Zelle und wird selbst zum Zentrum des Krankheitsgeschehens. Das Spektrum der daraus resultierenden Krankheitsgruppen umfaßt

- angeborene Stoffwechselkrankheiten mit Metabolitenstau vor dem Enzymblock,
- Speicherkrankheiten,
- Kollagenosen und Mesenchymosen,
- Schwer- und Leichtmetalltoxikosen.

Die dem Fließsystem des Körpers entzogenen, zunächst in der Matrix deponierten (Depositionsphase), später in die Gewebe imprägnierten (Imprägnationsphase) Homotoxine führen zur Degeneration (Degenerationsphase). Die letztlich schutzlos den Fremdstoffen ausgelieferte Zelle ist in der Wahrung ihrer genetischen Information und der darauf basierenden Stoffwechselfunktionen bedroht und kann entdifferenzieren. Damit wird die Kondensation von Homotoxinen, im Sinne schädlicher Stoffe und Einflüsse, zum Schlüsselproblem für degenerative Leiden und Neoplasmabildung.

Grundlagen therapeutischer Verfahren

Biophysikalische Grundlagen

Physikalische Verfahren in Diagnostik und Therapie

Obwohl in der medizinischen Diagnostik physikalische Verfahren einen hohen Stellenwert haben, spielen sie in der Therapie eher eine untergeordnete Rolle. Beispiele aus der Diagnostik:

- ► Zentrifuge und Ultrazentrifuge (Massenabhängigkeit der Zentrifugalkraft),
- ► Elektrophorese (Wanderungsgeschwindigkeit im elektrischen Feld),
- ► Ultraschall,
- ► Elektrokardiogramm, Elektroenzephalogramm, Elektromyogramm (elektromagnetische Wellen und deren graphische Aufzeichnung),
- ► Röntgenstrahlen (auch in der Therapie),
- ► Radioisotope,
- ► Kernspintomographie (Gravitonen),
- ► Blutkörperchensenkungsgeschwindigkeit (Schwerkraft).

Gründe für die geringe Achtung in der Therapie liegen wohl in der begrenzten Vorstellungskraft von physikalischen Wirkungen und der oft langen Latenzzeit klinisch faßbarer Effekte. Immerhin dauerte es Jahrzehnte, bis die Opfer aus der Röntgenpionierzeit – 359 an der Zahl wurden erfaßt – bekannt wurden. Grundsätzlich beruht jedes bildgebende Verfahren auf einer Wechselwirkung physikalischer Kräfte mit der durchstrahlten Materie. Welche Wechselwirkungen und Spätfolgen Magnetresonanz-Verfahren und Ultraschalldiagnostik zeitigen werden, wird vermutlich auch erst in Jahrzehnten beurteilbar sein.

Zu den wichtigsten physikalischen Verfahren in der Therapie gehören:

- Wärme- und Kältereize,
- Hydrotherapie,
- Klimakuren als Reiz- und Umstimmungsprinzip,
- Physiotherapie (Krankengymnastik, Massage),
- Elektrotherapie vom Schwachstrom bis zu Starkstrom,
- Magnetfeldtherapie,
- optische und akustische Stimulierungsprogramme,
- Akupunktur, Akupressur,
- bioenergetische Verfahren (Elektroakupunktur, Bioresonanztherapie),
- elektromagnetische Wellen vieler Frequenzbereiche (Tageslichtspektren bei Hyperbilirubinämie, UV-Strahlen zur Prävention und Behandlung von Vitamin-D-Mangelzuständen, Infrarot-Bestrahlung zur lokalen Überwärmung, Röntgen- und radioaktive Strahlen in der Tumorbehandlung).

Trotz der unumstrittenen – dosisabhängig nicht selten unerwünschten – Wirksamkeit dieser Verfahren, mangelt es an theoretischen Grundlagen für das klinische Verständnis der Wirkungsweise. Dieser Aufgabe widmen sich die nachfolgenden Abschnitte.

Physikalisches Weltbild und Medizin

Das in der Entwicklung der Menschheit jeweils vorherrschende Weltbild wurde durch Gesetze oder Dogmen bestimmt, die zeitbegrenzt allgemeine Gültigkeit beanspruchten. Dieser Ausschließlichkeitsanspruch galt für alle Epochen:

- die mythische Epoche des Altertums,
- die „vorwissenschaftliche“ Epoche des Mittelalters,
- und die „wissenschaftliche“ Periode der jüngeren Neuzeit.

Die Relativität dieser Ansprüche ist für das Altertum und das Mittelalter belegt. Die Wissenschaft der Neuzeit, das „Naturwissenschaftliche Zeitalter“ tut sich schwer mit Abstrichen an der Allgemeingültigkeit ihres Gebäudes, obwohl selbst im immanenten Wandlungsprozeß befindlich.

Die Heilkunde folgte diesen jeweiligen Denkrichtungen und Lehrmeinungen, deren dogmenhafte Umsetzung jeweils die größten Hindernisse für den Fortschritt aufbaute. So genüßlich diese Tatsache der mythischen und vorwissenschaftlichen Epoche angekreidet wird, so beschwichtigend geht man mit dem Dogma „die Medizin habe exakte Naturwissenschaft zu sein“ um, obwohl der erfahrbare Erkenntnisstand diesen Anspruch nicht rechtfertigt.

Die geistes- und kulturgeschichtlichen Darstellungen des Weltbildes zeigen in allen bedeutenden Kulturepochen eine Dreiheit, deren Begriffe und Inhalte sich nur gering unterscheiden (Abb. 30).

In der **mythischen Epoche,** als deren schriftliche Überlieferung die Schöpfungsgeschichte gelten kann, finden wir in der Reihenfolge der Genesis

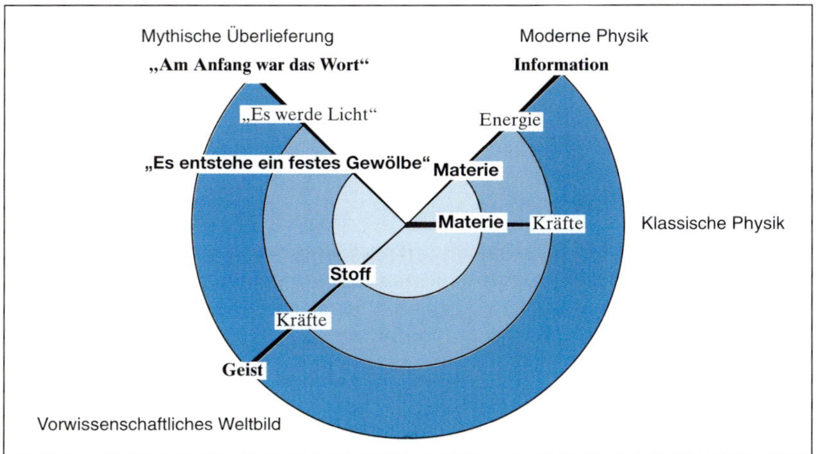

Abb. 30: Durch alle Epochen der Geschichte zieht sich eine Dreiteilung der Naturphänomene. Lediglich die lineare mechanische Physik klammert immaterielle Vorgänge aus – und schuf damit ein Vakuum im Weltbild.

- „Am Anfang war das Wort“,
- „Es werde Licht“,
- „Es entstehe ein festes Gewölbe“

eine zeitliche Folge und inhaltliche Gewichtung, wie sie sich in ähnlicher Form in vielen Religionen wiederfindet.

Die **antiken Philosophen** teilten die Naturphänomene in

- Geist,
- Kraft und
- Materie,

mit deren Charakterisierung sich besonders Aristoteles und Plato beschäftigten. Dem „Geist“ wurde dabei das Primat zugesprochen, Kräfte zu unterteilen in solche, die fallen und jene, die steigen. Gemeinsam ist den ersten Jahrtausenden der Menschheitsgeschichte, daß nichtmateriellen Erscheinungen (Geist, Kraft, Wort, Licht) größere Bedeutung zuerkannt wurde als der Materie.

Einen Abglanz aus beiden vorchristlichen Epochen durch Verbindung von Mythos und Stoff finden wir in der Alchimie des Mittelalters und der frühen Neuzeit:

- „Sulfur“ (als Inbegriff von Geist und Wort),
- „Merkur“ (als Inbegriff von Energie und Dynamik),
- „Sal“ (als Inbegriff des Materiellen).

In abgewandelter Form finden wir diese Dreiteilung in der Ayurveda-Medizin in der Anthroposophie wieder. Die indische Ayurveda (Ayu = Leben, Veda = Wissen), unterscheidet drei Doshas (Regulatoren körperlicher und geistiger Funktionen):

- Vata (Bewegung, Tätigkeit der inneren Organe, Kontrolle von Geist und Sinnesorganen),
- Pitta (Stoffwechsel, Verdauung, Kontrolle der Emotionen),
- Kapha (Formgebung, Körperstruktur, Gedächtnis).

In den Wesensgliedern des Menschen werden in der Anthroposophie drei Leiber unterschieden:

- Physischer Leib,
- Ätherleib (Bildekräfteleib),
- Astralleib (Seele).

Die über Jahrtausende vorherrschende inhaltliche und zeitlose Gewichtung der materielosen und materiellen Erscheinungen des Universums ändert sich grundlegend mit der mechanischen, linearen Physik, die gerne mit dem Namen Newton verbunden wird. Das dritte Axiom Newtons, „Actio gleich Reactio“, geht vom Primat der Materie aus; diese, in Bewegung gesetzt, hat eine Reaktion zur Folge. Die daraus abgeleitete mechanische, lineare Kausalität hat in der Technik viele Fortschritte gezeitigt. Für „Nichtmaterielles“ bietet diese Physik weder Denkansätze noch Interpretationen. Das damit geschaffene Vakuum im Weltbild hatte tiefgreifende Auswirkungen auf die Medizin.

Die **moderne Physik** des 20. Jahrhunderts hat dieser scheinbar so festgefügten mechanischen Physik tiefe Kränkungen zugefügt. Meilensteine dieser wissenschaftlichen Demontage waren:

- Einsteins Relativitätstheorie,
- das Pauli-Prinzip (Pauli-Verbot),
- Heisenbergs Unschärferelation,
- die Quantenphysik und
- die Chaostheorie.

Biosysteme als dynamische Fließ- und Schwingungseinheiten

Leben ist ein Zusammenspiel zwischen Energie und Materie, Dynamik und Struktur. Die Formen werden geprägt von der Information der Keimzellen. Energie und Materie dienen der Realisation des Informationspotentials. Eine optimale Realisierung des genetischen Codes setzt Verfügbarkeit und Utilisationsfähigkeit der energetischen und materiellen Umweltbedingungen (= Lebensbedingungen) voraus. Solange dieses immateriell-materielle Zusammenspiel funktioniert, das Biosystem in Harmonie mit den Um- und Innenwelt-Bedingungen lebt, sind die Voraussetzungen für die Entfaltung des genetischen Informationspotentials (= Entwicklung) und Gesundheit gegeben. Entwicklungsstörungen und Krankheiten sind auf genetische Fehlinformationen oder Disharmonien in den Innenwelt-Umwelt-Wechselbeziehungen zurückzuführen.

Seit der Synthese des Harnstoffes durch Wöhler (1828) wird das medizinische Denken und

Forschen von der Chemie beherrscht. Diese brachte neben der um die Jahrhundertwende sich etablierenden Immunologie die bedeutendsten Fortschritte der Medizin in den überschaubaren Jahrtausenden der Menschengeschichte. Erst die Schattenseiten des pharmakologisch-chemischen „Monosubstanz-Fundamentalismus" haben das Interesse für die anderen Bereiche des Lebens, die physikalischen, nichtmateriellen geistigen und seelischen wieder geweckt. Dazu beigetragen haben die sich häufenden Erkenntnisse über die unerwünschten Neben- und Wechselwirkungen körperfremder chemischer Substanzen, mit denen umzugehen der Mensch im Laufe der Stammesevolution nicht gelernt hat. Wissenschaftlich entscheidend ist jedoch der Wandel im Weltbild der Physik von der materiell-mechanistischen Linearität zur Komplexität der Naturphänomene.

Materie und Energie

Unbeschadet der Diskussion um Einsteins Relativitätstheorie bestehen keine Zweifel an der Formel

$$e = m \times c^2.$$

Danach ist Materie ein anderer Zustand der Energie, massenhaltige Materie verdichtete Energie.

Was heute als Energie bezeichnet wird, wäre damit extrem verdünnte Materie. Der Umrechnungsfaktor ist das Quadrat der Lichtgeschwindigkeit, genau $8{,}99 \times 10^{20}$ cm², also nahezu tausend Trillionen cm². Im Universum sind die materiellen Teilchen in der Minderzahl. Es gibt fast eine Milliarde ($9{,}476 \times 10^8$) massenlose Wechselwirkungsquanten (intermediäre Bosonen, Photonen) mehr als Materieteilchen. Nur ein winziger Teil jener Photonen, die wir als Licht wahrnehmen, und Gravitonen, die unsere Raumvorstellung prägen, ist unserer Vorstellungswelt zugänglich. Neutrinos und Gluonen liegen außerhalb unserer Wahrnehmungs- und Vorstellungswelt. Dies dürfte ein Grund für die Vernachlässigung energetischer Phänomene in der Medizin sein. Beschränkt man sich allerdings nur auf die Materie, erfaßt man nur etwa ein Milliardstel der Wirklichkeit (Popp, 1987; Pietschmann, 1994; Soucek, 1988).

Vergegenwärtigt man sich das Mengenverhältnis zwischen Materie und Nicht-Materie einerseits und das Verhältnis zwischen massenhaltigen, unserer Vorstellungswelt zugänglichen, und massenlosen Teilchen jenseits unserer Vorstellungskraft, so wird die Kluft zwischen unserer Wahrnehmungswelt und der kosmischen Wirklichkeit deutlich.

Zur Frage „Realität und Wirklichkeit" zitiert Pietschmann Wolfgang Pauli:

„Die europäischen Sprachen haben zwei verschieden abgeleitete Worte hierfür, das eine, lateinische Realität von res = Sache, das andere deutsche: Wirklichkeit von wirken. Im Englischen ist beides vertreten als reality und actuality. Der abstraktere, von Wirken abgeleitete Begriff, ist derjenige, der dem in der Wissenschaft gebrauchten näher steht." (Pietschmann, 1994)

Die Medizin hat unter dem Etikett, „reine Naturwissenschaft" sein zu wollen, einen Wandel zum reinen Materialismus vollzogen. Am Anfang steht Galileis *„Messen, was meßbar ist"*. Damit werden alle Naturphänomene, die nicht meßbar, weil unserer Wahrnehmung nicht zugänglich sind, ausgeschaltet. Dies führte zu einer verhängnisvollen Horizonteinengung der

Tab. 10: Elementarteilchen sind die kleinsten, nicht mehr teilbaren Teilchen, die im allgemeinen instabil sind und in Wechselwirkungsprozessen mit hoher Energie- und Impulsübertragung wirken

Langlebige Elementarteilchen
Lebensdauer > 10^{-23} s der Elementarzeit
Kurzlebige Elementarteilchen
Lebensdauer < 10^{-23} s
Quasistabile Elementarteilchen
starke Wechselwirkung, Reichweite ca. 10^{-13} s (Mesonen sind Feldquanten der diese Wechselwirkung vermittelnden Felder)

Elektromagnetische Wechselwirkung
Reichweite unendlich, die Feldstärke ist 100- bis 1000mal geringer als die bei starker Wechselwirkung (Photonen sind die Feldquanten der vermittelnden elektromagnetischen Felder)
Schwache Wechselwirkung
Reichweite geringer als 10^{-13} s mit einer relativen Stärke von 10^{-5} s
Gravitationswechselwirkung
Reichweite unendlich, relative Feldstärke 10^{-40}s

Tab. 11: Leptonen; MeV = Megaelektronenvolt

Bezeichnung	Ladung (Einheiten von e)	Masse (MeV)
e^- (Elektron)	–1	0,51
ν_e (e-Neutrino)	0	0
μ (Myon)	–1	105,66
ν_μ (μ-Neutrino)	0	0
τ (τ-Lepton)	–1	1807
ν_τ (τ-Neutrino)	0	0

Medizin – folgt man den Rechnungen der Physiker – auf ein Milliardstel der Wirklichkeit.

Im Mikrokosmos gelten andere Gesetze als im Makrokosmos (s. S. 36ff.). In der Mikrophysik der **Elementarteilchen** und bei der Bildung von „Stoffen" spielt die Gravitationswechselwirkung keine Rolle. Die Gravitationswirkung wird um so größer, je größer oder dichter die Masse wird wie bei Sternen, Planeten, schwarzen Löchern. Atome zeigen keine Wechselwirkung, wenn Elektronen oder Ionen – in Gas oder Plasma – eine Rolle spielen. Bei stärkeren Wechselwirkungen entsteht eine Flüssigkeit oder ein fester Körper, wobei die atomaren Bausteine in Abständen von einigen 10^{-8} cm angeordnet sind.

Konzepte des gegenwärtigen Weltbildes

Das zwanzigste Jahrhundert brachte folgende, für die Medizin bedeutsame, aber bislang nicht genutzte Erkenntnisfortschritte:

- Die in der **Einsteinschen Formel** $e = m \cdot c^2$ (Energie ist gleich Masse mal Quadrat der Lichtgeschwindigkeit) zum Ausdruck gebrachten Wechselbeziehungen zwischen (nichtmaterieller) Energie und (massenhaltiger) Materie.
- Die **Elementarteilchen** werden in massenhaltige und massenlose unterteilt. Dabei wird angenommen, daß im Universum auf 1 materialisiertes Teilchen 10^{-8} massenfreie entfallen. Die Bedeutung für das Leben unterstreichen die massenlosen Photonen, die unser optisches Weltbild bestimmen, und die massenlosen Gravitonen, die unsere statomotorischen Lebensbedingungen prägen. Die Bedeutung der massenlosen Neutrinos und Gluonen für das Leben ist bislang nicht einmal theoretisch abzuschätzen.
- Das **Paul-Prinzip (Pauli-Verbot)** kann als universales kosmisches Gesetz gelten. Im einfachsten stabilen Atom, dem Helium, stimmen die vier Quantenzahlen der beiden Elektronen nie überein. Das gleiche raumzeitliche Ausschließungsprinzip herrscht in allen biologischen Regulationssystemen. Das parasympathische und das sympathische Nervensystem können nie zu gleicher Zeit am gleichen Ort den gleichen Funktionszustand haben. Höchstfunktion des Vagus ist mit Tiefstfunktion des Sympathikus verbunden und umgekehrt. Muskelhypertonie kann nicht zu gleicher Zeit und am gleichen Ort mit Muskelhypotonie vorliegen, ebenso wie Blutdruckhypertonie und -hypotonie. Biologische Rhythmen werden im Prinzip von diesem Wechselspiel der Regulationssysteme bestimmt.
- Die **allgemeine Systemtheorie** versucht einen Kompromiß zwischen den uralten Gegensätzen „Vitalismus – Mechanismus" aufzuzeigen. Im systemtheoretischen Lebensbegriff gelten für Biosysteme physikalisch-chemische Gesetzlichkeiten. „Leben" kann damit aber nicht erklärt werden. Biosysteme aller Hierarchieebenen – Strukturen, Organe, Organsysteme, Regelkreise, Gruppierungen, sozial-gesellschaftliche Phänomene – können nicht aus sich selbst heraus existieren, sondern nur im Kontext mit Umfeld und Umwelt, die ihrerseits das System ermöglichen und prägen. Danach gehören neben elektromagnetischen Feldern und Gravitationsfeldern auch emotionelle Felder wie psychische und soziale Phänomene zu objektiven Naturerscheinungen.
- Die **Chaostheorie** brachte die tiefste Erschütterung der linear-mechanischen Physik und des daraus abgeleiteten Weltbildes; sie besagt – auf eine einfache Formulierung gebracht –, daß kleine Vorgänge große Folgen in räumlicher und zeitlicher Distanz verursachen können, wobei deren Form und Ausmaß nicht voraussagbar sind (Abb. 31). Diese Theorie läßt sich auch mathematisch belegen. Die *logistische Gleichung* der Bio-

logen, 1845 von Pierre F. Verhulst begründet, lautet:

$$y_{n+1} = ay_n(1-y_n),$$

wobei a für die Lebensbedingungen, y_n für die Größe der Population steht. Vereinfacht würde die Formel lauten:

$$y = a\ x\ (1-x),$$

wobei x für den Wert y_n steht.
In der Reihenfolge

$$y_1 = ay_0(1-y_0)$$
$$y_2 = ay_1(1-y_1)$$
$$y_3 = ay_2(1-y_2)$$
$$y_4 = ay_3(1-y_3)$$

werden die Voraussetzungen für jeden folgenden Reaktionsschritt deutlich. Da a (die Lebensbedingungen, physiologische Zustände) nicht gleich ist und y (Population, Kollektiv, Werte) sich mit jedem Schritt ändert, ist jeder folgende Wert vom unmittelbar vorhergehenden – nicht aber vom ursprünglichen – abhängig, so daß kleinste Abweichungen schließlich zu nicht voraussehbaren komplexen Folgen führen. Die Chaos-Theorie bedeutet das Ende des Determinismus von Laplace. Die Dosis-Wirkungs-Regel der Pharmakologie ist eine deterministische, denn sie besagt, daß man mit einer bestimmten Dosis einer bestimmten Substanz eine bestimmte (determinierte) Wirkung erzielt.

Auf klinische Bereiche übertragen, bedeutet die logistische Gleichung, daß der Sekundärvorgang vom Primärvorgang geprägt wird, der Tertiärvorgang aber vom Sekundärvorgang und nicht mehr unmittelbar vom Primärvorgang. Die Ursache (einer Krankheit) wird durch Sekundär- und Folgeschritte variiert, so daß das klinische Bild trotz der gleichen Initialnoxe sich erheblich unterscheiden kann, ja muß. Ein in der Erfahrungsheilkunde wohlbekanntes Phänomen ist folgendes: Ein Erreger oder eine Noxe kann innerhalb einer Population eine ganze Skala von Symptomen auslösen, die vom einfachen Niesen bis zur Intensivpflegebedürftigkeit reichen (Grippe).

Die Summe der Erkenntnisse der modernen Physik macht ein Umdenken in der Biologie

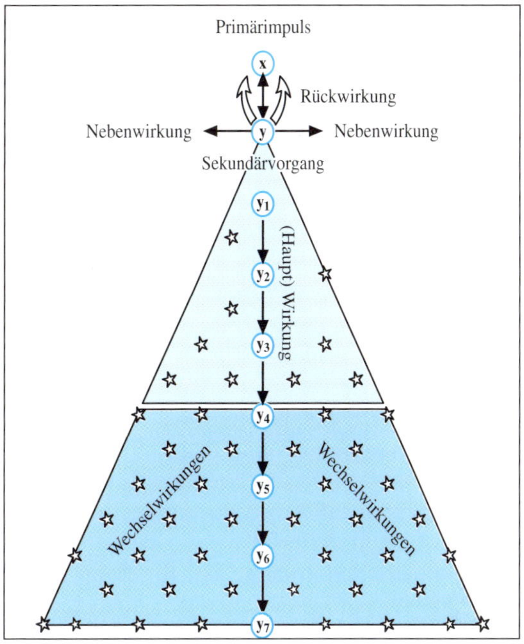

Abb. 31: Die logistische Formel der Biologie bringt mathematisch die Komplexitäten der Chaos- und Systemtheorie zum Ausdruck. Der Sekundärvorgang (Y) ist unmittelbare Folge des Primärimpulses (X). Der Sekundärvorgang Y beeinflußt den Tertiärvorgang Y_1 mehr als der Primärvorgang X, der durch Rückwirkung von Y selbst Zustandsänderungen erfährt. Die Folgeschritte (Y_2, Y_3 usw.) werden vom jeweils vorausgehenden Zustand mehr als vom Primärvorgang geprägt. Durch die zahlreichen Wechsel- und Rückwirkungen wird die Summe der Wirkungen (klinische Wirksamkeit) unüberschaubar komplex

und Medizin unausweichlich. *Energie* und *Materie*, also immaterielle und materielle Phänomene sind verschiedene Erscheinungsformen der – massenlosen und massenhaltigen – Elementarteilchen. Das kartesische Postulat – von Descartes (1596-1650) zum Dogma erhoben –, die Trennung von materiellen und immateriellen Kategorien, also von Körper und Geist, ist unter den Aspekten der Physik des 20. Jahrhunderts nicht aufrechtzuerhalten.

Die durch die linear-mechanische Physik Newtons verstärkte Konzentration auf die Materie hatte zur Folge, daß die nichtmateriellen Bereiche des menschlichen Lebens – Geist, Psyche, Gefühl, Intelligenz, Empfinden, Sympathie, Antipathie, gesellschaftliche Massenphänomene – aus dem Wortschatz und der Wissenschaftlichkeit der naturwissenschaftlichen Medizin eliminiert und damit in ein erkenntnistheoretisches Vakuum verbannt wurden.

Dieses erkenntnistheoretische Vakuum, das die lineare Physik schuf und hinterließ, zwang die praktische Medizin zu zwei Verlegenheitsbegriffen: „Psychosomatik" und „Plazebo".

Der Begriff „Psychosomatik" (Psyche = Hauch, Atem, Seele; Soma = Körper, Leib) geht auf einen Arzt der romantischen Medizin, Heinroth (1818), zurück. In der Formulierung, daß „seelische Einflüsse für Ursache und Verlauf körperlicher Beschwerden verantwortlich sind", kommen die Wechselbeziehungen zwischen immateriellen und materiellen Phänomenen zum Ausdruck. Es dauerte über ein Jahrhundert, bis diese erfahrungsheilkundliche Binsenweisheit zögernd wissenschaftlich hoffähig wurde. Schon lange vor Sigmund Freud (1856-1939) veröffentlichte der schwäbische Oberamtsarzt und Dichter Justinus Kerner (1786-1862), Entdecker des Botulismus, durch Beobachtung (1815) ein zweibändiges Werk, „Die Seherin von Prevorst" (1829). Es ist die ausführliche Krankengeschichte einer Frau, in der die Leib-Seele-Zusammenhänge und Übertragungen dargestellt werden. Psychosomatik und Parapsychologie sind hier erstmalig subtil herausgearbeitet.

Im Sinne des modernen physikalischen Weltbildes ist „Psychosomatik" ein überflüssiger Begriff, denn die Wechselbeziehungen zwischen nichtmateriellen Kräften und materialisierten Strukturen sind eine Selbstverständlich keit.

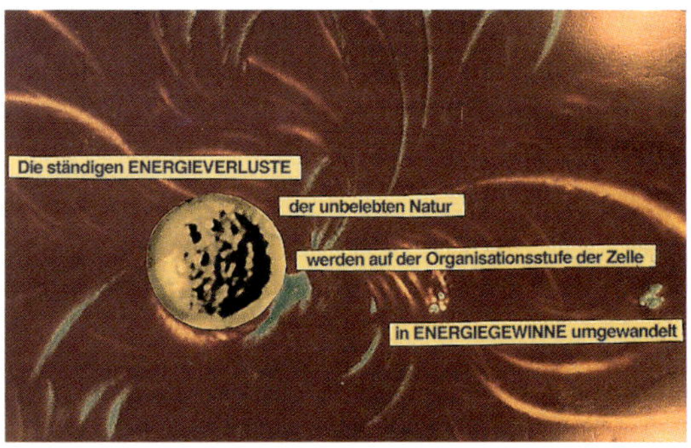

Abb. 32: Die Zelle als Elementareinheit des Lebens benutzt die ständigen Energie- und Materieverluste zur Bildung des Energie-Materie-Wechselspiels „Leben"

Plazebo – medizinisches Relikt der linearen Physik

Das kartesianische Prinzip des 17. Jahrhunderts hat Geist und Materie getrennt, die mechanische Physik des 18. und 19. Jahrhunderts hat Seele und Geist aus dem Wissenschaftsbegriff ausgeklammert. Durch die Alltagserfahrung gezwungen, mußte das so entstandene Vakuum zumindest begrifflich abgedeckt werden. Mit dem Begriff „Plazebo" lassen sich alle mechanistisch nicht nachweisbaren oder erklärbaren immateriellen Erscheinungen in Biosystemen bequem unterbringen. Über geistige, psychische und energetische Wechselwirkungen braucht der Naturwissenschaftler nicht nachzudenken, denn er verfügt über die „Plazebowirkung" als Pauschalabsolution für alles materiell-linear Nichterklärbare.

Die Physik hat das lineare Denken überwunden, die Medizin verharrt in der „wissenschaftlich-akademischen Reinheit" noch immer auf dem Wissensstand des letzten Jahrhunderts, soweit es die erkenntnistheoretischen Grundlagen betrifft. Für diese mechanistisch eingeengte Medizin ist der Begriff „Plazebo" existentiell; ohne dieses Schlupfloch müßte sie den wissenschaftlichen Offenbarungseid ablegen.

Leben = Synergie von Chaos und Ordnung

Das Geheimnis des Prinzips „Leben" ist irgendwo zwischen dem „Spiel der Moleküle" M. Eigens, den „dissipativen Strukturen" J. Prigogines, der Thermodynamik der Zelle K. Trinchers und A. Einsteins „Der Herrgott würfelt nicht" zu suchen. Das im Universum einzigartige Vermögen der Elementareinheit „Zelle", aus den Energie- und Materieverlusten der unbelebten Natur neue Energien und Strukturen zu bilden, erfolgt in einem beispiellosen Zusammenspiel von Chaos und Ordnung, Dynamik und Struktur.

Die Medizin muß sich von den mechanischen Vorstellungen der linearen Physik trennen. Erst dadurch wird sie wieder zu einer zeitgemäßen Wissenschaft, gleichgültig, ob sie sich weiter als „Naturwissenschaft" deklariert oder zutreffender als „Biowissenschaft" versteht.

Leben als Energie-Materie-Wechselwirkung

Die moderne Physik des 20. Jahrhunderts wird den komplexen Vernetzungen zwischen materiellen Strukturen und immateriellen Informations- und Regulationsvorgängen in Biosystemen mehr gerecht als die primitive Linearität der mechanischen Physik; letztere ist in der Physik überholt, ist aber in der Medizin in Form der Dosis-Wirkungs-Regel – einer rein materiellen Linearität – noch vorherrschendes Prinzip. Therapeutische Richtungen wie Homöopathie, Anthroposophie, der Einsatz von Komplex- und Kombinationsmitteln sind in dieser Linearität nicht einzuordnen. Materiell nicht erfaßbare Lebenserscheinungen wie Geist, Intellekt, Gemüt, Empfinden, Befinden, Psyche, Liebe, Haß werden in verblindeten Studien meist ausgeklammert, nicht selten dem nebulösen Begriff „Plazebo“ zugeordnet. Nur der Begriff „Psychosomatik“ nähert sich den essentiellen Zusammenhängen zwischen nichtmateriellen und materiellen Vorgängen in Biosystemen.

Die stärksten Gegensätze in der Medizin bestehen zwischen dem pharmakologischen Dosis-Wirkungs-Dogmatismus einerseits und dem Hochpotenz-Dogmatismus in der Homöopathie andererseits. Beide Richtungen haben ihre Erfolge und ihre Grenzen, gehen aber von extremen – scheinbar unvereinbaren – Gegensätzen aus: Bei der Dosis-Wirkungs-Regel ist die materielle Verdichtung, bei den homöopathischen Hochpotenzen der Grad der materiellen Verdünnung gedankliches Leitmotiv.

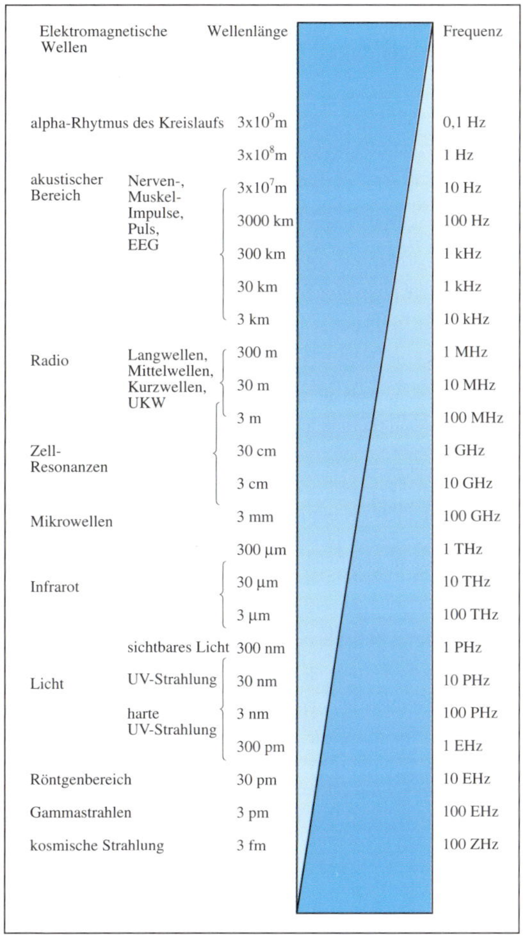

Abb. 33: Reziprozität von Frequenz und Wellenlänge

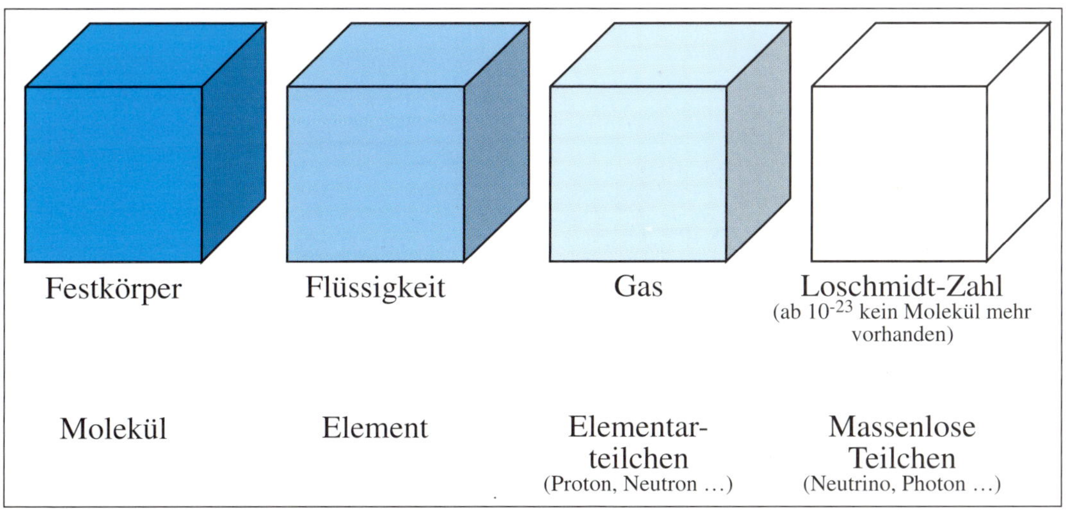

Abb. 34a: „Denkschranke“ Loschmidt-Zahl. Unterhalb der Moleküle gibt es weitere Größenordnungen: Elemente, Elementarteilchen, massenlose Wechselwirkungsquanten

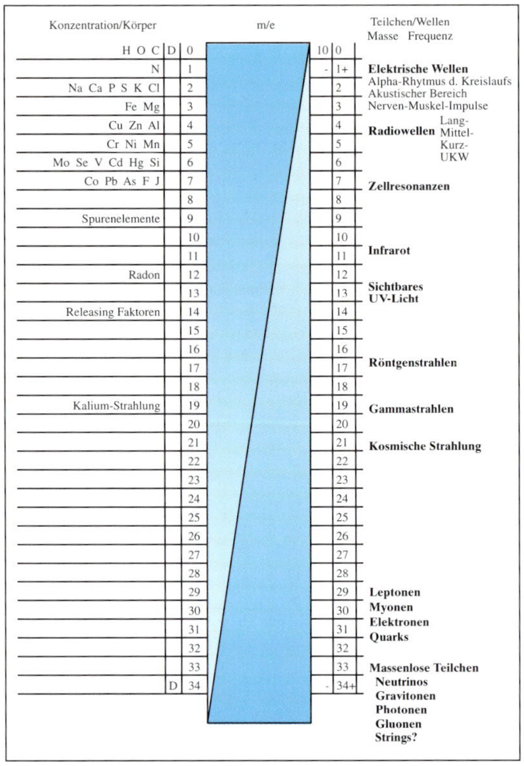

Abb. 34 b: Konzentrationen von Elementen und Strahlen projiziert auf homöopathische Verdünnungen (D, linke Säule) im Verhältnis zu biologisch bedeutsamen Teilchen und Wellen im Bereich von 10^0 bis 10^{-34}

Ein Verständnis dafür, daß es sich nicht um Gegensätze handelt, sondern um verschiedene Relationen zwischen Materie und Energie, Struktur und Funktion, ergibt sich, wenn man die überschau- und beurteilbaren Dimensionen im biologischen Bereich des Universums zugrundelegt. Tabellen 10–13 und Abbildungen 33 und 34 versuchen diese Wechselbeziehungen zu schematisieren. Daraus ergibt sich nicht nur ein Verständnis über die Wirkungsweise hoher Verdünnungen der Materie, sondern auch das Wirkprinzip massenloser Teilchen. Die Physik lebt mit dem scheinbar widersprüchlichen **Teilchen-Wellen-Dualismus**; Biologie und Medizin sollten sich den **Materie-Energie-Dualismus** zu eigen machen.

Die Denkschranke bildet die Loschmidtsche Zahl. Diese besagt, daß die Zahl der in 1 Mol einer Verbindung enthaltenen Moleküle $6{,}02252 \times 10^{23}$ beträgt, das heißt, in einem Gasgemisch von 1 cm^3 ist jenseits einer Verdünnung von 10^{-23} rechnerisch kein Molekül mehr vorhanden. Bei den Lebensvorgängen spielen aber die Größenordnungen zwischen 10^{-23} und 10^{-35}, dem Raum-Zeit-Kontinuum, also Elemente, massenhaltige und massenlose Elementarpartikel (Abb. 34 a, Tab. 10–13), eine entscheidende Rolle. Informations- und Induk-

Tab. 12: Es gibt Leptonen (siehe Tabelle 11), die elementar sind, und Hadronen, die nicht elementar sind, sondern Kombinationen von Quarks (q) darstellen. Hadronen sind der Überbegriff für Mesonen, bestehend aus Quark-Antiquark-Paaren (qq) und Baryonen (z. B. Proton und Neutron), bestehend aus Quark-Tripletts (qqq) (F. A. Popp, 1988). Jedes Quark gibt es in drei „Farben": „rot", „grün" und „blau"; alle Leptonen und Quarks sind Femionen (Spin ½); GeV = Gigaelektronenvolt

Quarks		
Bezeichnung	Ladung (e)	Masse
up-Quark (u)	+⅔	leicht
down-Quark (d)	−⅓	leicht
charm-Quark (c)	+⅔	schwerer als u- und d-Quark
strange-Quark (s)	−⅓	
truth-Quark (t)	+⅔	schwerer als c- und s-Quark
beauty-Quark (b)	−⅓	
Elementare Bosonen		
Bezeichnung	Masse	Wechselwirkung (WW)
Graviton	0	Gravitations-WW (auf alle Teilchen)
W- und Z-Boson	>10 GeV	„schwache" WW (auf alle Fermionen)
Photon	0	elektromagnetische WW (auf alle Ladungen)
Gluon	0	„starke" WW (auf alle Quarks)

tionsvorgänge gehen von hier aus, während kleine Moleküle (H_2O) als Informationsträger und -übermittler wirken.

Grundlagen der Homöopathie

Samuel Hahnemann beschrieb in seinem Standardwerk „Organon" in den §§ 268ff. das Gesetz der Dynamisierung/Potenzierung so, daß die materielle Wirkung einer Substanz zurückgehen und eine energetische Wirkung (wie wir heute sagen würden) zunehme, wenn die Substanz schrittweise immer feiner im Trägermaterial (Matrix, zum Beispiel Wasser) verteilt wird. Dabei muß schrittweise Energie von außen zugeführt werden (Verreiben, kräftiges rhythmisches Verschütteln). Die pharmakologische Wirkung auf den Menschen kehrt sich ab einer bestimmten Potenzierungsstufe gegenüber derjenigen der Ursubstanz um. Die Ursubstanz (Urtinktur) zeigt beim Gesunden bestimmte Symptome im Körper und Gemüt, wobei auch die Tageszeit beachtet werden muß. Bei einem Kranken, der den gleichen Symptomenkomplex aufweist, kann das potenzierte Mittel als Medikament eingesetzt werden.

Die Potenzierung beziehungsweise Dynamisierung geht dabei schrittweise über die Avogadro-Konstante hinaus, das heißt, die Matrix einer Hochpotenz enthält die materielle Ausgangssubstanz nicht mehr, wohl aber deren energetische Information. Im Organismus kommen Spurenelemente bis herab zu einer D15 vor. Die Avogadrosche Konstante gibt an, wieviele Moleküle in einem mol (bei Wasser zum Beispiel 18 g) enthalten sind, nämlich $6{,}022 \times 10^{23}$. (Die Loschmidtsche Konstante gibt an, wieviele Moleküle in einem Kubikzentimeter eines Gases im Normalzustand enthalten sind, nämlich $2{,}68 \times 10^{23}$ cm^3. Man bezieht heute die Loschmidtsche Zahl N_L auf 1 cm^3, die Avogadrosche Zahl N_A auf 22,4136 (1 Mol) gasförmiger Substanz: $N_A = 22413{,}6 \times N_L$.)

► Quantenfeldtheorie und Homöopathie

Das geniale Konzept von Hahnemann hat sich seit 200 Jahren klinisch bewährt, wurde aber von der rein chemisch argumentierenden Wissenschaft nicht verstanden. Erst die nichtlineare einheitliche Quantenfeld-Theorie konnte nachträglich einen theoretischen Unterbau finden (Heim, 1985; Soucek, 1988). Im übrigen ist es in der Physik schon lange bekannt, daß im gesamten Kosmos die Materialteilchen in der Minderzahl sind. Es gibt fast eine Milliarde ($9{,}746 \times 10^8$) mal mehr Wechselwirkungsquanten (intermediäre Bosonen, insbesondere Photonen), von denen wir nur einen winzigen Ausschnitt, nämlich das sichtbare Licht, wahrnehmen können. Beschränkt man sich auf die Substanz, also die massebehaftete Materie, so erfaßt man nur etwa ein Milliardstel der Wirklichkeit. Dies hat zum Beispiel der Nobelpreisträger Carlo Rubbia (Generaldirektor der CERN in Genf) in einem Interview sehr deutlich zum Ausdruck gebracht.

► Materie und Energie

Nach Albert Einstein ist massebehaftete Materie „verdichtete Energie". Was wir heute mit Energie bezeichnen, ist umgekehrt extrem verdünnte Materie (der Umrechnungsfaktor ist das Quadrat der Lichtgeschwindigkeit, also nahezu tausend Trillionen cm^2. Die Spektroskopie erbrachte den experimentellen Beweis für spezifische Informationsspeicherung in Hochpotenzen. Klinische Untersuchungen in England und Schottland (Smith et al., 1985) zeigten, daß homöopathische Potenzen analoge physiologische Wirkungen haben wie elektromagnetische Signale, mit denen sie austauschbar sind. Beim langsamen Durchfahren eines größeren Frequenzbereiches (Millihertz bis Gigahertz) ergeben sich typische Resonanzkurven mit geringer Bandbreite (Promille, Prozent), individuell verschieden bei den Patienten.

► Bioresonanzen

Der Mensch selbst strahlt im gesamten Frequenzbereich von Tiefstfrequenzen bis in den Gammastrahlen-Bereich ab (Bigu del Blanco, Kanada). Kalium 40 ist zum Beispiel ein häufiges radioaktives Isotop, das wir im Körper haben und das ständig Gammastrahlen abgibt. Frequenz und Wellenlänge hängen reziprok zusammen (Abb. 33, Tab. 13).

Bestimmte „neutralisierende Frequenzen" beziehungsweise Potenzen heben die gesundheitlichen Störungen von Schadfrequenzen im Organismus in kürzester Zeit (Sekunden) auf, wobei sie in Resonanz mit Eigenwerten des Patienten kommen. Beim Fortschritt der Sanierung verschieben sich Frequenz beziehungsweise Potenz, wie auch schon Hahnemann beschrieb (höhere Potenzen im Laufe des Therapiefortganges).

► Phasenabhängigkeit der Wirkung
Im Umweltzentrum für ökologische Strukturforschung (Schloß Türnich) werden seit 1989 Frequenzspektren, frequenzabhängige komplexe Leitfähigkeiten und Spurenelementanalysen von Homöopathika gemessen. Dabei konnten reproduzierbare Eigenfrequenzen im Kilohertzbereich von Homöopathika gefunden werden, deren Amplituden sich oberhalb der Avogadroschen Konstanten ins Negative umkehren. Auch der Phasenwinkel im Vergleich zu Urtinktur beziehungsweise Tiefpotenzen kehrt sich dabei um 180° um (also ins Spiegelbild). Nahe der Potenzen um 10^{23}, das heißt der Avogadroschen Konstanten, bewegt sich der Phasenwinkel im Vergleich zu Tiefpotenzen von 0° über 90° nach 180°.

Tab. 13: Frequenz und Wellenlänge elektromagnetischer Wellen

Frequenz	Wellenlänge	Beispiele
0,1 Hz	3 × 106 km	Alpharhythmus des Kreislaufes
1 Hz	3 × 105 km	
10 Hz	3 × 104 km	akustischer Bereich,
100 Hz	3000 km	Muskel-, Nerven-
1 kHz	300 km	Spikes,
10 kHz	30 km	Puls, EEG
100 kHz	3 km	
1 MHz	300 m	Rundfunk
10 MHz	30 m	
100 MHz	3 m	Zellresonanzen
1 GHz	300 cm	
10 GHz	30 cm	
100 GHz	3 cm	Mikrowellen
1 THz	300 μm	
10 THz	30 μm	Infrarot-Strahlung
100 THz	3 μm	
1 PHz	300 nm	sichtbares Licht
10 PHz	30 nm	UV-Strahlung
100 PHz	3 nm	harte UV-Strahlung
1 EHz	300 pm	
10 EHz	30 pm	Röntgenstrahlen,
100 EHz	3 pm	Gammastrahlen

Weiter finden sich charakteristische Tiefstfrequenzen im EEG-Bereich. Das Spektrum der komplexen elektrischen Leitfähigkeit zeigt im Kilo- bis Megahertzbereich bei Hochpotenzen (bis D200 gemessen) eine wesentlich differenziertere Struktur als bei Tiefpotenzen, die kaum frequenzabhängige Änderungen aufweisen. Das Ziel dieser Arbeiten ist die Erstellung einer umfangreichen Spektrenkartei für möglichst viele Substanzen und deren Potenzen. Bestimmte polare Substanzen wie Wasser und Alkohol bilden ein Zweiphasensystem mit einer kristallinflüssigen Komponente hoher Ordnung und Stabilität. Diese durch Resonanzkopplung stabilisierte Phase (im Sinne von Zustand) kann Information über beliebig lange Zeit speichern (wenn sie nicht durch hohe Energiezufuhr gestört wird). Dabei ändert sich die Clusterstruktur morphologisch signifikant als materielles Abbild der Bildekräfte (R. Steiner) oder des morphogenetischen Feldes (R. Sheldrake). Diese Strukturen lassen sich auch bildlich sichtbar machen (Colorplate-Technik, Kirlian-Effekt, Papierchromatographie, Kristallisation) und sind qualitativ biologischen Strukturen äußerst ähnlich (Schmid, 1981). Sie sind ein Bild für Organisationsstrukturen geschickter Wirkungsgefüge und leiten sich theoretisch aus einem mehrdimensionalen Weltbild ab (Heim, 1985; Pietschmann, 1994; Soucek, 1988). Da diese Theorie außerdem erstmals sämtliche Bausteine der Materie in hundertprozentiger Übereinstimmung mit Meßresultaten zu berechnen gestattet, kann sie als Brücke zwischen den organischen Bildekräften und der materiellen Ebene betrachtet werden. Sie zeigt mit mathematischer Sicherheit, daß es außer Materie und Energie noch weitere Seinsbereiche gibt, die der klassischen Physik des 19. Jahrhunderts unbekannt waren. Das wahre Verständnis der Homöopathie erfordert eine Erweiterung des Denkens im Sinne der Ontologie (N. Hartmann u. a.). Die Homöopathie als Plazebo-Erscheinung abzutun, entspricht nicht mehr dem heutigen Wissensstand.

Wasser – Transportmittel des Fließsystems und Informationsträger

Wasser ist das Urelement des Lebens im Universum. Leben kann sich nur dort entwickeln, wo Wasser vorhanden ist. Dies liegt an den einzigartigen physikalischen Eigenschaften des Wassers.

Je höher die Wachstumsrate und die Stoffwechselleistung, um so höher pflegt der Wassergehalt zu sein. Beim Menschen sinkt der Wassergehalt des Körpers von etwa 90% im Embryonalstadium über 75–70% beim Neugeborenen und Säugling auf rund 60% des Körpergewichtes beim älteren Menschen ab.

Im Sprachgebrauch unterscheidet man Quell-, Fluß-, Meer-, Regen-, Süß-, Mineral- und Salzwasser. Wasser mit weniger als 1 g Abdampfrückstand wird als Süßwasser bezeichnet, Meerwasser enthält durchschnittlich 3,4 g Salze, in Salzseen steigt der Salzgehalt erheblich an. Die Konzentration an gelösten Magnesium- und Kalziumionen bestimmt die Härte des Wassers. Weiches Wasser ist für den Menschen offenbar weniger gesund als hartes Wasser.

Das Gesamtkörperwasser des Menschen setzt sich zusammen aus dem

- intravasalen Transportwasser,
- interstitiellen Reservewasser sowie dem
- intrazellulären „Biowasser“.

Die Zusammensetzung ist jeweils unterschiedlich. Am markantesten sind die Differenzen in der Verteilung zwischen Natrium, Kalium und Chlor (s. Abb. 4).

Kein anderes Molekül demonstriert so eindeutig wie das Wasser, daß die Eigenschaften nicht einfach eine Resultante der chemischen Formel sind. Bei gleicher Formel kann Wasser Leben fördern, ja erst ermöglichen, bei Temperaturen zwischen 1–14 °C, unter 0 °C im Eis und über 100 °C im Wasserdampf wird Leben unterdrückt oder alles Leben zerstört.

Die Physiker bescheinigen dem Wasser ein anormales Verhalten: Die Dichte beträgt bei 0 °C 0,9998 g/cm^3, erreicht bei 4 °C ein Maximum von 1,000 g/cm^3, um dann bei 20 °C wieder auf 0,998 g/cm^3 abzusinken. Beim Übergang vom flüssigen in den festen Zustand nimmt die Dichte ab (Eis von 0 °C hat eine Dichte von 0,91674 g/cm^3), das Volumen um 9% zu.

Nicht die Formel, sondern die Struktur entscheidet. Die beiden Wasserstoffatome sind durch kovalente Bindungen so an den Sauerstoff gebunden, daß ein gleichschenkeliges Dreieck entsteht, wobei der Winkel H-O-H 105 °, der Abstand H-H 0,096 nm, der Abstand H-O, 0,152 nm beträgt.

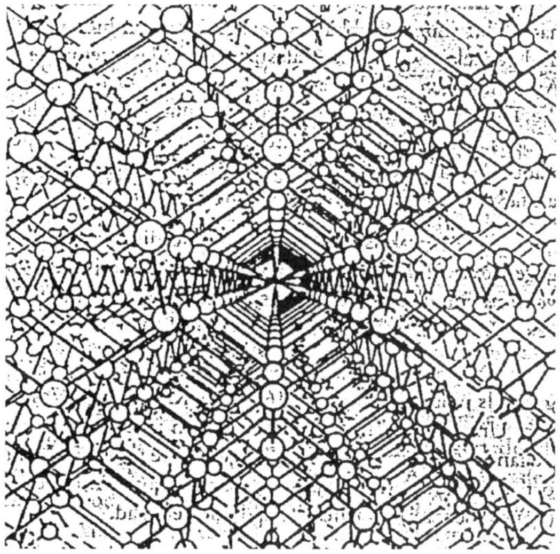

Abb. 35: Perspektivischer Blick entlang der Achse eines Kanals im Kristallgitter von flüssigem Wasser (nach Brandt, 1968 und Degens, 1981). Offene Kreise sind Sauerstoffatome; Wasserstoffatome liegen auf den Verbindungslinien. Aus graphischen Gründen sind Wasserstoffe und Wasserstoffbrücken nicht eingezeichnet.

Die Ladungsdichte des gemeinsamen Elektronenpaares jeder O-H-Bindung liegt näher am O-Atom. Die ungleiche Ladungsverteilung ermöglicht eine wechselseitige elektrostatische Anziehung und die Ausbildung von Wasserstoffbrücken. Dadurch ist ein Wassermolekül mit vier Wasserstoffatomen assoziiert, zwei durch direkte, zwei über Wasserstoffbrücken. Dies ermöglicht kristalline, tetraedrische Strukturen (E.T. Degens). Wasserstoffbrücken zwischen zwei Sauerstoffatomen dürften das entscheidende Strukturelement für Wasser sein.

Ein von K. Trincher geprägter Begriff wirft die Frage auf, ob es eine eigene Lebensstruktur des Wassers gibt. Aus der Unterteilung in intrazelluläres Wasser deutet sich die unterschiedliche Struktur- und Bindungskapazität schon an.

Beispielhaft dafür mag der einfach gebaute kernlose Erythrozyt sein, der zu 98% aus Zellinnerem und zu 2% aus Membranmasse besteht. Die Hämoglobinmoleküle sind von Wassermolekülen im Verhältnis 1:2 eingeschlossen. Die Eigenart dieser intrazellulären Wasserstruktur ermöglicht eine Hämoglobinkonzentration von 34% innerhalb des Erythrozyten, während extrazelluläres Wasser 12 bis 14% Hämoglobin enthält und es hier in dieser Konzentration ohne Schaden binden und transportieren kann. Die Lebensfunktionen sind also abhängig von der intrazellulären Struktur des Wassers, das zwei scheinbar widersprechende Eigenschaften besitzt: das Ordnungsprinzip eines Kristalls und die Formveränderlichkeit einer Flüssigkeit, wie die Plastizität der Erythrozyten beweist.

Die Unterschiede der Wasserstruktur sind Grundlage für die Differenzen in der Zusammensetzung der Mineralien und organischen Substanzen zwischen Intra- und Extrazellularraum. Die hohe Dielektrizitätskonstante von 81,6 bei 0°C bewirkt, daß sich Körper mit ungleicher Ladung anziehen und Wasser damit zum idealen Lösungs- und Transportmittel für polare Stoffe wird.

Die besonderen physikalischen Eigenschaften des Wassers, besonders dessen Plastizität und die temperaturabhängige Strukturvariabilität, ermöglichen einerseits die Informationsspeicherung („Wasser hat ein Gedächtnis wie ein Elefant"), und andererseits den Transport dieser Informationen in alle Körperregionen. Diese Informationsvermittlung spielt im Dynamisierungsprozeß der Homöopathie eine zentrale Rolle.

Elemente als Determinanten biologischer Strukturen

Die Denkschemata in Biologie und Medizin laufen vorwiegend über organische Verbindungen. Der Hauptgrund für diese einseitige Orientierung dürfte in der Vorstellung zu suchen sein, daß organische Verbindungen dem „Lebendigen", anorganische Elemente der unbelebten Natur zuzuordnen seien.

Der nicht junge Versuch, mit dem Begriff „Bioelement" (Bersin, 1963) die Bedeutung anorganischer Elemente für das Leben von Pflanze und Tier herauszustellen, hatte im Bereich der Landwirtschaft mehr Erfolg (Düngung, Futteranreicherung) als in der Humanmedizin. Wohl gehört heute die differenzierte Flüssigkeitselektrolyttherapie zum festen Bestandteil der klinischen Medizin. Über die Korrektur von Abweichungen im Natrium-, Kalium-, Chlorid-, eventuell Kalzium- und Magnesiumhaushalt ist sie jedoch nicht hinausgekommen. Dabei ist die extrazelluläre Wasser-Elektrolyt-Zusammensetzung Orientierungsquelle für das Handeln. Nur zaghaft nähert man sich den letztlich maßgeblichen intrazellulären Verhältnissen durch Haar- und Hautanalyse.

Allen bisherigen Einteilungsprinzipien haftet die Begrenztheit des jeweiligen Erkenntnisstandes an. Die Anzahl der essentiellen Minerale und Spurenelemente erweitert sich ständig mit der technischen Möglichkeit des Nachweises kleinerer Menge. „Spuren" bedeuten nichts anderes als das Eingestehen, mit naturwissenschaftlichen Methoden nicht ausreichend quantifizieren zu können. Dies gilt auch für die Einteilung der „Bioelemente" in organische, anorganische und Spurenelemente.

Zu den **Organika** werden gerechnet: C (IV), N (III), O (II), H (I).

Unter die **Anorganika** werden eingeordnet: Ca (II), Mg (II), Fe (II/III), Zn (II), K (I), Na (I), P (als Phosphat), S (als Sulfat), Cl (I).

Zu den **Spurenelementen** werden gerechnet: Cu (I/II), Ni (II), Mn (II/III), Co (II/III), Cr (III), Al (III), B (III), Se (als Selenat), J (I), Si (als Silikat), Mo (als Molybdat), V (als Vanadat), F (I).

Bei den Spurenelementen werden konzentrationsabhängig den essentiellen „akzidentelle" (Gold, Platin, Schwermetalle, Radioisotope u.a.) gegenübergestellt.

Die Relativität beziehungsweise Unrichtigkeit solcher Einteilungen läßt sich an einfachen Beispielen belegen. Organisationszentrum eines Hämoglobinmoleküls oder Myoglobinmoleküls ist ein Eisenatom, Organisationszentrum des Chlorophyllmoleküls der Pflanzen ist ein Magnesiumatom. Ohne diese zentralen anorganischen Elemente ist der Aufbau organischer Hämoglobin-, Myoglobin- oder Chlorophyllmoleküle nicht möglich. Sie bilden das Organisationszentrum, nach dessen Möglichkeiten sich alle Sekundär- und Tertiärstrukturen des

Hämoglobin- oder Chlorophyllmoleküls richten müssen, um überhaupt ihre biologischen Funktionen erfüllen zu können.

Aus den Beispielen Eisen (für die Bildung des Hämo- und Myoglobinmoleküls), Magnesium (als Zentralatom des Chlorophylls für die Pflanzenwelt) und Phosphor (für Strukturen der Tierwelt) soll die induktive Rolle dieser Elemente für die Bildung von Molekülen und höheren biologischen Strukturen veranschaulicht und herausgestellt werden.

Strukturierungsgesetze

Läßt man einen Blutausstrich unfixiert zwischen Objektträger und Deckglas, so entzieht man den Erythrozyten die Voraussetzungen für ihre biologische Funktion. Das Häm mit dem Eisenzentralatom bildet unter diesen Bedingungen innerhalb und außerhalb der roten Blutkörperchen Kristalle, die in Stundenfrist ein eigengesetzliches Wachstum zeigen.

Der informative und induktive Einfluß anorganischer Elemente wurde an Immunozyten (reifen Plasmazellen) des Peritonealexsudates untersucht (Schmid, 1981). Durch zytochemische Färbung (= Bindung an eine körperfremde Substanz) wird das entsprechende Element aus seiner biologischen Struktur gelöst. Dadurch zerfällt das Biosystem der Zelle in anorganische und organische Verbindungen, die sich – im physiologischen Milieu der Restfeuchtigkeit sich selbst überlassen – eigengesetzlich weiterentwickeln.

Die organischen Strukturen neigen dabei zur Bildung von Fünfer- und Sechserringen (Abb. 36, 37), die im Polarisationsmikroskop amorph (nicht doppelbrechend) wirken. Das durch chemische Verbindung jeweils ausgefällte Element entwickelt eine formative Eigendynamik der Strukturierung, die für die einzelnen Elemente charakteristisch und prägend für höhere organische Strukturen ist. Am Beispiel von Magnesium und Phosphor soll der determinierende Einfluß dieser Elemente für die Bildung höherer organischer Strukturen veranschaulicht werden.

Magnesium

Magnesium (Mg^{2+}) ist ein Leichtmetall mit einem Atomgewicht von 24,3, einem spezifi-

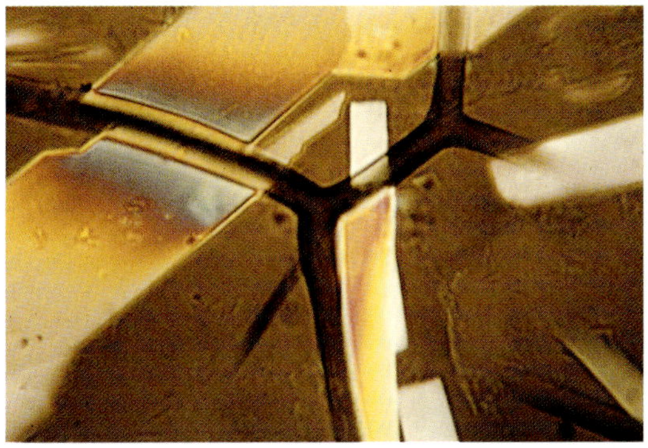

Abb. 36: Ansätze der Sechserringbildung nicht doppelbrechenden Materials zwischen den Kristallstrukturen. Peritonealexsudat, Meerschweinchen; Magnesiumnachweis mit Magneson-Methode; gekreuzte Polarisationsfilter + Gips-Rot-Filter; Endvergrößerung ca. 800-fach

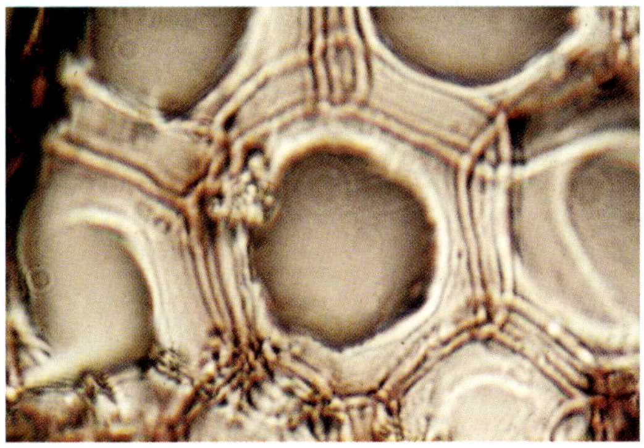

Abb. 37: System von Sechserring-Formationen nach Färbung der unspezifischen Esterasen (Methode nach Löffler); Peritonealexsudat, Meerschweinchen; Phasenkontrast; Endvergrößerung ca. 800fach

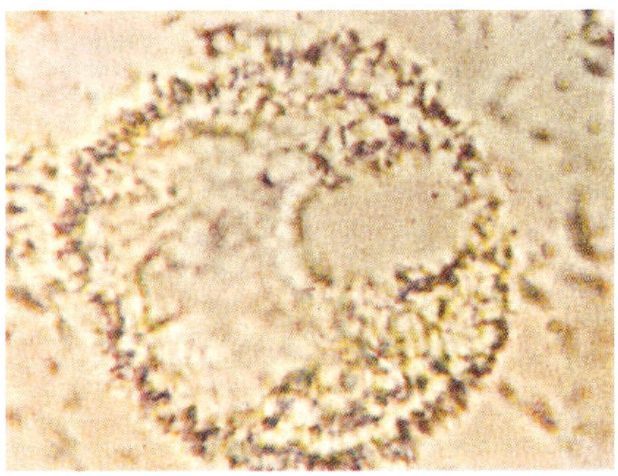

Abb. 38: Zytochemischer Magnesiumnachweis in Immunozyten des Peritonealexsudates am Übergang des Synthese- zum Sekretionsstadium der Immunglobuline; Magneson-Methode; Endvergrößerung ca. 2400-fach; Magnesium als lila Komplexe in den Membranen sichtbar

schen Gewicht von 1,74 und der Elektronenkonfiguration $1s^2\ 2s^2p^6\ 3s^2$. Am Aufbau der Erdrinde ist es mit 2,5% beteiligt, im Meerwasser sind 0,16% enthalten.

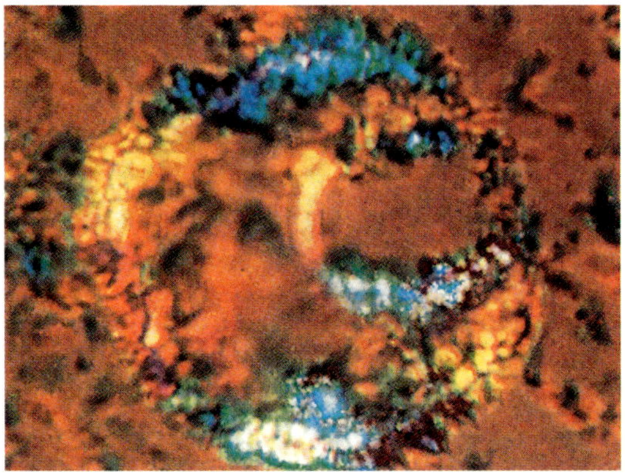

Abb. 39: Im Polarisationsmikroskop wird die kristalline Anordnung des Magnesiumkomplexes sichtbar. Auch extrazellulär sind kristalline Magnesiumverbindungen sichtbar.

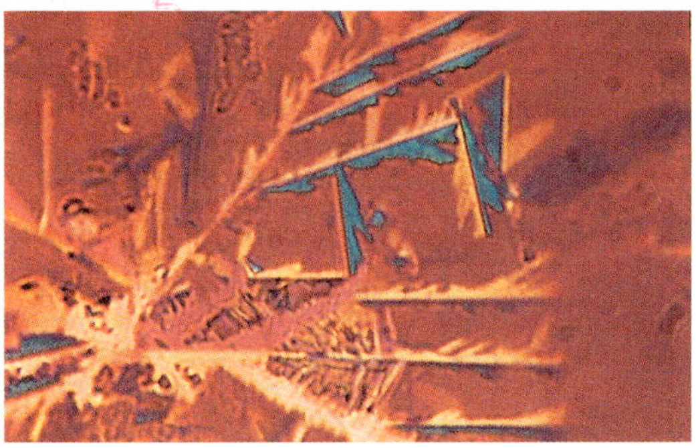

Abb. 40: Farnartige Strukturen. Polarisationsfilter, Gipsrot; Endvergrößerung ca. 1000fach

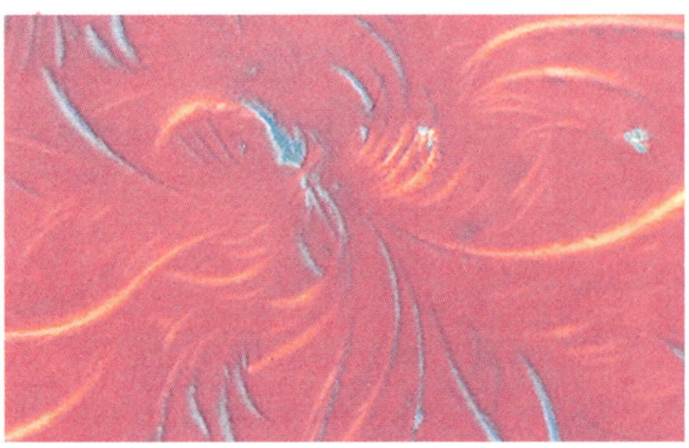

Abb. 41: Stunden nach der Magnesiumdarstellung mittels der Magneson-Methode kondensieren die extrazellulären Magnesiumpartikel zu Spiralnebeln; Polarisationsfilter, Gipsrot; Endvergrößerung ca. 1000fach

Ähnlich wie in der Erdkruste findet sich Magnesium vorwiegend in der Peripherie der Zelle, der Zytoplasmamembran, aber auch an anderen Zytomembranen. Bei reifen und sezernierenden Immunozyten ist Magnesium mittels der Magneson-Methode konzentriert in der Zellmembran, entlang von Zysternen (Vakuolen) und in geringeren Konzentrationen auch in der Kernmembran nachzuweisen. Durch die Magneson-Färbung wird es in kristalliner Formation sichtbar (Abb. 38, 39).

Unter dem Einfluß der Luft, vermutlich durch Wasseraufnahme, verdichten sich die extrazellulär gelegenen Partikel innerhalb von Stunden zu einem System von Spiralnebeln, die die ganze Objektträgeroberfläche durchziehen (Abb. 41); sie wachsen, verbreitern sich zu fresienartigen Gebilden (Abb. 42), orchideenartigen (Abb. 43) oder farnartigen (Abb. 40) Motiven. Im Polarisationsmikroskop entstehen damit Pflanzenformationen, welche im mikroskopischen Bereich die gleichen Bau- und Farbgesetzmäßigkeiten erkennen lassen, wie die entsprechenden makroskopischen Gebilde in der Natur. Die Bilder auf dem Objektträger verändern sich im Laufe einer dreimonatigen Beobachtung unter Verdichtung der Kristallstrukturen laufend. Vier Wochen nach der Magnesiumausfällung sind mitunter Formationen sichtbar, die makroskopische Spiegelbilder der Erdoberfläche sein könnten.

Die Abbildungen 38–43 vermitteln einen Längsschnitt der formativen Potenzen und Strukturgesetzmäßigkeiten nach Ausfällen des Magnesiums aus seinen organischen Verbindungen. Die Sensibilisierungsphase von Bauchhöhlen-Makrophagen im Stadium der Immunozytenreifung wurde wegen des hohen Stoffwechselumsatzes zu diesem Zeitpunkt gewählt. Die zytochemische Komplexbindung des Magnesiums bildet ein Kristallisationszentrum, von welchem aus sich unter der Luftfeuchtigkeit Kristallkondensationen vollziehen, die zahlreiche Pflanzenmotive hinsichtlich Form und Farbkombinationen ergeben. Diese Ähnlichkeit zwischen mikroskopischen Magnesiumformationen und makroskopischer Pflanzenwelt dürfte kein Zufall sein, wenn man berücksichtigt, daß Magnesium das Zentralelement des pflanzlichen Chlorophylls (und damit der Photosynthese) ist. Magnesium als Element bestimmt damit die Strukturgesetzmäßigkeiten im mikroskopischen Bereich der Kristallisation ebenso wie die Formen der Pflanzenwelt in makrobiotischen Dimensionen.

Phosphor

Ebenfalls aus Immunozyten des Peritonealexsudates wurde Phosphor mittels der Molybdat-Methode für Phosphatgruppen dargestellt; hierbei ist die Überführung des organischen Phosphates in anorganisches Voraussetzung.

Das gelbe Ammoniummolybdat wird dabei infolge seiner begrenzten Möglichkeiten oft zum Nachweis von Phosphat verwendet. Ungelöst liegt es als $(NH_4)_6Mo_7O_{24}(H_2O)_4$ vor, gelöst als $6NH_4^+$, $8H^+$ und $7MoO_4$.

Das Phosphorion reagiert nun in saurer Lösung mit den Molybdänionen unter Bildung von Salzen der komplexen Phosphormolybdänsäure $H_7[P(Mo_2O_7)_6]$, die man sich aus 12 $H_2(MoO_4)$ unter Abspaltung von 10 H_2O zusammengesetzt denken kann (H. Wörle, 1967).

Ist in einer organischen Verbindung Phosphor als komplexbildendes Zentralatom vorhanden, so entsteht unter Einschluß des Phosphates das beständigere (als Molybdänblau) Phosphormolybdänblau, dessen Farbintensität der Phosphatmenge proportional ist.

Im Polarisationsmikroskop bleiben die Zellen homogen dunkel, während extrazellulär im Laufe der nächsten Tage und Wochen nach Herstellung der Präparate eine Farb- und Formenvielfalt sich entfaltet, die in der Periodizität der quergestreiften Muskulatur, der Fiederung der Vögel und Schmetterlinge, der Schalenmusterung von Meerestieren ihre makroskopischen Analoga hat. Auch hier, bei völlig anderen Bildern als bei Magnesiumausfällung, zwingt sich der Schluß auf, daß das Element Phosphor lebendige Strukturen vom submikroskopischen bis zum makrobiotischen Bereich gesetzmäßig prägt.

Phosphor ist als Energielieferant in ATP und als Strukturkomponente im Knochen ein lebenswichtiges Element, das in balancierten Quantitäten zu anderen Elementen vorliegen muß. Welchen Einfluß auf Strukturen Phosphor hat, zeigen die Formationen, die sich nach Ausfällen des Phosphors aus den organischen Verbindungen spontan entwickeln (Abb. 44–45). Aus der radiären Periodik um eine Zelle könnte man an eine optische Darstellung der Quanten und Quantenfeldbildung denken.

Physikalische Grundlagen therapeutischer Verfahren

Aus dem gegenwärtigen Weltbild der Physik ergeben sich für die Hierarchie der Biosysteme und für deren therapeutische Beeinflussung drei prinzipielle Bereiche:

- Elemente, Elementarpartikel (Dimensionen 10^{-23}–10^{-35}) → Information
- Moleküle (Dimensionen ca. 10^{-10}–10^{-23}) → Formation
- Zellkompartimente, Zellen, Gewebe (Dimensionen 10^{0}–10^{-10}) → Form

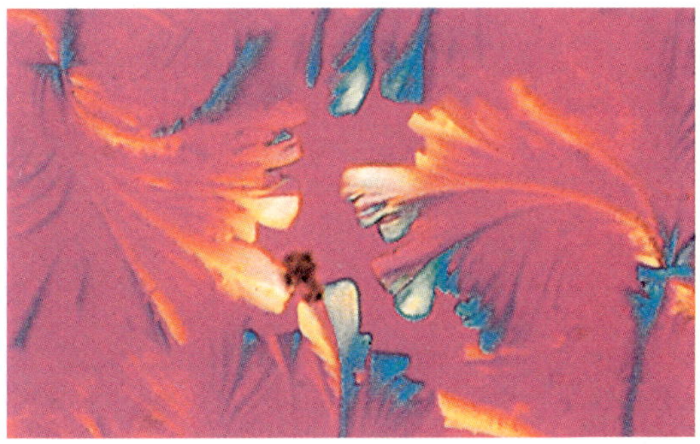

Abb. 42: Die Spiralnebel verdichten sich innerhalb von Tagen zu „fresienartigen“ Blütenmotiven an den Enden der Materialinkorporation; Endvergrößerung ca. 1000fach

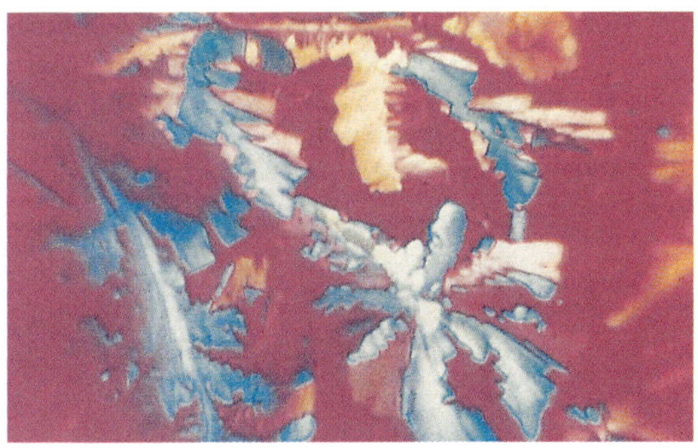

Abb. 43: Neben fresienartigen Blütenmotiven finden sich in der 2. und 3. Woche nach Magnesiumfärbung reichlich weitere Blütenmotive wie „Orchideenmuster“; Endvergrößerung ca. 1000fach

Die Projektion dieses Prinzips auf Physiologie, Pathologie und therapeutische Mittel gibt Abbildung 46 synoptisch wieder.

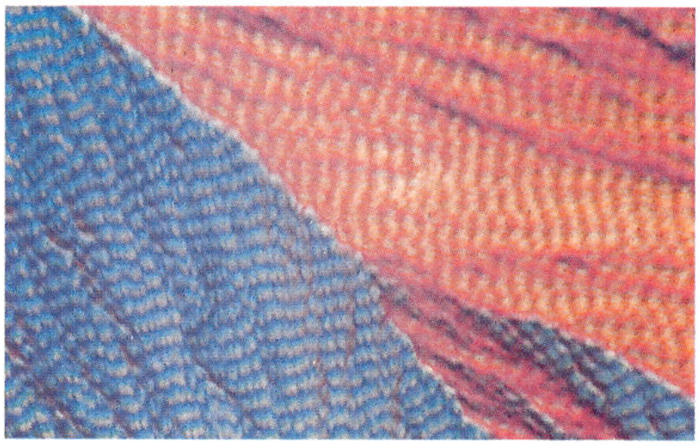

Abb. 44 a: Phosphatdarstellung mittels Molybdat-Methode an Immunozyten zwei Tage nach subkutaner Sensibilisierung mit humanem Gammaglobulin. Extrazelluläre Kristallmuster wie bei Schalentieren und quergestreifter Muskulatur; 1250fache Vergrößerung

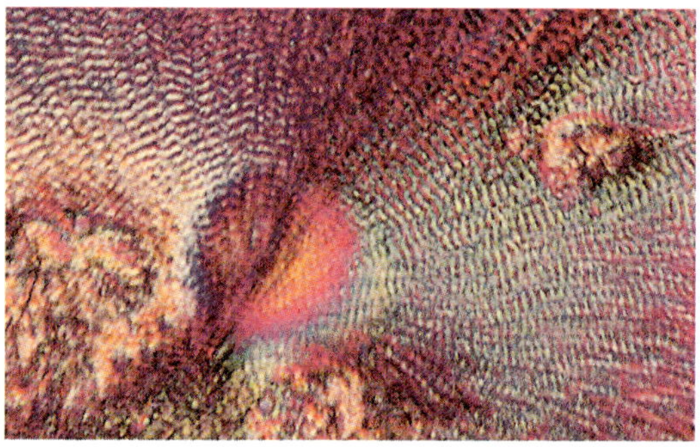

Abb. 44 b: Pfauengefiederähnliche Phosphatformationen um einen Makrophagen (rötlich überstrahlt); Polarisationsmikroskop; 1250fache Vergrößerung

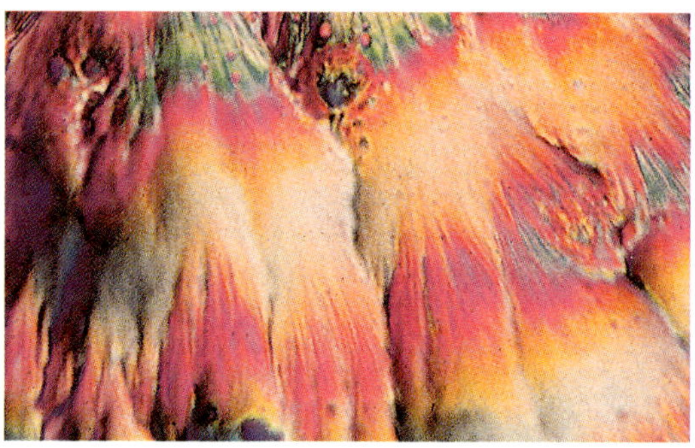

Abb. 45: Phosphatformationen nach Molybdatausfällung des organisch gebundenen Phosphats, wie man sie in den Trabekeln des Herzmuskels, Muskelansätzen und im Gefieder exotischer Vögel wiederfindet; polarisiertes Licht, Gips-Rot-Filter; 1250fache Vergrößerung

Auf die therapeutischen Verfahren übertragen entfallen auf die

- **Strukturebene** Substitutions- und Antidotmittel der klassischen Pharmakologie, homöopathische Tiefpotenzen, native Organotherapeutika,
- **Funktionsebene** niedrige Dosen chemischer Stoffe, homöopathische Mittelpotenzen, Verfahren der physikalischen und Regulationsmedizin (bioenergetische Verfahren),
- **Informationsebene** Elemente, Elementarpartikel, Wellen, Strahlen und homöopathische Hochpotenzen.

Das Leben wird von den nichtmassenhaltigen Elementarpartikeln mehr beeinflußt als von den materiehaltigen. Ohne massenlose Photonen, die unser optisches Weltbild vermitteln, und ohne Gravitationen, die Bodenhaftung und Raumorientierung bewerkstelligen, ist höher organisiertes Leben nicht möglich.

Physikalische Aspekte therapeutischer Prinzipien

Die Vorstellungen über die Wirkungsweise therapeutischer Verfahren, speziell der Arzneimittel, wurden im Laufe der letzten beiden Jahrhunderte um mehrere Varianten bereichert. Paracelsus (1493–1541) machte die Dosis zum Maßstab der Arzneimittelwirkung, eine Interpretation, die später in der **Dosis-Wirkungs-Regel** der Pharmakologie zum alleingültigen Dogma erhoben wurde.

Der prinzipielle Fehler dieser Vereinfachung liegt darin, daß in der Wechselbeziehung Arzneimittel–Mensch letzterer ausgeklammert ist. Der später eingeführte Bezug zu Alter, Gewicht oder Körperoberfläche behebt diesen Mangel nur marginal. Der lineare Bezug der Arzneimitteldosis (= Menge, Stärke) zur pharmakologischen Wirkung ist heute noch das weltweit vorherrschende therapeutische Prinzip, auch wenn es durch Erfassung von Neben- und Wechselwirkungen allmählich relativiert wird (Abb. 47).

Der Begründer der Homöopathie, Samuel Hahnemann (1755–1853), hat dieses Dogma durch seine als Potenzierung bezeichneten Verdünnungsreihen praktisch auf den Kopf gestellt, und mit seinem **Simile-Prinzip** gezeigt,

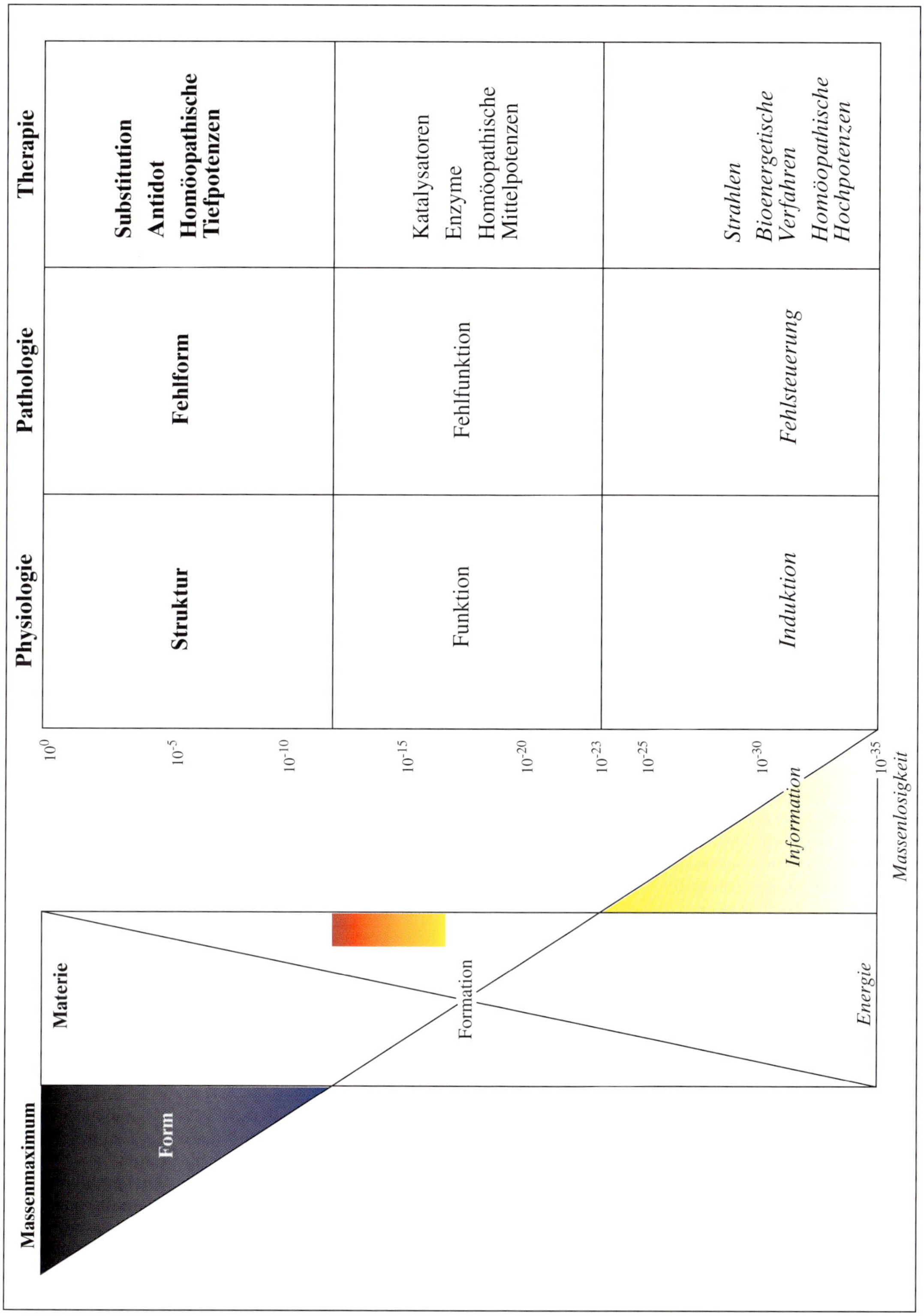

Abb. 46: Projektion von Physiologie, Pathologie und Therapie auf die Materie-Energie-Wechselbeziehungen. Die Wirkprinzipien beziehen sich auf Information, Formation und Form.

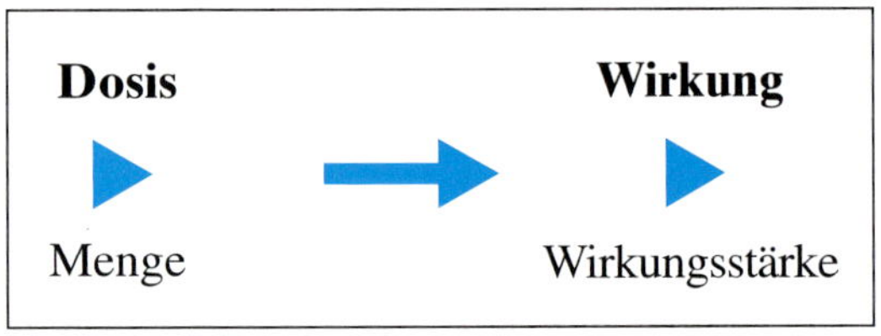

Abb. 47: Die pharmakologische Dosis-Wirkungs-Beziehung ist eine eindimensionale Betrachtungsweise, die Dosis und Wirkung in eine lineare Beziehung setzt

daß die gleiche Substanz (Arzneimittel) in hohen Dosen als Gift, in niedriger Dosierung (= hohen Verdünnungen) als Heilmittel gegen eben dieses Gift wirken kann.

Eine quantitative Differenzierung der Arzneimittelwirkung auf das Biosystem brachte das **biologische Grundgesetz** von Rudolf Arndt und Hugo Schulz (s.a. S. 6). Es ergänzte die materiellen Verdünnungsreihen Hahnemanns durch Gesetzmäßigkeiten der materiellen „Verdichtung". Die Tatsache, daß Arzneimittel – das Gesetz spricht von Reizen – in niedriger Dosierung eine andere (in Extremdosierungen gegensätzliche) Wirkung haben als die gleichen Mittel in hohen materiellen Konzentrationen oder Mengen, wurde damit in ein plausibles, der ärztlichen Erfahrung entsprechendes System gebracht.

Durch die Hahnemannsche Verdünnung und das biologische Grundgesetz von Arndt und Schulz wurde die lineare Dosis-Wirkungs-Regel in zwei Richtungen relativiert.

Das biologische Grundgesetz erfaßt zwei für die Wirkung wichtige Voraussetzungen nicht: Erstens die Reiz-Grundbelastung eines Organismus und zweitens dessen individuelles Reaktionspotential, das von Konstitution, Alter, Um- und Innenweltfaktoren abhängig ist. Abbildung 48 veranschaulicht die unterschiedliche Wirkung der gleichen Reizstärke (Dosis) bei unterschiedlicher, durch die Diagonale symbolisierte, Grundbelastung.

Der amerikanische homöopathische Arzt Hering stellte den Heilungsprozeß beim behandelten Menschen in den Mittelpunkt seiner als **Heringsche Regel** bekannten Systematisierung. Danach verläuft der Heilungsprozeß vom Geistigen zur Materie, von innen nach außen und von oben nach unten (Abb. 49). Mit diesem dreidimensionalen Prinzip erfolgt eine Annäherung an die multidimensionalen Vorgänge in lebenden Systemen.

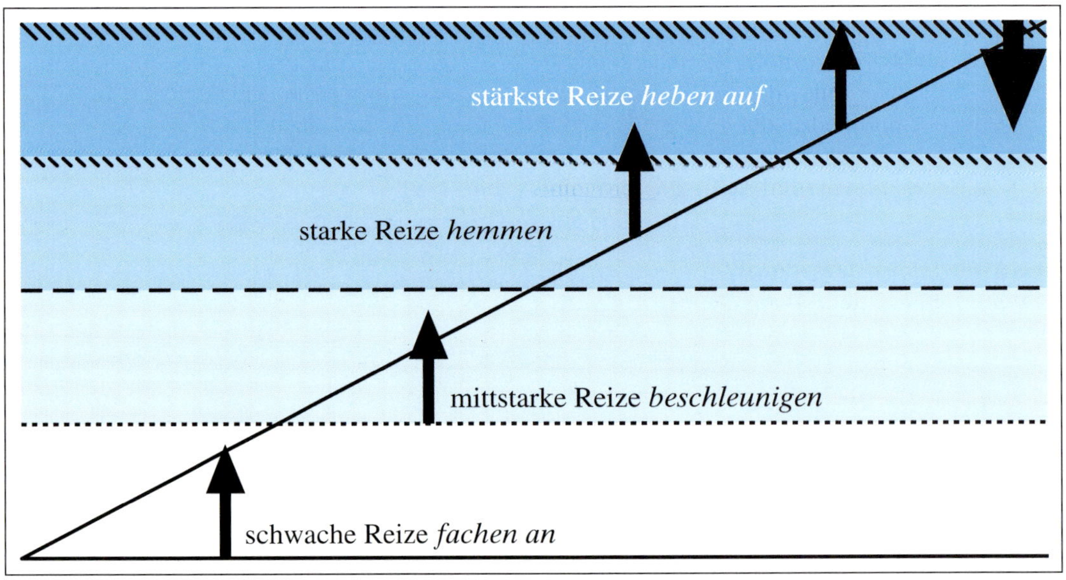

Abb. 48: Das biologische Grundgesetz von Arndt und Schulz bringt die unterschiedliche, in den Extremsituationen entgegengesetzte Wirkung der gleichen Reizstärke (Dosis) in einem Biosystem zum Ausdruck. Die Wirkung reicht von Anregung bis Lähmung des Systems. Bei Lähmung (Blockade) muß das System zunächst auf eine reagible Ebene zurückgeführt werden, um überhaupt wieder ansprechen zu können.

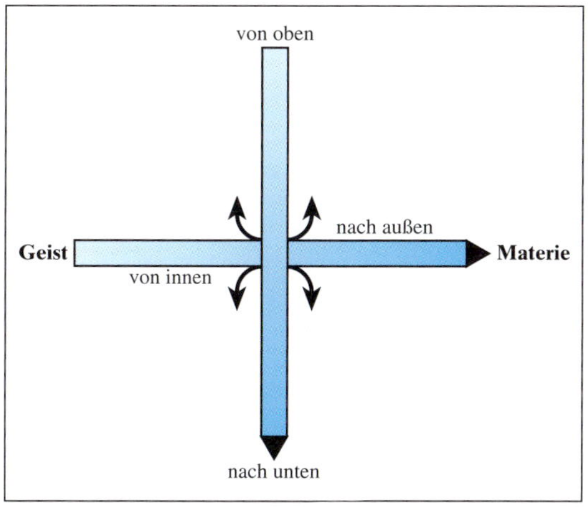

Abb. 49: Heringsche Regel: Der Heilungsprozeß erfolgt vom Geist zur Materie, von oben nach unten und von innen nach außen.

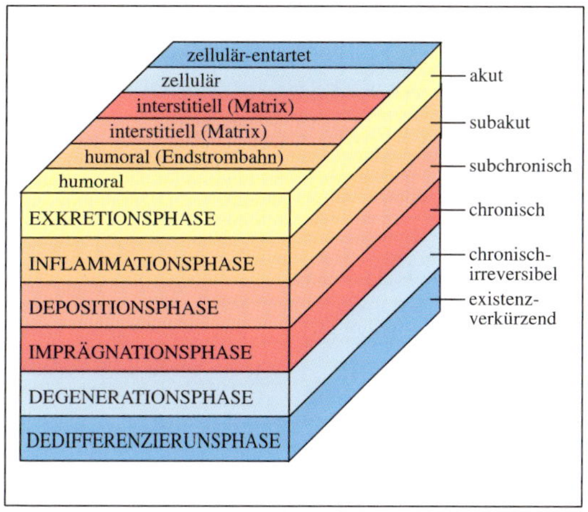

Abb. 50: Prozeß-Raum-Zeitgefüge der Reckewegschen Phasenlehre. Die Reaktionsformen werden auf die physiologischen Räume projiziert und zeitlich zugeordnet.

Das Verdienst Hans-Heinrich Reckewegs besteht in der Subsummierung der obengenannten Regeln und deren Projektion auf morphologische Vorgänge und zeitliche Abläufe. Die Zeitgesetzlichkeiten stellen sozusagen die vierte Dimension der oben beschriebenen zwei- und dreidimensionalen Systeme dar. Reaktionsweisen werden morphologisch qualifiziert, topographisch den ökologischen Räumen zugeordnet, nach der Schwere der Störung durch die sechs Phasen charakterisiert und in bezug auf die Schwere begrifflich quantifiziert. Die biologische Phasengliederung stellt damit eine differenzierte Synthese aus dem biologischen Grundgesetz und der Heringschen Regel dar.

Eine mathematische Vorwegnahme von Inhalten der **Chaos- und Systemtheorien** stellt die von P.F. Verhulst Mitte des letzten Jahrhunderts erstellte **logistische Gleichung der Biologie** dar (Abb. 31). In diese fließen bereits beim Sekundärvorgang Faktoren wie Populationsgröße, Lebensbedingungen und physiologische Zustände ein. Jeder Folgeschritt wird vom vorausgehenden mehr bestimmt als vom Primärimpuls. Rück-, Neben- und Wechselwirkungen ergeben ein „chaotisches" Wechselspiel, bei welchem jeder Einzelvorgang von den Reaktionsweisen des Systems, in welchem es stattfindet, abhängig ist.

Die Arzneitherapie setzt Einzel-, Kombinations- und Komplexmittel ein. Die Monosubstanzen orientieren sich an dem eindimensionalen, linearen Prinzip der Dosis-Wirkungs-Regel. Kombinations- und Komplexpräparate versuchen, wenn sie sinnvoll konzipiert sind, den komplexen Vernetzungen in Stoffwechselketten und -zyklen gerecht zu werden. Praktische Beispiele hierfür werden anhand der mitochondrialen Katalysatoren, deren Cofaktoren

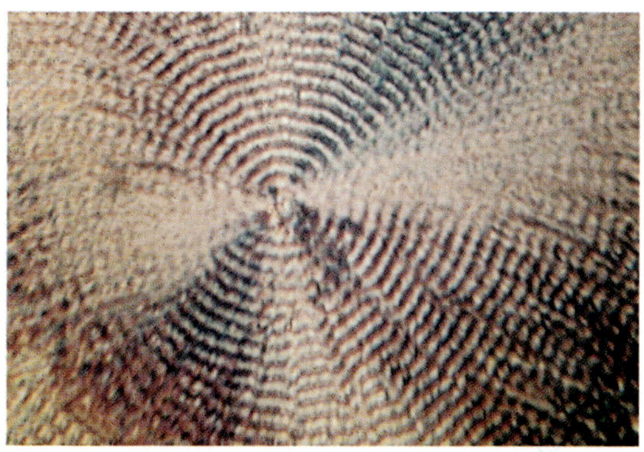

Abb. 51: Durch die zytochemische Bindung des Phosphors – und damit Ausfällung aus der organischen Bindung in einer Plasmazelle (Zentrum) – entsteht eine Art „Quantenfeld". Während man lichtoptisch in der Umgebung der gefärbten Zelle nur schwache Schemen ahnt, stellt sich im polarisierten Licht (gekreuzte Nicols plus Gips-Rot) ein streng geometrisches Wellenbild dar.

und Intermediärprodukte (s. S. 123 ff.) dargestellt. Sinnvolle Arzneimittelkombinationen und integrative Therapiekonzepte werden dem modernen Weltbild der Physik und den komplexvernetzten Biosystemen mehr gerecht, als eine Symptomenausschaltung mittels Monosubstanzen.

(Literatur: Bateson, 1983; Bertalanffy, 1932; Capra, 1985; Davidov, 1982; Dogs, 1993; Eigen, Winkler, 1995; Einstein, 1922; Eisenberg, Kauzmann, 1969; Heim, 1985; Heisenberg, 1973; Kant, Nürnberger, 1993; Ludwig, 1987; Pauli, 1984; Pietschmann, 1994; Popp, 1987; Trincher, 1990)

Biochemische Grundlagen einer individualisierten Therapieplanung

Jeder Organismus benötigt zur Aufrechterhaltung seiner vitalen Funktionen Energie, die durch den Stoffwechsel fortlaufend bereitgestellt werden muß. Störungen des Energiestoffwechsels beeinträchtigen deshalb stets auch die Energieversorgung, die von der endogenen Regulation gesteuert wird. Dabei sind alle Zellen in besonderem Maße von der funktionsfähigen Matrix abhängig, die die jeweilige Versorgung und Entsorgung der Zellen mit Stoffen gewährleistet.

Der Stoffwechsel läßt sich insgesamt in zwei sehr unterschiedliche Bereiche gliedern: Die *anabolen* Stoffwechselwege dienen der Biosynthese von Stoffen, die *katabolen* Prozesse regeln den Abbau komplexer Moleküle. Energieliefernde sind dabei mit energieverbrauchenden Prozessen durch die Coenzyme verbunden. Da Adenosintriphosphat (ATP) durch zahlreiche Prozesse im Stoffwechselgeschehen sowohl gebildet als auch wieder verbraucht wird, wird es oftmals als die Energiequelle schlechthin verstanden. Es ist deshalb wichtig zu verstehen, daß ATP selbst nicht die eigentliche Energiequelle ist, sondern daß es ausschließlich durch die katabolen Prozesse komplexer Strukturen freigesetzt wird.

Eine Übersicht über die Vernetzung der verschiedenen metabolischen Zyklen gibt die Abbildung 52, wobei die wesentlichen Schritte wiederum sowohl von einzelnen Intermediärprodukten als auch von einem kontinuierlichen „Recycling“ der beteiligten limitierten Coenzyme abhängen.

Aus der Vernetzung der verschiedenen Stoffwechselzyklen ergibt sich, daß der Zitronensäurezyklus die gemeinsame Endstrecke für den Abbau aller Nahrungsstoffe und deshalb als die eigentliche „Drehscheibe des Stoffwechsels“ anzusehen ist. Dieser katabole Reaktionsweg sichert entscheidend den Erhalt allen Lebens und ist für alle Zellen ein geschlossener Reaktionszyklus, in den die Abbauprodukte des Kohlenhydratstoffwechsels, des Fettsäureabbaus sowie die desaminierten Aminosäuren aus den Proteinen Eingang finden. Zahlreiche Intermediärprodukte dienen dabei ebenfalls noch den Syntheseleistungen der Zelle (siehe auch Abb. 57), was häufig vergessen wird.

Mit den Stoffwechselwegen sind aber auch die biologischen Redoxreaktionen eng verbunden. So werden Oxidationsschritte beispielsweise durch Dehydrogenasen katalysiert, die ein Paar Wasserstoffatome von einem Substrat auf Coenzyme übertragen, oder es wird molekularer Sauerstoff durch eine entsprechende Substratoxidation direkt zu Wasser reduziert.

Beispiele für solche Reaktionen sind die Laktatdehydrogenase, die NAD^+ (Nikotinamid-adinin-dinukleotid) als Coenzym nutzt, wobei letzteres als Träger für Hydridionen angesehen werden kann,

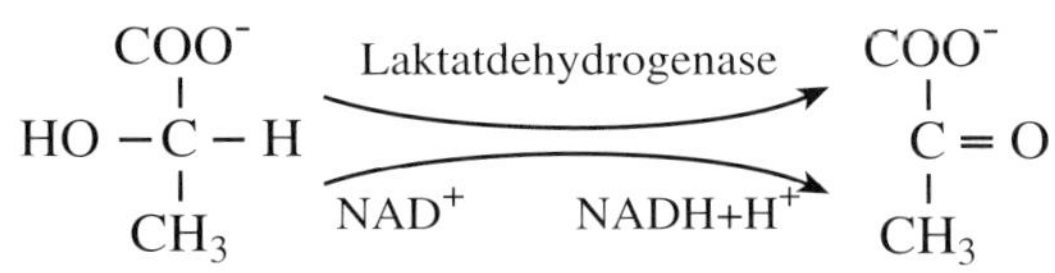

oder die Succinatdehydrogenase, die ein Flavoprotein ist, da das Coenzym FAD (Flavin-adenin-dinucleotid) stets nur enzymgebunden als Komplex auftritt.

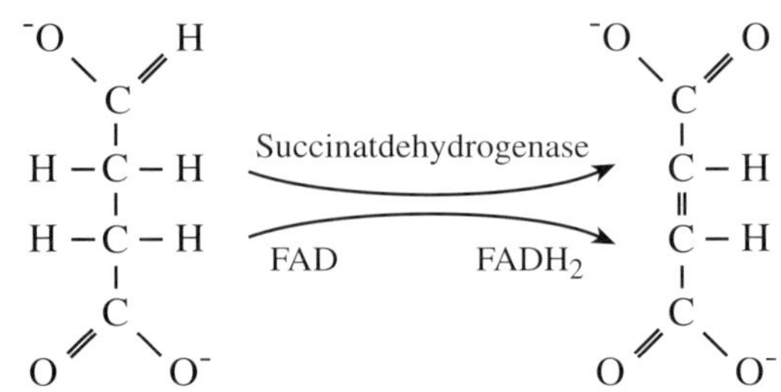

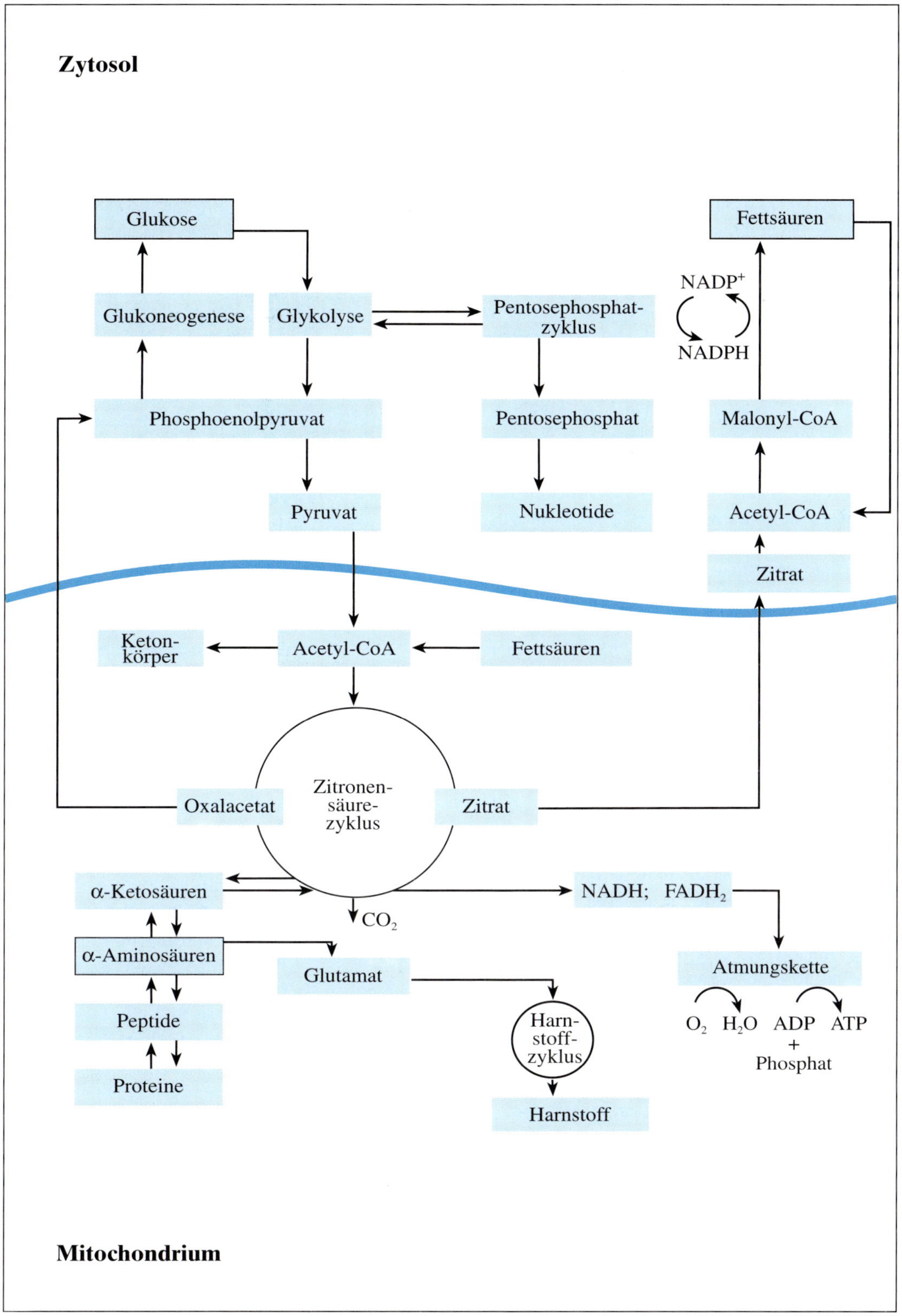

Abb. 52: Vernetzung der Stoffwechselzyklen im Organismus

Für die Übertragung von Wasserstoff auf Sauerstoff unter Bildung von Wasser soll die Oxidation der Glukose zum Glukolakton als Beispiel dienen.

Die Oxidation von Intermediärprodukten im Stoffwechsel ist allgemein mit der Reaktion von NAD^+ beziehungsweise FAD zu den reduzierten Formen NADH und $FADH_2$ verbunden.

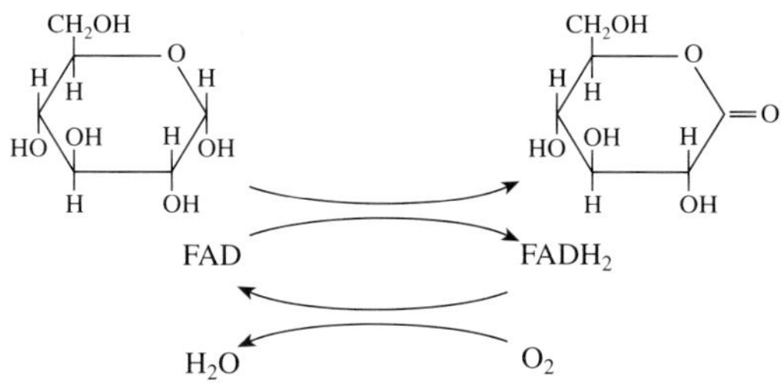

Nur in Gegenwart eines besonderen, die Elektronen aufnehmenden „Beckens" – gewöhnlich dient hierzu der molekulare Sauerstoff – ist fortlaufend die Reoxidation der gerade reduzierten Coenzyme gesichert. Mittels verschiedener Redoxkomponenten hat die Natur dazu eine Elektronentransportkette gebildet, die als Atmungskette bezeichnet wird. Gleichzeitig ist der zum „Becken" strebende „Fluß von Elektronen" noch an die Rephosphorylierung von Adenosin-diphosphat (ADP) gebunden, so daß diese beiden Prozesse insgesamt die oxidative Phosphorylierung darstellen.

Die Reoxidation der Coenzyme wird insbesondere durch eine Elektronen- beziehungsweise Wasserstoffübertragung auf das Ubichinon (Coenzym Q) beziehungsweise die Cytochrome vermittelt, ehe der Sauerstoff zuletzt durch Übernahme des Wasserstoffs zu Wasser reduziert wird (Abb. 53). Die verschiedenen Komplexe I bis IV sind dabei durch das Ubichinon beziehungsweise Cytochrom c untereinander verknüpft, was insbesondere die zentrale Bedeutung des Ubichinons zu erkennen gibt.

Das im Komplex I auftretende Flavinmononucleotid (FMN) ist streng gesehen eigentlich kein Nukleotid, da das Flavin an Ribitol und nicht an einen Zucker gebunden ist. Wie schon das FAD ist das FMN jedoch ebenfalls stets an ein Enzymprotein gebunden, so daß beide Coenzyme jeweils in enzymgebundener Form als Träger von zwei Wasserstoffatomen auftreten.

Die an den Multienzymkomplexen (Abb. 53, Komplexe I bis III) beteiligten Nicht-Häm-Eisenproteine (NHI) enthalten dagegen bestimmte Eisensulfide, die wiederum komplex an den Schwefel von Cysteinresten der beteiligten Proteine gebunden sind, während die weiterhin beteiligten Cytochrome sämtlich Hämoproteine sind (vgl. Abb. 54).

Der Gesamtumsatz im Stoffwechsel wird im wesentlichen durch die Aktivität des Enzyms bestimmt, das den jeweils langsamsten beteiligten Schritt katalysiert. Zusätzlich ist der Gesamtfluß noch Änderungen unterworfen, da der geschwindigkeitsbestimmende Schritt sich in verschiedener Weise beeinflussen läßt.

Beispielsweise ist für die Glykolyse (Abb. 55) die Phosphorylierung des Fructose-6-phosphats geschwindigkeitsbestimmend. Das schnelle Ansteigen der Glykolyse in der beanspruchten Muskulatur ist nun durch die Aktivitätsänderung der Phosphofructokinase als Folge der Konzentrationsänderung der Adeninnukleotide bedingt, da letztere das Enzym allosterisch modifizieren.

Auch gibt sich hier nochmals die besondere Bedeutung des Zitrats zu erkennen. Eine übermäßige Glykolyse bedingt nämlich eher einen Anstieg der Zitratkonzentration als eine Steigerung der Acetyl-CoA-Konzentration in den Mitochondrien, da die aktivierte Essigsäure die Pyruvatcarboxylase aktiviert, wodurch stets eine ausreichende Versorgung mit Oxalacetat als Substrat für das Acetyl-CoA gewährleistet wird. Eine überschießende Zitratkonzentration wird dagegen durch die Mitochondrienmembran in das Zytosol überführt, wo sie drei wesentliche Funktionen wahrnimmt.

- Die Synthese von Acetyl-CoA durch Glykolyse wird mittels allosterischer Hinderung der Phosphofructokinase durch Zitrat gemindert.
- Die Acetyl-CoA-Carboxylase wird allosterisch durch Zitrat aktiviert.
- Das Zitrat dient unmittelbar selbst als Vorstufe zur Fettsäuresynthese.

Die wichtige Steuerungsfunktion des Zitrats für den Stoffwechsel ist zwar schon der Abbildung 52 zu entnehmen, jedoch etwas detaillierter nochmals in Abbildung 55 dargestellt.

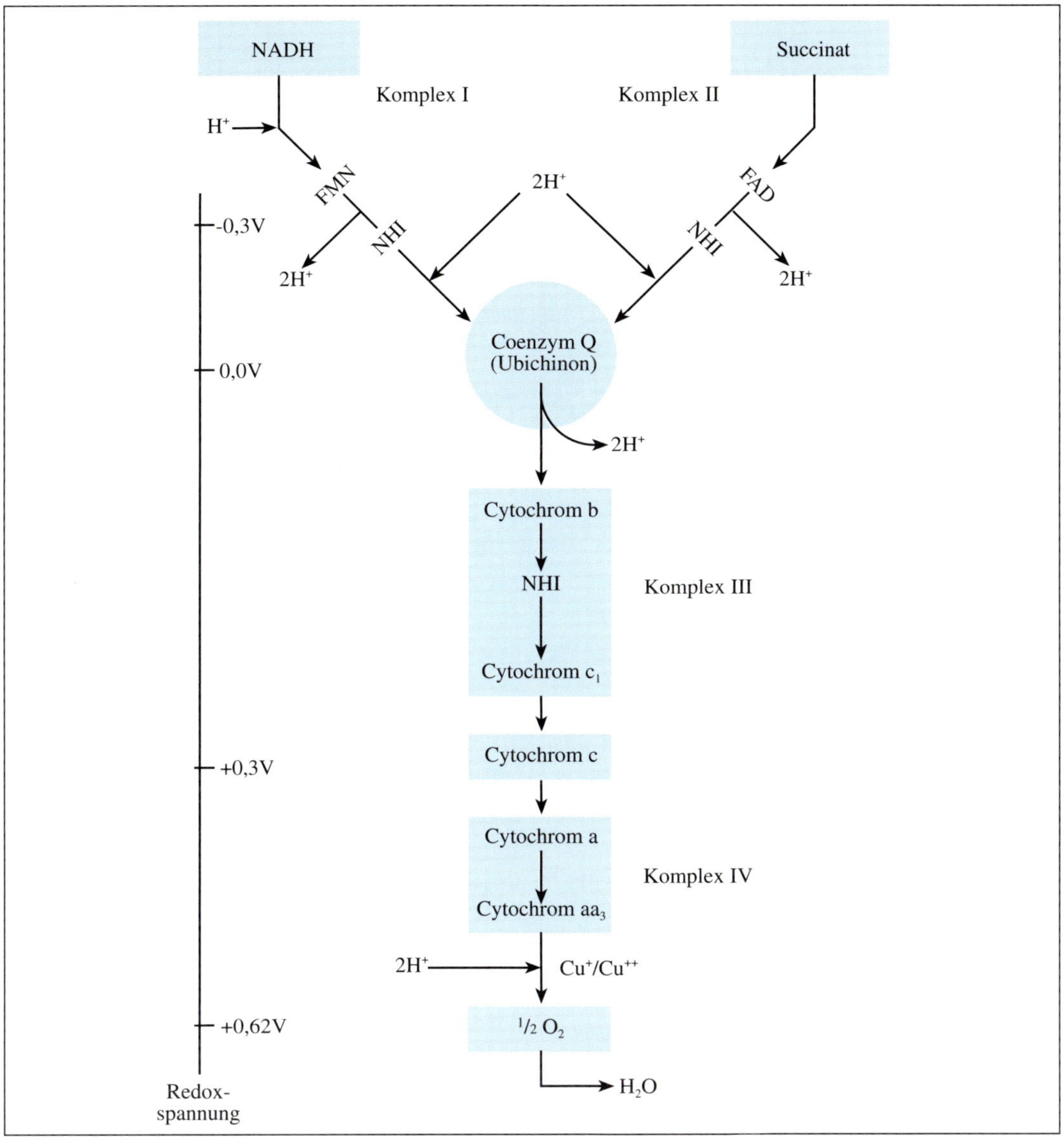

Abb. 53: Die Redoxkette zur Elektronenübertragung, die von Stufe zu Stufe ein Redoxpotential von etwa 0,3 V aufweist; NHJ = Nicht-Häm-Eisenproteine

Eine übermäßige β-Oxidation bei gleichzeitigem Pyruvatmangel akkumuliert dagegen Acetyl-CoA und läßt schließlich Ketonkörper entstehen.

Insgesamt ergibt sich – wie zuvor schon gesagt – durch die Vernetzung der verschiedenen Reaktionszyklen, daß die Atmungskette mit dem Zitronensäurezyklus (Abb. 56) die bedeutendste Energiequelle des Organismus darstellt. Durch den Zitronensäurezyklus wird weitgehend der Wasserstoff zur Verfügung gestellt, der mittels der Atmungskette auf Sauerstoff übertragen wird und dadurch mit dem Energiestoffwechsel eng verknüpft ist.

Die Vernetzung der verschiedenen Zyklen gestattet, unter physiologischen Bedingungen die Kohlenhydrate, Lipide und Proteine sämtlich in Acetyl-CoA umzuwandeln, dessen Energieinhalt anschließend durch die oxidative Phosphorylierung auf Sauerstoff übertragen wird. Der Energietransport erfolgt dabei unter Beteiligung der aktivierten Essigsäure (Acetyl-

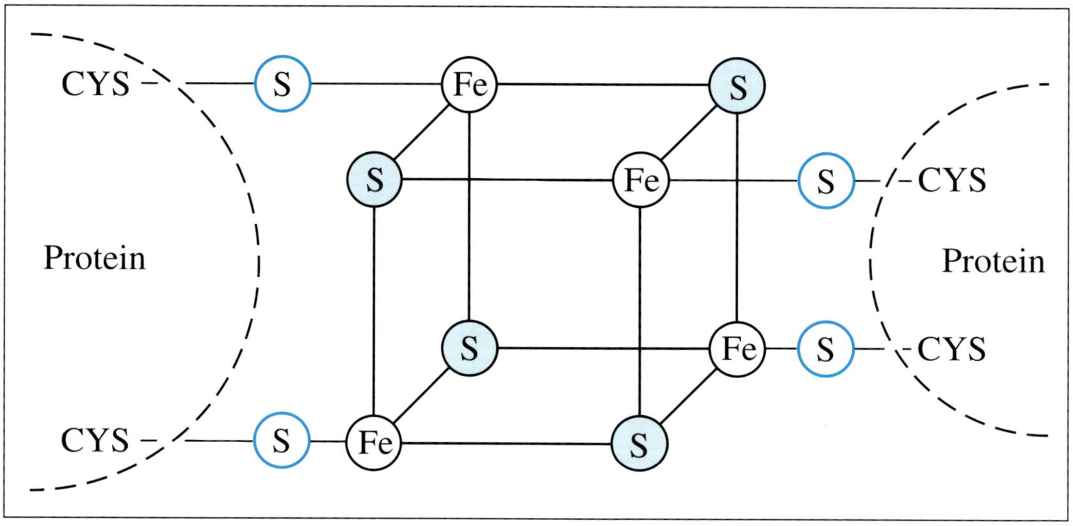

Abb. 54: Nicht-Häm-Eisenproteine (vereinfachte Darstellung)

CoA) dergestalt, daß Energie zunächst in Einzelschritten auf die Wasserstoffakzeptoren NAD^+, FMN und FAD übertragen wird. Nach Einschleusen in die Atmungskette (Abb. 53) wird die gespeicherte Energie zum Erhalt des Wärmehaushalts und schließlich zur Bildung von ATP (Adenosintriphosphat) genutzt.

Das geschieht schrittweise, indem der Wasserstoff über die einzelnen Stufen der Atmungskette gleichsam wie über ein Gefälle hinweg unter Energieerzeugung am Ende der Kette mittels der Cytochromoxidase (Warburgs-Atmungsferment, Endoxidase der Atmungskette) durch den Sauerstoff zu Wasser umgesetzt wird. Ein Teil der dabei gewonnenen Energie wird in Form von chemischer Energie, das heißt als ATP gespeichert, das aus Adenosindiphosphat (ADP) und anorganischem Phosphat gebildet wird. Ein beträchtlicher Teil der freigewordenen Energie wird jedoch nicht chemisch gebunden, sondern dem Organismus als Wärme zur Sicherung der Körpertemperatur zur Verfügung gestellt.

Stabile Bausteine des Zitronensäurezyklus sind die cis-Aconitsäure (acidum cis-aconiticum), Zitronensäure (acidum citricum), Fumarsäure (acidum fumaricum), α-Ketoglutarsäure (acidum α-ketoglutaricum), Äpfelsäure (acidum malicum), Bernsteinsäure (acidum succinicum) und Oxalbernsteinsäure (acidum oxalsuccinicum) sowie die Oxalessigsäure (acidum oxalaceticum), als Vorläufer des Acetyl-CoA, neben der sehr wichtigen Brenztraubensäure (acidum pyruvicum). Für die Therapie bietet sich deshalb auch der Einsatz von Salzen dieser Säuren an (zum Beispiel entsprechende Natrium-, Magnesium- oder Mangansalze).

Einige der Karbonsäuren kommen natürlich auch außerhalb des Zitratzyklus vor, zum Beispiel Äpfelsäure oder Zitronensäure als Fruchtsäuren.

Die Umwandlung der Karbonsäuren in die im Zitratzyklus jeweils folgende Verbindung wird durch Enzyme vermittelt, die unter pathologischen Umständen jedoch gehemmt werden können (zum Beispiel durch kompetitive Hemmung, Endprodukt- oder Substrathemmung). Durch eine solche Hemmung kann es in Folge nun aber auch zu einem Überschuß oder Mangel an einzelnen Intermediärprodukten des Zitratzyklus kommen. Diese Konzentrationsänderungen können ihrerseits dann aber in verschiedenen Geweben unerwünschte Reaktionen oder Blockaden mit konsekutiven Symptomen oder Krankheitserscheinungen auslösen.

Der Zitronensäurezyklus wie auch die Atmungskette ist zur Sicherung des Energiehaushalts, neben den Enzymen der oxidativen Phosphorylierung und des Fettsäureabbaus, in den Mitochondrien der Zelle kompartimentiert. Diese enge räumliche Lokalisation ist von be-

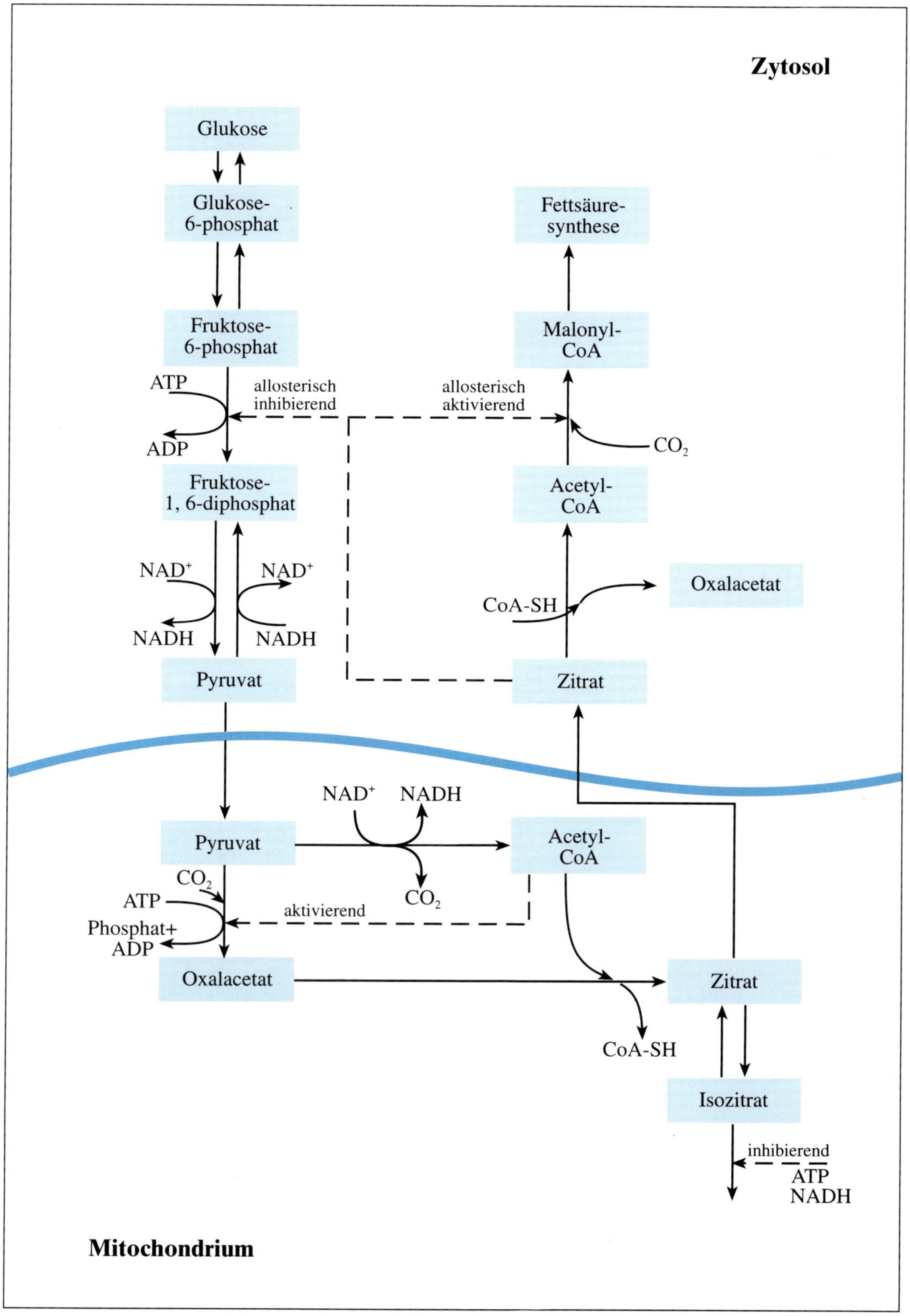

Abb. 55: Die Zitratkonzentration als Steuerungssignal im Stoffwechsel

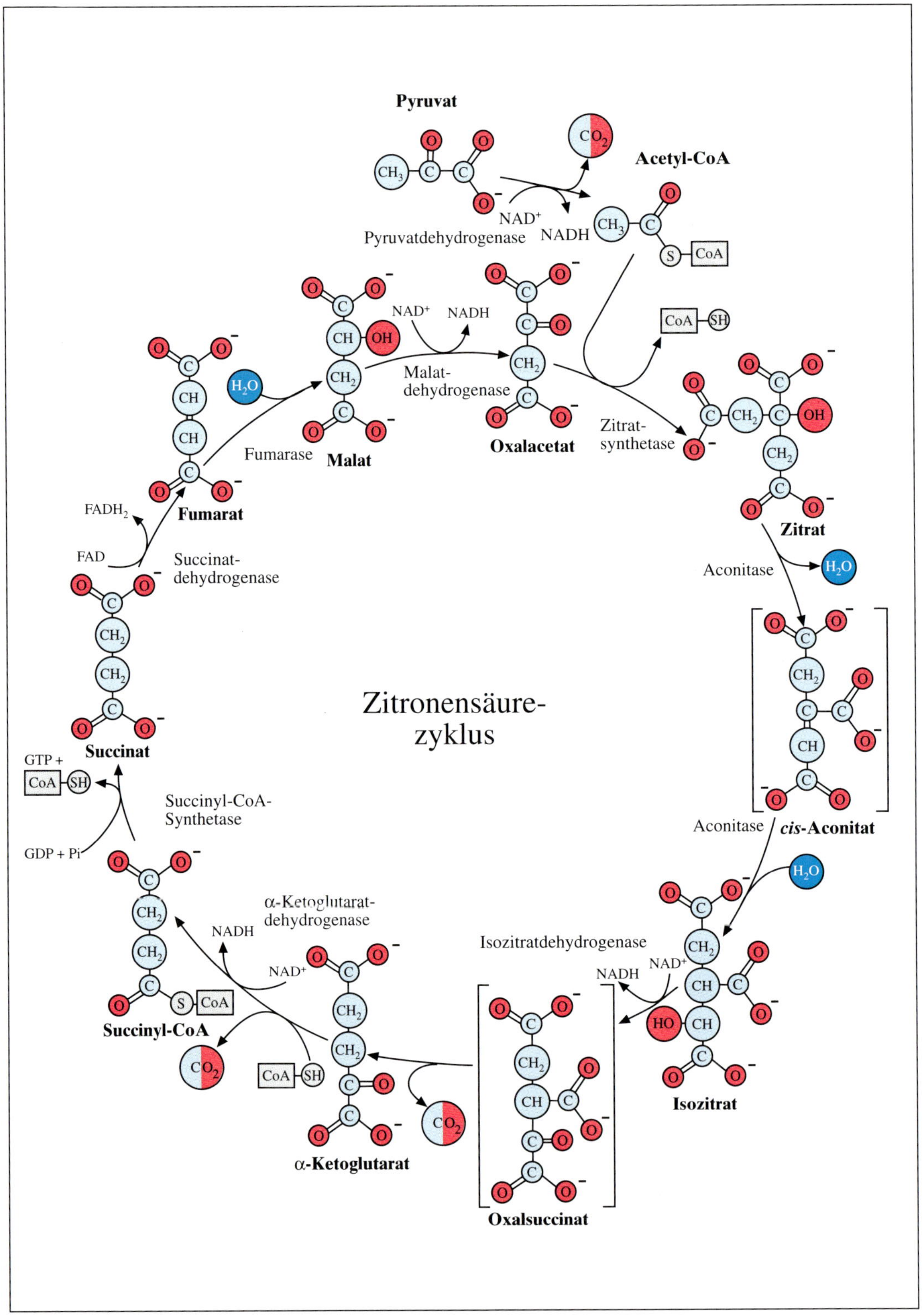

Abb. 56: Zitronensäurezyklus (cis-Aconitat und Oxalsuccinat liegen als enzymgebundene Zwischenstufen vor)

sonderer Bedeutung, da der Zitronensäurezyklus nur dann normal durchlaufen werden kann, wenn gleichzeitig auch der gebildete Wasserstoff in der Atmungskette oxidiert wird. Eine Blockade an einer beliebigen Stelle dieses Systems führt deshalb auch zur Beeinträchtigung des Zitronensäurezyklus.

Besonders folgende Enzyme sind bei den chemischen Umsetzungen innerhalb des Zitronensäurezyklus beteiligt: Zitratsynthase, Aconitase, Isozitratdehydrogenase, α-Ketoglutaratdehydrogenase, Succinatdehydrogenase, Malatdehydrogenase sowie die Fumarathydratase. Durch Regulationsmechanismen wie Feedback-, Endprodukt- oder kompetitive Hemmung werden die Enzyme reguliert und gesteuert. Eventuell auftretende intrazelluläre Stauungen, Blockaden und Verschiebungen innerhalb dieses Fließsystems können nun ihrerseits zur Ausprägung von bestimmten Störungen führen, die von Reckeweg schon als Imprägnations- beziehungsweise Degenerationsphasen gedeutet wurden.

Beim Kohlenhydratabbau ist dem Zitronensäurezyklus die Glykolyse (Abb. 52) vorgeschaltet. Letztere vollzieht sich im Zytosol und kann sowohl anaerob als auch aerob bis zum Pyruvat verlaufen. Früher verstand man unter der Glykolyse nur den anaeroben Abbau von Kohlenhydraten. Das bestuntersuchte Beispiel ist der Abbau des Glykogens zu Milchsäure unter anaeroben Bedingungen, was auch die Namensfindung Glykolyse erklärt. Es hat sich später jedoch herausgestellt, daß die Bildung von Pyruvat unter anaeroben und unter aeroben Bedingungen völlig gleichartig erfolgt und nur das weitere Schicksal des Pyruvats verschieden ist.

Ein bedeutendes Merkmal der Glykolyse ist die Tatsache, daß auch unter anaeroben Bedingungen noch Energie gewonnen wird. Dabei wird das Coenzym NAD^+ durch einen Hydrierungsschritt regeneriert und im Muskel Laktat gebildet. Das geschieht unter Beteiligung der Laktatdehydrogenase (LDH), die unter Reduktion des Pyruvats L(+)-Milchsäure entstehen läßt. Aerob mündet der Pyruvatstoffwechsel dagegen zunächst im Zitratzyklus und schließlich in der Atmungskette.

Schon Warburg hatte 1926 gefunden, daß auch die Krebszelle unter Verlangsamung der Endoxidation aerob glykolysiert, was dazu führt, daß sich Zwischenprodukte des Zitronensäurezyklus in der Zelle stauen und die Brenztraubensäure dadurch auch unter den Verhältnissen der aeroben Glykolyse von der Krebszelle zu L(+)-Milchsäure reduziert wird.

Ohne eine vorliegende Matrixschädigung wird unter aeroben Verhältnissen hingegen das Pyruvat durch den Pyruvatdehydrogenase-Komplex unter Mithilfe verschiedener Cofaktoren wie Thiaminpyrophosphat, Liponsäureamid und Coenzym A zunächst zur aktivierten Essigsäure (Acetyl-CoA) oxidativ dekarboxiliert und nachfolgend in den Zitronensäurezyklus eingeschleust. Das Pyruvat kann ebenso aber auch in das Oxalacetat überführt werden und dadurch Eingang in den Zitronensäurezyklus finden.

Die Verlangsamung der Endoxidation hängt wahrscheinlich auch mit einer Verminderung der phosphathaltigen Atmungsfermente sowie mit einer teilweisen Entkoppelung von Atmung und Phosphorylierung zusammen. Ebenfalls ist bekannt, daß Barbiturate den Komplex I der Atmungskette selektiv hemmen und dadurch sowohl zu einer Verlangsamung des Reaktionsablaufes des Zitronensäurezyklus als auch zu einem Stau der Stoffwechselprodukte führen.

Der Zitratzyklus dient jedoch nicht nur dem oxidativen Endabbau des Acetyl-CoA, sondern die zentrale Position im Intermediärstoffwechsel erklärt sich daraus, daß einerseits die Endprodukte zahlreicher kataboler Stoffwechselvorgänge in den Zitronensäurezyklus eingeschleust werden und andererseits die im Zitronensäurezyklus entstehenden Zwischenprodukte (Abb. 57) und die an ihrer Bildung beteiligten Enzyme ebenfalls entscheidend auf anabole Stoffwechselvorgänge wie die Synthese von Aminosäuren, Purin- und Pyrimidinbasen, Porphyrinkörper und Fettsäuren einwirken.

Bereits schon vor der Entdeckung des Zitronensäurezyklus durch H.A. Krebs (der Zitronensäurezyklus wird auch als „Krebs-Zyklus" bezeichnet; Martius und Knoop – 1937) berichteten Szent-György und Mitarbeiter im

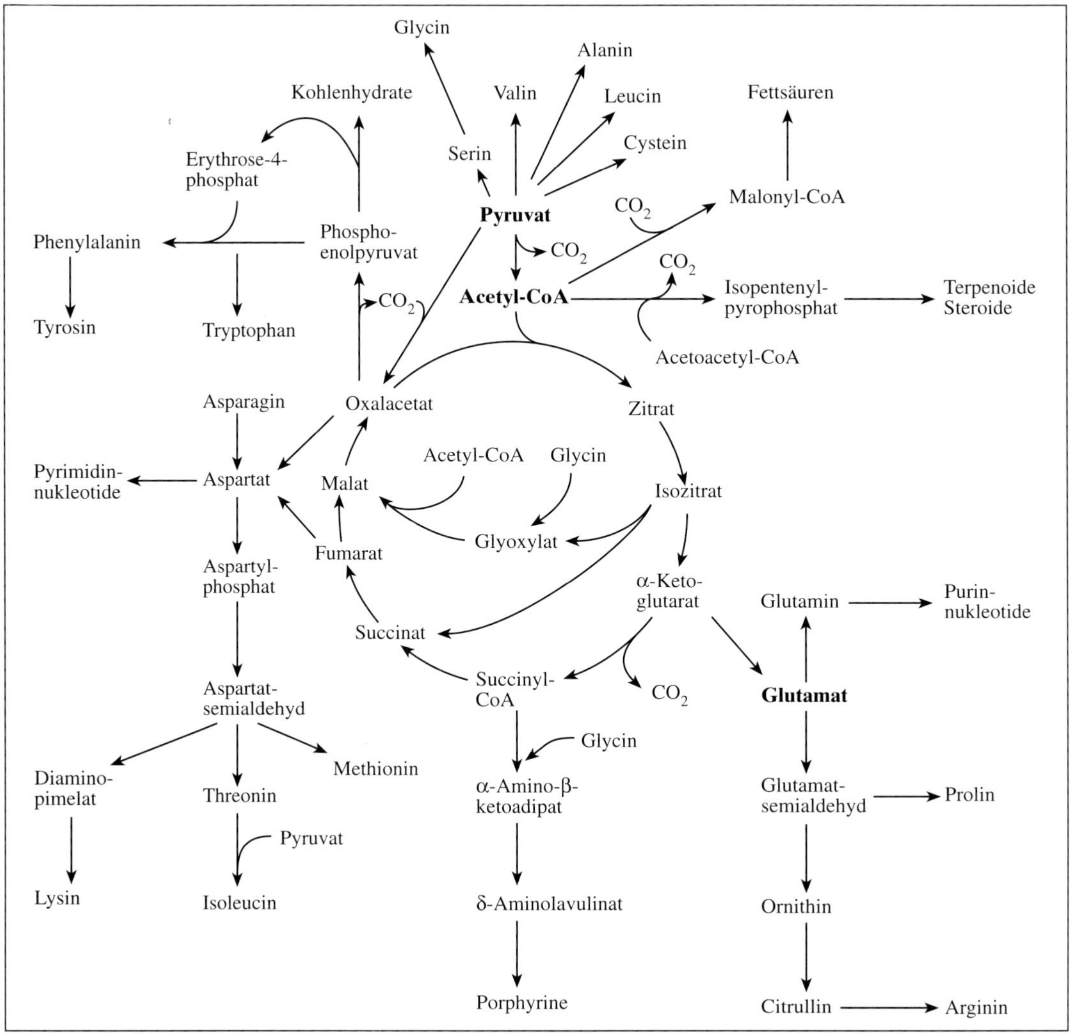

Abb. 57: Die Vernetzung der anabolen und katabolen Stoffwechselwege

Jahr 1935 über die Steigerung der Atmung der Muskeln durch die Zitronensäure und verschiedene Dikarbonsäuren wie Bernstein-, Fumar- und Äpfelsäure. Die Erhöhung der Sauerstoffaufnahme entspricht dabei nicht nur der Oxidation des zugesetzten Zitrats, sondern ist deutlich größer, das heißt diese Säuren wirken zusätzlich noch katalytisch.

Durch neuere Entdeckung ist auch bekannt geworden, daß durch die Zufuhr von bestimmten Substanzen nicht nur substrat- oder gruppenspezifische Enzymsysteme, sondern auch Enzymsysteme mit einem breiten Wirkungsspektrum wie zum Beispiel die hydroxylierende NADPH-Cytochrom-P_{450}-Reduktase des glatten endoplasmatischen Retikulums der Zelle induziert werden können.

Der bekannten Therapie mit homöopathisierten Faktoren des Zitronensäurezyklus kommt deshalb eine besondere Bedeutung zu. Es lassen sich nämlich nicht nur Stauungen gezielt beseitigen (zum Beispiel ein Pyruvatstau bei einer erheblichen Verlangsamung der Endoxidation), sondern mittels Induktion der entsprechenden Teilschritte wird der Ablauf des Zitronensäurezyklus wieder in Gang gesetzt und gleichzeitig die Atmung der Zelle beeinflußt.

Viele Enzymreaktionen benötigen Magnesium- oder Manganionen als zusätzliche Aktivatoren. So brauchen zum Beispiel alle Kinasereaktionen für die Phosphatübertragung noch Magnesiumionen, während alkalische Phosphatasen durch Magnesium- und Manganionen sowie zahlreiche Peptidasen durch Manganionen aktiviert werden. In vielen Fällen können die Magnesiumionen gegebenenfalls auch durch Manganionen ersetzt werden. Daher ist es sinnvoll und verständlich, daß eine gezielte Therapie mit den intermediären Katalysatoren des Zitronensäurezyklus wegen der Bedeutung des anorganischen Phosphats durch eine Injektion von Magnesium- und Manganionen in Form ihrer Phosphatverbindungen eingeleitet oder kombiniert wird.

Eine solche Therapie eröffnet die Möglichkeit, direkt in das Zentrum des Geschehens einzugreifen. Mit den intermediären Katalysatoren lassen sich Heilreaktionen in bestimmter Weise katalytisch beeinflussen, wobei zentrale und kausale Regulationsmechanismen genutzt werden.

Hierbei spielt der Begriff der Feedback-Hemmung eine wichtige Rolle. Er besagt, daß ein Intermediärprodukt hemmend auf den weiteren Ablauf der Reaktion im Sinne einer Rückkopplung wirkt. Der Reaktionsablauf kann jedoch erst wieder in Gang gebracht werden, wenn die abzubauenden Produkte Abfluß erhalten beziehungsweise verdünnt werden, wie das zum Beispiel bei Entzündungen durch eine Ödemeinschwemmung geschieht. Jedes Substrat, besonders in verdünnter Form, kann also einen Reiz zur Synthese geeigneter Enzyme setzen, und umgekehrt wird durch eine starke Substratanflutung die Produktion von Enzymen, die zur Verstoffwechselung der Substrate führen, gedrosselt.

Viele Erkrankungen führen zu Störungen einzelner Enzymfunktionen, wodurch aber in Folge der gesamte Regelmechanismus versagt. Daraus ergibt sich wiederum, daß derartige Stoffwechselmetaboliten, die hemmend oder anregend auf die Enzyme wirken, entsprechend dem Arndt-Schulz-Gesetz des Umkehreffektes therapeutisch zur Bildung entsprechender Enzyme genutzt werden können. Sobald ein Spaltprodukt nicht weiterverwertet werden kann, da das notwendige Enzymsystem blokkiert ist, läßt sich gerade dieses zur Induktion der Synthese des blockierten Enzymsystems nutzen.

Dieser therapeutische Ansatz ist für die zellulären Phasen von besonderer Bedeutung, da bei ihnen Schädigungen der Atmungskette beziehungsweise der Endoxidation in den Mitochondrien vorliegen dürften. Sowohl die beteiligten Enzymsysteme als auch die Funktion der Mitochondrien ist seit langem bekannt. In letzteren sind sowohl der Zitratzyklus als auch die oxidative Phosphorylierung kompartimentiert, so daß dort über energiereiche Phosphate die für die Zelle notwendige Lebens- und Überlebensenergie bereitgestellt werden kann.

Die Enzymhemmung kann aber auch so erfolgen, daß eine in vielen Enzymen aktive Stoffgruppe wie die Thiolgruppe blockiert oder fremdbesetzt wird. Zahlreiche Stoffe wie beispielsweise das Coenzym A sind jedoch durch die freien Thiolgruppen in ihrer Aktivität gekennzeichnet. In anderen Fällen liegt der Enzymhemmung ein Mangel oder eine Blockierung der Spurenelemente zugrunde. Bei derartigen Blockierungen kommt es nachfolgend ebenfalls zu fortschreitenden Krankheitsprozessen.

Nicht zuletzt spielt auch das Histamin bei der Entstehung der zellulären Phasen eine entscheidende Rolle. Wenn das Histamin nicht auf biologischem Wege ausgeschieden werden kann, wird es aus der Inflammationsphase in Richtung auf die zellulären Phasen hin verdrängt und wirkt dann an anderen Organen und Geweben wie zum Beispiel in der Bronchialschleimhaut durch Erzeugung eines Asthma bronchiale.

Wird der pH-Wert der Matrix verändert, das heißt wird die saure Umgebung der Zellen bei einem entzündlichen Prozeß durch geeignete Maßnahmen neutralisiert oder alkalisiert, kommt es zu einer Kopplung des Histamins mit Karbonylgruppen unter Bildung von Schiffschen Basen, die sich jedoch als labile Strukturen in saurer Reaktionsumgebung sofort wieder in die Ausgangsprodukte aufspalten und somit Asthmaanfälle durch das plötzliche Auftreten von Histamin hervorrufen können.

MANFRED RIMPLER

Giftabwehr-Systeme

Die körpereigene Abwehr

Jeder Organismus ist Teil des kosmischen Systems und nur im Kontext damit existenzfähig. Zur Erhaltung seiner Existenz und seiner genetischen Integrität ist er auf Kontakt zu und Abwehr gegen Bezugsfaktoren des Systems, das heißt der Umwelt angewiesen. Zum Erkennen und Beantworten von Umwelteinwirkungen stehen dem höher entwickelten Organismus zur Verfügung:

- die evolutionäre Erfahrung durch stammesgeschichtliche Vorkontakte,
- die individuelle Reaktionsmöglichkeit auf neue Kontakte.

Daraus resultieren zwei grundsätzlich verschiedene Schutzprinzipien, die natürliche Resistenz und die Immunität.

Die **natürliche Resistenz** ist das *angeborene, unspezifische Vermögen,* existenzgefährdenden Umwelteinflüssen zu begegnen; sie ist genetisch verankert, Ausdruck der stammesgeschichtlichen Vorerfahrung. In der Etikettierung „gute" oder „schlechte" natürliche Resistenz wird das allgemeine, nicht gegen bestimmte Noxen gerichtete Vermögen klassifiziert, die individuelle Integrität zu sichern.

Immunität ist eine *erworbene, spezifische Fähigkeit,* den existenzbedrohenden Effekt bestimmter Noxen zu mildern oder auszuschalten. Die Immunantwort in Form der Gewebsreaktionen und Immunglobulinbildung richtet sich jeweils gegen *eine* bestimmte Noxe, in der Regel einen Infektionserreger. Durch das sukzessive Immuntraining während der Wachstumsperiode erwirbt der Mensch eine Vielzahl spezifischer Antikörper, die ihm gegen die jeweils „bekannten" Antigene einen relativen Schutz vermitteln. Gegen unbekannte Noxen müssen dagegen zeitlebens neu spezifische Antikörper gebildet werden.

Das Lebensprofil der körpereigenen Abwehr ist ein Produkt aus natürlicher Resistenz und Immunität. Es zeigt einen gesetzmäßigen Verlauf mit folgenden charakteristischen Abschnitten (Abb. 85):

- embryonale Immuntoleranz,
- Immunreifungsperiode in den ersten beiden Lebensjahrzehnten,
- Reifeplateau im dritten bis fünften Lebensjahrzehnt,
- zunehmende altersbedingte Immunschwäche,
- senile Immunparalyse.

Dieser gesetzmäßige Verlauf kann durch Umwelteinflüsse vorübergehend positiv oder negativ variiert oder dauernd beeinflußt werden. Steigerungen werden durch Immunstimulanzien, Schädigungen durch Immunsuppressiva hervorgerufen. Substanzen oder Verfahren, welche die allgemeine Abwehrlage in positiver oder negativer Richtung verändern, werden als Immunmodulatoren bezeichnet.

Organisation der körpereigenen Abwehr

Zur Wahrung der individuellen Integrität verfügt der menschliche Körper über ein gestaffeltes, aber komplex vernetztes System. Innerhalb dieses Systems gibt es morphologische und funktionell unterschiedliche Gewebe und Organsysteme, die in Tabelle 14 charakterisiert sind.

Während sich die theoretische Immunologie durch Bildung neuer Begriffe und Isolierung von Subpopulationen der T-Zellen in einen wahren Fortschrittstaumel hineingeredet und -geschrieben hat, sieht die immunbiologische Situation des Menschen immer düsterer aus. Auf zwei Seiten nehmen immunbiologische Versagenszustände zu: Auf der Seite der abnormen Überreaktionen wächst die Zahl der Allergien und der Autoimmunkrankheiten, auf der Seite der Immunschwächen entwickelt sich ein Zivilisationsproblem unübersehbaren Ausmaßes. Dabei handelt es sich nicht nur um Aids, sondern ähnliche Probleme bestehen bei Herpes-, Epstein-Barr-, Zytomegalie- und Human-Papilloma-Virusinfektionen.

Verantwortlich für die Diskrepanz zwischen theoretischem Fortschrittsanspruch der Immunologie und deren Versagen in der praktischen Effektivität dürfte die Einseitigkeit der immunologischen Forschung sein. Die Fokussierung auf die B- und T-Zellen und deren Subpopulationen hat den Blick darauf verschleiert, daß die Abwehrleistungen des Körpers nicht nur spezifischer, sondern auch – und primär und

Tab. 14: Überblick über die Leitsymptomatik bei Inanspruchnahme und Versagen der einzelnen Abwehrzonen im menschlichen Körper

Immunabwehr-Zonen	Immunologisches Prinzip	Immun-globulin	Immunbiol. Reaktion	Immunbiol. Suppression
I. epitheliale Kontakt- und Abwehrfläche			**katarrhalisch**	
• Haut • Schleimhäute: Luftwege, Magen-Darm-Kanal, Urogenitaltrakt	Die epitheliale Kontakt- und Abwehrfläche wird repräsentiert durch die Haut und die Schleimhäute des Nasen-, Rachen-, Mundraumes, der Konjunktiva, des Verdauungs-, Respirations- und Urogenitaltraktes. Diese Kontaktflächen haben eine ambivalente Aufgabe: Stoffe, welche dem Organismus nutzbar gemacht werden können, sollen aufgenommen werden. Stoffe, die keine physiologischen Aufgaben haben oder gar schädlich wirken können, sollen vom Körperinnern ferngehalten und Metaboliten des eigenen Stoffwechsels über die gleichen Grenzflächen ausgeschieden werden.	• IgA	• Dermatitis • Rhinitis • Sinusitis • Pharyngitis • Tracheitis • Bronchitis • Pneumonie • Enteritis • Kolitis • Pyelitis • Zystitis • Urethritis	• Nekrobiose der Haut: Dermatitis bullosa, exfoliativa, toxica, necroticans (Stevens-Johnson-Syndrom, Lyell-Syndrom) • Nekrobiose der Schleimhäute: nekrotisierende Entzündungen, Noma
II. thymolymphatische Abwehrzone			**proliferativ**	
• Thymus • lymphatisches System • Lymphknoten • Adenoide • Tonsillen • Lymphplaques • Knochenmark • Milz • Leber • T-Lymphozyten	Die thymolymphatischen Abwehrzonen stellen eine vom Thymus ausgehende Kolonisationsfamilie dar, welche im voll entwickelten Zustand umfaßt: Lymphknoten, Tonsillen, Adenoide, Lymphplaques, Knochenmark, Gewebeanteile von Leber und Milz. Die lymphoretikulären Gewebe reagieren mit Proliferation, d.h. Zellvermehrung. Thymushyperplasie, Tonsillenhyperplasie, adenoide Vegetationen, Lymphknotenschwellungen, Hepato- und Splenomegalie sind die klinischen Äquivalente für die Inanspruchnahme dieser Abwehrzone.	• IgM	• Thymushyperplasie • Lymphonodulitis • Tonsillenhyperplasie • adenoide Vegetationen, • Ileitis terminalis • Leukozytose • Splenomegalie • Hepatomegalie	• nekrobiotische Entzündungen • Pyämie • Leukopenie • Agranulozytose
III. organismisches mesenchymales Abwehrsystem			**exsudativ**	
• seröse Häute • (Lepto-)-Meningen • Pleura • Perikard • Peritoneum • Omentum • Mesenterium • Gelenkhüllen • Interstitium • lockeres Bindegewebe • Endothel • Monozyten • Histiozyten • B-Lymphozyten	Das organismische, mesenchymale Abwehrsystem umfaßt die über den ganzen Organismus verbreiteten Zellen, welchen die mesodermale Pluripotenz erhalten blieb; die reaktionsstärksten Zellverbände befinden sich im lockeren Bindegewebe der Interstitien und den serösen Häuten, jenen meist flächenhaften Netzwerken lockeren Bindegewebes, welche die Körperhöhlen auskleiden: Meningen, Pleura, Perikard, Omentum, Peritoneum, Mesenterium und Synovia.	• IgG	• Meningitis • Pleuritis • Perikarditis • Peritonitis • Arthritis • Arteriitis • Angiitis • interstitielle Entzündungen	• Empyeme • Polyserositis • Sepsis

- Echinacea
- Galphimia glauca
- Luffa
- Belladonna
- Baptisia
- Cinnabaris
- Crotalus
- Hepar sulfuris
- Kalium bichromicum
- Mercurius bijodatus
- Lachesis
- Silicea
- Spongia
- Flores Primula
- Radix Gentianae
- Flores Sambuci

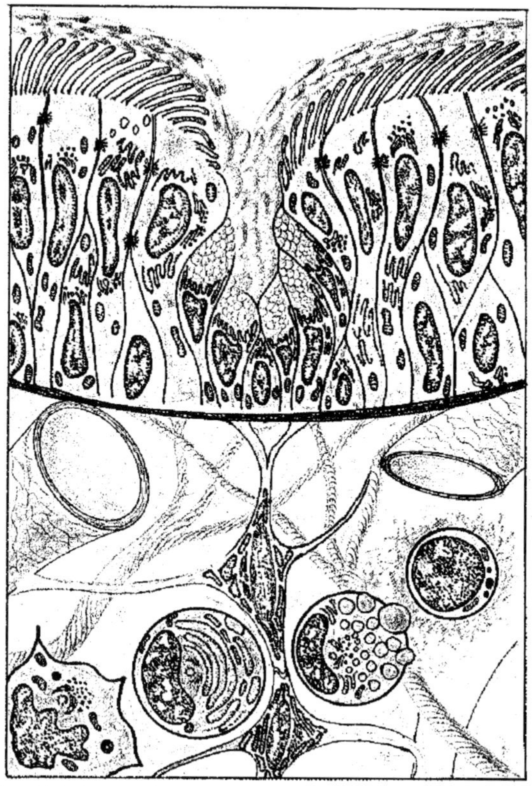

Physikalische Mechanismen
- Sekretfilm
- Ziliarbewegung
- Dachziegelformation
- Lipoidschicht der Zytomembranen

Biochemische Mechanismen
- pH-Elektrolyte (Na, K, Ca, Mg, Zn, S)
- Mukopolysaccharide
- Lysozym
- Glukosidasen

Immunologische Mechanismen
- Ig A
- Ig A, sekretorisches
- Ig M
- Ig G
- Ig E

Abb. 58: Abwehrmechanismen bei Schleimhautaffektionen; phytotherapeutische und homöopathische Therapieansätze

überwiegend – unspezifischer Natur sind. Die tägliche Hauptarbeit zum Schutz der Integrität findet an den Grenzflächen des Körpers mit seiner Um- und Innenwelt statt. Erst wenn diese Kontakte- und Grenzflächen versagen oder umgangen werden, können spezifische immunologische Prozesse in Gang gesetzt werden.

Für die Therapie ist die Kenntnis der organismischen Zusammenhänge zwischen den gestaffelten Abwehrsystemen und den unspezifischen Mechanismen weit wichtiger als die Analyse der T-Zellen-Subpopulationen und der vielen „Faktoren", „Modulatoren", „Stimulanzien" und „Suppressiva". Bei der Suche nach dem Detail der isolierten zellulären Produkte wie Interferone, Leukine oder Lymphokine geht der Blick für die Organisation des Biosystems als funktionelle Einheit weitgehend verloren.

Kontakt mit und Abwehr gegen Umwelt und Umfeld sind Elementareigenschaften biologischer Systeme. Aufnahme und Verwertung lebensnotwendiger Stoffe sind ebenso existentielle Vorgänge wie Abwehr und Ausschleusung schädlicher oder lebensbedrohlicher Substanzen. Beide Prinzipien dienen der Wahrung der Integrität und der Individualität der biologischen Existenz.

Staffelung des Abwehrsystems

Aus morphologischer und topographischer Sicht läßt sich das Abwehrsystem in drei Zonen staffeln:

- die epitheliale Kontakt- und Abwehrfläche (gegenüber der makroökologischen und der mikrobiellen Innenwelt-Mikroökologie),
- die thymolymphatischen Abwehrzonen,
- das retikulohistiozytäre System (organismisches, pluripotentes aktives Mesenchym).

Diese organisatorisch gestaffelten, zeitlich und qualitativ unterschiedlich mobilisierbaren Abwehrzonen sind in ihren physiologischen und

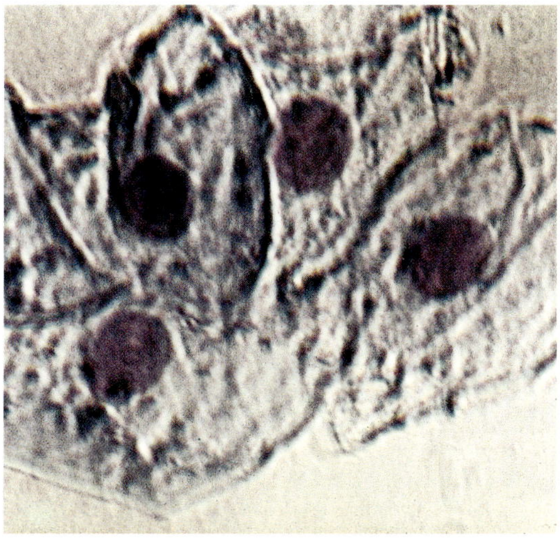

Abb. 59: Physikalische Abwehrmechanismen: Dachziegelförmig angeordnete Rachenepithelzellen (Schutzformation); Flimmerepithel. Panchromatische Färbung, Phasenkontrast; 600fache Vergrößerung

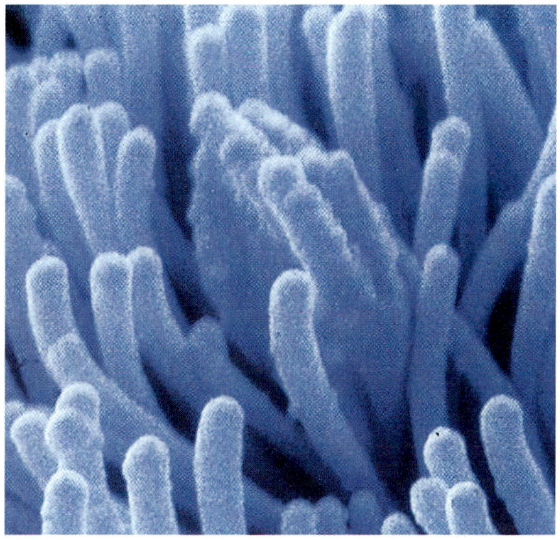

Abb. 61: Physikalische Abwehrmechanismen: Flimmerepithel (Fa. Thomae)

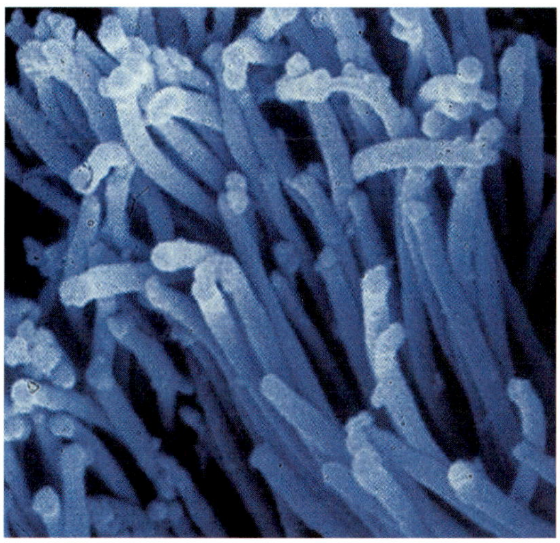

Abb. 60: Physikalische Abwehrmechanismen: Flimmerepithel mit Bronchusoberfläche (Fa. Thomae)

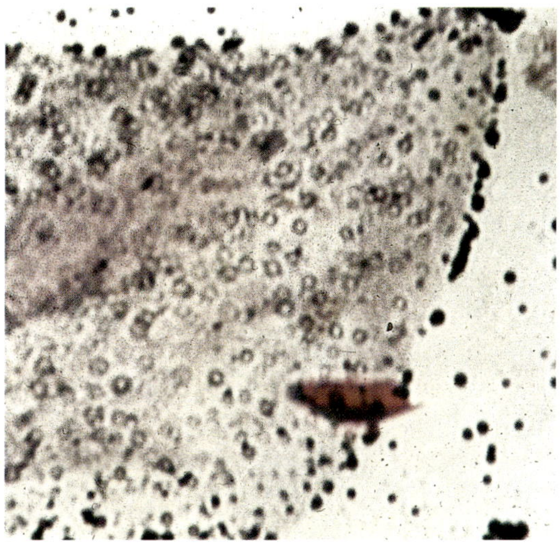

Abb. 62: Biochemische Abwehrmechanismen: Lipidschicht der Zellmembran

pathologischen Reaktionen eng verflochten, phylogenetisch aber verschieden alt. Das älteste System ist das „Integument", die epitheliale Grenzfläche, das jüngste wird von den thymolymphatischen Formationen gebildet.

In der Übersicht (Tab. 14) ist der immunologische Organisationsplan des Körpers auf die klinischen Auswirkungen projiziert. Aus den Symptomen der Reaktion kann rückschließend die immunologische Gesamtsituation abgelesen werden.

Die epithelialen Kontakt- und Abwehrflächen

An den – äußeren und inneren – Grenzflächen hat der lebende Organismus die Entscheidung zu treffen, ob ein Stoff aus der Umwelt nutzbar gemacht werden kann oder schädlich ist. Bei

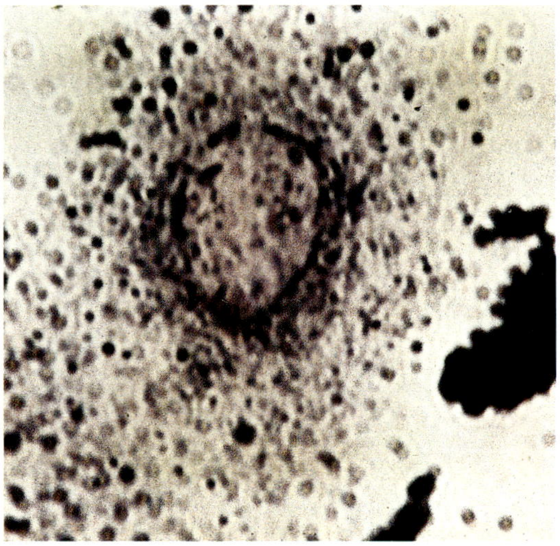

Abb. 63: Biochemische Abwehrmechanismen: Lipidschicht der Zellkernmembran

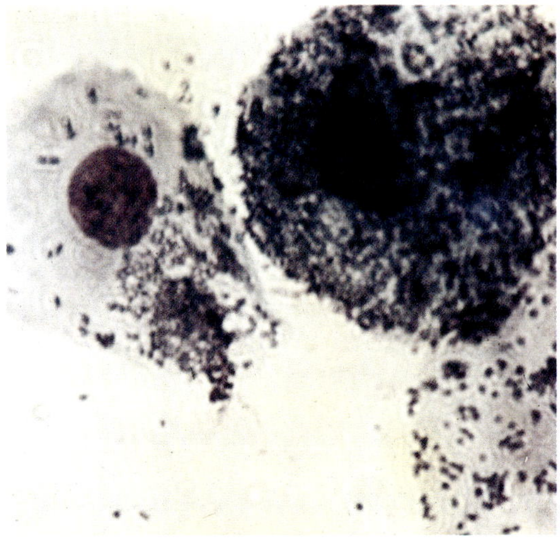

Abb. 65: Immunologische Abwehrmechanismen: Unterschiedliche Bakterienbesiedlung der einzelnen Rachenepithelzellen; Bakterien an der Zytoplasmamembran

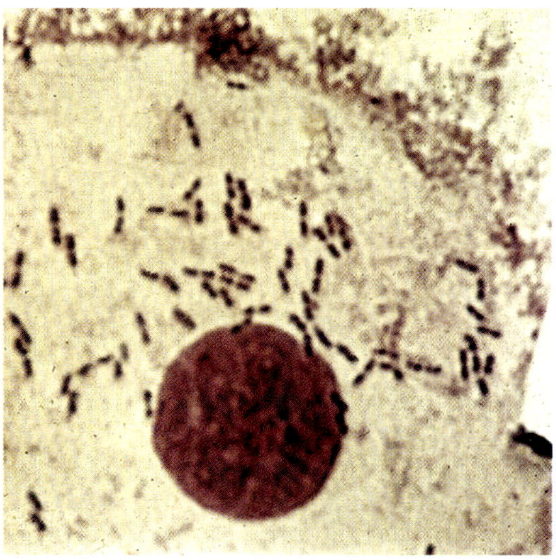

Abb. 64: Immunologische Abwehrmechanismen: Physiologische Bakterienbesiedlung einer Mundepithelzelle

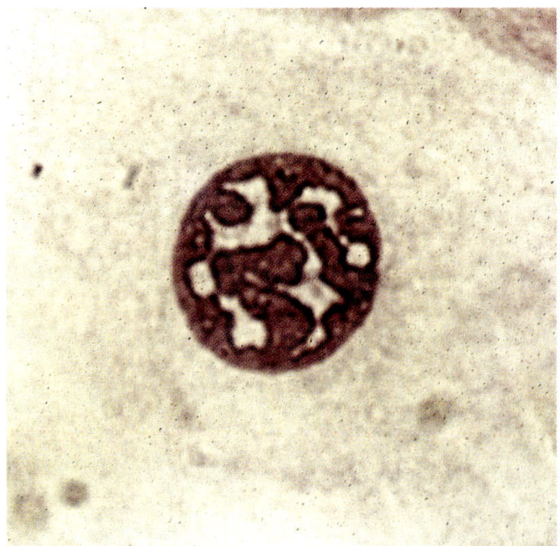

Abb. 66: Immunologische Abwehrmechanismen: Bei Virusinfektionen kann auf die Wechselbeziehungen zwischen Zellkern und Mikroorganismen nur indirekt geschlossen werden. Indizien sind feine bis grobe Struktur (= DNS-Defekte) des Zellkerns. Panchromatische Färbung

Einzellern ist die Grenzfläche die Zellmembran, bei höher entwickelten Biosystemen sind es die epithelialen Gewebe der Haut und der Schleimhäute (Abb. 58).

Zu den physikalischen Abwehrmechanismen gehören die Dachziegelformation der Epithelzellen, der Schleimbelag der Epithelzellen und der mechanische Transport durch Flimmerzellen.

Biochemische Abwehrmechanismen sind die Lipidschicht der Zell- und Kernmembran (Phosphatidylcholin), Änderungen der Wasserstoffionenkonzentration (pH-Wert), Lysozym und Proteasen.

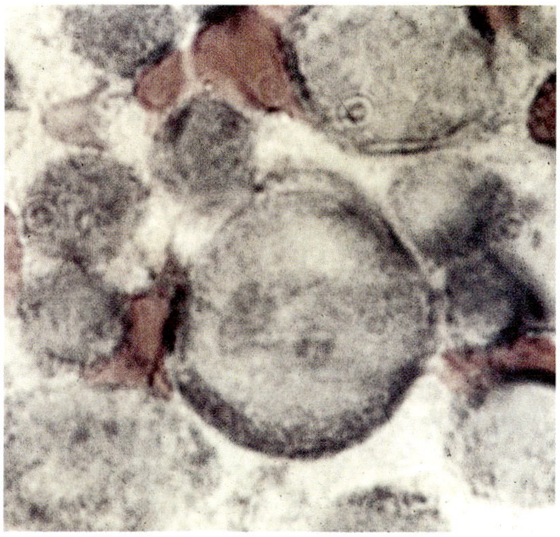

Abb. 67: Normales Tonsillenzytogramm (Abstrichzytogramm aus Tonsillenmitte) bei 3jährigem Kind. Reichlich intaktes Zellmaterial, Lymphozyten, Lymphoblasten. Panchromatische Färbung

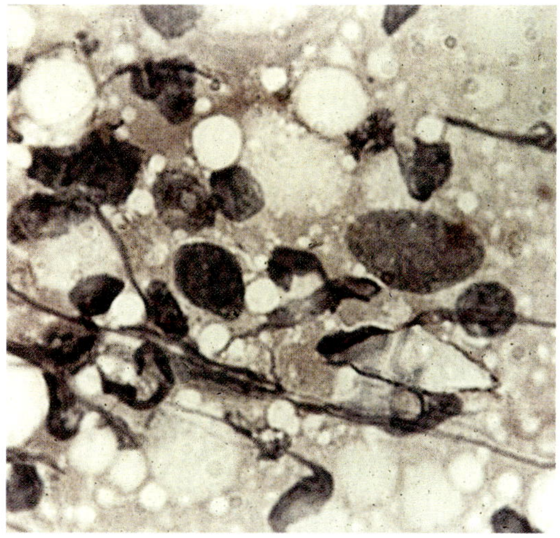

Abb. 69: Lymphknotenausstrichpräparat bei proliferativer Lymphknotentuberkulose; Grundsubstanz, epitheloide Zellen, Fasern. Panchromatische Färbung

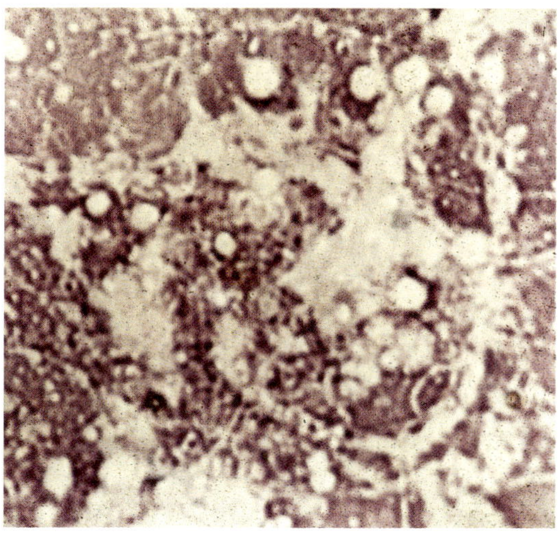

Abb. 68: Tonsillenzytogramm eines 15jährigen Mädchens. Reichlich, relativ kleine Lymphozyten; Zytolysen

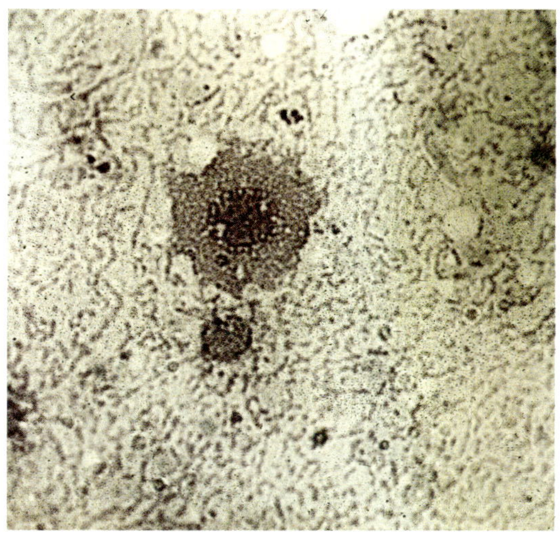

Abb. 70: Lymphknotentuberkulose, Abstrich aus Schnittfläche wie bei Abbildung 69. Zwei Minuten nach Einwirken einer Tuberkulinverdünnung (1:20) haben sich alle Strukturelemente aufgelöst. Zytolyseeffekt zwischen Antigen und zellständigen IgM. Panchromatische Färbung

Immunologische Mechanismen werden von der mikrobiellen Besiedlung trainiert und treten bei Versagen der physikalischen und biochemischen Mechanismen durch Aktivierung immunkompetenter Zellen und Bildung spezifischer Immunglobuline in Aktion.

Die **thymolymphatischen Abwehrzonen** stellen ein gestaffeltes Abwehrsystem lymphozytärer Zellen und ihrer Stammgewebe dar; sie werden von Thymus, Milz, Lymphknoten, Lymphplaques und lymphozytären Inseln in verschiedenen Organen repräsentiert. Lympho-

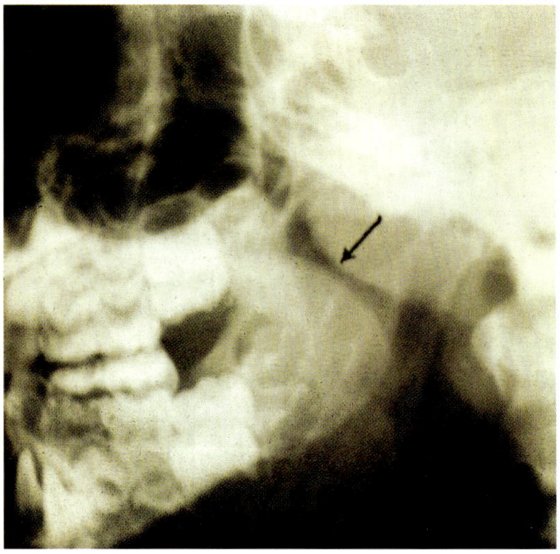

Abb. 71: Adenoide Vegetationen. Die Volumenvergrößerung der „Gaumenmandel“ engt den Nasopharyngealgang ein (Pfeil).

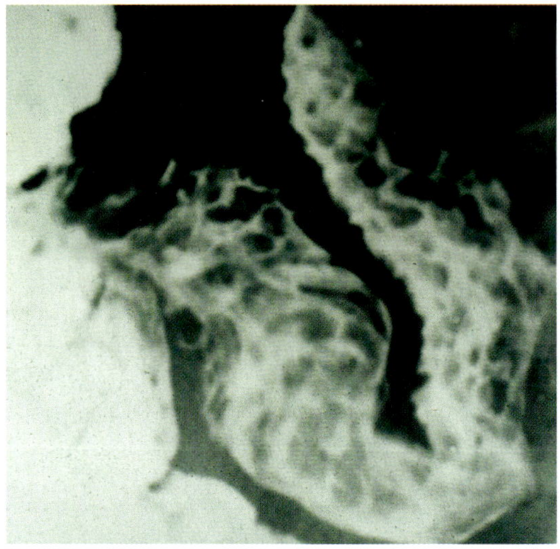

Abb. 72: Ileitis terminalis mit vergrößerten Payrschen Plaques (Pflasterstein-Ileum)

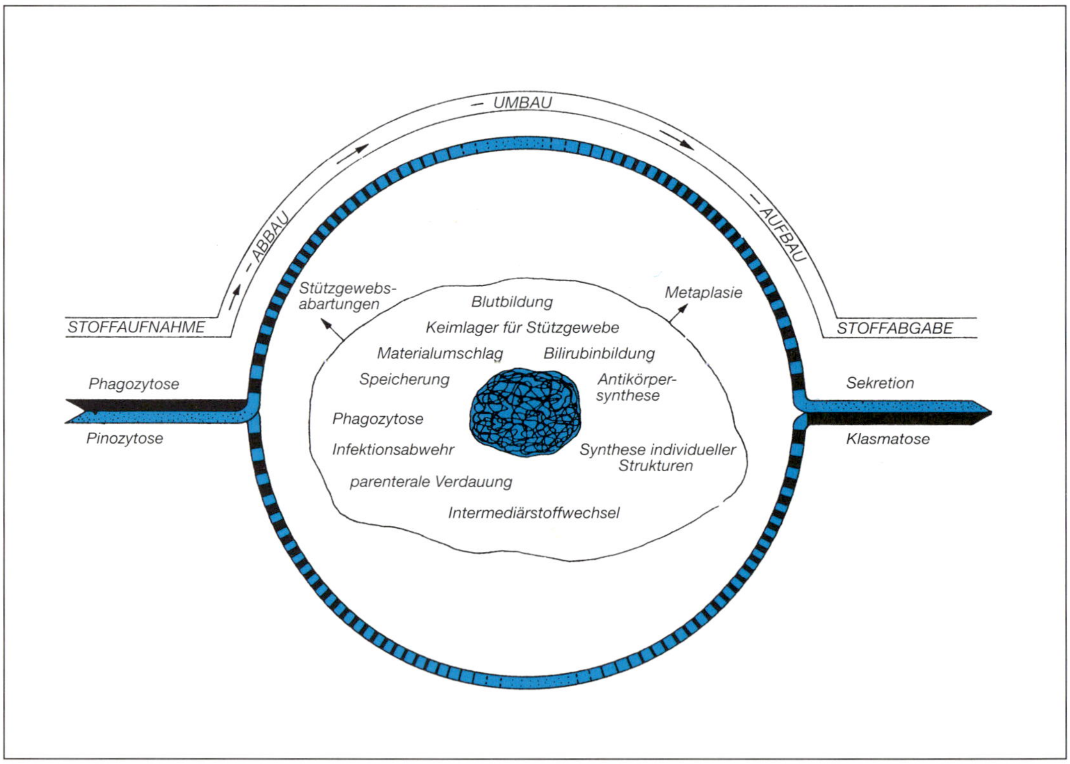

Abb. 73: Grundeigenschaften der pluripotenten mesenchymalen Zelle. Aus der Fähigkeit der Stoffaufnahme (Phagozytose, Pinozytose) sowie des Stoffab-, -um- und -aufbaues (Intermediärstoffwechsel, Speicherung, parenterale Verdauung, Synthese von Proteinen, Lipoiden und Kohlenhydraten sowie deren Komplexformationen) ergibt sich die Rolle des Mesenchyms bei der Keimlagerfunktion der Stützgewebe, der Blutbildung, Bilirubinsynthese, Infektionsabwehr, Antikörperbildung und für die Immunität.

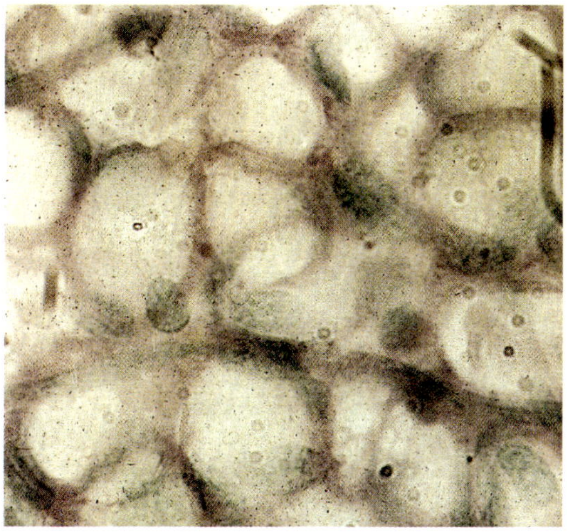

Abb. 74: Omentum (Meerschweinchen, fetal) als Beispiel eines retikulohistiozytären Gewebes. Die meisten Abbildungen des Immunologiebeitrages sind Derivate dieses Gewebes. In der Methylgrün-Pyronin-Färbung kommt der retikuläre Verband gut zur Darstellung. Die DNS-reichen Kerne (grünblau) liegen in den Knotenpunkten des RNS-reichen (rot) Netzwerkes.

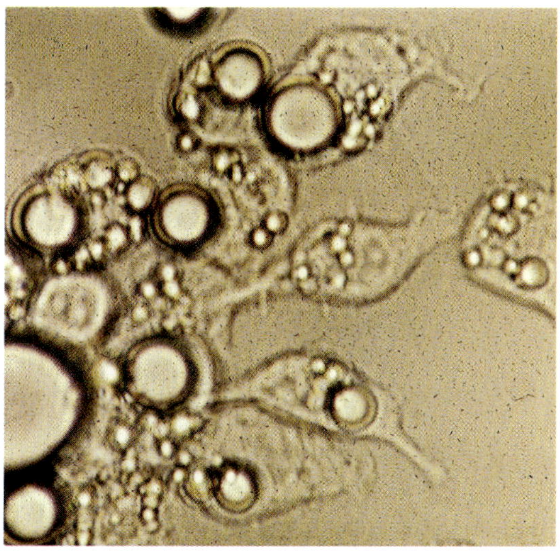

Abb. 75: Abgabe mononukleärer Zellen aus dem retikulären Verband. Lebendbeobachtung in Gewebekultur. Phasenkontrast; 600fache Vergrößerung

zyten sind kleine, monozytäre Zellen mit relativ großem Zellkern im Verhältnis zum Zytoplasmaraum. Demzufolge ist ihre Syntheseleistung gering, ihre Hauptfunktion liegt in der Transport- und Informationsfunktion bei erheblicher morphologischer Anpassungsfähigkeit. Sie werden herkömmlicherweise als T-

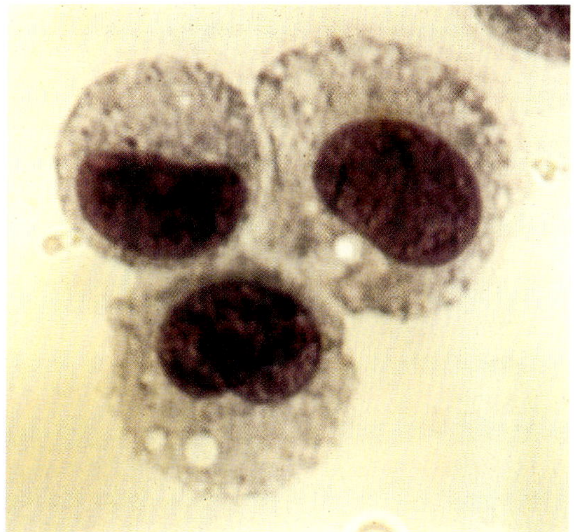

Abb. 76: Bei panchromatischer Färbung zeigen die aus dem retikulären Verband abgestoßenen mononukleären Zellen das Bild der Monozyten: großer, locker strukturierter Kern, grau-rötlich-blaues Zytoplasma; Peritoneal-Exsudatzellen vor Sensibilisierung. Panchromatische Färbung

Zellen bezeichnet und je nach Funktion in Subklassen unterteilt. Sprachlich finden diese Funktionseigenschaften in Begriffen wie „Helferzellen", „Killerzellen", „Supressorzellen" ihren Ausdruck. Diese Klassifizierungen lösten die ursprüngliche europäische Unterteilung in Lymphozyten, Monozyten und „Übergangsformen" ab. Bei dieser Etikettierung wird meistens vergessen, daß es sich um funktionelle Anpassungen aus der gleichen Zellfamilie handelt. Mit dieser Klassifizierung und Subklassifizierung ging viel von den biologischen Zusammenhängen verloren, was sich nicht selten in der therapeutischen Hilflosigkeit bei vielen Immunmangelzuständen und bei Autoimmunkrankheiten widerspiegelt.

Da wegen des kleinen zytoplasmatischen „Wirtschaftsraumes" die Syntheseleistung – inklusive der Antikörperbildung – gering ist, reagieren thymolymphatische Zellen nicht mit Volumen- sondern Zahlenvergrößerung, das heißt Zellvermehrung: Zellproliferation statt Exsudation.

Thymushyperplasie, Adenoide, Lymphknotenschwellung, Vergrößerung der Payrschen Plaques (Abb. 71, 72), Splenomegalie und Lymphozytose im peripheren Blut sind klinische

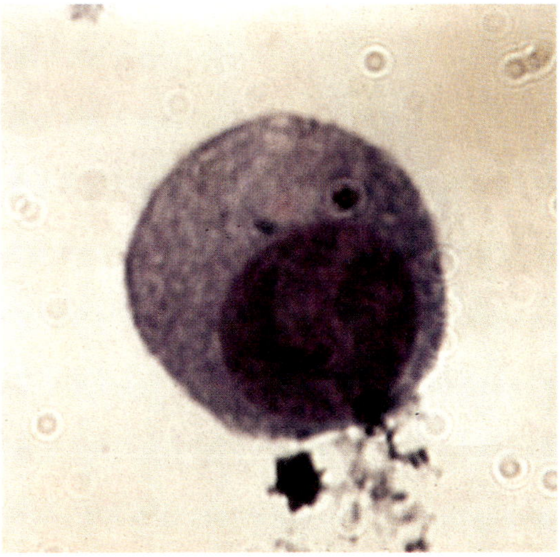

Abb. 77: Nach Sensibilisierung (hier mit BCG) bilden sich die Monozyten nach 3–7 Tagen zu Immunozyten um. Das tiefbasophile Zytoplasma wird durch die Anhäufung organischer Säuren hervorgerufen. Synthesestadium der Immunozyten. Panchromatische Färbung

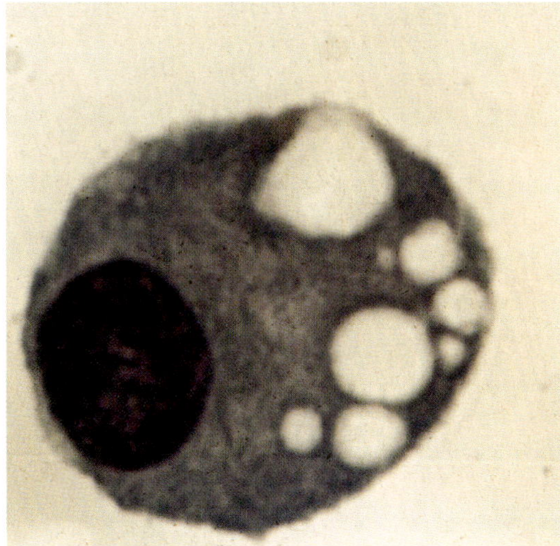

Abb. 78: Beginnende Sekretion eines reifen Immunozyten

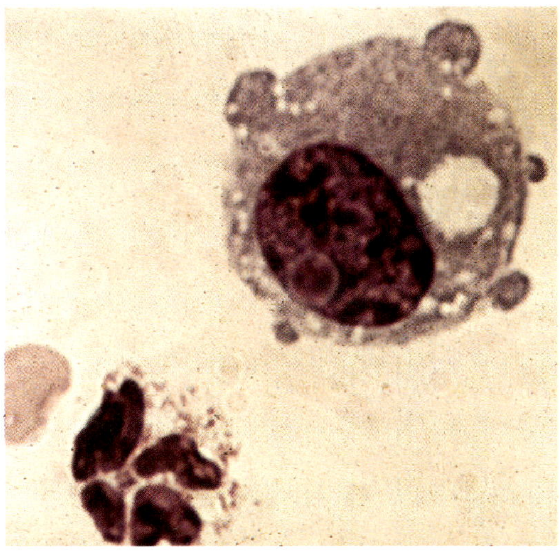

Abb. 79: Kondensation von basophilen Produkten in Membranausstülpungen

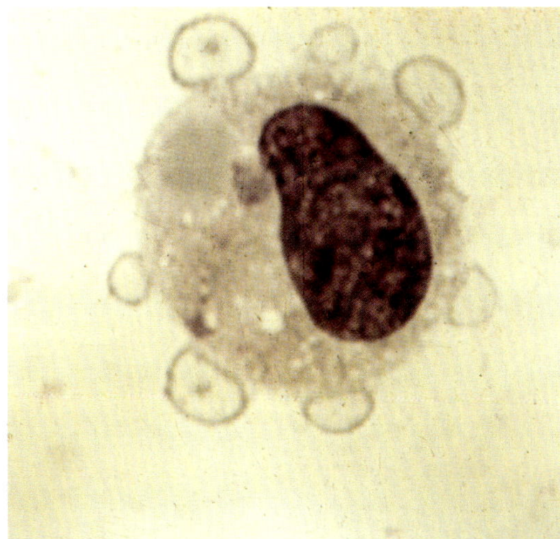

Abb. 80: Entleerte Membranausstülpungen mit direkten Kanälen in das Zytoplasmainnere – der wahrscheinliche Weg der Antikörperausschleusung. Nach Ausschleusung des basophilen (= sauren) Materials hat die Zelle wieder Monozytencharakter angenommen.

Ausdrucksformen dieser Zellvermehrungsvorgänge.

Aus der Zellständigkeit der Immunglobuline – IgM-Klasse, Immunkomplexe – ergeben sich folgende immunologische Besonderheiten:

- Der Kontakt zwischen zellständigen Immunglobulinen und den entsprechenden Antigenen führt zur Zytolyse, die explosionsartig erfolgt (Abb. 69, 70).
- Die Zellständigkeit ist Grundlage des Informationspotentials der thymolymphatischen Zellen und ihrer Anpassungsfähigkeit an funktionelle Erfordernisse.

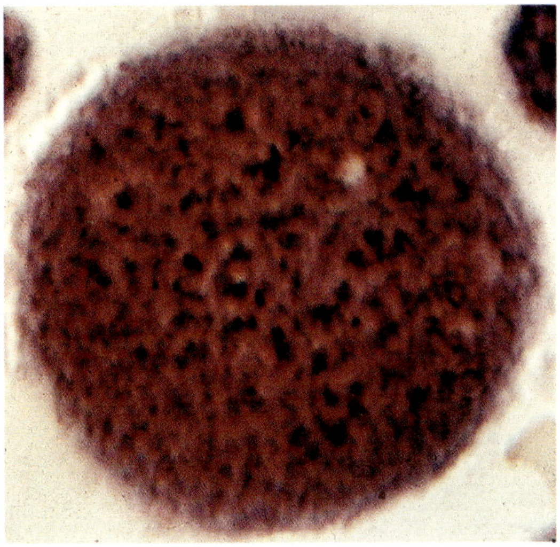

Abb. 81: Unspezifische Esterasen finden sich im Synthesestadium der Immunozyten um die Mitochondrien angereichert. Esterasefärbung nach Löffler; Esterase ziegelrot

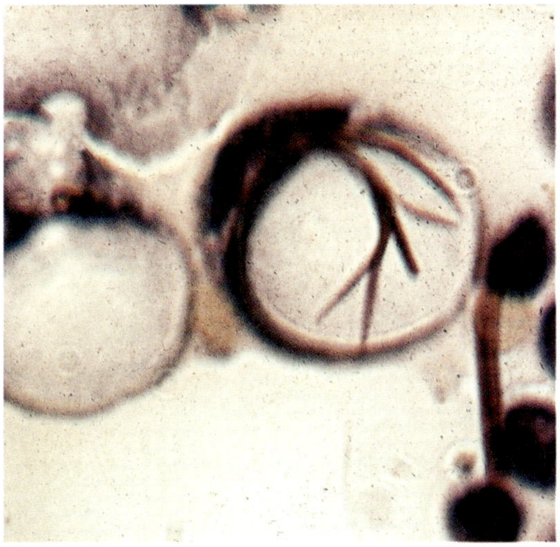

Abb. 82: Nach Abschluß der Immunglobulinsynthese wird die Esterase vorwiegend in den Zisternen, oft in auskristallisierter Form gefunden. Sekretionsstadium eines Immunozyten. Esterasefärbung

Das **retikulohistiozytäre Abwehrsystem** ist ein organismisches Matrix-Zell-Verbundsystem, dessen Zellderivate die Pluripotenz mesenchymaler Stammgewebe bewahrt haben. Die Stammgewebe umfassen das lockere und retikuläre Bindegewebe und die serösen Häute (Mesenterium, Peritoneum, Omentum, Pleura, Leptomeninx, Synovialschleimhaut) einschließlich deren Mesothelzellen, interstitielles Bindegewebe und die retikulären Strukturen in Knochenmark, Leber und Milz.

Im Unterschied zu den T-Zellen der Thymusfamilie, sind die Zellderivate der retikulohistiozytären Gewebe der B-Zell-Familie zuzuordnen.

Charakteristisch für diese Zellen – repräsentiert durch Monozyten, Histiozyten, Makro-

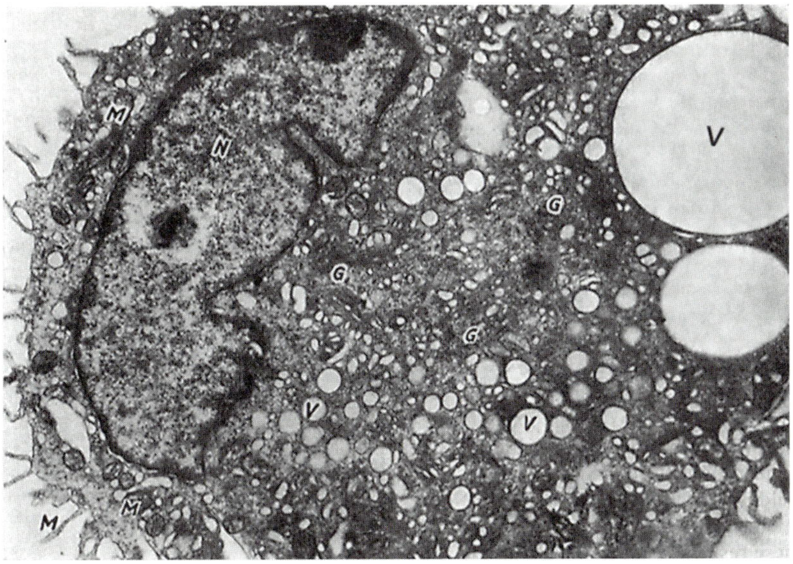

Abb. 83: Reife Plasmazelle des lockeren Bindegewebes. Randständiger abgeplatteter Kern (N), ausgedehntes Golgi-Areal (G), dichtes, unregelmäßiges Zytoplasma; kleine bis mittelgroße Vakuolen (V), das Golgi-Feld umgeben kleine Mitochondrien (M). Elektronenmikroskopisch; 12 000fache Vergrößerung

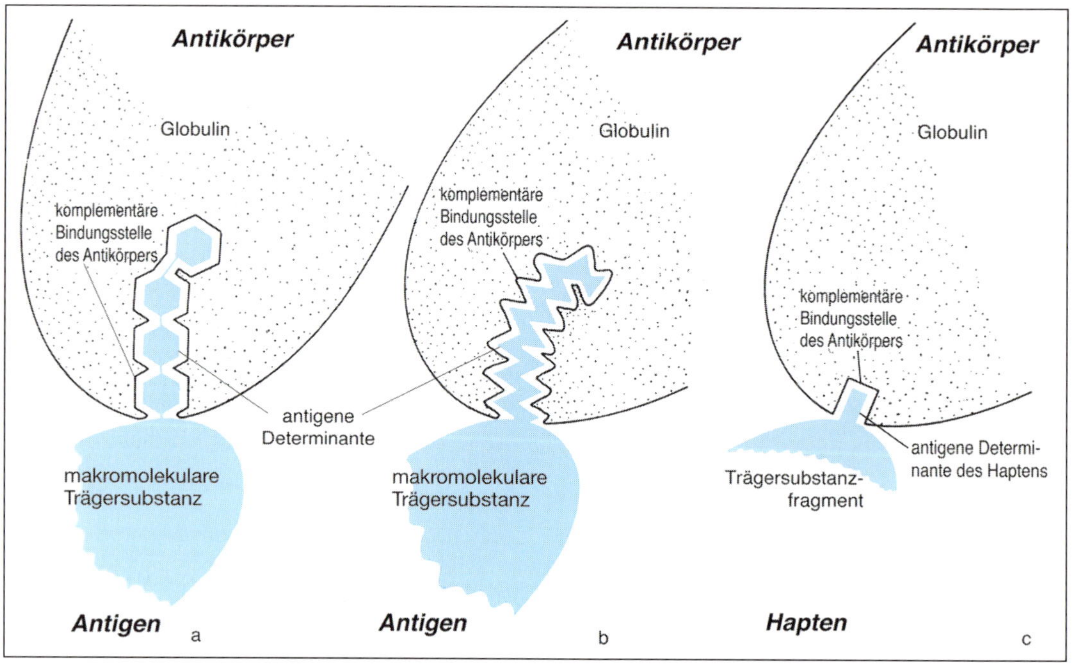

Abb. 84: Räumliche Beziehungen zwischen antigenen Determinanten und Antikörperglobulinen; a symbolisiert ein Oligosaccharid, b eine Peptidkette, c ein Hapten mit Determinante.

phagen, Immunozyten – ist der relativ große Zytoplasmaraum im Verhältnis zur Zellkerngröße, diese morphologische Eigenart ist Voraussetzung für die hohe Anpassungsfähigkeit, die Pluripotenz in der Differenzierung sowie die Vielzahl der Stoffwechsel- und Syntheseleistungen (Abb. 73).

Trifft ein Fremdkörperreiz, ein Antigen oder ein Mikroorganismus auf Strukturen in retikulärem Verbund (Abb. 74), so werden mononukleäre Zellen mobilisiert (Abb. 75); diese pflegen sich in panchromatischer Färbung als Monozyten (Abb. 76) darzustellen. Bei Antigenkontakt entwickeln sich in den folgenden

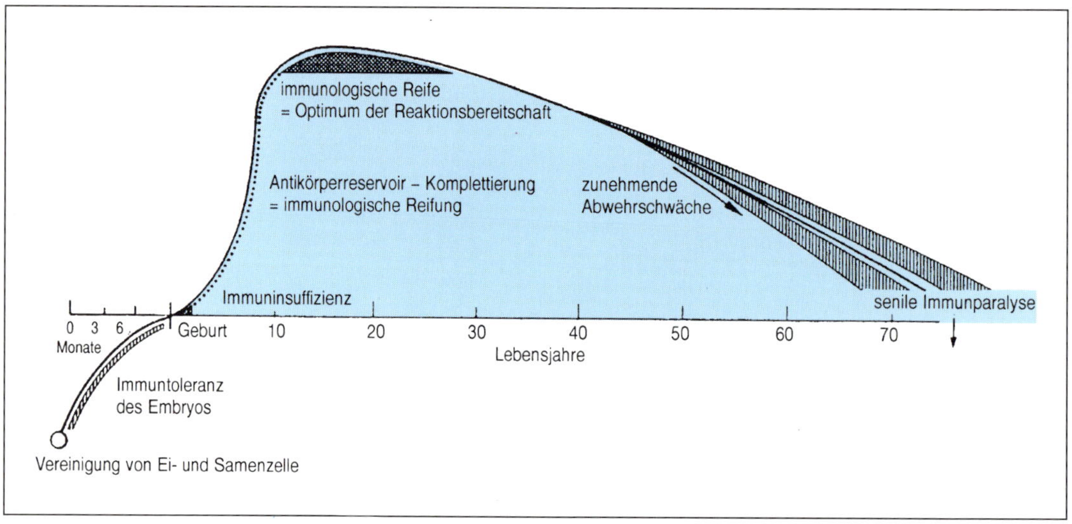

Abb. 85: Schema des immunbiologischen Lebensprofils

Tagen durch Umbau im Zytoplasmaraum Immunozyten (Plasmazellen); der Zytoplasmaraum vergrößert sich, der Zellkern wird randständig, das Zytoplasma durch Anhäufung organischer Säuren (vor allem Ribonukleinsäure) dunkel basophil gefärbt (Abb. 77). Nach einer Woche sind daraus reife Immunozyten mit einem dichten Ergastoplasma (Abb. 83) und hoher Enzymaktivität (Abb. 81, 82) entstanden. Ab der zweiten Woche nach Antigenkontakt bilden sich Zisternen („Vakuolen"), die unter Volumenzunahme zentrifugal wandern (Abb. 78) und ihren Inhalt – die synthetisierten Immunglobuline – in das humorale System entleeren. Diese Entleerung hat „geometrisch" zu erfolgen (Abb. 79, 80), um die biochemische Balance intrazellulär aufrechtzuerhalten. Nicht mehr benötigte Synthesefaktoren – wie unspezifische Esterasen (Abb. 82) – werden auf dem gleichen Wege entleert. Der Prozeß der Reifung und Sekretion erstreckt sich je nach Art und Menge des Antigens über 3 bis 4 Wochen. Die synthetisierten, in den Säftestrom entleerten Antikörper werden dann als humorale Antikörper (Immunglobuline) bezeichnet.

Ziel und Zweck der Antikörperbildung ist die Umhüllung von Fremdsubstanzen mit körpereigenen Makromolekülen, um diese Fremdsubstanzen biologisch inert zu machen. Im Prinzip handelt es sich um eine „Verlegenheitsreaktion" des Organismus, der es in seiner Phylo- und Ontogenese versäumt hat, diese (antigene) Fremdsubstanz stoffwechselmäßig zu verarbeiten und damit in die eigene Ökologie zu integrieren. Die Antikörper sind spezifisch für eine Antigenstruktur geformt. Im Laufe des Lebens erwirbt der Mensch ein Depot von Immunglobulinen gegen Umweltantigene, mit welchen er bis dahin in Berührung kam.

Die Mengenverhältnisse zwischen Antigenanfall und Antikörperbildung bestimmen die klinischen Auswirkungen. Die Erscheinungsformen dieser Wechselbeziehungen spiegeln sich in Begriffen wie Allergie, Hypersensibilität, Immunität, Anergie, Autoimmunkrankheit und Immundefekt wider. Die Resultate der Wechselbeziehungen zwischen antigenen Fremdsubstanzen und den körpereigenen Abwehrvorgängen sind einerseits die erworbene Immunität, andererseits ein breites Spektrum von Krankheitsbildern.

Biochemische Entgiftungsmechanismen

Die biochemische Entgiftung ist kein konstanter Prozeß, der mit immer gleichbleibender Leistungsfähigkeit seiner Teilsysteme zur Elimination eines bestimmten Giftstoffes führt.

Vielmehr sind die an der biochemischen Entgiftung beteiligten Systeme diversen regulatorischen Einflüssen unterworfen, die den Gesamtorganismus betreffen, und sie beeinflussen sich gegenseitig. Es zeigen sich demzufolge neben zirkadianen und saisonalen Unterschieden auch solche, die durch die individuellen Stoffwechselleistungen und -eigenschaften geprägt sind.

Bis zu einem Alter von etwa 10 Jahren ist die biochemische Entgiftung intensiver als beim Erwachsenen. Dies kann auf das Verhältnis Lebergewicht zu Körpergewicht zurückgeführt werden.

Die Leistungsfähigkeit der biochemischen Entgiftungsmechanismen ist bis zu einer gewissen Grenze mit der zugeführten Menge des betreffenden Stoffes positiv korreliert. Dabei handelt es sich um eine Mengenvermehrung der betreffenden Enzyme durch Vorgänge der Induktion, das heißt durch Stimulierung der De-novo-Synthese der entsprechenden Enzymsysteme. Eine Aktivierung des vorhandenen Enzymbestandes ohne Mengenänderung ist möglich.

Die in den Lehrbüchern vorhandene Beschreibung der biochemischen Entgiftungsmechanismen als Widerspiegelung des gegenwärtigen Wissensstandes ist noch keineswegs eine endgültige Gesamtschau.

Es muß jedoch nachfolgend eine Strukturierung der relevanten Sachthemen vorgenommen werden, wobei eine Orientierung an den gesicherten Fakten erfolgt.

Mit der biochemischen Entgiftung zusammenhängende, jedoch noch nicht befriedigend erklärbare Teilbereiche sollen erwähnt werden.

Die Ausführungen folgen der im Fachgebiet Biochemie üblichen Sichtweise. Es ist nicht auszuschließen, daß Aspekte anderer Disziplinen eine geringfügig veränderte Gewichtung der Einzelkomponenten ergeben könnten.

Die Leistungsbreite der biochemischen Entgiftungsmechanismen wird markiert durch zwei Extreme,

- ▶ eine Obergrenze, die keine über sie hinausgehende sinnvolle Auseinandersetzung mit dem betreffenden Giftstoff ermöglicht und die in der Regel mit der auf den Organismus bezogenen *Dosis letalis* zusammenfällt,
- ▶ eine Untergrenze, unterhalb welcher ein meßbares Wirksamwerden der biochemischen Entgiftungsmechanismen nicht nachweisbar ist.
  Diese Untergrenze ist beschreibbar durch den derzeitigen Wissensstand.

Hier soll jedoch mit Nachdruck auf die Möglichkeit hingewiesen werden, daß Wirkmengen eines bestimmten Stoffes auch unterhalb dieser Grenze im Organismus zur Effektverursachung befähigt sein können. Was hier gemeint ist, kann durch den Satz *„Dosis facit venenum"* abgedeckt werden, da der betreffende Stoff unterhalb einer bestimmten Quantität (die im Organismus eine bestimmte Konzentration ausmacht) eben kein „Giftstoff" mehr ist, wohl aber „Wirkstoff" sein kann.

Die biochemischen Entgiftungsmechanismen folgen thermodynamischen, reaktionskinetischen und strukturtopischen Gesetzmäßigkeiten. Aus diesen Gründen kann anstatt einer Entgiftung eine Vergiftung resultieren. Die biochemischen Entgiftungsmechanismen haben also keine Absicht.

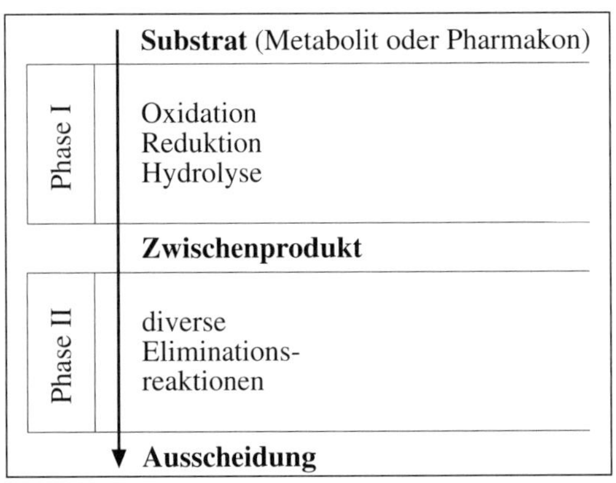

Abb. 86: Reaktionssequenzen von Biotransformation und Ausscheidung (modifiziert nach Groß W, Ring K, Lodemann E. Physiologische Chemie. Weinheim: VCH Verlagsgesellschaft 1989; S. 394)

Schritte der biochemischen Entgiftung
Exogen zugeführte Giftstoffe (Nahrungsbegleitstoffe, Begleitstoffe der Atemluft und des Trinkwassers, Medikamente), aber auch endogen entstehende Gifte werden in Abhängigkeit von ihrer Struktur und ihren physikochemischen Eigenschaften entweder direkt oder nach vorbereitenden Reaktionen (Phase I und Phase II) innerhalb der biochemischen Entgiftungsmechanismen

- eliminiert oder
- in der Regel ohne vorbereitende Reaktionen, sofern es sich um lipophile Stoffe handelt, im Fettgewebe deponiert oder
- an funktionelle Gruppen von Proteinen, Peptiden oder Aminosäuren gebunden und auf diese Weise temporär fixiert. In diesem Fall handelt es sich etwa um Schwermetallverbindungen.

Topologie der biochemischen Entgiftungsmechanismen
Das Hauptorgan der biochemischen Entgiftung ist die Leber; Wichtigkeit besitzen auch Lunge, Niere und Intestinaltrakt.

Wichtiger als die Zuordnung zu Organen ist jedoch die subzelluläre Topologie. Die biochemischen Entgiftungsmechanismen spielen sich an den Strukturen des glatten endoplasmatischen Retikulums (GER) ab, sind in diesem Teil also membrangebunden, oder/und im Zytosol, wobei die biochemischen Entgiftungsmechanismen hier in löslicher Phase ablaufen.

Phase-I-Reaktionen (Biotransformation)
In der Phase I werden die Substrate (Fremdstoffe, aber auch körpereigene Stoffe) durch Oxidations-, Reduktions- oder Hydrolysereaktionen modifiziert, um dann in der nachfolgenden Phase II durch diverse Eliminationsreaktionen wie zum Beispiel durch Konjugation (Kopplung der Substrate an spezifische Akzeptormoleküle) in eine Form gebracht zu werden, die eine Ausscheidung ermöglicht (Abb. 86).

Oxidationsreaktionen

▶ NADPH-Cytochrom-P-450-Reduktase (Monooxygenase)

An das Membransystem des GER ist das Flavoprotein NADPH-Cytochrom-P-450-Reduk-

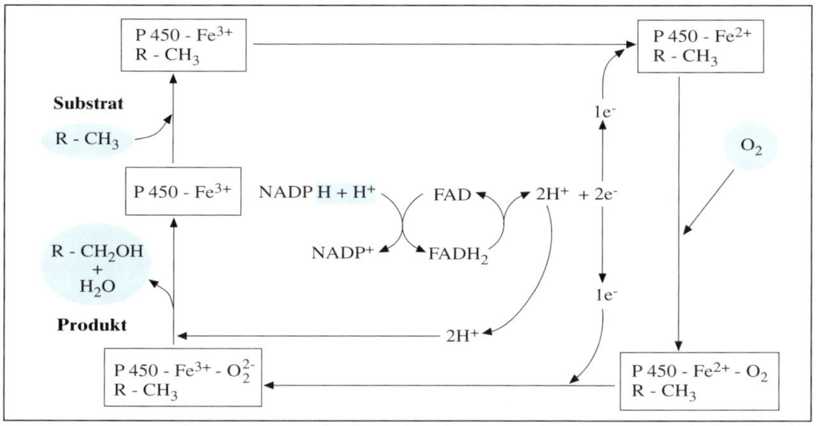

Abb. 87: Einzelschritte der Hydroxylierung eines Substrates (R-CH_3) unter Beteiligung des Elektronübertragungssystem Cytochrom-P-450 (modifiziert nach Groß W, Ring K, Lodemann E. Physiologische Chemie. Weinheim: VCH Verlagsgesellschaft 1989; S. 393)

tase gebunden. Das funktionelle Gesamtsystem aus Reduktionsäquivalent NADPH, Elektronenüberträger (Cytochrom-P-450) und Sauerstoff stellt eine verkürzte Reaktionssequenz der Atmungskette dar. Die Konsequenz der Reaktionen ist die Einführung einer OH-Gruppe mit dem Effekt, das betroffene Molekül hydrophiler zu machen (Abb. 87).

Allgemeine Reaktionsgleichung:

$$AH + BH_2 + O_2 \rightarrow A(OH) + B + H_2O$$

Die Substratspezifität dieser Systeme ist äußerst gering. Eine Vielzahl von Substanzen kann als Substrat akzeptiert und somit hydroxyliert werden.

Ein Beispiel für ein endogenes Substrat sind Steroide, für ein exogenes Substrat Phenacetin.

► Dioxygenase

Während bei den von Monooxygenasen katalysierten Reaktionen nur eine OH-Gruppe an das Substrat gekoppelt wird, wobei das O-Atom vom molekularen Sauerstoff stammt, werden bei den von Dioxygenasen katalysierten Reaktionen zwei Hydroxylgruppen ausgebildet, und zwar durch Einbau beider Atome des molekularen Sauerstoffs.

Allgemeine Reaktionsgleichung:

$$AH_2 + O_2 \rightarrow A(OH)_2$$

Als Beispiel für die Umwandlung eines endogenen Moleküls sei hier die von der Tryptophan-2,3-Dioxygenase katalysierte Umwandlung von Tryptophan in *N*-Formylkynurenin genannt (Abb. 88).

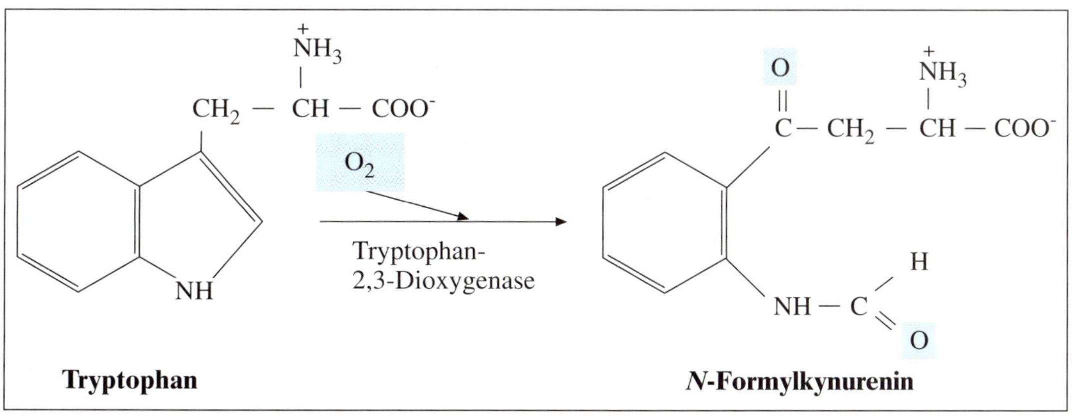

Abb. 88: Reaktionssequenz aus dem Katabolismus von Tryptophan. Durch Einführung zweier O-Atome durch Tryptophan-2,3-Dioxygenase wird die Öffnung des Fünfringes von Tryptophan bewirkt, was zur Bildung von *N*-Formylkynurenin führt (modifiziert nach Lehninger AL, Nelson DL und Cox MM. Prinzipien der Biochemie. Heidelberg, Berlin, Oxford: Spektrum Akademischer Verlag 1994; S. 752)

▶ Alkoholdehydrogenase
Allgemeine Reaktionsgleichung:

$$\text{Alkohol} - H_2 \rightarrow \text{Aldehyd}$$

▶ Monoaminoxidase
Abbau biogener Amine

▶ *N*-Oxidasen
Abbau sekundärer und tertiärer Amine

Reduktionsreaktionen
Ketone und Aldehyde können in Abhängigkeit von der durch die Stoffwechsellage bedingten Gleichgewichtslage der Dehydrogenasen auch zu Alkohol reduziert werden.

Hydrolasen
Durch Esterasen, Amidasen, Epoxidhydrolasen und -glukosidasen (Herzglykosidspaltung) können hydrolytische Spaltungen erfolgen.

Phase-II-Reaktionen (Konjugation und Ausscheidung)
Die in Phase I vorbereiteten körperfremden Stoffe, aber auch verschiedene körpereigene Stoffe werden nun in Phase II konjugiert und als Konjugat unverändert oder durch weitere Reaktionen verändert über die Niere oder die Gallenflüssigkeit zur Ausscheidung gebracht.

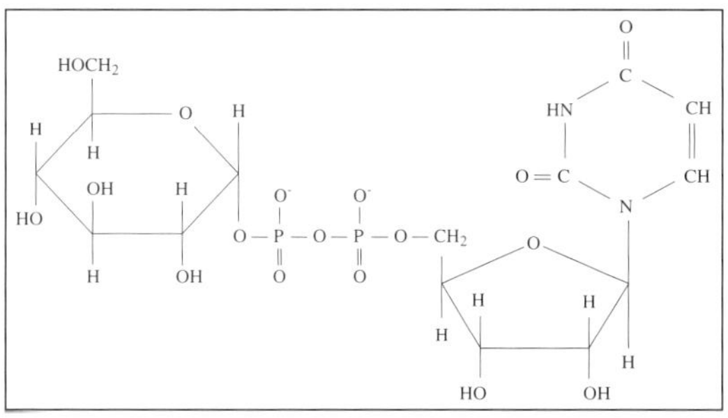

Abb. 89: Struktur von Uridindiphosphat-Glukose (Sauermost R. Lexikon der Biochemie und Molekularbiologie. Freiburg, Basel, Wien: Herder 1992; Band III, S. 414)

Konjugation mit Glukuronsäure
Glukuronsäure (GlucCOOH) ist eine endogene Substanz. Sie entstammt dem Kohlenhydratstoffwechsel und wird aus Uridindiphosphat(UDP)-Glukose (Abb. 89) synthetisiert. Bedarf an GlucCOOH ist nicht nur für die hier interessierende Stoffwechselleistung gegeben, sie ist auch Bestandteil der in den Proteoglykanen der Zwischenzellsubstanz vorhandenen Mukopolysaccharide Hyaluronsäure, Chondroitin- und Dermatansulfat.

Die für Ausscheidungsvorgänge verwendete GlucCOOH besitzt am C_1-Atom ein UDP-Aktivierungsprinzip.

Die UDP-Gruppe kann durch mikrosomale Glukuronyltransferasen gegen körpereigene oder körperfremde Stoffe ausgetauscht werden, wobei eine glykosidische Bindung entsteht. Diese Glykoside der GlucCOOH heißen konsequenterweise Glukuronide. Sie stellen jene Konjugate dar, die ausgeschieden werden.

Der zu konjugierende Stoff muß über eine OH-Gruppe verfügen (Alkohole, Phenole), die a priori vorhanden gewesen sein kann oder in der Phase I gebildet worden ist. Diese Konjugate sind Etherglukuronide.

Verbindet sich der zu konjugierende Stoff über eine COOH-Gruppe mit GlucCOOH, so entsteht ein Esterglukuronid.

Beide Formen sind *O*-Glukuronide. Mit Aminen werden *N*-Glukuronide gebildet. Letztere

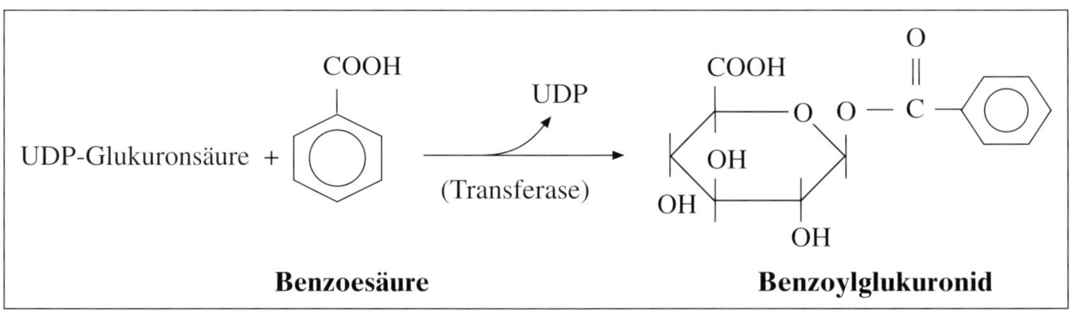

Abb. 90: Bildung des Benzoylglukuronids. UDP-Glukuronsäure reagiert mit Benzoesäure unter Freisetzung von UDP zu Benzoylglukuronid. Diese Reaktion wird von der UDP-Glukuronyltransferase katalysiert. (Groß W, Ring K, Lodemann E. Physiologische Chemie. Weinheim: VCH Verlagsgesellschaft 1989; S. 395)

können, anders als *O*-Glukuronide, im Intestinum durch bakterielle ß-Glukuronidasen nicht gespalten werden.

Glukuronide sind Säuren, die sich hinsichtlich ihres Molekulargewichtes voneinander unterscheiden.

Glukuronide mit einem Molekulargewicht kleiner 300 gelangen auf dem Blutweg zur Niere. Bei einem Molekulargewicht größer 300 erfolgt die Ausscheidung mit der Gallenflüssigkeit.

Beispiel für eine endogene Substanz:

Bilirubin + 2 GlucCOOH

↓

Bilirubin-di-glukuronid

In Abbildung 90 ist das Beispiel für einen exogenen Stoff (Benzoesäure) gegeben.

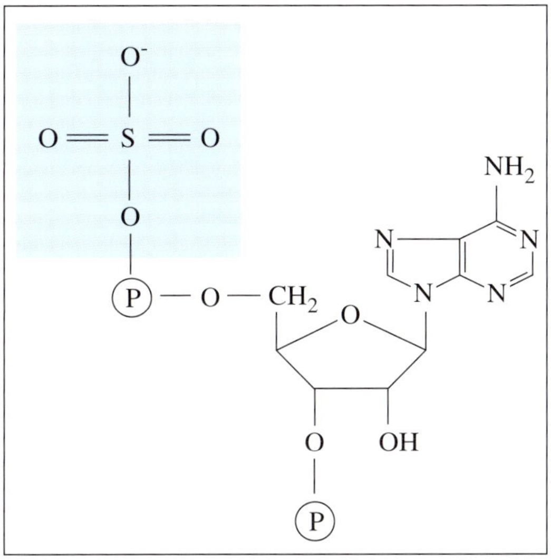

Abb. 91: Struktur von 3'-Phosphoadenosin-5'-phosphosulfat (PAPS); (modifiziert nach Groß W, Ring K, Lodemann E. Physiologische Chemie. Weinheim: VCH Verlagsgesellschaft 1989; S. 124)

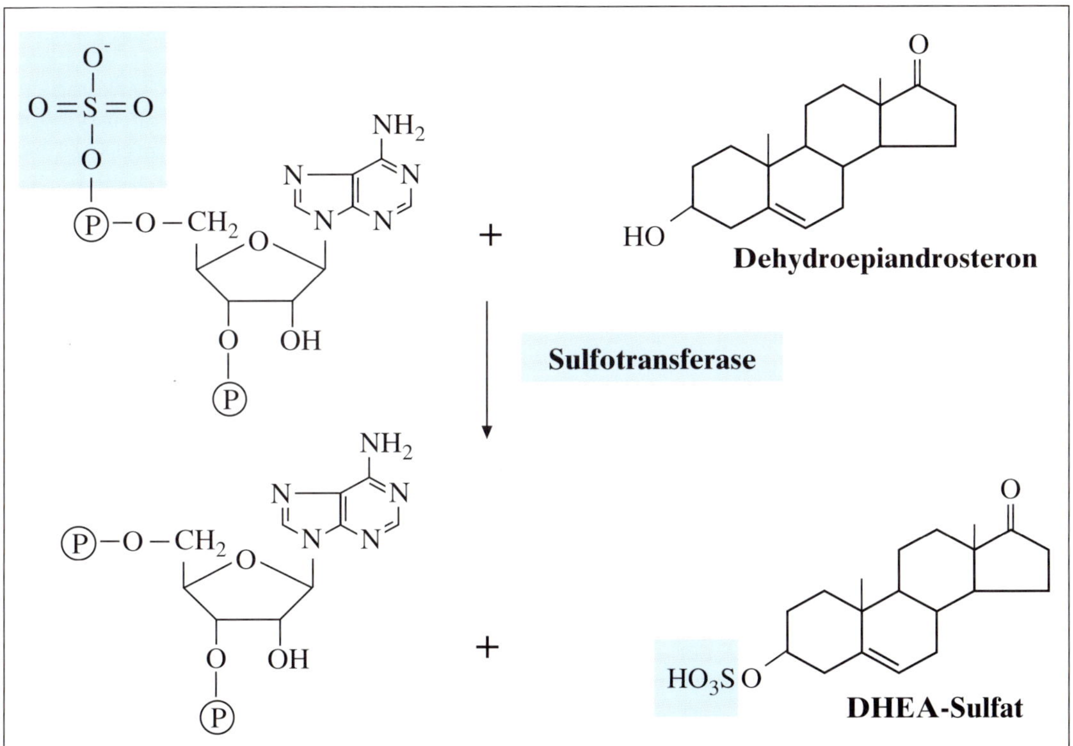

Abb. 92: Bildung des Dehydroepiandrosteronsulfats (DHEA-Sulfat). In einer von der Sulfotransferase katalysierten Reaktion wird die SO_3-Gruppe des 3'-Phosphoadenin-5'-phosphosulfat (PAPS) auf DHEA übertragen (modifiziert nach Newsholme EA, Leech AR. Biochemistry for the medical sciences. Chichester: John Wileys & Sons 1983; S. 731)

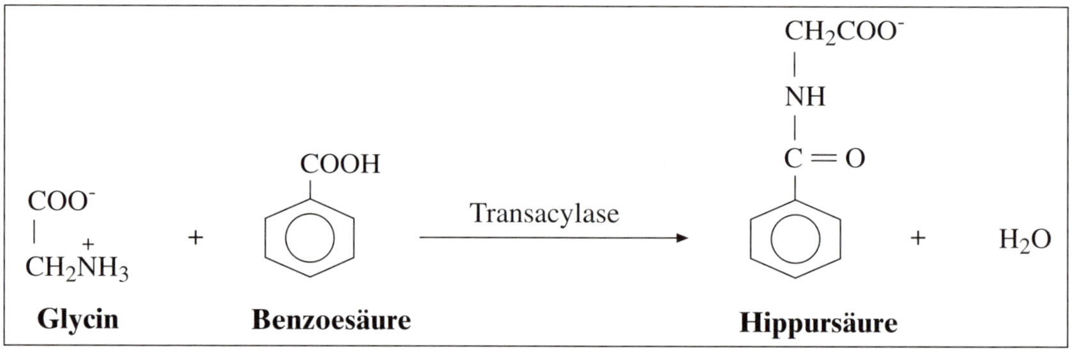

Abb. 93: Synthese von Hippursäure aus Glycin und Benzoesäure. Die Bildung der Hippursäure erfolgt in mehreren Schritten. Zunächst wird in einer Reaktionssequenz, die analog zur Fettsäureaktivierung abläuft, das Benzoyl-CoA gebildet. Dieses wird anschließend (unter Freisetzung von HS-CoA) mit der Aminosäure Glycin über eine Amidbindung verknüpft. (Groß W, Ring K, Lodemann E. Physiologische Chemie. Weinheim: VCH Verlagsgesellschaft 1989; S. 395); vgl. dazu Abb. 90

Konjugation mit Schwefelsäure
Höchstwahrscheinlich nicht mikrosomale, sondern zytosolische Sulfotransferasen katalysieren die Konjugation von Phenolen und Steroiden mit aktiver Schwefelsäure (3'-Phosphoadenosin-5'-phosphosulfat, PAPS) (Abb. 91).

Das Sulfatisierungsprodukt ist eine Säure. Allgemeine Reaktionsformel für eine exogene Substanz:

Phenol-OH + PAPS
↓
Phenol-OSO_3H + Adenosin-3',5'-bisphosphat

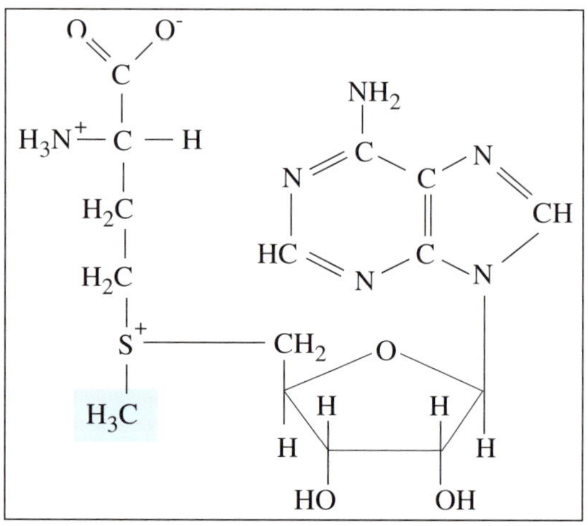

Abb. 94: Struktur des *S*-Adenosyl-Methionins; (modifiziert nach Sauermost R. Lexikon der Biochemie und Molekularbiologie. Freiburg, Basel, Wien: Herder 1992; Band I, S. 20)

Die meisten Steroidhormone werden als Sulfatisierungsprodukte über den Harn ausgeschieden. Die Bildung eines solchen sulfatisierten Steroidhormons ist in Abbildung 92 dargestellt. Neben Phenolen und Steroiden gehören auch Gallensäuren zu den Substraten der Sulfotransferasen.

Konjugation mit Aminosäuren
Im GER und im Mitochondrium vorkommende Acyltransferasen (Synonym: Transacylasen) können aktivierte Essigsäure (Acetyl-CoA) an Alkohole oder Phenole koppeln.

Im Gegensatz zu Glukuroniden oder Sulfatiden ist dieses Kopplungsprodukt keine Säure.

Acyltransferasen übertragen auch Aminosäuren, wie etwa Glycin oder Glutamin auf carboxylgruppentragende Verbindungen, die mit Coenzym A (HS-CoA) aktiviert worden sind. Es bildet sich dabei eine Amidbindung (peptidartige Bindung) aus. Ein gut bekanntes Beispiel ist die Übertragung von Benzoesäure auf Glycin unter Bildung der Hippursäure (Abb. 93), die eben diese Amidbindung aufweist.

Methylierung
Im Prinzip möglich ist auch die Methylierung einer exogenen Substanz mit Hilfe von Methyltransferasen (Synonym: Methylasen). Als Methylgruppendonator fungiert hier *S*-Adenosyl-Methionin (aktives Methyl) (Abb. 94).

Eine solche Übertragung ist für die Lezithinsynthese unter Cholinmangelbedingungen von großer Wichtigkeit.

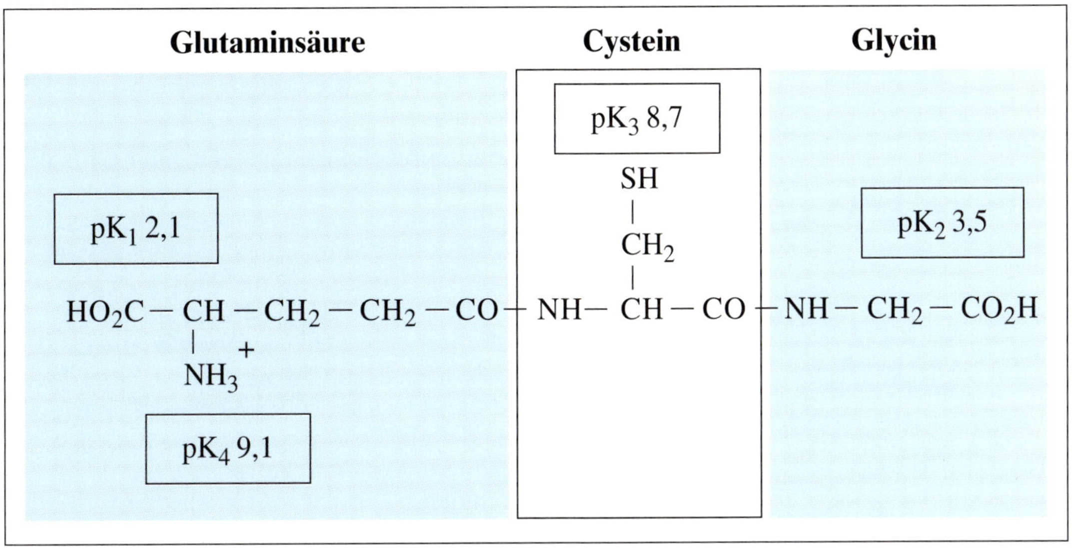

Abb. 95: Struktur des Glutathions (γ-Glutamyl-cysteinyl-glycin). Bei diesem Molekül handelt es sich um ein Tripeptid, das sich aus den Aminosäuren Glutaminsäure, Cystein und Glycin zusammensetzt (modifiziert nach Crook EM [ed.]. Glutathione, Biochemical Society Symposia, No. 17. Cambridge: University Press 1959; S. 3)

Für *N*-Methylierungen, *S*-Methylierungen und *O*-Methylierungen gibt es jeweils unterschiedliche Methylasen.

Die Bedeutung der Methylierung für biochemische Entgiftungsreaktionen ist quantitativ schwer einschätzbar.

Konjugation mit Glutathion
Das Tripeptid Glutathion (Abb. 95), dessen Biosynthese auf einem Nukleinsäure- und ribosomenunabhängigen Weg erfolgt, besteht in seiner reduzierten Form (GSH) aus den Aminosäuren Glutaminsäure, Cystein und Glycin. Diese drei Aminosäuren werden schrittweise unter Mitwirkung spezifischer Enzyme zum γ-Glutamyl-cysteinyl-glycin verknüpft. Dieses Tripeptid ist an einer Fülle metabolisch relevanter Reaktionen beteiligt.

Glutathion ist dabei der nukleophile Teil, während der Konjugationspartner elektrophil ist.

Die Familie der Glutathion-S-Transferasen katalysiert die Entstehung SH-substituierter Glutathionderivate. Nach enzymatischer Abspaltung des Glutamyl- und des Glycinrestes entstehen schließlich die Merkaptursäuren, die renal zur Ausscheidung gebracht werden (Abb. 96).

GSH-Aryltransferasen und GSH-Epoxidtransferasen konjugieren jeweils unterschiedliche Substratgruppen. Es gibt noch weitere GSH-S-Transferasen. Sie kommen im Zytosol in löslicher Form vor und sind in der Mikrosomenfraktion membrangebunden. Zu den endogenen Substraten dieser Enzyme gehören Prostaglandine und Leukotriene.

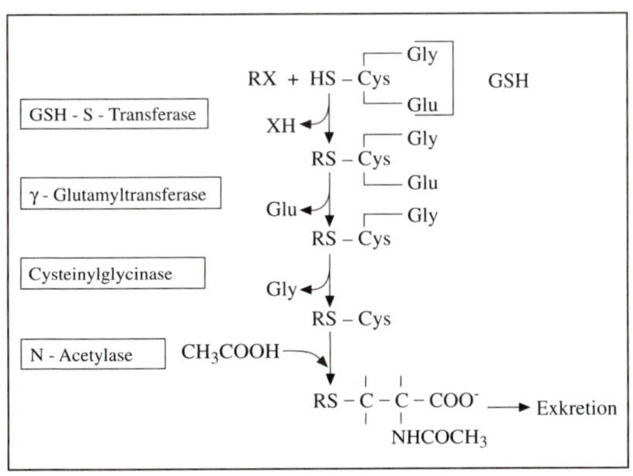

Abb. 96: Biosynthese von Merkaptursäuren (Diekmann I. Glutathion, Glutathion-S-Transferasen und Katalasen der Rattenleber nach intraperitonealer Applikation organischer Germaniumverbindungen. Inaugural-Dissertation, Tierärztliche Hochschule Hannover 1986; S. 30)

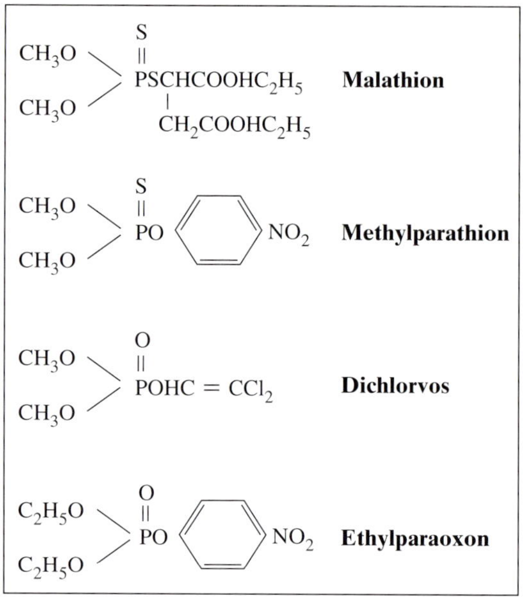

Abb. 97: Verschiedene Insektizide als Substrate der GSH-S-Transferase (Hayes J D, Wolf C R. Role of glutathione transferase in drug resistance. In: Sies H, Ketterer B (eds.). Glutathione conjugation, mechanisms and biological significance. London: Academic Press 1988; S. 341)

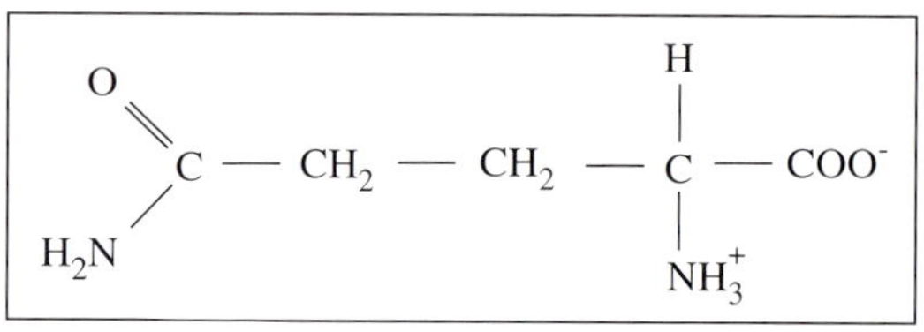

Abb. 98: Struktur des Glutamins (Voet D, Voet J G. Biochemie. [Übersetzung herausgegeben von Maelikke A, Müller-Esterl W] Weinheim: VCH Verlagsgesellschaft 1992; S. 718)

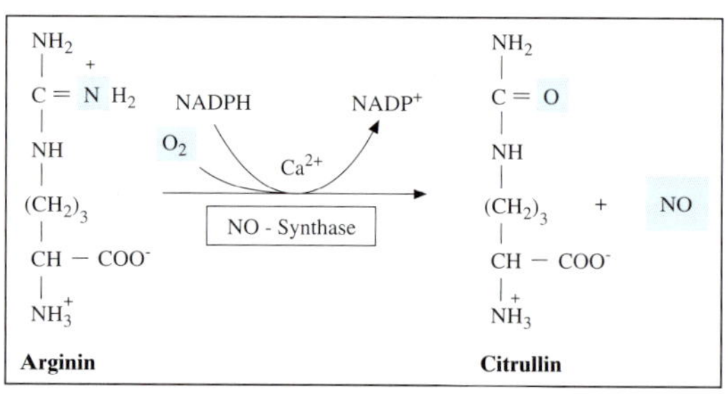

Abb. 99: Bildung von NO aus Arginin. Die Freisetzung des NO aus Arginin unter Mitwirkung von Cytochrom-P-450, NADPH und O_2 wird von der NO-Synthase katalysiert (modifiziert nach Lehninger AL, Nelson DL, Cox MM. Prinzipien der Biochemie. Heidelberg, Berlin, Oxford: Spektrum Akademischer Verlag 1994; S. 877)

Die exogenen Substanzen, die als Substrate in Frage kommen, sind äußerst vielfältig. Als Beispiel mögen diverse Insektizide genannt sein (Abb. 97).

Beseitigung endogen entstehender Giftstoffe

Ammoniak

Ammoniak ist ein starkes Zellgift, was sich besonders im Muskel und im ZNS auswirken kann. Die Ursache für die Giftwirkung ist unter anderem darin zu sehen, daß es über 2-Oxoglutarat zu Glutamat umgesetzt wird. Ersteres wird auf diese Weise dem Zitratzyklus entzogen, was bei hohen Konzentrationen, wie sie allerdings nur nach exogener Zufuhr möglich sind, drastische Folgen hat.

Ammoniak entsteht im Intermediärstoffwechsel bei den durch Aminosäureoxidasen katalysierten Reaktionen, die zur Umwandlung von Aminosäuren in 2-Oxosäuren führen.

Ammoniak wird entgiftet durch Bindung an Aspartat, wobei Asparagin entsteht, sowie durch Bindung an Glutamat, wobei Glutamin gebildet wird. Diese Reaktionen sind ATP-abhängig.

Asparaginasen spalten Asparagin, Glutaminasen spalten Glutamin. Das letztere Enzym ist in der Niere sehr aktiv, so daß das freigesetzte Ammoniak nach Protonierung zu NH_4 renal eliminiert werden kann.

Glutamin (Abb. 98) ist zugleich auch Stickstoffdonator für die Purin- und Pyrimidinsynthese.

Hier wird eine Nahtstelle zwischen der Elimination eines Giftstoffes und seiner gefahrlosen endogenen „Verwertung“ sichtbar (vgl. auch weiter unten: „Stickstoffmonoxid“).

Kohlenmonoxid

Innerhalb des quantitativ bedeutenden Hämoglobinabbaues wird eine der vier Methinbrükken des Häms zu Kohlenmonoxid (CO). Dieses CO wird höchstwahrscheinlich wieder an intaktes Hämoglobin gebunden, welches CO wesentlich stärker bindet als O_2.

Stickstoffmonoxid

Stickstoffmonoxid (NO) entsteht endogen aus Arginin durch eine Ca^{2+}-abhängige mischfunktionelle Oxidase (Abb. 99). Es könnte als Transmitter zwischen Neuronen fungieren, die weder auf Acetylcholin, noch auf Adrenalin ansprechen.

NO ist toxisch, könnte aber insofern eine wichtige regulatorische Aufgabe erfüllen, als es, nach Bindung an die Hämgruppe der Guanylatcyclase, dieses Enzym zur cGMP-Bildung anregt. Speziell im Herzen bewirkt cGMP eine Abschwächung der Kontraktionen und somit eine Entspannung des Herzmuskels.

Die Entgiftung von NO erfolgt über Oxidation zu Nitrit oder Nitrat.

Phagozytose

Alle Organellen besitzen Lysosomen. Auch in Leukozyten kommen sie vor. Im Gegensatz zu allen anderen subzellulären Partikeln und auch im Gegensatz zum Zytosol weisen die Lysosomen einen sauren pH-Wert auf, der durch energieabhängige Prozesse aufrechterhalten wird. Der Inhalt dieser Partikel besteht aus Enzymen, die sämtlich zur Gruppe der Hydrolasen gehören. Ihr pH-Optimum liegt im sauren Bereich.

Zu phagozytierende Moleküle oder Zelltrümmer werden durch Einstülpung an clathrin-reichen Bezirken der Zellmembran aufgenommen (Exozytose). Auf diese Weise entsteht ein Phagosom, welches mit einem Primärlysosom zu einem Phagolysosom konfluiert. Zelltrümmer, die innerhalb der Zelle entstehen, werden mit Teilen der Membran des endoplasmatischen Retikulums umhüllt. Dieser Vorgang stellt eine Endozytose dar.

Durch Wirkung der Hydrolasen wird das Molekül in der Regel vollständig zerlegt (Aminosäuren, Fettsäuren, Monosaccharide, Purinbasen usw.). Die Spaltprodukte werden an das Zytosol abgegeben.

Die Beziehung zur biochemischen Entgiftung besteht nun darin, daß auch giftstofftragende (evt. auch Schwermetallverbindungen enthaltende) Moleküle phagozytiert und gespalten werden. Auch in diesem Fall erfolgt die Abgabe der Spaltprodukte, die diesmal teilweise toxisch sind, an das Zytosol.

Der weitere Weg der auf diese Weise in den Stoffwechsel gelangenden Gifte ist bislang noch nicht untersucht worden. Eine quantitative oder qualitative Aussage über diesen Aspekt der biochemischen Entgiftung ist daher noch nicht möglich.

Lipophile Stoffe

Lipophile Giftstoffe können im Fettgewebe abgelagert werden. Nach metabolischen Umschichtungen werden diese Stoffe jedoch wieder mobilisiert. Welchem Weg der biochemischen Entgiftung sie dann unterworfen sind, ist schwer abschätzbar. Eine quantitative oder qualitative Aussage ist daher auch in diesem Fall nicht möglich.

Es muß erwähnt werden, daß auch die biologischen Membranen großenteils Lipidstrukturen darstellen.

Interzellularsubstanz

Die Bedeutung der Interzellularsubstanz für die biochemische Entgiftung ist nicht untersucht. Sie ist sicher eminent, da diese Strecke in der einen oder anderen Richtung zwingend durchlaufen werden muß.

Metalle, Metallverbindungen und Metalloide

Es existiert bereits eine Fülle von Erkenntnissen über molekulare Mechanismen der Toxizität von Kadmium, Blei, Quecksilber, Uran, Chrom, Kobalt, Mangan, Zink, Nickel, Vanadium, Aluminium, Arsen und Molybdän. Viele dieser Stoffe sind ambivalent, das soll heißen, sie sind einerseits essentielle Bestandteile (zum Beispiel als Cofaktoren von enzymkatalysierten Reaktionen oder als Komponenten von Coenzymen), andererseits toxische Begleitstoffe.

Die Aufnahme dieser Stoffe kann in Form organischer oder anorganischer Verbindungen erfolgen oder auch in Form nichtionisierter Metalle.

Die vorhandenen Erkenntnisse beschreiben in aller Regel mutagene und teratogene Effekte sowie die Beeinflussung spezifischer enzymatischer oder die Membran betreffender Funktionen.

Gut untersucht ist beispielsweise das metabolische Schicksal von Quecksilber (Hg) und Quecksilberionen. Hg häuft sich in tubulären Epithelien der Nieren an. Es bindet an SH-Gruppen der dort in hoher Konzentration vorhandenen Glutathion- und Metallothioneinmoleküle.

Depletion von GSH verhindert die Hg-Anhäufung an dieser Stelle. Umgekehrt wird aber durch niedrige Hg-Konzentrationen der GSH-Gehalt im renalen Kortex angehoben. Diese Erhöhung ist erklärbar. Sie findet ihre Ursache in einer Mengenvermehrung, also einer De-novo-Synthese der γ-Glutamylcystein-Synthetase, eines Enzyms im Wege der GSH-Synthese.

Neben solchen gesicherten Erkenntnissen, von denen ein Bruchteil am Beispiel des Quecksilbers dargestellt wurde, existieren eine Reihe von essentiellen Fragen zu diesem Komplex, die zum Teil bisher nicht gestellt worden sind:

- Wird die Speicherung der Metalle und Metalloide im Organismus umfassend verstanden?
- Ist eine Mobilisierung oder Teilmobilisierung, hier besonders der Schwermetalle, möglich?
- Wie wirkt sich neben der Reaktion mit SH-Gruppen die in Abhängigkeit vom Metall prinzipiell mögliche Bindung an NH_3-, Carboxyl- oder Hydroxylgruppen aus?
- Wirken kleine Schwermetallmengen quantitativ oder qualitativ anders als größere Mengen (Umkehreffekt)?
- Wie wirken kleinste (infinitesimale) Quantitäten von Schwermetallen?

Solche Fragen verdienen eine wissenschaftliche Bearbeitung, da bei zunehmender Belastung des Lebensmittels „Umwelt" eine Aufnahme solcher Stoffe nicht vermieden werden kann.

Schlußbemerkung

Diese Zusammenstellung hat gesicherte Fakten der biochemischen Entgiftungsmechanismen beschrieben. Relevante, aber bislang unbearbeitete oder noch nicht verstandene Aspekte konnten nur aufgelistet werden.

Günther Harisch, Joachim Dittmann

Homotoxikosen

Auf den menschlichen Organismus einwirkende Gifte können exogener oder endogener Herkunft sein. Zu den exogenen Homotoxikosen gehören Umwelt- und Umfeldnoxen, sowie iatrogene Schadstoffwirkungen vor allem durch Arzneimittel. Endogene Homotoxine fallen aus Stoffwechselstörungen und durch mikrobielle Produkte an.

Systematik der Homotoxikosen

Eine Systematik exogener und endogener Homotoxikosen hat Hans-Heinrich Reckeweg bereits 1957 erstellt. Legt man das geringe Interesse für Umweltfragen und Arzneimittelschäden in dieser Zeit zugrunde, darf diese Zusammenstellung geradezu als visionär eingestuft werden. Die unter der Bezeichnung „Die Biochemie der Homotoxie" erstellte Systematik wird nachfolgend als historisches Dokument wiedergegeben, auch wenn Einzelheiten aus heutiger Sicht anders zugeordnet würden (Tab. 15).

Exogene Homotoxikosen

Unter Homotoxikosen versteht man alle auf den Menschen negativ einwirkenden Umweltfaktoren. Schadstoffe (Noxen) können aus natürlichen und anthropogenen Quellen stammen.

Man unterscheidet die Außenweltbelastung durch Schadstoffe in den Medien Wasser, Luft und Boden von der Innenraumbelastung durch Schadstoffe in Wohnräumen. Jede Form der Umweltbelastung kann Ursache von akuten oder chronischen Erkrankungen sein. Kausale Zusammenhänge sind nicht immer beweisbar, da eine Vielzahl von Noxen gleichzeitig auf den menschlichen Organismus einwirkt (Multikausalität).

Zur Klärung von Zusammenhängen zwischen Umweltnoxe und Krankheit kann nur eine mehrdimensionale Interpretation beitragen, bei der nicht nur Schadstoffe berücksichtigt werden, sondern auch die allgemeinen Lebensbedingungen. Bei gleich großer Belastung durch Umweltgifte entwickeln nicht alle Menschen Krankheitssymptome. Sie sind meist auch nicht spezifisch für einen Schadstoff. Viele der schädlichen Substanzen liegen in sehr kleinen Mengen vor und werden nicht meßtechnisch erfaßt. Zwischen Einwirkung und Symptombildung kann eine lange Latenzzeit liegen, die Rückschlüsse weiter erschwert.

Gesichert ist, daß viele Substanzen in der Umwelt unerwünschte Wirkungen auf das menschliche Biosystem haben, sie können sich summieren und potenzieren. Noxen haben entweder eine dosisabhängige Wirkung, oder sie sind auch in kleinsten Mengen ohne eine Wirkungsschwelle schädlich. Für die Wirkung entscheidend sind die Art der Aufnahme in den Körper (Nahrung, Atemluft), die Verteilung im Organismus, die Zeit bis zur Ausscheidung und die Möglichkeit der Verstoffwechselung.

Durch den Erlaß von Grenzwerten und Festlegung von Richtwerten wird versucht, eine mengenmäßige Reduktion von Umwelt-Schadstoffen zu erreichen und damit vor allem die menschliche Gesundheit zu schützen. Weitere Schutzobjekte sind Tiere und Pflanzen, die Biosphäre, übergeordnete Ökosysteme und schließlich auch Kulturgüter. Die folgende Zusammenstellung enthält eine Auswahl von Stoffen mit gesundheitsschädlicher Wirkung.

Umwelt-Homotoxikosen

Anorganische Gase

Die anorganischen Gase bilden mengenmäßig den größten Anteil aller Luftverunreinigungen. Sie werden freigesetzt durch Verbrennungsvor-

Tab. 15: Biochemie der Homotoxine (Reckeweg, 1957)

Anorganische Homotoxine
- Arsen
- Antimon, Tellur, Selen
- Phosphor
- Eisen
- Quecksilber
- Jod
- Blei
- sonstige anorganische Homotoxine
- Thallium
- Bariumsalze, Fluorwasserstoff, Chlor
- Salzsäure, Brom
- Borsäure, Siliziumverbindungen, Sauerstoff, Wasserstoffsuperoxid
- Wasser, Schwefel, Stickstoffverbindungen, Natrium und Kalium, Kalzium und Strontium, Magnesium und Beryllium, Aluminium
- Osmiumsäure, Chromsäure, Uran, Mangan
- Nickel, Kobalt, Kupfer, Zink
- Kadmium, Silber, Gold, Wismut
- Thorium, Radium

Organische exogene Homotoxine
- Kohlenmonoxid, Kohlendioxid, Schwefelkohlenstoff
- Blausäure, Zyanamid, Benzin, Azetylen, Petroleum, Paraffin
- Halogenkohlenwasserstoffe
- organische Brom- und Jodverbindungen, Trijodmethan
- Methylalkohol, Ethylalkohol
- Amylalkohol, Ethylenglykol, Butylenglykol, Glyzerin, Dichlorhydrin, organische Säuren
- Ureide und Barbiturate
- aromatische Kohlenwasserstoffe, Toluol und Xylol, Naphthalin und Anthrazenöl, Karbolineum, Teer, Pech, Insektizide, Phenole, Thymol, Naphthol, Phenolphthalein
- Ätherische Öle, Kreosot, Resorzin
- Hydrochinon, Pyrogallol, Chrysarobin
- aromatische Nitro- und Aminoverbindungen
- Phenylendiamine, Benzidin, Phenylhydrazin, Scharlachrot, Methylviolett, Buttergelb

Aus dem Pflanzenreich stammende Homotoxine
- Opium, Morphium
- Kokain, Atropin und andere
- Nikotin
- Koffein, sonstige pflanzliche Homotoxine
- Emetin, Kolchizin, Veratrin, Akonitin, Lobelin, Strychnin, Gelsemin, Kurare, Koniin
- Zikutoxin, Filixsäure und Filmaron, Herzglykoside, Agrostemma-Sapotoxin, Fagus-Saponin
- Zyklamin, Solanin, Phytotoxine, Rizin, Abrin
- Pilzgifte
- mexikanische Rauschgifte, Ololiuqui
- Toloachi, colorines Erythrina, Peyotl
- Marihuana
- Chicalote, Ayahuasca

Überleitung zu den eiweißartigen Homotoxinen
- Bakteriengifte
- Virusarten als Homotoxine
- Antivitamine, Avitaminosen
- Vitamin A
- Vitamin B
- Vitamin B_2, Nikotinsäureamid, Vitamin B_6
- Folsäure, Vitamin B_{12}
- Vitamin C
- Vitamin D
- Vitamin E
- Vitamin K
- tierische Homotoxine, Tiergifte
- Hormone

Endogene intermediäre Homotoxine
- Histamin
- Tyramin
- Arterenol, Noradrenalin
- Phenylethylamin oder Ptomain, Tryptamin
- Canavanin, Lysin
- Kreatin
- Glykozyamin
- Methylguanidin und Dimethylguanidin, Agmatin, Arginin
- Spermin, Ergothionein, Alkylamine
- Vinylamin, Methylvinylamin
- Allylamin
- Azetylcholin
- Sympathin
- Hexosamine (Glukosamin, Chondrosamin, Galaktosamin)

Pigmente als Homotoxine
- Porphyrine als Homotoxine
- Melanin
- Lipoidfuszin
- Urorosein, Uroerythrin
- Gallenfarbstoffe
- Pentdyopent

gänge in Motoren, in der Industrie, in Haushalten und Feuerungsanlagen. Es handelt sich um Oxide von Kohlenstoff, Stickstoff und Schwefel. Dank einer weit entwickelten Meßtechnik stehen ausreichend Daten über Emissionen und Imissionen und Toxizität zur Verfügung.

Kohlenstoffmonoxid (CO)
Definition: farb- und geruchloses Gas, entsteht durch unvollständige Oxidation von Kohlenstoff. Natürliche Quellen des CO sind Pflanzen und Mikroorganismen, Ozeane und Waldbrände. Große Mengen von CO resultieren aus der photochemischen Oxidation von natürlichem Methan und natürlichen flüchtigen organischen Verbindungen in der Troposphäre. Anthropogene Quellen sind alle unvollständigen Verbrennungsvorgänge von Kohlenstoff aus Kohle, Öl, Benzin und Holz. Auch durch Brandrodung tropischer Wälder entstehen erhebliche Mengen. Hauptquelle bildet der Kraftfahrzeugverkehr (Tab. 16).

Toxische Wirkungen von Kohlenmonoxid: CO verdrängt irreversibel Sauerstoff aus seiner Bindung an das Hämoglobin (Hb), so daß die Transportkapazität des Blutes für Sauerstoff verringert wird. Die Organversorgung wird beeinträchtigt, und besonders empfindliche Organe wie Herz und Gehirn nehmen Schaden. Schon ab 2–2,5% HbCO wurden Beeinträchtigungen der Daueraufmerksamkeit gefunden. Eine Abnahme der Sehschärfe tritt ab 2,5–4,5% HbCO, zentralnervöse Funktionsstörungen treten ab 4,5–9,0% HbCO auf. Kopfschmerzen und Schwindel sind ab Konzentrationen über 10% HbCO zu erwarten.

Kohlenstoffdioxid (CO_2)
Definition: farb- und geruchloses Gas; natürlicher Bestandteil der Atmosphäre mit einem Anteil von 0,035%; entsteht im Gasstoffwechsel von Mensch, Tier und Pflanzen. Die relative Konzentration steigt jährlich um 0,3–0,4%, da große Mengen aus Verbrennung von Kohle, Öl, Holz und Gas freigesetzt werden; 95% davon entstehen in der Nordhemisphäre. Hauptemittenten sind die Industriestaaten (Tab. 17). Sowohl in Reinluftgebieten (Schwarzwald) wie auch im Ballungsgebiet Berlin besteht eine steigende Tendenz der CO_2-Konzentrationen.

Tab. 16: CO-Emissionen in Deutschland (alte Bundesländer)

Jahr	1980	1985	1990	1991	1992
kt/a	12 100	8 950	7 250	6 897	6 577
Kraftfahrzeuge (%)	70,5	67,7	68,2	69,6	68,6

Tab. 17: Kohlendioxidemissionen durch Energieerzeugung 1992

Land	Mio. t
USA	5 430
GUS	3 640
China	2 300
Japan	1 060
Deutschland	1 030
Großbritannien	600
Kanada	500
Frankreich	430
Welt	21 570

Toxische Wirkungen von Kohlendioxid: CO_2 ist schwerer als Luft und sammelt sich in Weinkellern und Silos an. Bei CO_2-Konzentrationen von 4–6% in der Atemluft kommt es zu Kopfschmerzen, Ohrensausen, Blutdruckanstieg, Erregung und Schwindel. Ab 8–10% CO_2-Gehalt der Luft tritt Atemnot auf mit beschleunigter Atem- und Pulsfrequenz, ferner bestehen Zyanose, Krämpfe und Atemstillstand. Eine Konzentration über 12% CO_2 ist meist tödlich.

Stickstoffoxide (NO, NO_2)
Definition: NO_2 ist ein rötlich-braunes, stechend riechendes Gas. NO und NO_2 zusammen werden als NO_x bezeichnet. Zu den natürlichen Quellen der Stickoxide zählen Böden (Stoffwechselprodukt von Bakterien), elektrische Entladungen (Blitze) und die Photooxidation von Ammoniak in der Troposphäre durch Sonnenlicht. Anthropogene Quellen sind fossile Brennstoffe, Verbrennung von Biomasse, Produktion von Düngemitteln oder Salpetersäure sowie von der Landwirtschaft ausgebrachte Gülle. In Kraftfahrzeugmotoren entsteht zunächst Stickstoffmonoxid, das zu Stickstoffdioxid oxidiert wird. In Ballungsgebieten liegt deshalb die NO_2-Konzentration wesentlich höher als in ländlichen Regionen und Reinluft-Arealen.

Toxische Wirkungen der Stickoxide: NO weist keine Reizwirkung auf die Schleimhäute auf, bildet aber bei Resorption Methämoglobin. NO_2 ist gering wasserlöslich, gelangt deshalb bis in die Bronchiolen und erhöht dort durch entzündliche Veränderungen den Atemwiderstand. In der Schleimhaut werden vermehrt Leukozyten und Mastzellen gefunden, ebenso kommt es zu Schleimhautödemen sowie einer Störung der mukoziliaren Clearance mit Rückbildung der zilientragenden Zellen und der Klarazellen. Alveolarzellen vom Typ I werden in den Typ II umgewandelt. Erhöhte NO_2-Werte können zu Bronchitis bei Erwachsenen und Pseudokrupp-Anfällen bei Kleinkindern führen.

Ozon (O_3)

Definition: dreiatomige Form des Sauerstoffs; sehr reaktiv; gehört zu den Photooxidanzien. Als natürlicher Bestandteil der Atmosphäre beträgt die Konzentration 10^{-6}–10^{-8}% (bis 100 µg/m³, in den höheren Luftschichten steigt die Konzentration an. Anthropogene Quellen: Umwandlung von Stickoxiden und ungesättigten Kohlenwasserstoffen aus Autoabgasen unter dem Einfluß von Sonnenlicht zu Ozon. Der Ozongehalt schwankt in Abhängigkeit von Wetter, Vulkaneruptionen, geographischer Lage und Kraftfahrzeugverkehr. Im Sommer sind Reinluft-Areale, im Winter ländliche Gebiete stärker belastet (Tab. 18).

Toxische Wirkungen von Ozon: O_3 ist wenig wasserlöslich und kann so in die tiefen Atemwege eindringen. Dort reizt es die Schleimhäute und führt zur Steigerung des Atemwiderstandes. Die starke oxidative Wirkung greift Doppelbindungen und SH-Gruppen der Membranphospholipide an und erhöht damit die Permeabilität der Membranen. Durch O_3 werden enzymatische Prozesse beeinträchtigt, Strukturen und Funktionen der Desoxyribonukleinsäure zerstört. Die Symptomatik beim Menschen ist dosisabhängig und hängt weniger von den Durchschnittswerten als von den Tagesspitzenwerten ab (Tab. 19).

Tab. 18: Ozonimmissionen in µg/m³

	Sommer	Winter
Reinluft-Areal	80	20–30
ländliche Gebiete	200	300

Tab. 19: Dosisabhängige Wirkung von Ozon

µg O_3/m³ Luft	Reaktion
30	Geruchsschwelle
70	Bindehautreizung
100	Kopfschmerzen, Reizung der Atemwege
160	Kurzatmigkeit
200	entzündliche Lungenprozesse
300	Steigerung des Atemwegswiderstandes
350	Beeinträchtigung der Lungenfunktion
400	Atemnot, ZNS-Störungen

Schwefeldioxid (SO_2)

Definition: farbloses, stechend riechendes Gas, leicht wasserlöslich. Aus SO_2 und H_2O entsteht schweflige Säure (H_2SO_3), durch Oxidation Schwefeltrioxid (SO_3), das sich mit dem Wasserdampf der Luft zu Schwefelsäure-Aerosolen (H_2SO_4) verbindet. Natürliche Quellen sind Vulkane und Bodenbakterien, anthropogene Quellen sind fossile Brennstoffe wie Kohle und Erdöl sowie die Erzaufbereitung, Schwefelsäureproduktion und Zellstoffgewinnung. In den alten Bundesländern Deutschlands konnten die Emissionen durch Entschwefelungsanlagen von 3,9 Millionen Tonnen auf etwa eine Million Tonnen gesenkt werden. Die Emissionen durch den Kraftfahrzeugverkehr sind mit jährlich 50 Kilotonnen relativ gering. Wie bei anderen anthropogen emittierten Gasen liegen die Immissionswerte in Ballungsgebieten erheblich über dem Wert in ländlichen Regionen.

Toxische Wirkungen von Schwefeldioxid: Aufgrund seiner hohen Wasserlöslichkeit wird SO_2 in den oberen Atemwegen absorbiert. In die tieferen Atemwege gelangen nur wenige Prozent des Gases. Absorbiertes SO_2 führt zur Radikalbildung und bewirkt eine Denaturierung von Proteinen. In Kombination mit Schwebstaub bildet es Aerosolpartikel, die schweflige Säure enthalten und besonders aggressiv sind. Es kommt zur Entzündung der Schleimhäute, Verringerung der mukoziliaren Clearance. Die Schleimhautpermeabilität erhöht sich, und das Epithel verliert seine Schrankenfunktion. Erhöhte SO_2-Werte lösen vor allem Hustenreiz aus, vorübergehend ist die Lungenfunktion beeinträchtigt. Eine Krankheitsverschlechterung bei vorbestehenden Herz-Lungen-Erkrankungen wurde beobachtet. Insbesondere Asthmatiker reagieren empfindlich auf SO_2. Die Geruchsschwelle liegt bei 0,5–1,0 ppm, eine Reizwirkung tritt ab 10 ppm ein, die letale Dosis beträgt 100 ppm.

Smog (smoke + fog)
Ozon bildet mit Stickoxiden und Kohlenwasserstoffen die Vorläufer für den sommerlichen photochemischen Smog (Los-Angeles-Typ). Bei Inversionswetterlagen, hoher Lufttemperatur, niedriger Luftfeuchtigkeit und geringer Windgeschwindigkeit reichern sich Stickoxide und Kohlenwasserstoffe nachts in Bodennähe an. Nach Sonnenaufgang zersetzt sich NO_2 zu NO und O, welches mit molekularem O_2 zu Ozon umgewandelt wird. Es entstehen OH-Radikale und Peroxiacetylnitrat mit gesundheitsschädlicher Wirkung.

Smog im Winter (London-Typ) entsteht bei Hochdruckwetterlagen, hoher Luftfeuchtigkeit, niedrigen Temperaturen und Inversionslagen. Dabei wird SO_2 durch Sonnenlicht zum SO_2-Radikal, das mit Sauerstoff zum SO_4-Radikal reagiert und sofort unter Abspaltung von O zerfällt. Aus SO_2 und O wird Schwefeltrioxid; daraus entsteht durch Reaktion mit Wasser Schwefelsäure.

Wirkung von Smog auf den Menschen: Aus Schwefelsäure und Staubpartikeln bilden sich Aerosole, die bis in die Lungenperipherie gelangen und dort zu entzündlichen Veränderungen führen. Durch die synergistische Wirkung von Gasen und Schwebstaub treten bei Kindern und Erwachsenen vermehrt Asthmaanfälle auf. Die Smog-Episoden in London im Dezember 1952 und Dezember 1962 mit sehr hohen Schadstoffwerten über mehrere Tage lösten eine erhöhte Sterblichkeit vor allem alter Menschen aus.

Organische Verbindungen

Meßtechnisch erfaßbar sind etwa 120 organische Luftverunreingungen und 15 Stoffe mit krebserzeugender Wirkung. Die Emissionsmenge organischer Stoffe aus natürlichen Quellen beziffert sich in der Bundesrepublik auf $0{,}22 \times 10^6$ Tonnen pro Jahr. Etwa das Zehnfache stammt aus anthropogenen Quellen, das sind $2{,}4 \times 10^6$ Tonnen pro Jahr. Der Straßenverkehr emittiert davon fast 50 %, und mehr als ein Drittel stammt aus Lösungsmitteln. Außer den Aldehyden zählen Phenole, Acrylnitril, Nitrosamine, leichtflüchtige und schwerflüchtige Kohlenwasserstoffe zu den organischen Emissionen.

Halogenierte Kohlenwasserstoffe und polyhalogenierte Dibenzodioxine und -furane gelten als besonders toxische organische Verbindungen. Partikel aus elementarem Kohlenstoff – als Dieselruß emittiert – bilden zusammen mit PAH (polycyclic aromatic hydrocarbons) einen bedeutsamen Faktor für die Krebsauslösung.

Benzol (C_6H_6)
Definition: Benzol ist der einfachste aromatische, leichtflüchtige Kohlenwasserstoff, welcher bei 80,1 °C siedet und als Grundstoff vieler organischer Chemikalien dient. In der Natur kommt Benzol nur in Spuren vor, dorthin gelangt es als Bestandteil des Rohöls und entsteht bei der unvollständigen Verbrennung organischer Verbindungen, zum Beispiel bei Heide- und Waldbränden.

Hauptquelle des Benzols und seiner Homologen Toluol und Xylol sind aus Rohöl gewonnene Benzin- und Petroleumprodukte. Benzol wird den Vergaserkraftstoffen als Antiklopfmittel beigemengt, auch Toluol und Xylol sind in Vergaserkraftstoffen enthalten. Durch Betanken der Kraftfahrzeuge und durch deren Abgase, aus Raffinerien, Kokereien, der chemischen Industrie und Feuerungsanlagen wird Benzol in einer Menge von über 6000 Tonnen pro Jahr freigesetzt.

Benzol wird verwendet als Lösungsmittel zur Herstellung von Farben, Schuhen, Gummi, Fußbodenpflegemitteln. Es findet sich in der Luft von Ballungsgebieten und Gegenden mit starkem Verkehrsaufkommen in erhöhten Konzentrationen (Tab. 20).

Tab. 20: Benzolgehalte in Außenluft in $\mu g/m^3$

Reinluft-Areale	0,42–2,4
Ballungsgebiete	5–20
Umgebung von Kokereien	7–15
Gebiete mit hohem Kfz-Verkehr	20–30

Toxische Wirkungen von Benzol: Akute Vergiftung: Benzol löst eine lokale Reizung von Haut und Schleimhäuten aus, es wird nach inhalativer Aufnahme zu 50% resorbiert, bei oraler Aufnahme zu 100%. Symptome sind Rausch, Narkose, Erregungszustände, Muskelzuckungen, Krämpfe, Kreislaufschwäche, Atemlähmung, Schwindel und Kopfschmerzen. *Chronische Vergiftung:* Schwindel, Kopfschmerzen, Magen-Darm-Symptome, Schädigung des Knochenmarks (Anämie, Thrombopenie, erhöhte Blutungsneigung). Der Zusammenhang mit der Entstehung von Leukämie ist gesichert.

Dioxine

Definition: Sammelbegriff für polychlorierte Verbindungen, die sich vom Dibenzo-p-dioxin ableiten; dazu gehören TCDD (2,3,7,8-Tetrachlordibenzo-p-dioxin) und die Dibenzofurane. Insgesamt gibt es 75 polychlorierte Dibenzodioxine (PCDD), von den polychlorierten Dibenzofuranen (PCDF) existieren 135 Isomere. Es lassen sich insgesamt 22 „isomere" Formen des Tetrachlordibenzodioxins erzeugen, alle mit der gleichen Summenformel $C_{12}H_4O_2Cl_4$. Maßgeblich für die biologische Wirkung und den Metabolismus der Verbindungen sind die räumliche Anordnung und die Verknüpfung der Atome im Molekül. PCDD und PCDF stammen aus der chemischen Industrie bei der Herstellung und Verarbeitung chlorierter organischer Verbindungen und aus der Verbrennung von Haus- und Sondermüll. Bei 1200 °C werden PCDD und PCDF nahezu vollständig verbrannt. In Städten und in der Umgebung von Kupferhütten finden sich wesentlich höhere Werte als in ländlichen Regionen.

Die Halbwertszeit im Boden beträgt 150000–200000 Jahre. Infolge dieser langen Verweildauer reichern sich Dioxine in Böden, besonders in der Nähe von Müllverbrennungsanlagen, an.

Tab. 21: Wirkungen von Dioxin auf den Menschen

- Haut: Chlorakne
- systemische Wirkung: Leberparenchymschäden, Lebervergrößerung
- intestinale Störungen: Durchfall, Erbrechen
- neurologisch-psychiatrische Störungen: Übererregbarkeit, Nervosität, Kopfschmerzen
- Wirkungen auf das Immunsystem: Abnahme der zellulären Immunreaktion, erhöhte Infektanfälligkeit, erhöhte Tumorinzidenz
- Langzeitwirkung: Weichteilsarkome und maligne Lymphome

Die vielfältigen schädlichen Wirkungen der Dioxine auf die Haut und die inneren Organe zeigt Tabelle 21.

Polychlorierte Biphenyle (PCB)

Definition: Gemisch von 209 Kongeneren je nach Grad der Chlorierung und Position der Chloratome; Herstellung aus Biphenylen und elementarem Chlor unter katalytischer Wirkung des Eisens. PCB gehören zu den schwerflüchtigen halogenierten Kohlenwasserstoffen; sie lösen sich nicht in Wasser, aber gut in Fetten und Kohlenwasserstoffen. Ferner sind PCB gegen Hitze und Licht beständig und werden infolge ihrer hohen Persistenz auf dem Luftwege weltweit verbreitet. Bis 1992 betrug die Produktionsmenge etwa eine Millionen Tonnen. Wegen der erkennbaren Toxizität wurden 1971 und 1972 Anwendungsbeschränkungen in den USA, Großbritannien und Deutschland erlassen. Seit 1983 werden in Deutschland keine PCB mehr hergestellt. PCB wurden wegen der Reaktionsträgheit eingesetzt als Isolierflüssigkeit in Kondensatoren und Transformatoren, in Schmiermitteln, Kunststoffen und Isoliermassen, als Imprägniermittel und als Trägersubstanz in Insektiziden. Aus diesen Produkten werden PCB allmählich über einen Zeitraum von 10–20 Jahren freigesetzt, diese Mengen werden auf über 20000 Tonnen geschätzt. Emissionsquellen sind Mülldeponien, Verflüchtigung aus Gebäuden und Verbrennung PCB-haltiger Produkte. PCB lassen sich in Boden, Luft, Wasser und Pflanzen nachweisen.

Zu den PCB zählen die Hexachlorcyclohexane, α-HCH und γ-HCH (Lindan) sowie Hexachlorbenzol (HCB).

Toxische Wirkungen von PCB: Nach inhalativer oder oraler Aufnahme werden PCB im Fettgewebe gespeichert, wo sie lange Zeit verbleiben. Akute Intoxikation: Schwächegefühl, Sehstörungen, Taubheitsgefühl und Schmerzen in den Beinen, Ödeme der Augenlider. Chronische Intoxikation: Mattigkeit, Übelkeit, Kopfschmerzen, Störungen des Immunsystems, Leberschäden bis zum Leberkrebs, hyperkeratotische Hautveränderungen.

Lindan

Definition: Die chemische Bezeichnung von Lindan lautet: γ-1,2,3,4,5,6-Hexachlorcyclohexan (γ-HCH). Lindan bildet farb- und geruchlose Kristalle, die in Wasser kaum, aber gut in Azeton, Benzol und Diethylether löslich sind. Lindan gehört in die Gruppe der persistenten, schwerflüchtigen, halogenierten Kohlenwasserstoffe und kommt in der Gasphase und an Partikel adsorbiert vor. Infolge der langen Verweildauer sind Lindankonzentrationen in Luft, Boden und Wasser nachweisbar. Vor allem sammelt sich Lindan im Klärschlamm und Hausstaub an.

Metabolismus von Lindan: Lindan wird über die Lunge, den Magen-Darm-Trakt und die Haut in den Organismus aufgenommen. Kinder resorbieren mehr davon über die Haut als Erwachsene, Frauen mehr als Männer. Die Halbwertszeit der Ausscheidung beträgt 1,5 Tage, mit 18–21 Stunden wird die Plasmahalbwertszeit angegeben. Im menschlichen Körper ist die Verweildauer wahrscheinlich lebenslang, da es in Blut, Leber, Gehirn und Fettgewebe gespeichert wird. Eine Entspeicherung des Fettgewebes erfolgt bei stillenden Müttern, so daß in der Muttermilch Lindan nachweisbar ist.

Lindanvergiftung: Man unterscheidet eine akute Vergiftung, die innerhalb von Minuten bis Stunden auftritt, und eine chronische Giftwirkung des Lindans innerhalb von Wochen. Bei der leichten akuten Vergiftung entstehen Übelkeit, Erbrechen, Schwindelgefühl, Kopfschmerzen, motorische Unruhe, Tremor, Ataxie und Muskelfaszikulationen. Die schwere akute Intoxikation führt zu zerebralen Krampfanfällen, zentraler Atemlähmung, Lungenödem, Nierenversagen und Leberschäden. Wird die Vergiftung überlebt, können noch wochenlang Seh- und Hörstörungen sowie Parästhesien bestehen bleiben (Tab. 22).

Eine chronische Vergiftung zeigt sich als Lebervergrößerung, motorische Störungen, degenerative Veränderungen des Nervensystems und in einer Schädigung des Knochenmarks mit aplastischer Anämie; das Leukämierisiko steigt. Wahrscheinlich ist ein Teil der chronischen Vergiftungen durch den Dioxinanteil in den HCH-Isomeren bedingt.

Tab. 22: Akutwirkung von Lindan beim Menschen

0,5 mg/kg	Übelkeit, Erbrechen, Kopfschmerz
2 mg/kg	Krämpfe
10–20 mg/kg	Lebensgefahr
125–300 mg/kg	letale Dosis
ab 20 µg/l Serum	EEG-Veränderungen

Partikelförmige Luftschadstoffe

Schwebstaub

Definition: Schwebstaub besteht aus Teilchen, die nach Durchmesser unterschieden werden in Grobstaub (> 50 µm), Mittelstaub (10–50 µm), Feinstaub (0,5–10 µm) und Feinststaub (< 0,5 µm).

Schwebstaub wird freigesetzt durch natürliche Vorgänge wie Aufwirbelungen vom Boden durch Wind, Waldbrände und Vulkanausbrüche. Anthropogene Quellen sind Feuerungsanlagen (Haushalte und Industrie), Industrieanlagen zur Verarbeitung von Kohle, Steinen und Erden und der Kraftfahrzeugverkehr. Luftmessungen der Immissionen von Schwebstaub haben als sichtbare Folge luftverbessernder Maßnahmen (Filtereinbau) eine deutliche Verminderung während der letzten zwanzig Jahre ergeben. Im Ruhrgebiet beispielsweise sank die Konzentration von 190 $\mu g/m^3$ im Jahr 1970 auf 60 $\mu g/m^3$ im Jahr 1990.

In Schwebstaub sind vor allem Schwermetalle, Säuren und organisch-chemische Verbindungen enthalten. Durch technische Verbesserungen ist eine Reduktion des Schwermetallgehaltes erzielt worden (Tab. 23).

Toxische Wirkungen von Stäuben: Störung der Lungen-Reinigungsvorgänge, Auslösung und Verschlimmerung chronischer Erkrankungen der Bronchien, Einlagerungen in die Lunge (Pneumokoniosen). Kohlestaub und Eisenteilchen lagern sich in der Umgebung der Gefäße, kleinen Bronchien und im Bindegewebe ab.

Tab. 23: Blei und Cadmium in Schwebstaub ($\mu g/m^3$) im Ruhrgebiet

Jahr	1975	1980	1985	1990
Blei	1,06	0,39	0,31	0,13
Cadmium	0,008	0,005	0,004	0,0027

Tab. 24: Stäube und ihre biologische Wirkung

toxisch
- Rhinitis
- Bronchitis

chemisch irritativ
- Bronchokonstriktion

fibrosierend
- Silikose
- Asbestose

allergisierend
- Astma bronchiale
- fibrosierende Alveolitis

mutagen, kanzerogen

Depotstäube
- Siderose

Silikate und Asbest bewirken eine chronische Reaktion der Gewebe mit späterem Übergang in Fibrose und Krebs (Tab. 24).

Die Lunge reagiert auf inhalierte Staubteilchen mit vermehrter Schleimsekretion, gesteigerter Tätigkeit der Zilien, Veränderungen der Becherzellen und Infiltration der Schleimhaut. Entscheidend für die Funktion der Atemwege als Staubfilter ist die Teilchengröße der Partikel (Tab. 25).

Staub wird aus dem Organismus entfernt durch das Flimmerepithel in den oberen Atemwegen, durch Makrophagen in den Alveolen und schließlich lymphogen in das Interstitium der Lunge abtransportiert, wo er unter Umständen lebenslang deponiert werden kann.

Asbest

Definition: Asbest (gr.-lat. „unauslöschlich, unzerstörbar") ist eine Sammelbezeichnung für silikatische Minerale der Serpentin- und Amphibolgruppe. In der Bundesrepublik fand Weißasbest (Chrysotil) mit einem Anteil von 96%, Blauasbest (Krokydolith) mit 3% und Braunasbest (Amosit) mit 1% Verwendung. Im Jahre 1978 wurden 154820 t Rohasbest verarbeitet, davon 70% als Asbestzement. Auch in Reibbelägen, Gummiprodukten, Papier, Pappen, Dichtungen, Filtern, Kunststoffen und Textilien war Asbest vorhanden. Seit dem November 1993 ist der Asbesteinsatz in der Bundesrepublik verboten.

Tab. 25: Einteilung von Partikeln nach Ablagerung im Atemtrakt

Einteilung	Durchmesser
Nasen-Rachen-Kehlkopfstaub	> 10–100 µm
Tracheobronchialstaub	0,2–15 µm
Alveolarstaub	5–10 µm

Toxische Wirkungen von Asbest: Asbestfasern werden als Stäube inhaliert. Sie verursachen eine Lungenfibrose (Asbestose) und bindegewebige Veränderungen am Brustfell (Pleurafibrose), sind Ursache des Mesothelioms (bösartige Tumoren am Rippen- und Bauchfell) sowie Lungenkrebs und Tumoren des Magen-Darm-Traktes mit einer Latenzzeit von 15–50 Jahren.

Schwermetalle

Schwermetalle sind natürliche Bestandteile der Lithosphäre; ihre Dichte liegt bei mehr als 4,6 g/cm^3. Zu den giftigen Schwermetallen gehören Arsen, Blei, Cadmium, Quecksilber und Thallium. Schwermetalle als Spurenelemente, die der menschliche Organismus für seine Funktionen benötigt, sind Chrom, Eisen, Kobalt, Kupfer, Nickel, Mangan, Molybdän, Selen und Zink.

Schwermetalle sind natürliche Bestandteile der Erdkruste und werden durch Bodenerosion freigesetzt. Anthropogen werden sie emittiert aus Verhüttungs- und Wärmegewinnungsprozessen, aus Kraftwerken und bei der Müllverbrennung; sie werden beim Bergbau mitgefördert, sekundär stammen sie aus der Abfalldeponierung. Genutzt werden sie bei der Produktion von Lacken und Glas sowie in der Galvanik. Die Verteilung geschieht weltweit über Flugstaub und dessen Ablagerungen.

Arsen (As)

Definition: sprödes Halbmetall, das sowohl metallische als auch nichtmetallische Eigenschaften hat; Anteil an der Erdkruste beträgt 5,5 x 10^{-4}%; das spezifische Gewicht liegt bei 5,4–5,9 g/cm^3. Arsen sublimiert bei 615 °C ohne vorher zu schmelzen, aus As_4-Molekülen entsteht eine gelber Dampf. Arsen kommt als Eisenarsenid ($FeAs_2$), und Nickelarsenid ($NiAs_2$), fünfwertige Arsensäure (H_3AsO_4) und als Arsenat vor.

Umweltrelevant sind anorganische, wasserlösliche Verbindungen: dreiwertiges Arsenik (Arsentrioxid, As_2O_3), gering lösliche oder nicht wasserlösliche anorganische Verbindungen (Arsensulfid, As_2S_3), organische und gasförmige Arsenverbindungen.

Den größten Anteil an den natürlichen Arsenemissionen haben Vulkanausbrüche (8000 t/Jahr), Waldbrände und Ozeane setzen Arsen in geringerer Menge frei (20 beziehungsweise 15 t/Jahr). Anthropogen wird Arsen emittiert vor allem durch Kupferhütten und Blei-Zink-Hütten in Mengen von 25000 t pro Jahr. Die Weltförderung belief sich 1988 auf 48000 t, Schweden trug dazu mit 10000 t bei, die Bundesrepublik Deutschland mit 360 t As_2O_3.

Verwendet wird Arsen zur Herstellung von Pigmenten, Farben, Oberflächenschutzstoffen und Pharmazeutika. Im Weinbau ist Arsen seit 1942 verboten, vorher wurde Arsen als Schädlingsbekämpfungsmittel benutzt und war im Trester enthalten. Arsen wurde vor allem im Tabakanbau der USA als Schädlingsmittel verwendet. In Stadtluft und in der Nähe von Kupferhütten finden sich höhere Arsenkonzentrationen als in Reinluft-Arealen.

Toxische Wirkungen von Arsen: Elementares Arsen ist ungiftig, in seinen Verbindungen aber sehr toxisch als Ätzgift, Kapillar- und Zellgift. Wirkung auf die Zelle: Hemmung enzymatischer Prozesse durch Blockade von Sulfhydril-Gruppen, Verminderung des Gefäßtonus, Erweiterung der Kapillaren.

Akute Wirkung: Die inhalative Aufnahme führt zu Krampfhusten, Brustschmerzen, Atemnot, Kopfschmerzen, Verwirrtheitszuständen, Bewußtlosigkeit und Krämpfen. Die orale Aufnahme führt zu Erbrechen, Magen-Darm-Koliken, wässrigen Durchfällen, Gefäßlähmung bis hin zum Tod. Die niedrigste tödliche Dosis von As_2O_3 beträgt 15 mg/kg KG. *Chronische Wirkung:* Haut- und Schleimhautveränderungen durch Ätzwirkung, Bindehautentzündungen, Hyperkeratosen der Handflächen und Fußsohlen, Hautpigmentierung, Polyneuropathie, Paresen, Schmerzen, Enzephalopathie mit Krämpfen, Schäden der Hirnnerven (Geschmacks- und Geruchssinn gestört), Leberverfettung, Leberzirrhose, Anämie, Lymphopenie. *Karzinogenität:* Arsenkrebs an Haut, Blase, Niere, Leber, Darm und Bronchialsystem tritt auf mit Latenzzeiten von bis zu 50 Jahren.

Tab. 26: Durchschnittlicher Bleigehalt der Luft

	Immission [µg/m³]	**Niederschlag [µg/m²/Tag]**
abgelegenes Gebiet	0,002–0,6	0,07–10
Land	0,25–2,0	5–100
Stadt	0,80–40,0	15–7000
Industriegebiet	0,50–45,0	25–270000

Blei (Pb)

Definition: Schwermetall, spezifisches Gewicht 11,34 g/cm³, Schmelzpunkt 327 °C, Siedepunkt 1740 °C, gelangt bei Temperaturen oberhalb von 550 °C in die Luft. Der Anteil von Blei als natürliches Bioelement in der Erdkruste beträgt 0,002 %. Es kommt in Mineralien vor (Bleiglanz, Bleispat usw.) und gelangt erst sekundär in Luft und Wasser. Gewonnen wird Blei durch Verhütten von Erzen und Verarbeitung pulverförmiger anorganischer Bleiverbindungen bei der Herstellung von Farben und Rostschutzmitteln, Akkumulatoren und Gegenständen aus Kunststoff; ferner kommt es vor in Produkten der Keramik- und Glasindustrie. Freigesetzt wird Blei beim Brennschneiden, Fräsen, Sägen und Schleifen von Bleimetall und bleifarbenbedeckten Metallteilen. Die Produktion von Blei ist weltweit rückläufig, wozu die Verwendung von bleifreiem Kraftstoff beigetragen hat (1980: 3250 t, 1992: 2985 t).

In abgelegenen Gebieten liegen die Blei-Immissionen und -Niederschläge wesentlich niedriger als in Städten und Industriegebieten (Tab. 26).

Toxische Wirkungen von Blei: Blei greift als Enzyminhibitor in der hämatopoetischen Synthesekette an mehreren Stellen ein. Dadurch kommt es zur verminderten Nachbildung des Hämoglobins und zur Bleianämie. Blei wird im Knochen eingebaut und besitzt einen ähnlichen Stoffwechsel wie Kalzium. Die Normwerte für Blei im Vollblut von Erwachsenen betragen in der Bundesrepublik 6,9 µg/dl, auffällige Werte beginnen bei 15 µg/dl, Maximalwerte liegen bei 55,1 µg Pb/dl.

Tab. 27: Blei-Blutspiegel und Symptome

Symptome	µg Pb/dl
diaplazentarer Übergang	< 10
Wachstumsstörungen, IQ-Minderung	10
Protoporphyrin in Erythrozyten erhöht	10–20
Nervenleitgeschwindigkeit herabgesetzt	20
Vitamin-D-Metabolismus gestört	30
Hämoglobinsynthese vermindert	40
Enzephalopathie, Nephropathie, Koliken	50–100
Tod	> 100

Konzentrationen von 10 µg Blei/dl Blut verursachen bei Kindern Symptome wie Wachstumsstörungen, Hörstörungen und Minderung der Intelligenz, Erhöhung des Protoporphyrins, Enzephalopathie und Nephropathie sowie auch Abdominalkoliken.

Die Symptome einer Bleivergiftung (ab 30–40 µg Blei/dl Blut) sind Müdigkeit und Anämie infolge Eisenmangel, Gewichtsabnahme infolge Appetitverlust und Übelkeit, dazu kommen Fieber und Verstopfung. Bei höheren Bleiwerten von 50–100 µg/dl Blut treten Darmkoliken, Nierenschäden, Leberschäden, Parästhesien und eine Bleienzephalopathie auf. Ab 100 µg Blei/dl Blut kann eine Bleivergiftung tödlich sein (Tab. 27).

Cadmium (Cd)
Definition: Schwermetall, spezifisches Gewicht 8,65 g/cm^3, kommt in der Erdkruste in einer Konzentration von 0,1 mg/kg vor, schmilzt bei 321 °C und verdampft ab 450 °C. Das Vorkommen in Verbindung mit Zink bedingt eine Freisetzung bei der Verhüttung von Zinkerzen. Japan ist bei der Produktion führend vor Kanada und den USA.

Cadmium wird verwendet zum Korrosionsschutz von Metallen, Legierungen aus Cadmiumsulfid und Zinksulfid oder Cadmiumselenid liefern stabile Farbpigmente. Legierungen aus Cadmium und Nickel eignen sich zur Herstellung von Batterien (Ni-Cd), Cadmiumsulfid besitzt Halbleitereigenschaften und wird deshalb in Gleichrichtern und Photozellen verwandt. Cadmiumsalze organischer Fettsäuren dienen zur Stabilisierung von PVC und anderen Kunststoffen.

Cadmium in Umweltmedien: Die höchsten Cadmium-Immissionswerte werden in der Luft von Industriegebieten gefunden. Auch in Böden hängt der Gehalt von der Belastung durch die Industrie ab.

Stoffwechsel von Cadmium: Die Cadmiumbelastung durch die Atemluft beträgt 4–12 %. Die pulmonale Absorption von inhaliertem Cadmiumoxid beträgt 40–50 % bei einer Partikelgröße von 0,01–5 µm.

Im Blut wird Cadmium zu 95 % in den Erythrozyten transportiert und gelangt in die Leber, wo es an Metallothioneine zu 50 % gebunden wird. 50 % des Cadmiums gelangen in die Niere, die renale Ausscheidung geschieht sehr langsam innerhalb von 17–20 Jahren. Es reichert sich in der Nierenrinde an.

Sobald die kritische Konzentration von 200 mg Cd/kg überschritten wird, kommt es zur Proteinurie als Zeichen einer meist irreversiblen Nierenschädigung. Die biologische Halbwertszeit beträgt im Mittel 10 Jahre, in Lunge und Niere sind es 10–20 Jahre, in der Leber 5–10 Jahre.

Die tägliche Aufnahme aus der Nahrung liegt bei 20–50 µg. Der Cadmiumgehalt im Blut ist abhängig vor allem vom Rauchen. So finden sich im Blut von Rauchern 25 µg Cd/l, bei Nichtrauchern sind es nur 0,5 µg Cd/l.

Toxische Wirkung von Cadmium: Akute Vergiftung: Die inhalative Aufnahme von Cadmiumoxid in Konzentrationen über 1 mg/m^3 bewirkt eine Reizung der Atemwege, Übelkeit und Brechreiz. Cadmium wird im Alveolargewebe gebunden, dann vom Körper als ionisiertes Cadmium aufgenommen. Die orale Aufnahme von metallischem oder organisch gebundenem Cadmium führt zu Übelkeit, Kopfschmerzen, Schwindel, nach 24 h zu Bronchitis, Übergang in Bronchopneumonie, später Lungenödem, Fieber, Schüttelfrost, Erbrechen und Durchfall.

Chronische Vergiftung: Anosmie, Lungenemphysem, Anämie, Kachexie, Nieren- und Knochenschäden. Als Grund für die Schädigung der Niere gilt die Dissoziation des Cadmiums vom Metallthionein in den distalen Tubuli. Dadurch erhöht sich dort erheblich die Cd-Konzentration.

Kanzerogenität: Inhaliertes Cadmium gilt als kanzerogen, der Nachweis gelang aber bisher nur im Tierversuch; es gehört aber zu den krebserregenden Arbeitsstoffen.

Chrom (Cr)

Definition: silberweißes, hartes Schwermetall, spezifisches Gewicht 7,19 g/cm^3, Schmelzpunkt 1890 °C, Siedepunkt 2480 °C; kommt als Chromit (Chromeisenstein, $FeCrO_3$) mit einem Anteil von 0,02 % in der Erdkruste vor. 95,1 % der abbaufähigen Weltreserven befinden sich in Südafrika.

Verwendung als Beiz-, Oxidations-, Ätz- und Färbemittel, in der Stahlindustrie zur Legierung als Chromstahl, bei galvanischen Prozessen, in Gerbereien als Sulfate und Alaune des dreiwertigen Chroms (Chrom-III-Sulfat) sowie bei der Keramikherstellung. In Farbstoffen und Pigmenten kommt es als Zinkchromat oder Bleichromat vor. Die Holzindustrie nutzt Chromat als Bestandteil von CKF(Chrom, Kupfer, Fluor)-Imprägniersalzen. Wegen der stark oxidierenden Eigenschaften des Chroms wird es auch in der Photo-, Zündholz- und Feuerwerksindustrie und als Chromschwefelsäure im Labor benutzt. Chrom reichert sich in der Luft von Ballungsgebieten und in Böden an. Im Süßwasser finden sich deutlich höhere Werte als in Meerwasser.

Stoffwechsel von Chrom: Oral aufgenommenes, metallisches Chrom wird nicht resorbiert. Die Resorption von Chrom-III-Verbindungen liegt bei knapp 1 %, bei organischen Chromverbindungen beträgt die Resorptionsrate etwa 25 %. Chrom wird in Leber, Niere, Milz und Knochen gespeichert. Die Ausscheidung erfolgt größtenteils über die Niere. Biologische Halbwertszeit für Chrom-VI sind 22 Tage, für Chrom-III 92 Tage. Erwachsene benötigen 50–200 µg Chrom/Tag.

Toxische Wirkungen von Chrom: Dreiwertige Chromverbindungen gelten als relativ untoxisch, sie können bei Tieren zur Wachstumsverzögerung führen und zu Schäden an Leber und Nieren. Akute Wirkung: Ätzwirkung an Haut und Schleimhäuten durch Chromsäure, Ekzeme der Haut durch Chromatallergie (Zementkontakt). Nach inhalativer Aufnahme: Husten, Atemnot, Brustschmerzen, Fieber. Nach oraler Aufnahme von Chrom-VI-Verbindungen Verätzungen, Erbrechen, Durchfall, Blutungen des Magen-Darm-Traktes, Leber und Nierenschäden. Chronische Wirkung: Reizung der Luftwege und Augen, maligne Tumoren der Bronchialschleimhaut durch inhalative Aufnahme von Chrom-VI-Verbindungen, Magengeschwüre.

Kupfer (Cu)

Definition: Reines Kupfer ist rot, zäh und dehnbar, schmilzt bei 1083 °C und siedet bei 2567 °C; spezifisches Gewicht 8,93 g/cm^3. Kupfer kommt in der Erdkruste in einer Häufigkeit von 0,007 % vor, meist als sulfidische und oxidische Erze in Form von Kupferkies ($CuFeS_2$), Buntkupfererz (Cu_5FeS_4), Kupferglanz (Cu_2S), Rotkupfererz (Cu_2O), Malachit ($CuCO_3$) und Kupferlasur (Azurit). Legierungen von Kupfer werden häufig genutzt: Mit Zink bildet es Messing, mit Zinn Bronze, mit Aluminium Aluminium-Bronze, mit Nickel und Silber Neusilber. In seinen Verbindungen tritt Kupfer ein- und zweiwertig auf. Die Weltkupfervorräte werden auf 600 Millionen Tonnen geschätzt, davon werden jährlich etwa 9 Millionen Tonnen abgebaut.

Verwendung in der Elektro- und elektronischen Industrie, Herstellung von Heiz- und Kühlschlangen, Braukesseln, Destillationsanlagen und Haushaltsgeräten. Die guten mechanischen Eigenschaften machen es geeignet für Dachabdeckungen, Dachrinnen und Beschläge. Kupfer kommt vor in giftigen Farbpigmenten (Schweinfurter Grün), Lösungsmitteln (Azetatseide). Es wird genutzt in Fungiziden, Algiziden und Molluskiziden als Schädlingsbekämpfungsmittel. Die Anreicherung von Kupfer in Ballungsgebieten und in der Nähe von Emittenten um den Faktor 100 ist Grund für Belastung von Wasser und Böden (Tab. 28).

Stoffwechsel von Kupfer: Kupfer als essentielles Spurenelement muß mit der Nahrung zugeführt werden. Von physiologischer Bedeutung ist Kupfer als Bestandteil der Cytochromoxidase, der Endoxidase in der Elektronentransportkette. Kupfer wird zur Erythropoese benötigt. Es dient als Katalysator für die Bildung der Melanozyten und sorgt zusammen mit Zink und Nickel für die Geschmacksfunktionen.

Tab. 28: Verbreitung von Kupfer in der Umwelt

Luft	ng/m^3
Reinluft	0,03–10
Städte	10–100
belastete Gebiete	100–1000
Süßwasser	10 µg/l
Meerwasser	0,15–1 µg/l
Trinkwasser	2–70 µg/l
Böden	1–20 mg/kg

Oral aufgenommenes Kupfer bildet mit Proteinen, Aminosäuren und Karbonsäuren Komplexe, die im proximalen Dünndarm zu 30–50 % resorbiert werden. Mit der Galle wird Kupfer wieder ausgeschieden, 90 % des aufgenommenen Kupfers erscheinen wieder im Stuhl. In der Leber wird Kupfer zu 90 % an Coeruloplasmin gebunden und zirkuliert im Blut. Ein Drittel des Kupfers befindet sich in der Muskulatur (26 mg), ein weiteres Drittel in Gehirn und Leber.

Der Kupferbedarf beträgt 1–2 mg/Tag für Säuglinge und Kinder sowie 2–4 mg/Tag für Jugendliche und Erwachsene. Er wird gedeckt durch Fisch, Milch, Vollkorngetreide, Obst, Grüngemüse und Fleisch.

Kupfermangelerscheinungen: Infektionsanfälligkeit, sideroblastische Anämie, Neutropenie, Störungen der Gefäßpermeabilität, Wachstumsretardierung, Osteoporose und Pigmentstörungen. Ursache ist eine Unterfunktion der schon genannten kupferabhängigen Enzyme.

Toxische Wirkungen von Kupfer: Akute Vergiftung: Bei einer oralen Aufnahmemenge von 25 mg kommt es zu gastrointestinalen Störungen wie Übelkeit, Erbrechen und Durchfällen. Kupfer schädigt die Leber und Nieren. Da sich Kupfer antagonistisch zu Zink verhält, wirkt sich die Überdosierung von Kupfer als Zinkmangel mit einer immunologischen Abwehrschwäche aus. Chronische Vergiftung: Müdigkeit, Blässe, Leberschädigungen, Lungenveränderungen, Hauterkrankungen, Koliken.

Nickel (Ni)

Definition: Eisenmetall, spezifisches Gewicht 8,9 g/cm^3, Schmelzpunkt 1455 °C, Siedepunkt 2800 °C. Gewinnung aus Nickelmagnetkies, dieser besteht aus Magnetkies und Pentlandit $(FeNi)_9S_8$; Haupterzeuger von Nickel sind Kanada und die GUS.

Verwendung von reinem Nickel als Anode zur Galvanisierung, häufiger als Legierungszusatz, beispielsweise Nickel-Chrom-Eisen für Edelstahlkochtöpfe, Nickel-Kupfer für Küchengeräte und Münzen, Nickel-Aluminium für Flugzeugteile, Nickel-Chrom als Bestandteil von Gasturbinen, Nickel-Cadmium für Batterien. Enthalten in Heizdrähten, in Farbstoff für Glas, Keramik und in Nickelkatalysatoren. Aus der Produktion wird Nickel in Mengen von jährlich 1300 Tonnen freigesetzt und ist in Stadtluft erheblich stärker konzentriert als in Landluft (150 mg/m^3 beziehungsweise 6 mg/m^3).

Stoffwechsel von Nickel: Nickel wird nach oraler Aufnahme zu 1–19 %, nach inhalativer Aufnahme zu 30–50 % resorbiert. Nach Resorption verteilt sich Nickel gleichmäßig im Körper. In Knochen und Haaren werden besonders hohe Werte gefunden, die Konzentration im Blut beträgt 0,5 µg/l. Die biologische Halbwertszeit liegt bei 30–40 Tagen.

Toxische Wirkungen von Nickel: Hemmung von Enzymen; zweiwertiges Nickel bewirkt DNS-Strangbrüche. Akute Intoxikation: nach Aufnahme von Nickelsulfat oder Nickeloxiden Übelkeit, Schwindel, Kopfschmerzen, Lungen-, Leber- und Nierenschäden. Chronische Intoxikation: chronischer Schnupfen, Entzündungen der Nasen-Nebenhöhlen, Asthma bronchiale. Bei Hautkontakt und nach inhalativer Aufnahme allergische Ekzeme.

Kanzerogenität: Krebs der Nase und Lungenkrebs mit einer Latenzzeit von 10–40 Jahren.

Besonders giftig ist Nickel-Karbonyl, es bewirkt akut Übelkeit, Kopfweh und Atemnot. Ursache ist die hohe Lipidlöslichkeit, die es befähigt durch Membranen und in das Gehirn zu gelangen. In einer zweiten Phase kommt es zu Lungenreaktionen mit Husten, Dyspnoe und Zyanose. Leber, Niere und Milz können ebenfalls geschädigt werden.

Quecksilber (Hg)

Definition: selten vorkommendes silberglänzendes, flüssiges Schwermetall; verdampft schon bei Zimmertemperatur und siedet bei

356,6 °C, Dichte 13,595 g/cm^3. Gewonnen wird es aus Zinnobererz sowie aus quecksilberhaltigen sulfidischen Zink- oder Silbererzen. Quecksilber kann anorganisch als Hg-Salz (Hg II) oder organisch (als Methyl-Hg) gebunden sein und kommt vor als Hg-Dampf oder als metallisches Hg (Hg°). In Quecksilber werden viele Metalle zu sogenannten Amalgamen gelöst, es findet Verwendung bei der Herstellung von Thermometern, Meß- und Regelgeräten sowie in Quecksilberdampflampen. Die Anwendung in Saatbeiz-Mitteln und Fungiziden ist verboten. Hauptererzeuger von Quecksilber sind die GUS und China.

Natürliche Hg-Quellen: Nach Vulkan-Ausbrüchen steigt der Hg-Gehalt in der Atmophäre stark an; große Mengen von dampfförmigem und an Aerosole gebundenem Quecksilber stammen aus der Entgasung des Erdmantels. Anthropogene Quellen: Durch die Verbrennung von Kohle (enthält 0,012 mg Hg/kg) und Erdöl (10 mg Hg/l) gelangt Quecksilber in die Atmosphäre. Hauptemittenten sind Kohlekraftwerke und Müllverbrennungsanlagen. Hg-Immissionen sind in abgelegenen Gebieten geringer (0,001–6 ng/m^3) als in Industriegebieten (0,5–200 ng/m^3) oder Großstädten.

Geringe Quecksilbermengen finden sich in Wasser, dabei ist Oberflächenwasser häufig stärker belastet als Grundwasser und fließende Gewässer.

Toxische Wirkungen von Quecksilber: Hg-Dämpfe werden nach Inhalation zu 80 % durch die Alveolarmembran resorbiert. Ursache ist die hohe Fettlöslichkeit von Hg-Dampf, Quecksilber kann so im Blut transportiert werden und reichert sich in Niere und Leber an. Die Resorptionsquote von metallischem Hg (Hg°) aus dem Magen-Darm-Trakt beträgt 7–15 %. Flüssiges Quecksilber wird aus dem Magen-Darm-Trakt nur zu 0,01 % aufgenommen und ist daher wenig toxisch. 50–90 % des elementaren Hg gelangen in die Niere und werden mit einer biologischen Halbwertszeit von 60 Tagen über den Urin ausgeschieden, die Halbwertszeit von anorganischem Hg beträgt 40 Tage. Metallisches Hg passiert die Blut-Hirn-Schranke und lagert sich im Gehirn ab, dort beträgt die biologische Halbwertszeit 18 Jahre.

Quecksilbervergiftung: Quecksilber ist ein Zellgift, weil es die SH-Gruppen von Enzymen und anderen Proteinen blockiert, dabei ist die Bindung zwischen Quecksilber und den Schwefelgruppen sehr stabil. Im Organismus erfolgt der Transport durch Bindung an Metallothionein, welches in der Leber gebildet wird. Organe mit Speicherfunktion sind Niere und Leber, auf Gehirn und Niere wirkt es besonders toxisch.

Akute Vergiftung: Die Quecksilberdampf-Inhalation löst eine interstitielle Pneumonie aus, ein akutes Lungenödem kann folgen sowie eine nekrotisierende Bronchiolitis. Vergiftungssymptome treten auf ab 3,0 µg Hg/l Blut. Oral aufgenommene Quecksilbersalze führen zu Verätzungen der Schleimhäute, nach Resorption zum Nierenversagen.

Chronische Vergiftung: Bei langanhaltender Einwirkung von Quecksilber zum Beispiel aus Amalgamfüllungen der Zähne, stehen zentralnervöse Störungen im Vordergrund der Symptomatik. Dazu gehören Kopfschmerzen, Hörstörungen, Schwindel und der Tremor mercurialis (feinschlägiger Tremor an Fingern, Augenlidern und Zunge), Sprachstörungen, Reizbarkeit und nervöse Unruhe. Die toxische Grenze für den Mikromerkurialismus liegt bei 0,02 mg/m^3 Hg-Dampf. Quecksilber lagert sich in Nieren, Leber und ZNS ab.

Thallium (Tl)

Definition: unedles Schwermetall, Gehalt in der Erdkruste 1 mg/kg, Vorkommen in den Wertigkeiten I und III, Dichte 11,85 g/cm^3, Schmelzpunkt 303,5 °C, Siedepunkt 1457 °C. Tl findet sich als Begleiter von Kupfer-, Zink-, Eisen- und Bleierzen, in Silikaten und Kalisalzen. Verwendung als Halbleiter, für Gläser, Linsen, Prismen, Zählrohre, in der Pyrotechnik, als Katalysator bei organischen Synthesen. Die Weltjahresproduktion liegt bei 15 Tonnen, die Immissionskonzentrationen in Städten bei 0,7–14 ng/m^3 Luft.

Stoffwechsel von Thallium: Thalliumsulfat wird gut resorbiert, die Ausscheidung erfolgt über die Galle, den Dünndarm und zu 50 % über die Nieren. Thallium lagert sich im Nierengewebe ab, wird in Finger- und Fußnägeln angereichert. Im Blut beträgt der Gehalt an

Thallium 0,05 mg/l, im Urin finden sich 0,05–20 µg/l und in Haaren 0,05 µg/kg.

Toxische Wirkungen von Thallium: Thallium in metallischer Form ist stark toxisch, da es die Zellenzyme blockiert. Symptome bei akuter Vergiftung: Übelkeit, Erbrechen, Diarrhö, später Obstipation. Nach 2–3 symptomfreien Tagen Gastroenteritis, Koliken, Erbrechen, Diarrhö. Nach weiteren 2–10 Tagen degenerative Veränderungen der Nerven. Nach zwei Wochen Ausfall der Kopfhaare und der lateralen Augenbrauen, Nierenfunktionsstörungen. Innerhalb von 3–4 Wochen gehen die Symptome zurück, Lähmungen der peripheren Nerven und psychische Veränderungen können bestehen bleiben. Chronische Wirkungen: erhöhte Reizbarkeit, Müdigkeit, periodisch auftretende Kopfschmerzen, Schweißausbrüche, Schlaflosigkeit, Gliederschmerzen, Haarausfall, brüchige Fingernägel. Für Kanzerogenität ergaben sich bisher keine Beweise.

Zink (Zn)

Definition: bläulich-weißes, weiches unedles Schwermetall, Dichte 7,14 g/cm^3, Siedepunkt 907 °C. Zinksulfat und Zinkhalogenide sind wasserlöslich, Zinkoxid und Zinkalkyle wasserunlöslich. Vorkommen: In der Erdkruste beträgt der Anteil 70 mg/kg als sulfidische Erze Sphalerit und Wurtzit. Führender Zinkproduzent ist Kanada, gefolgt von Australien.

Zinkemissionen und Zinkverwendung: Weltweit werden jährlich aus natürlichen Quellen 4000 Tonnen emittiert, die anthropogene Emission beträgt 100000 t/Jahr aus Umschmelzwerken, Nichteisenmetall-Gießereien und Nichteisenmetall-Hütten. Verwendung als Korrosionsschutz bei Eisen- und Stahlprodukten, in der Automobilindustrie. Zinkoxid dient als Pigment (Zinkweiß) in Farben, Glas, Glasuren, Katalysatoren, Zusatz zu Weichgummi und in pharmazeutischen Produkten (Puder und Salben), zur Galvanisierung, Herstellung von Leuchtstoffen, Dünger und Härtern. Zink-Dithiocarbamate (Ziram) werden als Fungizide eingesetzt. In Industriegebieten liegt der Zinkgehalt wesentlich höher als in ländlichen Gebieten.

Die Zinkmengen in kontaminierten Böden liegen etwa 30fach höher als in unbelasteten Gegenden (3000 mg/kg beziehungsweise 40–100 mg/kg).

Stoffwechsel von Zink: Zink wird zur Eiweißsynthese und zur Immunabwehr benötigt, es aktiviert zahlreiche Enzyme. Der tägliche Bedarf beträgt 15–40 mg, er wird gedeckt aus Fisch, Milch, Vollkorngetreide und Fleisch. Im Gastrointestinaltrakt werden davon 15–70 % absorbiert und der Rest über den Stuhl und die Nieren wieder ausgeschieden. Über die Lungen aufgenommenes Zink wird zu über 75 % in den Erythrozyten transportiert, 60 % des Gesamtzinks werden in der Muskulatur und 30 % in den Knochen abgelagert. Zinkgehalt im Serum von Frauen 70–114 µg/dl, bei Männern 73–127 µg/dl. Zinkmangelerscheinungen: Wachstumsstörungen, Hautekzeme, Immunschwäche, Haarausfall, Durchfälle. Typisches Krankheitsbild: Acrodermatitis enteropathica.

Zinkvergiftung: Akute Symptomatik nach oraler Aufnahme (> 500 mg), die niedrigste toxische Dosis von Zinksulfat liegt bei 45–106 mg/kg. Ab 225–450 mg/kg kommt es zum Erbrechen, außerdem sind beschrieben Kopfschmerzen, Magen-Darm-Spasmen und blutige Durchfälle. Die letale Dosis für Zinksulfat liegt bei 5–10 g, für Zinkchlorid beträgt sie 3–5 g. Freisetzung von Zink aus Spielzeug kann bei Kindern zu Müdigkeit, Lethargie und zur akuten hämolytischen Anämie führen. Inhalative Aufnahme (Metalldampffieber): Fieber, Schüttelfrost, Husten, Rachenreizung, Schwächegefühl, Schmerzen in der Muskulatur, Übelkeit, Erbrechen. Chronisch überhöhte Zufuhr von 100–300 mg/Tag: Zeichen des Kupfermangels, Störungen des Kalzium- und Eisenstoffwechsels sowie des Immunsystems, Anämie.

Nitrat (NO_3)

Definition: Natriumnitrat ($NaNO_3$) und Kaliumnitrat (KNO_3) sind einwertige Anionen der Salpetersäure (HNO_3). Kaliumnitrat kristallisiert aus wässrigen Lösungen zu Kristallen aus, die bei 339 °C schmelzen und bei stärkerem Erhitzen in Kaliumnitrit übergehen. Nitrat entsteht biogen in den oberen Erdschichten aus organischen Substanzen. Anthropogene Quellen sind vor allem stickstoffhaltige Düngemittel (Natriumnitrat, Kaliumnitrat und Kalziumnitrat), Stallmist und Gülle (Tab. 29).

Der Nitratgehalt im Grundwasser (< 10 mg/l) hängt von der Belastung durch die Landwirtschaft ab, Rhein-Wasser ist mit 19,3 mg/l stark belastet.

Toxische Wirkungen von Nitrat: Die körpereigene Umwandlung von Nitrat in Nitrit im Magen führt zur Bildung von Methämoglobin (Häm). Symptome: ab 1,1–1,4 g Häm/dl Blut → Zyanose, > 40 % Häm → Übelkeit, Schwindel, Somnolenz, 70–80 % Häm → Erstickungstod. Die letale Nitratdosis liegt bei 15 g.

Tab. 29: Herkunft von Nitrat in Wasser und Böden

lokale, punktförmige Quellen
- Abwässer
- Sickerwasser aus Deponien

diffuse, großflächige Quellen
- Uferfiltrat
- Niederschläge
- Überdüngung in der Landwirtschaft
- Mineralisierung von Stickstoff im Boden

Umfeld-Homotoxikosen

Schadstoffe in Innenräumen

Einen Großteil ihres Lebens (etwa 50 %) verbringen die Bewohner kälterer und gemäßigter Zonen in Innenräumen, für Kinder und ältere Menschen kann dies bis zu 90 % betragen. Schadstoffe sammeln sich dort aus Baumaterialien, Möbeln und Haushaltsprodukten an, außerdem verhindert die fast vollständige Abdichtung von Fenstern und Türen die Luftzirkulation. Neben den Emissionen aus Öfen und Herden trägt Tabakrauch mit seinen vielfältigen Beimengungen zur Innenraum-Belastung bei (Tab. 30).

Die Konzentrationen von anorganischen Gasen und Staubpartikeln erreichen in Innenräumen häufig höhere Werte als in Außenluft.

Tab. 30: Von verschiedenen Quellen emittierte Stoffe bei Innenraumbelastungen

Energieversorgung (Gasgeräte, offene Flammen)
- Kohlenmonoxid
- Kohlendioxid
- Stickoxide
- Aldehyde
- Kohlenwasserstoffe
- Stäube

Haushaltsprodukte
- Lösungsmittel (Kleber)
- Pestizide

Tabakrauch
- Kohlenmonoxid
- Stickstoffoxid
- Aldehyde
- Nitrosamine
- Cadmium

Bau- und Renovierungsarbeiten
- Lösungsmittel
- Holzschutzmittel
- Radon

Einrichtungsgegenstände (Möbel, Textilien, Teppiche)
- Asbest
- Formaldehyd
- Lösungsmittel

Formaldehyd (HCHO)

Definition: farbloses, stechend riechendes Gas, alkohol- und wasserlöslich, gehört zu den Aldehyden wie Acetaldehyd, Propionaldehyd und Benzaldehyd. Formaldehyd entsteht in der Natur aus organisch-chemischen Gasen (Methanzyklus) durch photochemisch induzierte Abbauprozesse. Unter UV-Licht wird es rasch wieder zersetzt.

Tab. 31: Verwendung von Formaldehyd

Aminoplaste	48 %
chemische Folgeprodukte	29 %
Kunststoffe	9 %
Phenoplaste	8 %
sonstige technische Bereiche	6 %

Anthropogene Quellen: Aus unvollständigen Verbrennungsvorgängen und aus Herstellung und Verarbeitung werden größere Mengen freigesetzt. Ferner wird Formaldehyd emittiert von Kraftfahrzeugmotoren und Feuerungsanlagen. Formaldehyd ist Bestandteil von Arzneimitteln, Kosmetika, Haushaltsreinigern, Flächendesinfektionsmitteln und Zigaretten. Formaldehydverwender sind die Kunstharzindustrie (Aminoplaste für Leim in Spanplatten, Holzleimplatten, Holzwerkstoffe, Isolierschäume, Klebstoffe) und die Textilindustrie (Teppichböden) (Tab. 31).

Tab. 32: Wirkung von Formaldehyd auf den Menschen

Konzentration	Wirkung
0,05–1,0 ppm	Wahrnehmungsschwelle
0,01–1,5 ppm	Reizung der Schleimhäute von Augen, Nase und Rachen
4–5 ppm	ständiger Tränenfluß
10–20 ppm	Atembeschwerden
über 30 ppm	toxisches Lungenödem, Pneumonitis, Tod

Die atmosphärische Belastung mit Formaldehyden liegt in Ballungsgebieten zehnfach höher als in Reinluft-Arealen (1–2 $\mu g/m^3$ beziehungsweise 0,1–0,4 $\mu g/m^3$), in Raumluft hundertfach höher (10–100 $\mu g/m^3$).

Toxische Wirkungen von Formaldehyd: Nach Aufnahme durch Hautkontakt oder Inhalation wird Formaldehyd im Körper rasch zu Ameisensäure abgebaut, eine Akkumulation im menschlichen Organismus findet nicht statt. Es besteht eine dosisabhängige Symptomatik bis hin zum Lungenödem (Tab. 32).

Pentachlorphenol (PCP)
Definition: PCP bildet im Aggregatzustand feste, farblose Prismen, der Siedepunkt liegt bei +310 °C. Die industrielle Herstellung erfolgt durch Chlorierung von Phenolen oder durch Hydrolyse von Hexachlorbenzol (PCP- Na), es ist meist verunreinigt durch unvollständig chlorierte Phenole und Chlorbenzole. Für den Menschen bedeutsam sind Beimengungen von polychlorierten Dioxinen und Furanen mit hoher Toxizität.

Pentachlorphenol wird ausschließlich anthropogen produziert, die Mengen beliefen sich im Jahre 1983 auf etwa 30000 bis 90000 Tonnen, davon 20000 Tonnen in den USA und jeweils 4000 Tonnen in Frankreich und Deutschland. In Deutschland wurde die Produktion 1985 eingestellt, aber in anderen Ländern (USA, Frankreich, China) wird PCP weiterhin produziert und verwendet.

Tab. 33: PCP-Werte in der Umwelt

Außenluft	< 1 ng/m^3
Innenluft	
ohne Holzschutzmittel	< 0,1 $\mu g/m^3$
mit Holzschutzmittel	5–25 $\mu g/m^3$
Niederschlag	0,3 µg/l
Oberflächengewässer	0,1–0,3 µg/l
Abwasser	20–680 µg/l
Kläranlage	0,1–2,4 µg/l

Verwendung von PCP im Holz- und Bautenschutz, zur Textil- und Lederimprägnierung, in der Zellstoff-, Papier- und Pappeproduktion. PCP eignet sich als Molluskizid, Herbizid, Algizid und Pestizid, als Desinfektionsmittel und als Zusatz zu Seifen, Waschmitteln und Kosmetika. In Außenluft, Niederschlägen und Oberflächengewässern sind die PCP-Mengen relativ gering, in Abwässern reichern sie sich an. Wesentlich höhere Konzentrationen finden sich in Innenräumen, die mit Holzschutzmitteln behandelt wurden (Tab. 33).

PCP in Holzschutzmitteln führt nach Inhalation zur Anreicherung in Serum und Urin. Die Menge ist abhängig von der Menge der verwendeten Lösungsmittel und vom Zeitraum bis zur Messung.

Toxische Wirkungen von PCP: Akute Einwirkungen: Kreislaufstörungen, Kopfschmerzen, Muskelschwäche, Krämpfe, Übelkeit, Erbrechen, Durchfälle. Schwere Vergiftungen führen zu Bewußtlosigkeit, Herzversagen, Atemlähmung, Lungenödem, Tod. Chronische Einwirkungen: Haut- und Schleimhautreizungen, Kopfschmerzen, Konzentrationsschwäche, Gewichtsabnahme, Haarausfall, Depression. Bei beruflicher Exposition mit Serumkonzentratio-

Tab. 34: Symptome der PCP-Vergiftung

- Aggressivität
- Allergische Erkrankungen
- Angstzustände
- Appetitlosigkeit
- Atemwegsreizungen
- Brennen der Schleimhäute
- Blässe
- Durchfall
- Erbrechen
- Gelenkschmerzen
- Gewichtsabnahme
- Bindehautreizungen
- Husten
- Unruhe

nen über 100 μg/l kommt es zu Leberschäden, Nierenschädigungen und Blutbildveränderungen. Eine kanzerogene Wirkung ist anzunehmen (Tab. 34).

Tetrachlorethen-Perchlorethylen (PER)
Definition: PER gehört zu den leichtflüchtigen halogenierten Kohlenwasserstoffen. Der Verbrauch liegt in Deutschland bei 75000 Tonnen pro Jahr; 60–70% in der Industrie, 20–20% in chemischen Reinigungen. In Großstadt-Luft liegt der Gehalt an PER 8- bis 10fach höher als in Reinluft (8–10 μg/m^3 beziehungsweise 1 μg/m^3), in Innenräumen ist die Konzentration noch höher (4,8–15 μg/m^3).

Besonders belastet sind Anwohner in der Nähe von oder Beschäftigte in chemischen Reinigungen; der Konzentrationsanstieg im Blut ist beträchtlich (Anwohner: 250 μg/l, Beschäftigte: 2500 μg/l, Allgemeinbevölkerung: 1 μg/l).

Toxische Wirkungen von PER: PER wird mit der Atemluft aufgenommen und zum größten Teil wieder ausgeatmet; eine kleine Menge wird im Körper metabolisiert und über die Nieren wieder ausgeschieden. Neurotoxische Wirkungen: Konzentrationsschwäche, Müdigkeit, Gedächtnisstörungen.

Benzol (C_6H_6)
Benzol gehört zu den leichtflüchtigen Kohlenwasserstoffen, ebenso wie Toluol und Xylol. Durch Tabakrauch verdoppelt sich die Innenraumkonzentration von Benzol, in Kraftfahrzeugen werden die höchsten Werte gemessen.

Toxische Wirkungen von Benzol: Benzol gehört zu den Lösungsmitteln. Die Aufnahme geschieht über Atemwege und Haut. Es wird in Fettgewebe, Nervensystem und Leber angereichert. Die Giftwirkung verläuft in zwei Phasen, die von einem erscheinungsfreien Intervall getrennt sind. Erste Phase: unspezifische Sofortwirkung, Reizungen der Schleimhäute, narkotische Wirkung auf das ZNS. Es folgt ein erscheinungsfreies Intervall. In der zweiten Phase kommt es durch Biotransformation zur Bildung toxischer Metabolite mit spezifischer Organwirkung auf Leber, Nervensystem, Niere und Reizleitungssystem des Herzens. Bei chronischer Exposition tritt eine toxische Enzephalopathie auf.

Der Zusammenhang zwischen Benzolexposition und Leukämie wurde schon 1928 vermutet. Inzwischen konnte in mehreren Großstudien gesichert werden, daß bei lebenslanger Exposition von 1 μg Benzol/m^3 Atemluft ein eindeutig erhöhtes Leukämierisiko besteht.

Radon (^{222}Rn)
Definition: radioaktives Edelgas, entsteht in Innenräumen durch Zerfall von ^{226}Rn, welches in Gesteinen und im Boden vorkommt. Weitere Zerfallsprodukte sind Actinon (^{219}Rn) und Thoron (^{220}Rn). Die Halbwertszeit von Radon beträgt 4 Tage. Aus ^{226}Rn entstehen außerdem die Zerfallsprodukte ^{218}Pb, ^{214}Pb, ^{214}Bi und ^{214}Po. Sie lagern sich an Schwebstaubteilchen an und können zum Beispiel mit Tabakrauch-Partikeln in die Lunge befördert werden.

In Gebieten mit Bergbau finden sich erhöhte Radonkonzentrationen in der Außenluft. In Häusern besteht eine stärkere Belastung der unteren Geschosse, da Radon aus dem Boden ins Gebäude gelangt.

Toxische Wirkungen von Radon: Die Inhalation von Radon führt zur Entwicklung von Lungenkrebs. In mehreren gesicherten Studien bei Arbeitern in Uranminen und Eisenminen konnte der seit über 100 Jahren vermutete kanzerogene Effekt einer längeren, erhöhten Radonexposition nachgewiesen werden.

Tabakrauch
In Deutschland werden durch Rauchen etwa 30% aller Krebserkrankungen verursacht, rund 80% aller Lungenkrebserkrankungen von Männern sind auf das Zigarettenrauchen zurückzuführen, das entspricht pro Jahr 300 Krebssterbefällen. Eine aktive Inhalation von Zigarettenrauch bewirkt eine erhebliche Zu-

Tab. 35: Eine Auswahl von Schadstoffen im Zigarettenrauch (Gehalt pro Zigarette)

	Hauptstrom (HS)	**Nebenstrom (NS)**	**Relation NS/HS**
Benzoapryen	12 ng	25 ng	2
Formaldehyd	30 μg	1526 μg	51
Anilin	0,35 μg	10,8 μg	30
Cadmium	0,12 μg	0,72 μg	7
Nickel	0,08 μg	1,03 μg	31
Acrolein	70 μg	925 μg	12

fuhr von karzinogenen Stoffen, durch passive Inhalation erhöht sich die Zufuhr um das fast 130fache (Tab. 35).

Sick-Building-Syndrom

Definition: Krankheitssymptome und Beschwerden, die während des Aufenthaltes in klimatisierten Innenräumen auftreten, dort zunehmen und nach Verlassen des Gebäudes zurückgehen oder ganz verschwinden (Tab. 36).

Die Ursachen der Symptomatik sind nur teilweise geklärt und könnten in biologischen, chemischen, physikalischen und optischen Faktoren zu suchen sein, die alle das Raumklima betreffen. Auch psychosoziale Einflüsse werden diskutiert.

Häufigkeit: Nach einer WHO-Studie (1983) arbeiten mehr als 50% der Beschäftigten in den Industrienationen in Büros. 50–80% der untersuchten 9000 Büroarbeiter in England, Dänemark und Schweden weisen Beschwerden auf, die dem Sick-Building-Syndrom entsprechen. In den USA sind 10–25 Millionen Beschäftigte in 1,2 Millionen Geschäftsgebäuden betroffen.

Tab. 36: Symptome und Ursachen des Sick-Building-Syndroms

Symptome
- Augenreizungen
- Halsschmerzen
- Hautreizungen
- Kopfschmerzen
- Konzentrationsstörungen
- Müdigkeit
- unspezifische allergische Symptome (Atembeschwerden, allgemeine Überempfindlichkeit)
- Geruchs- und Geschmacksstörungen

Ursachen
- biologische (Milben, Schimmel, Bakterien, Viren)
- chemische (Tabakrauch, Formaldehyd, flüchtige organische Verbindungen, Biozide, Stickoxide, Schwefeldioxid, Ozon)
- physikalische (Temperatur, Luftfeuchtigkeit, Beleuchtung, Lärm, ionisierte Luft, verschiedene Luftpartikel)
- psychische (Arbeitsunzufriedenheit, Tätigkeitsstruktur, Streßbelastung, mangelnde Kontrollmöglichkeiten)

Tab. 37: Arsen in Lebensmitteln

Rinderleber	2,5 µg/kg
Milch	5 µg/l
Hühnerfleisch	7 µg/kg
Seefische	48 µg/kg
Fischwaren	2,2 mg/kg
Muscheln	10 mg/kg
Trinkwasser	< 10 µg/l (max. 40 µg/l)

Schadstoffe in der Nahrung

Arsen

In Pflanzen hängt der Arsengehalt weniger vom Arsengehalt der Böden als vom Pflanzentyp ab. Pflanzen nehmen nur sehr wenig Arsen aus der Luft auf. In Lebensmitteln tierischer Herkunft finden sich Arsenmengen von 0,1 mg/kg. Arsen reichert sich in Fischen und Muscheln an, besonders arsenhaltig sind Fischleberöle (Tab. 37).

Toxische Wirkungen von Arsen: s.S. 89

Blei

90% der Bleibelastung resultiert aus dem Gehalt in Nahrungsmitteln und Trinkwasser. In Blattgemüse und Gemüsekonserven finden sich die höchsten Werte, Roggen reichert mehr Blei an als Weizen. Durch moderne Produktionsverfahren konnte der Bleigehalt vermindert werden.

In den Organen von Tieren (am stärksten belastet ist Rinderniere) wird Blei gespeichert, so daß sie höher belastet sind als pflanzliche Lebensmittel.

Toxische Wirkungen von Blei: s.S. 89

Cadmium

88–96% gelangen über Nahrungsmittel und Trinkwasser in den Körper. Ein Drittel des aufgenommenen Cadmiums stammt aus tierischen, zwei Drittel aus pflanzlichen Lebensmitteln.

Infolge der geringeren Gewässerbelastung liegt heute der Cadmiumgehalt im Trinkwasser deutscher Haushalte durchschnittlich bei < 1 µg/l, in Wein und Bier werden höhere Werte gemessen (je 5 µg/l).

Toxische Wirkungen von Cadmium: s.S. 90

Chrom

Chrom ist ein essentielles Spurenelement, welches als Cofaktor der Insulins gilt. Der tägliche Bedarf von Erwachsenen beträgt 50–200 µg/

Tag, dieser wird durch Milch, Milchprodukte, Vollkorngetreide und Fleisch gedeckt.

Chrom-Mangelzustände werden beim Diabetes beobachtet, die Glukoseverwertung ist gestört.

Toxische Wirkungen von Chrom: s. S. 91

Nickel
Nickel ist ein essentielles Spurenelement, bedeutsam für die Blutgerinnung und an zahlreichen enzymatischen Prozessen beteiligt. Der tägliche Bedarf von 0,3–0,5 mg wird durch Trinkwasser und pflanzliche Nahrungsmittel gedeckt.

Bei Tumoren und einigen Hautkrankheiten sowie beim Herzinfarkt ist Nickel im Serum erhöht (Normalwert 0,26 µg/dl).

Toxische Wirkungen von Nickel: s. S. 92

Quecksilber
Die durchschnittliche Zufuhr beträgt in Deutschland 8–27 µg pro Tag. In Getränken sind nur sehr kleine Quecksilbermengen nachweisbar.

In pflanzlichen Nahrungsmitteln kommen ebenfalls nur geringe Mengen von Quecksilber vor. Dagegen sammelt sich Hg in tierischen Organen (Leber, Niere) an.

Eine hohe Quecksilberbelastung kommt zustande durch Verzehr von Fischen und Fischprodukten; Problemfische (ältere Fische, die am Ende der Nahrungskette stehen wie Heringshai, Heilbutt oder Steinbutt) sind 5- bis 6mal höher belastet als Süßwasserfische.

Toxische Wirkungen von Quecksilber: s. S. 93

Selen
Selen kommt in der Erdkruste in minimalen Mengen vor (0,09 ppm), meist zusammen mit Schwefel. Der Selengehalt in Pflanzen wechselt stark; einige können Selen anreichern. Der Selengehalt in Böden liegt bei 50–300 µg/kg, im Trinkwasser bei < 1 µg/l.

Der Mensch benötigt Selen als Spurenelement, es ist Bestandteil der Glutathionperoxidase, ein Enzym mit antioxidativen Eigenschaften. Der Selenbedarf liegt bei 20–100 µg/Tag, die tägliche Zufuhr beträgt etwa 50 µg. Selen ist enthalten in Seefisch, Meeresfrüchten, Hülsenfrüchten und Fleisch. Bei den relativ häufigen Selenmangelzuständen sind Stoffwechselstörungen und Immunschwäche beschrieben. Der Selenwert im Vollblut liegt normalerweise zwischen 90 und 130 µg/l.

Selen in der Nahrung kann die toxische Wirkung von Arsen, Quecksilber, Silber und Cadmium verhindern. Wahrscheinlich hat Selen auch einen protektiven Effekt gegen Krebs.

Toxische Wirkungen von Selen: Elementares Selen ist ungiftig. Giftig sind Selenite und organisch gebundenes Selen, bei Zufuhr von 2400–3000 µg/Tag wurden toxische Effekte beobachet. Die akute Vergiftung nach inhalativer Aufnahme hoher Dosen führt zu psychischer Erregung, Lähmung des Zentralnervensystems mit Krämpfen und Atemlähmung. Die chronische Vergiftung führt zu toxischen Hepatosen, Milzvergrößerung, schwerer Anämie und Haarausfall.

Zink
Der Zinkbedarf des Erwachsenen liegt bei 15–40 mg/Tag, 7–12 Jahre alte Kinder benötigen etwa 6 mg/Tag. Die tägliche Kost des Erwachsenen enthält 10–15 mg Zink, bei proteinarmer Kost kann es zu Zink-Mangelzuständen kommen. In Lebensmitteln finden sich unterschiedliche Zinkkonzentrationen. Rinderleber und Meeresfrüchte enthalten relativ viel Zink (100–500 mg/kg beziehungsweise 65–1600 mg/kg).

Toxische Wirkungen von Zink: s. S. 94

Nitrat
In pflanzlichen Nahrungsmitteln kommen erhebliche Mengen von Nitrat vor, dabei ist die Nitrataufnahme an die Photosynthese gekoppelt, so daß durch Ernte nach Sonnenuntergang der Nitratgehalt gesenkt werden kann. Die höchsten Werte findet man in Rettich und roten Rüben (2,25 g/kg beziehungsweise 2,1 g/kg).

Toxische Wirkungen von Nitrat: s. S. 95

Pestizide
Definition: Pestizide gehören zu den chlorierten Kohlenwasserstoffen und werden gezielt zur Vernichtung von Schädlingen eingesetzt. Die weltweite Anwendung steigert die Erträge der Landwirtschaft und schützt die Produkte

vor der Vernichtung durch Schädlinge. Ohne den Einsatz von Pflanzenschutzmitteln würde es weltweit große Hungersnöte geben. Man unterscheidet Insektizide, Fungizide und Herbizide, ferner kennt man Akarizide, Bakterizide, Molluskizide, Nematizide und Rodentizide. In Deutschland liegt die Gesamtproduktion von Pestiziden bei über 100000 Tonnen pro Jahr.

Toxische Wirkungen der Pestizide: Die Aufnahme kann entweder oral, inhalativ oder transdermal erfolgen. Frauen sind empfindlicher als Männer, besonders heftig reagieren Kinder, Schwangere, Greise und Leberkranke. Je nach Wirkungsmechanismus sind Pestizide Cholinesterasehemmer, Stoffwechsel- und Ätzgifte, neurotrope Gifte oder Blutgifte.

Lindan (γ-HCH)

Lindan reichert sich in der Nahrungskette über Futtermittel in Schweinefleisch und Rindfleisch an. In Kuhmilch werden höhere Konzentrationen als in Rind- und Schweinefleisch nachgewiesen. Im Fett von Fischen finden sich die höchsten Werte.

Toxische Wirkungen von Lindan: s.S. 87

Radioaktive Substanzen

Als Radioaktivität bezeichnet man die Eigenschaft instabiler Nuklide, spontan Korpuskularstrahlen und Gammastrahlen zu emittieren. Unter natürlicher Radioaktivität versteht man das Vorkommen instabiler Nuklide in der Natur, die meisten Radionuklide werden künstlich hergestellt. Einheit des radioaktiven Zerfalls ist das Becquerel (Bq). In Quellwässern finden sich Radon und Salze des Radiums. Sie werden bei Muskel- und Gelenkrheumatismus, Nervenkrankheiten und Hautkrankheiten angewandt.

Menschen sind ständig einer Belastung durch radioaktive Strahlung ausgesetzt, wobei die natürliche Strahlenexposition durch kosmische Strahlung, terrestrische Strahlung und Strahlung durch den Zerfall natürlicher radioaktiver Stoffe hervorgerufen wird. Die Belastung durch äußere Strahlung beträgt nur etwa die Hälfte derjenigen durch interne, die vor allem durch Inhalation von Radon zustande kommt.

Außer der natürlichen kennt man die berufliche Strahlenexposition. Sie betrifft Menschen, die aus beruflichen Gründen einer Strahlung ausgesetzt sind.

Radioaktive Stoffe in Wasser

Die Überwachung der Trinkwasserbelastung mit radioaktiven Substanzen (^{40}K, ^{137}Cs, ^{90}St) ergab in den Jahren 1990 und 1991 keine überhöhten Werte.

Das gleiche gilt auch für die Grundwasserbelastung mit radioaktiven Nukliden.

Radioaktive Substanzen in der Nahrung

Infolge menschlicher Aktivitäten (Kernwaffenversuche, Reaktorunfälle) lag die Belastung mit Caesium-137 in den Jahren 1964 und 1986 sehr hoch, während die Belastung der Nahrung mit Strontium-90 ständig rückläufig war (Tab. 38).

Belastung mit radioaktiven Stoffen

Seit dem Reaktorunfall in Tschernobyl im Jahre 1986 kommt es bei Kindern im Umkreis bis 300 km zu einer Häufung von Schilddrüsenkrebs. 1988 hatten 2–4 Kinder in der Ukraine einen Schilddrüsenkrebs, 1990 waren es 30 Kinder, 1993 bereits 79 Kinder (0–14 Jahre). Ursache ist eine erheblich höhere Belastung der Schilddrüse von Kindern durch radioaktives Jod (^{131}J). Die Zufuhr von Radionukliden mit der Nahrung hängt von deren Verteilung

Tab. 38: Belastung der Nahrung durch radioaktive Stoffe in Deutschland durch Kernwaffenversuche und Reaktorunfälle (Bq/Tag/Person)

Nuklid	1964	1972	1986	1990
Sr-90	1,1	0,52	0,3	0,2
Cs-137	8,9	1,0	7,3	0,5

Tab. 39: Äquivalentdosis radioaktiver Stoffe durch Nahrungsmittelaufnahme für Kinder und Erwachsene in Deutschland

Radionuklid	Erwachsene	Kinder
^{40}K	0,005	0,039
^{137}Cs	0,014	0,009
^{90}St	0,035	0,11
Knochenoberfläche	0,39	1,0
^{131}J	0,013	0,11
Schilddrüse	0,43	3,5

Tab. 40: Strahlendosis in mSv

	Haut-oberfläche	Knochenmark	Keimdrüsen	
			♀	♂
Herzkatheter	410	90	36	17
Magen/Darm	160	7	4	1,4
Gallenblase	45	1	5	0,4
Becken	20	1	4	2
Lunge	1	0,2	0,03	0,01

im Organismus, der Anreicherung und Ausscheidung ab. Die Äquivalentdosis durch Ingestion von Radionukliden in Nahrungsmitteln zeigt Tabelle 39.

Medizinische Strahlenbelastung
Von der gesamten künstlichen Strahlenexposition durch Technik, Forschung, Kleinquellen und berufliche Exposition macht die Belastung durch Röntgendiagnostik, nuklearmedizinische Untersuchungen und Strahlentherapie etwa 1,5 mSv/Jahr aus. Bei Röntgenuntersuchungen ist mit den in Tabelle 40 dargelegten Belastungen zu rechnen.
Allgemeine Richt- und Grenzwerte finden sich im Anhang, am Ende des Buches.

(Literatur: BGA, 1993; Daunderer; 1990–1993; Eisenbrand et al., 1988; Mühlendahl u. Otto, 1991/92, 1993/94; Somogyi u. Großklaus, 1991; Statistisches Bundesamt, 1994; Umweltbundesamt, 1992; Umweltbundesamt, 1994; Valentin et al., 1985; Weigert, 1988; Wemmer u. Korcak, 1993; Wichmann et al., 1992)

Ulrich Wemmer

Arzneimittel-Homotoxikosen

Fast jedes Arzneimittel chemischer, pflanzlicher oder mikrobieller Herkunft kann potentiell – in Abhängigkeit von Dosis und Dauer – Giftwirkungen im menschlichen Organismus entfalten. Diese iatrogenen Homotoxikosen werden meist unter dem Begriff „unerwünschte Nebenwirkungen" registriert; nicht weniger bedeutsam sind die unüberschaubaren Wechselwirkungen. Die Zahl dieser medikamentös verursachten Homotoxikosen ist unübersehbar groß. Beispiele dafür werden im Kapitel „Diagnostisch-therapeutischer Index" exemplifiziert. Beispielhaft sei auf die Kapitel „Therapieschäden" (S. 407) und „Morbus anticonvulsivus" (S. 346) hingewiesen. Arzneimittel-Homotoxikosen stellen aber auch folgende Kapitel heraus: Akrodynie, Arsenbelastung, Bleibelastung, Fluor-Problematik, Formaldehydtoxikosen, Lyell-Syndrom, Paracetamolvergiftungen.

Endogene Homotoxikosen

Stoffwechselbedingte Homotoxikosen

Zu den Homotoxikosen im engeren Sinne gehören aus der obenstehenden Systematik die „eiweißartigen Homotoxine", die „endogenen intermediären Homotoxine" und „Pigmente als Homotoxine". Im Körper kann jedes physiologische Intermediärprodukt zu einem Homotoxin werden, wenn dessen Weitermetabolisierung nicht funktioniert. Dies trifft für die meisten angeborenen, aber auch erworbenen Stoffwechselstörungen zu. Aminosäuren-, Kohlenhydrat- und Fettstoffwechselstörungen beruhen auf den gleichen pathogenetischen Grundprinzipien: Durch einen Enzymdefekt kommt es zu einem – im Ausmaß toxischen – Substratstau vor dem Stoffwechselblock und zu einem Produktdefizit nach dem Stoffwechselblock (s.a. Abb. 101, 102). Die tabellarische Übersicht (Tab. 41) gibt einige wichtige dieser endogenen Homotoxikosen wieder, wobei die Auswahl auf die pränatal diagnostizierbaren Stoffwechselstörungen beschränkt wurde. Es handelt sich dabei um Krankheiten, die vorwiegend in die Depositions- und Imprägnationsphasen der Phasenlehre fallen. Zahlreiche dieser Krankheiten sind im „Diagnostisch-therapeutischen Index" näher beschrieben. Histologische Bilder im Abschnitt „Die Reckewegsche Phasenlehre" veranschaulichen die morphologischen Folgen dieser endogenen Homotoxikosen.

Mikrobielle Endotoxine

Der menschliche Organismus mit seinen 10^{13} Zellen beherbergt etwa 10^{14} Mikroorganismen,

Tab. 41: Pränatale Diagnostik angeborener Stoffwechselstörungen. Bei folgenden Erkrankungen mit autosomal-rezessivem oder X-chromosomalem Erbgang (Wiederholungsrisiko 25 beziehungsweise 50%) ist eine pränatale Diagnostik möglich. Die Diagnose dieser Störungen erfolgt in Amnionzellkulturen oder in der Amnionflüssigkeit (nach W. Schuck)

Krankheitsbezeichnung	**Biochemischer Defekt**
Ahornsirup-Krankheit	mehrere Enzyme → Leucinose
Argininosuccinurie	Argininosuccinase
Morbus Fabry	α-Galaktosidase
Morbus Gaucher	Glukozerebrosid-β-Glukosidase
Galaktokinase-Mangel	Galaktokinase
Galaktosämie	Galaktose-I-phosphat-Uridyltransferase
Glykogenspeicherkrankheit Typ II	α-Glukosidase
G_{M1}-Gangliosidose Typ 1	β-Galaktosidase
G_{M1}-Gangliosidose Typ 2	β-Galaktosidase
Mukopolysaccharidose Typ Hunter	Iduronat-Sulfatase
Mukopolysaccharidose Typ Hurler	α-L-Iduronidase
Mukolipidose II	multiple lysosomale Enzyme
Morbus Krabbe	Galaktozerebrosid-β-Galaktosidase
Lesch-Nyhan-Syndrom	Hypoxanthin-Guanin-Phosphoribosyl-Transferase
Metachromatische Leukodystrophie	Arylsulfatase A
Maroteaux-Lamy-Syndrom	Arylsulfatase B
Methylmalonazidurie	unbekannt
Morbus Niemann-Pick	Sphingomyelinase
Refsum-Krankheit	Phytansäure-α-Hydroxylase
Morbus Sandhoff	β-Hexosaminidase B
Sanfilippo-Syndrom A	Heparan-N-Sulfatase
Morbus Tay-Sachs	β-Hexosaminidase A
Zitrullinämie	Argininsuccinatsynthetase
Zystinurie	Transportstörung der Nierentubuli

Viren nicht eingerechnet. Diese Mikroorganismen sind über die äußeren und inneren (Tab. 42) Kontaktflächen verteilt. Die meisten davon leben als Symbionten, unterstützen die Stoffwechselvorgänge und dienen dem Immuntraining. Daneben leisten viele Symbionten eine unersetzliche Arbeit zur Detoxifikation von Intermediärprodukten (Tab. 43).

Besonders Bakterien und Pilze bilden aber auch Endotoxine, die von Gesundheitsbeeinträchtigungen bis zum tödlichen Schock, von der Herxheimer-Reaktion durch plötzlichen Bakterienbefall bis zum lebensbedrohlichen Waterhouse-Friderichsen-Syndrom der Meningokokkensepsis führen können.

Mikrobielle Endotoxine resultieren aus Zellwandbestandteilen, die nach Degradation oder Autolyse der Mikroorganismen in das Körpermilieu gelangen und dort ihre toxischen Wirkungen entfalten. Salmonellen, Shigellen, Escherichia-coli-Stämme, Meningokokken, Streptokokken, Mycobacterium tuberculosis sind dafür typische Beispiele. Bei manchen Infektionskrankheiten spricht man von toxischen Verlaufsformen: toxischer Scharlach, toxische Diphtherie, toxische Masern.

Die toxischen Substanzen sind Zellwandbestandteile und deren Abbauprodukte. Sie gehören zur Stoffklasse der Lipopolysaccharide. Die toxische Komponente des Endotoxinmoleküls ist das Lipid-A (Hahn, Falk, Klein). Die Lipopolysaccharide haben eine Reihe positiver Eigenschaften in der Zellaktivierung und Immunstimulierung, aber auch eine Reihe negativer, teilweise lebensbedrohlicher Toxinwirkungen. Dazu gehören: Wirkungen auf das

Tab. 42: Topographie bakterieller Besiedelungen

Mundflora
Streptococcus mutans
Streptococcus salivarius
Micrococcus mucilagenosus
Actinomyces israelii
Lactobacillus casei
Lactobacillus acidophilus
Arachnia propionica
Rothia dentocariosa
Eubacterium saburreum
Bifidobacterium dentium
Veillonella alkalescens
Neisseria-Arten
Haemophilus influenzae
Haemophilus parainfluenzae I, II, III
Eikenella corrodens
Bacteriodes oralis
Bacteroides corrodens
Bacteroides ruminicola
Selenomonas sputigena
Vibrio succinogenes
Fusobacterium nucleatum
Simonsiella-Arten
Leptotrichia buccalis
Treponema denticola
Treponema microdentium
Treponema oralis
Mycoplasma salivarium

Ösophagus
Nahrungskeime

Magen (10^1–10^3/ml)
Laktobazillen, Streptokokken (10^1–10^3)
Enterobakterien, Bacteroides (0–10^2)

Duodenum (10^1–10^4/ml)
gleiche Keime wie im Magen

Ileum (10^5–10^8/g Fäzes)
Bacteroides (10^4–10^7)
Streptokokken, Laktobazillen, Enterobakterien (10^3–10^8)

Kolon (10^9–10^{12}/g Fäzes)
Bifidus, Bacteroides (10^9–10^{10})
Enterobakterien (10^5–10^7)
Enterokokken (10^2–10^5)
Laktobazillen, Clostridien, Fusobakterien (10^3–10^5)
Veillonellen, Staphylokokken, Hefen (10^3)
Proteus, Pseudomonas (> 10^3)

Tab. 43: Enzymatische und Detoxifikationsleistungen von Keimgruppen der Intestinalflora (aus Haenel u. Grüttke, 1984)

Hydrolyse
- Kohlenhydrate: Disaccharide → Monosaccharide (→ bakt. Gärung → H_2-, CH_4-Bildung)
- Eiweiß: Aminosäuren → NH_3-, H_2S-, H_2-Bildung (Harnstoff → NH_3)
- Konjugate mit Glycin (und Taurin): Konjugierte Gallensäuren → freie Gallensäuren
- Glukuronid-Konjugate: Gallenfarbstoffe, Steroide, Chloramphenicol
- Sulfat-Konjugate: Steroide (Pregnenolon, Corticosteron u. a.)
- Amide: Sulfonamide, Antibiotika
- Glykoside: Lanatosid A, k-Strophanthosid, Zellulose, Hemizellulose
- Ester

Reduktion
- Bilirubinabbau
- Ketone
- Nitrogruppen

Dehydroxylierung
- primäre Gallensäuren → sekundäre Gallensäuren
- Steroide
- Dihydroxyphenylalanin (L-DOPA)

Hydroxylierung
- Nahrungsfett → Hydroxyfettsäuren

Decarboxylierung
- Aminosäuren → Amine (Histamin, Serotonin, Cadaverin u. a.)
- verschiedene Hydroxybenzoesäuren pflanzlicher Herkunft

Desaminierung
- zyklische Aminosäuren → Scatol, Indol, Cresol u. a.
- Harnstoff → NH_3

Demethylierung
- Verbindungen mit einer Methoxygruppe: Abkömmlinge der Benzoesäure u. a.
- Methamphetamin (Pervitin®), Imipramin

Reduktion der Azo-Bindung
- zahlreiche Nahrungsfarbstoffe
- Sulfamidochrysoidin (Prontosil®) → Sulfanilamid
- Salicylazosulfapyridin (Sulfasalazin®) → 5-Aminosalicylsäure + Sulfapyridin

Spaltung heterozyklischer Ringe
- Flavonoide pflanzlicher Herkunft, zum Beispiel Rutin, Cumarin
- wasserlösliche Pyrazolone

Aromatisierung
- Steroide und Gallensäuren → Cyclopentanophenanthren (in vitro)

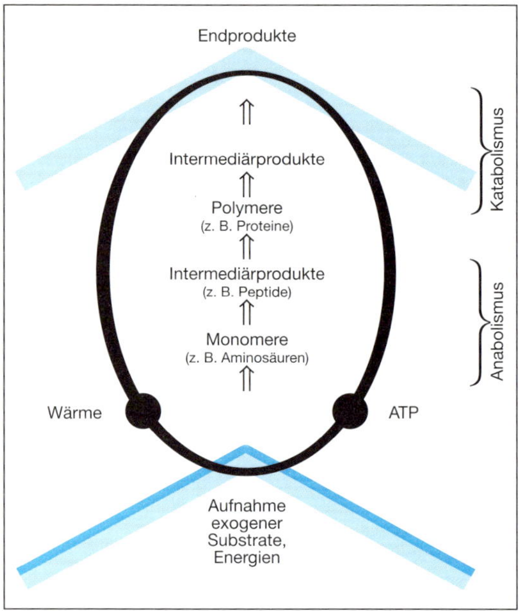

Abb. 100: Stoffwechsel der Bakterienzelle; Endotoxine entstehen beim Zerfall der Bakterienmembran

Kinin- und Gerinnungssystem, Vasodilatation und Permeabilitätsstörungen, Zusammenbruch der Mikrozirkulation, Schock, Bypass-Aktivierung des Komplementsystems. Janusgesichtig sind die Mitogenwirkung auf B-Zellen und die Stimulierung des Tumornekrosefaktors.

Die Zahl der mikrobiellen Endo- und Exotoxine ist unübersehbar groß, wenn Viren, Pilze und Parasiten einbezogen werden. Bei chronischen Krankheiten spielen diese Endotoxine eine größere Rolle als ihnen in der klinischen Beurteilung gewöhnlich zuerkannt wird.

Antihomotoxische Therapie

Prinzip

Ziel der antihomotoxischen Medizin ist die Verhütung und Beseitigung von Homotoxinen, also Gifteinwirkungen auf den Menschen. Für die Wahl der Verfahren und Mittel ist die biologische Phasengliederung nach Hans-Heinrich Reckeweg ein Leitprinzip. Damit wird die individuelle biologische Situation eines Menschen in seiner Auseinandersetzung mit integritätsgefährdenden Noxen erfaßt. Die Eigenständigkeit als „Besondere Therapierichtung" ergibt sich aus dem holistischen Grundsatz, verschiedene Behandlungsprinzipien zu einem synergistischen Gesamtkonzept zusammenzuführen.

Prägend dafür sind folgende essentielle Komponenten:

- ▶ Die bevorzugte Verwendung homöopathisch potenzierter Arzneimittel vermeidet wegen der hohen Verdünnungen toxische Arzneimittelwirkungen weitgehend.
- ▶ Die Individualisierung der Behandlung ergibt sich aus der Projektion der Individualsituation eines Menschen auf die Phasengliederung; diese spiegelt die qualitative und zeitliche Situation in der Auseinandersetzung mit existenzgefährdenden Noxen wider.
- ▶ Homöopathischen Behandlungsgrundsätzen entsprechen:
  - der Bezug auf das Arzneimittelbild bei Einzelmitteln,
  - der Einsatz von Nosoden und
  - die Individualisierung, welche zusätzlich zu Arzneimittelbild und Testergebnissen die Phasenzuordnung zugrundelegt.
- ▶ Auf Belange von Funktionsketten und Stoffwechselzyklen sind Kombinations- und Komplexmittel abgestimmt. Damit wird der Vernetzung physiologischer und pathologischer Vorgänge in Biosystemen Rechnung getragen.
- ▶ Regulatorische Ziele werden mit potenzierten Organpräparaten angestrebt; sie bewerkstelligen als Einzelmittel oder in Komposita die Voraussetzungen für strukturelle Reparation und funktionelle Regeneration.
- ▶ Intermediäre Katalysatoren, Intermediärprodukte und Cofaktoren haben die Aufgabe, Lücken in Stoffwechselketten zu schließen und damit die Dynamik der Funktionsabläufe wiederherzustellen.
- ▶ Homöopathisierte Allopathika benützen den Umkehreffekt hoher Verdünnungen zur Bahnung der Eliminationsmechanismen von Homotoxinen.
- ▶ Aus dem Synergismus des antihomotoxischen Arzneimittelschatzes ergeben sich informative, regulatorische und materiell-substitutive Wirkungen, deren Wahl individuell zu gewichten ist.

Therapeutische Mittel

Homöopathische Arzneimittel

Homöopathische Arzneimittel werden aus Stoffen nach den Vorschriften offizieller homöopathischer Arzneibücher hergestellt. Offizielle Arzneibücher gibt es in Deutschland (HAB 1) und Frankreich; Rahmenbedingungen sind in den „Homöopathischen Richtlinien" der Europäischen Gemeinschaft festgeschrieben.

Charakterisiert sind homöopathische Arzneimittel durch

- die Herstellung stufenweiser Verdünnungen mittels Verschüttelung oder Verreibung (der Vorgang wird als Potenzierung bezeichnet),
- die Arzneimittelprüfung am Gesunden,
- die Anwendung nach dem „Ähnlichkeitsprinzip".

Die Ausgangssubstanzen entstammen fünf verschiedenen Stoffkategorien.

▶ Anorganische Stoffe:
Dazu gehören Elemente, Spurenelemente, Mi-

neralien, Metalle, Metalloide, Salze, Säuren. Beispiele: Gold, Silber, Quecksilber, Schwefel, Zink, Kalziumphosphat, Jod, Salizylsäure, Salpetersäure.

▶ Pflanzen:
Verwendet werden ganze frische oder getrocknete Pflanzen oder Teile derselben wie Blätter, Rinde, Wurzel, Früchte, Samen. Entsprechend dem Feuchtigkeitsgehalt werden die Urtinkturen nach dem HAB 1 mit unterschiedlichen Mengen Alkohol hergestellt, so daß der Arzneistoffgehalt je nach Pflanzenart entsprechend der Monographien variiert.
Beispiele: Arnica, Aconitum, Belladonna, Strophantus, Pulsatilla, Kamille, Echinacea, Hypericum, Lycopodium.

▶ Organe:
Ausgangsstoffe bilden Gewebe, Zellen, Zellkompartimente, Filtrate, Ultrafiltrate, Hydrolysate, Sera, Inkrete und Sekrete. Wie bei den Pflanzen handelt es sich hier in der Regel um Mehrstoffgemische.

▶ Tierprodukte:
Verwendet werden ganze oder Teile von Tieren, deren Sekrete und Gifte.
Beispiele: Honigbiene (ganzes Tier), Schlangengifte (Sekrete).

▶ Nosoden:
Nosoden sind Präparationen aus Krankheitsprodukten von Mensch und Tier, einschließlich der Erreger, Gewebe und pathologischen Sekrete. Die Ausgangsmaterialien werden vor der Aufbereitung sterilisiert.
Beispiele: Tuberculinum (Tuberkulose-Nosode), Medorrhinum (Gonorrhö-Nosode), Diphtherinum (Diphtherie-Nosode), Syphilinum oder Luesinum (Lues-Nosode).

Zubereitung homöopathischer Arzneien

Die Ausgangsstoffe müssen zunächst in einen Zustand gebracht werden, der eine weitere Verarbeitung ermöglicht. Dazu gibt es drei Techniken:

- ▶ Herstellung einer Urtinktur. Bei pflanzlichen und tierischen Ausgangsmaterialien erfolgt dies durch Mazeration.
- ▶ Herstellung einer Lösung. Diese Technik wird angewandt bei Stoffen, die in Wasser, Alkohol oder Glyzerin löslich sind.
- ▶ Herstellung einer Verreibung. Dieses Vorgehen kommt bei unlöslichen festen Stoffen zur Anwendung.

Potenzierung

Unter Potenzierung versteht man die Verdünnung der homöopathischen Ausgangssubstanzen, wobei flüssige Stoffe mit Alkohol im Verhältnis 1:10 (D-Potenzen) oder 1:100 (C-Potenzen) verschüttelt werden. Bei festen Stoffen erfolgt eine Verreibung mit Milchzucker im gleichen Verhältnis. In Deutschland wird dafür die Mehrglasmethode verwendet, das heißt, für jede neue Verdünnung wird ein neues Gläschen benutzt. Im Gegensatz dazu führte Korakoff die Einglaspotenzierung ein, bei der jeweils durch Ausgießen im selben Fläschchen die nächste Potenz hergestellt wird. Folgende Bezeichnungen sind üblich:

- D-Verdünnung 1:10 je Potenzierungsschritt (dezimal),
- C-Verdünnung 1:100 pro Potenzierungsschritt (centesimal),
- LM- oder Q-Verdünnung 1:50 000 pro Potenzierungsschritt,
- CK-Verdünnung 1:100 nach Korsakoff.

In Frankreich werden die C-Potenzen mit CH (centesimal nach Hahnemann) bezeichnet, in den englischsprechenden Ländern D-Potenzen häufig mit X.

Bezeichnung	Verdünnung	Synonyme
D-Dezimal	1:10	X
C-Centesimal	1:100	CH
Q-Quinquagesimillesimal	1:50 000	LM

Potenzierungsgrade

Die Bezeichnung homöopathischer Arzneien erfolgt mit Buchstaben (D, C, LM, CK = Verdünnungsmodus) und Zahlen (= Verdünnungsgrad).

Nach den Verdünnungsgraden werden Potenz-Kategorien unterteilt: Tiefpotenzen von D1 bis D6 oder C1 bis C3, Mittelpotenzen von D7 bis D15 oder C4 bis C6, Hochpotenzen ab D30 oder C15 aufwärts.

Toxizität und Sicherheit

In den verwendeten Verdünnungen, oberhalb der D4 oder C2, sind homöopathische Arznei-

Bezeichnung	Verdünnung	entspricht rechnerisch
D6	10^{-6}	C3
D12	10^{-12}	C6
D30	10^{-30}	C15
C3	$100^{-3} = 10^{-6}$	D6
C6	$100^{-6} = 10^{-12}$	D12
C15	$100^{-15} = 10^{-30}$	D30
C30	$100^{-30} = 10^{-60}$	D60
C1000	$100^{-1000} = 10^{-2000}$	D2000
Q6	$50\,000^{-6} = 5 \times 10^{-18}$	ca. D18
Q12	$50\,000^{-12} = 5 \times 10^{-36}$	ca. D36

stoffe allgemein untoxisch. Bei tieferen Potenzen sind durchaus toxische Wirkungen möglich und müssen vom Therapeuten beachtet werden.

Homöopathische Einzelmittel

Nach biographischer Aufbereitung versucht der homöopathisch behandelnde Arzt ein Arzneimittel zu finden, welches (in höherer Dosierung) eine ähnliche Symptomenkonstellation beim Gesunden hervorrufen kann. Damit strebt er an, das Krankheitsbild und das Arzneimittelbild in Übereinstimmung zu bringen. Je nach Annäherung beziehungsweise Deckungsgleichheit wird er ein „Simile", „Simillimum" oder „Similisimum" finden. Der Idealfall, die Deckungsgleichheit, erfordert fundiertes Wissen. Große Erfahrung dürfte selten erreicht werden, weshalb man sich mit der „Ähnlichkeit" in der Regel zufriedengeben muß. In der überwiegenden Mehrzahl bringt das Einzelmittel nur eine Annäherung zwischen Krankheits- und Arzneimittelbild.

Die Verfahrensweise der verschiedenen Schulen differiert beachtlich, und der Streit um die „wahre" Homöopathie hält seit S. Hahnemann, also seit rund 200 Jahren an. Die „klassische" Homöopathie versteht sich als Einzelmittelhomöopathie. Die Berufung auf Hahnemann ist allerdings nicht schlüssig, da dieser selbst den Begriff „Komplexion" für chronische Krankheiten schuf. Veranlassung dafür war seine Erfahrung, daß Einzelmittel bei chronischen Krankheiten oft nur kurzfristig und unzureichend wirken.

Die Zuordnung von Einzelmitteln zu Krankheitsbildern, Symptomenkonstellationen, Konstitutions- und Verhaltensmerkmalen ist in zahlreichen Textbüchern und Repertorien festgeschrieben (Barthel, 1984; Boericke, 1985; Charette, 1978; Clarke, 1990; Dorsci, 1986; Enders, 1992; Fellenberg-Ziegler, 1988; Frey, 1989; Gebhardt, 1986; Gerd-Witte, 1981; Kent, 1986; Mezger, 1986; Stübler u. Krug, 1987/88; Stauffer, 1995; Voisin, 1985; Walach, 1992; Wiesenauer, 1990).

Die praktizierte Homöopathie wird in diesen Werken in bezug auf die Mittelwahl in verschiedenen Nuancierungen dargestellt.

Die homöopathische Materia medica umfaßt heute zirka 1500 Einzelmittel mit entsprechenden Arzneimittelbildern, wovon rund 100 weitere Verbreitung gefunden haben.

Komplexe Einzelmittel

Der Begriff scheint ein Widerspruch in sich zu sein, er beinhaltet aber Arzneimittel, welche sich aus zwei oder mehreren Elementen, in Verbindungen wie sie auch in der Natur und in Biosystemen vorkommen, zusammensetzen. Beispiele sind:

- Calcium carbonicum (in Korallen, Dolomit),
- Calcium fluoratum (im Knochen),
- Calcium phosphoricum (im Knochen).

Kombinations-Einzelmittel

Diese begriffliche Chimäre ist praktische Realität dort, wo ein „Einzelmittel" Komponenten verschiedener Stoffe oder Stoffgruppen enthält, in einer Zusammensetzung, wie sie in der Natur nicht vorkommt. Es handelt sich dabei um fixe Kombinationen, die als Einzelmittel deklariert werden, weil sie einem Arzneimittelbild zuzuordnen sind. Beispiele sind:

- Zincum valerianum (mineralisch + pflanzlich),
- Chininum arsenicorum (pflanzlich + mineralisch),

- Ferrum fumaricum (anorganisch + organisch),
- Barium oxalsuccinicum (mineralisch + Co-Katalysator),
- Uranium nitricum (Spurenelement + Mengenelement).

Einzelmittel in freier Kombination
Die gleichzeitige Gabe mehrerer Einzelmittel ergibt sich oft aus der Komplexität oder der fehlenden Eindeutigkeit eines Krankheitsbildes. Beispiele sind:

• Arnica Ruta Hypericum	aa bei Knochenbrüchen
• Ferrum phosphoricum + Tuberculinum	bei Enuresis nocturna
• Acidum benzoicum Berberis vulgaris Lithium carbonicum	bei Gicht

Sequential-Einzelmittel-Homöopathie
Bei dieser Form der Einzelmittel-Homöopathie werden Einzelmittel in einer empfohlenen Reihenfolge hintereinander (sequential) gegeben. Beispiele sind:

- Nux vomica → Asa foetida → Baptisia (je 4 Wochen bei schweren Darmstörungen),
- Acidum benzoicum → Berberis vulgaris → Lithium carbonicum (je 4 Wochen hintereinander bei Gicht),
- Sulfur jodatum → Kalium bromatum (je 4 Wochen hintereinander bei Akne).

Aus diesen verschiedenen, aus der Praxis resultierenden Verfahrensweisen geht hervor, daß die strenge Orientierung nach dem Arzneimittelbild nur in der klassischen Einzelmittelhomöopathie erfolgt; diese setzt Können und große Erfahrung voraus. Je mehr variiert wird, um so deutlicher wird der Indikationsbezug, das heißt Entfernen von der individuellen Arzneimittelzuordnung und Projektion auf (erfahrungswissenschaftliche) Anwendungsgebiete.

Potenzenaccorde

Potenzenaccorde sind abgestimmte Vereinigungen verschiedener Potenzierungsstufen eines homöopathischen Einzelmittels. Obwohl es sich dabei um die therapeutische Anwendung eines arzneilich wirksamen Stoffes handelt, werden Potenzenaccorde arzneimittelrechtlich den Kombinationspräparaten zugerechnet.

Sinn der Potenzenaccorde ist eine Vertiefung der Wirkungen. Nach Julian (1983) wirken Potenzenaccorde „schneller, tiefer, beständiger und sind mit weniger Nebenwirkungen verbunden". Als grobe Orientierungsmaxime kann den verschiedenen Potenzierungsbereichen folgende Wirkung zugesprochen werden (siehe auch Abschnitt „Biophysikalische Grundlagen", S. 30ff.):

- Tiefpotenzen: Substitution (Wirkung auf Materie und Strukturen),
- Mittelpotenzen: Regulation (Wirkung auf Funktionsketten),
- Hochpotenzen: Information (über den Umgang mit einem Stoff).

Der Substitutionseffekt richtet sich nach den entsprechenden Stoffkonzentrationen im Körper und erstreckt sich von 10^{-2} (Mengenelemente und -verbindungen) bis 10^{-15} (Releasing-Faktoren, Hormonvorstufen und andere), was grob den Potenzierungsstufen bis D15 entspricht. Der Regulationsbereich ist zwischen D8 und D30 einzuordnen, die Informationsprävalenz ab D30. Didaktisch soll dies an einigen Beispielen veranschaulicht werden (Tab. 44, 45).

Potenzenaccorde empfehlen sich bei Störungen, die mehrere oder alle Hierarchieebenen eines Organismus betreffen. Dies trifft für viele chronische Krankheiten zu. Angeborene Stoffwechselstörungen, bei welchen eine genetische Fehlinformation eine Fehlfunktion zur Folge hat, sind ebenfalls ein dankbarer Anwendungsbereich.

Nebeneffekte der Potenzenaccorde ist die Abschwächung oder Vermeidung der Erstverschlimmerung, wie sie nicht selten bei potenzierten Einzelmitteln beobachtet wird.

Die „Accorde" können sich aus zwei oder mehreren Potenzierungsstufen zusammensetzen und ein bis drei Wirkungsbereiche umfassen.

Homaccorde

Homaccorde sind Kombinationen von zwei oder mehr homöopathisch aufbereiteten Einzelmitteln, wobei diese in mehreren Potenzierungsstufen (Potenzenaccorden) vorliegen. Es handelt sich demnach um Kombinationspräparate, die aus verschiedenen Ausgangsstoffen zusammengesetzt sind, die wiederum in mehr als einer Potenzierungsstufe vorliegen.

Als Beispiel dafür sei exemplarisch Apis-Homaccord aufgeführt.

Durch die Kombination soll einerseits das Wirkspektrum verbreitert, andererseits sollen Erstverschlimmerung und eventuelle Nebenwirkungen vermindert beziehungsweise vermieden werden. Bei den Injektionsformen liegen die Potenzierungsstufen in der Regel zwei bis drei Schritte höher als in den Tropfenlösungen.

Zu den Homaccorden sind zahlreiche sogenannte Spezialitäten zu rechnen; diese sind in ihrer Zusammensetzung auf engere Indikationen zugeschnitten. Der Übergang zwischen Homaccorden, Spezialitäten und Komposita ist fließend, auch wenn die Kompositionsprinzipien unterschiedlich sind.

Als Beispiel sei hier Colchicum compositum, ein Kompositum, welches in verschiedenen Stärken zur Verfügung steht, angeführt.

Fixe Kombinationen

Therapeutische Zielsetzung

Fixe Kombinationen von Arzneistoffen haben das Ziel, durch Zusammenwirken von Wirkstoffen

- die Dosis der einzelnen Kombinationspartner zu reduzieren,
- synergistische Wirksamkeit zu erzielen,
- das Risiko von Nebenwirkungen zu mindern,
- Wirtschaftlichkeit zu fördern
- und die Compliance zu verbessern.

Diesen erstrebten Vorteilen stehen als Nachteile gegenüber:

- methodische Nachweisschwierigkeiten für die pharmakologischen Wirkungen einzelner Kombinationspartner und
- Verlust an Dosierungsfreiheit für die Einzelstoffe.

Gesetzliche Rahmenbedingungen

Die Rahmenbedingungen der Europäischen Union haben Eingang in das Arzneimittelgesetz der Bundesrepublik Deutschland (AMG 1976) ab der Vierten Novelle vom 11.4.1990 in § 22 Abs. 3 a gefunden:

„Enthält das Arzneimittel mehr als einen arzneilich wirksamen Bestandteil, so ist zu begründen, daß jeder arzneilich wirksame Bestandteil einen Beitrag zur positiven Beurteilung des Arzneimittels leistet."

Der übergeordnete § 22 Abs. 3 hat folgenden Wortlaut:

„An Stelle der Ergebnisse nach Abs. 2 Nr. 2 und 3 kann anderes wissenschaftliches Erkenntnismaterial vorgelegt werden und zwar …

Tab. 44: Beispiel für die Zusammensetzung eines Homaccord-Präparates (nach Herzberger, 1993)

Apis-Homaccord (Tropfen)
Zusammensetzung:
2 Bestandteile tierischen Ursprungs in Potenzenakkorden
Apis mellifica D2, D10, D30, D200, D1000 (Honigbiene)
Apisinum D6, D30 (Bienengift)
1 Bestandteil pflanzlicher Herkunft in Potenzenakkorden
Scilla D2, D10, D30 (Meerzwiebel)
1 mineralischer Bestandteil in Potenzenakkorden
Tartarus stibiatus D2, D30, D200 (Brechweinstein)

Tab. 45: Zusammensetzung von Colchicum compositum welches in verschiedenen Stärken – als mite, medium und forte S angewandt wird.

Colchicum compositum medium S (Ampullen)
Zusammensetzung:
5 Bestandteile pflanzlicher Herkunft als Einzelpotenzen
Colchicum D5 (Herbstzeitlose)
Conium D3 (gefleckter Schierling)
Galium aparine D3 (Klebkraut)
Podophyllum D3 (Maiapfel)
Hydrastis D3 (kanadische Gelbwurz)

3. bei einem Arzneimittel, das eine neue Kombination bekannter Bestandteile ist, für diese Bestandteile; es kann jedoch auch für die Kombination als solche anderes wissenschaftliches Erkenntnismaterial vorgelegt werden, wenn die Wirksamkeit und Unbedenklichkeit des Arzneimittels nach Zusammensetzung, Dosierung, Darreichungsform und Anwendungsgebieten auf Grund dieser Unterlagen bestimmbar ist.

Zu berücksichtigen sind ferner die medizinischen Erfahrungen der jeweiligen Therapierichtungen."

Es bleibt festzuhalten, daß die gesetzlichen Texte sehr liberal formuliert sind. Jeder arzneilich wirksame Bestandteil hat „einen Beitrag zur positiven Beurteilung" zu leisten.

Beurteilungskriterien fixer Arzneimittelkombinationen

Die Argumentation des Für und Wider von fixen Kombinationen weist viele Gemeinsamkeiten zwischen konventioneller Pharmakotherapie (Allopathie) und Homöopathie auf. Die Unterschiede liegen in der Wertung der (materiellen) Dosis. Die Pharmakotherapie arbeitet mit der Dosis-Wirkungs-Regel, das Prinzip der Homöopathie ist dazu reziprok; je nach Dosisminderung spricht man von Tief-, Mittel- und Hochpotenzen, wobei bei den Hochpotenzen ab D30 ein materieller, also dosisabhängiger Wirkmechanismus nicht mehr angenommen wird.

Unbeschadet der Unterschiede in den erkenntnistheoretischen Grundlagen und der therapeutischen Praxis zwischen den verschiedenen Therapierichtungen ist es notwendig, Kriterien zu finden und zu systematisieren, welche eine allgemeingültige Basis für die Bewertung fixer Kombinationen bilden. Die Konkretisierung dieser Kriterien ist erforderlich, um Fehlbeurteilungen und Mißbräuche bei der Zulassung, Nachzulassung oder Registrierung zu vermeiden.

Fehlbeurteilungen und Mißbräuche ergeben sich wenn,

► Gremien und Kommissionen „Sachverständigen-Urteile" abgeben, ohne sachverständig zu sein und

Tab. 46: Kriterien zur positiven Bewertung einzelner Kombinationspartner

Der Kombinationspartner leistet einen Beitrag zur positiven Beurteilung durch:

- Verbesserung der Wirksamkeit infolge
  - additiver Wirkungen,
  - komplementärer Wirkungen,
  - synergistischer Wirkungen,
  - substitutiver Ergänzung,
- Dosisreduktion der Einzelkomponenten,
- Verminderung von Nebenwirkungen
  - durch Dosisreduktion,
  - Verträglichkeitsverbesserung,
  - antagonistische Wirkung,
- Erhöhung der Therapiesicherheit,
- Beitrag zur Verbreitung des Wirkungsspektrums,
- Beitrag zur Wirksamkeitskonstanz,
- Verlängerung der Wirkdauer,
- Verbesserung der Verträglichkeit durch
  - galenische Zubereitung,
  - Darreichungsform,
- Gebrauchsvereinfachung,
- Kostensenkung.

Tab. 47: Kriterien für die Sinnhaftigkeit von fixen Arzneimittelkombinationen

- Verbesserung der Wirksamkeit,
- Dosisreduzierung der Wirkstoffe,
- Verminderung der Nebenwirkungen,
- Verbreiterung des Wirkungsspektrums,
- Verlängerung der Wirkungsdauer,
- Beitrag zur Konstanz des Wirkniveaus,
- Verbesserung der Verträglichkeit,
- Erhöhung der Compliance,
- Therapievereinfachung,
- Erhöhung der Therapiesicherheit,
- Kostenreduktion,
- Abdeckung der Symptomenvielfalt.

Tab. 48: Kriterien für die Sinnwidrigkeit von fixen Arzneimittelkombinationen

Fixe Arzneimittelkombinationen sind sinnwidrig, wenn

- einzelne Kombinationspartner antagonistische Wirkungen haben, die mit dem therapeutischen Ziel nicht vereinbar sind,
- Kombinationspartner hinsichtlich unerwünschter Nebenwirkungen additiv oder kumulativ wirken,
- die Symptomenkonstellation bei Symptomenvielfalt eine freie Kombination erfordert,
- ein oder mehrere Kombinationspartner in toxikologisch bedenklichen Konzentrationen enthalten sind,
- ein therapeutisches Ziel (Indikationsspektrum) weder erkennbar noch begründbar ist,
- Kombinationspartner unvereinbare Therapieprinzipien verkörpern.

- ▶ Behörden ohne Berücksichtigung der Besonderheiten der jeweiligen Arzneimittel Entscheidungen über die an das „wissenschaftliche Erkenntnismaterial“ zu stellenden Anforderungen treffen.

Einigt man sich auf nachvollziehbare Kriterien, könnten Kontroversen bei der Beurteilung, ob eine fixe Kombination sinnvoll oder sinnwidrig ist, weitgehend vermieden werden. Zur Beurteilung, ob eine fixe Kombination sinnvoll, zweifelhaft oder sinnwidrig ist, dürfen nicht nur positive Kriterien herangezogen werden, sondern auch negativ zu wertende Gesichtspunkte. Nur aus einer Gegenüberstellung von positiven und negativen Kriterien läßt sich ein objektiver Maßstab zum Nutzen-Risiko-Verhältnis und zur Wirtschaftlichkeit erstellen.

Hierzu lassen sich beispielsweise Kriterien heranziehen, welche die fixe Kombination als einheitliches Ganzes betreffen. Einige Vorschläge für solche Kriterien sind in Tabelle 46 zusammengefaßt. Auch für die Art des Beitrages der Einzelbestandteile zur positiven Bewertung des Kombinationsarzneimittels lassen sich verschiedene Gesichtspunkte diskutieren (Tab. 47). Eine vollständige Erfüllung aller Kriterien durch eine fixe Kombination ist häufig aufgrund der Besonderheiten des betreffenden Arzneimittels nicht möglich und auch nicht erforderlich.

Sinnwidrig dürfte eine fixe Kombination dann erscheinen, wenn einer oder mehrere Gesichtspunkte aus Tabelle 48 zutreffen und die positiven Kriterien deutlich übertreffen.

Homöopathische Kombinations- und Komplexmittel

Rein begrifflich bestehen zwischen „Kombinationen“ und „Komplexen“ prinzipielle Unterschiede:
Kombination (lat. vereinigen, zusammensetzen) ist eine Vereinigung (Zusammensetzung) von zwei oder mehreren Dingen, Maßnahmen, Gedankengängen oder Rechnungen zu einer übergeordneten Einheit. Kombinationspräparate (Komposita) sind aus zwei oder mehr Einzelkomponenten zusammengesetzte Mehrstoffpräparate. Die Zusammensetzung kommt in dieser Konstellation in der Natur nicht vor, kann aber durch Art und Menge der Kombinationspartner natürlichen Verbundformen angenähert werden. Kombinationspartner können Wirkstoffe, Begleitstoffe und Zusatzstoffe sein.

Komplex ist eine Gruppe zusammenhängender und zusammengehöriger Einzelkomponenten oder -erscheinungen. Complexus (lat. Umschließung, Umarmung, Verflechtung) ist eine gesetzmäßige Vernetzung von Einzelbestandteilen in einem funktionellen, morphologischen oder psychischen Verbund. Der Begriff beschränkt sich nicht auf Arzneimittel. Komplexpräparate sind damit Arzneimittel, deren Inhaltsstoffe (Einzelkomponenten) in einem gesetzmäßigen inneren Zusammenhang stehen; sie enthalten keine verbundfremden Bestandteile.

Im allgemeinen Sprachgebrauch und der arzneimittelrechtlichen Einordnung wird zwischen Kombinations- und Komplexmitteln jedoch kein Unterschied gemacht. „Fixe Kombinationen homöopathischer Einzelmittel“, „homöopathische Kombinationsmittel“ und „homöopathische Komplexmittel“ sind als synonyme Begriffe im Gebrauch. Eine spezielle Gruppe stellen die „homöopathischen Antihomotoxika“ dar, welche in einem eigenen Band (Antihomotoxische Medizin, Band II: Homöopathische Antihomotoxika) ausführlich dargestellt werden.

Homöopathische Kombinations- und Komplexmittel stellen eine Mischung aus zwei oder mehr homöopathischen Einzelmitteln dar, wobei mineralische, pflanzliche oder organische Stoffkomplexe als Einzelmittel gelten. Entscheidend für die Zuordnung als homöopathische Arzneimittel sind zwei Voraussetzungen:

- ▶ Für die Kombinationspartner muß ein „Arzneimittelbild“ vorliegen,
- ▶ die Aufbereitung der Kombinationspartner hat nach den jeweils geltenden Bestimmungen des amtlichen homöopathischen Arzneibuches (HAB) zu erfolgen oder einer entsprechenden nationalen oder multinationalen Vorschrift zu entsprechen.

Anwendungsgebiete
Die Anwendungsgebiete fixer homöopathischer Arzneimittelkombinationen ergeben sich aus den Arzneimittelbildern der homöopathisch aufbereiteten Kombinationspartner. Den arzneimittelrechtlichen Rahmenbedingungen der Europäischen Union entsprechend, hat jeder arzneilich wirksame Kombinationspartner „einen Beitrag zur positiven Beurteilung" zu leisten. Für das Kombinationspräparat als therapeutische Einheit muß ein therapeutisches Ziel ausgewiesen werden. Aus der Angabe des therapeutischen Zieles (Anwendungsgebiet) resultiert die Forderung nach einer Begründung der Kombination.

Begründung
Die Begründung einer fixen Arzneimittelkombination ist um so aufwendiger, je mehr Kombinationspartner die Kombination enthält. Dabei sind die Arzneimittelbilder der Kombinationspartner hinsichtlich ihrer – additiven, komplementären, konträren – Wirkungen und Wechselwirkungen koordinativ auf die Anwendungsgebiete zu projizieren und plausibel darzustellen.

Ein „Beitrag zur positiven Beurteilung" ist für fixe homöopathische Arzneimittelkombinationen (mit ausschließlich homöopathischen Kombinationspartnern) in der Regel durch folgende Kriterien erfüllt, wenn aufgezeigt wird, daß mit der Kombination eine

- Dosisreduktion der Wirkstoffe,
- Verminderung potentieller Nebenwirkungen,
- Erweiterung des Wirksamkeitsspektrums,
- Abdeckung einer Symptomenvielfalt,
- Therapievereinfachung,
- Verbesserung der Verträglichkeit,
- Erhöhung der Compliance sowie
- Kostenreduktion

erreicht wird.
Gegebenenfalls besonders zu begründen sind

- Verlängerung der Wirkungsdauer und
- Beitrag zur Konstanz des Wirkungsniveaus.

Diese für fixe Arzneimittelkombinationen generell geltenden Kriterien haben für homöopathische Kombinationspräparate durch die Dosisreduktion a priori einen höheren Stellenwert.

Als Nachteil wird von Seiten der Vetreter der klassischen Homöopathie die verminderte Möglichkeit ins Feld geführt, Arzneimittelbild und individuelles Krankheitsbild in Übereinstimmung zu bringen.

Enthält die fixe Kombination toxikologisch bedenkliche Einzelstoffe, haben sich Anwendungsgebiete und -dauer nach den Risikoabschätzungen der betreffenden Einzelmittel zu orientieren. Bei homöopathischen Kombinationsmitteln ist dies besonders bei der Verwendung von Urtinkturen und Tiefpotenzen zu beachten.

Arzneimittelrechtlichen Rahmenbedingungen entsprechend müssen fixe homöopathische Kombinationsarzneimittel als Anwendungsgebiete ausweisen:

- eine Krankheit,
- ein Krankheitsstadium,
- ein Syndrom,
- eine funktionelle Störung eines Organs oder Organsystems.

Den komplex vernetzten pathobiologischen Vorgängen in Biosystemen werden die durch Erfahrungswissen bewährten und auf organismische Zusammenhänge abgestimmten Kombinationsarzneimittel in der Mehrzahl mehr gerecht als allopathische Einzelmittel aufgrund linearer Denkansätze.

Potenzierte Organpräparate

Organotherapeutika werden in verschiedenen „Größenordnungen", von der Transplantation ganzer Organe bis zu selektiven Faktoren eingesetzt.

Organotherapeutika im Sinne des Arzneimittelgesetzes sind Arzneimittel, die ausschließlich oder überwiegend aus tierischen Organen, Organteilen, Zellen, Zellorganellen, Zellkompartimenten, Mikroorganismen, zellulären oder extrazellulären Flüssigkeiten hergestellt oder galenisch zubereitet werden.

Charakterisierung
Organotherapeutika sind biogene Mehrstoffgemische, deren Identitätsmuster durch die Artspezifität des Ausgangsmaterials und die cha-

rakteristische Zusammensetzung aus biochemischen Substraten und/oder Enzymen geprägt ist.

Elemente, Spurenelemente, organische Säuren und Salze, Aminosäuren, Peptide, Proteine, Nukleotide, Nukleinsäuren, Lipide und Kohlenhydrate pflegen in biologischen, das heißt im Lebensprozeß entstandenen und damit zu vereinbarenden – Mengenverhältnissen vorzuliegen. Angereicherte, isolierte oder kombinierte, organische oder anorganische Inhaltsstoffe sind dann zu den Organotherapeutika zu rechnen, wenn ihre organische Herkunft sichergestellt und nachprüfbar zu identifizieren ist.

Die Besonderheit der Organotherapeutika als Arzneimittelstoffgruppe liegt in der Komplexität der Inhaltsstoffe. Im Gegensatz zum Postulat der kausallinearen Wirkung synthetischer (Mono-)Substanzen bildet die organisch gewachsene – und damit den Lebensfunktionen angepaßte – Vielfalt der Substrate, Enzyme und Elemente das therapeutische Prinzip. Aus der Vielzahl der Inhaltsstoffe können zwar Leit- und Begleitsubstanzen isoliert und quantifiziert werden, die ermittelten Mengenverhältnisse sind aber nicht maßgeblich für Wirkungsnachweis und Indikationen. Die Bestimmung von Leitsubstanzen dient der Identitätscharakterisierung und Hinweisen auf mögliche Wirkorte im multizellulären Organismus.

Einteilung der Organotherapeutika

Organotherapeutika umfassen eine große Spannbreite von therapeutischen Mitteln. Dazu gehören die Organtransplantate, organische Implantate, Organsuspensionen, Zellen, potenzierte Organ- und Zellpräparationen, Zellfraktionen, Extrakte, Lysate, Filtrate und Ultrafiltrate, Enzyme, organische Katalysatoren, Enzyme und Kombinationen aus diesen Zubereitungsformen. Nachfolgend sind die einzelnen Organotherapeutika stichwortartig charakterisiert.

- Organpräparate
  Aufbereitungen, die mehrere oder alle Gewebekomponenten eines Organs enthalten; neben den differenzierten Zellbestandteilen (zum Beispiel Leber-, Nieren-, Großhirn-, Blut-, Knochenmark-, Thymuszellen) enthalten diese Präparationen Bindegefäßgewebe, Grundsubstanz u. a.
- Gewebepräparate
  Aufbereitungen aus gleichartig differenzierten Zellen von einem vielzelligen Organismus (zum Beispiel Knorpel-, Muskel, Bindegewebspräparate; Thyreoidea sicca) (s. S. 115; s. auch Band II: Homöopathische Antihomotoxika).
- Zellpräparate
  Aufbereitungen aus organischem Ausgangsmaterial, bei welchem die Einzelbestandteile nur oder überwiegend in Form isolierter Zellen vorliegen. Dazu gehören die Zellkonzentrate aus Leukozyten, Thrombozyten, Erythrozyten, Lymphozyten, Osteoblasten, B-Zellen, Sertoli-Zellen u. a.
- Zellorganellen
  Meist durch Ultrazentrifugation gewonnene Konzentrate von Mitochondrien, Lysosomen, Ribosomen, Zellkernbestandteilen.
- Zellkompartimente
  Präparate, die verschiedene Zellinhaltsstoffe unterschiedlicher Größenordnung repräsentieren. Die Größenordnungen reichen dabei von den Zellorganellen bis in den Bereich der Makromoleküle.
- Extrakte aus Organen, Geweben, Zellen
  Entstehen durch gezieltes Herauslösen eines oder mehrerer Bestandteile aus einem Gemisch fester, flüssiger oder in Flüssigkeit gelöster Substanzen. Die selektiv wirkenden Lösungsmittel werden anschließend durch Verdampfung, Kristallisation, Destillation oder andere Methoden entfernt. Die isolierten Inhaltsstoffe bilden den Extrakt (Auszug). Dazu gehören Thymus-, Milz-, Magenschleimhaut-, Pankreasextrakte u. a.
- Hydrolysate aus Organen, Geweben und Zellen
  Durch hydrolytische Spaltung von chemischen Verbindungen gewonnene Aufbereitungen organischen Materials.
- Filtrate und Ultrafiltrate
  Durch Trennung der Festbestandteile aus Flüssigkeiten, Suspensionen oder Gewebebreien hergestellt. Je nach Porengröße enthält das Filtrat entsprechende Molekülgrö-

ßen und wird in Filtrate mit grobem Raster und Filtrate mit feinem Raster (Ultrafiltrate) unterteilt.

- Organsekrete und -inkrete
  Aufbereitungen von Sekretionsprodukten oder Inkreten exkretorischer und/oder inkretorischer Organe oder Gewebe. Dazu gehören die meisten Ferment-(Enzym)-Präparate der Magen-Darm-Schleimhaut und Verdauungsdrüsen, aber auch isolierte Hormone wie Insulin oder Wachstumshormone.

- Serotherapeutika
  Gesamtinhaltsstoffe des Blutserums oder einzelne Fraktionen desselben.

- Potenzierte Organpräparate
  Nach Regeln des HAB hergestellte Organotherpeutika aus Organen, Geweben oder Zellen. Sie werden aus Organen, Geweben oder Zellen gewonnen und enthalten die Inhaltsstoffe der Ausgangsgewebe in durch die Potenzierung verdünnten Konzentrationen, sofern sie in Tief- und Mittelpotenzen angewendet werden. Sofern es sich um Tiefpotenzen handelt, steht die substitutive Wirkung im Vordergrund. Da die Inhaltsstoffe in den Ausgangsgeweben teilweise in Konzentrationen bis 10^{-15} (Releasing-Faktoren, Oligopeptide) vorliegen, ist ein Substitutionseffekt mindestens bis D15 anzunehmen. Werden höhere Potenzierungsstufen eingesetzt, wird damit die organotrope, informative Steuerung angestrebt. Organische Potenzenaccorde haben das Ziel, organotrope Information, Regulation und materielle Substitution abzudecken. In Tabelle 49 sind beispielhaft die potenzierten Hypophysenpräparate herausgegriffen.

Tab. 49: Wirkungsbereiche potenzierter Hypophysenpräparate

	substitutiv	**regulatorisch**	**informativ**
Hypophysis suis	D6		
Hypophysis suis			D200
Hypophysis suis-Injeel		D10	D30 D200
Hypophysis suis-Injeel forte	D8	D12	D30 D200

Die Wirksamkeit der Organotherapeutika beruht auf folgenden Wirkungsmechanismen:

- die Organotropie:
  Radioaktive Markierungen und Vitalfärbung belegen übereinstimmend, daß 60–70% des applizierten organischen Materials in den korrespondierenden Organen (Geweben) nachweisbar sind;
- die Organspezifität:
  Organische Präparationen von Warmblutspendern wirken organspezifisch, nicht artspezifisch;
- das energetische Potential:
  Organische Präparate beinhalten je nach Zubereitung alle oder einen Teil der Inhaltsstoffe des Spendergewebes und das diesem innewohnende energetische Potential;
- die Dynamisierung:
  Das energetisch-dynamische Potential soll durch die Potenzierungsschritte erhöht werden, fetale und jugendliche Ausgangsgewebe haben ein höheres Dynamikpotential als Gewebe älterer Spender;
- die Wirksamkeit:
  Sie hängt von den Zubereitungsformen ab. Der Substitutionseffekt steht im Vordergrund bei Transplantationen (Organersatz), Implantationen, Gramm- und Milligrammdosen, homöopathischen Tiefpotenzen. Regulatorische Wirkungen entfalten Mittelpotenzen, Katalysatoren, Lysate, Ultrafiltrate. Die informative Bahnung obliegt hochpotenzierten Präparationen und selektiven Faktoren (zum Beispiel Wachstumsfaktoren, die nur das Wachstum und dies nur bei den korrespondierenden Geweben bewirken).

Potenzierte Organpräparate haben einen breiten therapeutischen Ansatz, der die Reparation struktureller Defekte und die Regulation von Fehlfunktionen beeinflussen kann.

Potenzierte Organpräparate in Composita
Potenzierte Organotherapeutika können in ihrem Wirkungsspektrum und in der Wirkungsintensität durch Kombination mit pflanzlichen

Stoffen, mineralischen Stoffen und Katalysatoren verstärkt werden. Als Beispiel des therapeutischen Denkens in Funktionsketten seien angeführt Thalamus compositum und Zeel P (Tab. 50).

Herstellung der Suis-Organpräparate

Für die Herstellung der Suis-Organreihe gelten nach einer Zusammenstellung von G. Herzberger (1995) folgende Herstellungsbedingungen:

Die in der Homotoxikologie verwendeten Suis-Organpräparate sind nach Vorschriften des HAB homöopathisch aufbereitete Organgewebe, deren Ausgangsstoffe von gesunden Schweinen aus speziell überwachter Haltung stammen. Die nach HAB 1, Vorschrift 11 erforderliche Sterilisation der Ampullenpräparate gemäß DAB 10 erfolgt erst, wenn die Fertigung der potenzierten Organpräparate abgeschlossen ist. Damit behält das Material während der Potenzierung den Charakter des lebendigen Gewebes, und die Präparate haben eine direkte Strukturbeziehung zu den erkrankten Organen. Die oralen Darreichungsformen werden nicht sterilisiert, sondern lediglich am Ende des Herstellungsganges mikrobiologisch untersucht; die Ergebnisse müssen den Anforderungen nach DAB 10 entsprechen.

Risikobewertung potenzierter Organpräparate:

Das Schwein als Spendertier wurde gewählt, weil es in zahlreichen Merkmalen wie Gewebestruktur, Stoffwechsel und Biochemie sowie auch in der Anfälligkeit gegen bestimmte Infektions- und Gefäßkrankheiten mit den Gegebenheiten des menschlichen Organismus weitgehend übereinstimmt. Die vom Schwein gewonnenen Gewebe weisen damit eine Ähnlichkeit zu den menschlichen Geweben auf und können daher als Simile zu menschlichen Geweben angesehen werden. Der Wirkmechanismus beruht auf einer Organaffinität der zugeführten Substanzen beziehungsweise Reize.

Für die auf einem ähnlichen Prinzip beruhende, allerdings mit materiellen Substratmengen arbeitende Frischzellentherapie wurde durch radioaktive Markierung die Organotropie der dort verabreichten Zellen beziehungsweise ihrer Bruchstücke nachgewiesen; die Organspezifität dieser Substanzen überwiegt also die

Tab. 50: Beispiele potenzierter Kombinationsorganpräparate

Thalamus compositum
Thalamus opticus suis D8
Corpus pineale suis D8
Glandula suprarenalis suis D10
Viscum album D10
3,5-Adenosinmonohydrogenphosphat D6
Zeel P
Organotherapeutika:
Funiculus umbilicalis suis (1:10)
Cartilago suis (1:10)
Embryo suis (1:10)
Placenta suis 0,3 µg
Phytotherapeutika:
Rhus toxicodendron 0,22 mg
Arnica 0,22 mg
Dulcamara 22 µg
Symphytum 22 µg
Sanguinaria 33 µg
mineralisch:
Sulfur 39,6 µg
Katalysatoren/Cofaktoren
Nadid
Coenzym A
(+)-α-Liponsäure
Natrium oxalaceticum 0,22 µg

Artspezifität (Gedeon, 1986). Es muß jedoch an dieser Stelle betont werden, daß die Behandlung mit Suis-Organpräparaten allein schon aufgrund der völlig verschiedenen Herstellung der Präparate und der um mehrere Zehnerpotenzen geringeren Wirkstoffmengen nicht mit einer Frischzellentherapie oder der Therapie mit Organotherapeutika verwechselt werden darf.

In diesem Zusammenhang soll auch kurz auf die Aspekte Arzneimittelsicherheit und Anwendungsrisiko bei Suis-Organpräparaten eingegangen werden. In einem wissenschaftlichen Gutachten nahm Schmid (1991) zu diesen Fragen Stellung. Er unterscheidet drei Bereiche, aus denen sich theoretisch ein Risikopotential für potenzierte Organpräparate ableiten läßt.

Für den toxikologischen Bereich stellt er fest, daß Organpräparate von gesunden Warmblüterspendertieren, um die es sich bei den Suis-Organpräparaten handelt, keine toxischen Eigenschaften besitzen. Auch bei der Verwendung von Geweben mit bakterieller Besiedlung (zum Beispiel Colon suis) oder mit enzymatischen Aktivitäten (Duodenum suis) als Ausgangsstoff sind bereits in der Verdünnungsstufe D4 überhaupt keine Endotoxine mehr nachweisbar.

Für den immunologischen Bereich als Risikobereich ist festzustellen, daß Wirkstoffkonzentrationen, die im Bereich der Verdünnungsstufen D2 und D5 liegen, in der Allergologie für die Hypo- bzw. Desensibilisierung therapeutisch eingesetzt werden. Auch bei diesen Verdünnungsstufen sind nur im ungünstigsten Fall lokale Reaktionen, aber jedenfalls keine ernsthaften immunologischen Reaktionen zu erwarten. Bei Potenzstufen größer oder gleich D6 besteht auch kein theoretisches Risiko mehr.

Der dritte Bereich, das Infektionsrisiko aus potenzierten Organpräparaten, wurde auf bakterielle sowie virale Risiken hin überprüft. Ein Wachstum verschiedener zugesetzter Leitkeime war schon in den noch nicht verdünnten Urtinkturen nicht nachzuweisen.

Hinsichtlich einer möglichen Infektion mit Viren stehen vor allem die sogenannten unkonventionellen Viren in der Diskussion. Für die Suis-Organpräparate ist festzustellen, daß bisher kein spontan aufgetretener Fall von spongiformen Enzephalopathien beim Schwein beobachtet wurde und auch unter extremen Laborbedingungen eine Übertragung von Erregern spongiformer Enzephalopathien auf das Schwein bisher weltweit nur in einem Fall gelang (Danner, 1991). Schmid (1991) weist darauf hin, daß bisher nur 11 Fälle von subakuten spongiformen Enzephalopathien beim Menschen mit der Applikation von *menschlichem* Organgewebe in kausalen Zusammenhang gebracht werden, wobei es sich um die Verabreichung von humanem Wachstumshormon, von Dura mater bzw. um eine Hornhauttransplantation handelte. Trotz jahrzehntelanger Anwendung von Organpräparaten *tierischer* Herkunft gibt es jedoch bisher keinerlei Hinweis auf die Übertragung tierspeziesspezifischer Viren, um die es sich bei den „unkonventionellen Viren“ handelt, auf den Menschen.

Zusammenfassend ist zur Unbedenklichkeit der Suis-Organpräparate festzuhalten, daß durch die Kombination zahlreicher infektiositätsmindernder oder sicher die Infektiosität aufhebender Maßnahmen (Überwachung und Auswahl der Spendertiere und der Herkunftsbestände, Verwendung von Geweben beziehungsweise Organen mit geringem theoretischem Gefährdungspotential, Maßnahmen bei der Herstellung wie Autoklavierung und homöopathische Verdünnung, Art der Applikation sowie das Bestehen einer Speziesbarriere) die Gewähr gegeben ist, daß „die immer wieder beschworene potentielle Gefährdung des behandelten Patienten mehr eine theoretische Spekulation als ein realitätsnahes Ereignis“ ist (Schmid, 1991).

Nosoden

Der Begriff „Nosode“ ist abgeleitet vom griechischen Substantiv „to nosodes“ (το νοσοδες), das im Deutschen zwei Inhalte umschreibt, nämlich „das Krankhafte“ und „das Ungesunde“.

Nosoden sind sterilisierte, auf Pyrogenfreiheit untersuchte und nach homöopathischen Gesetzen potenzierte Arzneimittel, die schon seit über 150 Jahren therapeutisch Anwendung finden. Nach Herkunft des Materials, das verarbeitet und potenziert wird, unterscheidet man zwischen Auto- und Heteronosoden. Als Ausgangsstoffe dienen Gewebe, Sekrete, Exkrete, Seren und Blutbestandteile, devitalisierte mikrobielle Kulturen von Viren, Bakterien, Pilzen und Parasiten.

Nosoden sind nach einer homöopathischen Verfahrenstechnik hergestellte Zubereitungen aus pathologisch veränderten Organen oder Organteilen von Mensch oder Tier, ferner aus abgetöteten Kulturen von Mikroorganismen, aus Zersetzungsprodukten tierischer Organe oder aus Körperflüssigkeiten, die Krankheitserreger beziehungsweise Krankheitsprodukte enthalten, welche dann aber nach gesetzlich genau vorgeschriebener Bearbeitung (Qualitätssicherung) nicht mehr virulent beziehungsweise infektiös sind.

Die Definition der Nosoden entspricht somit auch dem Stoffbegriff, der im § 3 des Arzneimittelgesetzes vom 24.8.1976 festgehalten ist, insbesondere in den Punkten 3 und 4. Stoffe im Sinne des Gesetzes sind demnach erstens chemische Elemente, zweitens Pflanzen und Pflanzenteile, drittens Tierkörper (auch lebender Tiere), Körperteile, Bestandteile und Stoffwechselprodukte von Mensch oder Tier in bearbeitetem Zustand sowie viertens Mikroorganismen einschließlich Viren, deren Bestandteile oder Stoffwechselprodukte.

Für die Herstellung von Nosoden gibt es zwei verschiedene Vorschriften, nämlich die HAB-1-Vorschrift 43 für Urtinkturen aus pathologisch veränderten Organen oder Organbestandteilen von Mensch oder Tier und die Vorschrift 44 für Urtinkturen aus abgetöteten Kulturen von Mikroorganismen, aus Zersetzungsprodukten tierischer Organe oder aus Körperflüssigkeiten, die Krankheitserreger beziehungsweise Krankheitsprodukte enthalten.

Am Anfang der Verarbeitung von Nosoden steht die Sterilisation der Ausgangsstoffe gemäß HAB. Anschließend erfolgt die Prüfung auf Sterilität gemäß DAB 10 (1991). Erst dann kann die homöopathische Aufbereitung erfolgen.

Es handelt sich also bei den Nosoden nicht um Impfstoffe, Seren oder dergleichen, sondern um reine Homöopathika.

Nach Ausgangsmaterial unterscheidet man folgende Nosoden:

- Arzneizubereitungen aus „krankmachenden Faktoren“, die aus belebten Schadstoffen hergestellt werden. Das Ausgangsmaterial ist mikrobieller Natur (angereicherte Kulturen aus Viren, Bakterien, Pilze, Parasiten). Nach dem HAB sind dies Nosoden im engeren Sinne.
- Arzneimittel aus unbelebten Stoffen wie Elementen, Spurenelementen, toxischen Metallen, chemischen Stoffen, Umweltschadstoffen, Medikamenten und Toxinen.
- Arzneimittelzubereitungen aus gesundem oder pathologisch verändertem organischen Ausgangsmaterial wie Geweben, Sekreten, Exkreten, Seren, Blutbestandteilen.

Tab. 51: Gruppierung von Nosoden mit Beispielen

Mikrobielle Nosoden	
aus Viren:	Herpes zoster Cocksackie A 9, B 4
aus Bakterien:	Streptococcinum (Steptococcus hämolyticus) Staphylococcinum (Staphylococcus) Parathyphoidinum (Salmonella paratyphi B) Pneumococcinum (Pneumococcus) Tuberculinum (Mycobacterium tuberculosis)
aus Pilzen:	Nageltrichophytie
aus Parasiten:	Ascariden Malaria Oxyuren Trichomonaden
Nosoden aus mikrobiellen Zubereitungen + Reaktionsprodukten	
Psorinum (Krätzemilbe + Milbengang) Medorrhinum (Diplococcus Neisseri + eitrige Harnröhrengewebe) Luesinum (Spirochaeta pallida + Primäraffekt-Eiter) Bacillinum (Mycobacterium tuberculosis + Tuberkel-Sputum)	
Nosoden aus „Krankheitsprodukten“	
Cirrhosis hepatis Duodenitis Grippe Osteomyelitis Polyarthritis Varizellen	
Nosoden aus Stoffwechselprodukten	
Calculi bili Calculi renales Cholesterin Comedonen	
Nosoden aus krankhaftem Gewebe	
Karzinom (differenziert) Gliom Mamma cystica Ovarialzysten Polypus (differenziert) Struma Teratom Ulcus cruris	

Nosoden werden seit über 30 Jahren im Rahmen der bioelektronischen Medizin und anderer Regulationstherapien in großem Umfang als therapeutisches Konzept verwendet. Die Nosoden, die aus Stoffen hergestellt sind, werden im Sinne der Isotherapie als Isotherapeutika eingesetzt. Es besteht damit ein Unterschied gegenüber der klassischen Homöopathie, die nach dem Prinzip der Ähnlichkeit arbeitet.

Bei Unklarheit der Ätiologie von Krankheiten kann die getestete Nosode die einzelnen ursächlichen Faktoren des Krankheitsgeschehens differenzieren. Dabei wird sehr oft als Ausdruck plurikausaler Ursachen eine Kombination verschiedener Nosoden gefunden. Die als ätiologisches Diagnostikum getestete Nosode ist gleichzeitig das therapeutisch optimal wirksame Medikament für die Behandlung der Krankheit.

Damit ist nicht nur für eine moderne Therapie im Bereich der Frühdiagnose und Frühbehandlung ein neuer Weg aufgezeigt, sondern auch für die Behandlung chronischer Erkrankungen ein entscheidender therapeutischer Fortschritt ermöglicht.

Die Anwendung der Nosoden erfolgt

- **gemäß der symptomatischen Ähnlichkeit**
  das heißt nach den grundlegenden homöopathischen Regeln des Simillimum;
- **gemäß der anamnestisch-ätiologischen Ähnlichkeit**
  Die Anwendung der Nosoden soll also nach der symptomatischen Ähnlichkeit, das heißt nach der grundlegenden homöopathischen Regel des Simillimum beziehungsweise nach der anamnestisch-ätiologischen Ähnlichkeit hinsichtlich einer alten, scheinbar geheilten Krankheit erfolgen.
  Eine Diphtherienosode (Diphtherinum-Injeel und Diphtherinum-Injeel forte) wird beispielsweise primo loco nicht bei akuter Diphtherie eingesetzt, was einer aktuellen Ähnlichkeit mit einer gerade in der Entwicklung begriffenen, akuten Krankheit entsprechen würde (siehe auch nächsten Punkt), sondern bei Herzerkrankungen, bei denen sich ähnliche Symptome vorfinden wie bei einem diphtheriegeschädigten Herzen (symptomatische Ähnlichkeit) beziehungsweise bei Herzerkrankungen, bei denen in der Anamnese eine Diphtherie vorliegt (anamnestische ätiologische Ähnlichkeit);
- **gemäß der aktuellen ätiologischen Ähnlichkeit**
  Die Anwendung geschieht nur in Verbindung mit zusätzlichen Biotherapeutika.
  Zur Anwendung von Nosodenpräparaten unter dem Gesichtspunkt der aktuellen ätiologischen Ähnlichkeit ist folgendes von Wichtigkeit: Alle Nosoden können als spezifisches Heilmittel, als Isotherapeutikum bei der entsprechenden Krankheit verwendet werden, der sie entstammen. Im allgemeinen werden sie in diesem Fall als Zwischenmittel neben den angezeigten homöopathischen Mitteln verabreicht;
- **am Ende beziehungsweise nach soeben durchgemachter Erkrankung**
  Nach überstandener Krankheit stellen die Nosoden allerdings ein ausgezeichnetes Mittel dar, die im Mesenchym abgelagerten Toxine zur (schnelleren) Ausscheidung zu bringen. Oft genug handelt es sich bei solchen Fällen nicht nur um die Ausscheidung der Erregertoxine, sondern auch um Restbestände der Erreger mit latenten Krankheitsherden sowie um nicht mehr pathogene Erregeransiedlungen (Dauerausscheider). Dies gilt ganz besonders im Hinblick auf soeben überstandene Infektionskrankheiten wie zum Beispiel Masern, Röteln, Windpocken, Grippe, Erysipel, Scharlach, Typhus, Diphtherie usw.

Die therapeutischen Aussagen stützen sich auf Erfahrungsgut in der Klinik und in der Praxis.

Die geeignete, im bioelektronischen Verfahren (zum Beispiel EAV-Test) als richtig herausgetestete Nosode oder Nosodenkombination der passenden Potenzen führt bei akuten und chronischen Krankheitszuständen in der Regel zu einer zeitlichen Verkürzung und einer symptomatischen Abschwächung des Krankheitsverlaufes, einschließlich der Rekonvaleszenz.

Homöopathisierte Allopathika

Definition

Homöopathisierte Allopathika sind nach den Regeln des offiziellen Homöopathischen Arzneibuches potenzierte allopathische Arzneistoffe.

In der antihomotoxischen Medizin werden darunter vor allem die in der Allopathie verwendeten Synthetika verstanden.

Neben solchen synthetischen Arzneistoffen werden darunter aber auch körpereigene Substanzen (γ-Globulin, Histamin) oder für die galenische Formulierung von Arzneimitteln verwendete Konservierungsstoffe (a-d-Dioxan, p-Aminobenzoesäureethylester) verstanden.

Tabelle 52 gibt einen Überblick über einige der heute verfügbaren homöopathisierten Allopathika.

Als grundlegendes Wirkprinzip wird bei der antihomotoxischen Verwendung dieser homöopathisierten Allopathika der sogenannte Umkehreffekt gemäß der Arndt-Schulz-Regel postuliert.

Der Umkehreffekt ist in der medizinischen Geschichte bereits seit 1877 bekannt. Hingewiesen sei in diesem Kontext ferner auf den bereits von Paracelsus vor nahezu 450 Jahren geprägten Satz daß „jedes Gift auch sein Gegengift ist“.

Aber auch aus der modernen Immunologie und insbesondere der Allergologie wissen wir, daß man eine allergische Erkrankung zum Beispiel mit hochverdünnten, das heißt abgeschwächten Konzentrationen des die Allergie auslösenden Allergens behandelt. Entsprechende Untersuchungen mit Pollenextrakten, Hausstaubextrakten usw. gibt es in der medizinischen Literatur in großer Anzahl.

In der medizinischen Wissenschaft gibt es darüber hinaus auch Erkenntnisse über die Wirkung von Arzneistoffen, die dort als „gegensinnige Effekte“ der kleinen Dosis gegenüber der großen Dosis bezeichnet beziehungsweise unter dem Begriff „paradoxe Effekte“ subsumiert werden. Dahinter verbirgt sich das pharmakodynamische Phänomen, daß viele – nicht alle – Arzneistoffe eine sogenannte „biphasische“ Wirkung besitzen.

Ein klassisches Beispiel für die biphasische Wirkung bietet das Adrenalin, welches auch in der Homöopathie bereits seit langem verwendet wird. So werden hohe Dosen (Milligramm-Mengen) dieses Stoffes beispielsweise die asthmatischen Paroxysmen verstärken, während niedrige Dosen (Mikrogramm-Mengen) genau die entgegengesetzte Wirkung ausüben. Ein traurig berühmtes Beispiel dafür war zu Beginn der 60er Jahre der Tod mehrerer tausend Asthmatiker in Großbritannien, nachdem sie ihr Adrenalin-Pumpspray zu häufig und somit Adrenalin in zu hohen Dosen pro Tag angewendet hatten. Dieser Arzneimittelzwischenfall wird als ein sehr markantes Beispiel für das epidemische Auftreten eines iatrogen verursachten Todes aufgeführt (Lockett, 1965; Paterson, 1968). Interessant ist in diesem Zusammenhang, daß ein homöopathischer Arzt bereits im Jahre 1910 vor Überdosierungen mit Adrenalin gewarnt hatte, unter Hinweis auf die Symptomatik „starke Erregung der Atmungsaktivitäten mit darauffolgender Suffokation und Tod durch Paralyse der Medulla oblongata und des Atemtraktes“ (Coulter, 1980).

Tab. 52: Zusammenstellung der heute verfügbaren homöopathisierten Allopathika

Acidum acetylosalicylicum
Acidum p-aminosalicylicum
Acidum salicylicum
p-Aminobenzoesäureethylester
Apomorphinum hydrochloricum
Chloramphenicol
Chloroquin
Dimethylaminophenyldimethylpyrazolon
a-d-Dioxan
Doxycyclin
Erythromyzin
γ-Globulin
Hexachlorophen
Histamin
Isoniktonsäurehydrazid (INH)
Norandrostenolon-phenylpropion
Penicillin
Phenobarbital
Phenothiazin
Polymyxin B
Pyrimethamin
Streptomyzin
Sulfaguanidin
Sulfonamid (4-Aminobenzolsulfonsäureamid)
Tetracyclin

Noch ein zweites, sehr bekanntes Beispiel für den biphasischen Effekt von Arzneistoffen wird im New England Journal of Medicine beschrieben und betrifft die drei Peptide Caerulein, Cholecystokinin und Pentagastrin. Alle drei Substanzen sind in der Lage, die Magensäuresekretion zu stimulieren. Der Autor schreibt: „Wenn man die Magensäuresekretion durch intravenöse Anwendung von Pentagastrin stimuliert und eine der beiden anderen obengenannten Substanzen intravenös dazu gibt, dann wird experimentell überwiegend eine Inhibierung der Magensäuresekretion anstelle der Verstärkung des Effekts von Pentagastrin auftreten" (Brooks, Agosti et al., 1979).

In der gleichen Ausgabe des New England Journal of Medicine wird in einem Editorial unter dem Titel „Treating Like with Like" vom Herausgeber bemerkt: „Auf den ersten Blick sollte man vermuten, daß Gastrin, Cholecystokinin und Caerulein mit ihren identischen terminalen Peptidsequenzen und überlappenden Funktionen einen additiven Effekt hervorrufen würden, wenn sie zur gleichen Zeit angewendet oder freigesetzt werden. Nun wurde aber deutlich, daß dies nicht notwendigerweise so sein muß, im Gegenteil, diese Substanzen agieren oft antagonistisch."

Schließlich sollen die von Constantin Hering, einem Schüler Hahnemanns, bereits 1837 in seinem ersten Buch publizierten Ergebnisse aus den Untersuchungen von Insekten- und Schlangengiften kurz vorgestellt werden. Beide animalischen Giftarten haben starke pharmakodynamische Wirkungen sowohl auf menschliche als auch tierische Organismen und wurden aus diesem Grunde von Hering in die homöopathische Materia Medica bereits sehr früh aufgenommen (Hering, 1837).

Eine der auch heute noch häufigsten therapeutischen Anwendungen der vasotoxischen Schlangengifte (Crotalus, Lachesis) beruht auf ihrer Eigenschaft, Blut zu koagulieren. Auch dies ist nicht der einzige Effekt; denn man kann mit diesen Stoffen sowohl eine Koagulation des Blutes fördern als auch inhibieren, je nach der verabreichten Dosishöhe. Diese Beobachtungen Herings wurden übrigens Anfang des 20. Jahrhunderts an Schlangengiften experimentell wieder bestätigt. Homöopathisch, das heißt in niedriger Dosierung, werden die Schlangengifte in der Regel wegen ihrer antikoagulierenden Eigenschaften unter anderem bei Thrombophlebitiden angewendet, während sie allopathisch in hoher Dosis wegen ihrer koagulierenden Eigenschaften bei Hämorrhagien, Hämophilie oder zur Prävention des Shwartzman-Sanarelli-Phänomens benutzt werden.

Noch ein weiterer Aspekt soll in diesem Zusammenhang angesprochen werden, nämlich das häufige Auftreten von iatrogen ausgelösten Nebenwirkungen bei allopathischer Dosierung von Arzneistoffen. Die häufige Applikation stark wirksamer Substanzen stellt im gewissen Sinne eine Langzeitvergiftung des Organismus dar und ist somit vergleichbar mit der Situation des Teilnehmers an einer klassischen homöopathischen Arzneimittelprüfung. Demzufolge können die Nebenwirkungen von Allopathika erste Hinweise für das „homöopathisch-klinische" Anwendungsgebiet der betreffenden Stoffe geben.

So hat beispielsweise Chinin, das bereits vor über 100 Jahren von Homöopathen in Arzneimittelprüfungen geprüft und therapeutisch verwendet wird, unter anderem als wichtiges Arzneisymptom „Unregelmäßigkeiten des Herzschlages". Genau dies ist aber auch eine typische allopathische Nebenwirkung des Chinins bei Überdosierung. Diese Nebenwirkung des Chinins haben die Homöopathen therapeutisch genutzt, um kardiale Arrhythmien zu behandeln (Boericke u. Boericke, 1986; Pollia, 1951).

Ein weiteres typisches Beispiel für die homöopathisch-klinische Verwendung eines allopathischen Arzneistoffes aufgrund seiner ausgeprägten allopathischen Nebenwirkung ist das Streptomycin, welches Mitte der 40er Jahre zur Tuberkulosebehandlung eingeführt wurde. Sehr schnell stellte sich heraus, daß bereits nach kurzer Therapiedauer eine Reihe von Ohrsymptomen wie zum Beispiel Taubheit, Schwindel und Ohrgeräusche auftraten. Dies brachte Untersucher sowohl in der homöopathischen wie auch in der allopathischen Schule Ende der 40er Jahre auf die Idee, Streptomycin zur Behandlung der Menièrschen Erkrankung einzusetzen (Eisfelder, 1950, 1952; Foxen, 1964).

Ein anschauliches Beispiel für die homöopathische Behandlung einer nach allopathischer Anwendung entstandenen Arzneikrankheit bietet das Alloxan. Durch seine Toxizität für die β-Zellen des Pankreas induziert Alloxan Diabetes beim Tier, aber auch beim Menschen. Homöopathisch potenziertes Alloxan ist aber in der Lage, die diabetische Glykosurie zu beheben und den Blutzuckerspiegel zu normalisieren (Cier et al., 1969).

Die Liste der Nebenwirkungen ließe sich beliebig fortsetzen. Alle diese Beispiele zeigen jedoch, daß durch die Anwendung von Arzneistoffen im allopathischen Dosierungsbereich, das heißt meist im Milligramm- und Grammbereich, entstandene „Arzneikrankheiten" mit Hilfe der konträren Wirkung der infinitesimalen, sprich homöopathischen Dosis wieder reparabel sind. Somit bildet die Potenzierung von allopathischen Drogen eine sehr interessante Therapiemöglichkeit, durch eben diese Drogen hervorgerufene, iatrogene Erkrankungen und deren Folgeerscheinungen zu therapieren. Dieser Aspekt ist auch der ausschlaggebende für die Einführung der homöopathisierten Allopathika in die antihomotoxische Medizin durch Reckeweg gewesen.

Simile oder Aequale?

Aus homöopathisch-therapeutischer Sicht muß an dieser Stelle angemerkt werden, daß es grundsätzlich zwei Überlegungen gibt, nach denen eine homöopathisierte allopathische Substanz anzuwenden ist: nämlich entweder nach dem Simile-Prinzip (Homöopathie) oder dem Aequale-Prinzip (Isopathie beziehungsweise Tautopathie) (Patel, 1988).

Die historischen Wurzeln der isopathischen Verwendung von Arzneistoffen geht im wesentlichen auf den Tierarzt Lux zurück, der im 19. Jahrhundert als Zeitgenosse Hahnemanns wirkte.

Lux verwendete sehr erfolgreich homöopathisch aufbereitetes infektiöses Material beim kranken Tier, aber auch beim kranken Menschen. Hering, der 1837 in die USA emigrierte, hat dieses Verfahren von Lux sehr favorisiert und konsequent in seine therapeutischen Überlegungen einbezogen, mit teilweise überzeugendem Erfolg.

Nun wird aber von beiden Autoren, sowohl von Hering wie auch von Lux, sehr frühzeitig berichtet, daß nicht in jedem Falle das Aequale eine durchschlagende Wirkung gezeigt hat, wobei die Gründe für die Wirkungslosigkeit von den Autoren nicht genannt werden.

Aus heutiger Sicht könnte man sich vorstellen, daß alle für die Gesundheit entscheidenden Rezeptoren durch die Noxe besetzt waren und quasi keine freien Valenzen mehr vorhanden waren, an denen das „Aequale" angreifen und die Selbstheilung induzieren konnte.

In solchen Fällen wird der Einsatz eines homöopathischen Simile oft noch einen therapeutischen Effekt haben; sowohl Hering wie auch Lux raten daher auch zum Einsatz des Simile in solchen Fällen. In dem Buch von Julian (1979) werden eine Fülle neuer Stoffe und ihre Arzneimittelbilder vorgestellt. Dort finden sich auch die Arzneimittelbilder von Kortison, Penicillin, Sulfonamid usw.

Reckeweg drückte diesen Tatbestand mit seinen Worten etwa so aus: „Das Simile kann oft noch einen in Reserve liegenden Abwehrmechanismus in Gang setzen, der dem Aequale nicht mehr zugänglich ist."

Was heißt das nun für die Praxis der medikamentösen Therapie? Es heißt im Grunde nichts anderes, als daß der Arzt, der beispielsweise einen iatrogen durch das Antibiotikum Penicillin G gesetzten Schaden durch ein anderes – ähnliches – Antibiotikum, das nicht die gleiche chemische Konstitution besitzt (zum Beispiel durch ein Tetracyclin oder ein Sulfonamid), behandeln kann. In diesem Fall wird nicht das Aequale, also das Penicillin G, sondern eine ähnliche antibiotische Substanz, die beispielsweise einen ähnlichen Wirkmechanismus, aber einen anderen Metabolismus im Körper aufweist, homöopathisch angewendet.

Die Monotonie-Regel

Unter der Monotonie-Regel verstand man in der naturwissenschaftlich begründeten Toxikologie das Phänomen, daß eine erhöhte Dosis eines Arzneistoffes stets einen erhöhten Effekt und eine niedrigere Dosis einen geringeren Effekt im Organismus hervorruft.

Diese Regel wurde von den Homöopathen schon immer in Frage gestellt; denn es wurde empirisch beobachtet, daß erstens durch das Potenzieren einer Substanz nach den homöopathischen Regeln eine Effektsteigerung bei höheren Potenzen (= niedrigere Dosis) resultiert und zweitens die Dosis-Wirkungs-Kurve von Arzneistoffen keine gerade, monotone Funktion für alle Konzentrationsbereiche der Droge ist. Neueste biochemische Untersuchungen von Harisch und Mitarbeitern an der Universität Hannover zeigen, daß eher eine sinusförmige Dosis-Wirkungs-Kurve für die von ihm untersuchten Stoffe in homöopathischen Verdünnungen bis zur D12-Potenz auftritt, das heißt, es folgen in periodischem Wechsel Wirkungsminima auf Wirkungsmaxima.

In einem 1978 von Kon publizierten Artikel sagt der Autor unmißverständlich, daß die Monotonie-Regel eine „Rule of unknown origin, invoked only implicitly, and ... nameless, unverbalized and unproven for chronic dose-response curves" ist. Kon kam in seiner Publikation zu folgenden Ergebnissen: „Nonmonotonic stimulus-response relationships are common in nature and well explored", „Chronic toxicities of food additives have often been underestimated by those who disregard the experimental data that do not conform to the monotonicity rule" und „Mechanisms of long-term low-level toxicities are unknown".

Der Hormesis-Effekt

Auf den heute sehr häufig in der Radiologie, aber auch in der Biologie gebrauchten Begriff der Hormesis (griech.: Verstärkung) muß in diesem Zusammenhang hingewiesen werden. Denn wie Bestrahlungsexperimente an lebenden Zellgeweben gezeigt haben, können durch vorherige Bestrahlung mit sehr schwachen Strahlungsdosen die deletären Effekte einer dann folgenden hohen Strahlungsdosis auf das Gewebe erheblich vermindert werden (Anderson, 1991).

Bereits 1943 berichteten Southam und Ehrlich über den wachstumsstimulierenden Effekt eines toxischen Thuja-plicata-Extraktes, wenn er in geringen Dosen auf pflanzenpathogene Pilze einwirkte. In hundertfach höherer Dosis übte der gleiche Extrakt eine fungistatische Wirkung aus. Die beiden Autoren nannten dieses paradoxe Phänomen Hormesis (Oberbaum u. Cambar, 1994).

Zusammenfassend läßt sich aus den in der Literatur beschriebenen Hormesis-Experimenten der Schluß ziehen, daß homöopathische Dosen eines Arzneistoffes eine gegenläufige, stimulierende Wirkung auf den mit gleicher Substanz geschädigten Organismus ausüben können. Infinitesimale Dosen sind nicht etwa – mangels ausreichender Menge – wirkungslos, sondern üben im Gegenteil oft einen gegenläufigen Effekt auf lebende Organismen aus; Inhibitoren werden dann zu Stimulatoren und umgekehrt, wie das Beispiel Coffea zeigt. Homöopathisch dosiert ist Coffea ein Schlafmittel, allopathisch ein anregendes Genußmittel.

Hier schließt sich wiederum der Kreis mit der eingangs angeführten biologischen Umkehrregel nach Arndt-Schulz, die besagt, daß hohe Dosen lähmend wirken, während infinitesimale Dosen stimulierend wirken.

Therapeutische Anwendung homöopathisierter Allopathika

Bei der Anwendung eines homöopathisierten Allopathikums ist grundsätzlich vorher zu bedenken, ob man therapeutisch entweder den Aequale- oder den Simile-Effekt nutzen möchte.

Stellt sich heraus, daß durch die Gabe des Aequale keine sichtbare Besserung des Zustandes beim Patienten erreicht wird, ist jedoch unbedingt anzuraten, wie bereits oben erwähnt, ein entsprechendes Simile zu nehmen. Dabei ist die Dosierung stets individuell vorzunehmen.

Speziell bei Injektabilia ist auch deren Applikation an Akupunkturpunkte (homöosiniatrische Anwendung) zu erwägen, da die zusätzliche Reizung über die Meridianpunkte den therapeutischen Effekt auf den Organismus noch erheblich zu steigern vermag.

Um Heilkrisen und Erstverschlimmerungen bei der Therapie mit homöopathisierten Allopathika zu vermeiden, ist es – wie bei der Nosodentherapie – empfehlenswert, diese mit einer

Ausleitungstherapie über das Lymphsystem und das Urogenitalsystem, das heißt mit der Gabe von homöopathischen Drainage-Mitteln zu kombinieren.

Durch allopathische Medikamente verursachte Therapieschäden werden zunächst mit hohen Potenzen der homöopathisierten Allopathika (D30 oder höher) in absteigender Reihenfolge (= fallende Potenzzahl) behandelt. Bewährt haben sich hier auch die von Reckeweg eingeführten Potenzenakkorde (Injeele [forte]).

Auf die Kombinierbarkeit von homöopathisierten Allopathika mit den Präparaten der intermediären Katalysatoren der Biotherapeutika-Antihomotoxika sei zusätzlich hingewiesen; denn gerade letztere wirken sehr tiefgreifend auf der zellulären Ebene – und um eine zelluläre Phase, nach Reckewegs Sechs-Phasen-Tabelle um eine Imprägnationsphase, handelt es sich in der Regel bei chronischen Arzneischäden. Durch die Katalysatoren werden die Atmungskette und die energie-liefernden Stoffwechselkreisläufe auf der zellulären Ebene intensiviert, was dem Entgiftungsvorgang nur entgegenkommt.

Wenn der behandelnde Arzt ein spezielles Allopathikum homöopathisieren möchte, von dem es bislang noch keine handelsübliche Aufmachung gibt, so kann er dieses Präparat ohne weiteres als magistrale homöopathische Rezeptur in einer öffentlichen Apotheke nach den Regeln des amtlichen Homöopathischen Arzneibuches 1978 (HAB) anfertigen lassen. Besonders einfach sind dabei die Darreichungsformen Liquida/Tropfen und Globuli in der Apotheke herzustellen.

Ausblick
Mit den homöopathisierten Allopathika hat der Arzt insbesondere bei chronisch-progredienten Erkrankungen, die durch (exzessiven) Gebrauch stark wirksamer Allopathika hervorgerufen worden sind, eine sehr spezifische und wirksame therapeutische Möglichkeit in Händen.

Bei der heute weltweit anzutreffenden, stetig zunehmenden Überladung der Biosphäre mit unnatürlichen, belastenden Substanzen dürfte es in Zukunft unverzichtbar sein, den therapeutischen Versuch mit Hilfe solcher homöopathisierter Allopathika beim Patienten durchzuführen, wenn andere therapeutische Versuche ohne Erfolg geblieben sind. Dabei kann der Arzt, falls möglich und erforderlich, eine auf den jeweiligen Behandlungsfall individuell zugeschnittene Therapie durchführen. In jedem Falle erfüllen homöopathisierte Allopathika das oberste Therapieprinzip des „nil nocere“ bei hoher Spezifität und therapeutischer Wirksamkeit.

WILFRIED STOCK

Katalysatoren, Cofaktoren und Intermediärprodukte

Katalysatoren sind chemische Stoffe oder biochemische Verbindungen, die chemische Reaktionen einleiten, beschleunigen, unterbrechen, ohne selbst in die Bilanz des Vorgangs einzugehen. Der Vorgang selbst wird als Katalyse bezeichnet. Sofern die Reaktionen in Biosystemen stattfinden, spricht man von „Biokatalysatoren“.

Katalysatoren ermöglichen oder beschleunigen die Reaktionsgeschwindigkeit, verändern aber nicht das Reaktionsgleichgewicht. Die Aktivierungsenergie der beteiligten chemischen Reaktionen wird dabei herabgesetzt. Die Katalyse kann durch Aktivatoren gesteigert, durch „Gifte“ (Homotoxine) herabgesetzt oder blokkiert werden.

Der Entdecker des intrazellulären Stoffwechsels, Theodor Schwann (1810–1902) prägte den Ausdruck Metabolismus. Gleichzeitig begründete J.J. Brezelius 1836 die Katalysator-Theorie. 1961 führte die „Commission on Enzymes“ eine international verbindliche Nomenklatur und Systematik ein.

Die Bezeichnung „Ferment“ geht auf Louis Pasteur (1822–1895) zurück. Kühne, der Entdecker des Trypsins im Pankreassekret, prägte für die löslichen Fermente den Begriff „Enzym“. Die Eiweißnatur der Enzyme wurde in Schritten gesichert: Traube 1878; Sörensen

$$E + S \rightarrow ES \rightarrow EP \rightarrow E + P$$

Abb. 101: Reaktionsschritte einer enzymatisch katalysierten Reaktion; E = Enzym, S = Substrat, P = Produkt, ES = Enzym-Substrat-Komplex, EP = Enzym-Produkt-Komplex

1909 (pH-Abhängigkeit); Summer 1926 (Kristallisation von Urease).

Die Abhängigkeit der enzymatischen Umsatzgeschwindigkeit von der Substratkonzentration (Michaelis-Menten-Gleichung) führte zur Aufklärung des Wirkungsmechanismus (Abb. 101).

Aus der Interpretation der Gleichung ergibt sich die Abhängigkeit der Katalyse von der Anwesenheit des Katalysators und des zu katalysierenden Substrates.

Intermediäre Katalysatoren
Als intermediäre Katalysatoren werden Induktoren und Aktivatoren im Bereich des Intermediärstoffwechsels bezeichnet. Bei therapeutischen Fragen ist dabei zu berücksichtigen, daß Katalysatoren nur wirken können, wenn das Milieu stimmt. In Regelkreisen und Stoffwechselketten gehört dazu nicht nur die Wasserstoffionen-Konzentration (pH-Wert), sondern auch entsprechende Substrate und „Cofaktoren" müssen zur Verfügung stehen. Zu diesen Cofaktoren gehören Vitamine, Elemente, Spurenelemente und Metalle. Erst durch diese Cofaktoren werden die Katalysatoren aktiviert, das heißt spezifisch funktionsfähig. Bei Metall-Enzym-Komplexen spricht man von Metallo-Enzymen.

Für den therapeutischen Einsatz ist aus den physiologischen Zusammenhängen heraus der Begriff „intermediäre Katalysatoren" weiter gefaßt; er umfaßt Katalysatoren im strengen Sinn (Enzyme), zugehörige Substrate, Zwischenprodukte und Cofaktoren. Daraus ergeben sich folgende Präparategruppen:

- Einzel-Katalysatoren (Enzyme)
- Einzel-Coenzyme (Cofaktoren)
- Einzel-Intermediärprodukte
- Enzymgemische
- Katalysator-Kombinationen

Einzel-Katalysatoren (Enzyme)
Von den bisher bekannten rund 2500 Enzymen steht nur ein Bruchteil für therapeutische Zwecke zur Verfügung. Nach dem System der Enzyme Commission werden die Enzyme nach der Art ihrer Reaktion in sechs Klassen unterteilt:

- Oxyreduktasen:

$$AH_2 + B \leftrightarrows A + BH_2$$

Oxyreduktasen übertragen – vorwiegend unter Beteiligung von Coenzymen – Elektronen von einem Substrat (Donator) auf ein Produkt (Akzeptor); Protonen zur Dehydrierung ermöglichen in der Regel diesen Prozeß.

- Transferasen:

$$AB + C \leftrightarrows A + CB$$

Transferasen übertragen Methylgruppen (Methyl, Phosphat, Ethyl, Amino) von einem Substrat oder Zwischenprodukt (Donator) auf ein Folgeprodukt (Akzeptor).

- Hydrolasen:

$$AB + H_2O \leftrightarrows AOH + BH$$

Hydrolasen spalten komplexe Verbindungen (Peptide, Autoimmunkomplexe, Glykoside, Ester u. a.) unter Einlagerung von Wasser (Abb. 102).

- Lyasen:

$$AB \leftrightarrows A + B$$

Lyasen bewirken die Spaltung eines Substrates oder Intermediärproduktes in zwei Teilstücke.

- Isomerasen:

$$ABC \leftrightarrows CAB$$

Durch intramolekulare Umlagerung verändern Isomerasen ein Substrat in ein Produkt.

- Ligasen:

$$A + B + ATP \leftrightarrows AB + ADP + P_i$$

Ligasen sind Schlüsselenzyme im Energiehaushalt von Biosynthesen; sie werden deshalb auch als Synthasen bezeichnet. Unter

Tab. 53: Unterscheidungskriterien zwischen Enzymen und Coenzymen

Enzyme	Coenzyme
Substratspezifität	substratunspezifisch (in der Mehrzahl)
wirkungsspezifisch	multifunktionell
thermolabil	thermostabil
hochmolekular	niedermolekular
nicht dialysierbar	dialysierbar
kein Reaktionsverbrauch	Reaktionsverbrauch
Katalysator	Stöchiometrie

Tab. 54: Coenzyme und deren Funktion

Coenzym	Wirkort/Funktion
Coenzym A	Zitronensäurezyklus
Cytochrom b c a	Atmungskette
Coenzym Q (Ubichinon)	Atmungskette
Adenosintriphosphat (ATP)	Energieübertragung
Phosphatadenylsulfat	Sulfateinbau
Cytidintriphosphat (CTP)	Phospholipidsynthese
Uridintriphosphat (UTP)	Glykosidsynthese
Adenosylmethionin	Methylierung

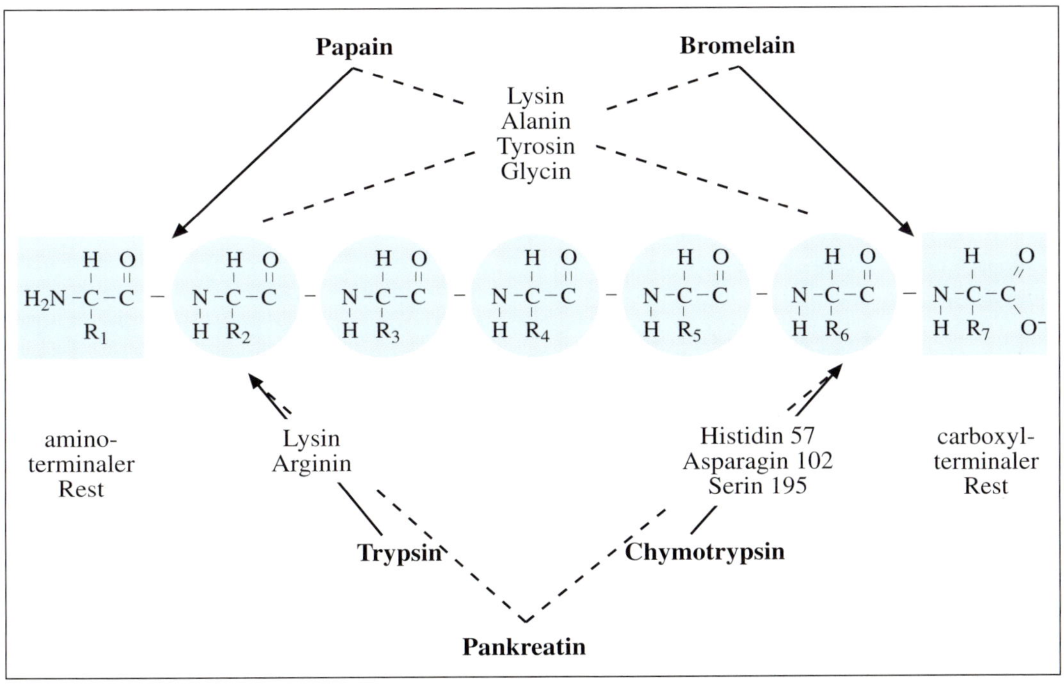

Abb. 102: Prinzip der Peptid-Spaltung. Hydrolaseinduzierte Trennung der Peptidbindung an punktuellen Aminosäureresten zwischen der Carboxyl(COOH)-Gruppe der einen und der Amino(NH_2)-Gruppe der benachbarten Aminosäure. Synergismus von tierischen und pflanzlichen proteolytischen Hydrolasen. Durch Spaltung der Polypeptidketten (Proteine) an verschiedenen Stellen wird ein wesentlich rationellerer Abbau als durch Einzelenzyme erreicht.

Tab. 55: Essentielle Vitamine für Coenzyme

Vitamin	Coenzym
Nikotinsäure	NAD und NADP
Vitamin-B_2-Komplex	Nikotinamidadenin-Dinukleotide
Riboflavin (Vitamin B_2)	Flavinmononukleotid (FMN)
Thiamin (Vitamin B_1)	Thiaminpyrophosphat (TPP)
Pyridoxin (Vitamin B_6)	Pyridoxalphosphat (PAL)
Cobalamin (Vitamin B_{12})	Coenzym B_{12}
Ascorbinsäure (Vitamin C)	Ascorbat
Biotin (Vitamin H)	Biotin
Phyllochinon (Vitamin K)	Phyllochinon

Spaltung von energiereichen Verbindungen – wie ATP – werden Reaktionen außerhalb des Gleichgewichtes ermöglicht.

Coenzyme – Cofaktoren

Die Vernetzung biologischer Prozesse wird nirgends deutlicher als in der Abhängigkeit der Katalysatorfunktionen von Coenzymen oder Cofaktoren. Diese werden generell vom Milieu (Temperatur, Wasserstoffionen-Konzentration) geprägt. Die Hydrolasenaktivität ist von der Anwesenheit von Wasser abhängig. Darüber hinaus rekrutieren sich die Cofaktoren aus verschiedenen Stoffgruppen: Coenzyme im engeren Sinn, Vitamine, Elemente, Spurenelemente, Metalle.

Die Unterscheidungskriterien zwischen Enzymen und Coenzymen sind in der Tabelle 53 zusammengefaßt. Coenzyme im engeren Sinn werden vom Körper teilweise selbständig synthetisiert. Dic Tabelle 54 erfaßt einige der wichtigsten dieser Coenzyme und deren Funktion.

Vitamine, insbesondere der B-Gruppe, sind an zahlreichen Stellen der Stoffwechselketten als Cofaktoren essentiell; ohne ihre ausreichende Konzentration können Stoffwechselketten nicht funktionieren, Mangelkrankheiten sind die Folge. Die wichtigsten dieser Vitamin-Cofaktoren faßt die Tabelle 55 zusammen.

Für die Aktivierung und Funktionen von Katalysatoren sind Elemente, Spurenelemente und Metalle bei hunderten von Prozessen erforderlich. Manche Elemente und Metalle zeigen dabei ein Janusgesicht. Während sie in kleinen Dosen die Katalyse ermöglichen, können sie in größeren Dosen Funktionen hemmen oder blockieren. Dies trifft vor allem für Metalle zu, die einerseits Cofaktoren für Metallo-Enzyme sind, andererseits als „toxische Metalle" Enzymreaktionen blockieren. Die Tabelle 56 vermittelt eine Übersicht über die wichtigsten Elemente als Cofaktoren für Enzymaktivitäten.

Intermediärprodukte

Regelkreise und Stoffwechselketten können ihre Funktion nur erfüllen, wenn alle Kettenglieder intakt sind; bei physiologischen Abläufen bedeutet dies, daß Ausgangssubstrat, Katalysatoren und Intermediärprodukte für die einzelnen Stoffwechselschritte aufeinander abgestimmt sein müssen. Funktionsstörungen können im materiellen oder dynamischen Bereich entstehen; die Folgen sind immer wechselseitig. Daraus resultieren folgende Konstellationen:

- Das Ausgangssubstrat ist quantitativ unzureichend oder qualitativ verändert. Aus der Michaelis-Menten-Beziehung der Abhängigkeit der katalytischen Reaktion vom verfügbaren Substrat ergibt sich, daß eine Fehlsteuerung schon beim Initialschritt vorgegeben ist.
- Der Katalysator steht unzureichend zur Verfügung oder fehlt. Der Stoffwechselprozeß wird an dieser Stelle gebremst oder blokkiert. Das zu katalysierende Produkt wird unzureichend oder nicht gebildet – die Stoffwechselkette wird abgeschwächt oder unterbrochen.

Diese Grundvorgänge spielen sich in Stoffwechselketten an vielen Stellen ab. Die Leistung der Kette wird dabei vom schwächsten Glied – Substrat, Katalysator oder Interme-

Tab. 56: Elemente als Cofaktoren für Enzyme

Element	Enzyme	Mangelsymptome
Kalzium (Ca)	Aktivator von Enzymen	Membrantransportstörungen Osteoporose, Osteomalazie Blutgerinnungsstörungen
Chrom (Cr)	Glukose-Toleranzfaktor Insulinaktivator	herabgesetzte Glukosetoleranz Wachstumsstörungen Hyperlipidämie
Kobalt (Co)	Hydroxycobalamin (B_{12})	megaloblastische Anämie
Eisen (Fe)	Redoxenzyme Cytochrom-c-Oxidase NADP-Cytochromreductase	Anämien Energiedefizit Immunmangelzustände
Kupfer (Cu)	Cytochrom-c-Oxidase Superoxiddismutase Tyraminase Tyrosinase Urikase	Energiedefizit Störung im Elektronentransport Kollagenkrankheiten Löffelnägel Anämie
Magnesium (Mg) (an der Funktion von über 300 Enzymen beteiligt)	Aminopeptidase-Aktivierung Dipeptidase-Aktivierung Glukokinase-Aktivierung Acetylcholin-Hemmung Membrantransport-Regulierung	Krämpfe, Tetanie Muskelzucken, Tremor Membrantransportstörungen
Mangan (Mn)	Carboxypeptidase Superoxiddismutase Glukokinase-Aktivierung Aminopeptidase-Aktivierung	Gerinnungsstörungen Energiedefizit Knorpel-, Knochenstörungen Hypocholesterinämie Gedeihstörungen
Molybdän (Mo)	Xanthinoxidase Sulfitoxidase Aldehydoxidase	Hypourikämie Sulfiturie Tachykardie
Selen (Se)	Glutathionperoxidase Jodthyronin-5-Deiodase	Energiedefizit Myopathien Erythrozytenmakrozytose
Zink (Zn)	Carbanhydrase Carboxypeptidasen Glutamatdehydrogenase Superoxiddismutase Nucleosidphosphorylase	Wachstumsretardierung Fertilitätsstörungen Infektanfälligkeit Elektronentransportstörung Dermatitis, Wundheilung gestört

diärprodukt – bestimmt. Da hinter jeder enzymatischen Fehlfunktion das zu katalysierende Produkt unzureichend gebildet wird, kommt den Intermediärprodukten für den weiteren Ablauf der Kettenreaktion eine essentielle Rolle zu. In der Therapie sollten daher enzymatische Defekte nicht nur – sofern überhaupt möglich – mit dem fehlenden oder defizienten Katalysator beeinflußt, sondern auch mit den Intermediärprodukten hinter der Enzymblokkade behandelt werden.

Zur Funktionsbereitschaft müssen dabei die Intermediärprodukte in einen reagiblen, aktivierten Zustand versetzt werden. Am Beispiel des Zitronensäurezyklus wird die Bedeutung der Intermediärprodukte (Abb. 56, 105) besonders deutlich. Die wichtigsten Intermediärprodukte sind:

- Acidum aceticum → Acetat
- Acidum pyruvicum → Pyruvat
- Acidum phosphoricum → Phosphat
- Acidum fumaricum → Fumarat

Der therapeutische Einsatz dieser Intermediärprodukte als Monosubstanzen ist sinnvoll, wenn der Stoffwechseldefekt lokalisiert und der Mangel an diesem Produkt gesichert oder wahrscheinlich ist. In homöopathischen Tiefpotenzen (D4 bis D10) dienen diese Einzelprodukte der Substitution. Für den Zitronensäurezyklus stehen als Einzel-Intermediärprodukte zur Verfügung:

- Acidum cis-aconiticum-Injeel
- Acidum citricum-Injeel
- Acidum fumaricum-Injeel
- Acidum α-ketoglutaricum-Injeel
- Acidum DL-malicum-Injeel
- Acidum succinicum-Injeel
- Natrium oxalaceticum-Injeel
- Natrium pyruvicum-Injeel

Auf die für den Funktionsablauf erforderlichen Coenzyme wurde bei den Einzel-Katalysatoren hingewiesen und wird im Zusammenhang mit den Katalysatorkombinationen eingegangen.

Katalysatoren, speziell die Enzyme, sind „Lotsen", die ein Substrat in ein anderes Substrat, auch Produkt genannt, überführen. Bei Katalysatormangel kommt es einerseits zu einem Defizit an Substrat 2 (Mangelsituation: Funktionsschwäche, Entwicklungsstörung, Funktionsausfall), andererseits zu einem Stau vor dem Engpaß (Block) mit Überschuß an Vorblock-Substraten (Abb. 103).

In Stoffwechselketten führt ein initialer oder intermediärer Katalysatormangel zu einer Kettenreaktion mit zunehmendem Mangel an Intermediärprodukten und einem Defizit des Endproduktes (Abb. 104).

Enzymgemische

Enzymgemische werden – wie Pankreatin – vom Körper selbst produziert oder können aus pflanzlichen, animalischen und bakteriellen Quellen hergestellt werden. Sie enthalten in der Mehrzahl Proteasen, Lipasen und Amylasen. Die Enzyme animalischer Herkunft werden dabei häufig durch pflanzliche – Bromelain, Papain – ergänzt.

Es handelt sich überwiegend um exkretorische Katalysatoren, die intermediär nur dann wirken können, wenn sie resorbiert werden. Dies setzt einige Besonderheiten in der therapeutischen Nutzung voraus:

- ▶ Die Applikation muß außerhalb der Mahlzeiten erfolgen, damit die Enzym-Substrat-Reaktion nicht im Verdauungskanal erfolgt.
- ▶ Die Dosierung muß relativ hoch sein, da die Persorption der Makromoleküle begrenzt und von der Art des Enzyms abhängig ist.
- ▶ Die Persorption pflanzlicher Katalysatoren – Bromelain bis zu 40%, Papain bis zu 7% – ist höher, als jene animalischer Enzyme.

Nur unter diesen Voraussetzungen und in einer magensäureresistenten Applikationsform oder

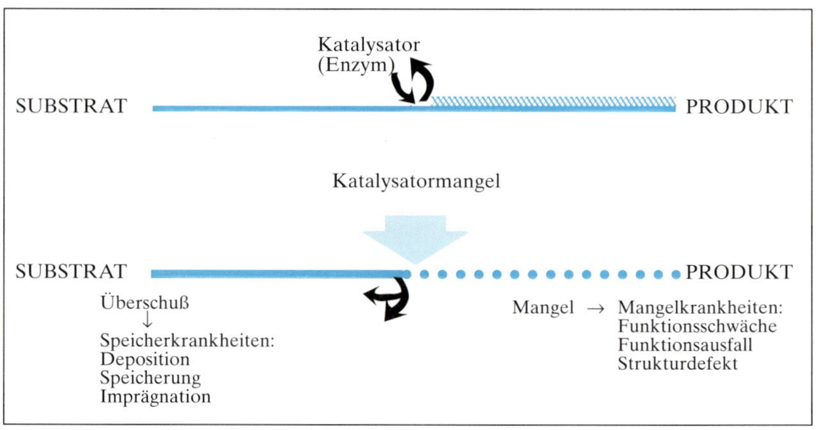

Abb. 103: Biochemische Reaktionen mit Katalysator beziehungsweise bei Katalysatormangel

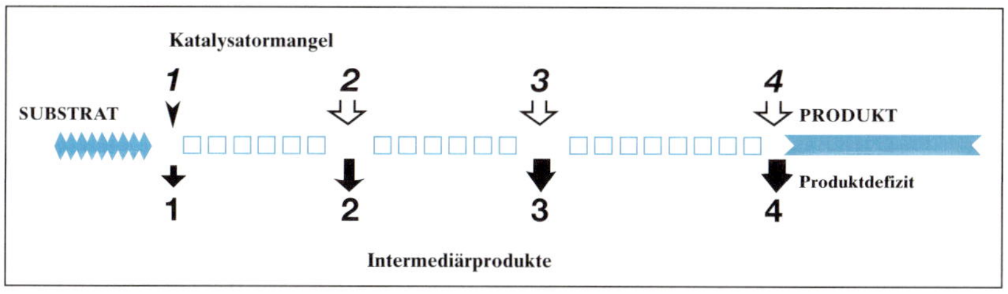

Abb. 104: Stoffwechselkette mit Katalysatormangel. Das Defizit an Produkt nimmt mit jedem Schritt zu.

in parenteraler Anwendung ist eine systemische Wirkung und damit ein Einfluß auf den Intermediärstoffwechsel möglich. Die Vorteile solcher Gemische liegen im „Aufbrechen“ komplexer Strukturen – Immunkomplexe, Amyloid, Thromben, Eiweißspeicherung. Die Abbildung 102 zeigt die verschiedenen Angriffspunkte der einzelnen Gemischkomponenten auf.

Kombinationen intermediärer Katalysatoren

Indikationen für den therapeutischen Einsatz von Katalysator-Intermediärprodukt-Kombinationen ergeben sich bei

- Defizienzen an mehreren Stellen von Stoffwechselketten,
- genereller Unterfunktion der produzierenden Strukturen (Zellorganellen),
- Membrantransportstörungen,
- anlagebedingten Fehlsteuerungen.

Eine oder mehrere dieser Voraussetzungen liegen vor bei

- generellen Zell-Matrix-Dysfunktionen (Imprägnations-, Degenerationsphasen),
- mitochondrialen Defekten,
- lysosomalen Defekten.

Mitochondriale Defekte wirken sich auf den Energiestoffwechsel und die Integration der Stoffwechselketten aus, lysosomale Insuffizienzen auf den Stoffwechsel der Schleimhäute, die Matrixfunktion und das Bindegewebe.

Angeborene Stoffwechselstörungen und krankheits- oder altersbedingte Leistungsminderungen dieser Zellorganellen können nur mit einer umfassenden Kombination von intermediären Katalysatoren, Intermediärprodukten und Cofaktoren sinnvoll behandelt werden. Für die lysosomalen Defekte stehen entsprechende Präparate zur Verfügung, wobei die Applikation dieser sauren Enzyme ein besonderes Problem darstellt.

Die mitochondrialen Funktionen werden durch zwei Kombinationspräparate Coenzyme compositum und Ubichinon compositum breit abgedeckt. Die Ansatzpunkte der Kombinationspartner innerhalb der Stoffwechselketten zeigen die Abbildungen 105 und 106 auf.

Intermediäre Katalysatoren können, wie dies in Zeel in der originären Form der Fall ist, mit organischem Material kombiniert werden. Die Sinnhaftigkeit solcher Kombinationen liegt im gleichzeitigen Angebot von dynamischen Faktoren – Katalysatoren – und organischen Partnern zur Regeneration und Reparation struktureller Defekte.

Intermediäre Katalysatoren haben integrale Funktionen in und folglich strukturelle Auswirkungen auf Biosysteme. Ihre therapeutischen Anwendungsgebiete sind deshalb weit gefächert. Wenn die tatsächliche Nutzung nur einem Bruchteil der sinnvollen Indikationen zugute kommt, liegt dies vornehmlich am Vorherrschen linearer Denkschienen in der heutigen Medizin. Das Denken in vernetzten Systemen, Wechselwirkungen und dem Ineinandergreifen von Information, Funktion und Struktur wird vernachlässigt.

Für die therapeutische Umsetzung fehlt es bei vielen angeborenen Störungen und degenerativen Abbauprozessen an den dafür erforderlichen organotherapeutischen Präparaten. Da in der überwiegenden Zahl der Fälle die genaue Fokussierung des Stoffwechseldefektes mit der damit verbundenen Kettenreaktion an abartigen Neben- und Wechselwirkungen nicht bekannt ist, sind mehrgliedrige Katalysator-Substrat-Kombinationen erforderlich; sie decken Anwendungsgebiete ab, für die es keine Alternative an Arzneimitteln gibt. Lediglich bei wenigen Stoffwechselstörungen wie beispielswei-

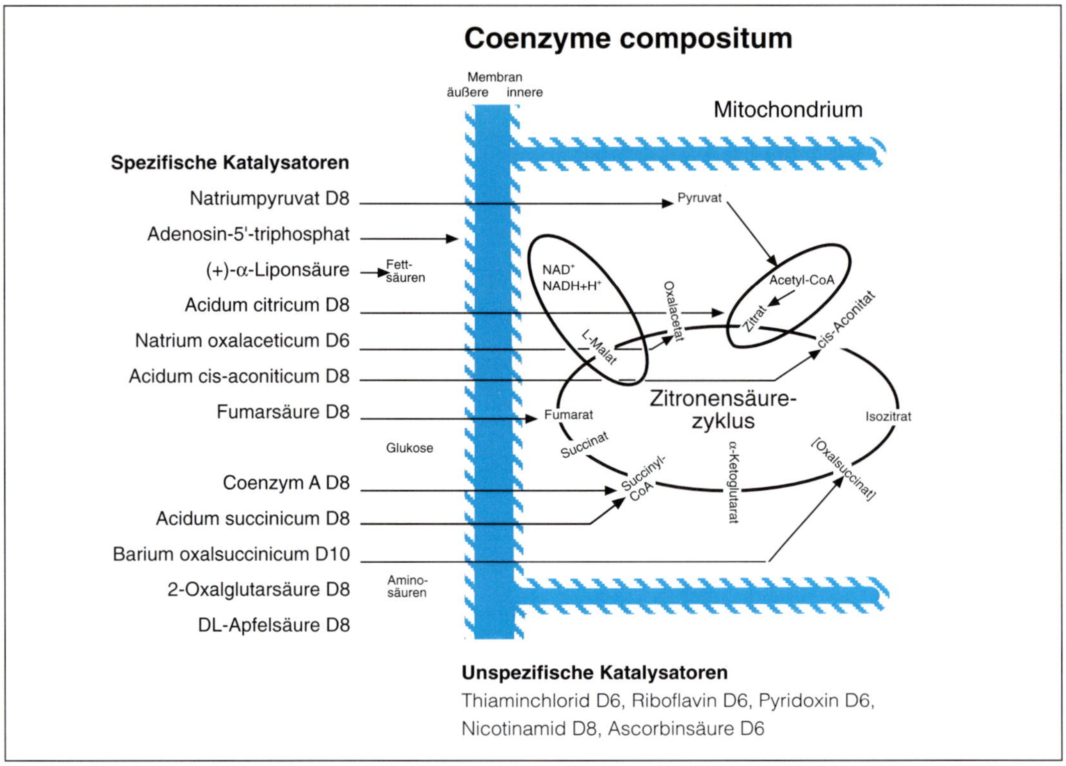

Abb. 105: Spezifische Katalysatoren und deren Ansatzpunkte im Zitronensäurezyklus

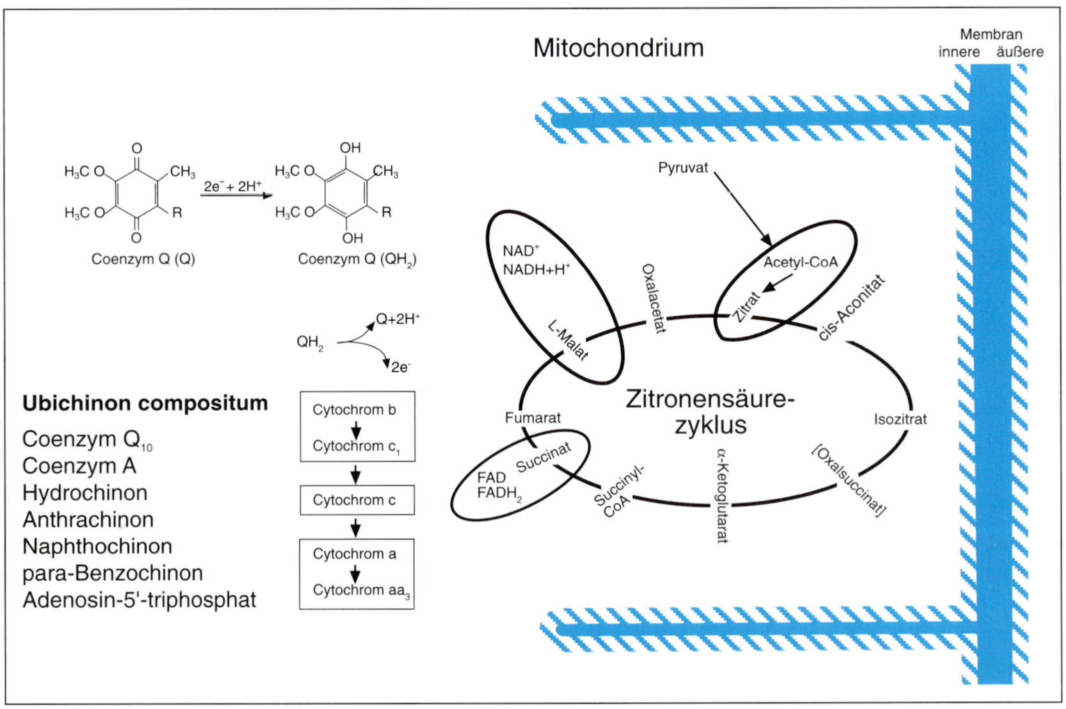

Abb. 106: Spezifische Katalysatoren in Ubichinon compositum für die mitochondriale Atmungskette

Tab. 57: Anwendungsgebiete mitochondrialer Kombinationspräparate: Coenzyme compositum und Ubichinon compositum

Essentielle Indikationen	**Fakultative Indikationen**
Mitochondriale Enzephalomyopathien	Acetyl-CoA-Dehydrogenase-Mangel (verantwortlich für 1–3 % des plötzlichen Kindstodes)
mitochondriale Myopathie	Ahornsirup-Krankheit
Leigh-Syndrom	Argininosuccinoazidurie
myotubuläre (zentronukleäre) Myopathie	Aspartylglycosaminurie
Menkes-Syndrom	Carbamylphosphatsynthetase-Mangel
Kearns-Sayre-Syndrom	Carboxylasedefizit-Syndrom
Zellweger-Syndrom	Carnitin-Mangel
mitochondriales Pepck-Defizit	Carnitinpalmityltransferase-Mangel
Energiedefizit-Syndrome	Citrullinämie
chronisches Erschöpfungs- (Müdigkeits-)Syndrom	myoklonisch-astatische Epilepsie
Energieverlust im Alterungsprozeß	Glutarsäureacidurie, Typ I und II
Aufmerksamkeitsdefizit-Syndrom	Glykogenspeicherkrankheit
Autismus	hepatorenales Syndrom
Down-Syndrom, hypodynamer Typ	Homocystinurie
Angelman-Syndrom	Hyperoxalurie
Cytochrom-C-Oxydase-Mangel	Hyperprolinämie, Typ I und II
Pyruvatdehydrogenase-Mangel	N-Acetyl-Glutamatsynthetase-Mangel
Citratsynthetase-Mangel	Nemalin-Myopathie
Degenerative Krankheiten	Niemann-Pick-Krankheit, Typ I bis IV
Friedreich-Ataxie	Ornithintranscarbamylase-Mangel
progressive Muskeldystrophien	Pallister-Killian-Mosaic-Syndrom
Arthrose	Porphyrie
Krankheiten mit Muskelhypotonie	Pyruvatcarboxylase-Mangel
infantile Zerebralparese, hypotone Form	Pyruvatkinase-Mangel
chronisch-demyelinisierende Polyneuropathie	Refsum-Krankheit
	Rett-Syndrom
	Seckel-Syndrom
	Thomsen-Syndrom
	Tourette-Syndrom
	tuberöse Sklerose
	Werdnig-Hoffmann-Syndrom
	Wolf-Hirschorn-Syndrom

se der Phenylketonurie hat die Ernährungslenkung ein höheres therapeutisches Gewicht.

Legt man die Hauptfunktionen der Mitochondrien, integrative Vernetzung der Stoffwechselzyklen und (oxidative) Energiegewinnung zugrunde, ergibt sich, welche zentrale Rolle diese Zellorganellen für Gesundheit, Leistungspotential und bei Krankheitsprozessen spielen. Dem komplexen Geschehen bei mitochondrialen Struktur- und Funktionsanomalien ist mit Monosubstanzen nicht beizukommen. Nur organotherapeutische Katalysatoren und Substrate im Zusammenwirken mit unspezifischen Katalysatoren (Vitaminen, Coenzymen) können der Komplexität Rechnung tragen.

Aus der zentralen physiologischen Rolle der Mitochondrien ergibt sich das Spektrum der Anwendungsgebiete. In der Mehrzahl handelt es sich um angeborene Stoffwechselstörungen, die als unbehandelbar oder schwer beeinflußbar im Sinne der konventionellen Pharmakotherapie gelten.

Die Anwendungsgebiete von Coenzyme compositum und Ubichinon compositum bei mitochondrialen Deprivationssyndromen lassen sich in obligate und fakultative unterteilen; fakultativ und teilweise spekulativ deshalb, weil die meisten dieser Leiden so selten sind, daß beweiskräftig belegte Aussagen zur Wirksamkeit noch nicht möglich sind.

Die Tabelle 57 listet die Indikationsgebiete nach den oben genannten Kriterien auf.

Der therapeutische Einsatz von Kombinationspräparaten, die auf Substitution und Regeneration von Stoffwechselketten ausgerichtet sind, erfordert großes Wissen und Denken in biologischen (physiologischen, biochemischen, biophysikalischen) Zusammenhängen. Da diese Voraussetzungen in der heutigen Medizinpraxis nur sporadisch vorhanden sind, werden diese an Stoffwechselzyklen orientierten Kombinationspräparate nur zaghaft und nicht selten für ungeeignete Indikationen eingesetzt.

(Literatur: Buddecke, 1970; Stryer, 1983; Zech u. Domagk, 1986)

Erkenntnistheoretische Grundlagen

Arzneimittel und Therapieverfahren im naturwissenschaftlichen Weltbild

Behandlungsmethoden entwickeln sich auf empirischer Grundlage oder auf dem Boden experimenteller Forschung. Die Einengung der „Arzneimittel" auf chemisch-pharmakologische Prüf- und Wirkverfahren hat die Grenzen der chemischen Epoche aufgezeigt. Den großen Erfolgen stehen die Nebenwirkungen und das Versagen in vielen Bereichen der Gesundheitsfürsorge zur Seite. Eine Änderung für die Medizin unserer Zeit ist nur zu erwarten, wenn der Begriff „Naturwissenschaft" wieder auf seine natürlichen Dimensionen ausgedehnt – und nicht auf mathematische, physikalische und chemische Objektivierungsverfahren begrenzt wird. Konventionelle (Schulmedizin) und unkonventionelle Verfahren müssen eine innere Logik besitzen, äußerlich erfolgreich, lern- und lehrbar sein. In ein echtes naturwissenschaftliches Spektrum, das die Ebenen oberhalb und unterhalb des Meßbaren miterfaßt, können alle besonderen Therapierichtungen eingeordnet werden. Prüfmethoden und Wirkungsnachweise können nur auf den Ebenen, auf denen sie sich abspielen, verläßlich sein. Gesetzgebung und Krankenversicherung haben sich auf den erweiterten Naturwissenschaftsbegriff umzustellen, um von einer Medizin der Krankheiten und Arbeitsfähigkeit zu einer Medizin für Gesundheit zu kommen.

Die Formulierung von Paracelsus (1493–1541),

„Der höchste Grund der Arznei ist die Liebe, die Liebe ist es, die die Kunst lehrt, und außer derselben wird keine Arznei geboren",

mag im 20. Jahrhundert lange als sentimental-anachronistisches Bekenntnis eines mittelalterlichen Arztes belächelt worden sein. Zu sehr war die Medizin bestrebt, als „exakte Naturwissenschaft" sich zu etablieren und mit harten Daten und Formeln zu arbeiten. Erst die Nebenwirkungen chemischer Substanzen und die zunehmende Abneigung breiter Bevölkerungsschichten gegen die Anwendung von Chemotherapeutika in vielen Ländern zwingen Vertreter der sogenannten Lehrmeinungen umzudenken. Nicht die Indikation des Medikamentes, sondern das therapeutische Ziel, Leiden zu vermeiden, zu lindern oder zu heilen, ist oberstes Leitprinzip ärztlichen Handelns. Im Dreieck Patient – Arzt – Medikament ist das Arzneimittel eine scheinbar fixe, das heißt dosier- und meßbare Größe; deren Wert oder Unwert wird aber vom Arzt und der Individualsituation des Patienten entschieden.

Spätestens seit Einführung der Pharmakokinetik durch den Kinderarzt F. H. Dost wurden die differenzierten Wechselbeziehungen zwischen Medikament und lebendem Organismus ins Bewußtsein (zurück-)gerufen. Seine Definition (nach E. Mutschler),

„Pharmakokinetik ist die Lehre von der quantitativen Auseinandersetzung des Organismus mit dem ihm einverleibten Pharmakon, sonst nichts weiter",

ist allerdings nur ein zaghafter Schritt, denn wesentlich entscheidender sind die qualitativen Wechselbeziehungen. Bei veränderten Organleistungen – wie Resorptionsstörungen des Verdauungstraktes, herabgesetzte Leber-, Nieren- oder Herzfunktion – wird die Wirkung einer Arznei nicht allein von der Quantität (Dosis) sondern von der qualitativen Verarbeitung durch den Organismus mitbestimmt.

Immerhin hat der Begriff der Pharmakokinetik den Scheuklappenblick vom Chemismus des Medikamentes wieder in Richtung auf den behandelten Menschen und behandelnden Arzt erweitert, und damit ist die Formulierung von Paracelsus durchaus dem Übergang vom Mittelalter in die Neuzeit angepaßt.

In Anlehnung an Mutschler (1984) hat die Pharmakokinetik folgende Erweiterungen des Erkenntnisstandes gebracht:

- Erkenntnisse der Invasions- und Eliminationsvorgänge,
- Erkenntnisse der Arzneimittelinteraktionen,
- die Methode der Blutspiegelbestimmung von Medikamenten,
- Förderung der Anpassung des Therapieplanes an veränderte Organfunktionen,
- den Begriff der Biotransformation und
- der Biotoxizität.

Damit hat der Behandelte gegenüber dem Arzneimittel seinen ursprünglichen Stellenwert wieder erreicht, wenn auch zunächst nur in der Theorie.

Ursprung der Arzneimittel
Aus den einleitenden Betrachtungen geht hervor, daß Arzneimittel nur *eine* Komponente ärztlichen Handelns sind und nicht identisch mit der *Behandlung selbst* sein sollten. An der zentralen Stellung des „Medikamentes" im Dreieck Patient – Mittel – Arzt ändert sich durch diese Relativierung nichts.

Unser Arzneimittelschatz hat drei Quellen:
- die Empirie (Erfahrungsheilkunde),
- den Zufall (Intuition) und
- die – gezielte – Forschung.

Aus diesen drei Quellen können Kombinationen aus Empirie, Zufall und Forschung resultieren.

Der empirische Arzneimittelschatz darf als der umfangreichste bezeichnet werden, auch wenn er an den medizinischen Lehrstätten dieses Jahrhunderts vernachlässigt oder gar lächerlich gemacht wurde. Aus der Anlage des heiligen Hains des Asklepios in Epidaurus kann geschlossen werden, daß das Wissen um Substanzen aus Pflanzen (Heil-, Giftpflanzen) und Tieren (Schlangengifte) vor 3000–4000 Jahren schon Jahrtausende alt war. Viele Arzneimittel haben sich aus diesen Quellen bis heute erhalten.

Empirische Heilmittel haben den Vorteil einer breiten historischen und praktischen Absicherung der Wirkung, guter Kenntnisse der Zubereitungsformen und eventueller Nebenwirkungen. Als Naturstoffe biologischer Synthese ist ihre Harmonisierung mit biologischen Systemen gesichert. Mehrheitlich sind es Kombinationspräparate, denn in der Natur sind Stoffe in der Regel Zwischen- oder Begleitprodukte dynamischer Prozesse und nur vorübergehend Monosubstanzen. Der Nachteil empirischer Arzneien und Verfahren liegt in der mangelnden Exaktheit des wirksamen Prinzips, zumal es sich meist um synergistische Kombinationen mehrerer Wirkmechanismen handelt.

Der Zufall kann auf dem Boden der Empirie, der gezielten Forschung und des Irrtums durch überraschende, unerwartete Erkenntnisse zur Entwicklung neuer Medikamente oder Therapieverfahren führen. Der Zufall stand Pate bei der Entdeckung der ersten Antibiotika durch Alexander Fleming (Penicillin) und Selman Waksmann (Streptomycin). Fleming (1881–1955) arbeitete ab 1906 in einem holzgetäfelten Raum des St. Mary's Hospital in London; die lokalen Arbeitsbedingungen führten zur Entwicklung des Penicillins als Zufallsergebnis des Arbeitsplatzes.

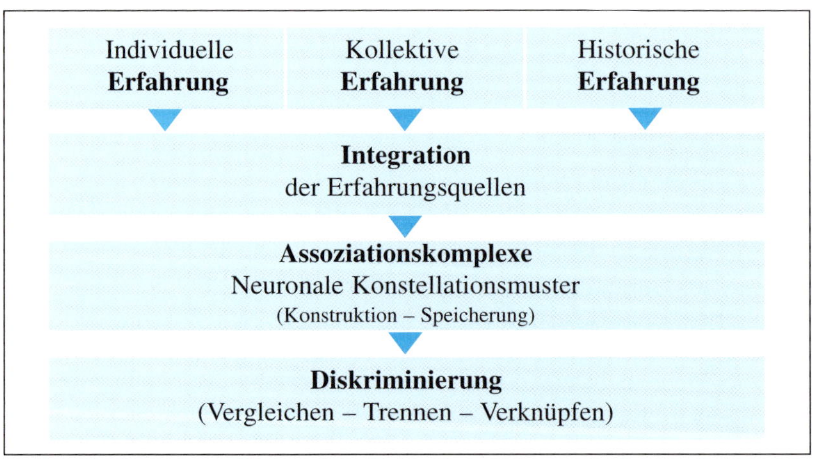

Abb. 107: Quellen und Grundprozesse der Erfahrungsheilkunde

Ein Irrtum steht an der Schwelle der antibiotischen Ära. Gerhard Domagk (1895–1964) glaubte, im Sulfachrysoidin (Prontosil) den wirksamen Farbstoff mit antibakterieller Wirkung gefunden zu haben, bis Jahre später Trevouel, Nitti und Bovet im farblosen Sulfonilamid, das im Körper gebildet wird, den wirksamen Stoff erkannten.

Unter den Quellen neuentdeckter Wirkprinzipien leitet der Zufall einer Beobachtung, einer Arbeitssituation, einer plötzlichen Gedankenassoziation (Intuition) die wirklich revolutionären Fortschritte ein.

Die gezielte Forschung ist eine Domäne der Chemie, der jüngste und zur Zeit mächtigste Zweig auf dem Gebiet der Arzneimittelentwicklung. Auf pharmakologischem Gebiet eingeleitet wurde dieser Sektor durch die Isolierung des Morphins aus Opium, die Friedrich Wilhelm Sertürner (1783–1841) als Apotheker in Hameln 1804/05 gelang. Wesentlich geprägt wurde diese Form von Arzneimittelsuche durch Paul Ehrlich (1854–1915). Aus der Erkenntnis, daß Vitalstoffe selektiv Mikroorganismen anfärben, also mit Teilen ihres Körpers chemische Verbindungen eingehen, suchte er nach Substanzen, die Mikroorganismen abtöten, ohne dem Makroorganismus Schaden zuzufügen. Auf diesem Weg führte die Synthese von über 600 organischen Arsenverbindungen zur Entdeckung des ersten antiluetischen Medikaments, Hata-Ehrlich 606, des Salvarsans (Mutschler, 1984). Das Janusgesicht derart entwickelter Medikamente bekam Ehrlich selbst noch in den Angriffen gegen ihn zu spüren, als die ersten schweren Nebenwirkungen und Todesfälle durch Salvarsan bekannt wurden. Die Affinität zwischen Medikament und Zielorganelle (Mikroorganismus, Zelle), von Ehrlich postuliert, bildete den Ausgangspunkt der *Rezeptortheorie* der Arzneimittel, die heute in der Isolierung selektiver Monosubstanzen eine entscheidende Rolle spielt.

Die durch Sertürner eingeleitete Isolierung und durch Ehrlich systematisierte Selektion der Wirkstoffe durch Synthese bestimmen Licht und Schatten der heutigen Arzneimittelforschung und -anwendung. Drei Grundzüge prägen diese:

- *Nachahmung der Naturstoffe* durch chemische Synthese (z. B. Humaninsulin, Kortisonderivate, Prostaglandine, Herzglykoside).
- *Das molekulare Roulett,* das heißt, durch Veränderungen am Molekül einer bekannten Wirksubstanz neue Wirkungen (und Nebenwirkungen) zu erzielen.
- *Selektion von Monosubstanzen* mit definierten Wechselbeziehungen zwischen Medikament und Rezeptor (z.B. α1-, α2-, β1-, β2-Rezeptorenblocker).

Gemeinsam ist diesen so entwickelten Medikamenten ihre hohe Wirkungsspezifität einerseits und die Vernachlässigung der außerhalb dieser Zielrichtung liegenden Nebeneffekte und Mängel andererseits. Die Häufung von unerwünschten Nebenwirkungen in biologischen Systemen ist zwangsläufig die Folge, insbesondere dann, wenn die Anwendung der Stoffe nicht von ärztlichem Wissen und der Erfahrung, sondern von Methoden der Verbraucherwerbung bestimmt werden.

Kombinationen aus Empirie, Intuition, Zufall und Forschung sind nicht selten Paten „neuer" Handelspräparate.

Medizin als Naturwissenschaft

Die Auseinandersetzungen des 19. Jahrhunderts um die geistigen Grundlagen der Medizin – mit den Exponenten Rudolf Virchow (1821–1902), Naunyn Schmiedeberg (1839–1925), Théophile R.H. Laënnec (1781–1826) auf der naturwissenschaftlichen, Immanuel Kant (1724–1804), Hans Driesch (1867–1941) und Rudolf Steiner (1861–1925) auf der philosophisch-biologischen Seite ging mit den Schlagworten,

„Medizin wird exakte Naturwissenschaft sein oder nichts sein",

zugunsten der naturwissenschaftlichen Strömung aus. Zu überzeugend hatte Wöhler 1828 mit der ersten chemischen Synthese eines Naturstoffes – des Harnstoffs – die Vitalisten und Neovitalisten scheinbar widerlegt. Die Vitalisten machten die Entstehung und Funktion lebender Systeme von Prinzipien abhängig, die sich dem Nachweis mathematischer, physikalischer oder chemischer Methoden prinzipiell entziehen. Der Triumph der Chemie blieb trotzdem ein Irrtum, denn Harnstoff ist ein Baustoff lebender Systeme, aber eben kein lebendes System. Dem Phänomen Leben ist das Jahrhundert der Chemie und Physik kaum nähergekommen. Die Lehre vom „großen Spiel" der Moleküle (Eigen, 1975) oder den dissipativen Formationen Prigogines sind reine Philosophien in naturwissenschaftlicher Maske und tragen zum Verständnis des Lebens kaum etwas bei (Trincher, 1984).

Geht man tatsächlich vom Begriff „Naturwissenschaft" aus, muß man alle Dimensionen der Natur einbeziehen und darf sich nicht nur auf die meß- und wägbaren Größenordnungen beschränken. Mathematik, Physik und Chemie können nur in den Grenzen des Meß- und Wägbaren arbeiten. *„Leben" ist aber ebenso wenig exakt meßbar wie Gesundheit oder Krankheit als Lebensäußerungen.*

Die Beschränkung der Medizin auf das Meß- und Wägbare unter Vernachlässigung der das Leben bestimmenden nicht meßbaren Vorgänge haben den eingeschlagenen Weg an jene Grenzen geführt, vor denen wir heute stehen.

Leben – und damit Begriffe wie Entwicklung, Wachstum, Altern, Gesundheit, Krankheit – ist Ausdrucksform der elementaren Organisationseinheit Zelle. Unterhalb der Zelle und oberhalb des Vielzellenstaates eines Organismus gibt es kein Leben (Abb. 1). Dies bedeutet, daß es unterhalb von 10^{-6} und oberhalb von 10^{1} keine lebenden Systeme gibt, diese aber innerhalb der Dimensionen des Universums entstehen und vergehen.

Die Kardinaleigenschaft des an die Zelle gebundenen Lebens ist die Fähigkeit, aus den ständigen Energie- und Materieverlusten des unbelebten Universums neue Energien und Formen zu bilden. Leben ist ohne Sonnenenergie, Mineralien der Erde und ohne Wasser nicht möglich. Welche Rolle spielen aber diese Elemente des Lebens im Gebäude der heutigen Medizin? (s. dazu auch Abb. 2, 32)

Die Forderung nach der Naturwissenschaftlichkeit der Medizin muß heute aus den methodisch bestimmten Grenzen des verflossenen Jahrhunderts herausgeführt werden in eine echte Naturwissenschaft, die Biologie, kosmische und submikroskopische Bereiche miterfaßt. Erst damit wird die Medizin wieder echte Naturwissenschaft.

Therapeutische Dimensionen

Im Bestreben, therapeutische Maßnahmen nachweis- und nachprüfbar zu machen, hat sich die Medizin vorwiegend in eine symptomatische Richtung entwickelt. Das Behandeln gilt dann als erfolgreich, wenn ein nachgewiesenes Symptom durch eine bestimmte (Mono-)Substanz objektivierbar und reproduzierbar beeinflußt wird. Das Befinden des Patienten als nicht objektiv-registrierbares und die Spätwirkungen als nicht voraussehbare Lebensfunktionen werden in solchen symptomatischen Denkschemata vernachlässigt, wenn nicht als „unwissenschaftlich" abgetan. Der symptomatologische Scheuklappenblick vernachlässigt zwangsläufig das kausale Denken.

Eine kausale Therapie hat dort anzusetzen, wo die Funktionsstörungen entstehen. Es mag deshalb zweckdienlich sein, jene Ebenen aufzuzeigen, auf welchen Einflüsse auf die Lebensvorgänge therapeutisch möglich sind (Tab. 1, Abb. 47).

Therapierichtungen als Denkmodelle

Aus der Gegenüberstellung von naturwissenschaftlichen Ebenen und therapeutischen Methoden ergibt sich, daß die meisten konventionellen und unkonventionellen Therapierichtungen eingeordnet werden können, wenn man alle Dimensionen unserer Erkenntniswelt benützt. Die Wertungen besonderer Behandlungsrichtungen kann man in zwei Zielvorstellungen angehen:

- ▶ Entweder man stellt sich auf den Standpunkt der Vitalisten und lehnt eine Beurteilung nach mathematischen, physikalischen und chemischen Methoden als vom Prinzip her unmöglich und unstatthaft ab
- ▶ oder man erweitert das naturwissenschaftliche Spektrum auf seine realen Ausdehnungen und ordnet die Therapieformen in die zutreffenden Erkenntnisebenen ein.

So verlockend die prinzipielle Ablehnung von gängigen Nachweismethoden ist – weil man damit jeder Diskussion aus dem Wege geht –

so unwissenschaftlich ist dieser Weg. Eine Therapieform ist ein empirisch entstandenes, theoretisch deduziertes oder experimentell untermauertes Denkgebäude, das nur dann langfristig Gültigkeit hat, wenn es lern- und lehrbar ist. Dazu bedarf es einer inneren Logik, die ohne Bezug auf das zeitgemäße – geistige und naturwissenschaftliche – Weltbild nicht herzustellen ist; es bedarf aber auch der äußeren Überzeugungskraft, die im praktischen Erfolg dort liegt, wo andere Methoden versagen.

Der äußere Erfolg ist durch die zunehmende Wertschätzung besonderer Therapieverfahren in der Öffentlichkeit vorhanden; die Darstellung der inneren Logik vieler dieser Methoden ist bis heute nicht oder nur unzureichend gelungen. Es gibt aber keine Alternative für eine angewandte Wissenschaft, die wie die Heilkunde im Kombinieren von Wissen (aus Wissenschaft) und Können (aus Kunst) ihre Optimierung erreicht. Das Lehrgebäude muß auf den Säulen des jeweiligen Wissensstandes einerseits und der praktisch-empirischen Erfahrung andererseits errichtet sein, um Stand und Bestand zu haben.

Medizin zwischen Indikationsbezug und Arzneimittelbild

Das Ziel heilkundlicher Maßnahmen ist Heilung. Wege dahin führen über Anamnese, Diagnose, Indikationsstellung, Wirkung und Wirksamkeit. Unterschiedliche Denkansätze haben von jeher zu verschiedenen Verfahren, Heilungen zu erzielen, geführt. Am weitesten liegen die Denkgebäude zwischen Allopathie und Homöopathie auseinander, weil die Grundprinzipien geradezu konträr erscheinen. Die Pharmakotherapie der Allopathie arbeitet nach der Dosis-Wirkungs-Regel, d. h. nach einem linearen Wirkprinzip zwischen Dosishöhe und Wirkungsstärke. Die Homöopathie unterstellt mit dem Begriff „Potenzierung" eine Wirkungsverstärkung durch dynamische Verdünnung.

Anwendungsgrundlage der Allopathie ist die *Indikation*, die vorwiegend symptomorientiert ist. Die Homöopathie geht vom *Arzneimittelbild*, das sich aus einer Summe von Analogieschlüssen und Erfahrung ergibt, aus. Die Allopathie arbeitet vorwiegend reduktionistisch, das heißt, sie versucht eine Gesundheitsstörung auf *eine* Ursache zurückzuführen und mit *einem* Medikament (Monosubstanz) zu beeinflussen. Homöopathie und andere biologische Verfahren arbeiten integrativ, versuchen aus einer Synthese der Vorgänge ihre Maßnahmen abzuleiten. Monotherapie (Unizismus) und Ganzheitsmedizin stehen sich scheinbar unvereinbar gegenüber.

Medizin für oder gegen die biologischen Systeme?

Der Titel mag provokant klingen, denn jeder, der Heilkunde betreibt, wird rasch antworten, „natürlich für". Wie sehen jedoch die Rezepte der täglichen Praxis, die Anweisungen bei der Klinikvisite aus?

Verschrieben werden Medikamente *gegen* Husten, Verstopfung, Durchfall, Bluthochdruck, Hypotonie, Fieber, Schmerzen, Schlaflosigkeit, Müdigkeit und vieles mehr. Damit wird die Problematik deutlich: Die meisten Arzneimittel konventioneller Praxis sind gegen Krankheitssymptome konzipiert und werden dementsprechend rezeptiert.

Krankheitssymptome sind Alarmzeichen des Biosystems Mensch. Sie signalisieren, daß das Fließgleichgewicht des Biosystems bedroht oder verlorengegangen ist. Die meisten dieser Symptome – wie Fieber, Husten, Schweißausbrüche, Durchfall – sind Mechanismen des Körpers, die zugrundeliegende Störung durch Selbstheilungsvorgänge zu beheben. Bei Husten, Schweiß oder Durchfall versucht der Organismus durch Exkrete die Noxen zu beseitigen. Der Schmerz deutet auf den Ort der Störung hin. Das Fieber versucht, durch Temperatur- und Stoffwechselerhöhung die Abwehrvorgänge zu intensivieren.

Ist es sinnvoll, diese Hilfsreaktionen des Körpers zu unterdrücken? Wenn ja, wann, bis zu welchem Grade? Hier scheiden sich die Geister der konventionellen Therapie mit chemisch-pharmakologischen Mitteln von den biologisch orientierten Therapeuten.

Symptomatische Therapie

Chemisch-pharmakologische Medikamente sind überwiegend gegen einzelne Krankheitssymptome gerichtet; es handelt sich demnach um eine symptomatische Therapie. Nur eine Minderzahl von Arzneimitteln hat einen kausalen Ansatz. Angeführt dafür werden immer wieder die Antibiotika und Insulin. Vergessen wird dabei, daß beide aus „Naturbeobachtungen" hervorgegangen sind wie Penicillin, Streptomycin u. a. und biologischen Ursprungs sind: bakterielle Syntheseprodukte bei den Antibiotika und ein Organtherapeutikum bei Insulin. Wenn später diese Arzneimittel auf semisynthetischem Weg hergestellt werden können, ändert dies nichts an den Tatsachen, daß es sich um Biotherapeutika handelt, auch wenn sie Antibiotika genannt werden.

Der therapeutische Stellenwert der symptomatisch wirkenden Medikamente ist durch folgende Fakten zu charakterisieren:

- Die Wechselbeziehung zwischen Medikamentengabe und Beeinflussung des Symptoms ist leicht herzustellen; es besteht eine lineare Effektkinetik.
- Durch Unterdrückung der Krankheitssymptome kann ein Circulus vitiosus unterbunden werden. Die erreichte „Ruhepause" eröffnet die Möglichkeit, die Eigenregulations- und -heilungskräfte des Organismus zu ordnen.
- Krankheitssymptome können außer Kontrolle geraten und damit zu einer größeren existentiellen Bedrohung führen, als die eigentliche Krankheitsursache. Als Beispiele dafür seien genannt: die Hyperpyrexie, die bei Temperaturen über 41°C zu eigengesetzlichen Schädigungen der Enzymsysteme und Gewebe führen kann. Die Diarrhö als Mechanismus der „Giftentleerung" kann so massiv werden, daß das intrazelluläre Wasser- und Elektrolytgleichgewicht verlorengeht und damit viele Stoffwechselketten zusammenbrechen. Bei so entgleisten Symptomen kann die symptomatische Behandlung dringlicher werden als die ursächliche.
- In der Akut- und Intensivmedizin ist die Behebung des (lebens-)bedrohlichen Symptoms vorrangiges Gebot. Als Beispiele dafür mögen genannt sein: Asthmaanfall, zerebraler Krampfanfall vom Grand-Mal-Typ, Pseudokrupp, die zum diabetischen Koma entgleiste Hyperglykämie. Aus der beispielhaften Aufzählung ergeben sich Schwerpunkte der symptomatischen Therapie im Indikationsbereich der Akut-, Intensiv- und Palliativmedizin. Das „gegen" (ein Symptom) gerichtete Therapieprinzip dient zur Behebung von Notsituationen und ermöglicht so die Mobilisierung der Selbstheilungskräfte.

Biologische Medizin

Die biologische Medizin orientiert sich in Diagnostik und Therapie an den physiologischen Lebensvorgängen. Ihre Maßnahmen werden im Einklang mit den natürlichen Fähigkeiten des Organismus zur Regulation, Regeneration, Anpassung und Selbstheilung gewählt.

Orientierungsmaßstab ist die Integrität des Menschen. Mittel und Maßnahmen werden *dafür* eingesetzt.

Biosysteme sind komplex und vielfach vernetzt. Einzelmaßnahmen, wie die Gabe eines Medikamentes, beeinflussen in der Regel nur ein einzelnes Glied innerhalb der Funktionsketten und Regelkreise. Biologische Verfahren sind deshalb in der Mehrzahl ganzheitlich ausgerichtet, der Mensch als integratives Biosystem ist Richtschnur des diagnostischen Erkennens und therapeutischen Handelns.

Im Gegensatz zur Forderung der Kollektivwirkung chemischer Pharmaka sind biologische Verfahren mehr individuell orientiert; an einem Menschenbild, das Leib, Seele und Geist als – jeweils einmalige – differenzierte Einheit in einer – wiederum einzigartigen – individuellen Lebenssituation sieht.

Damit tragen biologische Therapieverfahren der vieldimensionalen Vernetzung von Strukturen und Funktionen in biologischen Systemen Rechnung.

Die therapeutischen Verfahren werden für die Wiederherstellung der Funktionen eingesetzt. Dies vorwiegend auf folgenden Prinzipien:

- Substitution fehlender Stoffe:
  Damit werden fehlende Zwischenglieder von Funktionsketten und Regelkreisen ersetzt, um die Funktionskette wieder zu

schließen. Hierher gehört der Ersatz von Elementen, Enzymen, Hormonen, Zellen, Geweben.

- ► Regulationstherapien:
  Sie streben an, unterbrochene Funktionsketten wieder in Gang zu setzen. Dafür steht ein breites Spektrum von Verfahren und Methoden zur Verfügung, die sich physikalischer und elektrischer Mittel bedienen einschließlich der Konditionierung (Bahnung, Training).
- ► Individualisierte Therapien:
  Diese berücksichtigen über das kollektive Prinzip hinaus die individuelle Lebenssituation des zu Behandelnden. Meist geht dabei der Ansatz von einem besonderen Menschenbild, Krankheitsbild (als Summande von Noxe und Reaktionsform) und/oder der speziellen Lebenssituation aus. Dazu gehören:
  - die *Homöopathie*, die mit dem Simile-Prinzip arbeitet.
  - die *Isotherapie*, die das Gleichheitsprinzip zugrunde legt.
  - Die *Anthroposophie* berücksichtigt gleichwertig die Gesetzmäßigkeiten von Leben, Seele und Geist in ihren gegenseitigen Abhängigkeiten.
  - Die *Antihomotoxikologie* beruht auf einer durch Arzneireize angestrebten Stimulation und Regulation. Dem Organismus wird in der Auseinandersetzung mit Giften (Homotoxinen) eine ähnliche Arznei zugeführt, die nach den HAB-Regeln potenziert wird.

Aus der Charakterisierung ergibt sich, daß der Einsatz dieser Therapieformen nicht auf linearen Denkschemata beruht, sondern die Komplexität und Individualität einer Gesundheitsstörung zu erfassen versucht. Indikationen sind deshalb komplexe Krankheitsbilder, die nicht einfach mit einem diagnostischen Etikett überklebt werden können, vor allem aber chronische Krankheiten, Befindlichkeitsstörungen und Multimorbidität.

Der Arzt orientiert sein Handeln an der Wirksamkeit einer Maßnahme am einzelnen behandelten Menschen.

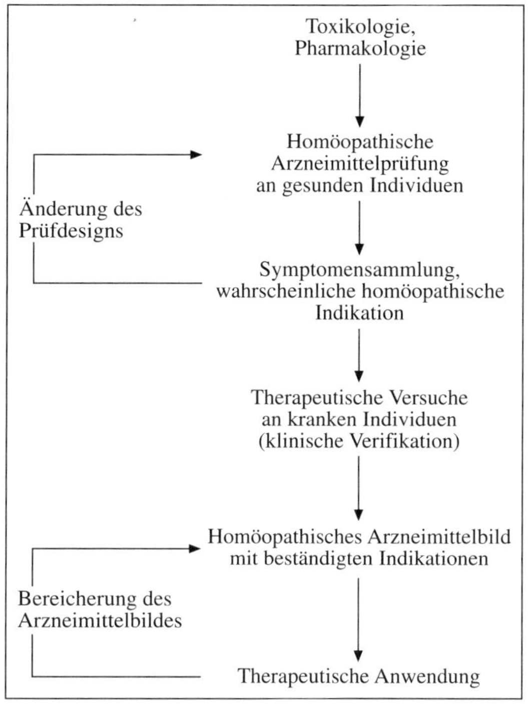

Abb. 108: Entstehung des homöopathischen Arzneimittelbildes (nach Bayr, in: Schramm, 1979)

Hier klafft die Kluft zwischen der medizinischen Theorie und Praxis: Für den theoretischen Mediziner ist der statistisch verwertbare Befund alles, das Befinden des Patienten liegt außerhalb seines Modells. Für den behandelnden Arzt ist das Befinden entscheidend, der Befund nur Hilfsmittel.

Das Arzneimittelbild

Von den Grundprinzipien der Homöopathie,
- dem Simile-Prinzip,
- der Potenzierung,
- der Individualisierung nach dem
- Arzneimittelbild

ist letzteres für die therapeutischen Entscheidungen das wesentlichste; es subsummiert Anamnese, Simile-Prinzip und individuelle Symptomenkonstellation.

Das Arzneimittelbild resultiert (Abb. 108) aus einer Mehrzahl von Komponenten. Grundlage ist die Arzneimittelprüfung am Gesunden. Daraus ergibt sich ein Symptomenbild, das in einer Liste synoptisch zusammengestellt wird. Anamnestische, konstitutionelle, individuelle und toxikologische Komponenten runden das

Arzneimittelbild ab. Es handelt sich dabei um einen Integrationsprozeß, der die Toxikologie des Arzneimittels auf die biographische Anamnese und die Individualsituation des zu Behandelnden projiziert.

Arzneimittelfindung in der Antihomotoxischen Medizin

Medikamente und Verfahren der Antihomotoxischen Medizin sind differenziert und setzen sich zusammen aus:

- homöopathischen Einzelmitteln,
- homöopathischen Kombinations- und Komplexmitteln,
- homöopathisierten Organpräparaten,
- Homaccorden – Potenzenaccorden,
- intermediären Katalysatoren und Cofaktoren,
- Nosoden,
- homöopathisierten Allopathika.

Aus der Differenziertheit ergeben sich zwangsläufig Unterschiede in der Arzneimittelfindung. Orientierungsmaßstab ist dabei das therapeutische Prinzip.

Bei den **homöopathischen Einzelmitteln** erfolgt die Arzneimittelwahl nach dem Arzneimittelbild der klassischen Homöopathie. Speziell auf die Mittel der antihomotoxischen Medizin ist die „Homoeopathia antihomotoxica, eine gesichtete Arzneimittellehre" von H.-H. Reckeweg zugeschnitten.

Die Wahl der Potenzierungsstufe hat sich an den postulierten Wirksamkeitsprinzipien grob zu orientieren:

Tiefpotenzen → Substitution, Regeneration
Mittelpotenzen → Funktion, Regulation
Hochpotenzen → Information, Induktion

Die Berücksichtigung der biologischen Phasenlehre ist für die Arzneimittelwahl eine wertvolle Richtschnur, denn sie zeigt an, ob ein Organ oder Organismus noch reaktionsfähig ist, oder schon überlastet und blockiert, oder schon degeneriert und reaktionsunfähig ist, das heißt informative Bahnung, regulatorische Steuerung oder materielle Substitution benötigt. Ist die ganze Breite der organismischen Hierarchie betroffen, sind mehrere Potenzierungsstufen zweckentsprechend. Dem kann in einer Kombination mehrerer Potenzierungsstufen eines Einzelmittels in Form der *Potenzenaccorde* oder in der Kombination von zwei oder mehreren homöopathischen Einzelmitteln, die jeweils als Potenzenaccord vorliegen, in Form der *Homaccorde* entsprochen werden.

Je mehr kombiniert wird, um so mehr tritt die therapeutische Orientierung nach dem Arzneimittelbild in den Hintergrund, der Indikationsbezug dagegen in den Vordergrund.

Potenzierte Organpräparate sind dort indiziert, wo Krankheitsprozesse strukturelle Gewebe-Organ-Läsionen zur Folge hatten. Dies ist bei Reifungs- und Differenzierungsstörungen im Wachstumsalter und in Depositions-, Imprägnations- und Degenerationsphasen bei chronischen Krankheiten der Fall. Der Substitutionseffekt (molekularbiologische Versorgung) von Organtiefpotenzen kann durch Kombination mit Katalysatoren und Cofaktoren regulativ ergänzt und therapeutisch optimiert werden.

Intermediäre Katalysatoren und deren Cofaktoren haben ihren – hier unersetzlichen – Anwendungsbereich in der Steuerung der Regulationsvorgänge. Die Arzneimittelfindung für die Therapie orientiert sich hier primär an Stoffwechselketten, Regelkreisen und biologischen Zusammenhängen, sekundär erst an Krankheitsbildern.

Katalysatoren, ihre Cofaktoren und Intermediärprodukte sind dort essentielle Bestandteile von Behandlungsprogrammen, wo Stoffwechselblockaden vorliegen. Dies ist bei mehreren hundert Formen von angeborenen Stoffwechselstörungen und in den Depositions-, Imprägnations- und Degenerationsphasen erworbener Krankheiten der Fall.

Ein sinnvoller Einsatz von Katalysatoren setzt entsprechende physiologische und biochemische Grundkenntnisse voraus.

Nosoden sind Arzneizubereitungen aus „krankmachenden Faktoren" und werden in der Regel aufgrund bioelektronischer Testmethoden oder

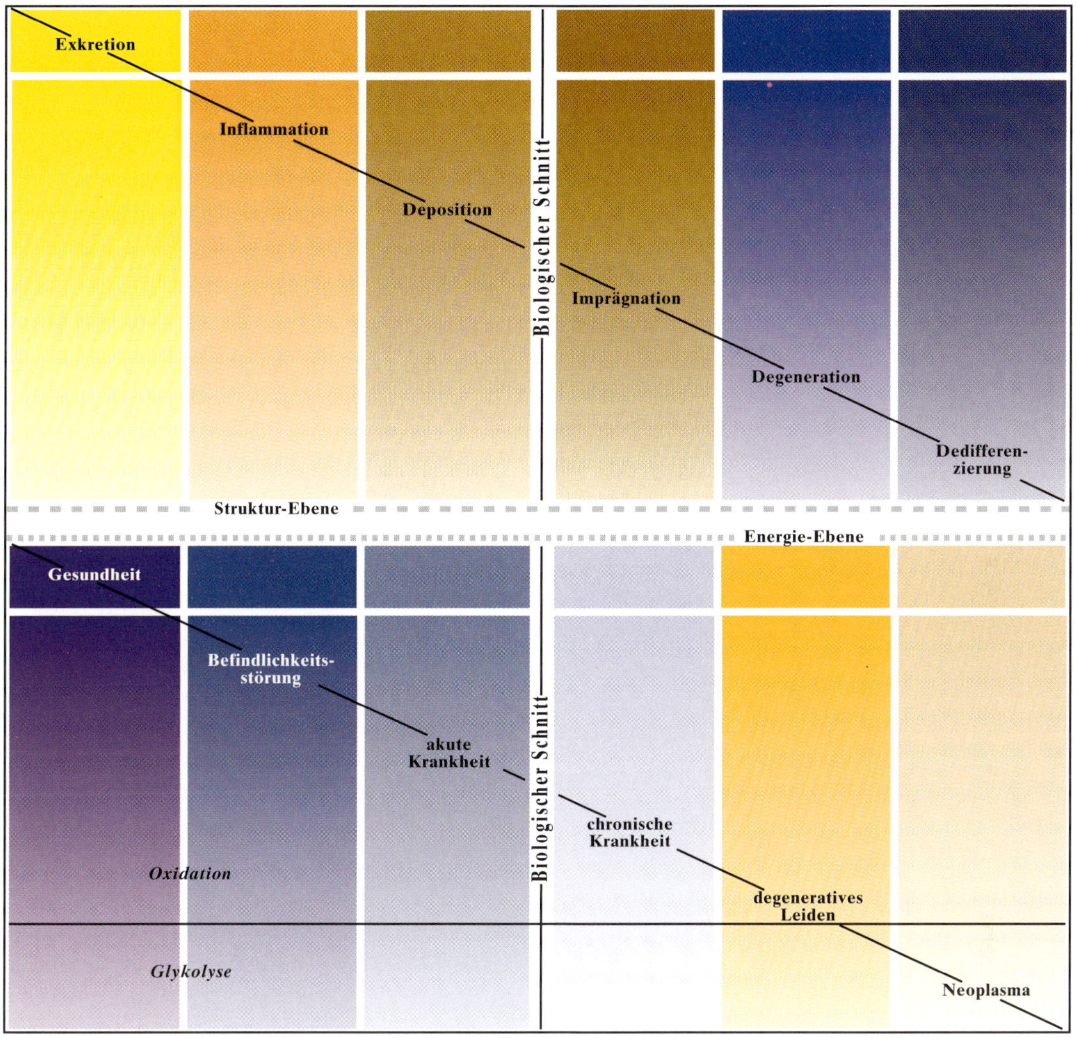

Abb. 109: Projektion der Energiegewinnung auf die biologische Situation, symbolisiert durch sechs Phasen des Gesundheitszustandes. Je geringer die ökonomische Energiegewinnung durch Oxidation in einem Gewebe oder Organismus wird, um so mehr wird die biologische Harmonie beeinträchtigt und um so schwerer sind die morphologischen Veränderungen.

Erfahrungswissen eingesetzt; sie sind auf die „konventionelle Anamnese" ausgerichtet.

Homöopathisierte Allopathika werden in der Regel in Mittel- und Hochpotenzen eingesetzt. Sie haben zum Ziel, durch den sogenannten Umkehreffekt hoher Verdünnungen mit dem Simile eine medikamentöse Intoxikation – durch nichtmaterielle Information – aus der reaktiven Starre zu lösen. Dazu eignen sich die Hochpotenzen als informative Impulse, die Mittelpotenzen zur regulativen Steuerung.

Integrative oder lineare Medizin?

Die linearen Denkansätze, ein medizinisches Relikt der überholten mechanischen Physik, welche in der Dosis-Wirkungs-Regel der Pharmakologie ihren dogmatischen Niederschlag fanden, sind hauptverantwortlich für die sogenannte Krise der Medizin.

Es handelt sich dabei aber nicht um eine Krise *der Medizin,* sondern um die Folge einer einseitigen Entwicklung der medizinischen Lehre, deren Mängel aber vielfach durch das Erfahrungswissen der praktisch (be)handelnden Ärzte korrigiert werden. Das Ausweichen zunehmend großer Patientenkreise in Bereiche der „alternativen“ oder „komplementären“ Medizin ist eine Folge, die Flucht in außerärztliche oder kultische Richtungen eine andere Folgeerscheinung des Mißtrauens. Die häufigen, oft kritiklos und zusammenhanglos in den Raum gestellten Meldungen über unerwünschte Nebenwirkungen von Arzneimitteln verstärken diesen Zeittrend. Dadurch wächst die Gefahr, daß ganze Arzneimittelgruppen, die sinnvoll eingesetzt Segensreiches leisten, durch quantitativen und zeitlichen Mißbrauch der Verbannung anheimfallen.

Diese Fehlentwicklung geht zurück bis in die Mitte des 19. Jahrhunderts. Das Bestreben der Medizin, sich von der Mystik des Mittelalters zu befreien, war begründet. In einer Art Identitätskrise, die sich im 20. Jahrhundert noch verstärkte, glitt sie von einem Extrem in das andere: Sie wollte sich als *reine Naturwissenschaft* etablieren, beharrt dabei aber auf einem überholten Wissenschaftsbild und verlor den Bezug zur Natur. Im Bestreben, die Medizin exakten linearen Prozessen der Chemie und den mechanistischen Gesetzen der Physik zu unterwerfen, ging der Kontakt zur Biologie zunehmend verloren.

Biosysteme wie der Mensch sind hochkomplexe, vielfach vernetzte *biologische Singularitäten,* welchen man mit eindimensionalen *Linearitäten* nicht gerecht werden kann. Die meisten chemischen Medikamente sind symptomenorientiert, das heißt, sie zielen auf das letzte Glied eines Krankheitsprozesses, beeinflussen aber die Ursache nicht oder nur indirekt. Krankheitssymptome gleichen Alarmglocken, die auf eine Störung der biologischen Harmonie aufmerksam machen. Das Abstellen des Alarmsignals bringt dem Organismus Ruhe, aber damit nicht automatisch Heilung.

Der behandelnde Arzt muß in *Kausalketten, Stoffwechselzyklen und Regelkreisen* denken und dabei die Individualität des zu Behandelnden berücksichtigen. Dies erfordert *nichtlineares Denken in organismischen Zusammenhängen.* An die Stelle der Linearität hat die integrative Komplexität zu treten, um Heilkunde zu ihrer natürlichen Basis, *die Bio-Wissenschaft* zurückzuführen.

Integrative Behandlungskonzepte sind erforderlich, wenn es sich um Krankheiten handelt, die Organsysteme (Nerven-, Skelett-, Bindegewebs-, Verdauungs-, Herz-Kreislauf-System, Stoffwechselketten [endokrines System, mitochondriale Defekte]) oder den ganzen Organismus betreffen. Hier leisten integrale Konzepte auch dort Hilfe, wo die lineare Medizin sich mit Alibi-Ausdrücken wie „unbehandelbar“, „alle Möglichkeiten erschöpft“ oder „damit müssen Sie leben“ zufrieden gibt. Die Grenzlinie zwischen einem sinnvollen Behandlungsplan und einer Polypragmasie ist klar zu ziehen: Jede Komponente der Behandlungsstrategie muß logisch begründet oder durch Erfahrungswissenschaft gesichert sein.

Exemplarisch für die Sinnhaftigkeit *mehrschichtiger Behandlungskonzepte* werden nachfolgend einzelne Krankheitsgruppen herausgegriffen, die aus ganzheitsmedizinischer Sicht nur mittels eines solchen Konzeptes optimal beeinflußt werden können.

Es handelt sich um

- Lebensbehinderungen durch Entwicklungsstörungen,
- Lebensbehinderungen durch degenerative Krankheiten,

- Krankheiten des Nervensystems,
- Skelettsystemkrankheiten,
- Stoffwechselstörungen und
- Störungen im endokrinen System.

Die Konzepte sind keine theoretischen Postulate, sondern basieren auf einer Dokumentation von 9117 Fällen innerhalb der letzten 25 Jahre, wobei an Einzelfällen auch der Therapieerfolg dargestellt wird.

Integrative Behandlungskonzepte bei Lebensbehinderungen

In einer pauschalen Formulierung sind Lebensbehinderungen Entfaltungsstörungen des in der menschlichen Gen-Ausstattung verankerten Potentials. Die Ursachen liegen entweder in einer fehlerhaften Genkonstellation selbst oder in Umwelteinflüssen während der Realisierung normaler Erbfaktoren. Den erblichen, angeborenen, fast gesetzesmäßig verankerten Störungen stehen die umweltbedingten, mehr zufälligen Einwirkungen auf den Entwicklungsablauf gegenüber. Beide Gruppen beinhalten hunderte von nosologischen Einheiten in Form von Anomalien, Syndromen, Retardierungen und Krankheiten. Als allgemeine Regel kann man unterstellen, daß die Abweichungen von der Norm um so schwerer sind, je früher in der Individualentwicklung die Noxe wirksam wird.

Die Entwicklung eines Menschen beinhaltet seine körperliche und geistige Entfaltung, also strukturell-materiell faßbare und immaterielle Faktoren. Die körperliche Sphäre ist in die anthropometrische und statomotorische zu unterteilen, die geistige in die intellektuelle und psychisch-soziale (Abb. 110).

Diese Grundeinteilung sollte man vor Augen haben, wenn man Lebensbehinderungen beurteilt.

Im gesellschaftlichen und administrativen Bereich besteht ein fundamentaler Unterschied in der *Qualitätsbeurteilung* eines Menschen. Während der *Gesunde* und *Normale* in seiner sozialen Stellung nach seinen Fähigkeiten beurteilt wird, erfolgt die Zuordnung und Sozialeinstufung des Behinderten nach seinen *Unfähigkeiten*; er wird als Spastiker, Körperbehinderter, Querschnittsgelähmter, geistig Behinderter oder Lernbehinderter etikettiert. Beim „Normalen“ sind es die positiven, beim Behinderten die negativen Merkmale, die wortprägend wirken.

Bei dieser medizinischen und sozialen Kategorisierung wird sträflicherweise vergessen oder vernachlässigt, daß Behinderte neben Defiziten auch kompensatorische Positivvarianten in anderen Persönlichkeitsmerkmalen haben. Das Erkennen und Nutzen dieses Mosaiks aus Män-

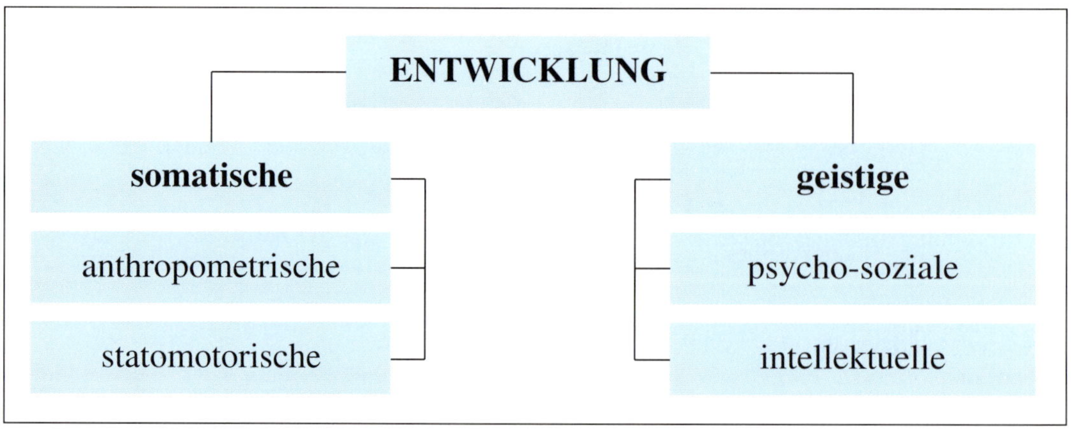

Abb. 110: Entwicklung ist ein komplexer Prozeß aus körperlichen (materiellen) und geistigen (immateriellen) Komponenten.

geln und Vorzügen ist Basis für jedes sinnvolle Behandlungskonzept von Lebensbehinderungen.

Aus der Analyse positiver und negativer Persönlichkeitsmerkmale (Symptome) ergibt sich die Notwendigkeit, Behandlungsprogramme zu konzipieren, die Fähigkeiten und Unfähigkeiten berücksichtigen. Es ist einer der Kardinalfehler, daß viele Therapien auf die Hauptmängel konzentriert werden, das positive Potential dabei aber vernachlässigt wird. Integrative Behandlungskonzepte haben von folgenden Grundregeln auszugehen:

- Lebensbehinderungen sind kein ausschließlich medizinisches Problem. Die Aufgabe des Arztes besteht darin, über die medizinischen Möglichkeiten hinaus die Erfordernisse auf sozialem, psychologischem, physiotherapeutischem und pädagogischem Gebiet zu erkennen und in das Behandlungsprogramm zu integrieren. Dies erfordert die Zusammenarbeit mit ärztlichen Assistenzberufen und nichtmedizinischen Berufssparten.
- Die medizinische Betreuung darf sich nicht auf das Verschreiben von Medikamenten beschränken; diese spielen bei manchen Behinderungen eine untergeordnete Rolle, sind bei vielen jedoch vielschichtig und nicht auf die Leitsymptome beschränkt.
- Die psychosoziale Adaptation ist in der Langzeitbehandlung eine wichtige Komponente. Behandlungsprogramme sollten so gestaltet werden, daß sie für das familiäre und außerfamiliäre Umfeld tragbar sind. Untragbare Belastungen einzelner Familienmitglieder wie zum Beispiel durch eine Häufung von Behandlungsterminen an auseinanderliegenden Orten, Verweigerung von Hilfsmitteln oder untragbare finanzielle Belastungen sollten vermieden werden.

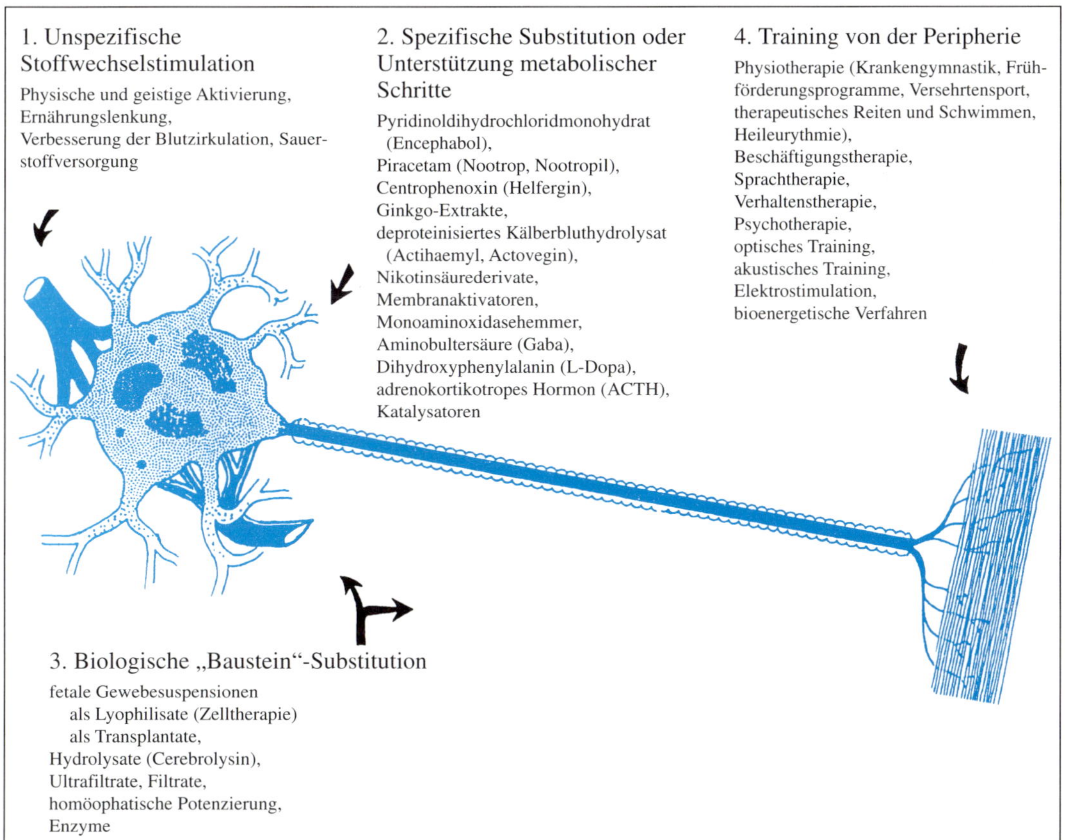

Abb. 111: Therapeutische Ansätze am Neuron

Behandlungsansätze am Neuron

Die Nervenzelle – das Neuron – ist jene Elementareinheit, welche das Gehirn über das Axon mit dem Erfolgsorgan verbindet. Gehirn und Erfolgsorgan bilden dadurch eine funktionelle Einheit mit einem zentrifugalen und einem zentripetalen Impuls- und Stoffwechselfluß. Therapeutische Einwirkungsmöglichkeiten ergeben sich deshalb an verschiedenen Punkten der Strecke vom Zellkörper in der Hirnrinde bis zum Erfolgsorgan in der Körperperipherie. Im Prinzip unterscheiden wir vier Gruppen von Behandlungsansätzen (Abb. 111):

- Unspezifische Stoffwechselsteigerungen durch körperliche und geistige Aktivitäten, Steigerungen des Blutkreislaufs und der Sauerstoffversorgung, Ernährungsumstellung, kreislauffördernde Medikamente.
- Spezifische Lenkung neuronaler Stoffwechselprozesse durch gezielte Substitution oder Stimulation einzelner Stoffwechselschritte.
- Biologische Bausteinsubstitution in Form organischer Präparate verschiedener molekularer Größenordnungen.
- Training der Peripherie. Konditionierungsmaßnahmen, die über Reizsetzungen von der Peripherie des Neurons oder am Erfolgsorgan zentripetale Impulse setzen.

Die infantile Zerebralparese

Die infantile Zerebralparese ist ein Dachbegriff für frühkindliche Störungen der Gehirnentwicklung mit Auswirkungen auf den Bewegungsapparat. Die zentralnervöse Schädigung fällt auf Zeitabschnitte vor und während der Geburt und in die ersten drei Lebensjahre. Das Gehirn ist das einzige Organ, dessen Fetalentwicklung bei der Geburt nicht abgeschlossen ist; sie wird erst im vierten Lebensjahr vollendet.

Peripher wirken sich die ZNS-Läsionen aus in Störungen des Muskeltonus, der Bewegungsabläufe sowie der statomotorischen und feinmotorischen Entwicklung. Danach unterscheidet man verschiedene Formen (Tab. 58).

Um diese „muskuläre“ Kernsymptomatik herum gruppieren sich Ausfälle im intellektuellen,

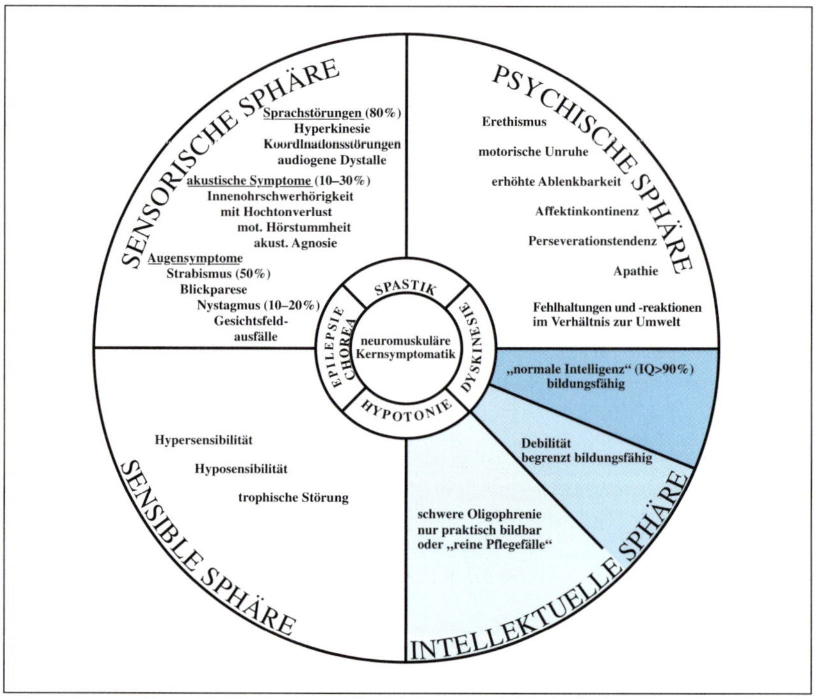

Abb. 112: Um die neuromuskuläre Kernsymptomatik herum gruppieren sich Ausfälle im intellektuellen, psychosozialen, sensorischen und vegetativen Bereich.

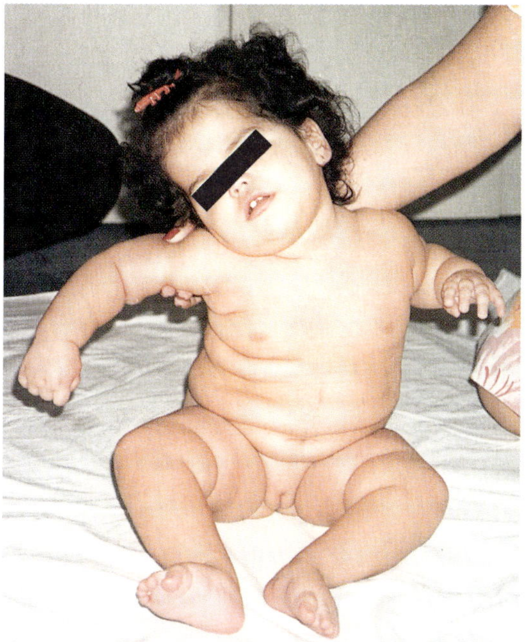

Abb. 113: Zerebralparese, hypotone Form nach Enzephalitis, 2jähriges Mädchen

psychosozialen, sensorischen und vegetativen Bereich (Abb. 112).

Bei der infantilen Zerebralparese stehen unbestritten die peripheren Konditionierungsmethode (Krankengymnastik, Ganzkörperbehandlung, Sprachtherapie, Beschäftigungstherapie, therapeutisches Reiten, Schwimmen und anderes) im Mittelpunkt des Behandlungsprogramms. Das Behandlungskonzept hat aber auch die Begleitsymptomatik außerhalb des

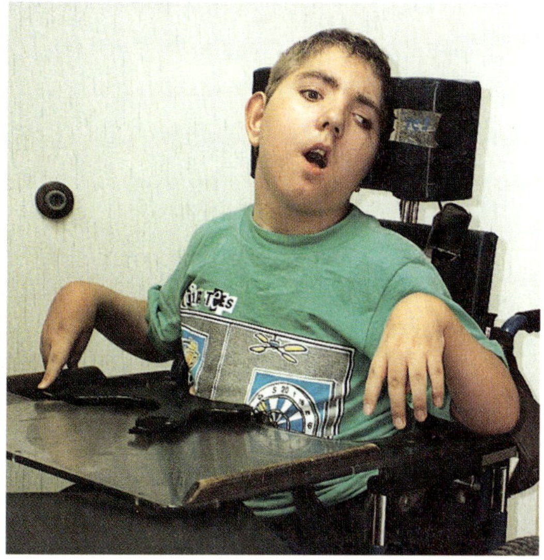

Abb. 114: Spastik im Oberkörper, mangelhafte Kopfkontrolle bei 16jährigem Jungen

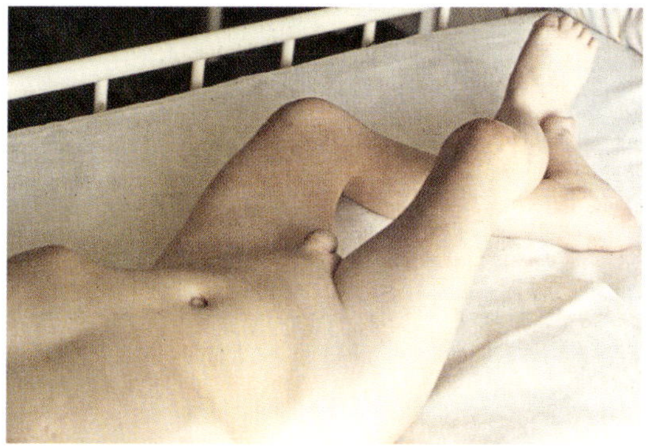

Abb. 115: Zerebralparese, hypertone Form, Scherenphänomen der Beine

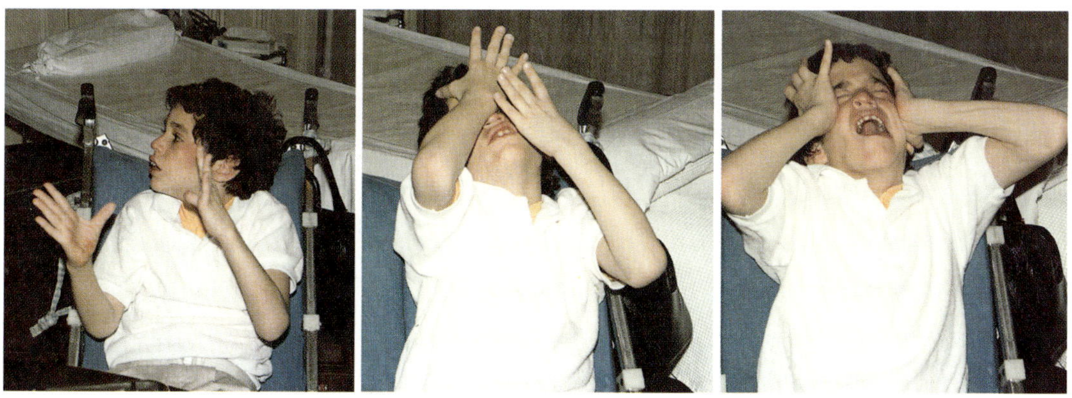

a) b) c)

Abb. 116 a–c: Choreoathetose. (a) Versuch der Kontaktaufnahme durch Blickkontakt und Handsprache. (b) Nach Mißlingen der Kontaktaufnahme erfolgt Kontaktunterbrechung. (c) Nach Mißlingen des Kommunikationsversuches Resignation oder Aggression.

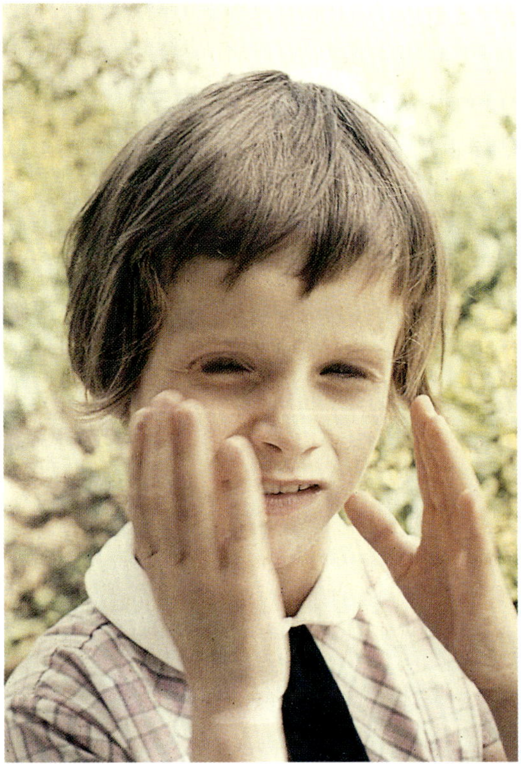

Abb. 117: Athetose (Bewegungsstarre) bei 7jährigem Mädchen; Maskengesicht, Zwangshaltung

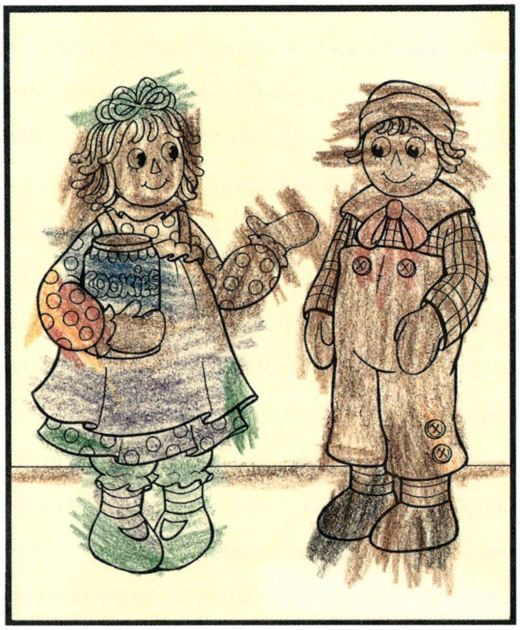

Abb. 118: Choreoathetose bei 11jährigem Mädchen; durch Koordinationsstörungen können die Konturen nicht eingehalten werden.

Tab. 58: Einteilung und Formen der infantilen Zerebralparese

Topographisch
- Tetraplegie (4 Extremitäten; Beine mehr als Arme)
- Bilaterale Hemiplegie (4 Extremitäten; Beine mehr als Arme)
- Triplegie (meist beide Beine und ein Arm)
- Paraplegie (beide Beine)
- Pseudobulbärparalyse (vorwiegend Hirnnerven)
- Hemiplegie (eine Körperseite; Arm mehr als Bein)
- Monoplegie (meist Arm)

Topographisch-Funktionell
- spastische Diplegien
- spastische Hemiplegien
- hyperton-ataktische Diplegien
- hyperkinetische Dyskinesien

Tonusalteration
- Rigor
- Spastik
- Hypotonie
- Atonie
- Dystonie

Bewegungsstörungen
- Athetose
- Chorea
- Choreoathetose
- Torsionsdystonie
- Ballismus
- Tremor
- Ataxie
- Wechsel: Spastik – Hypotonie

Bewegungsapparates einzuschließen. Dazu sind medikamentöse, speziell organotherapeutische Maßnahmen erforderlich und oft unerläßlich.

Dem Gesamtzustand des betroffenen Kindes wird man aber gerechter, wenn man nicht nur die motorischen Auswirkungen und ihre Folgen berücksichtigt, sondern die pathobiologischen Auswirkungen auf die Gesamtpersönlichkeit des Kindes und seine Entwicklung. Danach wäre (Abb. 112) eine *neuromuskuläre Kernsymptomatik* als obligates, zentrales Phänomen im Zusammenhang mit der *Begleitsymptomatik* in den Bereichen der sensorischen, sensiblen, psychischen, intellektuellen und somatischen Sphäre zu werten, da die Ausfälle der Begleitsymptomatik das Schicksal des Kindes oft nachhaltiger beeinflussen als die mehr oder minder schwer ausgeprägten motorischen Kernsymptome.

Tab. 59: Verschiedene Formen der infantilen Zerebralparese

Hypertone Formen Muskelhypertonus spastische Monoplegie Diplegie Triplegie Tetraplegie spastische Hemiplegie
Hypotone Formen Muskelhypotonie Stoffpuppen-Syndrom („Floppy infant")
Dystone Formen Wechsel von Hyper- und Hypotonie
Dyskinetische Formen Chorea (Bewegungsunruhe) Athetose (Bewegungsstarre) Choreoathetose (Nebeneinander und Wechsel von Bewegungsunruhe und Bewegungsstarre) feinmotorische „Ungeschicklichkeit"
Ataktische Formen zerebellare Ataxie zerebellar-spinale Ataxie
Mischformen Kombinationen der oben aufgeführten Symptome untereinander mit Sinnesdefekten, trophischen Störungen, Intelligenzverminderungen und psychischen Abweichungen

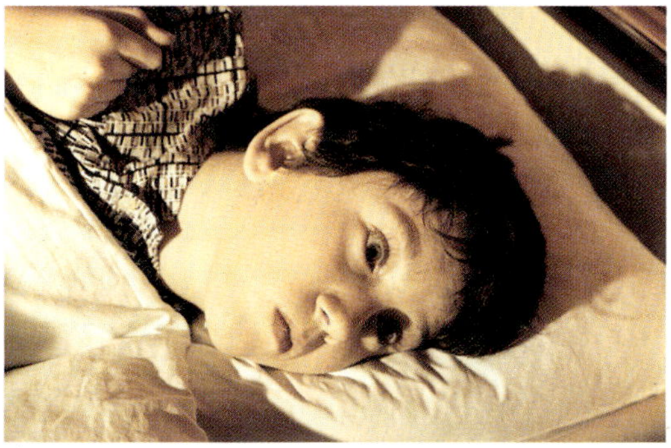

a)

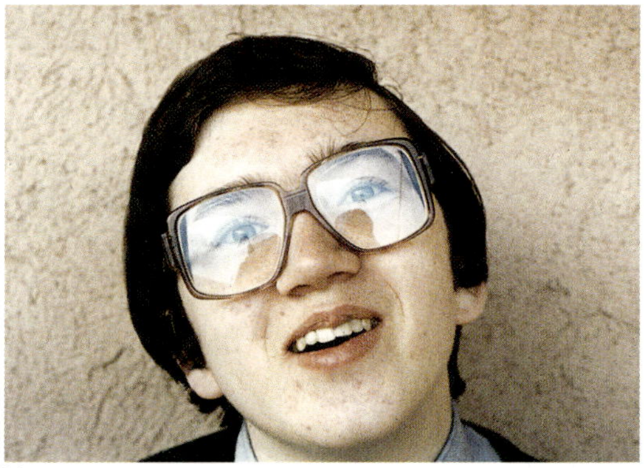

b)

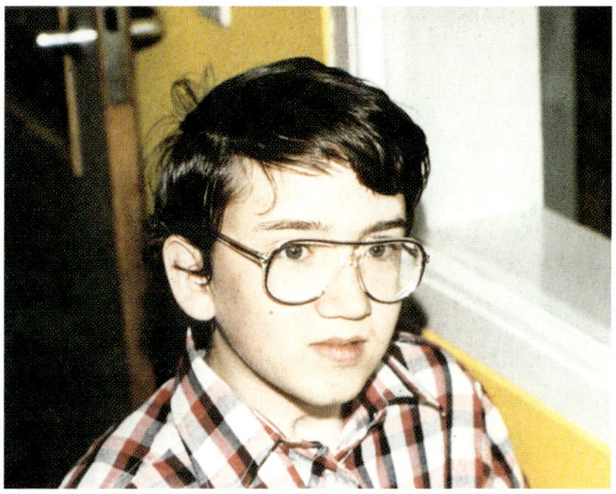

c)

Abb. 119 a–c: Verlauf eines apallischen Syndroms innerhalb eines Jahres. Der aus dem 8. Stock eines Rohbaues gestürzte Junge befand sich 5 Monate lang in einem Zustand zwischen apallischem Syndrom und Coma vigile (a). Trotz einer schweren Impressionsfraktur mit Substanzdefekt temporofrontal erfolgte innerhalb eines Jahres (b, c) eine gute geistige sowie befriedigende motorische und sprachliche Wiederherstellung.

Apallische Syndrome

Die hohe Stoffwechselaktivität des Gehirns erfordert einen großen Energie-(Sauerstoff-)Verbrauch. Unterbrechungen der Blutzufuhr führen schon nach wenigen Minuten zu schweren Schäden bis zum Verlust der meisten Gehirnrindenfunktionen. Deshalb werden diese Folgezustände als apallisches Syndrom (Pallium =Gehirnmantel), im Englischen als decerebration syndrome bezeichnet. Hauptursachen sind komatöse Zustände nach Unfall, massive Blutungen, Vergiftung, Ertrinken und Strangulation. Im Extremfall resultiert ein „Stammhirnwesen" mit Erhalt der Vitalfunktionen von Atmung, Kreislauf und Temperaturregelung; Reaktionsmöglichkeiten motorischer und sprachlicher Art sind erloschen.

Die Behandlung eines apallischen Syndroms gehört – wie die Eigenerfahrung an 106 behandelten Fällen zeigt – zu den aufwendigsten, aber meist auch dankbaren Therapieprogrammen. Im komatösen Zustand wird mit einer

Tab. 60: Behandlungsprinzipien bei zerebralen Koma-Zuständen

Organotherapie (subkutane Injektionsimplantation):

Medulla cerebri 100 mg	(2) nach 4–6 Wochen
Mesencephalon 100 mg	Medulla cerebri 100 mg
Cerebrum fet. 100 mg	Thalamus 100 mg
Cerebrum frontale 100 mg	Cerebrum fet. 100 mg
Cerebellum fet. 100 mg	Medulla spinalis 75 mg
Placenta fet. 150 mg	Tractus digestivus 200 mg

Nach 4 bis 5 Monaten Wiederholung der Kombinationsserien

Ultrafiltrate:

ZNS	Mo Mi Fr 1 Fläschchen
LPPM	Di Do Sa 1 Fläschchen

Infusionsbehandlung über 2 bis 3 Wochen: In je 500 ml isotonischer Glukoselösung mit Vitamin-B-Komplex werden während der Nacht infundiert:

Cerebrolysin	Mo Do je 2 Amp.
Actihämyl (Activegin)	Di Fr je 10 ml
Neurotropan i.v.	Mi 1 Amp.

Coenzyme compositum 1 Ampulle pro Woche

Basisbehandlung:
Vitamin-B-Komplex (zweckmäßigerweise als Injektion oder Infusion)
Vitamin E 300–400 Einheiten täglich

Begleitmaßnahmen:
Entfernen aller nicht unbedingt notwendigen Utensilien der Intensivmedizin (Tuben, Schläuche, Nadeln, Schienen), damit eine Mobilisierung der körpereigenen Funktionen ermöglicht wird.

- Krankengymnastik: 3- bis 4mal täglich über 10–15 Minuten
- Elektrostimulation der Extremitäten
- Sprach- und Eßanbahnung
- Musiktherapie (Radio, Bänder mit vertrauten Melodien)
- Fernsehen (zur optischen Stimulation)
- häufige Ansprache mit vertrauten Themen

intensiven organtherapeutischen und Stimulationsbehandlung begonnen. Bewährt hat sich zur Anregung des Gehirnstoffwechsels eine Infusionsbehandlung über zwei bis drei Wochen.

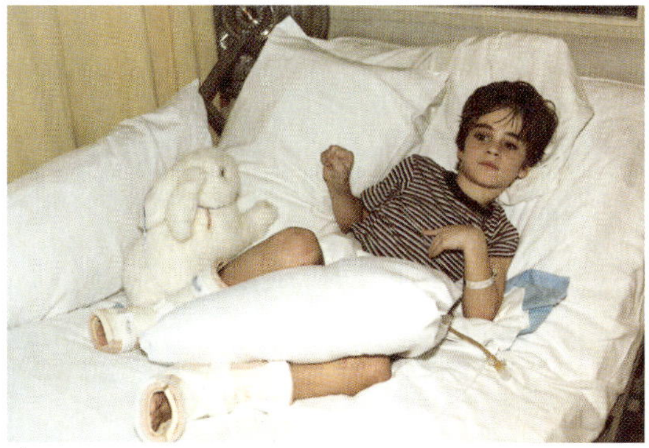

a)

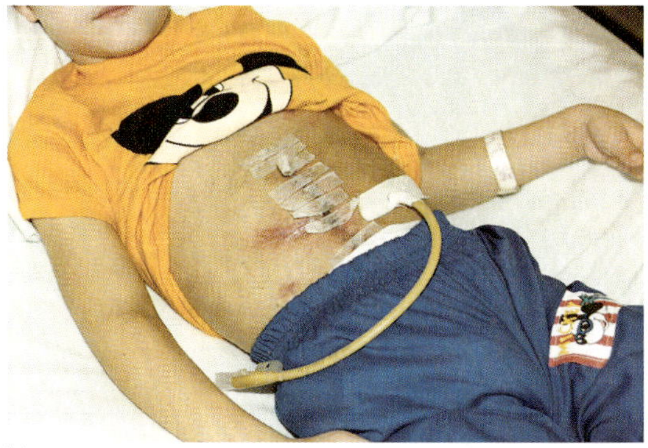

b)

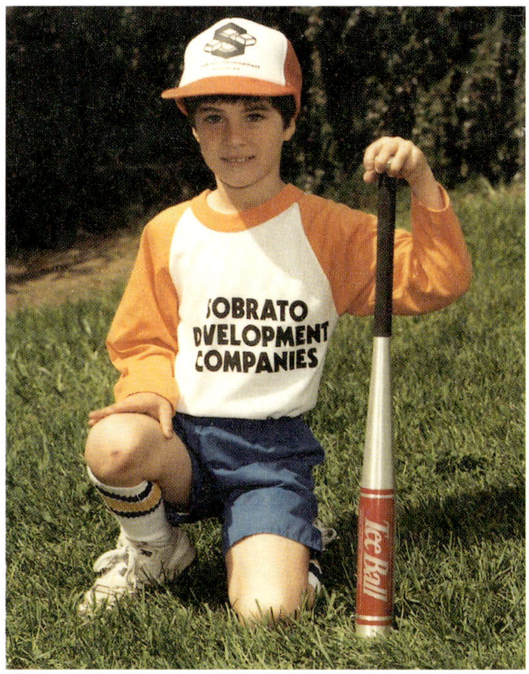

c)

Abb. 120 a–c: Ein 7jähriger Junge durchtrennt sich beim Laufen durch eine Glastür die Bauchaorta; nach wochenlangem Koma mit Tetraspastik weitgehende Normalisierung

Einleitend erfolgt eine subkutane Injektion von 400 bis 500 mg Lyophilisat von fetalem Gehirn (Medulla cerebri, Cerebrum, Medulla spinalis, Cerebellum, Cerebrum frontale).

Tagsüber läuft ein Stimulationsprogramm mit Krankengymnastik, Massage, Elektrostimulation, Sprach- und Eßtraining, viel Ansprache und Abspielen bekannter, beliebter Melodien (Radio, Tonband).

Die Utensilien der Intensivmedizin (Nasen-, Magen-, Blasensonde, Tracheostoma) sollten so bald wie möglich entfernt werden, um die Eigenfunktionen (Schlucken, Sprechen) anzuregen.

Unterstützt wird die medikamentöse Therapie oral mit Piracetam, Nootrop, Normabraïn, Cerebrum compositum und Vitamin-B-Komplexen. Oral-nasale Sauerstoffbeatmung im offenen System zwei- bis dreimal täglich über je 20 Minuten sollte das umfassende Programm ergänzen.

Gelingt die Regeneration, erwachen die Patienten gewöhnlich in der dritten Behandlungswoche aus dem Koma, wobei sich eine zunehmende Tetraspastik entwickelt. Dieser gilt in der Folgezeit, neben der Sprachanbahnung, das Hauptaugenmerk.

Die Prognose ist von verschiedenen Faktoren abhängig; sie ist günstig bei Unfallfolgen, weniger erfolgreich bei Ertrinken und Strangulation mit längerer Sauerstoffunterbrechung. Kleinkinder in den ersten drei Lebensjahren sprechen schlechter an als Erwachsene.

Von entscheidender Bedeutung ist das Intervall zwischen Eintritt des Komas und dem Beginn dieser Intensivtherapie; je früher damit begonnen wird, um so besser sind die Erfolgsaussichten, auch wenn Unterbrechungen des Komas bis zu zwei Jahren nach dem zerebralen Zusammenbruch behandelt werden können.

In vielen Einzelfällen hat sich gezeigt, daß der Wissensbesitz der Gehirnrinde nicht verlorenging, so daß der Ausdruck „apallisch" irreführend ist. Das Lernprogramm konnte in Einzelfällen auf der vorakzidentellen Kenntnisstufe aufbauend fortgesetzt werden. Bei Unfallfolgen spielt der Zusammenbruch des neuronalen Netzes sicher eine größere Rolle als die Schädigung der Zellen in der grauen Substanz.

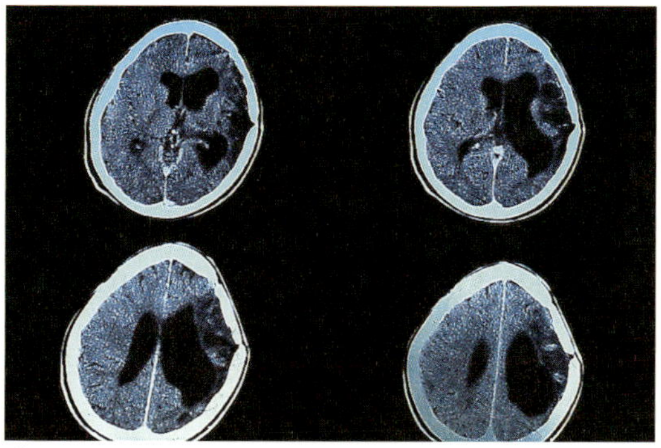

a)

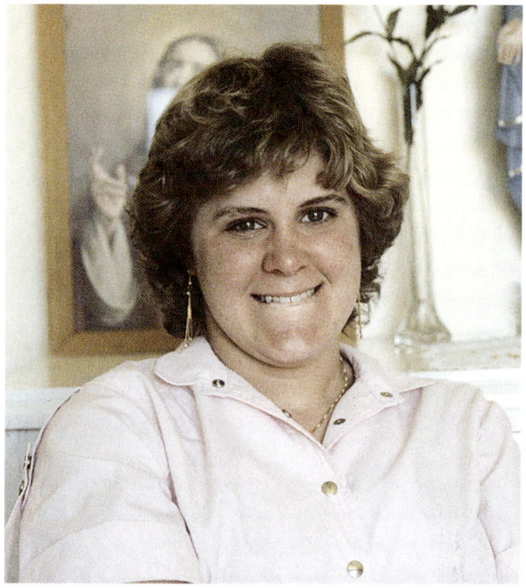

b)

Abb. 121 a und b: Kompensationsfähigkeit des Gehirns. (a) Großer Temporallappendefekt nach Verkehrsunfall mit nachfolgendem, fast einjährigem Koma bei einer 18jährigen Frau; Computertomogramme. (b) Nach Aufwachen aus dem apallischen Zustand, trotz des großen Verlustes an Gehirnsubstanz unauffälliges Äußeres bei Verlangsamung im Sprechen und Handeln.

Wichtig ist ein Hinweis für die Pflege im Koma: Die Patienten bekommen viel mit, ohne dies zeigen zu können und erzählen, aus dem Koma erwacht, von Vorgängen und oft manch unangebrachter Bemerkung oder Handlung während der scheinbaren Bewußtlosigkeit.

Down-Syndrom

Das diagnostische Etikett, das dem Erscheinungsbild seit der Erstbeschreibung durch Langdon und Down zugewiesen wurde, ist ein Spiegelbild der jeweiligen biologischen Wertung, zugleich aber auch medizinischer Hilflosigkeit: Kalmücken-Idiotie, mongoloide Idiotie, unfinished children, mongoloide Akromikrie, Mongolismus, Down-Syndrom, Trisomie 21.

Es dauerte fast hundert Jahre, bis sich einzelne Ärzte unter heftigen Attacken etablierter Mediziner bemühten, Kindern mit Down-Syndrom auch medizinisch zu helfen. Benda (1946–1960), König (1959), Haubold (1950–1960), Mommsen (1960–1975) und Turkel (1971) seien hier als Pioniere auf diesem Gebiet hervorgehoben. Als der Besuch einer regulären Grundschule eines Mädchens mit Down-Syndrom Ende der 50er Jahre publik wurde, begannen die Auseinandersetzungen mit der Lehrmeinung und der Sozialversicherung vehementer zu werden. Stand doch bis dahin in allen Lehrbüchern, daß jeder Behandlungsversuch nutzlos und jede Mühe vergeblich sei. Zu den Ratschlägen „mehr Zuwendung“ oder „Heimunterbringung“ als ärztliches Angebot hätte es eigentlich eines Medizinstudiums nicht bedurft.

Heute, rund 40 Jahre später, zweifelt niemand mehr daran, daß man Kindern mit Down-Syndrom in ihrer Entwicklung wesentlich helfen kann; über die Behandlungsformen allerdings wird weiter kontrovers diskutiert. Zu gerne hält man sich ärztlich heraus und überantwortet die Behandlung Physiotherapeuten, Sprachtherapeuten, Psychologen und Pädagogen. Die Entdeckung der 1932 bereits vermuteten, 1959 gesicherten Chromosomenanomalien (Waardenburg 1932; Lejeunte, Turpin u. Gautier 1958) war für die ärztlichen Therapieansätze eher ein Rückschritt denn ein Fortschritt.

„Chromosomenanomalien kann man nicht ändern“ ist auch heute noch eine gängige Entschuldigung für Nichtstun. Die vielen korrelierten Stoffwechselabweichungen, die daraus resultierenden Krankheitssymptome und Ent-

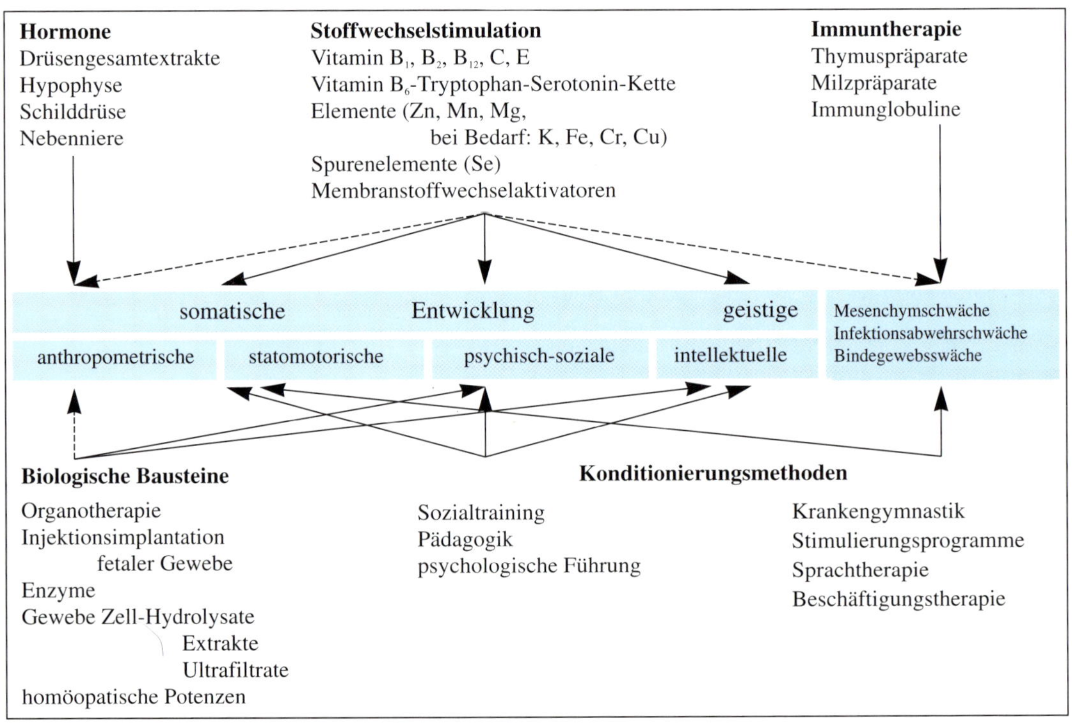

Abb. 122: Integrative Behandlungsstrategie beim Down-Syndrom

Tab. 61: Down-Syndrom. Nachgewiesene Abweichungen auf den verschiedenen Erkenntnisebenen und daraus resultierende therapeutische Konsequenzen

Symptome	**Therapeutische Konsequenzen**
Organismus	
220 Symptome mit einer Häufigkeit von 2% und mehr allgemeine Reifungsverzögerung mit resultierendem Entwicklungsdefizit	Behandlung der Gesamtpersönlichkeit aus Körpermaßen, Körperfunktion, Psyche und Intellekt. Gymnastik, Sozialtraining, Stimulationsprogramm, Sport, Ernährungslenkung u. a.
Organ(-Systeme)	
Ausreifungshemmung, speziell Zentralnervensystem	Injektionsimplantation fetaler Gewebe
Leber (Taurin, Bilirubinstoffwechsel)	fetale Leber
Mesenchym	Physiotherapie
endokrines System	endokrine Substitution, speziell Thyreoidea
Sprachstörungen	Sprachtherapie
Digestionsapparat	Verdauungsfermente
Zellen	
Chromosomenanomalien Membrantransport-Störungen mitochondriale Insuffizienz? Immuninsuffizienz	Zelltherapie zur Rekonstruktion insuffizienter Zelleistungen Membranaktivatoren Cu, Fe, Vitamin A, Tryptophan Thymus- und Nebennierenpräparate oder Extrakte
Moleküle	
intrazellulärer Mangel an Vitamin B_1, B_2, B_6, A, C hormonelle Insuffizienz Neurinkrete, Hypophysen-, Schilddrüsen-, Gonadenhormon-Störungen Enzymabweichungen	erhöhtes Angebot über Nahrung und auch medikamentös, Multivitaminpräparate Substitution oder Stimulation Zellimplantationen korrespondierender Organe
Elemente	
intrazelluläres Defizit an Zn, Mn, K, Se, Fe Überschuß an Ca	Spurenelement-Kominationen angereichert mit Mn, Zn, Cu, Fe, K, Se, Mg Vermeidung zu hoher Ca-, F- und Vitamin-D-Angebote
Elementarpartikel	
Elektronentransportsystem-Defizite	Stützung der Superoxiddismutase-Glutathionperoxidase-Kette

wicklungsprobleme werden in der Therapie unter Berufung auf die formal-strukturellen Chromosomenveränderungen weitgehend ignoriert.

Medizinische Behandlung: Begründung und Forderung

Dafür, daß das Down-Syndrom nicht als chromosomal-morphologisch unabänderliches Lebensschicksal, sondern als eine in wesentlichen Teilsymptomen korrigierbare Krankheit aufzufassen und dementsprechend zu behandeln ist, sprechen folgende Fakten und Beobachtungen:

- somatische, statisch-motorische, intellektuelle und psychische Entwicklung fallen mit zunehmendem Alter progredient gegenüber der Altersnorm ab;

Tab. 62: Genzuordnung am Chromosom 21 (Segment 21 q 22)

Gesichert: zytoplasmatische Superoxiddismutase (SOD$_1$) Alpha-Beta-Interferon-Rezeptor Nukleoläre ribosomale Ribonukleinsäure Phosphoribosylglycinamid-Synthetase Phosphofruktoinase, Leber-Typ
Wahrscheinlich: Phosphoribosylaminoimidazol-Synthetase Cystathioin-β-Synthetase (CBS) Surface antigen S 12 Surface antigen MF 13 Surface antigen MF 14

- ▶ zahlreiche, primär nicht ausgeprägte, im Laufe des Wachstums sich manifestierende Symptome sind nur über eine Mitbeteiligung des endokrinen Systems möglich (Minderwuchs, Hypothyreose, Hypogenitalismus);
- ▶ die Proportions- und Wachstumsverschiebungen des Gehirn- und Gesichtsschädels sind bei der Geburt und in den ersten Lebenswochen milde ausgeprägt oder nicht vorhanden; Meßwerte liegen hier vorzugsweise noch im Streubereich der Norm;

Tab. 63: Gebiete, auf denen Studien über die Effektivität der Behandlung beim Down-Syndrom durchgeführt wurden

- Körpergröße
- Körpergewicht
- Kopfumfang
- Schädel-Volumen-Index
- Physiognomie
- motorische Entwicklung
- Feinmotorik-Koordination
- Sprachentwicklung
- Sozialentwicklung
- intellektuelle Entwicklung
- Morbidität
- Mortalität
- Immunglobuline
- Stoffwechseluntersuchungen
  Vitamin B_1, B_2, B_6
  Na, Cl, K, Fe, Cu, Mn, Zn, Mg, Ca
  Ferroxidase I
  Transferrin
- schulische Situation
- kreative Fähigkeiten

- ▶ mit zunehmendem Alter bleibt das Gehirnschädelwachstum gegenüber der Norm zunehmend zurück, wovon vor allem Parietal- und Okzipitalregion betroffen sind;
- ▶ parallel mit dem zurückgebliebenen Gehirnvolumenwachstum prägt sich die mongoloide Physiognomie stärker aus; Gehirn- und Gesichtsschädel verformen sich mit zunehmendem Alter schwerwiegend;
- ▶ die Infektionsabwehrschwäche trägt bei der allgemeinen Mesenchymschwäche zur Entwicklungsbehinderung wesentlich bei.

Geht man beim Down-Syndrom von der begründeten Basis einer Krankheit mit progredientem Entwicklungsstand und über 200 möglichen Einzelsymptomen aus, ergeben sich folgende therapeutische Forderungen:

- das progrediente Gehirnvolumendefizit zu mildern,
- die (sekundären) endokrinen Ausfälle auszugleichen,
- die Infektionsabwehrschwäche zu beseitigen,
- die Binde- und Stützgewebeschwäche zu beheben,
- die durch therapeutische Resignation ausgelöste Deprivation zu verhindern und
- eine dem Erreichbaren angepaßte Pädagogik zu entwickeln.

Das integrative Behandlungskonzept

Das Down-Syndrom ist eine Mehrfachbehinderung, die Form und Funktion der Betroffenen auf allen biologischen Ebenen betrifft (Tab. 61). Das therapeutische Konzept hat deshalb umfassend und mehrschichtig zu sein und dabei medizinische sowie nichtmedizinische Komponenten zu umfassen. Die Abbildung 122 vermittelt die strategische Übersicht. Tabelle 64 zeigt eine Liste von Vitamin- und Vitamin-Mineral-Kombinationspräparaten, die es ermöglichen, die entsprechende Substitution ökonomisch zu gestalten.

Viele der gesicherten Stoffwechselabweichungen sind beeinflußbar, erfordern aber eine teilweise lebenslange Substitutionstherapie. Diese erweist sich auch im Jugendalter als notwendig. In nicht wenigen Fällen, in denen die Basisbehandlung unterbrochen wurde „weil es den Kindern so gut geht“ tritt nach einem Ent-

Tab. 64: Grundschema der medikamentösen Behandlung beim Down-Syndrom

Medikamentöse Basisversorgung	Organotherapeutische Grundbehandlung	Organotherapeutische Intervallbehandlung
Vitamine		
Vitamin A 4000–6000 Einheiten	Lyophilisate	Coliacron
Vitamin B_1 50–200 mg	Medulla cerebri	2–3 Amp. pro Woche
Vitamin B_2 50–200 mg	Cerebrum fet.	bei Muskelhypotonie
Vitamin B_6 20–50 mg	Cerebellum fet.	
Vitamin B_{12} 1–2 mg		
Vitamin C 500–1000 mg	Diencephalon	Thyreoidea comp.
Vitamin D 300–500 Einh.	Cerebrum front.	1 Amp. monatlich
Vitamin E 50–250 Einh.	Cerebrum occip.	
Die erforderliche Tagesmenge hängt von Ernährung, Resorption, Alter und den klinischen Symptomen ab.	Thalamus Cerebrum tempor.	ZNS-Ultrafiltrat Mo Mi Fr 1 Fläschchen
Elemente, Spurenelemente zum Ausgleich individueller und regional-geographischer Defizite	Mesencephalon Cerebrum pariet.	LPPM-Ultrafiltrat Di Do Sa 1 Fläschchen
Zink Selen Mangan Kalium Magnesium Eisen	Cerebrum-Kombination Cerebrum cortex subkutane Injektionsimplantation zu je 100 mg Lyophilisat im Abstand von 6 Mon. im 1.–3. Lebensj. 9 Mon. im 4.–10. Lebensj. 12–15 Mon. im 11.–16. Lebensj.	Je 2×25 Fläschchen pro Jahr Coenzyme comp. Ubichinon comp. je 1 Ampulle im Abstand von je 2 Wochen
Schilddrüsengesamtpräparate Thyreoidinum D6 2 Globuli tägl. Thyreoidinum D4 + Kalium jodat. D6 1–2 Globuli tägl. **Verdauungsenzyme** bei Resorptionsstörungen und Nahrungsintoleranzen	**Spezielle Indikationen** Leber Pankreas Mukosa bei Verdauungsinsuffizienz Thymus Milz Mesenchym bei Immunschwächen Herz Lunge bei angeborenen Herzfehlern endokrine Organe in der Pubertät	

wicklungsstillstand nach 2 bis 5 Jahren ein geistiger und psychosozialer Abbau ein. Unter allen Abweichungen dürfte die auf dem Chromosom 21 kodierte Superoxiddismutase eine Schlüsselrolle spielen. Im terminalen Elektronentransport-System ist sie für die Sauerstoffutilisation und damit für die Energieversorgung entscheidend. Die Abhängigkeit dieses Enzyms von Zink, Kupfer und Mangan und der Glutathionperoxidase von Selen erfordert und rechtfertigt den Einsatz dieser Elemente.

Die Organotherapie als essentielle Komponente der mehrschichtigen Behandlung gehört zu den umstrittensten, konkreter gesagt bekämpften, Teilen des integrativen Konzeptes. Die Wirksamkeit fetaler Gewebe ist mittlerweile

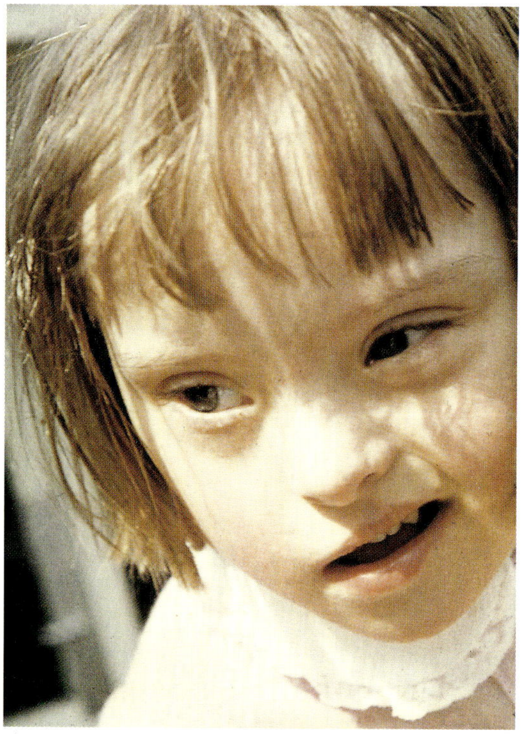

a)

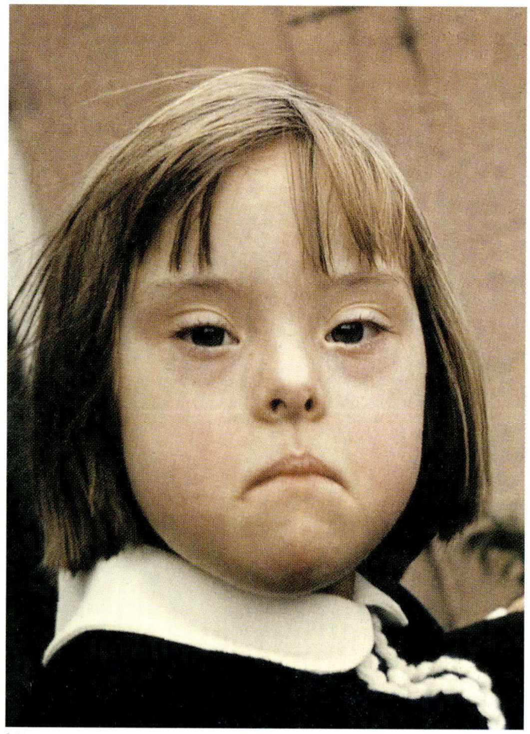

b)

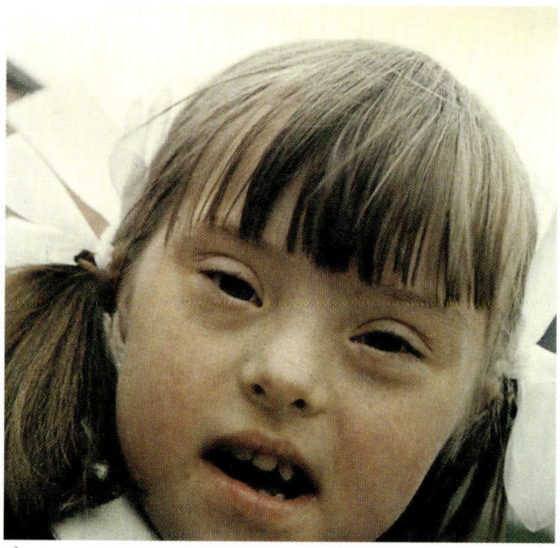

c)

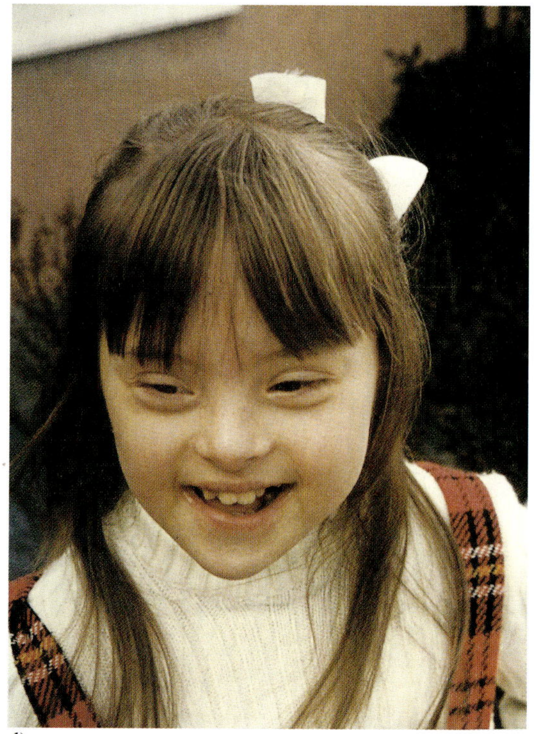

d)

Abb. 123 a–d: Verlaufsserie der Behandlung bei einem erethischen Typ des Down-Syndroms jeweils im Abstand von einem Jahr. Wandlung der unkontrollierten, verzerrten Mimik über die zu einer kontaktfreudigen Physiognomie. (a) 7 Jahre, (b) 8 Jahre, (c) 9 Jahre, (d) 10 Jahre

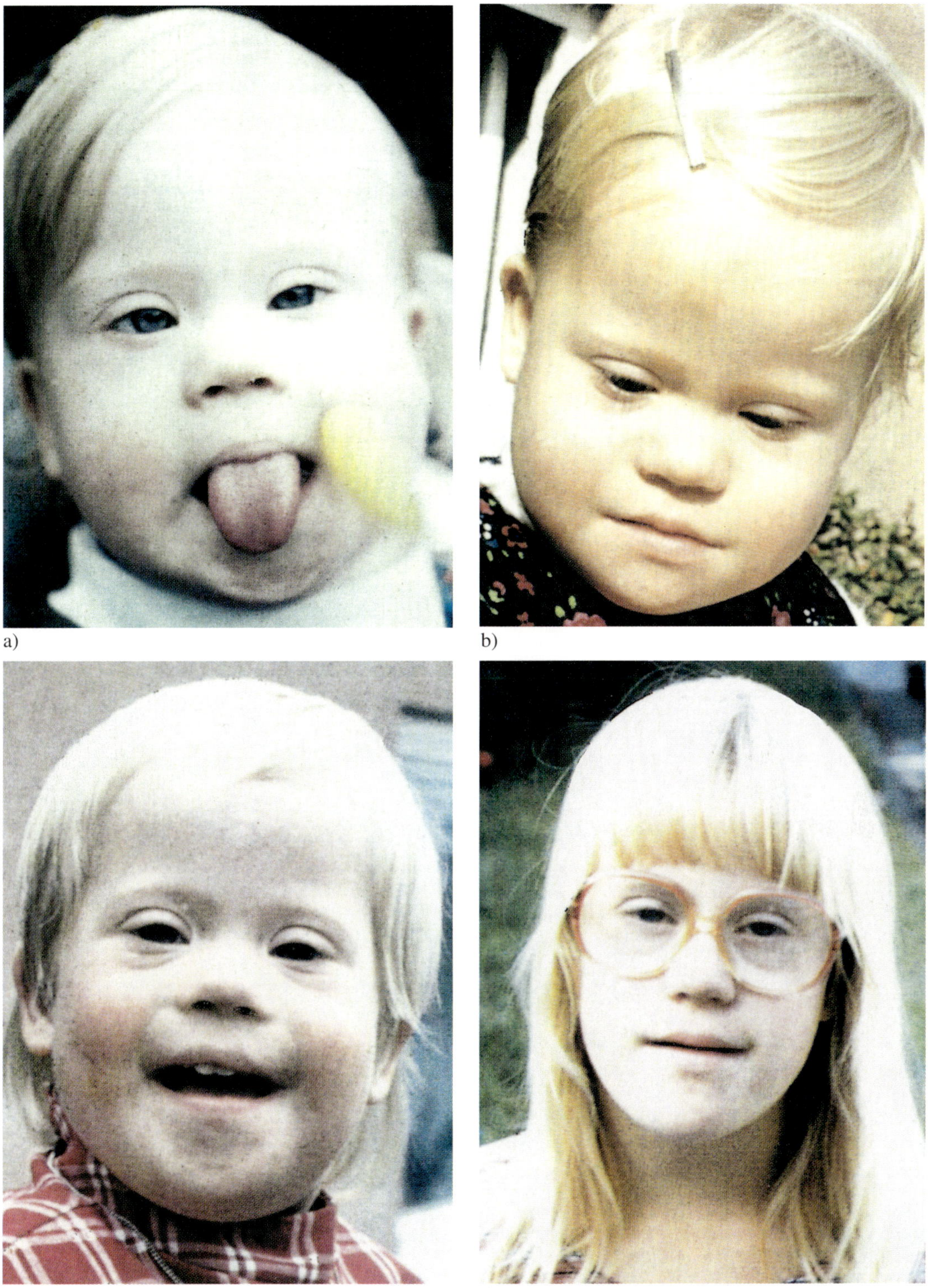

a) b) c) d)

Abb. 124 a–d: Physiognomie-Entwicklung während des 13jährigen Behandlungszeitraums bei einem Mädchen mit Down-Syndrom. (a) 15 Monate, (b) 2 Jahre, (c) 3 Jahre, (d) 15 Jahre

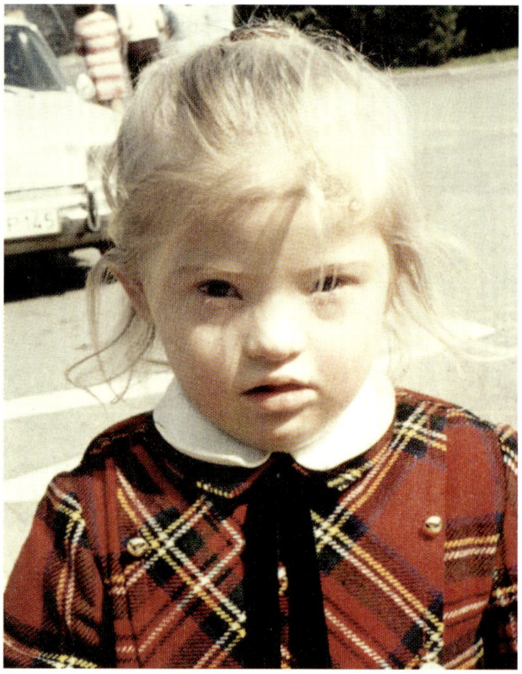
a)

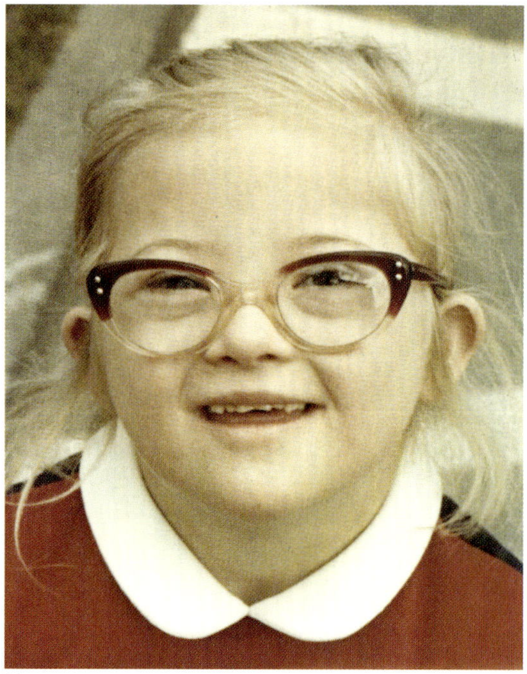
b)

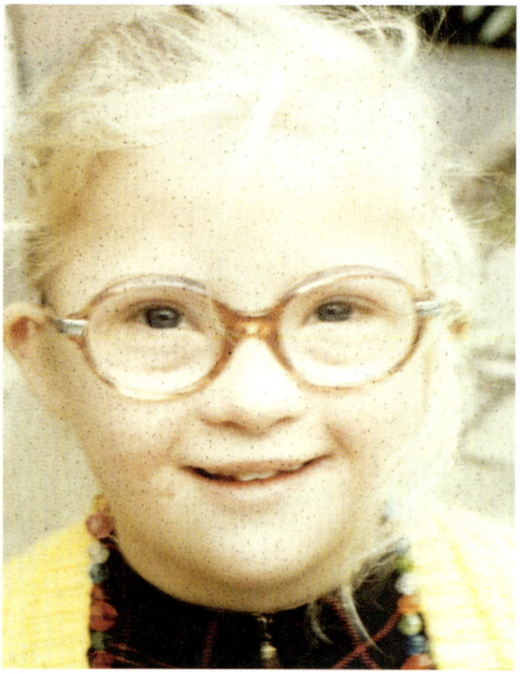
c)

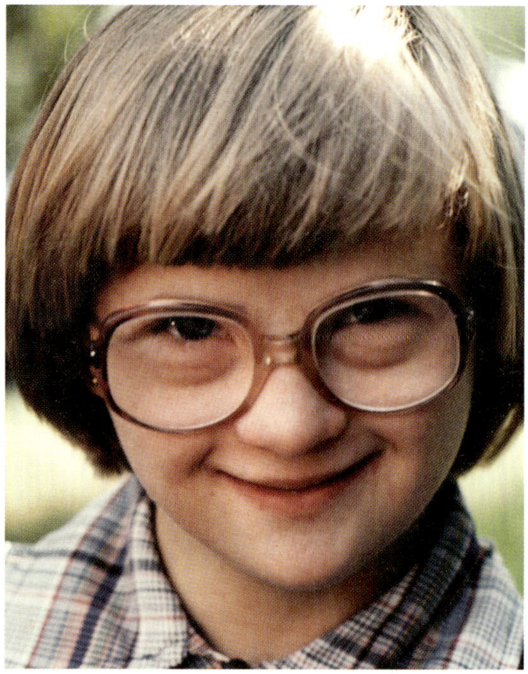
d)

Abb. 125 a–d: Physiognomische Entwicklung bei einem Mädchen mit Down-Syndrom, das eine Volksschule bis zur 7. Klasse absolvierte. (a) 5 Jahre, (b) 6 Jahre, (c) 8 Jahre, (d) 13 Jahre

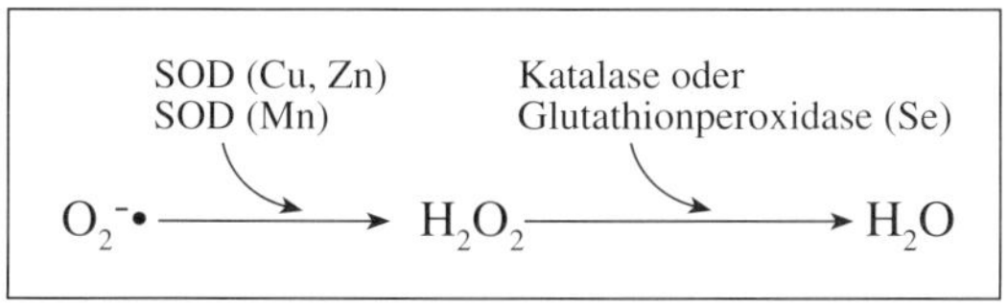

Abb. 126: Nichtstöchiometrische Reaktionsgleichung zum Abbau des Superoxidradikals ($O_2^- \cdot$) durch Superoxiddismutase (SOD) zu Wasserstoffperoxid (H_2O_2) und dieses durch Katalase oder Glutathionperoxidase zu Wasser

an einer fünfstelligen Zahl von Patienten belegt. Den fetalen Geweben wird noch immer apodiktisch eine Wirkung abgesprochen, obwohl aus solchen Geweben inzwischen Dutzende von Faktoren (z.B. Wachstumsfaktoren, Zytokine usw.) als hochwirksame Medikamente isoliert wurden. Einfacher formuliert lautet die Kritik: Die ganze Zelle hat keine Wirkung, aber mehr als 40 Inhaltsstoffe sind wissenschaftlich nachgewiesenermaßen wirksam – und kosten dementsprechend mehr.

Die Organotherapie umfaßt fetale Gewebe, deren Anwendung zur Zeit hierzulande administrativ behindert ist, Filtrate, potenzierte Organpräparate, Enzyme und intermediäre Katalysatoren.

Die vielschichtigen Verbesserungen der körperlichen und geistigen Entwicklung der Kinder mit Down-Syndrom wurden in zahlreichen umfangreichen Studien belegt; diese umfassen biometrische Studien, Kohortenstudien, Langzeitbeobachtungen und Blindstudien. Eine Übersicht vermittelt die Tabelle 63. Einzelheiten sind den entsprechenden Dokumentationen zu entnehmen (Literaturübersicht: Schmid, 1987).

Die Folgerungen für die Behandlung und Betreuung von Menschen mit Down-Syndrom sollten sein:

- Beschränken Sie sich nicht auf „Zuwendung“ und „liebevolle Zuneigung“, denn Kindern mit Down-Syndrom ist nicht mit Worthülsen gedient. Sie brauchen ärztliche Behandlung.
- Je früher die Behandlung beginnt, je umfassender ist sie, um so konsequenter sie durchgeführt wird, um so besser das Resultat.
- Die pädagogische Förderung ist dem individuellen Potential und nicht dem diagnostischen Pauschaletikett anzupassen.
- Die medikamentöse Basisversorgung ist zum Ausgleich der Stoffwechselstörungen zeitlebens erforderlich.
- Der erreichte Entwicklungsstand sollte nicht durch Unterbrechung der medikamentösen Basisversorgung in der Adoleszenz und im Erwachsenenalter verspielt werden.

Friedreichsche Ataxie

Die degenerativen Krankheiten des Zentralnervensystems füllen meist deskriptiv-resignative Kapitel in den Lehrbüchern. Die meisten von ihnen gehören eigentlich in Lehrbücher für Stoffwechselkrankheiten. Aus der größten Gruppe, den Demyelinisierungskrankheiten, ist exemplarisch die Friedreichsche Ataxie herausgegriffen worden, um die therapeutischen Folgerungen aufzuzeigen.

Die Friedreichsche Ataxie ist symptomatologisch gekennzeichnet durch Ataxie, Skoliose, Hohlfußbildung, Kardiomyopathie und Verdauungsprobleme. Ein apparenter Diabetes mellitus in 20% der Fälle, eine „biochemische“ Diabetessituation in 30% der Fälle und einige Enzymabweichungen weisen auf die Rolle des Stoffwechsels hin.

Die Leitsymptomatik – Ataxie, Hohlfuß, Patellarsehnen-Areflexie – ist durch Entmyelinisierung der peripheren Nervenscheiden sowie im Mittel- und Kleingehirn bedingt. Die Kardiomyopathie beruht auf einer Degeneration der Mitochondrien im Herzmuskel. Bei der Suche nach einem gemeinsamen Nenner ergibt sich folgende strukturelle Verwandtschaft: Myelin und Mitochondrien sind Doppelmembransysteme. Diese Strukturlipoproteine durchlaufen einen langen Stoffwechselprozeß, der zurückführt bis zu den Chylomikronen im Dünndarm. Die hier resorbierten Grundeinheiten durchlaufen eine Kaskade über die VLDL, LDL, HDL-Transportlipoproteine. Dabei wird ein immer größerer Proteinanteil mittels Phos-

Tab. 65: Verschiedene Symptome bei Friedreichscher Ataxie

Symptome des Nervensystems
- *Ataxie,* die sich über Gangunsicherheit, Stolpern, Balance-Störungen bis zum Verlust der statischen Kontrolle progredient entwickelt.
- zunehmender *Verlust der Sensibilität;* er setzt peripher (meist an Zehen und Füßen) ein und schreitet zentripetal fort.
- *Verlust der Sehnenreflexe,* speziell des Patellar- und Achillessehnenreflexes.
- *Muskelschwäche,* die in *Muskelatrophie* übergeht.
- *Sprachstörungen:* Verlangsamung, schlorrende, stakkatoartige, verwaschene Sprache mit zunehmenden Artikulationsschwierigkeiten und längeren Pausen zwischen den einzelnen Worten.
- *Schluckstörungen, Kauschwierigkeiten*
- *Nystagmus* als Ausdruck der Kleinhirndegeneration
- *Optikusatrophie*
- *Schwerhörigkeit bis Taubheit*
- *Verlust der willkürlichen Muskelkontrolle*

Symptome der Stützgewebe
- *Hohlfuß*
- *Skoliose*

Symptome des Herz-Kreislauf-Systems
- *Kardiomyopathie* als Folge mitochondrialer Degeneration des Herzmuskels
- *periphere Durchblutungsstörungen*
- *Herzinsuffizienz* latent oder manifest in Form von Unterschenkelödemen, Lebervergrößerungen, Atembeschwerden

Lungenveränderungen
- Die Neigung zu *Bronchitis und Pneumonie* verstärkt sich parallel zur Thoraxdeformität infolge der Kyphoskoliose und der Immobilisierung.

Magen-Darm-Veränderungen
- *Vergröberung* oder *Atrophie der Dünndarmschleimhaut,* Antrumschleimhautatrophie
- *Obstipationsneigung*

Stoffwechselveränderungen
- *erniedrigter Serumspiegel an γ-Linolensäure*
- *abnorme Glukosetoleranz* (in 20%–30%)
- *manifester Diabetes* (in ca. 20%)
- *erhöhte Taurinausscheidung* im Urin
- *Gewichtsverlust* und *zunehmende Dystrophie* bei ausreichender Nahrungszufuhr
- *Insuffizienz der Lipoamiddehydrogenase, des Pyruvatdehydrogenase-Komplexes, der Hexosaminidase, unzureichende Acetylcholin-Produktion, erniedrigte Glutamin-* und *Asparaginspiegel* im Blut.

Organveränderungen
- *Zungenveränderungen* in Form von flächenhaften weißlichen bis weißlich-bläulichen Belägen („Rauhreifzunge") und Zungenrandatrophien.
- *Hautveränderungen:* Reliefunebenheiten fleckiger, kleinknotiger oder akneartiger Natur, speziell im Gesicht; trockene Haut; trophische Schädigungen an den Akren.

Tab. 66: Biochemische und klinische Folgen der mitochondrialen Deprivation

Energiedefizit
Muskelschwäche
Muskelatrophie
Kardiomyopathie
„Dying-back"-Neuropathie

Lipoamiddehydrogenase ↓
Pyruvatdehydrogenase ↓
Pyruvat ↓
Glukosetoleranz ↓
chemischer Diabetes
klinischer Diabetes

Glutamatdehydrogenase ↓
Glutamat ↓
Aspartat ↓

phorsäure an die Lipide gekoppelt. Teleologisches Ziel dieses Syntheseprozesses ist die Formation von Strukturlipoproteinen in Form des Phosphatidylcholins, die Grundstruktur aller Membranen und des Cardiolipins der Mitochondrien (Abb. 127).

Die Friedreichsche Ataxie ist eine Stoffwechselkrankheit, die sich symptomatologisch an verschiedenen Organen und Organsystemen auswirkt. Im Mittelpunkt stehen dabei das Nervensystem, der Verdauungstrakt und die Muskulatur.

Symptomatologie

Die Friedreichsche Ataxie ist ein Syndrom mit obligaten und fakultativen Symptomen. Die degenerativen Veränderungen betreffen nicht nur das Nervensystem, sondern auch die Muskulatur, den Verdauungskanal, das Herz-Kreislauf-System, das Skelett und den Stoffwechsel (Tab. 65).

Über die in Tabelle 65 aufgelisteten Symptome hinaus gibt es weitere, an sich uncharakteristische Beobachtungen. Dazu gehören die häufig hervorgehobene *Abneigung gegen Fett,* speziell Schweinefett und fettes Fleisch, Veränderungen in der Lipoproteinzusammensetzung des Blutes, reichgestaffelte gastrointestinale Störungen wie *Abmagerung* bei ausreichender Nahrungsaufnahme, chronische *Obstipation, verstärkte Darmgasbildung, spastisches Kolon, Zuckergier* u. a. sowie ein eigenartiger

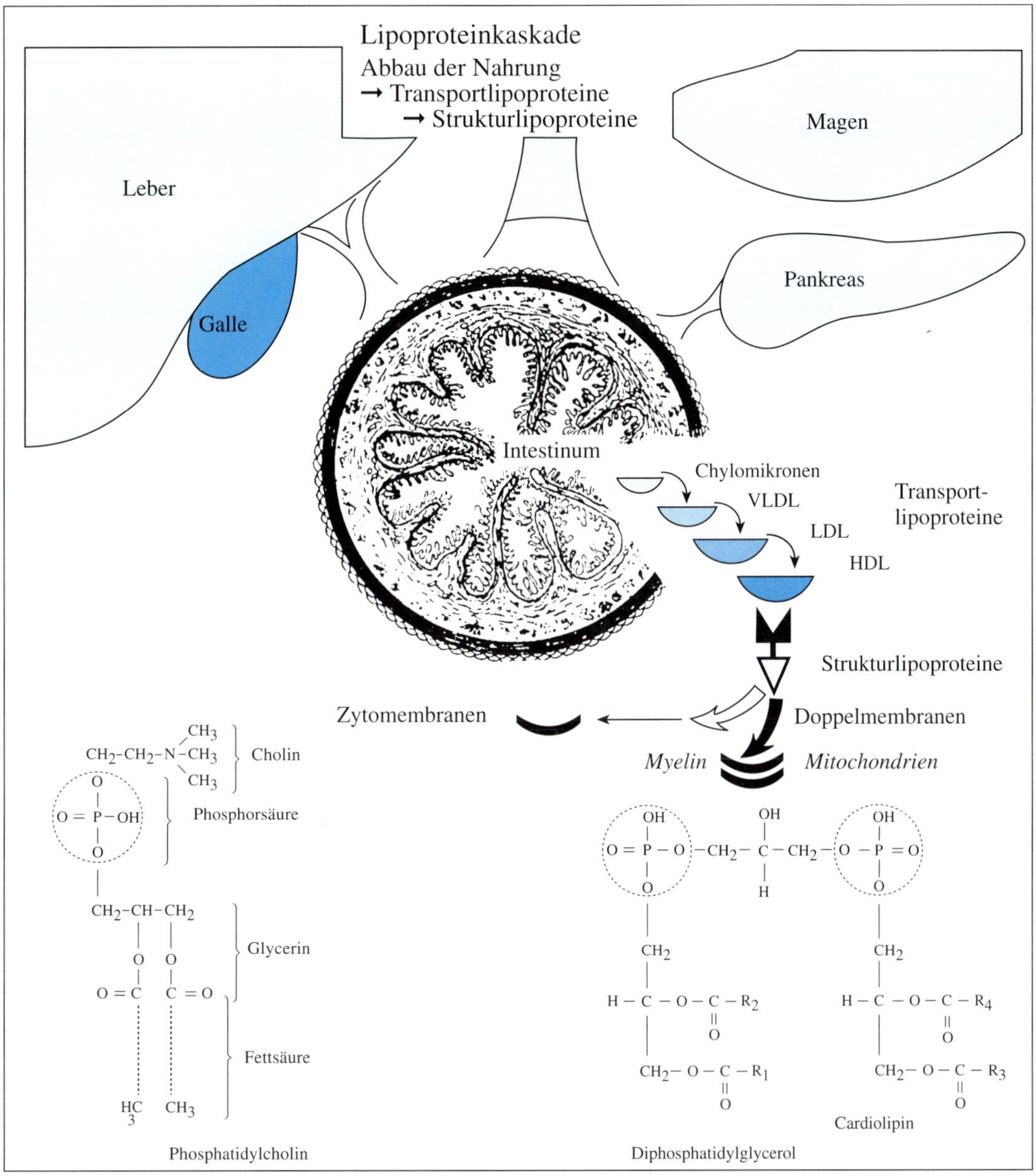

Abb. 127: Synopsis der Lipoproteinkaskade vom Nahrungsabbau über die Transportlipoproteine zu den Strukturlipoproteinen

Körpergeruch wie er bei abnormen Aminosäureausscheidungen in den Sekreten (Schweiß, Urin, Speichel) beobachtet wird.

Für die Therapie ergibt sich daraus die Konsequenz, in die Ursachenkette einzugreifen, und nicht vor den Symptomen an den letzten Gliedern dieser Kette (Myelin und Cardiolipin) zu resignieren. Bei der Friedreichschen Ataxie nehmen wahrscheinlich die γ-Linolensäure und ein Mangel an 6-δ-Desaturase die Schlüsselstellung zur Blockierung der Strukturproteine ein, bei anderen Demyelinisierungskrankheiten dürfte das Hindernis in der Stoffwechselkaskade an anderen Stellen des langen Weges liegen.

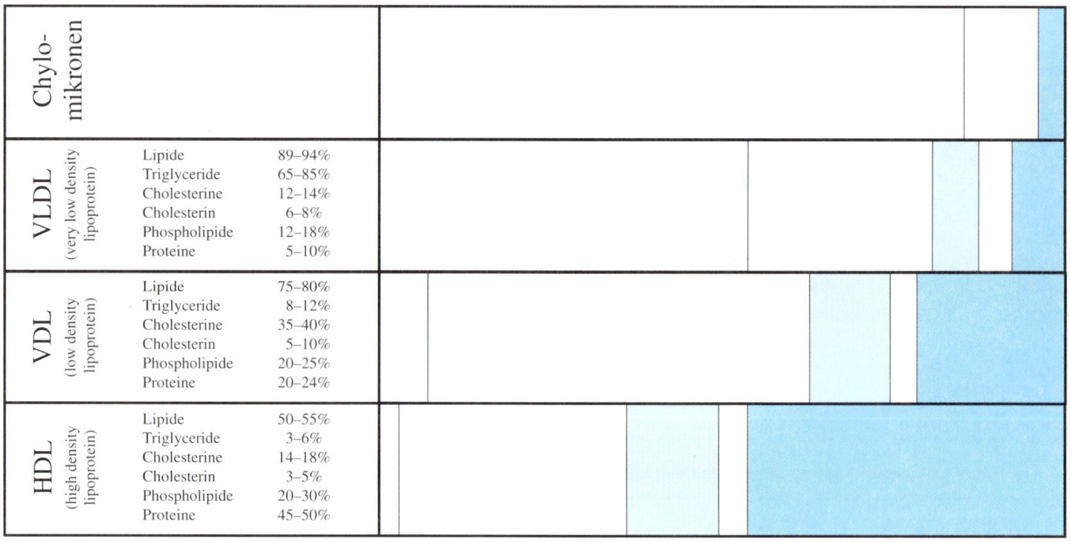

Abb. 128: Zusammensetzung der Lipide und Lipoproteine. Im Syntheseprozeß werden zunehmend Proteine mittels Phosphorsäure an Lipide gebunden. □ Triglyceride, □ Phosphorsäure, □ Phospholipide, □ Proteine

Das Behandlungsprogramm hat deshalb zu umfassen:

- ▶ Nahrungsumstellung: Lebensmittel mit nicht denaturierten Bestandteilen, kalt geschlagene Pflanzenöle mit hohem Anteil an ungesättigten Fettsäuren, besonders Linolensäure, tropische oder reife Früchte als Vormahlzeiten.
- ▶ Enzymsubstitution zum besseren Abbau der Nahrung; Kombinationen aus tierischen und pflanzlichen Enzymen sind vorzuziehen (z.B. Wobenzym, Wobe-Mugos).
- ▶ Substitution von Vitamin E als essentieller Faktor in der Strukturlipoprotein-Synthese.

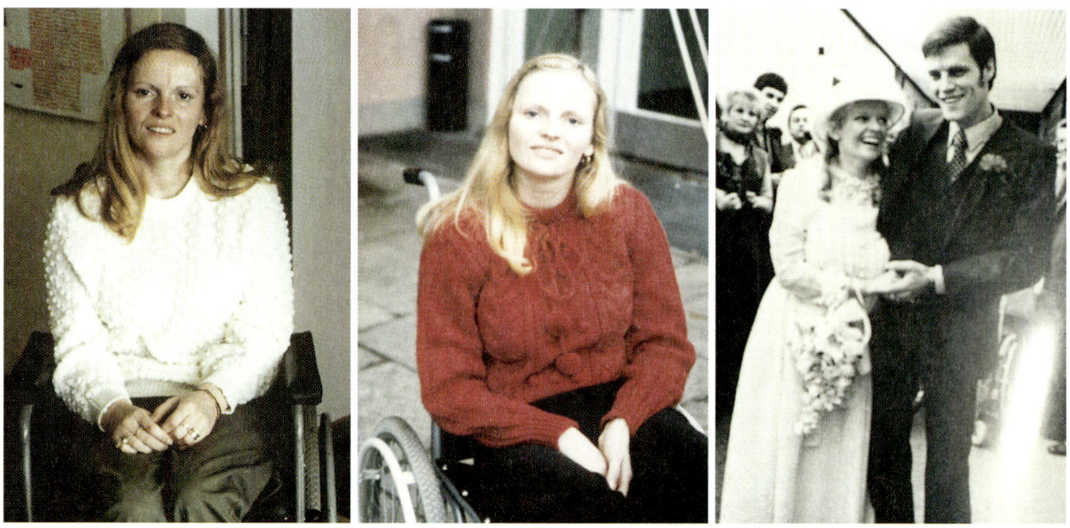

a) b) c)

Abb. 129 a–c: Friedreichsche Ataxie bei 29jähriger Frau, seit 8 Jahren im Rollstuhl. (a) Zu Beginn der Behandlung, (b) ein halbes Jahr später, (c) Gehen mit Unterstützung nach einem Jahr

- ▶ Substitution defizitärer Elemente, speziell Mangan und Selen; der Bedarf ist durch eine Haaranalyse zu klären.
- ▶ Restitutionsbehandlung der Darmschleimhaut mit Organultrafiltraten. Dafür eignet sich eine Kombination aus Leber-Pankreas-Plazenta-Mukosa (LPPM-Ultrafiltrat) mit ZNS-Ultrafiltrat (fetales Zentralnervensystem, fetale Haut, fetales Bindegewebe) je 3 Fläschchen zu 5 ml pro Woche.
- ▶ Durchblutungsfördernde Mittel und Maßnahmen; Wechselbäder wegen der oft quälend kalten Füße, Unterschenkel und Hände.
- ▶ Krankengymnastische Maßnahmen zur Beeinflussung der Muskelatrophie, der Skoliose und der Hohlfüße.

Die Erfolgsaussichten sind gut bei konsequenter Behandlung im ersten und zweiten Lebensjahrzehnt, wo weitgehende Wiederherstellungen erreicht werden können.

Schwieriger und langwieriger ist die Situation bei Patienten, die schon Jahre im Rollstuhl verbracht haben, da ein Wiederaufbau der Muskulatur ohne Bewegung kaum möglich ist. Bemerkenswerte Teilerfolge sind aber auch hier möglich.

Tab. 67: Essentielle Faktoren der Osteogenese

Gewebe, Zellen, Zellderivate
- Mesenchym
- embryonales Bindegewebe
- Vorknorpel
- Knorpel
- Gefäße
- Chondroblasten
- Chondrozyten
- Osteoblasten
- Osteozyten
- Osteoklasten
- Tropokollagen
- Kollagenfibrillen

Organische Substanzen
- Aminosäuren (Prolin)
- Nukleotide
- lösliche RNS
- ATP
- Mukopolysaccharide
- Vitamin D
- Vitamin C
- Vitamin A
- Kohlensäure
- Phosphatase

Anorganische Substanzen
- Kalzium
- Phosphor
- Natrium
- Natriumzitrat
- Kalium
- Magnesium
- Eisen
- Fluor
- Schwefel
- Bor
- Strontium

Systemkrankheiten des Skeletts

Bei Systemkrankheiten des Skeletts sollte man sich bei therapeutischen Maßnahmen die Stoffwechselgrundlagen der Mineralisation und Ossifikation (Tab. 67) vor Augen halten. Bei der Komplexität der Vorgänge wird augenscheinlich, wie primitiv monotherapeutische Ansätze mit Kalzium, Fluor oder Vitamin D sind. Für eine sinnvolle Therapie müssen alle möglichen Ursachen eruiert und die Behandlung entsprechend kombiniert werden. Am Beispiel der schwersten Systemstörungen *Osteogenesis imperfecta* und *Osteoporose* soll die Effektivität einer umfassenden Behandlungsstrategie exemplifiziert werden.

Osteogenesis imperfecta

Ein integratives Behandlungskonzept umfaßt eine Basisversorgung, die Gabe von Enzymen und intermediären Katalysatoren sowie eine besondere Ernährung (Tab. 68).

Osteoporose

Synonyma und verwandte Begriffe: Knochenschwund, Osteomalazie, Osteopenie.

Definition: Verlust des Knochens an anorganischen Elementen mit Verminderung der Knochendichte und der statischen Funktionen.

Tab. 68: Behandlungskonzept der Osteogenesis imperfecta

Basisversorgung: Calcitonin S sublingual oder als Nasenspray täglich EK-Bürger Mo Mi Fr 1 Tablette
Ossopan pulvis bis zum 3. Lebensjahr 1 gestrichener Teelöffel täglich Ossopan-Dragees ab 3. Lebensjahr 1 Dragee täglich
Combionta N oder Multibionta plus Mineral } Di Do Sa 1 Tabl.
Enzyme und intermediäre Katalysatoren: Coliacron amp. Mi Sa 1 amp. subkutan oder sublingual Zeel-P im Wechsel mit Coenzyme compositum im Abstand von 2 Wochen 1 Amp.
Organpräparate: Stützgewebe-Ultrafiltrat Mo Do 1 Fläschchen; LPPM-Ultrafiltrat Di Fr. 1 Fläschchen
Injektions-Implantationen (subkutan)
fetaler Knorpel 100 mg Lyophilisat und fetales Bindegewebe 100 mg im Abstand von 4 Monaten bis Ende des 2. Lebensjahres
fetales Knochenmark 100 mg im Abstand von 5 Monaten bis Ende des 6. Lebensjahres;
im Wechsel mit fetalem Knorpel 100 mg, Osteoblasten 50 mg und fetaler Leber 150 mg im Abstand von 9 Monaten ab 7. Lebensjahr bis zum Ende des Körperwachstums.
Ernährung: Vollwertkost angereichert mit gelatinehaltigen Nahrungsmitteln und geriebenem oder geraspeltem Knorpel von Knochen oder Kalbs- und Schweine-Trachea.

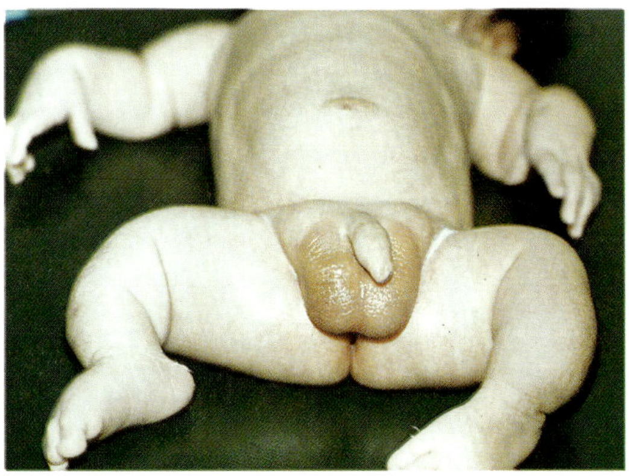

Abb. 130: Osteogenesis imperfecta; schwere Form mit Extremitätendeformierung durch intrauterine Frakturen

Klinische Daten: Die Osteoporose ist ein vor allem im dritten Lebensabschnitt verbreitetes Leiden. Frauen sind – wegen der geringeren Knochenmasse – häufiger und früher betroffen als Männer. Die Einteilung in idiopathische, postmenopausale und senile Osteoporosen ist relativ grob.

Die Ursachen einer Osteoporose (Tab. 69) sind verschieden, meist wohl nicht monokausal, sondern komplex. Für die häufigste Form, die postklimakterische, ist der Östrogen- und Progesteronmangel zwar primär verantwortlich, zusätzliche Faktoren bestimmen aber den Schweregrad.

Dabei spielen Ernährung und körperliche Aktivität eine bedeutsame Rolle. Hohe Eiweiß-,

Tab. 69: Ursachen der Osteoporose

Hormon-Imbalancen
- Mangel an Östrogen
- Mangel an Progesteron
- hohe Thyroxin-Spiegel
- Diabetes mellitus

Stoffwechselstörungen
- Aminoacidurie
- Homocystinurie

Mangel an essentiellen Elementen
- Kalzium
- Magnesium
- Fluor
- Cobalt
- Phosphor
- Schwefel
- Eisen
- Silizium
- Bor
- Strontium

Ernährungsfehler
- Mangelernährung
- zu viel Koffein
- zu viel Salz

Mangel an körperlicher Aktivität
- Immobilisation
- Lähmungen
- lange Bettruhe
- chronische Arthritis

Medikamente
- Glukokortikosteroide
- Heparin
- Antikonvulsiva
- Laxanzien
- Breitbandantibiotika u. a.

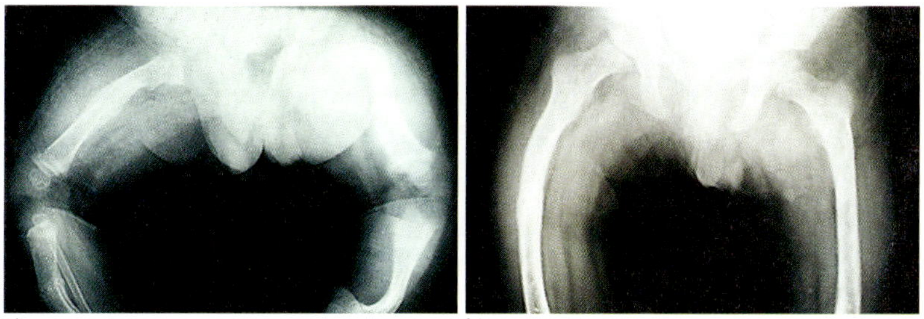

a) b)

Abb. 131 a und b: Osteogenesis imperfecta. (a) Durch zahlreiche Frakturen deformierte Knochen bei einem 5 Monate alten Säugling; (b) Streckung der Röhrenknochen und gute Mineralisierung im Alter von 25 Monaten.

Zucker- und Salzaufnahmen, Genuß von Kaffee und mit Kohlensäure angereicherte Getränken fördern den Knochenabbau. Ein hoher Ammoniakanfall aus dem Eiweißabbau behindert die Rückresorption von Kalzium in den Nieren. Eine laktovegetabile Kost – unter Einschluß von Milch und Ei – verbessert die Kalzium-Balance. Starkes Salzen der Speisen kann die Kalziumausscheidung um das Dreifache erhöhen. Drei Tassen Kaffee am Tag sollen das Osteoporoserisiko um 80 % erhöhen. Breitbandantibiotika beeinflussen die Darmflora und die für die Osteosynthese wichtige Vitamin-K-Bildung. Glukokortikosteroide beeinträchtigen nicht nur die Kalziumabsorption, sondern unterdrücken auch die Osteoblastenreifung. Niedrige Fettwerte (bei mageren Personen) vermindern die Grundlagen für die Östrogen- und Progesteronsynthese.

Starkes Rauchen begünstigt die Osteoporose über zwei Mechanismen. Einerseits unterdrückt Nikotin die Östrogenproduktion, andererseits wird die CO_2-Ausscheidung über die Lungen beeinträchtigt. Der erhöhte Kohlensäuregehalt im Blut entzieht dem Knochen Kalzium.

Klinische Folgen der Osteoporose sind Verluste der Stützfunktion und erhöhte Knochenbrüchigkeit. Bei Kindern und Jugendlichen resultiert eine Längenwachstumsstörung (Abb. 300, 301 bei Aminoazidurie, Abb. 132 a–d bei juveniler Osteoporose), im Alter erfolgt meist unter Kyphosebildung ein Höhenverlust der

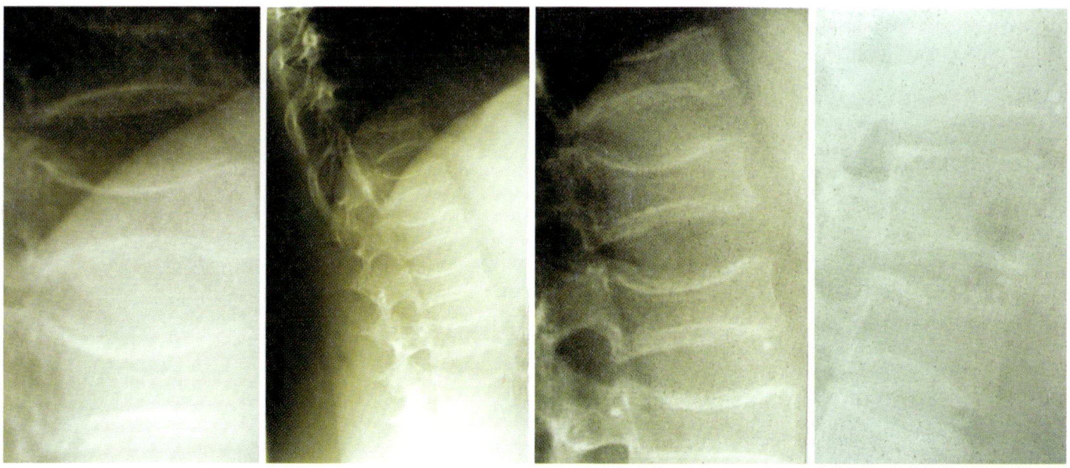

a) b) c) d)

Abb. 132: Verlaufsserie der Wirbelkörperregeneration bei einem Mädchen mit „Osteogenesis imperfecta tarda"; bis zum 11. Lebensjahr erlitt sie 13 Knochenbrüche. Die Zwischenwirbelräume sind zunächst höher als die Wirbelkörper bei hochgradiger Demineralisierung im Alter von 11 Jahren (a). Die Remineralisierung läuft langsam an (b, 13 Jahre), führt aber langsam (c, 15 Jahre) zu einer weitgehenden Normalisierung der Wirbelkörper (d, 17 Jahre). Mit der Wirbelkörperhöhe hat auch das Längenwachstum wieder eingesetzt.

Wirbelkörper mit Reduktion der Körpergröße: Die Dichte der Knochenmasse kann durch Osteodensimetrie objektiviert werden.

Therapie: *Allgemeinmaßnahmen:* Lebensstil und Ernährung spielen eine zentrale Rolle in der Prävention. Unter Ausschaltung der Risikofaktoren sind zu empfehlen eine laktovegetabile Kost unter Einschluß von Milch, Ei und Fisch bei insgesamt geringen Mengen an tierischem Eiweiß. Neben der Ernährung sollte körperliche Aktivität in Form eines den Möglichkeiten angepaßten Übungsprogrammes eine Behandlungskomponente sein.

Die für die Knochenbildung essentiellen Elemente sollten in einer balancierten Form substituiert werden. Dies trifft in erster Linie für die Mengenverhältnisse Ca:Mg zu. Kalzium ist zweckmäßigerweise in löslicher Form (als Zitrat, Laktat, Orotat) zuzuführen, als Karbonat in homoöpathischer Potenzierung (Dolomit). Die empfohlenen Tagesdosen reichen von 800–1500 mg täglich, wobei auf die Nebenwirkungen hoher Kalziumdosen (Nierensteine, Ablagerungen im Bindegewebe, Arthritis) hinzuweisen ist. Eine natürliche Kombination ist Hydroxylapatit mit einem ausgeglichenen Verhältnis zwischen Kalzium, Magnesium, Phosphor und Fluor.

Es gehört zu den primitiven Vorstellungen in der Medizin, Osteoporosen allein mit Fluor behandeln zu können. Fluor erhöht zwar die Knochendichte, kann aber schädliche bis toxische Auswirkungen durch Vermehrung der anorganischen Knochenmasse zuungunsten der organischen haben.

Auf der Basis von Mineralanalysen (Haar) sind Magnesium, Zink, Mangan, Bor, Strontium und Silizium zu substituieren, am zweckmäßigsten in Konzentrationen, welche den Körperspiegeln (10^{-2} bis 10^{-10}) entsprechen.

An *homöopathischen Arzneimitteln* werden empfohlen: Calcium fluoratum, Strontium carbonicum, Symphytum, Silicea, Aristolochia bei der postmenopausalen Osteoporose.

Phytotherapeutisch kommen Kombinationen mit Hagebutten und Hafer zur Anwendung.

Die *traditionelle chinesische Medizin* benutzt routinemäßig zwei Pflanzenpräparate (er xiang tang, chai di huang) als langfristige Präventionsmittel und stellt die Nierenfunktion in den Mittelpunkt der Osteoporose-Pathogenese.

Organotherapeutika sind zur Versorgung mit organischen Bausteinen in vielen Fällen unentbehrlich (Abb. 131, 132). Den Ursachen entsprechend kommen Präparate folgender Gewebe zum Einsatz: Knorpel, Knochenmark, Bindegewebe, Plazenta, Hypothalamus, Hypophyse, Nebenniere, Parathyreoidea, Niere.

Prader-Willi-Syndrom

Synonyma: Prader-Labhart-Willi-Fanconi-Syndrom; es bestehen vielfache Überschneidungen mit dem Fröhlich-Syndrom, der früheren Dystrophia adiposogenitalis Fröhlich.

Definition: Das Prader-Willi-Syndrom ist eine komplexe Störung, die somatische, metabolische und mentale Symptome beinhaltet. Körperlich stehen charakteristische, dysmorphische Zeichen im Vordergrund. Der Stoffwechsel ist durch endokrine Dysfunktionen (Hypogenitalismus, Glukosetoleranzabweichungen, Diabetes Typ II) geprägt. Die geistige Retardierung ist unterschiedlich; psychiatrisch-soziale Probleme ergeben sich aus Polyphagie, Antriebslosigkeit und Mangel an Verhaltenskontrolle.

Klinische Daten: Nach dem klinischen Bild stellt das Prader-Willi-Syndrom eine Mehrfachbehinderung dar, die Dysmorphiezeichen, statisch-motorische Ausfälle, geistige Retardierung und Verhaltensstörungen umfaßt. In Tabelle 70 wurde versucht, die Symptome nach dieser Gruppierung zu skizzieren.

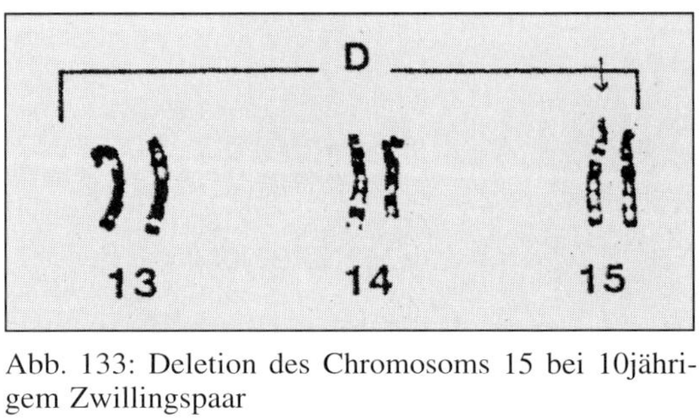

Abb. 133: Deletion des Chromosoms 15 bei 10jährigem Zwillingspaar

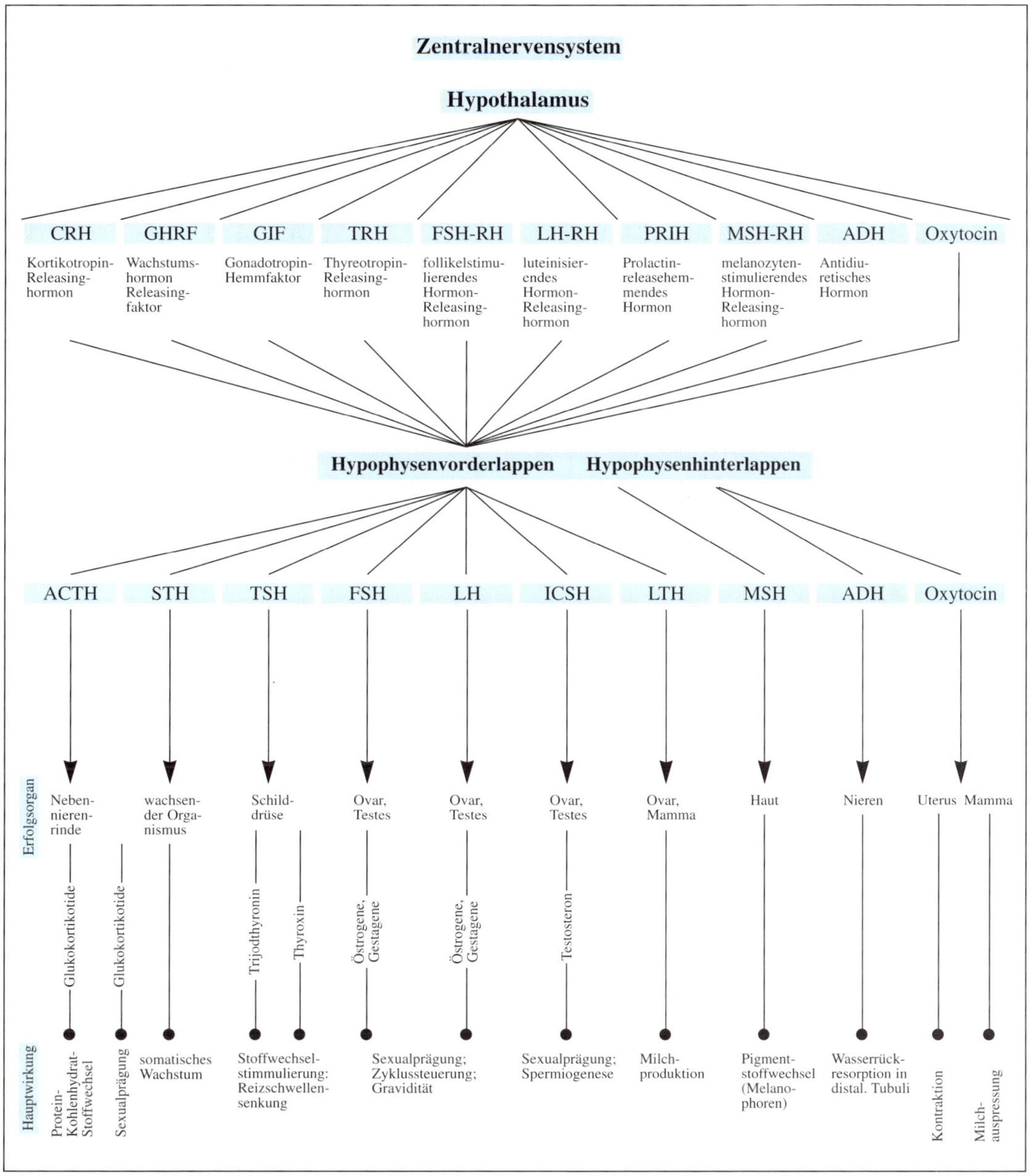

Abb. 134: Neuroendokrinium und endokrines System der glandotropen Drüsen mit Schaltstationen, Substraten, Zielorganen und Hauptwirkungen

Bei Störungen mit Beteiligung des endokrinen Systems sind die Wechselbeziehungen zwischen den endokrinen Drüsen im therapeutischen Programm zu berücksichtigen. Vom Symptom in der Peripherie reicht die Ursachen-Folge-Kette oft bis in die zentralen Ausgangsstellen zurück.

Therapie: Die meisten Darstellungen erschöpfen sich mit der Beschreibung des Syndroms, erörtern vielleicht noch einige psychologische Marginalien, nehmen zu einer kausalen Therapie aber keine Stellung. Dabei handelt es sich um ein therapeutisch durchaus beeinflußbares und dankbares Gebiet. Im Mittelpunkt stehen

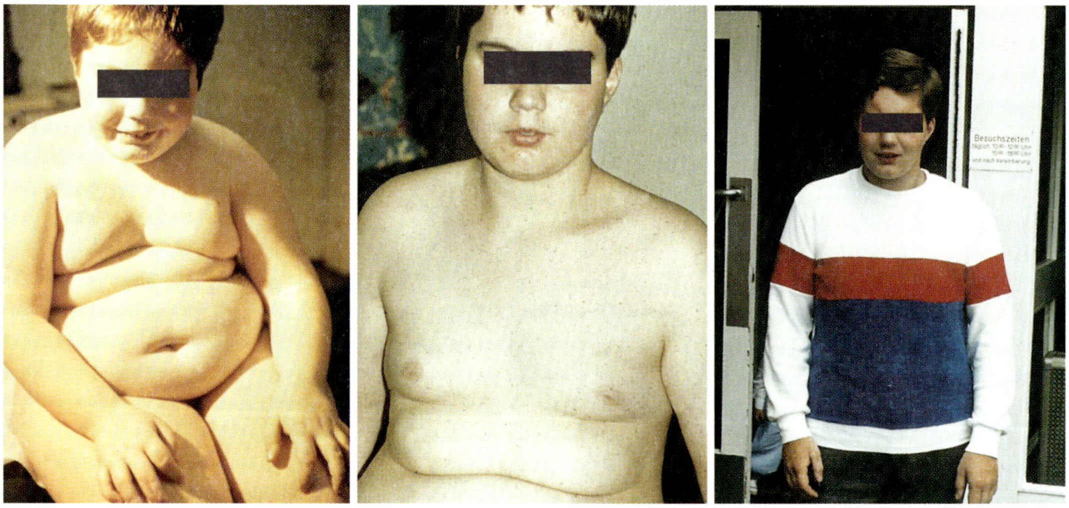

a) b) c)

Abb. 135: Adipositas eines mental erheblich behinderten, nicht beschulungsfähigen 7jährigen Jungen (a) mit Prader-Willi-Syndrom; im Alter von 14 Jahren (b). Der Minderwuchs ist im Alter von 18 Jahren ausgeglichen, die Adipositas erheblich gemildert (c).

Tab. 70: Symptome beim Prader-Willi-Syndrom

körperliche Symptome
- Minderwuchs
- Adipositas
- Akromikrie
- Hypogenitalismus
- schmaler bifrontaler Schädeldurchmesser
- zeltförmig zugespitzte Oberlippe
- Epikanthus
- Ohrdysplasien
- mimische Armut
- oft puppenartiges Gesicht
- Pigmentarmut
- Hautleistenanomalien
- Zirkulationsstörungen der Akren
- Hautwunden durch Selbstmanipulation
- Muskelhypertonie, die sich im Laufe der Kindheit mildert

geistige Symptome
- weitgestreuter Bereich geistiger Entwicklungsstörungen
- Initiativemangel
- Aufmerksamkeitsdefizit
- logische Handlungsfolgen können nicht aufgebaut werden
- Rastlosigkeit
- Logorrhoe (bei Mädchen)
- Ausfälle in der Diskriminierung und Situationsbeurteilung

psychische Symptome
- Polyphagie
- fehlende oder herabgesetzte Impulskontrolle
- Wechsel zwischen Nicht- und Überreaktion
- Distanzlosigkeit
- Schlafneigung

die in enger Beziehung zueinander stehenden Funktionsverminderungen der Vorderhirn-Rindenfelder und der thalamisch-hypothalamisch-hypophysären Dysfunktion. Mentale und psychische Symptome werden vom Vorderhirn bestimmt, Minderwuchs, Adipositas, Hypogenitalismus und Akromikrie vom endokrinen Zentrum.

Folgende Maßnahmen sind angezeigt:

- ▶ Physiotherapie in den ersten beiden Lebensjahren zur Milderung der Muskelhypotonie, unterstützt von Muskelenzympräparaten (Coliacron 2- bis 3mal pro Woche).
- ▶ Bahnung der Eß- und Trinkgewohnheiten in eine quantitative und qualitative Ordnung; infolge der besonderen Stoffwechsellage ist eine Reduktion der Nahrungszufuhr in den meisten Fällen erforderlich.
- ▶ Substitution der endokrinen Ausfälle mit Organextrakten, speziell des Hypothalamus-Hypophysenareals, auch in homöopathischen Potenzierungen (Schilddrüsengesamtextrakte, Ultrafiltrate der endokrinen Kette, Hypophysis, Thyreoidea compositum) im 48-Stunden-Rhythmus.
- ▶ Die Polyphagie wird mitunter durch Ohrakupunktur schlagartig beeinflußt.

(Literatur: Prader et al., 1956; Schmid, 1991)

Diagnostisch-therapeutischer Index

Der diagnostisch-therapeutische Index ist alphabetisch gegliedert und dient der diagnostischen und therapeutischen Basisinformation über rund 600 Krankheitsbilder und Symptome, die einer ganzheitlichen biologischen Behandlung zugänglich sind. Die einzelnen Kapitel sind nach einer vorgegebenen Gliederung unterteilt in: Synonyma, Definition, klinische Daten und Therapie. Die Therapieabschnitte sind weiter unterteilt in Allgemeinmaßnahmen, konventionelle (Pharmako-)Therapie und biologische Therapien.

Den biologischen Behandlungsverfahren ist ein breiterer Raum gewidmet als den konventionellen, da letztere in vielen Lehrbüchern detailliert dargestellt werden. Ziel der in diesem Lehrbuch dargestellten vielschichtigen Therapieansätze ist es, die Breite der therapeutischen Möglichkeiten für den behandelnden Arzt aufzuzeigen, ohne die praktische Umsetzung für den Individualfall zu normieren. Aus den ganzheitsmedizinischen Konzepten kann das für den Individualfall geeignete herausgegriffen werden.

Grundlage der therapeutischen Empfehlungen bilden die Standardwerke der verschiedenen Therapierichtungen sowie die persönliche Erfahrung der Autoren. Der Grad der Verläßlichkeit therapeutischer Aussagen ist verbal nuanciert; er variiert von der Kollektiverfahrung konventioneller Methoden über Einzelpublikationen bis zu kasuistischen Erkenntnissen an Einzelfällen bei seltenen Krankheiten. Erfolgversprechende therapeutische Perspektiven werden dort aufgezeigt, wo kontrollierte Erfahrungswerte nicht verfügbar sind.

Nachfolgend werden den Angaben zugrundeliegende Standardwerke nach Autoren aufgelistet; die genauen Quellenangaben sind dem alphabetisch geordneten Schrifttumsverzeichnis zu entnehmen. Auf diese Weise wird das wiederholte Zitieren von Standardwerken in den Einzelkapiteln vermieden.

Konventionelle Therapie
Augustin u. Schmiedel, 1994
Baumgartner u. Rieger, 1995
Hartshorn, 1973
Opitz u. Schmid, 1965–1971
Transparenzlisten, 1989

Biologische Therapien
Schmid, 1993

Phytotherapie
Augustin u. Schmiedel, 1994
Fintelmann, Menßen, Siegers, 1989
Gäbler, 1965
Roth, Daunderer, Kormann, 1994
Roth, Frank, Kormann, 1990
Schilcher, 1992
Weiß, 1991
Zimmermann, 1993

Organotherapien
Schmid, 1983

Homöopathie
Barthel, 1984
Boericke, 1985
Charette, 1978
Clarke, 1990
Dorsci, 1986
Enders, 1992
Fellenberg-Ziegler, 1988
Gebhardt, 1986
Hahnemann, 1835
Haidvogel, 1992
Imhäuser, 1989
Kent, 1986
Mezger, 1986
Stauffer, 1995
Stübler u. Krug, 1988
Walach, 1992
Wiesenauer, 1990

Antihomotoxische Medizin
Herzberger, 1995
Ordinatio antihomotoxica et materia medica, 1994
Reckeweg, 1986, 1991

Abszeß

Definition: Ein Abszeß ist eine Eiteransammlung in einem nicht vorgebildeten, durch Nekrobiose entstandenen, allseitig abgeschlossenen Geweberaum.

Klinische Daten: Abszeßerreger sind meist Staphylokokken, Streptokokken und Escherichia coli, selten andere Bakterien, Pilze oder Mischinfektionen.
Wenn die Leitsymptome der Entzündung wie Schmerz, Schwellung und Rötung fehlen, spricht man von einem „kalten Abszeß" (z.B. bei Tuberkulose). Sonderformen in teilweise präformierten Gewebespalten sind subphrenische, paranephritische, periproktitische, perityphlitische, retromammäre und Senkungsabszesse. Fluktuation des Abszeßinhaltes ist ein obligates, pulssynchrone Kopfschmerzen ein häufiges Symptom.

Therapie: „Ubi pus, ibi evacua", also die Entleerung des Eiters, ist nach wie vor therapeutisches *Leitprinzip*. Dazu gehört eine gezielte, kurzfristige Behandlung mit Antibiotika. Als Reifezeichen des Abszesses gilt die Fluktuation des Inhaltes.
Die durch Schmerz, Schwellung und Rötung gekennzeichnete Entwicklungsphase und die nach der Eiterentleerung verbleibenden Gewebeschäden (Abszeßmembran, Fibrose) bedürfen einer Begleitbehandlung.
Physikalisch kommen Kälte- und Wärmeanwendung, Umschläge, eventuell Saugglocke in Frage.
Basisbehandlung: Lokal und systematisch sind Traumeel, Belladonna und enzymhaltige Salben und Gels angezeigt. Die körpereigene Abwehr ist systemisch zu unterstützen.
Symptomenbezogen wirken unterstützend:
Apis bei ödematösen Schwellungen; Echinacea und Engystol N zur Anregung der körpereigenen Abwehr; Mercurius in homöopathischen Mittel- oder Hochpotenzen bei multiplen Abszessen, Karbunkeln und Furunkeln.
Der Umstimmung dienen Eigenblutinjektionen und die Auto-Sanguis-Stufentherapie.

Abwehrschwäche

Definition: Abwehrschwäche ist ein Allgemeinausdruck für mangelhafte Möglichkeiten zur Wahrung der Gesundheit und der individuellen Integrität gegenüber Infektionen und Homotoxinen.

Verwandte Begriffe: Immunmangel-Syndrom (s. S. 297), Infektneigung, schlechte natürliche Resistenz, Intoleranzen.

Klinische Daten: Die Ursachen sind weit gefächert. Physiologisch besteht eine Abwehrschwäche gegenüber Infektionen in der Neugeborenenperiode und im Alter. Konstitutionell kann eine niedrige „natürliche Resistenz" Ursache der Abwehrschwäche sein. Schlecht eingestellte Stoffwechselstörungen wie z.B. Diabetes, Über- und Fehlernährung vermindern das Abwehrvermögen. Das individuelle Abwehrpotential kann duch Umweltnoxen, Genußgifte, Überhitzung oder Unterkühlung, Strahlenexposition, Salzverlust (Tropendiarrhöen) passager reduziert werden. Medikamente können in Form unerwünschter Nebenwirkungen (Antipyretika, Chemotherapeutika) oder als erstrebte Therapieziele (Immunsuppressiva, Antihistamine, Kortikosteroide) die Reaktionsfähigkeit beeinträchtigen oder paralysieren. Chronische Infektionen (Tuberkulose, HIV-Infektionen, Lyme-Borreliose) setzen das verbliebene Reaktionspotential gegenüber akuten Infektionen herab. Klinische Folgen sind gehäufte oder chronische Infektionskrankheiten, Gedeihstörungen, Unverträglichkeiten von Nahrungsmitteln, gehäufte allergische Reaktionen, Lymphknotenschwellungen, Lymphopenien und Diarrhöen.

Therapie: Allgemeinmaßnahmen sollten Lebensstilkorrekturen, Ernährungslenkung, Klimakuren und Ausschaltung von Umweltgiften sein.
Die medikamentösen und biologischen Behandlungsansätze hängen von der klinischen Symptomatologie ab. Unspezifisch wird die Resistenz durch Echinacea, Lymphomyosot, Psorinoheel, Engystol, Pulsatilla compositum und entsprechende Kombinationspräparate gesteigert. Dem „Immuntraining" dient die auch als „Symbioselenkung" bezeichnete mikroökologische Therapie mit mikrobiellen Präpa-

raten von Escherichia-coli-Stämmen, Bacillus subtilis, Saccharomyces u. a.
Die gezielten oder spezifischen Maßnahmen hängen von der Manifestationsform der Abwehrschwäche ab. Steht die epitheliale Kontaktabwehrfläche (rezidivierende Luftwegsinfekte, Sinusitis, Diarrhö, Seborrhö, Ekzeme) im Vordergrund, sollten die symptomenbezogenen Maßnahmen darauf abgestellt werden. Ist das thymo-lymphatische System Manifestationsgebiet der Abwehrschwäche (Lymphatismus, Adenoide, chronische Tonsillitis, Lymphonodulitis mesenterialis, Ileitis terminalis, Milzschwellung, Lymphopenie) sollten über die Allgemeinmaßnahmen hinaus Thymus-, Milz- und Mesenchympräparate eingesetzt werden. Am Arzneimittelbild orientiert, kann der Einsatz folgender homöopathischer Arzneimittel effektiv sein: Graphites, Euphorbium, Luffa, Cinnabaris, Crotalus, Baptisia, Aconitum, Belladonna, Spongia, Lachesis, Galphimia glauca, Apis, Kalium bichromicum, Hepar sulfuris. Phytotherapeutisch stehen neben Echinacea und den homöopathischen Zubereitungen noch Flores Primulae, Radix Gentianae, Flores Sambuci, Kamillen- und Arnicapräparate zur Verfügung.

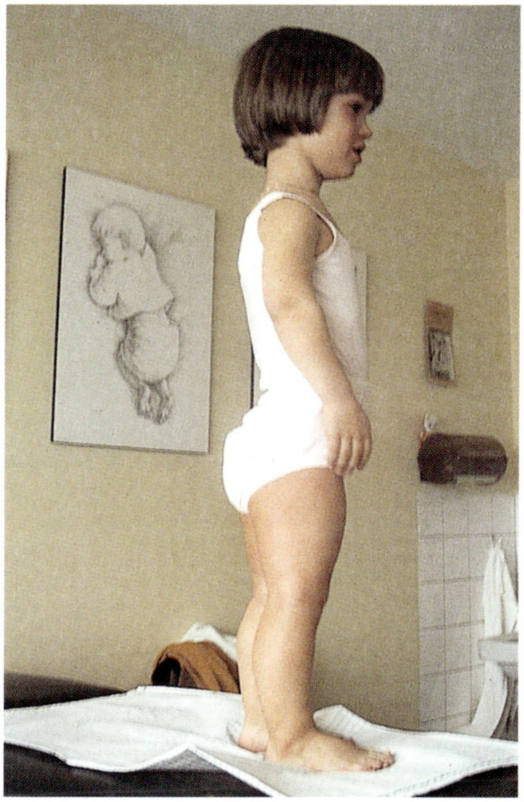

Abb. 136: Achondroplasie; unproportionierter Zwergwuchs, Hyperlordose und Makrozephalie bei 4½jährigem Mädchen

Achondroplasie

Synonyma: Chondrodystrophie, Chondrodysplasie, Parrot-Syndrom.

Verwandte Störungen: Pseudochondroplasie, Chondrodysplasia punctata, thanatophorer Zwergwuchs, Achondrogenesis.

Definition: Systemartige Skelettdysplasie mit disproportioniertem Minder- bis Zwergwuchs, Mikromelie, großem Kopf, tiefer Nasenwurzel, Hyperlordose.

Klinische Daten: Phänotypisches Erscheinungsbild (Abb. 136); Minder- bis Zwergwuchs; die mittlere Endgröße bei Frauen liegt bei 124 cm, bei Männern beträgt sie 127 cm; großer Kopf mit ausladender Stirn; tiefe Nasenwurzel; rhizomele Kurzgliedrigkeit, Dreizackhand, Hyperlordose, O-Beine. Röntgenologisch: metaphysäre Auftreibung (Abb. 137) infolge der gestörten Umwandlung von Knorpel in Knochen.

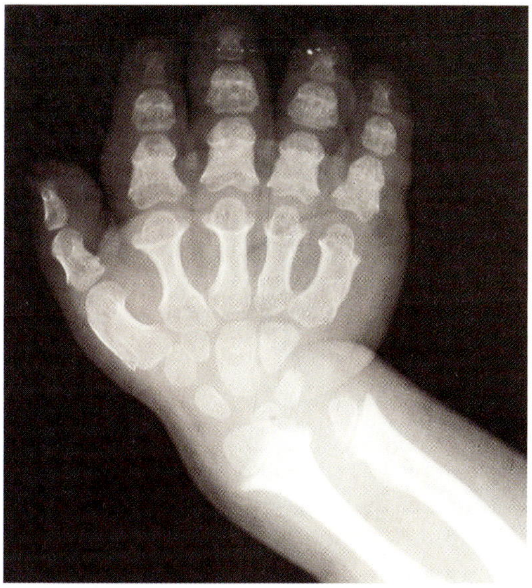

Abb. 137: Brachykarpie; metaphysäre Auftreibungen bei 7jährigem Mädchen

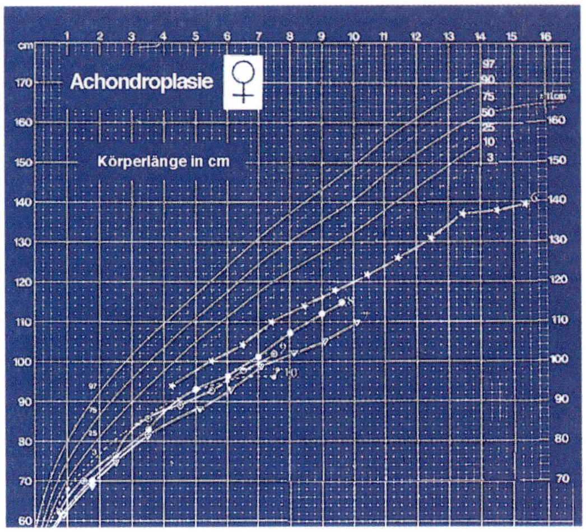

Abb. 138: Wachstumskurven von fünf Mädchen mit Achondroplasie

Therapie: Eine kausale Therapie ist nicht bekannt. Behandlungsversuche mit organotherapeutischen Mitteln (Knorpelhydrolysate, Lyophilisate von Knorpel, Bindegewebe, Plazenta) führen zu einer gewissen Steigerung der Endgröße (Abb. 138), bedürfen jedoch der Bestätigung an einer größeren Fallzahl. Ein Versuch mit intermediären Katalysatoren und Enzymgemischen (Sulfat-Adenylyl-Transferase + Chondroitin-Sulfotransferase + Cholinacetyltransferase + Katalase) ist erwägenswert. Vermieden werden sollten Kalzium- und Vitamin-D-Gaben, da der intrazelluläre Kalziumgehalt erhöht ist.

Acne vulgaris

Definition: Hormonabhängige Dermatose mit Seborrhö und follikulärer Verhornungsstörung in Talgdrüsen und follikelreicher Haut. Beginn meist in der Pubertät, Rückbildung im frühen Erwachsenenalter.

Klinisches Bild: Ätiologisch sind vier Faktoren gesichert:

- Gesteigerte Talgproduktion: Steuerung der normalen Talgproduktion durch Androgene, Jungen weisen daher eine stärkere Talgproduktion auf als Mädchen.
- Verstärkte Verhornung der Drüsengänge: Im Gang des Haarbalgs sammeln sich verhornte Epithelien an. Ursache könnte ein Mangel an Linolsäure sein.
- Abnorme mikrobielle Aktivität innerhalb des Duktus: Die reguläre Besiedlung der Haut mit Staphylococcus epidermidis weicht mit der Pubertät zunehmend Propionibacterium acnes (75 % aller Patienten).
- Entzündung: Zunächst bestehen nicht entzündliche Mikrokomedonen, geschlossene Komedonen und offene Komedonen. Sekundär werden daraus durch Propionibacterium-acnes-Besiedlung Papeln, Pusteln, Knoten und Abszesse (Tab. 71).

Symptome: Frühe Zeichen sind oberflächliche Papeln und Pusteln an Kinn und Stirn, gehen über auf andere Gesichtsteile, innerhalb von 2–3 Jahren Befall des Oberkörpers. Später entwickeln sich tiefere Läsionen, Knötchen und Zysten. Aus tiefen Pusteln resultieren Narben.

Therapie: Benzoylperoxid, Retinoin-Säure; lokale Antibiotika: Erythromycin, Tetracyclin, Clindamycin, Azalein-Säure; systemische Therapie: Antibiotika (Tetracyclin, Erythromycin), Hormone, Retinoide (Isoretinoin).
Biologische Therapie: Umstimmungstherapien, Eigenbluttherapie, Auto-Sanguis-Stufen-

Tab. 71: Stadien der Akneentzündung

Stadium	Zellen	Auslöser
sehr früh	Lymphozyten	?
früh	Lymphozyten	P. acnes
früh	polymorphkernige Granulozyten	P. acnes, Lipase, Duktusinhalt
mittel/spät	Makrophagen Riesenzellen	unspezifisch unspezifisch
alle Stadien	Wirtsreaktion	unspezifisch

Tab. 72: Häufigkeit der von Akne befallenen Körperareale

Lokalisation	%
Gesicht	99
Rücken	90
Brust	78
alle drei Stellen	75

therapie; Phytotherapeutika: Kamille, Weizenkleie, Hametum extern, Brennessel-, Schachtelhalm- und Löwenzahnpräparate intern; Homöopathika: Sulfur jodatum, Kalium jodatum und Hirudo sequential je 4 Wochen, speziell bei Acne conglobata; Hepar sulfuris, Sulfur zur „Gewebereinigung“; Tuberculinum, Medorrhinum und Luesinum als Konstitutionsmittel, Selenium bei Jungen, Pulsatilla und Aristolochia bei Mädchen, Agnus castus und Lachesis nach oralen Antikonzeptiva, Sepia und Cimicifuga bei Akne während der Menstruation; Antimonium crudum bei Leber-, Pankreas- und Verdauungsstörungen; Kombinationsmittel: Schwef-Heel, Cutis compositum, Hormeel S bei Zyklusstörungen, Cruroheel bei Eiterungen.

Ulrich Wemmer

Acyl-CoA-Dehydrogenase-Mangel

Definition: Der Mittelketten-Acyl-CoA-Dehydrogenase-Mangel ist eine autosomal-rezessiv vererbbare Stoffwechselkrankheit, die auf dem Chromosom 1 kodiert ist.

Klinische Daten: Bei Mangel an Mittelketten-Acyl-CoA-Dehydrogenase ist der Organismus nicht in der Lage, bestimmte Fette abzubauen, um daraus Energie zu bilden. Wenn die Hauptenergiequelle Glukose erschöpft ist, greift der Organismus auf den Abbau von Fetten zurück. Dieser Mechanismus funktioniert nicht bei Mangel an den dafür notwendigen Enzymen. Die Folgen sind Energiedefizite, im Extremfall Zusammenbruch der Energieversorgung mit Atem- und Herzstillstand. Der Enzymmangel wird in 1- bis 3% der Fälle von plötzlichem Kindstod verantwortlich gemacht. Verfettungen von Leber, Herz und Nieren sowie Gehirnschwellung werden bei der Autopsie gefunden. Die gefährdete Lebensperiode erstreckt sich vom 2. Lebenstag bis zum 6. Lebensjahr mit Häufung zwischen dem 2. Lebensmonat und 2. Lebensjahr.

Therapie: Aus dem Unvermögen, die Reserveenergiequelle Fett einzuschalten, wenn der Blutzuckerspiegel unter eine kritische Grenze sinkt, ergeben sich präventive und therapeutische Konsequenzen.

Allgemeinmaßnahmen: In gefährdeten Familien und bei Neigung zu hypoglykämischen Zuständen sollte die Ernährung kohlenhydratreich und fettarm gestaltet werden. Die Nahrungspausen dürfen 10 Stunden nicht überschreiten, müssen bei unzureichender Nahrungsaufnahme und erhöhtem Energiebedarf (Fieber, unökonomischer Energieverbrauch im Krabbelalter) entsprechend kürzer sein. Bei bekannter familiärer Disposition ist eine späte Abend- oder Nachtmahlzeit einzuplanen.

Medikamentös kann L-Carnithin, aber keine andere Carnithin-Form eingesetzt werden. Obwohl keine praktischen Erfahrungen vorliegen, ist der präventive Einsatz von intermediären Katalysatoren des Zitronensäurezyklus und der Atmungskette erwägenswert. Dies könnte in einer wöchentlichen Dosis von Coenzyme compositum und Ubichinon compositum bei perlingualer Applikation bestehen.

Addison-Krankheit

Synonyma: Morbus Addison, Bronzehautkrankheit.

Definition: Nebennierenrindeninsuffizienz mit zahlreichen klinischen Symptomen und biochemischen Balance-Störungen.

Klinische Daten: Die Genese der Nebennierenrindenschädigung, die bei über 90% Funktionsausfall zu liegen pflegt, ist verschieden. Ursachen können sein Autoimmunprozesse, Amyloidose, chronische Infektionen (Tuberkulose, Aids), iatrogen-medikamentöse Schädigungen, Meningokokken-Sepsis, Blutungen, Tumoren.

Klinisch stehen Gewichtsverlust bis zur Kachexie, Adynamie, Pigmentierung der Haut (Bronzetönung) phänotypisch im Vordergrund. Hypotonie mit Kollapsneigung, Herzrhythmus- und Atemstörungen, Muskelkrämpfe sowie zerebrale Anfälle sind fakultative, episodische Begleiterscheinungen. Addison-Krisen gehen mit lebensbedrohlichen Schockzuständen einher. Die Ausscheidungen von Nebennierenrindenhormonen im Urin sind erniedrigt. Impotenz und Amenorrhö sind Auswirkungen der hormonellen Ausfälle. Folgen der Mineralhaushaltdysregulation können abdominelle Krisen, Salzhunger, Diarrhöen oder Obstipation sein. Wasser-, Elektrolyt- und Säure-Base-Haushalt weisen folgende charakteristische Verschiebungen auf: Hypovolämie bei hypotoner Dehydratation und intrazellulärer Hyperhydratation, Hyperkaliämie, Hypermagnesiämie, Hyponatriämie, Hypochlorämie.

Therapie: *Basistherapie:* Abhängig von Schwere und Form der Ausfälle stehen Flüssigkeitszufuhr, Elektrolytausgleich und Substitution von Nebennierenrindenhormonen generell im Vordergrund. Eine angepaßte Hormonsubstitution ist langfristig erforderlich. Auch die biologischen Therapieansätze sind abhängig vom Ausmaß und der Genese des Grundprozesses. Die endokrine Kette des hypothalamisch-hypophysär-adrenalen Regelkreises sollte substitutiv und regulativ gestützt werden. Dazu können der individuellen Situation angepaßte Nosoden und potenzierte Organpräparate dienen: Corpus pineale, Hypophysis, Glandula suprarenalis, Ovarium, Testis, Plazenta.

Adenoide Vegetationen

Definition: Örtlich umschriebene, proliferative Reaktion der lymphatischen Formationen des Rachenringes.

Klinische Daten: Als Ausdruck der durch chronische Reize (Infektionen, Allergien, aerogene und nutritive Fremdkörper) überlasteten epithelialen Kontaktflächen kommt es zur Schwellung der Tonsillen, Adenoide und Halslymphknoten. Die Schwellung der Rachenmandeln (adenoide Vegetation) ist ein Teilsymptom dieses Prozesses. Behinderung der Atmung (offene Mundatmung, Schnarchen und Apnoezustände in der Nacht, Abflußstauungen des Nasensekretes mit konsekutiven Entzündungen von Nebenhöhlen, Tuben und Mittelohr) sind lokale Auswirkungen mit organismischen Folgen (Abb. 71).
Phasenzuordnung in der antihomotoxischen Medizin: zelluläre Phase mit Übergang zur Depositionsphase.

Pathogenetisches Prinzip: Abwehrschwäche der epithelialen Kontaktflächen, Überlastung der örtlichen thymolymphatischen Formationen.

Therapie: Prinzip: Stärkung der Resistenz und Immunabwehr; Beeinflussung der lokalen Hyperplasien.
Antihomotoxische Basistherapie: Barijodeel oral, Lymphomyosot parenteral.
Symptomenbezogene Therapie: Echinacea compositum S zur Steigerung der unspezifischen Resistenz und der Immunabwehr, speziell bei infektiöser und allergischer Genese; Engystol N zur Aktivierung der unspezifischen Abwehr; Euphorbium compositum S (Tropfen, Nasentropfen) bei Rhinitis, Sinusitis, Tubenkatarrhen und -ergüssen, speziell bei allergischer Genese; Tonsilla compositum bei lymphatischer Hyperplasie im Zusammenhang mit exsudativen Reaktionen; Coenzyme compositum zur Anregung des intermediären Stoffwech-

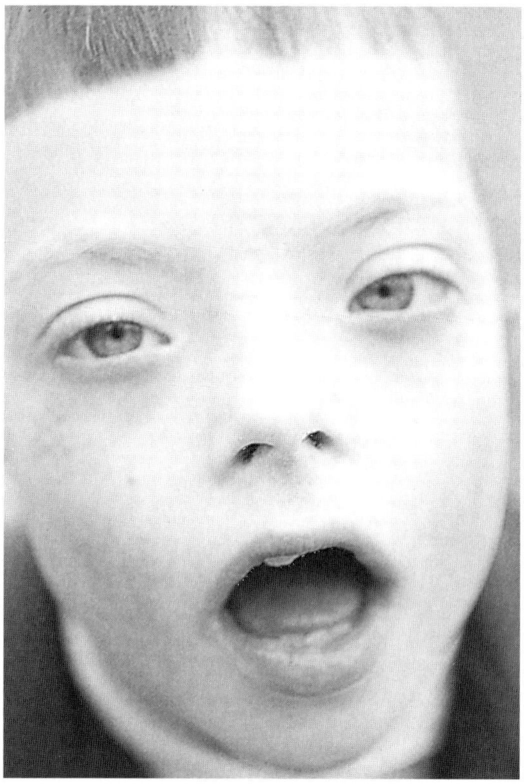

Abb. 139: Gesichtsausdruck bei adenoiden Vegetationen

sels; Ubichinon compositum und Anbahnung der Entgiftung.
Begleittherapie: Inhalationsbehandlungen; mikroökologische Therapie; Ernährungslenkung; Klimakuren; Auto-Sanguis-Stufentherapie; Apis mellifica D6 bis D30 bei Pollenallergien; Histamin D30 bis D60 bei multipler Allergie; antibiotische Kurzzeitbehandlung bei akuten bakteriellen Infektionen und chronischen Eiterungen als Vorbereitung für biologische Therapien. Adenotomien sind nur bei gravierender Blockierung der Atemwege indiziert.

Adrenoleukodystrophie

Synonyma und verwandte Begriffe: Adrenoleukomyeloneuropathie, Leukoenzephalopathie, ortho- und metachromatische Leukodystrophie.

Definition: Familiär gehäufte, peroxisomale Lipidspeicherkrankheit mit zunehmender Demyelinisierung. Je nach Erbgang und Manifestationsalter werden Untertypen unterschieden.

Klinische Daten: Dem progredienten Krankheitsbild liegen eine schließlich zur Demenz führende Myelindegeneration der weißen Gehirnsubstanz und der markhaltigen Nerven sowie eine Atrophie der Nebennierenrinde zugrunde. Klinisch entwickeln sich Symptome der Addison-Krankheit (s. S. 173). Die geistige und statomotorische Entwicklung jenseits der ersten Lebensmonate ist zunehmend verzögert, frühzeitig regressiv. Ausfälle der Sensorik, zerebrale Krampfanfälle, spastische Di- und Tetraplegien gehen mehr oder minder rasch in ein zerebrales Koma über.

Therapie: Eine effektive Behandlung ist nicht bekannt. Häufige Krankengymnastik, Organpräparate des Zentralnervensystems als Lyophilisate oder in potenzierter Form, mitochondriale Katalysatoren, Kombinationen mit Vitamin B und Vitamin E können die Progression nur verzögern, die Grundstörung aber nicht beheben.

Agranulozytose

Synonyma und verwandte Störungen: Toxische oder perniziöse Neutrozytopenie, Leukopenie, Neutrozytopenie, Waterhouse-Friderichsen-Syndrom (Meningokokkensepsis), Sanarelli-Shwartzman-Phänomen, Endotoxinkoagulopathie.

Definition: Abfall der Leukozyten im peripheren Blut unter 2000/mm^3 bei weitgehendem bis vollkommenem Fehlen der Granulozyten. Der Begriff „Agranulozytose" wird häufig auf eine toxische Schädigung mit schwerem Krankheitsbild eingegrenzt. Leuko- und Granulozytopenien haben verschiedene Ursachen und pflegen mit leichteren Symptomen einherzugehen.

Klinische Daten: Durch Umweltgifte, Endotoxine oder Medikamente (Analgetika, Schwermetalle, Zytostatika, Immunsuppressiva, Sedativa, Antibiotika, Antidiabetika, Diuretika) oder Strahlenexposition verursachter Leuko-, Granulo- und (häufig) Thrombozytenabfall. Schüttelfrost, episodisches oder kontinuierliches Fieber, schweres Krankheitsgefühl prägen initial das klinische Bild. Später entwickeln sich Schleimhautnekrosen (Zusammenbruch der epithelialen Abwehrfläche) am Ein- und Ausgang des Verdauungstraktes, Lymphknotenschwellungen, Sekundärinfektionen durch Schädigung der körpereigenen Abwehr (Pneumonien, Abszesse, Sepsis).

Therapie: Eine Schockbehandlung mit Flüssigkeitsersatz, Kortikosteroiden, Transfusionen von Blut oder Leukozytenkonzentraten dient der Behebung akuter, oft lebensbedrohender Situationen. Entscheidend ist das Erkennen und Absetzen der auslösenden Noxen, vor allem aller Medikamente. Eventuelle ursächliche Um- oder Innenwelt-Toxine, deren toxische oder allergische Wirkung zur Knochenmarkdepression führte, sollten, sofern erkennbar, ausgeschaltet werden. Der Regeneration des Knochenmarks können niedermolekulare Präparate der fetalen Blutbildungsstätten (Milz, Leber), Bindegewebs- und Knochenmarkpräparate, Knochenmark und Fibroblasten oder Wachstumsfaktoren dienen.

Aids

Definition: Infektionen mit den HI-Viren führen durch direkte Schädigung immunkompetenter Zellen zu einer graduell sich verschlimmernden Immuninsuffizienz, die verschiedene Stadien durchläuft: HIV-Infektionen mit positivem Virustiter ohne Krankheitszeichen → LAS (Lymphadenopathie-Syndrom) → ARC (Aids-related complex) → Aids (aquired immune deficiency syndrome).

Klinische Daten: Infektionen mit den HI-Viren führen durch direkte Schädigung immunkompetenter Zellen zu einer graduell sich verschlimmernden Immuninsuffizienz, die verschiedene Stadien durchläuft: HIV-Infektionen mit positivem Virustiter ohne Krankheitszeichen, LAS-Syndrom, ARC, Aids (Vorbild der Immunparalyse).
Die HIV-Infektionen sind ein klassisches Beispiel für die Reckewegsche Phasenlehre. Die ersten Zeichen der Krankheit sind Symptome der Exkretionsphase (Schweißausbrüche, Diarrhö), gefolgt von gehäuften Infekten und Lymphknotenschwellungen (Entzündungsphase mit Übergang zur Depositionsphase). ARC repräsentiert die Imprägnations- und Aids die Degenerationsphase. Das Kaposi-Sarkom ist der Dedifferenzierungsphase zuzurechnen.

Therapie: Die weltweit praktizierte Standardtherapie mit antiviralen Chemotherapeutika ist einseitig auf die Virusbekämpfung abgestellt; sie läßt die Stützung der körpereigenen Abwehr, die nicht nur auf die T-Lymphozyten abgestellt ist, unberücksichtigt. Diese Einseitigkeit des Therapieansatzes ist für das Versagen der Therapie mitverantwortlich.
Je nach Krankheitsstadium sind im Rahmen integrativer Konzepte andere therapeutische Angriffspunkte heranzuziehen (Abb. 140). Dazu gehören Proteasen und Hypericum als wirksame antivirale Substanzen, Bakterienpräparate (Bacillus subtilis, Escherichia coli) als mikrobiologische Helfer gegen Viren. Der Stützung und Regeneration immunkompetenter Gewebe dienen Organotherapeutika von Thy-

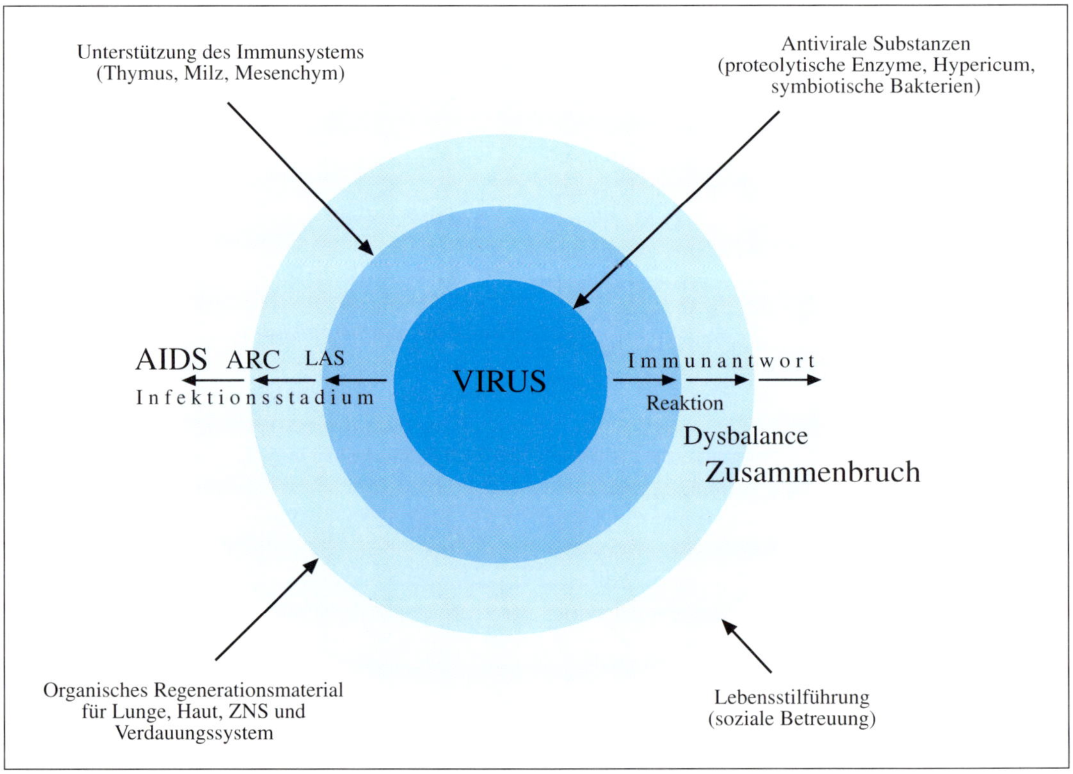

Abb. 140: Synopsis des biologischen Konzeptes für die Behandlung von Aids

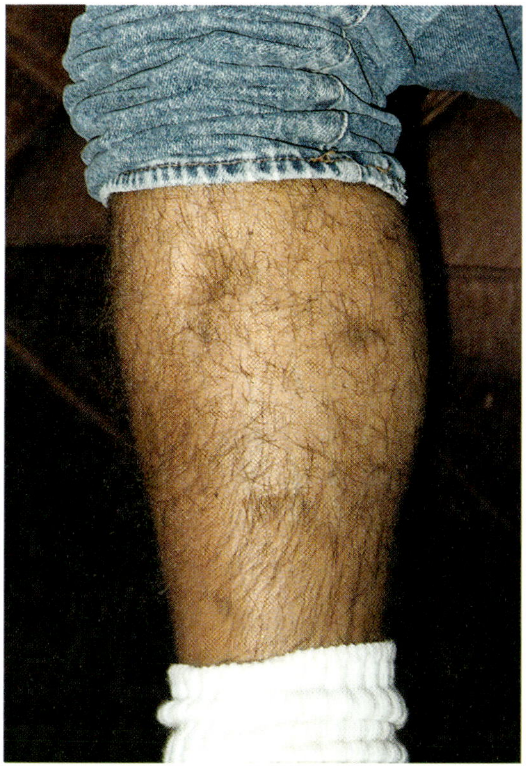

Abb. 141: Aids. Hautläsionen, Lymphstauungsödeme bei einem 31jährigen Mann

mus, Milz, Leber, Bindegewebe, Haut und Schleimhaut. Im ARC- und Aids-Stadium sind zusätzlich Organotherapeutika von Verdauungstrakt, Lunge und Zentralnervensystem erforderlich.
Ein besonderes Problem stellen die soziale Isolierung und die finanzielle Verarmung dar, da die Lösung der damit zusammenhängenden Problemfelder erst die Voraussetzung für eine sinnvolle und konsequente Langzeitbehandlung schafft.

Akrodermatitis enteropathica

Synonyma: Brandt-Syndrom, Danbolt-Closs-Syndrom.

Definition: Autosomal-rezessiv erbliches Zinkmangelsyndrom mit Dermatosen als Folge von Zinkmalabsorption.

Klinische Daten: Bereits im ersten Lebensjahr weisen ekzematöse Hautveränderungen an Händen, Füßen, Mund- und Analgegend in Zusammenhang mit dünnen, brüchigen Finger- und Zehennägeln (Löffelnägel) auf den Zinkmangel hin. Später entwickeln sich lamellösschuppende, schorfartige oder vesikulöse Effloreszenzen bei geröteter Grundtönung der Haut. Dünnes, brüchiges Haar mit episodischen Alopezien ergänzen die ektodermale Symptomatik.
Rezidivierende Durchfälle bei einer erosiven Kolitis führten zum Adjektiv „enteropathica“. Die statomotorische und geistige Entwicklung können beeinträchtigt sein. Der Zinkgehalt und die alkalische Phosphatase sind in Blut, Serum und Urin niedrig. Aussagekräftiger, auch wegen der Verhältnisse zu anderen Elementen, sind Haar-Mineralanalysen.

Therapie: Neben zinkreichen Nahrungsmitteln ist eine medikamentöse Substitution mit Zinksulfat, Zinkorotat oder zinkhaltigen Kombinationspräparaten erforderlich. Wegen der schlechten Resorption empfehlen sich flüssige Darreichungsformen und homöopathische Zinkgaben in Tief- und Mittelpotenzen. Hepar sulfuris und Vitamin-B-Komplexe sind als Begleittherapie angezeigt.

Akrodynie

Synonyma: Feer-Neurose, Selter-Swift-Feer-Krankheit.

Definition: Das heute seltene Krankheitsbild wird vorwiegend durch chronische Quecksilbervergiftungen bei Gebrauch quecksilberhaltiger Abführmittel (früher Kalomel) und Zahnungspasten hervorgerufen. Sensibel dafür ist das Kleinkindesalter. Selbst quecksilberhaltige Arzneimittel in homöopathischen Tiefpotenzen (Mercurius bei Tonsillitis) können bei längerem Gebrauch ähnliche Symptome hervorrufen.

Klinische Daten: Gedeihstörung bei Kleinkindern mit Unruhezuständen, Mißlaunigkeit, emotionale Unausgeglichenheit; Symptome, die zur Bezeichnung „Neurose“ führen. Die Akren (Hände, Füße, Wangen) sind livid-rot verfärbt und kühl (Abb. 142) als Ausdruck vegetativer Dysregulation.

Therapie: Grundbedingung ist das Erkennen und Absetzen der Noxen. Daran sollte sich

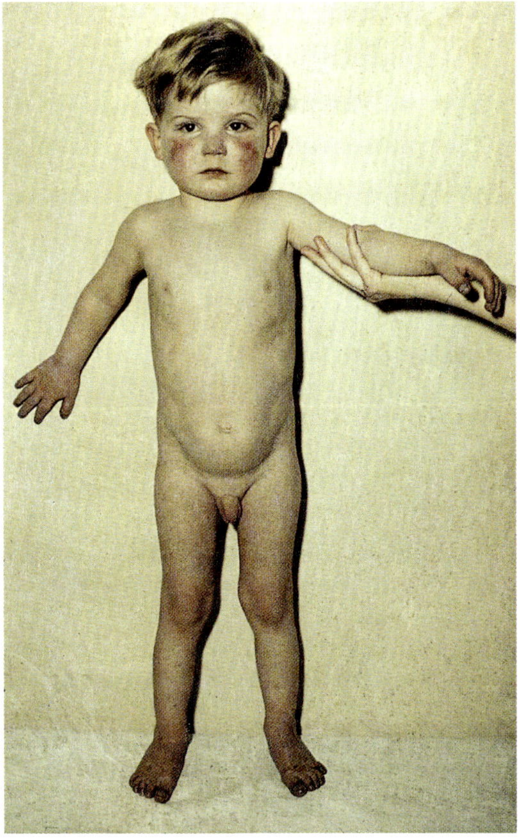

Abb. 142: Akrodynie bei Quecksilbertoxikose. Kühle, livide Akren und Wangen

eine Detoxifikationsbehandlung anschließen. Symptomatisch haben sich Belladonna-Präparate in Mittelpotenzen, ergänzt durch Mercurius in Hochpotenzen ab D30 bewährt. Daneben sind eine Behandlung mit Glyoxal compositum und eine ausreichende Versorgung mit Vitamin-B-Komplex angezeigt.

Alkaptonurie

Definition: Autosomal-rezessiv vererbbare Störung im Aminosäurestoffwechsel, bei welcher durch Fehlen oder Mangel an Homogentisinsäure-Oxygenase die Aminosäuren Phenylalanin und Tyrosin mangelhaft oder nicht abgebaut werden. In der Mehrzahl der Fälle sind Männer betroffen.

Klinische Daten: Die Dunkelverfärbung der Windeln beim Säugling ist ein Frühsymptom. Im Wachstumsalter kommt es zu Pigmentablagerungen in bradytrophen Geweben (Schwarzverfärbung, Ochronose); Skleren, Hornhautrand, Lid-, Nasen-, Ohrenknorpel sind betroffen. Jenseits des 30. Lebensjahres wirken sich die Pigmentablagerungen in den Knorpelregionen der Gelenke in Form von Schwellungen und Bewegungseinschränkungen aus. Der Urin wird durch Alkalizusatz rasch braun.

Therapie: Eine kausale Therapie ist nicht bekannt. Aus theoretischen Überlegungen (Abb. 143) sollten die Cofaktoren der Homogentisinsäure-Oxygenase (Fe^{2+}, Vitamin C, Sauerstoff) ausreichend substituiert werden. Die Spaltung des aromatischen Ringes erfolgt in einer Kettenreaktion durch atomaren Sauerstoff; dazu sind Dioxygenasen erforderlich. Endprodukte dieses Stoffwechselweges sind Fumarat und Acetoacetat. Damit ist der Zitronensäurezyklus tangiert. Der Einsatz von intermediären Katalysatoren des Zitronensäurezyklus ist deshalb überlegenswert.

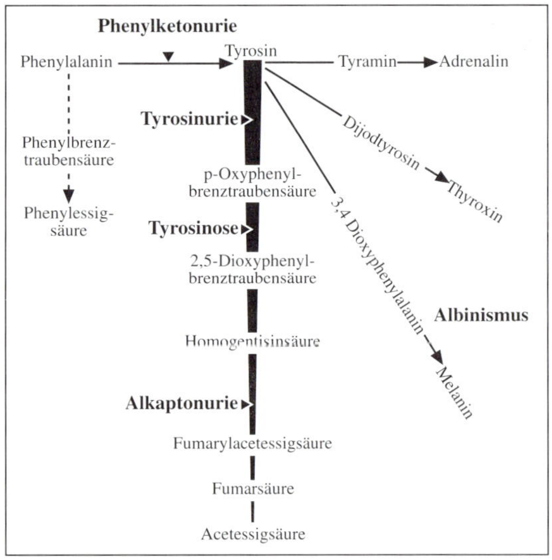

Abb. 143: Stoffwechselanomalien im Phenylalanin- und Tyrosinstoffwechsel

Alkoholsyndrom, embryofetales

Synonym: Alkoholembryopathie.

Definition: Die Alkoholembryopathie ist ein alkoholinduziertes, phänotypisches Krankheitsbild, dessen Symptomenkonstellation durch

Dysmorphiezeichen aus der Embryonalperiode, Reifungsstörungen in der Fetalperiode und graduell unterschiedliche Intelligenz- und soziale Defizite in der Kindheit gekennzeichnet ist.

Klinische Daten: Die Häufigkeit von Alkoholschäden der Neugeborenen wird auf 1:212 bis 1:500 Geburten geschätzt, exakte Zahlen sind nicht erhältlich, da von leichten zu schweren Schädigungen ein fließender Übergang besteht. Bei ausgeprägten Fällen wurde eine tägliche Trinkmenge von 150 g reiner Alkohol ermittelt. Abhängig vom Zeitpunkt und der Alkoholtrinkmenge der Mutter unterscheidet man beim Kind drei Schweregrade (Formen), wobei die Geburtsdaten wichtige Anhaltspunkte liefern:

- Die *AE I = schwache Form* ist gekennzeichnet durch Untermaßigkeit, Untergewicht, Mikrozephalie. Dysmorphiezeichen fehlen, die geistige Entwicklung ist leicht verzögert.
- Bei der *AE II = mittlere Form* gesellen sich zu den obengenannten Symptomen Stigmata leichten Grades, innere Fehlbildungen (speziell Scheidewanddefekte des Herzens), Rast- und Konzentrationslosigkeit, Muskelhypotonie; Schwierigkeiten bei der Nahrungsaufnahme im Säuglingsalter sind nicht selten.
- Die *AE III = schwere Form* weist eine Mehrzahl der möglichen Symptome auf (Tab. 73). Die physiognomischen Veränderungen sind so charakteristisch (Abb. 144), daß die Diagnose auch ohne Anamnese auf einen Blick zu stellen ist. Die intellektuellen Defizite und Sozialisationsschwierigkeiten prägen die Kindheitsentwicklung. Mehr als die Hälfte dieser Gruppe hat einen angeborenen Herzfehler.

Die Abhängigkeit der anthropometrischen Maße von der Gradausprägung AE I-III geht aus einer Zusammenstellung von Majewski (1991) an 96 zum normalen Termin geborenen Alkoholembryopathien hervor (Tab. 74).

Tab. 73: Symptomatologie der Alkoholembyropathie

Dysmorphie-Symptome
- Mikrozephalie
- „Balkonstirn“ bei verschmälertem bifrontotemporalem Durchmesser
- Hypoplasie des Mittelgesichtes (Maxilla)
- Mikro-(Retro-)Genie
- „Steckdosen“-Nasenöffnungen
- Mikrophthalmie
- Ptosis
- Epikanthus
- Strabismus
- breiter Mund mit schmalem Oberlippenrot
- Gaumenspalte
- Trichterbrust

Allgemeinsymptome
- allgemeine Hypoplasie (Geburtsgewicht <2500 g, Geburtslänge <46cm)
- geistige Entwicklungsverzögerung unterschiedlichen Grades
- Hyperkinese
- Koordinationsstörungen (Feinmotorik)

Fakultative Symptome
- Herzfehler (Scheidewanddefekt)
- Klinodaktylie
- Kamptodaktylie
- anomale Handtellerfurchen (Drei-Finger-Furche)
- große, tiefansetzende Ohren
- Genitalanomalien (großer Penis, Hypospadie, Virilisierungszeichen; kleine Labia minora)
- Hüfthypoplasie
- Nagelhypoplasie
- Streckhemmungen an Einzelgelenken
- Nagelhypoplasie
- Myopie

Therapie: Eine spezielle Therapie wird in den meisten Darstellungen als nicht möglich bezeichnet. Dies trifft für die Fehlbildungen voll, für die physiognomischen Veränderungen mit Einschränkungen zu. Die Reifungsschädigungen der Organe (speziell Leber und Gehirn) der Fetalperiode sind durch eine organothera-

Tab. 74: Geburtsmaße von 96 zum Termin geborenen Kindern mit Alkoholembryopathie der Stadien I–III

Schweregrad	Gewicht (g) ♂	Gewicht (g) ♀	Länge (cm) ♂	Länge (cm) ♀	Kopfumfang (cm) ♂	Kopfumfang (cm) ♀
AE I (n=38)	2550	2676	47,9	48,1	32,9	33,1
AE II (n=34)	2327	2260	45,9	45,6	32,0	31,3
AE III (n=24)	2100	1944	44,1	44,3	31,8	30,8

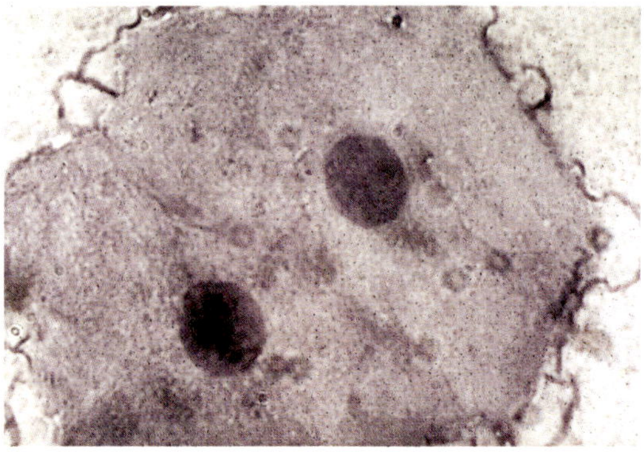

Abb. 144: Schollenförmige Ablösung der Zellenmembran an Mundepithelien nach Genuß von 45%igen Whisky bei Erwachsenem; Best-Carmin-Färbung, 1200fache Vergrößerung

peutische Behandlung im frühen Lebensalter durchaus positiv beeinflußbar (Abb. 145, 146). Es gelingt mit Injektionen von fetalen Organlyophilisaten (Leber, Cerebrum, Cerebellum, Plazenta), Organolysaten und Ultrafiltraten (z. B. Cerebrolysin, ZNS-Ultrafiltrat) und homöopathischen Potenzierungen (Cerebrum compositum), die Mikrozephalie zu bessern und damit auch die Physiognomie. Die Muskelhypotonie spricht auf das Enzympräparat Coliacron gut und prompt an; durch ein krankengymnastisches Übungsprogramm wird dieses Symptom zusätzlich gebessert. Wichtig ist vor allem eine ausreichende Vitaminversorgung, vor allem mit Vitamin B_1, B_2, B_6, E und

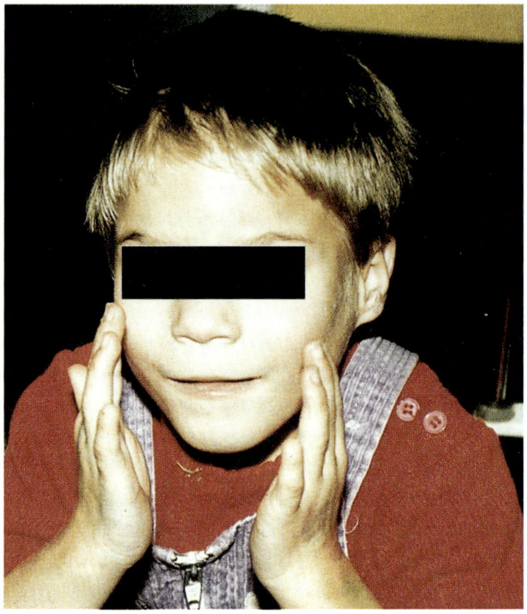

Abb. 145: Physiognomische Leitsymptome bei Alkoholembryopathie: Schmale Oberlippe, Steckkontaktnase, hohes Filtrum

C. Zu überprüfen ist der Mineralhaushalt mit der Frage, ob eine Substitution von Mangan, Zink, Kupfer, Selen oder anderen Elementen erforderlich ist.

Die Empfehlungen (geduldige Zuwendungen, Pflegefamilie, Adoption, Heimunterbringung) sind keine echten Therapievorschläge, sondern

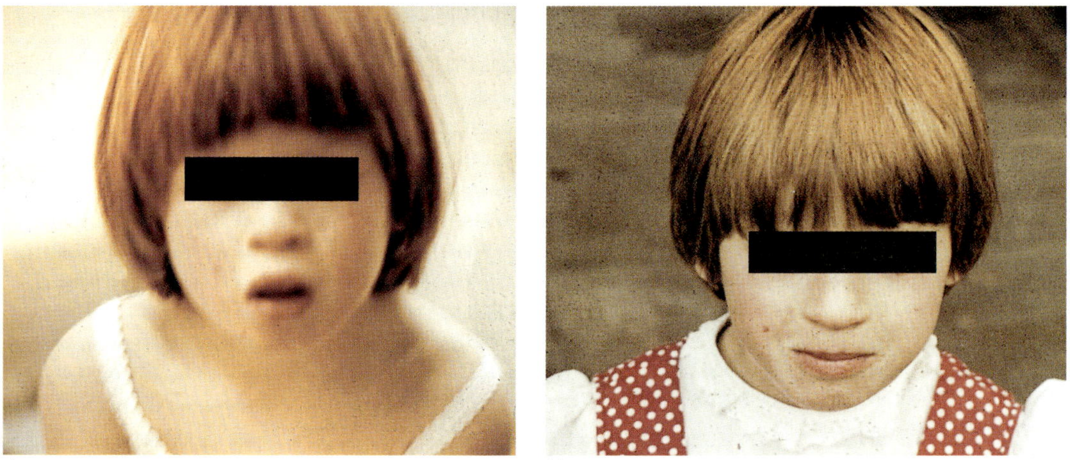

a) b)

Abb. 146: Erhebliche geistige und sprachliche Verzögerung bei 5jährigem Mädchen mit Alkoholembryopathie (a); weitgehende Normalisierung der Physiognomie im Laufe einer zweijährigen Nachreifungs-Behandlung (b)

Verlegenheitsmanöver aus Unkenntnis der medikamentösen Behandlungsmöglichkeiten. Wesentlich ist, daß diese Behandlung so früh wie möglich, in der postnatalen „fetalen" Reifungsperiode des Gehirns, bis zum Ende des 3. Lebensjahres durchgeführt wird.

(Literatur: Lemoine, 1968; Majewski et al., 1976; Schmid, 1977, 1992)

Allergie

Synonyma: Überempfindlichkeit; veränderte Reaktionslage des Immunsystems.

Definition: Änderung der Reaktionsfähigkeit des Immunsystems gegenüber körperfremden Substanzen, die dann als Allergene wirken. Es handelt sich um eine systemisch ausgelöste Zustandsänderung des Organismus, die Voraussetzung für die Entstehung pathogener Immunphänomene ist.

Klinisches Bild: Die Entstehung einer Allergie kann folgendermaßen dargestellt werden: Ererbte Anlage, erster Antigenkontakt, Bildung von spezifischen Antikörpern, wiederholter Kontakt mit dem gleichen Antigen, Erkennen des Antigens, Freisetzung von Mediatoren, Erkrankung. Nach Gell und Coombs werden fünf verschiedene Reaktionstypen der Allergie unterschieden (Tab. 75).

Tab. 75: Allergieformen und immunologische Reaktionstypen

	Antikörper	**Reaktionsort**
Typ I : Sofortreaktion, anaphylaktischer Typ	IgE	Mastzellen, Basophile
Typ II: zytotoxische Reaktion	IgG(M)	Erythrozyten, Thrombozyten, Leukozyten
Typ III: Arthus-Reaktion, Immunkomplextyp	IgG(M)	Gefäßnähe, Gelenke, Glomerula
Typ IV: zellvermittelte Allergie (Spättyp), verzögerter Typ	T-Lmphozyten	epidermal, dermal
Typ V: Immunreaktion gegen biologisch aktive Determinanten	Zellrezeptoren, azelluläre Strukturen	Schilddrüse, Pankreas

Charakteristische Symptome
Typ I: Innerhalb von Sekunden bis Minuten tritt eine Erstreaktion mit Asthma bronchiale, Rhinitis pollinosa, Conjunctivitis allergica, Urtikaria, Angioödem, anaphylaktischem Schock auf. Hierhin gehören auch allergische Reaktionen auf Bienen- und Wespenstiche, Nahrungsmittel sowie das endogene Ekzem. Häufig zweite Reaktion nach 4–6 Stunden mit gleicher Symptomatik. Typische Hautveränderung ist die Quaddel.

Typ II: Nach 6–12 Stunden Auftreten einer arzneimittelinduzierten thrombozytopenischen Purpura und hämolytischen Anämie, Leukopenie, Agranulozytose, Pemphigus vulgaris, Transfusionszwischenfälle. An der Haut ist die Purpura kennzeichnend.

Typ III: 6–12 Stunden nach Allergisierung Serumkrankheit, allergische Vaskulitis Ruiter, allergische Alveolitis, Erythema nodosum, Erythema exsudativum multiforme, Immunkomplexerkrankungen, Glomerulonephritis; Hautreaktion ist die Kokarde.

Typ IV: Nach 12–72 Stunden Kontaktekzem oder Arzneimittelexanthem, Abstoßung von Transplantaten, polymorphe Lichtdermatose. Als Hautreaktion sieht man eine Papel oder Papulovesikel.

Typ V: Gemischtzell- oder mediatorenvermittelte Allergie; Auslösung einer Hyperthyreose durch schilddrüsenstimulierende Antikörper oder einer Myasthenia gravis durch Antikörper gegen muskuläre Azetylcholinrezeptoren.

In vielen Fällen, aber längst nicht allen, läßt sich die Ursache einer Allergie mit In-vivo- oder In-vitro-Methoden nachweisen.

- In-vivo-Tests: Intrakutantest, Epikutantest, Pricktest, Scratchtest, Inhalationstest, Konjunktivaltest, Intranasaltest, oraler Provokationstest.
- In-vitro-Tests: Zählung der Eosinophilen, Gesamt-IgE-Bestimmung, RIST (Radioimmunosorbent-Test), RAST (Radio-Allergen-Sorbent-Test), ELISA (enzyme-linked immunosorbent assay), Histamin-Liberationstest, Lymphozytentransformationstest, Makrophagen-Migrationshemmtest.

Krankheitsbilder

Typ I:

- Asthma bronchiale (s. S. 210)
- Rhinitis pollinosa
- Conjunctivitis allergica (s. S. 309)
- Urtikaria (s. S. 419)
- Angioödem
- anaphylaktischer Schock (periphere Kreislaufdekompensation durch akute allergische Allgemeinreaktion; Auslöser: Antibiotika, jodhaltige Verbindungen, Lokalanästhetika, Dextrane, Serum, Pyrazolonderivate, Salizylate, Allergenextrakte, Insektengifte; Symptome: Wenige Minuten bis ½ Stunde nach Antigenzufuhr kommt es zu Urtikaria, zum Bronchospasmus mit Lungenödem, Zyanose, Schwächegefühl, Hypotonie mit Absinken des Blutdrucks bis zum Vollbild des Schocks [völliger Kollaps mit nicht mehr meßbarem Blutdruck]. Der Tod erfolgt an Kreislaufversagen und Anoxie; Therapie: Adrenalin, Kortikoide, Kalzium, Glukose, Intubation, Sauerstoffbeatmung).

Typ II:

- thrombozytopenische Purpura (Immunthrombozytopenie, Morbus Werlhof, idiopathische thrombozytopenische Purpura; Verminderung der Blutplättchen unter 100000/cm^3, zu unterscheiden sind akute und chronische Verlaufsformen; Symptome: Petechiale und flächenhafte Blutungen in Haut und Schleimhäuten sowie Blutungen innerer Organe; Therapie: Glukokortikoide in der akuten Phase, bei chronischen Formen Milzexstirpation und Immunsuppressiva).
- hämolytische Anämie (s. S. 194)
- Leukopenie, Agranulozytose (s. S. 175)
- Pemphigus vulgaris (Erkrankung der Haut und Schleimhäute mit akantholytischer Blasenbildung durch Antikörper (IgG) gegen die Interzellularsubstanz des Stratum spinosum; Symptome: Mit einem Häufigkeitsgipfel im 4. bis 5. Lebensjahrzehnt auftretende, schmerzhafte Blasenbildung mit Erosionen und Krusten, häufig zuerst im Mund. Später schießen die Blasen auch am gesamten Körper auf, es besteht kein Juckreiz; schlechte Heilungstendenz; Therapie: Kortikoide in hohen Dosen).

Typ III

- Serumkrankheit (allergische Reaktion gegenüber artfremdem Serum; Symptome: 6–21 Tage nach Serumgabe von Pferden, Rindern oder Schafen Fieber, Exantheme, Gelenkbeschwerden, Lymphknotenvergrößerung, gelegentlich Vaskulitis, Neuritis, Glomerulonephritis; Therapie: Kortikosteroide; Prophylaxe: Vermeidung von Fremdseren.)
- Allergische Vaskulitis ([a]Vasculitis allergica superficialis, [b] Vasculitis allergica profunda; allergisch bedingte Entzündung kleiner Arterien und Venen; Symptome: [a] besonders an den Beinen symmetrische Urtikaria, Blasen, Erytheme, Hämorrhagien und Nekrosen, [b] einzelne blaurote Knoten oder Platten im Gewebe; Therapie: Kortikoide).
- Allergische Alveolitis (exogen allergische Alveolitis, Vogelhalterlunge, Farmerlunge, Käsewäscherlunge; Reaktion der Lunge auf inhalierten organischen Staub, Hypersensibilitätspneumonie mit irreversiblen Geweбeschäden der Lunge; Symptome: 4–8 Stunden nach Staubinhalation treten Husten mit Auswurf, Dyspnoe, Fieber und Schwächegefühl auf. Diagnose: Röntgenbild mit Infiltraten, interstitieller Pneumonie, später fibrotischer Wabenlunge; Therapie: Kortikoide, Expositionsprophylaxe).

Tab. 76: Einteilung der Thrombozytopenien

Formen	**Auslöser**	**Verlauf**
autoaggressiv	Auto-AK	chronisch
allergisch	Infektallergie Medikamentenallergie	akut akut
Iso-Ak	Iso-AK	akut

Tab. 77: Ursachen der exogen-allergischen Alveolitis

Erkrankung	**Antigen**
Vogelhalterlunge	Exkremente von Vögeln
Farmerlunge	Micropolyspora faeni
Käsewäscherlunge	Penicillium spezies
Befeuchterlunge	Micropolyspora faeni

- Erythema nodosum (entzündliche Erkrankung der Haut und des subkutanen Gewebes; Auslöser: Streptokokken-Infektionen, Tuberkulose, Colitis ulcerosa, Medikamente wie Sulfonamide, Jod, Brom, orale Kontrazeptiva; Symptome: weiche, zunächst rote, dann bläuliche und schließlich braune Knoten in der Haut, meist prätibial, seltener auch an den Streckseiten der Arme, häufig dabei Fieber und Arthralgien; Therapie: Bettruhe, Antibiotika, Aspirin, eventuell Kortikoide).
- Erythema exsudativum multiforme (Immunkomplexreaktion mit entzündlicher Veränderung der Haut; Zweiterkrankung mit Überempfindlichkeitsreaktion nach vorangehenden Infekten oder auf Arzneimittel; Ursachen: häufig unbekannt, Medikamente, Infektionen mit Herpes simplex (15 %), Coxsackie- und Echoviren, Mycoplasma pneumoniae, Mykosen; Symptome: kokardenförmige Veränderungen der Haut mit zentraler bläulicher Nekrose und peripherer weißer Ödemzone sowie entzündliche Rötung. Sitz meist distal an Handflächenrücken und Fußsohlen, Streckseiten der Extremitäten sowie im Gesicht. Wechselnder Juckreiz, Fieber, Gelenkbeschwerden. Abheilung ohne Narben, aber mit Hyperpigmentierung. Dauer 2–4 Wochen, Rezidive sind häufig; Therapie: auslöserspezifisch, eventuell Kortikoide, Antibiotika).
- Glomerulonephritis (Aggregation von Immunglobulinen an der Basalmembran; drei Hauptgruppen werden unterschieden: Gruppe I vom Typ der Poststreptokokken-Glomerulonephritis mit Hämaturie (über 50 % als Makrohämaturie) und Hochdruck über 4–7 Tage, weitere Symptome sind Ödeme, besonders im Gesicht, sowie Proteinurie; Gruppe II zeigt Symptome des nephrotischen Syndroms (s. S. 353); Gruppe III zeigt einen rapid progressiven Verlauf; Therapie: anfangs eiweißarme und bei Ödemen kochsalzfreie Diät und Diuretika, Penicillin bei Streptokokken-Genese).

Typ IV

- Kontaktekzem (durch mehrfachen Kontakt der Haut mit einem Allergen ausgelöste Allergie; Symptome: Rötung und Bildung von juckenden Effloreszenzen 5–6 Tage nach erstem und erneutem Kontakt mit Medikamenten, Pflanzen, Gummiakzeleratoren, Metallverbindungen, Farbstoffen und Kosmetika; Therapie: Kortikoide; Prophylaxe: Vermeidung).
- Arzneimittelexanthem (durch Medikamente ausgelöste Allergie, betrifft etwa 0,3 % aller mit Medikamenten [Penicillin, Sulfonamide, Barbiturate, Pyrazolone] behandelten Patienten; Symptome: Exantheme etwa 4–5 Tage nach Aufnahme eines Medikamentes, die Hautreaktion kann als Urtikaria, morbilliformes oder makulopapulöses Exanthem, akneähnliche Hautaussschläge, toxische epidermale Nekrolyse [Lyell-Syndrom], Dermatitis exfoliativa oder als hämorrhagisches Exanthem auftreten; Therapie: Kalzium, Kortikoide; Prophylaxe: Vermeidung).
- Transplantatabstoßung (Überwiegen der Immunabwehr des Empfängers bei Histoinkompatibilität des Transplantates bewirkt eine Abstoßung des Transplantates; Symptome: organabhängig; Therapie: Kortikoide, Ciclosporin).
- Lichtdermatose (s. S. 316)

Therapie: Allgemeine Umstimmung, Steigerung der körpereigenen Resistenz, Allergenkarenz, Hyposensibilisierung, Immunsuppression (Antiphlogistika, Antihistaminika, Kortikosteroide, Zytostatika), Adrenalin und Epinephrin bei anaphylaktischen Reaktionen.
Biologische Therapie: Umstimmungstherapie, Klimakuren, Ernährungskorrekturen, Lebensstilberatung, eventuell Berufswechsel, Eigenbluttherapie, Auto-Sanguis-Stufentherapie; Homöopathika: Apis, Histaminum hydrochloricum D15 und D30, Urtica urens, Okoubaka, Dulcamara; Natrium muriaticum, Pulsatilla bei Katzenallergie, Sabadilla bei Allergie gegen Konservierungsmittel, Formica rufa zur Prävention vor saisonalen Allergien; Kombinationsmittel: Galium-Heel, Engystol, Psorinoheel, Hepeel, Lymphomyosot, Mucosa compositum; Konstitutionsmittel, Nosoden: Tuberculinum, Medorrhinum.

ULRICH WEMMER

Alopezie

Synonyma: Haarausfall, Haarverlust, Kahlheit, Glatze, Alopecia effluvium.

Definition: Haarausfall, der je nach Lokalisation, Ausdehnung und Folgen mit verschiedenen Beinamen versehen wird.

Klinische Daten: Beim Haarausfall werden folgende Formen unterschieden:

- Alopecia areata: umschriebener, oft runder, nicht vernarbender Haarausfall;
- Alopecia totalis: Verlust der Kopf- und Körperhaare;
- Alopecia androgenetica: Haarverlust infolge einer erhöhten Androgenempfindlichkeit der Haarfollikel; Erhöhung des Testosteronspiegels im Blut;
- Alopecia atrophicans: Kopfhaarausfall durch hormonelle Veränderungen in und nach dem Klimakterium;
- Alopecia hereditaria: autosomal-rezessiv erblicher, meist totaler Haarausfall;
- Alopecia mechanica: mechanisch durch Druck (Kopf-Lastträger), Lage (Dekubitus-Alopezie) oder Zug (Frisuren, Trichotillomanie) entstandener Haarverlust;
- Alopecia medicamentosa: medikamentös ausgelöster Haarverlust. Ursachen können sein: Zytostatika, Immunsuppressiva, Thyreostatika, Vitamin-A-Überdosierung, Lipidsenker, Betarezeptorenblocker u.a.
- Alopecia postpartualis: Haarverlust in den ersten Monaten nach einer Entbindung infolge hormoneller Umstellung;
- Alopecia specifica: Haarausfall bei spezifischen Krankheiten, speziell Lues.

Aus der Aufstellung der Begleitbegriffe ergibt sich schon die Vielfalt der Ursachen, deren Kenntnis den therapeutischen Folgerungen zugrundegelegt werden müssen.

Therapie: Eine generelle Therapie für „den Haarausfall" gibt es nicht. Eine ätiologische Zuordnung, Hormonbestimmung und Analysen des Mineralhaushaltes (aus verbliebenen Kopf-, Achsel- oder Schamhaaren, Nägeln) sind Grundlage einer rationellen Therapie. Imbalancen im Hormonhaushalt sind, sofern möglich, auszugleichen. Beachtung sollte dem zellulären Mineralhaushalt geschenkt werden. Einerseits können Mangelzustände an Zink, Kupfer, Silizium vorliegen, die substituiert werden müssen, andererseits Schwermetallüberladungen (Blei, Arsen, Thallium), welche mittels Detoxifikation und elementarer Antagonisten zu behandeln sind. Ebenso sind eventuelle Vitamin-A-Mangelzustände auszugleichen.
Effektiv sind topische Anwendungen von fetalem Hautextrakt. Mikroökologische Darmsanierung kann nützlich sein. Bei Haartransplantationen stehen zeitlicher und finanzieller Aufwand in einem Mißverhältnis zum Dauererfolg. Kopfhautmassagen werden als physikalische Maßnahmen, Brennesselsaft phytotherapeutisch empfohlen.
Als Basistherapeutika sollten Cerebrum compositum und Psorinoheel eingesetzt werden. Nach homöopathischen Arzneimittelbildern werden folgende Empfehlungen gegeben: Acidum hydrofluoricum D6 bei Alopecia areata im Wechsel mit Phosphorus D12; Thallium D12 bis D30 oder Pel talpae täglich über 3

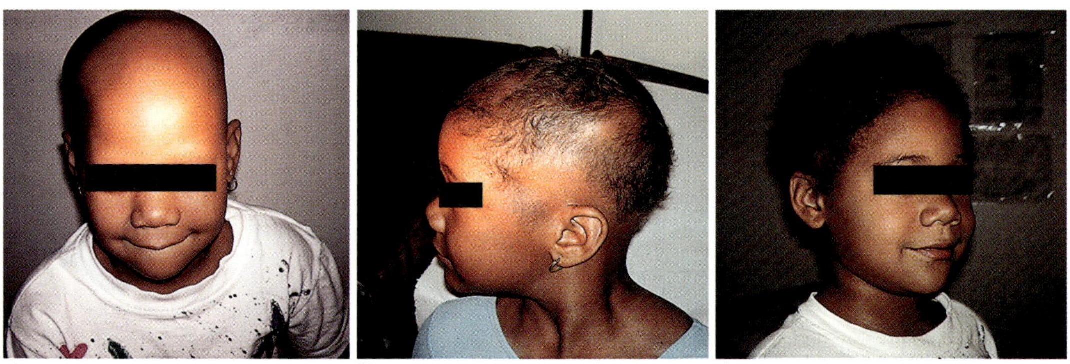

a) b) c)

Abb. 147 a–c: Verlauf einer Alopecia totalis während der Behandlung (R.T. Clement)

Monate bei Alopecia totalis; Selenium D6 oder Selenium-Homaccord bei hormoneller Dysbalance; Graphites D6, D12 bei hormoneller Unterfunktion; Hepar sulfuris bei nässender, jukkender, brennender Haut mit Neigung zur Eiterung; Vinca minor D12, D30 bei Alopecia areata mit weißem Flaum auf den kahlen Stellen.

Alpha-1-Antitrypsin-Mangel

Synonyma: Neonatale Cholestase, familiäres Emphysem, familiäre Lungenobstruktion.

Definition: Der Alpha-1-Antitrypsin-Mangel ist eine seltene, angeborene Stoffwechselstörung mit niedrigen Spiegeln des Enzyms Alpha-1-Antitrypsin.

Klinische Daten: Alpha-1-Antitrypsin ist auf dem Chromosom 14 kodiert und wird in der Leber synthetisiert. Das Defizit dieses Enzyms, das Körpergewebe vor dem zerstörenden Zugriff proteolytischer Enzyme schützt, führt zu Gewebeläsionen in Lungen, Leber, Haut, Gelenken und Nieren. Bei unzureichender Ausschüttung aus den neutrophilen Granulozyten in Streßsituationen und bei Infektionen kommt es zu einem unkontrollierten Proteinabbau, wobei in erster Linie die Basalmembranen der Lungen betroffen sind.
Die Symptome pflegen zwischen dem 20. und 40. Lebensjahr manifest zu werden, zwischen dem 50. und 60. Lebensjahr in ernste Situationen zu münden. Kurzatmigkeit, chronischer Husten und gehäufte Luftwegsinfekte gehören zu den Frühsymptomen; Emphysem, Kohlendioxydretention und Sauerstoffmangel im arteriellen Blut sind Spätfolgen.
Pannikulitis der Subkutis mit derben Infiltraten (Abb. 148), chronisch-degenerative Leberkrankheiten bis zur Zirrhose, Gelenkschwellungen, Thromben, Niereninsuffizienz, chronische Müdigkeit, Infektanfälligkeit und Leistungsminderung gehören zum Symptomenmosaik.

Therapie: Präventiv sollten Rauchen, berufliche Exposition lungenschädlicher Stoffe sowie Aerosol-Spray vermieden werden. Sauerstofftherapien, Atemübungsprogramme und kurzfristig Antibiotika bei bakteriellen Infektionen

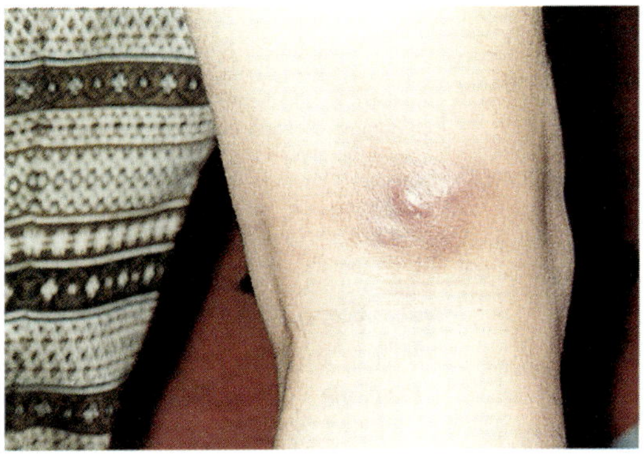

Abb. 148: Alpha-1-Antitrypsin-Mangel bei einer 31jährigen Frau mit derben Infiltraten (Pannikulitis) in Gelenknähe

tragen zur Besserung der Lebensqualität bei. Der Juckreiz bei Leberaffektionen kann durch Barbitursäurederivate oder Cholestyramin gemildert werden.
Die Alpha-1-Proteinase, welche für die Gewebeläsionen verantwortlich ist, wird durch einen Alpha-1-Proteinase-Inhibitor (Prolastin, Orphan drug) gehemmt; dadurch kann eine Progression vermieden werden. Im klinischen Versuch steht ein „secretory leukocyte protease inhibitor", ein Gentransfer wird diskutiert.
Bei Wasserretention ist dem Elektrolytstoffwechsel Beachtung zu schenken, wobei speziell eine Kaliumzufuhr erforderlich werden kann.
Mukosapräparate (Mucosa compositum, Mukosa-Ultrafiltrate), Leberschutzpräparate und intermediäre Katalysatoren (speziell Glyoxal compositum) sind als Begleitmaßnahmen indiziert.

(Literatur: Crystal, 1991)

Altersherz

Synonym: Braune Herzatrophie.

Definition: Altersbedingte Involution des Herzens mit Braunverfärbung, Verdickung der Herzwand, Sklerosierung und Reduktion des Energiestoffwechsels.

Klinische Daten: Die Muskelfaseratrophie wird teilweise kompensiert durch eine Zunahme des interstitiellen Bindegewebes. Die inne-

re Mitochondrienmembran verkümmert (s. Abb. 244), die Zahl der Cristae ist reduziert. Diese morphologischen Veränderungen im Zusammenhang mit den Lipofuscin-Einlagerungen (verantwortlich für die Braunverfärbung) lassen das Altersherz in den Grenzbereich zwischen Imprägnations- und Degenerationsphase einordnen.
Sklerosen (Koronar- und Klappenstenosen) und Myelosen (Innenschicht-, transmurale Infarktfolgen) sind Ausdruck des Degenerationsprozesses.
Der Kalziumgehalt ist erhöht, der Kaliumgehalt vermindert.
Ausdruck des Energiedefizits sind: Verbreiterung der Transitstrecke im EKG, Verminderung des körperlichen Leistungspotentials und der Belastungsdauer.

Therapie: *Basistherapie:* Der Schwerpunkt der therapeutischen Maßnahmen sollte in der Prävention liegen. Körperliche Aktivität, Vermeidung von Gefäßnoxen (Nikotin- und Koffeinabusus) und gute Einstellung von Stoffwechselkrankheiten (Diabetes, Gicht) gehören zu den Vorsorgemaßnahmen.
Die medikamentöse Therapie setzt sich aus Medikamenten zur Unterstützung der Herzmuskelleistung und organotherapeutischen Mitteln zur Regeneration zusammen. Die Herzleistung kann durch Strophanthin, Crataegus, die Durchblutung mit Ginkgo-Präparaten unterstützt werden.
Intermediäre Katalysatoren (Coenzyme compositum, Ubichinon compositum, Zeel P) dienen der Verbesserung des Energiestoffwechsels und der Sauerstoffutilisation. Mangelzustände an Magnesium, Mangan, Zink, Kupfer und Selen sollten durch die Ernährung oder medikamentöse Substitution behoben werden.
Organotherapeutika von homöopathischen Zubereitungen (Cor compositum) über Herz-Kreislauf-wirksame Ultrafiltrate bis zu Lyophilisaten von fetalem Herzmuskel, Bindegewebe und Plazenta verhindern die Progression der Degeneration und unterstützen Regenerationsprozesse.
Symptomatisch wirken Sauerstofftherapien, Melilotus bei Stenokardien von Hypertonikern, Glonoin bei Stenokardien mit Tachykardie.

Altersschwerhörigkeit

Synonym: Presbyakusis.

Definition: Es wird angenommen, daß sich der altersabhängige Hörverlust zu einem kleineren Teil aus einem Sinneszellausfall im Innenohr und zu einem größeren Teil aus einer Degeneration der zugehörigen Ganglienzellen der Hörbahn und weiterer zentral gelegener Schaltstellen zusammensetzt.

Klinische Daten: Beim alternden Menschen ist das Gehör zunehmend durch eine im Hochtonbereich beginnende Wahrnehmungsverminderung, die sich danach auch auf die tiefen Tonfrequenzen ausdehnt, beeinträchtigt. Hinzu kommt eine Verminderung des Sprachverständnisses, wodurch der alte Mensch in seiner Umgebung zunehmend kommunikativ isoliert wird. Einige Autoren untergliedern die Altersschwerhörigkeit in eine neuronale beziehungsweise zentralnervale Hörminderung im Bereich der Frequenzen unterhalb von 1000 Hz und in einen innenohrbedingten Hochtonabfall.
Bei der Höreinschränkung alter Menschen werden Recruitmentäquivalente gefunden, die diese Form der Schwerhörigkeit in das Innenohr lokalisieren. Es wird auch angenommen, daß mit zunehmendem Lebensalter naturgemäß die Häufigkeit von Höreinschränkungen als Folge sich summierender Teilursachen wie arteriosklerotische Mangeldurchblutung des Innenohres, gelegentliche Lärmbelastung, ototoxische Medikamente, Stoffwechselerkrankungen und anderes zunimmt.
Die mit dem Alter abnehmende Verstehensleistung der Sprache, die sich beim Hören in geräuschvoller Umgebung bemerkbar macht, ist neben einem geringen peripheren Anteil überwiegend zentral bedingt und durch Abbauvorgänge im ZNS verursacht.

Therapie: Bei der therapeutischen Kompensation der Altersschwerhörigkeit spielen zunehmend die prothetischen Versorgungen mit individuell angepaßten Hörgeräten eine Rolle.

Claus-Frenz Claussen

Aluminiumbelastung

Vorkommen: Aluminium (Al) ist ein Leichtmetall und gehört zur 3. Hauptgruppe des Periodensystems.

Es ist das häufigste Metall in der Erdkruste. Die bekanntesten Verbindungen sind Alaun (Kaliumaluminiumsulfat), Korund (Oxid), Aluminiumchlorid, basische Salze und Phosphate. In anionischer Form wird Al^{3+} in Zitrat-, Oxalat- und Malatkomplexen über die Pflanzen in die Nahrungskette eingeführt. Wurzelgemüse (Karotten, Schwarzwurzeln) enthalten bis zu 400 mg Al/kg.

Umweltbelastungsfaktoren sind magnesium-, zink- und kalkarme Böden, da diese in der Regel aluminiumreich sind. Antazida, Backpulver, Deodorants, Aluminiumgefäße und -folien – speziell wenn sie mit Mikrowellen erhitzt werden – stellen weitere Akkumulationsfaktoren dar. Mit Bentoniten geklärte Getränke sind besonders reich an Aluminium. Dialysepatienten stellen eine besondere Risikogruppe dar.

Klinische Daten: Gegenüber der Konzentration im Erdreich ist der Gesamtgehalt im menschlichen Organismus mit 0,00075 % recht niedrig. Der Organgehalt ist unterschiedlich. Die höchsten Konzentrationen finden sich in Gehirn, Lungen, Nieren und Skelett. Der Gehalt schwankt zwischen 0,6–17 ppm bei Säuglingen und 50–90 (Extremwert: 180) ppm bei Erwachsenen. Die toxische Grenze im Haar liegt bei 15 ppm. Im Serum wurden Konzentrationen zwischen 2 und 300 ppm – bei einem Mittelwert von 17 ppm – gefunden. Über den Urin werden zwischen 0,04–0,1 mg Al pro Tag ausgeschieden.

Die physiologische Bedeutung von Aluminium ist nicht aufgeklärt. Es sind jedoch einige Wechselwirkungen zu anderen Elementen bekannt, so besteht ein Antagonismus zu Zink und Mangan. Aktivierungen wurden im Succinatoxidase-System und bei der Oxidation von Cytochrom c gefunden. Mit Pyridoxalderivaten bildet Al^{3+} Chelate. Aluminium ist ein Coenzym der Phosphoglukomutase.

Die klinische Bedeutung ist durch viele Vermutungen und wenig konkrete Belege gekennzeichnet. Aluminium kann an Transferrin gebunden die Blut-Hirn-Schranke passieren und reichert sich in der Hirnrinde, in Hippocampus und Hypothalamus an.

Bei der Alzheimer-Krankheit werden Speicherungen in den Plaques und Fibrillen gefunden. Es ist nicht sicher, ob es sich dabei um eine primäre Speicherung – und damit um eine kausale Noxe – oder eine sekundäre Ablagerung im geschädigten Gewebe handelt.

Eine Korrelation zwischen hohen Aluminiumkonzentrationen im Trinkwasser und amyotropher Lateralsklerose, Parkinson- und Alzheimer-Krankheit wurde an der westlichen Pazifikküste gefunden. Hier, auf den jungen vulkanischen Böden liegt aber ein genereller Mangel an zweiwertigen Elementen, speziell Kalzium und Magnesium vor.

Eine hemmende Wirkung auf das acetylcholinerge System und den Glukoseabbau wird angenommen.

Eine besondere Risikogruppe stellen Dialysepatienten dar.

Zusammenhänge mit Aluminiumüberladung werden angenommen bei Osteopathien (Osteomalazie), Lungenfibrosen (Pneumokoniosen), Shaver-Disease, Dermatosen nach aluminiumhaltigen Deodorants, bei Hyperaktivität und Psychosen bei Kindern.

Therapie: Das Hauptaugenmerk muß auf der Prävention liegen. Zu vermeiden sind aluminiumhaltige Antazida, Backpulver, Deodorants, Aluminiumgeschirr und Folien. Manche Säuglingsnahrungen enthalten zwischen 4 und 10 ppm Aluminium. Bentonitgeklärte Getränke und Eiweißinfusionslösungen können ebenfalls Belastungsfaktoren sein.

Bei Dialysepatienten wird Kalziumkarbonat als Phosphatfänger eingesetzt.

Natürliche Antagonisten sind Zink, Mangan und Magnesium als Chelate oder in homöopathischen Mittel- und Hochpotenzen. Wegen des vermuteten blockierenden Einflusses auf Enzyme mit zweiwertigen metallischen Coenzymen ist der Einsatz mitochondrialer Katalysatoren (Glyoxal compositum, Coenzyme compositum) angebracht.

(Literatur: Bersin, 1963; Bertelsmann, 1992; Rilling, 1993)

Alzheimer-Krankheit

Synonyma: Morbus Alzheimer, Alzheimer-Demenz.

Definition: Die Alzheimer-Krankheit basiert auf einer progredienten Degeneration des Zentralnervensystems in mittleren und späten Lebensabschnitten. Von anderen degenerativen Gehirnkrankheiten und physiologischen Altersabbauvorgängen wird sie klinisch durch das Ausmaß der Ausfälle, morphologisch durch Fibrillenveränderungen, Plaques und Amyloidablagerungen abgegrenzt.

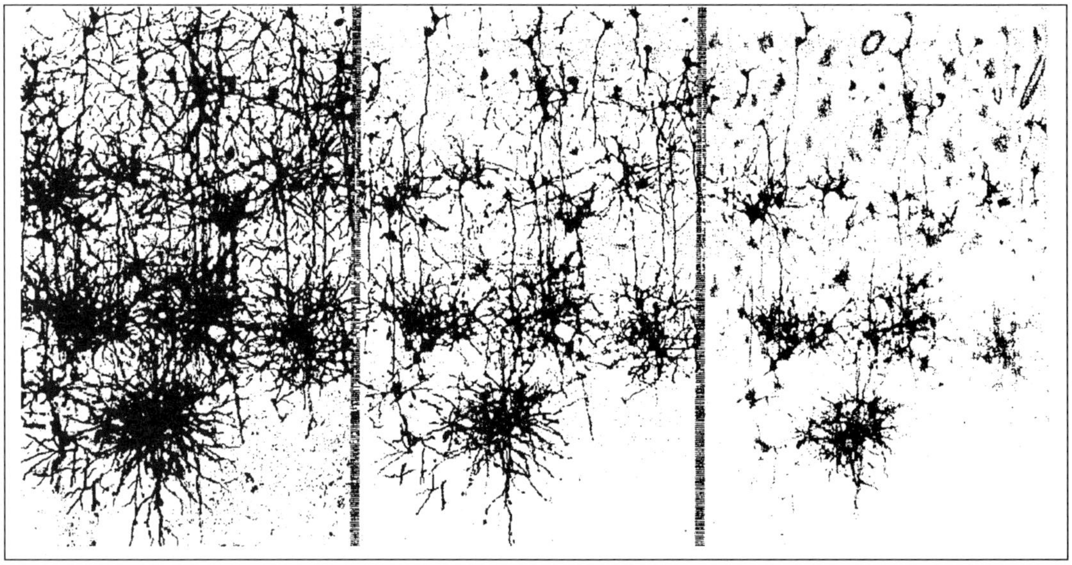

a) b) c)

Abb. 149: Die Regressionserscheinungen bei Morbus Alzheimer weisen einige histopathologische Charakteristika im Rahmen der Gehirnatrophie und Reduktion des neuronalen Netzwerkes auf: Fibrillenveränderungen, dendritisch-synaptische Verkümmerung, senile Plaques, Amyloidablagerungen, Neuronenschwund. a) differenziertes neuronales Netz, b) dendritisch-synaptische Verkümmerung, c) Neuronenschwund

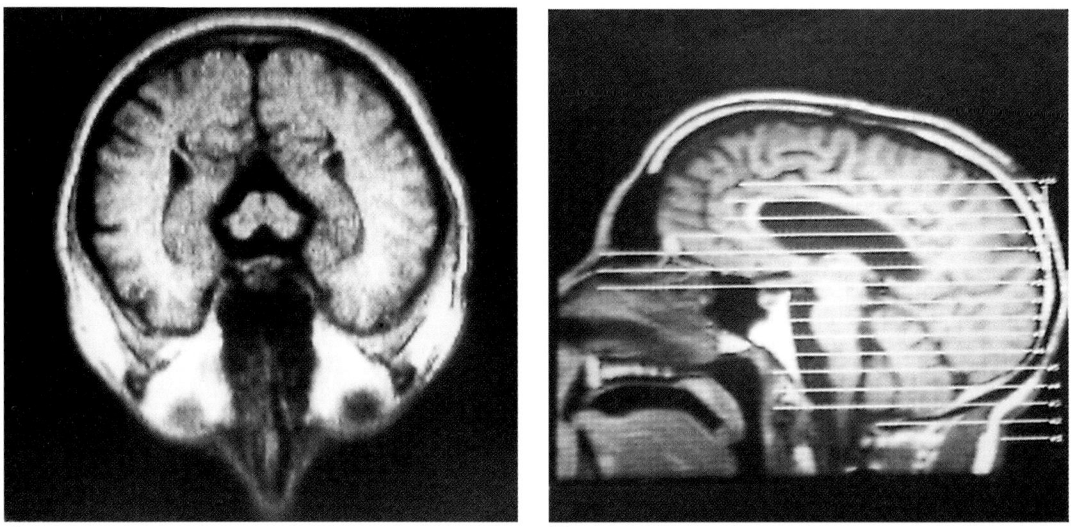

a) b)

Abb. 150 a und b: Gehirnatrophie im Intermediärstadium. Frontalhypoplasie, Ventrikelerweiterung bei einer 52jährigen Frau

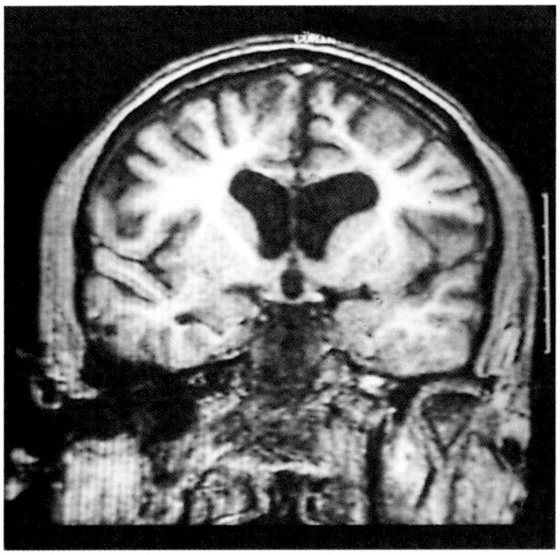

Abb. 151: Schwere Gehirnatrophie im Spätstadium bei einem 57jährigen Mann

Klinische Daten: Das 1907 von Alois Alzheimer an Hand eines Falles erstmalig beschriebene Krankheitsbild hat zwischenzeitlich erhebliche sozialmedizinische Bedeutung erlangt. Zunehmende Überalterung der Bevölkerung, Nahrungs- und Umweltnoxen dürften für die Häufigkeitszunahme verantwortlich sein. Ursächlich werden eine genetische, infektiöse und toxische Genese diskutiert; bei letzterer steht eine chronische Aluminiumintoxikation im Mittelpunkt.
Die Degeneration der Neuronen beginnt jenseits der Lebensmitte und schreitet unterschiedlich rasch fort. Man kann ein Frühstadium mit Leistungsausfällen, ein Intermediärstadium mit Persönlichkeitsveränderungen und ein Spätstadium mit Verlust der Persönlichkeit unterscheiden. Für die Erfolgsaussichten einer Behandlung ist es wichtig, nicht erst die Spätsymptome abzuwarten. Die in Tabelle 78 wiedergegebene Symptomenzuordnung zu den Stadien sollte eine frühzeitige Diagnose, eventuell unterstützt durch ein Kernspintomogramm, ermöglichen.

Therapie: Die Behandlungsmöglichkeiten hängen entscheidend vom Behandlungsbeginn ab. Während im Früh- und Intermediärstadium die Aussichten durchaus erfolgversprechend sind, bleiben im Spätstadium alle Bemühungen, außer kurzen, „strohfeuerartigen" Aufhellungen,

Tab. 78: Symptomatisches Spektrum der Alzheimer-Krankheit

Frühsymptomatik: Intellektuelle Verlangsamung
- Störungen der Konzentrations-, Auffassungs- und Merkfähigkeit
- Speicherung neuen Wissens herabgesetzt
- Wortfindungsstörungen
- Verarmung des sprachlichen Ausdrucks
- Gedankenfolge-Abbrüche
- herabgesetztes Antriebsniveau
- Herabsetzung der dynamischen Funktionen
- Verzögerung motorischer Handlungsabläufe
- Tempo und Intensität der Leistungen sind eingeschränkt
- Verminderung der Interessengebiete
- Lustlosigkeit

Intermediärsymptomatik: Regression der Persönlichkeitsstruktur
- allgemeine Situationsunsicherheit
- Schwierigkeiten beim Erfassen räumlicher und zeitlicher Beziehungen
- Verlust der Selbstsicherheit
- Schwierigkeiten beim An- und Ausziehen
- Vernachlässigung des Äußeren
- depressive Symptomatik
- rasche Erschöpfbarkeit
- Gehemmtheit
- „innere Leere"
- undefinierbare Ängstlichkeit
- Ratlosigkeit
- Mutlosigkeit
- Verzweiflung

Spätsymptomatik: Nivellierung der Persönlichkeitsstruktur
- Verlust der räumlichen und zeitlichen Orientierung
- Hilflosigkeit im täglichen Leben
- Agitiertheit
- Aggressivität
- zerebrale Anfälle
- Inkontinenz
- Demenz

erfolglos, denn ein „Neuronen-Friedhof" ist nicht mehr beeinflußbar.
Im Früh- und Intermediärstadium stützt sich die Behandlung auf unspezifische und spezifische Maßnahmen sowie Organotherapeutika.
Allgemeinmaßnahmen: Geistige und körperliche Aktivierung, Lebensstilumstellung und Ernährungslenkung bilden die Basistherapie. Dazu kommt eine ausreichende Vitaminversorgung, speziell mit B-Vitaminen; Kombinationspräparate mit Mineralien und Spurenelementen sind zu bevorzugen.

Die *Biologische Therapie* dient der Anregung des Stoffwechsels und der Verbesserung der Sauerstoffutilisation. Dazu dienen intermediäre Katalysatoren (Coenzyme compositum und Ubichinon compositum) sowie Herz-Kreislauf-unterstützende Medikamente. Organotherapeutika von potenzierten Organpräparaten über Hydrolysate, Ultrafiltrate bis zu Lyophilisaten fetaler Gewebe dienen der Regeneration von der informativen Steuerung bis zur materiellen Substitution. Präparationen von Gehirn (Frontalhirn, Kleinhirn, Hypothalamus), endokriner Drüsen und Herz sind integrale Bestandteile eines sinnvollen Behandlungskonzeptes.

(Literatur: Alzheimer, 1907; Schmid, 1989; Wolf, 1976)

Amalgamtoxikosen

Definition: Unter Amalgamtoxikosen versteht man in der Regel alle negativen Auswirkungen auf den Organismus durch freigesetztes Quecksilber aus Amalgamfüllungen.

Klinische Daten: Amalgamschäden manifestieren sich durch verschiedenartige, nicht eindeutig abgrenzbare, teilweise diffuse Beschwerden. Sehr häufig beobachtet man auch psychische Komponenten.
Hierzu muß zunächst gesagt werden, daß die Frage, ob und inwieweit Schäden durch Amalgamfüllungen überhaupt auftreten können, zur Zeit in der Wissenschaft sehr kontrovers diskutiert wird. Es ist aber absehbar, daß die Verwendung von amalgamhaltigen Füllungen weltweit immer mehr oder ganz eingeschränkt werden wird.
Die Toxizität des Zellgiftes Quecksilber beruht auf der Sulfhydrylgruppenbindung der Proteine; verschiedene lebenswichtige Enzymsysteme werden dadurch blockiert.
Quecksilber wird vor allem in Leber, Nieren, Milz sowie im Gehirn gespeichert und extrem langsam wieder ausgeschieden. Die Halbwertszeit von Quecksilber im Gehirn beträgt etwa 18 Jahre.
Akute Quecksilbervergiftungen zeichnen sich in Speichelfluß, Stomatitis, Gastroenteritis, ulzeröser hämorrhagischer Kolitis mit Erbrechen, Koliken und Diarrhöen, Nephritis mit Anurie und Urämie aus.
Die *chronische Quecksilbervergiftung* bringt Symptome mit sich wie Mattigkeit, Kopf- und Gliederschmerzen, Speichelfluß, Stomatitis, Albuminurie, zentralnervöse Symptome wie Stimmungslabilität, Angst, Erregung, Muskelzucken, Seh-, Hör-, Sprach- und Gangstörungen, Merkschäden, Persönlichkeitsabbau sowie sensible, distal betonte, symmetrische Polyneuropathien (Parästhesien, Analgesien).
Auch auf die Gefahr einer Immunsuppression, hervorgerufen durch die Mobilisierung von Quecksilber aus Amalgamfüllungen, ist hinzuweisen.

Therapie: *Basistherapie:* Entfernung der Amalgamfüllungen; Gabe von Antioxidanzien, insbesondere Selen und Vitamin E.
Ausleitungstherapie: Das Basismittel ist Lymphomyosot, das wegen seiner ausgeprägten mesenchymentschlackenden und kanalisierenden Wirkung eine Ausscheidung und Freisetzung eventuell resorbierten Quecksilbers fördert.
Die Gabe von Mercurius-Präparaten in homöopathischen Hochpotenzen zeigt nicht in allen Fällen einen positiven Effekt. Neben Lymphomyosot sind weitere empfehlenswerte Entgiftungsmittel Galium-Heel, Nux vomica-Homaccord, Hepar compositum und Solidago compositum S.
Bei Entzündungs- und Schwellungszuständen sowie oralchirurgischen Eingriffen ist eine prä- und postoperative Traumeel-S-Behandlung empfehlenswert.
Wie bei allen chronisch-toxischen Belastungen ist die Zufuhr von essentiellen Nahrungsstoffen von großer Bedeutung. Hierzu gehören essentielle Aminosäuren, essentielle Fettsäuren, Mineralstoffe, Spurenelemente und Vitamine.
Zur Regulierung des Mineralgleichgewichtes gibt man das Präparat Molybdän compositum.

Klaus Küstermann

Amenorrhö

Definition: *Primäre Amenorrhö:* fehlende Menstruationsblutung bis zur Vollendung des 18. Lebensjahres; *sekundäre Amenorrhö:* Ausbleiben der Menstruationsblutung länger als 3 Monate.

Klinische Daten: Bei primärer Amenorrhö sollte spätestens ab 16 Jahren eine fachgynäkologische Abklärung erfolgen mit Erstellen eines Körperstatus und einer Hormonanalyse. Von der Genese her lassen sich verschiedene Formen von Amenorrhö unterscheiden:

- ▶ physiologische Amenorrhö: Schwangerschaft, Laktation, Menopause;
- ▶ uterine Amenorrhö: traumatische Endometriumläsion nach Curettage, entzündliche Endometriumläsion nach bakterieller oder tuberkulöser Endometritis;
- ▶ Ovarielle Amenorrhö: Ovarialhypoplasie, vorzeitige Ovarialatrophie bei Klimax praecox, kleinzystische Degeneration, Follikelpersistenz, hormonaktive oder destruktive Ovarialtumoren;
- ▶ zentrale hypothalamisch-hypophysäre Amenorrhö: unzureichende Produktion mit fehlender Stimulierung der Ovarien;
- ▶ Ernährungsstörungen: Proteinmangel, Vitamin-A- und -C-Mangel, Eisenmangel, Pubertätsmagersucht, Grossesse nerveuse;
- ▶ psychische Alteration: Psychose, Dauerstreß, Schock;
- ▶ organisch dienzephale Störung: Enzephalitis, Tumor, Trauma;
- ▶ Hypophysenstörung: Tumor, postpartale ischämische Nekrose, Morbus Sheehan;
- ▶ Hyperprolaktinämie.

Therapie: *Ernährung:* Eiweißreiche Kost mit reichlich Rohkostanteil. Genügende Zufuhr eisenhaltiger Vitamin A- und Vitamin-C-haltiger Nahrungsmittel. Als Speisegewürze sind Kräuter mit emmenagogischer Wirkung geeignet: Beifuß, Gänseblümchen, Liebstöckel, Kümmel, Rosmarin, Origanum.

Balneotherapie: Moorlaugenvollbäder 3mal wöchentlich, Hopfen-, Rosmarin-, Kamillevollbäder.

Physiotherapie: Bindegewebsmassagen, Fußreflexzonenmassagen.

Akupunktur: Nach *Kälte, Angst, Schock* tonisieren des Nierenmeridians, bei *Kummer, Sorgen* tonisieren des Lungenmeridians, bei *seelischer Depression* tonisieren des Lebermeridians, nach *körperlicher und geistiger Überanstrengung* tonisieren des Milz-Pankreas-Meridians; Punkte: Le3, MP6, KG3, 6, 12, M28, B23, 32.

Phytotherapie: Geeignet ist die Arzneimittelzubereitung der oben genannten Speisegewürzpflanzen sowie Agnus castus, Bursa pastoris, Carduus marianus, Cimicifuga racemosa, Daucus carota, Crocus sativus, Gratiola officinalis, Rheum raponticum, Ruta graveolens, Senecio fucsino, Valeriana, Humulus lupulus.

Organotherapie: Hypothalamus-, Hypophysen-, Nebenniere-, Ovarium-, Plazenta-Präparate.

Homöopathie: Oft sind hierbei Konstitutionsmittel angezeigt.

- *primäre Amenorrhö, späte Menarche:* Causticum, Graphites, Kalium carbonicum, Kalium phosphoricum, Natrium chloratum, Pulsatilla, Senecio, Aurum, Barium carbonicum, Calcium carbonicum, Calcium phosphoricum, Carboneum sulfuratum, Conium, Ferrum jodatum, Hamamelis, Lycopodium, Manganum, Petroleum, Sabina, Silicea, Sepia, Sulfur, Tuberculinum, Zincum, Staphisagria;
- *Amenorrhö nach Unterdrückung (Schwangerschaft, Ovulationshemmer):* Belladonna, Conium, Cyclamen, Dulcamara, Graphites, Kalium carbonicum, Lycopodium, Phosphor, Senecio, Silicea, Sulfur;
- *Sekundäre Amenorrhö nach Verkühlung:* Cimicifuga, Coccus cacti, Conium, Dulcamara, Pulsatilla, Sepia;
- *Sekundäre Amenorrhö nach Durchnässung:* Calcium carbonicum, Dulcamara, Helleborus, Pulsatilla, Rhus toxicodendron, Senecio;
- *Sekundäre Amenorrhö durch nasse Füße:* Aconitum, Graphites, Helleborus, Natrium chloratum, Nux moschata, Pulsatilla, Rhus toxicodendron;
- *Sekundäre Amenorrhö durch Baden:* Aethusa, Antimon carbonicum, Aconitum;
- *Sekundäre Amenorrhö durch Halten der Hände in kaltes Wasser:* Conium, Lac defloratum;
- *Sekundäre Amenorrhö nach Schreck:* Aconitum, Kalium carbonicum, Lycopodium, Opium;
- *Sekundäre Amenorrhö nach Ärger und Enttäuschung:* Aconitum, China, Colocynthis, Pulsatilla, Staphisagria;
- *Sekundäre Amenorrhö nach Gemütsbewegung:* Cimicifuga;

- *Sekundäre Amenorrhö durch Zorn:* Chamomilla, Colocynthis;
- *Sekundäre Amenorrhö durch Kummer:* Ignatia;
- *Sekundäre Amenorrhö durch enttäuschte Liebe:* Helleborus, Ignatia, Natrium chloratum, Acidum phosphoricum;
- *Sekundäre Amenorrhö durch Anstrengung:* Cyclamen, Nux moschata.

URSULA ARNOLD

Amyloidose

Definition: Ablagerung fibrillärer, kristalloider (doppelbrechender) Proteinstrukturen perivaskulär und in der bindegewebigen Grundsubstanz (s. Abb. 16).

Klinische Daten: Die Amyloidose ist ein klassisches Beispiel der Imprägnationsphase bei einer langfristigen Überlastung der Matrix durch destruierte Eiweißstrukturen. Dadurch kommt es zu einer Behinderung oder Blockade des Stoffaustausches zwischen dem Kapillarnetz und der Zelle. Die betroffenen Organe werden größer, derber, ihre Oberfläche spekkig.
Gegenüber den früheren Bezügen zu chronischen Krankheiten, speziell der Tuberkulose, wird heute eine differenzierte Einteilung nach den vorherrschenden Proteinstrukturen bevorzugt:

- reaktive Amyloidose bei chronischen Krankheiten (Serum-Amyloid A),
- Amyloidose bei B-Zell-Tumoren (Immunkomplexe),
- Dialyse-Arthropathie (Beta-2-Mikroglobulin),
- Amyloidose bei medullärem Schilddrüsenkarzinom (Calcitonin-Homolog),
- senile Herz-Amyloidose (Präalbumin-Homolog),
- Organ-Amyloidosen.

Therapie: Abbau und Elimination des Amyloids stellen ein schwieriges therapeutisches Problem dar, das Kenntnisse der Grundvorgänge und Fingerspitzengefühl voraussetzt. Basis sollte eine eiweißarme Ernährung mit Rohkosttagen sein. Konventionelle, wenig versprechende Therapieversuche, Amyloid zu mobilisieren, wurden mit DMSO und Zytostatika durchgeführt. Colchicin soll bei bestimmten Formen wirksam sein. Erfolgversprechender ist eine Strategie, die auf einer Behebung der kausalen Noxe, speziell bei chronischen Infektionen, basiert und den Stoffwechsel aktiviert. Dies ist mit Katalysatoren und Enzymgemischen mit höheren Bromelain- und Papainanteilen möglich. Voraussetzung für die systemische Wirksamkeit der proteolytischen Enzyme ist die Resorbierbarkeit oder die parenterale Applikation.

Amyotrophische Lateralsklerose

Synonyma: Myatrophische Lateralsklerose, Charcot-Krankheit.

Definition: Degeneration des 1. und 2. motorischen Neurons jenseits der Lebensmitte. In der Mehrzahl der Fälle sind Männer betroffen.

Klinische Daten: Zwischen dem 40. und 65. Lebensjahr auftretende asymmetrische Paresen der proximalen oder distalen Extremitätenmuskulatur. Die Lähmungen schreiten unter Faszikulationen, Spastizität, Krämpfen und zunehmender Muskelatrophie mehr oder minder rasch fort (Abb. 152). Bulbärparalysen oder Lähmungen der Atemmuskulatur sind finale Stadien des prognostisch ungünstigen Leidens, das sporadisch oder familiär gehäuft auftritt. Toxische oder infektiöse Ursachen werden diskutiert.

Therapie: Eine kausale Therapie ist nicht bekannt. Wegen des unterschiedlich raschen Verlaufes ist die Effektivität therapeutischer Maßnahmen schwer zu beurteilen. Es gibt Anhaltspunkte, daß eine Störung der Superoxiddismutase im Elektronentransportsystem eine pathogenetische Rolle spielt. Eine Substitution der Cofaktoren Zink, Kupfer, Mangan in Tiefpotenzen und Selen für die nachfolgende Reaktion der Glutathionperoxydase in Mittelpotenzen sollte durchgeführt werden. Basis ist eine Ernährungslenkung mit Rohkost, fermentreichen Nahrungsmitteln unter Vermeidung von denaturiertem roten Fleisch und raffinierten Kohlenhydraten. Beim Einsatz von Cholinzitrat zur Verbesserung der Acetylcholinaktivität stehen die theoretischen Erwartungen nicht

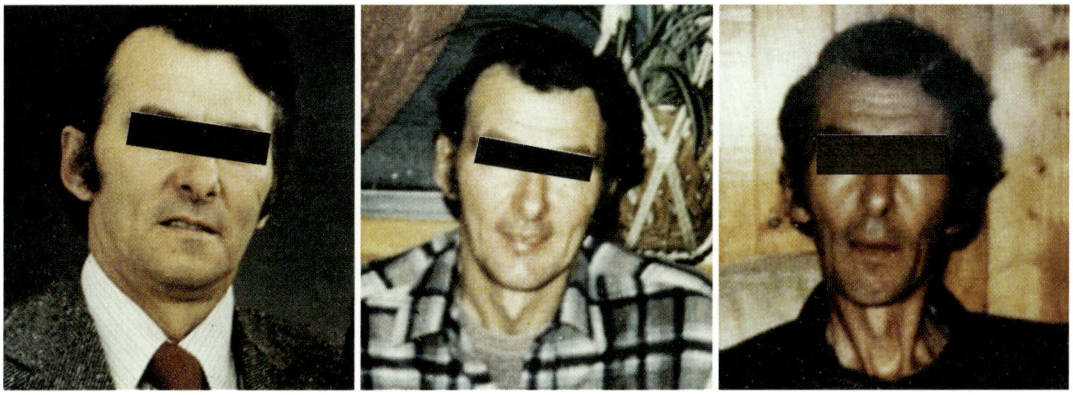

a) b) c)

Abb. 152 a–c: Amyotrophe Lateralsklerose. Muskelatrophie und körperlicher Verfall innerhalb von 4 Jahren; a) 52 Jahre, b) 54 Jahre, c) 56 Jahre

im Einklang mit den praktischen Ergebnissen. Vitamin B_1, B_2, B_6 und Vitamin E sollten wegen ihrer Bedeutung als Cofaktoren und im Myelinstoffwechsel ausreichend substituiert werden. Einen günstigen Einfluß scheinen Kombinationspräparate wie Zeel P und das Muskelenzympräparat Coliacron zu haben.

Anämien

Synonyma: Blutarmut, Anaemia.

Definition: Verminderung der Erythrozytenzahl unter die Variationsgrenze der altersentsprechenden Normen; Veränderungen des Hämoglobins und/oder des Hämatokrits können damit verbunden sein. Die Werteveränderungen beziehen sich dabei auf ein normales Flüssigkeitsvolumen.

Klinische Daten: Akute Anämien durch Blutverluste können zu Kollaps und Schock führen. Chronische Anämien sind Ursache von Mangelzuständen in der oxidativen Energiegewinnung. Leistungseinschränkung, Müdigkeit, Dyspnoe, Tachykardie sind die Folgen; gelegentlich kommt es zu Anfällen von Herzschmerzen und Angina pectoris. Gegenüber der Einteilung der Anämien nach dem Hämoglobingehalt in hypochrome, normochrome und hyperchrome Anämien hat die ätiologische Einteilung (Tab. 79) den Vorteil, daß sich therapeutische Folgerungen daraus direkt ableiten lassen.

Therapie: Die Behandlungserfordernisse ergeben sich aus der Ätiologie und sind dementsprechend recht unterschiedlich. Symptomatisch stehen Frischblut-, Konservenblut und

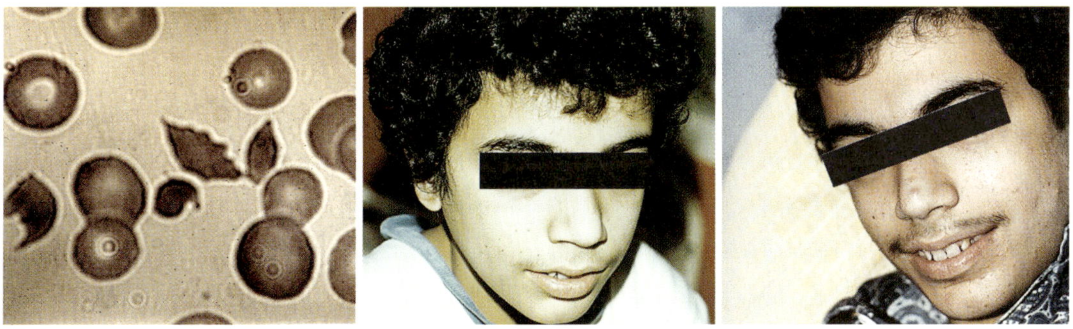

a) b) c)

Abb. 153 a–c: Sichelzellenanämie; (a) Anisozytose, Sichelzellen; (b) Anämie im Alter von 9 Jahren; (c) 15 Jahre alt

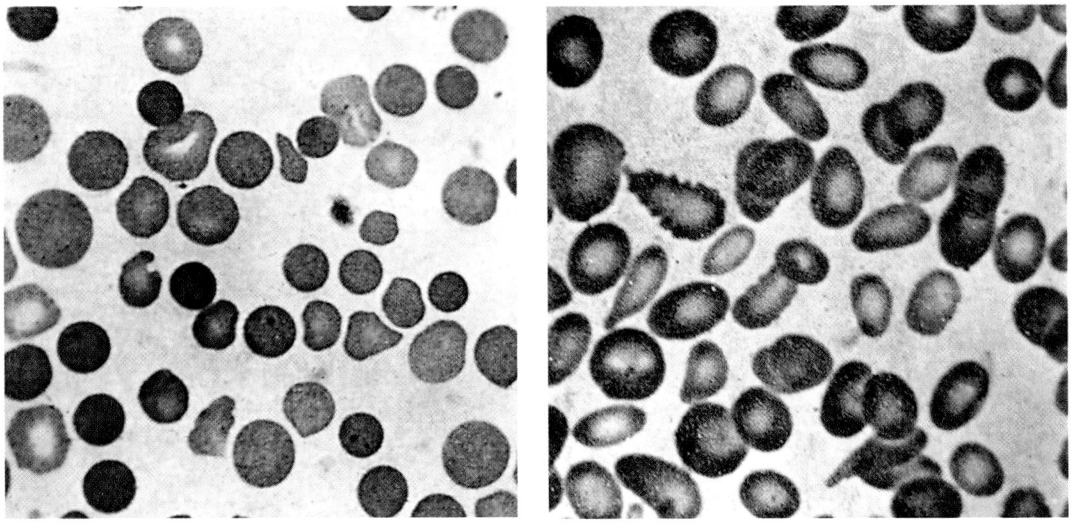

a) b)

Abb. 154 a und b: Thalassämie-Blutbild; (a) Mikrozytose; (b) Aniso- und Poikilozytose; Pappenheim-Färbung, 800fache Vergrößerung

Tab. 79: Ätiologische Einteilung der Anämie-Formen

Insuffizienz der Blutbildungsstätten	**Anämien durch Mangel an Aufbaustoffen**	**Erhöhter Blutabbau**	**Blutverlust**
• aplastische Fanconi-Anämie • hypoplastische Panmyelophthise • Leukämie **infolge von** • Osteosklerose • Osteopetrose (Marmorknochen-krankheit) • Osteomyelosklerose **artifizielle Schädigung bei** • Bestrahlung • Zytostatika • Immunsuppressiva • Drogen • Schmerzmittel • leukoerythropoetische Osteomyelofibrose bei Tumormetastasen **durch Überladung mit** • Blei • Cadmium • Fluor • Indium • Arsen • Molybdän	• Eisenmangel (Atransferrinämie, sideroachrestische Eisenverwertungs-störung) • Kupfermangel • Cobaltmangel • Chrommangel • Manganmangel **bei Unterernährung** • Eiweißmangel • Vitamin-B_{12}-Mangel (perniziöse Anämie) • megaloblastische Anämie • Folsäuremangel • Vitamin-C-Mangel • nephrotische Anämie	**hämolytische Anämien** • immunhämolytische • durch Kälteagglutinine • durch Wärme-agglutinine • Kältehämoglobinurie • Autoimmunhämolyse • Hämolyse bei Infektionen • Hämolyse bei Sepsis **bei angeborenen Defekten** • der Erythrozytenmembran • Erythrozyten-Enzymopathien des Pentosephosphatzyklus (Glukose-6-Phosphat-dehydrogenase-Mangel) • hereditäre Elliptozytose • hereditäre Sphärozytose • erythropoetische Porphyrie • Stomatozytose • Hypophosphatämie **Hämoglobin-Synthesestörungen** • Sichelzellanämie • Hämoglobin-C-Krankheit • Hämoglobin-S-C-Krankheit • Hämoglobin-E-Krankheit • Thalassämie • Hämoglobin-S-Beta-Thalassämie	• Verletzungs-blutungen • starke Regel-blutungen • bei Hämophilie • Thrombozyto-penien • innere Blutungen • Darmkrankheiten • Lungenkrankheiten • Nierenkrankheiten

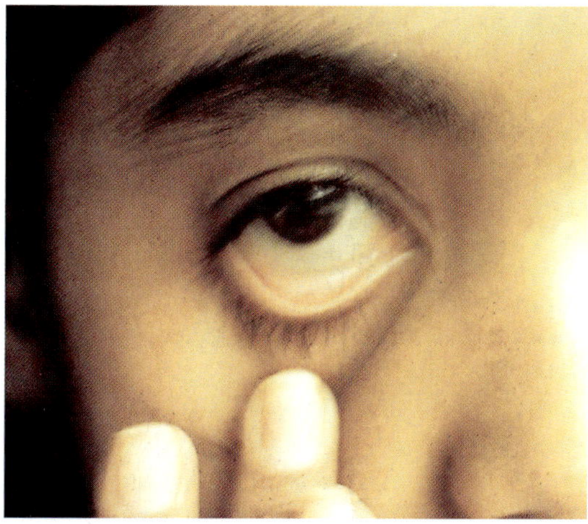

Abb. 155: Familiärer hämolytischer Ikterus bei Anämie

Erythrozytenkonzentrate als Substitutionsmaßnahmen zur Behebung akuter oder lebensbedrohender Anämien zur Verfügung. Bei aplastischen und hypoplastischen Anämien sind oft Organpräparate der fetalen Blutbildungsstätten (Milz, Leber, Mesenchym) die einzige Möglichkeit einer kausalen Beeinflussung. Liegen sekundäre Knochenmarkdepressionen durch Strahlen, Toxine oder Medikamente vor, sind primär diese Noxen auszuschalten. Beim Mangel an Aufbaustoffen und Katalysatoren sind diese zu substituieren, wobei man sich in der Dosierung den physiologischen Stoffkonzentrationen anpassen sollte, um Überladungen zu vermeiden, wie dies oft bei Eisen, speziell bei parenteraler Applikation der Fall ist. Gerade bei Eisengaben ist auf ein Gleichgewicht mit Kupfer wegen der Eisen-Kupfer-Kaskade in der mitochondrialen Atmungskette zu achten. Chelate von Kobalt mit Nikotinamid sollen bei manchen Anämieformen erfolgreich sein. Bei Tumor- und Infektionsanämien wurde zur Förderung der Erythropoetinbildung Kobalt-Dinatrium-Acetat eingesetzt.

Immunhämolytische Anämien sollten nicht zu lange mit Kortikoiden und anderen Immunsuppressiva behandelt werden, um eine zusätzliche Knochenmarkdepression zu vermeiden.

Homöopathisch werden bei Knochenmarkinsuffizienz Phorphorus D12, Lachesis D12, Crotalus D4 empfohlen; bei Blutungen Ferrum D12, Hirudo D200, Lachesis D12, Phosphorus D12. Ferrum arsenicum D4 kann bei appetitlosen, anämischen Kindern hilfreich sein. Für die Mittelwahl ist das Arzneimittelbild maßgebend. An Nosoden stehen zur Verfügung: Osteomyelosklerose-Nosode; Sanguis-menstrualis-Nosode.

Angelman-Syndrom

Definition: Angeborene Entwicklungsstörung mit Dysmorphie-Zeichen, unmotivierten Lachepisoden, Muskelhypotonie, ataktischen Bewegungen und geistigem Entwicklungsrückstand.

Klinische Daten: Eine Deletion des Chromosoms 15 (mütterlicher Herkunft) und familiäre Häufung wurden beschrieben. Die Physiognomie und das Verhalten sind charakteristisch. Das Adjektiv „happy" (engl. happy puppet syndrome) ist auf die unmotivierten Lachanfälle, die nach dem ersten Lebensjahr zu beobachten sind, zurückzuführen.

Zu den Leitsymptomen gehören Muskelhypotonie, fehlende Sprachentwicklung, ruckartig-ataktische Extremitätenbewegungen („puppet"), erheblicher körperlicher und geistiger Entwicklungsrückstand.

Darüber hinaus können vorliegen: Mikrobrachyzephalie, Hypoplasie des Mittelgesichtes, Progenie, Makroglossie mit Zungenprotrusion, weitgestellte Zähne, Pigmentanomalien der Iris und Chorioides. Spike-Wave-Aktivitäten im EEG, gelegentlich Anfälle, die im Laufe der Entwicklung verschwinden.

Therapie: Eine kausale Therapie ist nicht bekannt. Symptomatisch können jedoch wesentliche Hilfen geleistet werden. Die geistige Entwicklung kann durch eine integrative Nachreifungsbehandlung gefördert werden. Bei Makroglossie empfehlen sich Schilddrüsenpräparate (keine isolierten Hormone) in D3- bis D4-Dosierung. Zur allgemeinen Stoffwechselanregung dienen intermediäre Katalysatoren, zur Behebung der Muskelhypotonie Muskelenzymkombinationen. Zu vermeiden sind Antikonvulsiva, welche die Leber belasten und die Muskelhypotonie verschlimmern.

Gymnastische und sprachtherapeutische Maßnahmen sind auf der Basis der medikamentösen Hilfen erfolgversprechender.

(Literatur: Bjerre et al., 1984; Dörries et al., 1988)

Angina pectoris

Synonym: Stenokardie.

Definition: Schmerzsyndrom, das auf einem Mißverhältnis zwischen Sauerstoffbedarf und -angebot im Herzmuskel beruht.

Klinische Daten: Anfallsweise, in der Herzgegend (retrosternal, praecordial) auftretender Schmerz, der dumpf, drückend, krampfartig oder bohrend und verbunden mit einem charakteristischen Bewegungs- und Vernichtungsgefühl, oft auch vergesellschaftet mit typischen Ausstrahlungen einhergeht.

Therapie: *Basis-Standardtherapie:* Anregung zur Lebensgestaltung, Gewichtsreduktion; Behandlung der Begleiterkrankung; Ausschaltung von Risikofaktoren; Nitroglycerin, Nitrate, Kalziumantagonisten, Betarezeptorenblokker. *Antihomotoxische Therapie:* Cralonin Pectus-Heel, Cardiacum-Heel, Cactus compositum, Glonoin-Homaccord, Melilotus-Homaccord, Cor compositum, Angio-Injeel, Strophanthus compositum; *Symptomatische Therapie:* zur Ruhigstellung Nervoheel und Neuro-Injeel, bei Kollaps Veratrum-Homaccord, bei Rhythmusstörung Aurumheel und Glonoinum-Homaccord; *Begleittherapie:* physikalische Therapie, Akupunktur, Neuraltherapie, Psychotherapie, autogenes Training, Sauerstofftherapien.

Franz-Anselm Graf von Ingelheim

Angina tonsillaris

Synonyma: Angina, Tonsillitis.

Definition: Halsentzündung des lymphatischen Rachenringes als Symptom einer Allgemeinerkrankung oder selbständige, akute, unspezifische Infektionskrankheit (oft als Streptokokken-Angina).

Klinische Daten: Schluckschmerzen, anhaltender, vom Ohr und Kieferwinkel ausstrahlender, vom Mesopharynx ausgehender Rachenschmerz; Tonsillenrötung und -schwellung, eitriger Belag. Druckschmerz und Schwellung der regionalen Lymphknoten, Fieber, gestörtes Allgemeinbefinden.

Therapie: Als Standardtherapie finden Antiphlogistika, Antibiotika und Antipyretika Verwendung. *Antihomotoxische Therapie:* Aconitum-Homaccord, Belladonna-Homaccord, Apis-Homaccord, Angin-Heel S, Mercurius-Heel S, Lymphomyosot, Arnika-Heel, Traumeel, Barijodeel, Dulcamara-Homaccord, Echinacea compositum (forte) S, Tonsilla compositum, Coenzyme compositum, Ubichinon compositum. *Begleittherapie:* Eigenbluttherapie (Auto-Sanguis-Stufenkur), Neuraltherapie, Akupunktur, mikrobiologische Therapie.

Franz-Anselm Graf von Ingelheim

Anorexia

Synonyma: Anorexia nervosa, Anorexie, Asitie.

Definition: Verlust des Nahrungstriebes, Appetitlosigkeit.

Klinische Daten: Die Pubertätsmagersucht ist eine Erkrankung vorwiegend junger Mädchen und Frauen, häufiger in der gesellschaftlichen Mittel- und Oberschicht auftretend.
Auffällig ist ein erheblicher Gewichtsverlust bis zur Kachexie, wobei die Patienten das Gefühl haben, dick zu sein. Die Nahrungsaufnahme wird verweigert, auch wenn Hungergefühle vorhanden sind. Auch Phasen mit heimlichen Freßattacken und Bulimie sind möglich. Häufig treten gleichzeitig eine hartnäckige Obstipation und eine primäre oder sekundare Amenorrhö auf. Die Patientinnen sind oft körperlich sportlich und eher hyperaktiv. Zunehmend ziehen sie sich aus sozialen Beziehungen zurück und haben auch keine Freude am sexuellen Kontakt. In der Schule und im Beruf sind sie oft erfolgreich und leistungsbetont.
Differentialdiagnosen:

- Konstitutionelle familiäre Magerkeit mit isokalorischer Nahrungsaufnahme aber großer psychomotorischer Aktivität,
- Appetenzstörung eher funktioneller Art bei intermittierender Leistungsüberforderung, intrafamiliären Spannungen, kindlicher depressiver Reaktion, als Zeichen reduzierter Vigilanz,
- Latente oder manifeste Bleivergiftung,

- Mangel an dem Spurenelement Silber,
- hypophysär-dienzephale Erkrankung: postenzephalitisch, bei Hirntumor; dazu kommen meist noch andere zentrale Regulationsstörungen und endokrine Ausfälle,
- Schilddrüsenüberfunktion,
- Nebennierenrindeninsuffizienz: postinfektiös, tuberkulös, bei Tumoren, mit dem Erscheinungsbild des Morbus Addison,
- Lipodystrophie Seip-Lawrence mit generalisiertem Schwund des Unterhautfettgewebes,
- progressive Lipodystrophie Simons mit Fettschwund im Gesicht und der oberen Körperhälfte,
- Psychiatrisch ist auch an eine primär affektive Störung oder an eine Schizophrenie zu denken.

Genese: Konstitutionelle Merkmale wie hochgradige psychovegetative Reizbarkeit mit Neigung zu überschießender psychomotorischer Reaktion und intestinaler Schwäche; eigensinnige stolz-, macht-, wut-, neid-, angstbegabte Naturen mit primär großem Lebensappetit, aber auch Eilige, Ungeduldige mit destruktivem Temperament, Neigung zu großer Gewissenhaftigkeit, unverzeihlich, nachtragend, mit Schuldgefühlen behaftet; Patienten mit schwachem Nervenkostüm, labiler Verdauung und labilem Wasserhaushalt (hydrogenoide Konstitution), welchen es immer schwer fällt, sich gegenüber Einflüssen von außen abzugrenzen, oder das, was ihnen im Leben begegnet, zu „verdauen".

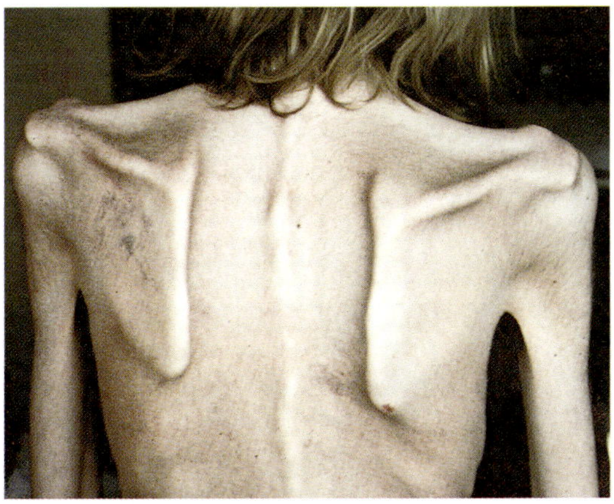

Abb. 156: Anorexia nervosa bei 16jährigem Mädchen

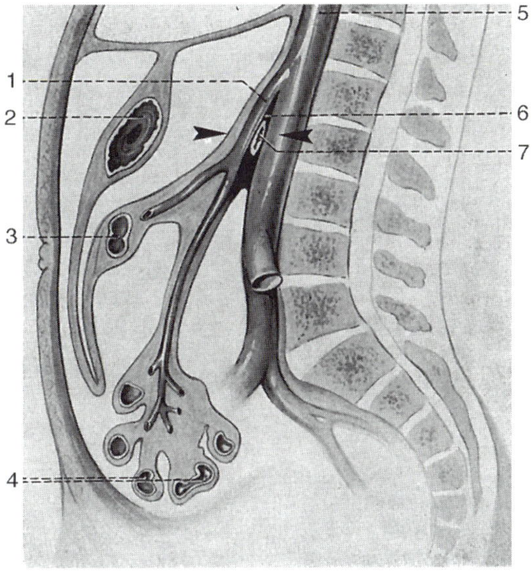

Abb. 157: Topographische Verhältnisse zwischen Mesenterialwurzel und Duodenum bei abgemagerten oder dehydrierten Kindern mit Enteroptose. Der Winkel zwischen Art. mesent. sup. und Wirbelsäule kann so klein (→) werden, daß es in aufrechter Position und Rückenlage zur Kompression des Duodenums kommt. 1: Art. mesent. sup., 2: Ventriculus, 3: Colon transvers., 4: Dünndarm, 5: Aorta, 6: Mesenterialwurzel, 7: Duodenum

Psychosozial schon sehr früh einsetzende und immer wieder über längere Zeiträume schlecht laufende Kommunikationsmuster in der Familie mit resultierender enger Beziehungsverflechtung und ausgesprochener Rigidität in der Familienorganisation.
Die *Mutterbindung* in den ersten zwei Lebensjahren „paßt nicht", entweder wegen ängstlicher selbstunsicherer, gängelnder Verzärtelung mit einer Neigung zur Nahrungsüberfütterung, oder wegen Verlust, Mangel, Vernachlässigung durch die Mutter oder so schwierigem Temperament des Kindes, daß die Mutter mit ihm von Anfang an überfordert ist. Es fehlt beim Patienten das Gefühl, liebenswert, „gut genug" zu sein. Das *Suchtverhalten* bei der Anorexie kreist um die Selbstschwäche, durch die der Patient unfähig ist, Gefühle von Angst und Hilflosigkeit zuzulassen und Mißerfolg im Leben einzukalkulieren. Gesellschaftsbedingt verstärkt, oft durch die Haltung des Vaters repräsentiert, sind Empfindsamkeit und Angst vor dem Scheitern verboten. Eine vordergründig selbstverleugnende, aktive, den Gesell-

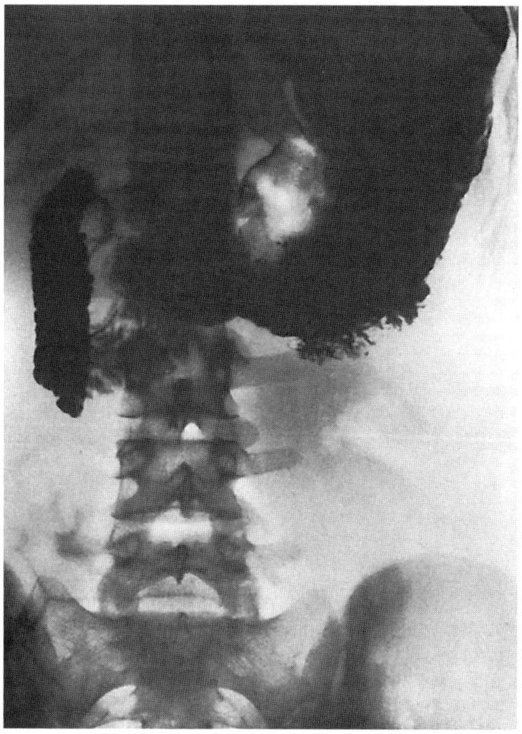

Abb. 158: Bei zunehmender Abmagerung, Flüssigkeits- und Fettverlust, kommt es zu mechanischen Transporthindernissen durch arteriomesenteriale Duodenalkompression. Passagestop im unteren Duodenum mit Magenerweiterung, der nur in Knie-Ellenbogen- oder Rechts-Seitenlage behoben werden kann.

schaftsidealen einer erfolgreichen und schlanken Frau huldigende, um Macht, Erfolg und Besitz kämpfende Frau ist das sichtbare Ergebnis. Dahinter versteckt sich um jeden Preis eine liebeshungrige, eingesperrte, lebensmüde Persönlichkeit, die es sich strikt verbietet, Hilfe anzunehmen.

Therapie: Alle, auch der ganzheitliche Therapeut, befinden sich bei der Behandlung in einem Dilemma, da die Patienten bewußt ihren Zustand nicht als Krankheit, sondern unbewußt als Lösung ihres Problems begreifen. So sollte die Therapie in Phasen erfolgen, die unterschiedlich strukturiert werden. Eine stationäre Behandlung mit „Wiederauffütterung" ist notwendig bei einem Absinken auf 55 bis 60 % des Idealgewichtes oder ausgeprägter Depressivität oder Suizidalität. Bis zum Erreichen eines Basisgewichtes müssen auch Vitamine und Elektrolyte substituiert und körperliche Schonung verordnet werden.

Homöopathisch zubereitete Organpräparate wie Hypophyse, Dienzephalon, Ovar, Nebennierenrinde und Milz können eingesetzt werden. Zur Therapie der Sekundärbeschwerden ist der Einsatz von Spurenelementen und Enzymen empfehlenswert.

Zum „Erden" von Körper und Geist sind Moor- und Warmwasseranwendungen, Licht- und Luftliegekuren angezeigt.

Wöchentlich kann *Akupunktur* vorgenommen werden: Bei Müdigkeit nach geringster Anstrengung (Herz-Leere) H7; bei geheimem Kummer, vertraut sich nicht gerne anderen Menschen an (Lungen-Leere) Lu9; bei Appetitlosigkeit M23; bei psychischen Beschwerden M36; bei grüblerisch verärgerter Dyspepsie, Konzentrationsmangel, Gedächtnisschwäche B20; bei Appetitlosigkeit, Obstipation, zur Vitalisierung durch Tonisieren des 3E KG12.

Zur Harmonisierung des Gemüts eignen sich zunächst Bach-Blüten. Darauf aufbauend kann eine *adjuvante homöopathische Behandlung*, zunächst in Niedrigpotenzen durchgeführt werden: Agaricus muscarius, Cocculus, Cina, Abrotanum, Rhus toxicodendron, Anacardium, Sabadilla, Kalium jodatum, Kalium nitricum, Kalium bichromicum, Veratrum, Arnica, Lachesis, Petroleum, Ferrum, Alumina, Ignatia.

Bei stabilerem Zustand des Patienten kann mit *körperbezogener Psychotherapie* wie konzentrative Bewegungstherapie, Heileurhythmie, Musik- und Maltherapie begonnen werden, um eine bessere Beziehung zum Körper und seinen nonverbalen Kommunikationsmöglichkeiten zu bekommen. Gartenarbeit und verantwortlicher Kontakt zu Pflanzen und Tieren kann die Verbundenheit zu natürlichen Rhythmen und Kräften wiederherstellen. Unter Einbeziehung von wichtigen Kontaktpersonen kann dem Patienten schrittweise die Verantwortung für sich selbst zurückgegeben werden. Hier kann eine *analytische Psychotherapie* einsetzen.

Ergänzend kann eine *konstitutionelle homöopathische* Behandlung stattfinden: Es eignen sich die Polychreste Silicea, Sulfur, Phosphor, Nux vomica, Natrium muriaticum, Lycopodium, China, Graphites, Calcium carbonicum, Calcium phosphoricum, Pulsatilla, Arsenicum album, Ferrum, Plumbum, Tuberculinum, Cancerosinum.

URSULA ARNOLD

Anosmie

Definition: Die Anosmie ist eine hochgradige Minderung bis Aufhebung der Geruchswahrnehmung, eventuell nur für bestimmte Riechstoffe (= elektive Anosmie = Merosmie).
Eine gustatorische Anosmie kommt bei fehlendem Luftstrom vom Mund (von den Geschmacksrezeptoren) her, zum Beispiel bei Verlegung der Choanen.
Die periphere Anosmie tritt infolge Schädigung des Riechepithels oder nach Abriß beziehungsweise Aplasie der Riechnerven auf, eventuell nur als respiratorische Anosmie oder als gustatorische Anosmie.
Eine zentrale Anosmie entsteht bei Schädigung des Bulbus olfactorius und der zentralen Bahnen oder Zentren des Geruchssinnes.

Klinische Daten: Häufige Ursachen sind Erkrankungen im Bereich der Nase, wie Rhinitis polyposa, Rhinitis atrophicans, Ozaena sowie traumatische Hirnschädigungen bei Contusio cerebri, Schädelbasisbruch, Hirnrindenprellung und Erkrankungen im Bereich des Gehirns, zum Beispiel Tabes dorsalis, progressive Paralyse, Multiple Sklerose, Hirntumoren.
Differentialdiagnostisch ist dabei von großer Bedeutung, ob die Anosmie beidseitig oder nur einseitig nachweisbar ist.

Therapie: Basistherapie mit Galium-Heel. Je nach Lage des Falles können Naso-Heel S oder Psorinoheel zusätzlich gegeben werden. Ein Therapieversuch mit Euphorbium compositum-Nasentropfen S sollte in allen Fällen von respiratorischer Anosmie unternommen werden.
An weiteren Homöopathika werden empfohlen: Natrium muriaticum zu Beginn einer Behandlung, Luffa D4 und D6 bei chronisch verstopfter Nase, Silicea D6 und D10 bei trockener Nasenschleimhaut.
Sind allergische Dispositionen bekannt, empfiehlt sich der Einsatz von Luffa compositum.
Zur *Injektionstherapie* bei Anosmie eignen sich besonders die Präparate Mucosa compositum (Stimulierung der Schleimhautfunktion), Coenzyme compositum (Anregung blockierter Fermentfunktionen) und Galium-Heel.
Organotherapeutika: Mucosa nasalis suis-Injeel (forte) und Nervus olfactorius suis-Injeel (forte).
Bei Anosmien durch toxische Belastung empfiehlt sich die Durchführung einer homöopathisch-antihomotoxischen Entgiftungstherapie mit den Präparaten Lymphomyosot, Hepar compositum und Solidago compositum S, insbesondere auch dann, wenn Amalgamschäden nachweisbar sind.

KLAUS KÜSTERMANN

Antisoziale Persönlichkeit

Definition: Psychisch-soziale Umwelt-Beziehungsstörung unter Mißachtung und Verletzung der Interessen und Rechte anderer, oft vergesellschaftet mit Trink- und Drogensucht, Verantwortungslosigkeit und Aggressivität.

Diagnostische Kriterien: Im Unterschied zur asozialen Persönlichkeit („Sozialparasitismus“) ist der antisoziale Mensch destruktiv. Es handelt sich um eine Hemmungserscheinung der Sozialisation vor und in der Adoleszenz. Echte menschliche Beziehungen sind flüchtig oder fehlen.
Die „National Organization for Rare Diseases (NORD)“ listet folgende Symptome und Begleiterscheinungen auf:

- Schulschwänzen, mindestens 5 Tage pro Jahr in mindestens zwei Jahren,
- Herauswurf oder Suspendierung von der Schule wegen Fehlverhaltens,
- Straffälligkeit, die zu Jugendgerichtsbarkeit oder Arrest führt,
- nächtliche Abwesenheit vom Elternhaus,
- ständiges Lügen,
- häufig Geschlechtsverkehr mit Zufallsbegegnungen,
- wiederholt Betrunkenheit oder Drogenkonsum,
- Diebstähle,
- Vandalismus,
- Schul-Leistungsstufe unterhalb des intellektuellen Vermögens,
- ständige Verletzung häuslicher und schulischer Regeln,
- Streitsüchtigkeit und Rauflust,
- Unbeständigkeit in der Berufsausübung,
- Fehlen elterlichen Verantwortungsbewußtseins,
- fehlende Gesetzesachtung,

- Unvermögen, sexuelle Bindungen zu erhalten,
- gesteigerte Erregbarkeit und Aggressivität, auch gegen Gatten und Kinder,
- fehlende Beachtung und Erledigung finanzieller Verpflichtungen,
- fehlende Fähigkeit der Vorausplanung,
- kein fester Wohnsitz über Monate oder länger,
- Mißachtung der Wahrheit,
- Kommandierung anderer zum persönlichen Vorteil,
- Rücksichtslosigkeit im Straßenverkehr.

Zur Einordnung „antisozial" müssen, laut NORD, mindestens 3 bis 4 dieser Kriterien vorliegen.
Die Ursache(n) sind wenig erforscht. Vermutlich liegt eine komplexe Störung der Sozialisation zugrunde, die milieubedingt zur Manifestation kommt.
Gesellschaftsphilosophische Fehlentwicklungen haben dazu beigetragen, daß das antisoziale Verhalten zu einem Massenphänomen wurde. Dazu gehören die „antiautoritäre Erziehung", die „indoktrinierte absolute Freiheit von Bindungen" und die offene Lehre zur Gewalt („Macht kaputt, was Euch kaputt macht") wie sie vor allem von der sogenannten Frankfurter Schule einer ganzen Generation vermittelt wurde.

Therapie: Die antisoziale Persönlichkeit gehört in eine psychologisch-psychiatrische Behandlung. Die Homöopathie kann hier bei Orientierung nach dem Konstitutionstyp und Arzneimittelbild Gutes leisten.

Apallisches Syndrom

Synonyma: Dezerebration, zerebrales Koma, Stammhirnsyndrom.

Definition: Der von dem Tübinger Psychiater Ernst Kretschmer geprägte Ausdruck „apallisches Syndrom" sollte einen Ausfall der Großhirnrinde (Pallium) zum Ausdruck bringen. Er ist für einen Großteil der Fälle irreführend, da der Ausfall der Großhirnfunktionen in den meisten Fällen auf einen Zusammenbruch des neuronalen Netzes in der weißen Substanz zurückzuführen ist. Nur in einem Teil der Fälle (bei Vergiftungen, Anoxie, Strangulation) steht die Schädigung der grauen Substanz im Vordergrund.

Klinische Daten: Ursachen sind physikalische Schädigungen durch Traumen, vor allem Verkehrsunfälle, Vergiftungen, Strangulationen, Ertrinken; stoffwechselbedingte und finale Komazustände sollten nicht hierher gerechnet werden.
Symptomatologisch wird ein als „irreversibel" bezeichneter Komazustand mit reduzierter EEG-Aktivität bis zum „Null-Linien-EEG" als charakteristisch bezeichnet. Die Stammhirnfunktionen (Atmung, Kreislauf, Temperaturregelung) sind erhalten. Reizbeantwortungen fehlen oder sind primitiv, werden dann oft als Primitivreflexe fehlgedeutet. Der Zustand kann Wochen, Jahre, ja zeitlebens dauern; Spontanaufhellungen werden gelegentlich beobachtet.

Therapie: Die Therapie, vom Prinzip her oft negiert, ist lohnenswert aber zeitaufwendig (Abb. 159). Integrative Konzepte mit medikamentösen und organotherapeutischen Maßnahmen, Konditionierungsverfahren wie Physiotherapie, Sprachanbahnung, Elektrotherapie, optische und akustische Stimulation sind essentielle Bestandteile des Behandlungsprogrammes (s. auch S. 149ff.). Darüber hinaus sind in den ersten Wochen der Behandlung Infusionen mit Hydrolysaten und Ultrafiltraten (Cerebrolysin, Activegin, ZNS-Ultrafiltrate), Metaboliten (Pyridoxin, Piracetam) und intermediären Katalysatoren (Cerebrum compositum, Ubichinon compositum) erforderlich.

Aphthen

Definition: Aphthen sind bis linsengroße, rundliche, schmerzhafte Herde, die zumeist gerötet und ödematös geschwollen, teilweise auch fibrinös bedeckt sind. Typisch ist ein zentraler Defekt (Erosion).

Klinische Daten: Aphthen treten zahlreich als Begleitsymptom von Allgemeinerkrankungen auf, insbesondere bei Viruserkrankungen, aber auch solitär bei bestimmten Infektionskrankheiten zum Beispiel Typhus.
Diese Schleimhautveränderungen finden sich überwiegend im Mundbereich, aber auch an

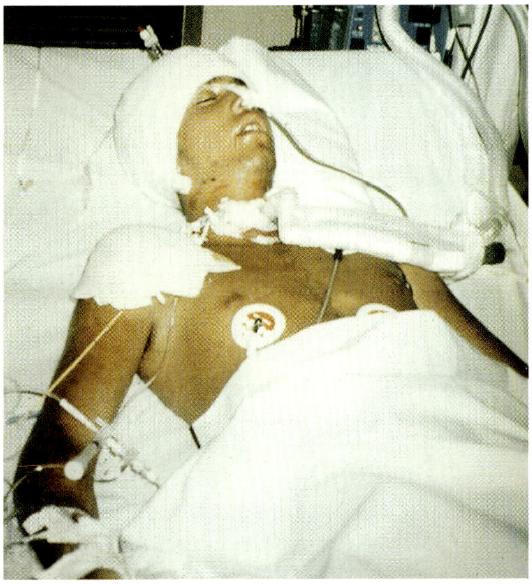

a)

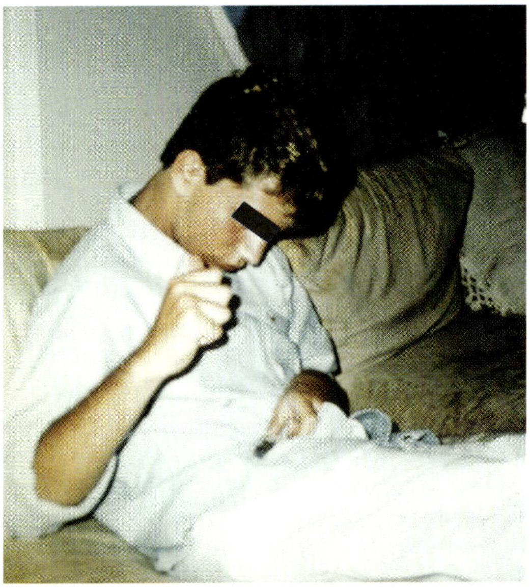

b)

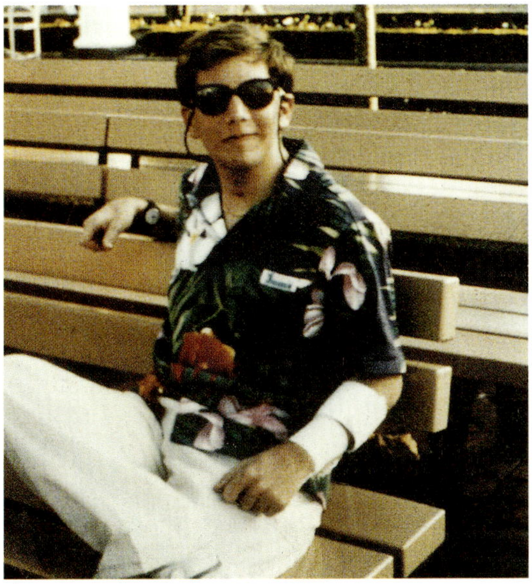

c)

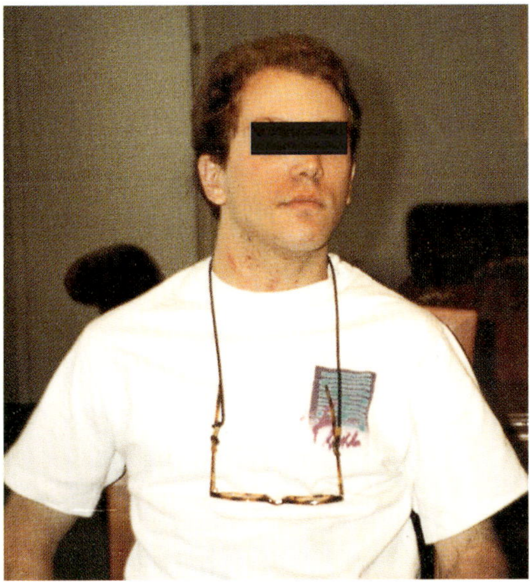

d)

Abb. 159 a–d: Verlaufsserie apallisches Syndrom; (a) einjähriges Koma nach Verkehrsunfall (15 Jahre); (b) Entlassung aus der Intensivstation in tetraspastischem Zustand (16½ Jahre); (c) im Alter von 18 Jahren; (d) im Alter von 25 Jahren (Parkinson-ähnlicher Rigor des rechten Armes)

den äußeren Geschlechtsorganen und anderen Schleimhäuten. Häufigster Erreger sind Herpes-Viren.

Therapie: *Basistherapie* mit Engystol oder Engystol N. Auch die direkte Aufpinselung der Injektionslösung auf den Defekt kann empfohlen werden. Das zweite, ebenso wichtige Präparat in der Therapie ist Mucosa compositum. Gegen die entzündlichen Beschwerden verwendet man außerdem noch Traumeel S und zur antiödematösen mesenchymentschlackenden Therapie Lymphomyosot.

Bei der rezidivierenden Stomatitis aphthosa sind Eigenblutbehandlungen mit der Auto-

Tab. 80: Bewährtes Therapieschema bei rezidivierender Stomatitis aphthosa

1. Stufe	Traumeel S, i.v.
2. Stufe	Lymphomyosot + Engystol N, subkutan
3. Stufe	Mucosa compositum
4. Stufe	Herpes simplex-Nosode-Injeel

Sanguis-Stufentherapie nach Reckeweg empfehlenswert. Ein bewährtes Therapieschema ist in der Tabelle 80 dargestellt.
Die Nosodentherapie [Herpes simplex-Nosode-Injeel (forte)] als Therapie des chronischen Verlaufes sollte im akuten Stadium nur sehr zurückhaltend eingesetzt werden, um mögliche Erstverschlimmerungen zu vermeiden.
In Abhängigkeit von den Modalitäten werden auch folgende homöopathische Einzelmittel verwendet: Acidum hydrochloricum-Injeel (forte), Acidum nitricum-Injeel (forte), Borax-Injeel (forte), Capsicum-Injeel (forte), Gingiva suis-Injeel (forte), Nasturtium aquaticum-Injeel (forte) sowie Psorinum-Injeel (forte).
Darüber hinaus werden empfohlen: Natrium muriaticum D200, Hepar sulfuris D30 bis D200; Mercurius sublimatus corrosivus D30.

Klaus Küstermann

Apoplexie

Synonyma: Apoplexia cerebri, Schlaganfall, Gehirnschlag, apoplektischer Insult.

Definition: Ausfall verschiedener Gehirnregionen infolge arterieller Durchblutungsstörungen (ischämischer Hirninfarkt) oder eine Massenblutung (hämorrhagischer Insult).

Klinische Daten: Die Mehrzahl der zerebralen Insulte ist auf Ischämien durch Gefäßobstruktionen zurückzuführen. Arteriosklerotische – der Degenerationsphase zuzuordnende – (vorwiegend) extrakranielle Gefäße sind Ausgangspunkt von Embolien, die zu Verschlüssen der Arteria cerebri media oder posterior führen. Verschlüsse im A.-cerebri-media-Versorgungsgebiet führen zu (beinbetonten) Hemiparesen, Aphasie und Sensibilitätsstörungen; bei Infarkten im A.-cerebri-posterior-Gebiet kann es zur Hemianopsie kommen. Die verbleibenden Ausfälle hängen vom Ausmaß der Enzephalomalazie ab. Hämorrhagische Insulte mit „Massenblutungen" resultieren aus intrazerebralen Gefäßrupturen als Folge von Hypertonie, Arteriosklerose, Tumoren, Aneurysmen und anderen Angiopathien. Dieser „Schlaganfall" führt akut zu Bewußtseinsverlust und motorischen Ausfällen.

Therapie: Im akuten Zustand stehen Überwachung von Kreislauf und Atmung sowie eventuelle Blutdrucksenkung und Ödembehandlung (Hochlagern des Oberkörpers, nicht des Kopfes allein) im Vordergrund. Die Nachbehandlung der persistierenden Ausfälle ist komplex und langwierig. Physiotherapie, Sprachtherapie und umfassende Rehabilitationsmaßnahmen sind so früh wie möglich einzuleiten.
Bei der Akutversorgung sind nach einem Konsensuspapier folgende Empfehlungen zu beachten:

- Blutgas-Überwachung, um rechtzeitig intubieren und beatmen zu können,
- medikamentöse Herzstützung nur bei Herzinsuffizienz,
- auch bei Hochdruck keine drastische Blutdrucksenkung, da bei Hypotonie die Gehirnperfusion vermindert wird,
- Hyperglykämien verschlechtern die Prognose, daher keine über 10%igen Glukoselösungen als Infusion,
- Hämodilutionen sind nur bei Polyzythämien indiziert.

Medikamentös sind Strophanthin, Digitalis und potenzierte Organpräparate von Herz und Plazenta zur Stützung der Herzleistung geeignet. Die Sauerstoff- und Energiebilanz läßt sich durch Katalysatoren des Energiestoffwechsels (Coenzyme compositum, Ubichinone) verbessern. Ginkgo-Präparate sind zur Durchblutungsförderung des Gehirns geeignet. Regenerations- und Reparationsmittel sind Organpräparate aus Gehirngewebe in verschiedenen Aufbereitungsformen.

Homöopathisch werden empfohlen:

- Barium carbonicum D4 (für Lähmungen nach Hirnblutungen),
- Phosphorus D12 (bei zarten Menschen nach Hirnblutungen),

- Crotalus D12 (bei kräftigen Menschen nach Hirnblutungen),
- Hyoscyamus D6 (bei frischer Stimmbandlähmung),
- Causticum D12 (bei älterer Stimmbandlähmung).

Als Rezidivprophylaxe oder Sekundärprävention wird Frühkoagulation bei thrombotischen Gefäßverschlüssen empfohlen. Die Effektivität von Acetylsalicylsäure ist wegen der mit hohen Dosen verbundenen Nebenwirkungen problematisch. Über den ADP-Antagonisten Triclopidin fehlen bislang Langzeiterfahrungen.

Appendizitis

Definition: Entzündung des Wurmfortsatzes (Appendix) durch meist enterogene, seltener hämatogene Infektion, begünstigt durch anatomische oder mechanische Disposition.

Klinische Daten: Dem Verlauf nach wird eine akute, chronische und chronisch-rezidivierende Form unterschieden.
Die *akute Appendizitis* ist die häufigste akute Abdominalerkrankung im Kindes- und Jugendalter, kommt aber in jeder Altersstufe vor. Bei akutem Beginn mit Erbrechen, Übelkeit, Fieber, Durst, Angst- und Unruhezuständen, verlagern sich die anfänglich in den Oberbauch projizierten Schmerzen in den rechten Unterbauch. Bei älteren Menschen ist diese Symptomatik weniger charakteristisch.
Diganostische Hinweise sind: Druckschmerz im rechten Unterbauch (McBurney-Punkt), Loslaß-Schmerz bei Druck auf den linken Unterbauch (Blumberg-Zeichen), Schmerzen bei rektaler Untersuchung. Blasses Munddreieck und belegte Zunge weisen auf die peritoneale Reizung hin.

Therapie: Die Therapie der Wahl ist die möglichst frühzeitige Appendektomie, welche innerhalb der ersten zwei Tage nach den ersten Krankheitszeichen durchgeführt werden sollte. Komplikationen, welche bei Zuwarten die Mortalitätsrate um das Zehnfache erhöhen, sind *perityphlitische Abszesse* und *Peritonitis.*
Die *chronische* und *chronisch-rezidivierende Appendizitis* ist durch rezidivierende, eher ziehende als stechende Schmerzen im rechten Unterbauch gekennzeichnet. Die geweblichen Veränderungen gehen dabei von der chronischen Entzündung bis zur Degeneration der Strukturen. In diesen Zuständen bildet die Appendix einen abdominellen Fokus.
Konservative Therapieansätze bei der chronischen Appendizitis sind Eisbeutel oder Wärme je nach Empfinden beziehungsweise Erleichterung der Schmerzen und mikroökologische Regulierung der Darmflora.
Nach den homöopathischen Arzneimittelbildern werden empfohlen:

- Aconitum D6 bis D30 (im Beginn von Rezidiven, bei ausgeprägtem Durst, Angst),
- Arsenicum album (schneidende Schmerzen, Ekel vor dem Essen, Verlangen nach kaltem Wasser, das in kleinen Schlucken getrunken wird),
- Bryonia D3, D4 (stechender Schmerz, großer Durst, Reizbarkeit),
- Colocynthis D6, D12 (kolikartige Schmerzen, Meteorismus),
- Dioscorea villosa D3, D4 (krampfartiger Schmerz wechselnder Lokalisation, Meteorismus),
- Mercurius D6, D12 (brennender Schmerz, ständiger Stuhldrang, dick belegte Zunge, Foetor ex ore),
- Apis D4 (sticht, druckempfindlich, Eisbeutel lindert),
- Lachesis D12 (stechende Schmerzen bis in den Rücken, liegt mit angezogenen Beinen im Bett).

Lymphomyosot sollte bei Lymphatismus als Basisbehandlung, Mucosa compositum zur Regeneration eingesetzt werden.

Argininsuccinurie

Synonyma: Arginin-Succinin-Azidurie, Arginin-Bernsteinsäure-Schwachsinn.

Definition: Autosomal-rezessiv erbliche, schwere Entwicklungsstörung, die durch einen Mangel an Argininsuccinatlyase zu Speicherungen im Gehirn, Nieren und den Erythrozyten führt.

Klinische Daten: Bei unterschiedlichem, meist frühem Manifestationsalter beziehungsweise Diagnosestellung steht die zunehmende schwere geistige Entwicklungsstörung im Vordergrund. Krampfpotentiale im EEG, manifeste Anfälle und – später – Ataxie ergänzen die zerebrale Symptomatik. Diagnostische Hinweise sind ein trauriger Gesichtsausdruck und die brüchigen, trockenen Haare (Trichorrhexis nodosa). Hepatomegalie, transitorische Bewußtseinstrübungen, Brechattacken und Temperatursteigerungen wurden in Einzelfällen beobachtet. Die Arginin-Bernsteinsäure ist in Liquor, Urin und Plasma erhöht.

Therapie: Das insuffiziente Enzym Argininsuccinatlyase steht in therapeutisch verwendbarer Form nicht zur Verfügung. Eiweißarme Diät und intermediäre Katalysatoren des Zitronensäurezyklus stellen unspezifische Hilfen dar. Versuche mit Natrium- oder Kalziumbenzoat und Natriumphenylacetat sind hinsichtlich des Dauererfolges noch nicht beurteilbar. In akuten Komazuständen können Hämodialyse oder Austauschtransfusionen erforderlich werden.

(Literatur: Schreier, 1965)

Arsenbelastung

Vorkommen: Arsenite und Arsenate sind in der Natur weitverbreitet, ihr Anteil im Erdboden liegt zwischen 1–40 ppm, im Wasser zwischen 0,006–0,05 ppm.
Industrielle Belastungen können durch Bleiarsenat (Schädlingsbekämpfungsmittel), Kalziumarsenat und Natriumarsenat (Holzkonservierungsmittel) entstehen.
Umweltbelastungsfaktoren mit Arsen resultieren aus Landwirtschaft, Glasbläsereien, Töpfereien, metallurgischen Betrieben sowie chemischer und pharmazeutischer Industrie.

Physiologische Daten: Im menschlichen und tierischen Organismus liegt der Arsengehalt unter 1 ppm. Das Haar enthält 0–0,77 ppm, in den Zähnen liegt der Durchschnitt bei 0,06 ppm. Arsenate ähneln in ihrem tetraedrischen Valenzzustand den Phosphaten, sind aber labiler und reagibler. Es besteht eine besondere Affinität zu Thiolgruppen, speziell zu Glutathion-Adenylat, was in der Entgiftungstherapie genutzt werden kann. Arsenat kann anorganisches Phosphat bei der Decarboxylierung von Methylmalonyl-CoA ersetzen. Arsenat und Phosphat sind Antagonisten in der oxidativen Phosphorylierung der Mitochondrien. Arsenite blockieren Enzymsysteme in Thiolgruppen, wobei über ein Mercaptid die Bildung von Acetyl-CoA blockiert wird. Die Affinität zu SH-Gruppen wirkt sich besonders im Pyruvatdehydrogenase-Komplex toxisch aus. *Arsentoxikosen:* AsH_3 ist schon in geringen Dosen von 3–10 ppm hochgiftig. Die frühere Lues-Behandlung mit Arsenverbindungen (Salvarsan) setzte erhebliche Schäden, ist heute aber verlassen. In niedrigeren Konzentrationen findet sich Arsen in der Fowlerschen Lösung und in Roboranzien, die vor allem in den Alpenländern (Bergsteiger) im Gebrauch waren.
Arsenverbindungen führen durch Bindung an Hämoglobin zur Hämolyse; Leber- und Nierenschädigungen und Kardiomyopathien wurden beobachtet. Arsenüberladungen sollen zu Malignomen disponieren. Bei Säugetieren führt Arsen zu Entwicklungsverzögerungen.
Die Dekorporierung von Arsen wird wegen der Affinität zu Thiolgruppen und anderen Schwefelverbindungen über diese versucht.

Therapie: Im Vordergrund steht das Erkennen und Ausschalten der Belastungsursache. Darüber hinaus sind Detoxifikationsstrategien gegen toxische Metalle angezeigt.

Arterielle periphere Durchblutungsstörungen

Definition: Periphere arterielle Durchblutungsstörungen sind Durchblutungsstörungen der Extremitäten aufgrund von Stenosen und Verschlüssen der Aorta und/oder der die Extremitäten versorgenden Arterien oder, wesentlich seltener, aufgrund eines Spasmus einer Extremitätenarterie oder einer erhöhten Viskosität des Blutes.

Klinische Daten: Entsprechend der Ätiologie können folgende Arten von arteriellen Durchblutungsstörungen unterschieden werden: akute arterielle Durchblutungsstörungen, chronische arterielle Durchblutungsstörungen, entzündliche arterielle Durchblutungsstörungen, vasospastische arterielle Durchblutungsstörungen, funktionelle oder organisch bedingte Mikroangiopathien und nicht vaskulär bedingte Durchblutungsstörungen.

Akute arterielle Durchblutungsstörungen der Extremität, bedingt durch eine periphere Embolie oder eine akute Thrombose bei chronisch-arterieller Verschlußkrankheit, sind durch Schmerzen, Blässe und fehlende periphere Pulse charakterisiert. Beim Übergang in ein akutes Ischämiesyndrom treten zusätzlich Parästhesien und Bewegungsverlust ein, bei fortschreitender Ischämie kann es zum Schock kommen (pain, pallor, pulselessness, paresthesia, paralysis, prostration).

Chronische arterielle Durchblutungsstörungen sind durch eine länger bestehende Claudicatio intermittens (intermittierendes Hinken) bei Befall der Becken- und/oder Beinarterien charakterisiert. Die Beschwerden sind von der Lokalisation der Obliteration (Beckentyp, Oberschenkeltyp, Unterschenkeltyp) abhängig und werden in vier Klassen nach Fontaine eingeteilt. Klinisch können sich trophische Störungen ausbilden, die Pulse peripher des Verschlusses sind meist nicht, bei guter Kollateralisation abgeschwächt palpabel.

Entzündliche arterielle Durchblutungsstörungen im Rahmen einer Thrombangiitis obliterans (Morbus Winiwarter-Buerger) sind durch schubweisen Verlauf mit segmental auftretenden Verschlüssen und akut eintretender Claudicatio intermittens oder akut sich verschlechternder Claudicatio intermittens charakterisiert. Klinisch finden sich im allgemeinen trophische Störungen. Bei akralen Verschlüssen können sich Finger- oder Zehenkuppennekrosen ausbilden. Peripher des Verschlusses sind die Pulse nicht, bei späterer guter Kollateralisation abgeschwächt palpabel. Typischerweise, wenn auch selten, kann es zu einer Beteiligung intrazerebraler Arterien kommen. Eine Beteiligung der Venen führt zu einer Phlebitis migrans.

Entzündliche arterielle Durchblutungsstörungen im Rahmen des Takayasu-Syndroms (pulseless disease) sind durch überwiegenden Befall des Aortenbogens und der supraaortalen Äste, aber auch durch einen Befall der gesamten Aorta und der Beckenarterien charakterisiert.

Vasospastische arterielle Durchblutungsstörungen sind durch vorübergehende Spasmen charakterisiert und damit rückbildungsfähig. Diese Durchblutungsstörungen sind meist durch einen gesteigerten Sympathikotonus bedingt. Die funktionellen Durchblutungsstörungen manifestieren sich vorwiegend an den Akren, deren relativ große Hautfläche zu einer raschen Abkühlung disponiert. Klinisch stehen Hautsymptome wie kalte Hände und Füße sowie eine Hyperhidrosis im Vordergrund. Typisches Beispiel ist das primäre Raynaud-Syndrom, dessen intermittierender, meist symmetrisch auftretender Verschluß von Digitalarterien zu einem Kältegefühl, einer zyanotischen Verfärbung und Blässe der Finger oder Zehen führt. Die Ischämie wird durch einen Kältereiz (Arbeiten im kalten Wasser, niedrige Außentemperaturen) ausgelöst und hält einige Minuten, selten länger an. Symmetrischer Befall ist die Regel, aber nicht obligat. Der Daumen ist meist nicht betroffen. Trophische Störungen fehlen. Der „Raynaud-Anfall" löst sich meist spontan, die betroffenen Finger werden vorübergehend rot, um dann wieder ihre normale Hautfärbung anzunehmen. Junge Frauen sind bevorzugt betroffen.

Vasospastische Durchblutungsstörungen können auch durch Einnahme von ergotamin- oder methysergidhaltigen Medikamenten auftreten.

Funktionelle Durchblutungsstörungen der kleinen Arterien (Mikroangiopathien) führen klinisch zu dem Bild der Akrozyanose, das sich überwiegend bei jüngeren Frauen findet.

Organische Durchblutungsstörungen der kleinen Arterien (Mikroangiopathien) finden sich als Begleiterscheinungen von systemischen Erkrankungen. Hierzu zählen der Diabetes mellitus, die Purpura Schönlein-Henoch, thrombotische Mikroangiopathien vom Typ Moschcowitz und Kollagenosen vom Typ der Panarteriitis nodosa oder der Dermatomyositis.

Nicht vaskulär bedingte Durchblutungsstörungen finden sich bei veränderter Zusammensetzung des Blutes mit erhöhter Blutviskosität wie bei der Polycythaemia vera, aber auch bei der Kältehämagglutinationskrankheit.

Ursache der chronischen arteriellen Verschlußkrankheit ist die Arteriosklerose. Risikofaktoren der Arteriosklerose sind Rauchen, Diabetes mellitus, Hyperlipoproteinämie, Hypertonie und Übergewicht. Ursachen der akuten, embolisch bedingten arteriellen Verschlußkrankheit können ein Mitralvitium, eine Kardiomyopathie, ein Aneurysma der linken Herzkammer, ein Aneurysma der Aorta oder schwere arteriosklerotische Veränderungen der Aorta und der Beckenarterien sein, die zu arterioarteriellen Embolien führen.

Therapie: Die einzuschlagende Therapie bei arteriellen Durchblutungsstörungen hängt von der Art, von der Lokalisation und dem Schweregrad des Befundes ab. Zu den konservativen Verfahren gehören die physikalische Therapie mit Gehtraining, vasoaktive Substanzen (Buflomedil, Ginkgo-biloba-Präparate, Naftidrofuryl und Pentoxifyllin) und Thrombolytika wie Streptokinase, Urokinase und Gewebs-Plasminogen-Aktivator (rt-PA), um Obliterationen aufzulösen.
Zu den interventionell-radiologischen Verfahren gehören die perkutane transluminale Angioplastie, die Laserangioplastie und die Rotationsangioplastie.
Zu den operativen Verfahren gehören der Bypass (Venenbypass/Kunststoffbypass), die Thrombendarteriektomie, die Sympathektomie (thorakal und lumbal) und bei Versagen der lumeneröffnenden Verfahren die Amputation.
Zu den prophylaktischen Verfahren gehören die physikalische Therapie, die Beeinflussung der Risikofaktoren und die Gabe von Thrombozytenfunktionshemmern und Antikoagulanzien.

Gustav Trübestein

Arteriosklerose

Synonyma: Atheromatose, Arteriosklerosis, Arterienverkalkung.

Definition: Verhärtung und Verdickung der Arterienwand mit Elastizitätsminderung und Lumeneinengung.

Klinische Daten: Für die Entstehung werden endogene (familiäre Disposition, Hypertonie, Hyperlipidämie, Diabetes mellitus, Antigen-Antikörper-Komplexe, Entzündungen, Perfusionsstörungen) und exogene Noxen (Umwelttoxine, Nikotin, Streßfaktoren) verantwortlich gemacht. Vermutlich handelt es sich um eine multifaktorielle Erscheinung, für welche Dauerbelastung, Überlastung und Alter eine besondere Rolle spielen. Die pathogenetische Sequenz läuft über Strömungsanomalien, Endothelläsionen, Intima-Ödem, Anstieg der sauren Mukopolysaccharide, Lipoproteinausfällungen, Bindegewebsproliferation mit Kollagen- und Elastinvermehrung (Fibrose), hyaline Degeneration, Sklerosierung bis zur Verkalkung. Der Thrombozytenaggregation wird zunehmend eine Kausalrolle zugeschrieben.
Die klinischen Folgen sind Durchblutungsstörungen, Ischämie, Sauerstoff- und Energiedefizite jenseits der Engstelle. Die klinische Symptomatologie hängt von der Lokalisation ab. Die folgenschwersten Auswirkungen haben Einengungen (Angina pectoris) oder Obliteration der Koronararterien (Koronarsklerose, Herzinfarkt) und der Arterien des Gehirns (Zerebralsklerose, ischämischer Infarkt, Apoplexie). Peripher sind bevorzugt die Beinarterien betroffen (Raucherbein, Claudicatio intermittens, diabetische Vasopathie bis zur Gangrän). Bei der sogenannten Mönckeberg-Sklerose, die überwiegend bei Männern und Diabetikern auftritt, liegt eine Verhärtung bis Verkalkung der Media ohne Beteiligung der Intima vor.

Therapie: *Allgemeinbehandlung:* Die therapeutischen Konsequenzen hängen von der Ursache, Lokalisation und Schwere der Gefäßveränderungen ab. Das Ausschalten bekannter Noxen (Rauchen, Streß, Diabetes-Einstellung) ist Voraussetzung, zumal in Frühstadien noch eine Rückbildung der Gefäßläsionen möglich ist. Thrombozytenaggregationshemmer werden präventiv und therapeutisch eingesetzt, wobei zur Zeit Salicylsäurederivate favorisiert werden. Die *Ernährung* sollte eiweiß-, fett- und salzarm sein, wobei die Bedeutung der mehrfach ungesättigten Fettsäuren und des Cholesterins in Diskussion stehen. Bei eventuell erforderlicher Blutdrucksenkung sollte man sich neben der Ernährungsumstellung mild wirkender Phytopharmaka bedienen.

Physikalische Verfahren haben in Frühstadien und als Rezidivprophylaxe nach ischämischen Insulten ihren Stellenwert. Regelmäßige, auf das Leistungsvermögen abgestimmte Bewegungstherapien (Wandern, Konditionierungsprogramme, Turnen, Ballspiele, Schwimmen),

Kneipp-Methoden, Wechselbäder, Sauerstofftherapien dienen dem „Gefäßtraining".

Geeignete *Phytotherapeutika* beziehungsweise *Homöopathika* sind:

- Strophanthus, Crataegus (bei Herz-Symptomatik),
- Knoblauch (bei Hyperlipidämie),
- Cralonin, Ginkgo, Cocculus (bei zerebraler Symptomatik),
- Aesculus (bei Claudicatio intermittens und venöser Mitbeteiligung),
- Hypericum, Kava (bei Depressionen).

Als *Organotherapeutika* für die Reparation und Regeneration der Gefäßschäden eignen sich Präparate von Plazenta, fetalem Herz, Arterie, Bindegewebe, Leber, Nebenniere in Form von Lyophilisaten, Lysaten, Ultrafiltraten und potenzierten Präparaten dieser Organe.

Die Organotherapie ist zweckmäßigerweise durch Enzymgemische und Enzymkombinationen zu ergänzen. Da die biochemischen Entgiftungsmechanismen auf Sulfatgruppen angewiesen sind, empfehlen sich folgende Kombinationen:

- Sulfatadenyltransferase + Chondroitinsulfotransferase + Cholinacetyltransferase + Katalase (Rheumajecta),
- Triacyglycerollipase + Acyl-CoA-Dehydrogenase + Aminooxidase (Flavin) + Monophenolmonoxygenase (Vaselastica).

Diese Katalysatoren sind durch mitochondriale Katalysatoren und deren Cofaktoren, wie sie in den Composita Ubichinon compositum, Coenzyme compositum und Glyoxal compositum vorliegen, zu ergänzen.

An *homöopathischen Einzelmitteln* können je nach Arzneimittelbild eingesetzt werden: Arnica, Aurum, Barium carbonicum, Jodum, Secale, Viscum.

Arthritis

Synonyma: Gelenkentzündung, Synovitis, Gelenkerguß (s. auch Polyarthritis, Arthrose).

Definition: Entzündung in einem oder mehreren Gelenken mit Schmerzen, Schwellung und Funktionseinschränkung. Zusätzlich können Rötungen und Gelenkergüsse auftreten. Degenerative Folgen wie Gelenkknorpeldestruktionen (s. Abb. 18, 20), Ablagerungen (s. Abb. 17), Fehlstellungen, Kontrakturen und Versteifungen sind den Arthrosen zuzurechnen.

Klinische Daten: Ursachen und Formen der Gelenkentzündungen sind mannigfaltig. Ihre Einteilung erfolgt nach Zahl der beteiligten Gelenke, Lokalisation, Art der Entzündung und Ursache. Die ursachenbezogene Einteilung ergibt die besten Aussagen für die therapeutischen Konsequenzen.

- ▶ Entzündungsform: serös, eitrig (Gelenkempyem), fibrinös,
- ▶ Lokalisationen: Monarthritis, Oligoarthritis, Polyarthritis,
- ▶ Verlauf: akut, subakut, chronisch, chronisch-rezidivierend,
- ▶ Ursachen:
  - infektiös: a) direkte Gelenkinfektionen, Gelenkempyeme; b) hämatogen (über den Blutweg infiziert),
  - para- oder postinfektiös (als fakultatives Begleitsymptom anderer Infektionen),
  - reaktiv (bei Autoimmunkrankheiten, Kollagenosen),
  - rheumatoide und juvenile rheumatoide Arthritis (Still-Syndrom),
  - allergisch: Antigen-Antikörper-Reaktion auf antigene Substanzen inklusive Medikamente,
  - stoffwechselbedingt bei Speicherkrankheiten, Mineralablagerungen (s. Abb. 17),
  - spezifisch: Arthritis sicca bei Tuberkulose, A. syphilitica, A. urica, A. psoriatica.

Therapie: Die Behandlung einer Arthritis ist abhängig von der Ursache, der Akuität und der Lokalisation. Deshalb können hier nur allgemeine Hinweise gegeben werden.

Basismaßnahmen sind Ursachenbekämpfung beziehungsweise -ausschaltung, Ruhigstellung, Lebensstil- und Ernährungslenkung, einschließlich Heilfasten. *Physikalische Maßnahmen* sind Bäder, Gymnastik, Packungen, thermische und elektrische Verfahren, Schröpfen, Cantharidenreize.

Konventionelle medikamentöse Therapie: steroidale und nichtsteroidale Antiphlogistika (Antirheumatika) im akuten Zustand und bei Exazerbationen; Vitamin E (300–400 Einheiten täglich) und Vitamin-B- + -E-Kombinationen.

Bioenergetische Verfahren: Akupunktur, Elektroakupunktur, Bioresonanztherapie.
Ausleitende Therapien: Solidago, Lymphomyosot; proteolytische Enzyme zur Dekorporierung von Immunkomplexen.
Umstimmungstherapien: Eigenblut- und Auto-Sanguis-Stufentherapie.
Homöopathische Empfehlungen:

- Acidum benzoicum D2–D4 (Polyarthritis, flüchtige, wandernde Schmerzen),
- Acidum formicicum D12–D30 (Schmerzen in allen Gliedern, Muskelschwäche),
- Berberis D3 (wunder Fersenschmerz, alle Glieder betroffen),
- Bryonia D2 (bewegungsabhängige Schmerzen),
- Colchicum D6–D12 (Arthritis urica, druckempfindliche Gelenkschmerzen),
- Dulcamara D2–D4 („eiskalte“ Glieder, Nässe und Kälte verschlimmern),
- Ferrum metallicum D3–D6 (reißende, stechende Muskel- und Gelenkschmerzen),
- Kalmia D2–D4 (wetterabhängige neuralgische Schmerzen im Wirbelsäulen-, Schulter- und Lendenbereich),
- Ledum D6–D12 (Rückensteifigkeit, „Zukken“ in den Gelenken),
- Lithium carbonicum D3 (Fingergelenke sind betroffen),
- Luesinum D200 (zweimal jährlich),
- Rhododendron D3 (rheumatische Episoden bei regnerischem, windigem Wetter),
- Rhus toxicodendron D4–D12 (Müdigkeits- und Lahmungsgefühl),
- Spiraea D2 (Schmerzen mit wechselnder Lokalisation, Schweißausbrüche),
- Thuja occidentalis D4–D12 (plötzliche Schmerzattacken, Hals- und Gesichtsschweiß),
- Tuberculinum GT D200 (2mal monatlich als Konstitutionsmittel).

Arthromyodysplasia congenita

Synonyma: Arthrogryposis multiplex congenita, Myodystrophia foetalis deformans, Guérin-Stern-Syndrom.

Definition: Angeborene mesenchymale Dysplasie, wobei Gelenke, straffe Bindegewebe und Muskel besonders betroffen sind. Leitsymptom der graduell verschieden ausgeprägten Systemstörung ist die Arthrogryposis (Gelenkverkrüppelung).

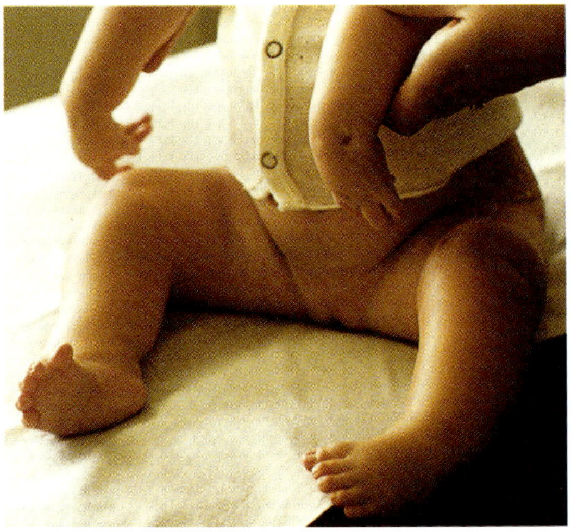

Abb. 160: Arthromyodysplasie bei einem sechs Monate alten Säugling

Klinische Daten: Charakteristisch ist die starre Fixierung der Gelenke durch myogene und neuromuskuläre Kontrakturen, wobei die Bewegungseinschränkung an den großen Gelenken am deutlichsten ausgeprägt ist. Die statische Entwicklung ist durch die Beugekontrakturen, Gelenkdysplasien, Gelenkversteifungen bis zur Arthrostenose schwerwiegend behindert. Die Extremitäten sind verkrümmt, verkürzt, die Hände pflegen nach ulnar abzuweichen (Abb. 160). Zunehmende Hyperlordose. Neben den Muskeln sind die Gelenkformationen, Bindegewebe, Sehnen, Faszien und Subkutis betroffen.

Therapie: Basis der Behandlung ist ein intensives physiotherapeutisches Programm mit Krankengymnastik, Bindegewebsmassage, Schwimmen und Beschäftigungstherapie. Bei Beteiligung der Kiefergelenke ist auch eine Sprachanbahnungstherapie erforderlich. Das passive Training der deformierten Gelenke steht dabei im Mittelpunkt. Medikamentös unterstützt wird die Behandlung mit Enzymkombinationen für den Muskel- und Bindegewebsstoffwechsel (Coliacron, Rheumajecta) und Katalysatoren (Zeel P, Coenzyme compositum) und Organotherapeutika aus Knorpel, Bindegewebe, Muskel und Plazenta.

Arthrose

Definition: Verschleißerscheinungen der Gelenkflächen bezeichnet man als Arthrose oder Arthrosis deformans. Der Begriff Arthrose kommt aus dem Griechischen (Arthro = Gelenk). Die Arthrosis deformans ist eine degenerative, nicht akut entzündliche Erkrankung eines Gelenks, besonders des Gelenkknorpels (s. Abb. 20). Der Begriff „Verschleiß", wie er im Deutschen als Übersetzung für Arthrose gebraucht wird, ist nicht in jedem Fall zutreffend, da nicht immer ein Verschleiß für die Entstehung der Arthrose vorliegt.

Klinische Daten: Arthrosen treten gehäuft bei älteren Menschen auf. Überwiegend sind die unteren Extremitäten (Hüftgelenk und Kniegelenk) betroffen. Sie sind aber auch bei Jugendlichen und Kindern möglich (z. B. posttraumatische Arthrosen, Koxarthrose nach Hüftkopfnekrose).
Zunächst kommt es zum Knorpelreiben im Gelenk. Später, zusätzlich zum Bewegungsschmerz vor allem als Einlaufschmerz bekannt, entwickelt sich ein Dauerbelastungsschmerz. Gelenkkapselveränderungen können lange fehlen. Sie können jedoch auch ausgeprägt sein mit Gelenkkapselverdickung, -überwärmung, Bewegungsschmerz und intraartikulärer Ergußbildung. Es ist dann das Bild der aktivierten Arthrose festzustellen. Beim Ablauf dieses Prozesses kommt es zur Minderung des Knorpels und zur Versteifung oder zur Verkrümmung des Gelenks (Abb. 161).
Ursachen: Für die Entstehung der Arthrose sind eine Vielzahl von Gründen zu nennen. Der Gelenkknorpel ist für ein gutes Gleiten des Gelenks wichtig. Nur solange die Versorgung des Knorpels mit Nährstoffen aus der Gelenkkapsel gesichert ist, kann die Gleitfunktion aufrechterhalten werden. Neben einer gestörten Versorgungsleistung können auch andere Faktoren wie Übergewicht, Fehlhaltungen, einseitige Belastung, Streß und vieles mehr angeführt werden.
Im antihomotoxischen Sinne kommt es zu einer Einströmung von Homotoxinen, die der Körper nicht mehr ausreichend abfangen kann.

Therapie: Die konservative Therapie wird unterteilt in allgemeine Maßnahmen, medikamentöse Therapie, physikalische Therapie und operative Maßnahmen.

- Zunächst sind die Faktoren auszuschalten, die den arthrotischen Prozeß unterhalten. Dazu zählen eine Reduktionsdiät bei Übergewicht, die Besserung anderer Erkrankungen wie Diabetes mellitus, die Versorgung mit gutem Schuhwerk, Bandagen und mit Gehhilfen.
- Die Anflutung von Homotoxinen wird am ehesten mit der antihomotoxischen Ausschwemmung beantwortet. Dazu zählen Lymphomyosot mit seinen lymphreinigenden Eigenschaften, Traumeel als Antiphlogistikum und Analgetikum und Organpräparate wie Hepar compositum und Solidago compositum S. Zeel wird als Knorpelaufbaumittel periartikulär oder intraartikulär verabreicht. Bewährt haben sich auch Nosoden wie das Psorinoheel als Breitbandnosode. Die Katalysatorenfunktion wird durch Coenzyme compositum und Ubichinon compositum wiederaufgebaut. Darüber hinaus haben sich auch Radikalfänger wie Vitamin E als wertvoll erwiesen.
- Das Ziel muß sein, die Beweglichkeit zu erhalten und die Schmerzen zu mindern. Es bieten sich Wärme- oder Kälteanwendungen an. Bestrahlungen und Iontophoresethe-

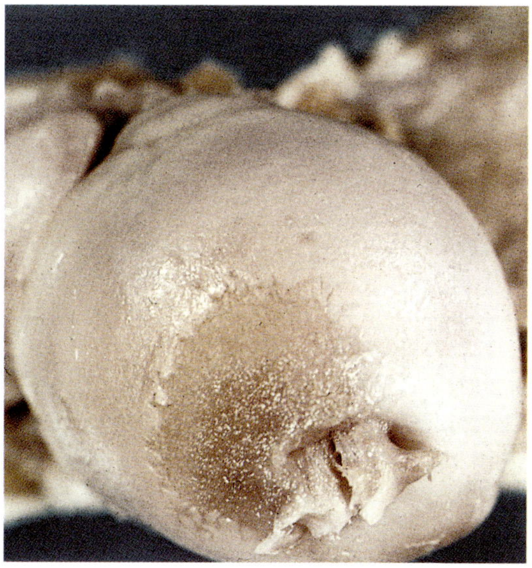

Abb. 161: Hüftgelenksarthrose mit Verlust der Knorpelschicht

rapien sind sinnvoll. Bewegungsbäder und Krankengymnastik sind zu empfehlen. Bewegungsübungen müssen einstudiert und täglich durchgeführt werden. Dehnungen der Muskulatur und Massagen sind sinnvoll, um Kontrakturen zu verhindern.

▶ Schwere Arthrosen, vor allem im Bereich der Hüften oder der Knie, sind heute durch eine Versorgung mit einem neuen Gelenk gut zu beheben.

DIETHELM KLEINSTOLL

Aseptische Osteochondronekrosen

Synonyma: Osteochondronekrosen, örtliche Malazie, aseptische Knochennekrosen, juvenile Osteochondropathie, aseptische Epi- und Apophysennekrose.

Definition: Aseptische Nekrosen sind umschriebene, aseptisch verlaufende Nekrobiosen prädisponierter Skelettabschnitte. In relativ begrenzten Ossifikationsstadien der Epi- und Apophysenentwicklung scheint eine erhöhte Vulnerabilität gegenüber mechanischer Überbeanspruchung zu bestehen, die Pathogenese ist letztlich aber noch ungeklärt.

Klinische Daten: Die Übersicht (Tab. 81) stellt die bekanntesten und selteneren Formen aseptischer Osteochondronekrosen zusammen. Die Krankheitsbilder wurden vorwiegend im radiologischen, orthopädischen, chirurgischen und pädiatrischen Schrifttum publiziert.
Symptome: Die symptomatischen Auswirkungen hängen von der Lokalisation ab. Gemeinsam ist allen Formen eine mehr oder minder starke Funktionseinschränkung, Belastungs- oder Ruheschmerz. Bei peripheren Lokalisationen können Schwellungen beobachtet werden. Klinische Besonderheiten wichtiger Formen werden gesondert behandelt (s. dort).

Therapie: Der meist langfristige Krankheitsprozeß neigt zur Spontanheilung. Befristete Ruhigstellung kann erforderlich sein, extreme oder traumatisierende Belastungen sind zu vermeiden.
Welchen Einfluß Knochenextrakte und Knorpelhydrolysate auf den Verlauf haben, ist schwer überprüfbar. Für die Osteogenese wichtige Elemente (Kalzium, Magnesium, Fluor, Kupfer, Bor, Strontium, Silizium) sollten in allopathischen Dosen oder homöopathischen Tiefpotenzen (Kalzium, Magnesium), Mittelpotenzen (Kupfer, Silizium) oder Hochpotenzen (Strontium, Bor) gegeben werden.

Asthma bronchiale

Definition: Das Bronchialasthma ist eine durch reversible Bronchiallumeneinengung anfallsweise auftretende Dyspnoe.
Die Ätiologie des Asthmas ist zwar noch nicht bekannt, aber ein deutliches Kennzeichen dieser Krankheit ist die Hyperaktivität der Atemwege als Reaktion auf Inhalationen von Methacholin oder aerosolisierten Allergenen (normale Versuchspersonen zeigen nach der Inhalation von 10 ng Histamin asthmatische Reaktionen, Asthmatiker reagieren dagegen bereits auf 0,5 ng oder weniger). Bei manchen Patienten kann die Atemwegsverengung auf eine allergische Reaktion zurückzuführen sein, bei anderen lösen spezifische Stimuli Episoden aus und lassen auf eine ätiologische Beziehung schließen (sportliche Betätigung, Abkühlung der Atemwege, Wasserdampf oder Streß). Bei der Mehrzahl der Patienten bleibt die Ursache jedoch unbekannt.

Klinische Daten: Pathogenetisch wird das mit der Zivilisation zunehmende Leiden charakterisiert durch die Trias Bronchospasmus, Schleimhautschwellung und dyskrine Sekretvermehrung. Die auslösenden Ursachen für die mit schwerer Atemnot einhergehende Symptomatik sind verschieden und teilweise komplex (allergische, infektiöse, physikalische, nervale Noxen und Reize). Eine Schlüsselstellung dürften die Sekretionsprodukte von Mastzellen (Histamin, Leukotriene) einnehmen. Luftnot, Husten, zäher Bronchialschleim, verlängerte Exspiration, Zyanose, Angstzustände und angestrengter Gesichtsausdruck prägen die klinische Symptomatik. Das visköse Sputum enthält reichlich eosinophile Leukozyten, sogenannte Curschmann-Spiralen und Charcot-Leyden-Kristalle mit hohem Zinkgehalt.
Obwohl die auslösenden Noxen verschieden und im Pathomechanismus komplex sind, wer-

Tab. 81: Formen und Lokalisationen von aseptischen Osteochondronekrosen

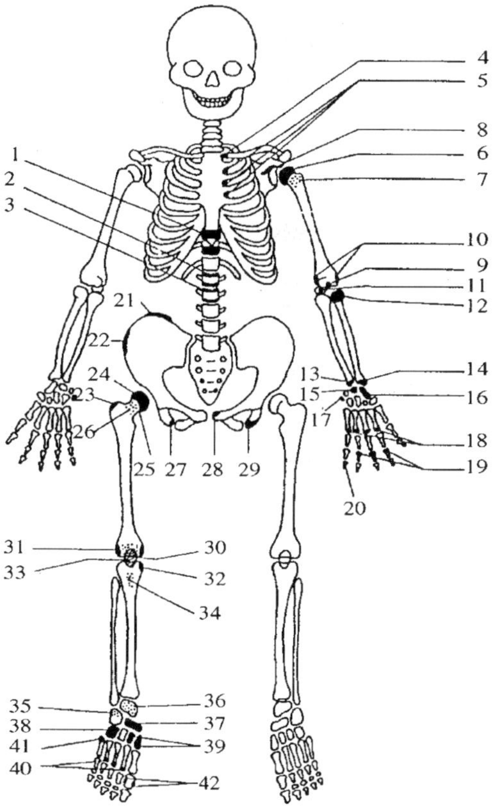

1. *Scheuermannsche Krankheit* (juvenile Kyphose, Adeoleszentenkyphose, Epiphysitis vertebralis, Osteochondrosis vertebralis, Osteochondropathie deformans juvenilis, Knorpelknötchen-Krankheit),
2. *Calvé-Syndrom* (Vertebra plana osteonecrotica, Platyspondylie, Flachwirbel, Plattwirbel, aseptische Nekrose der Wirbelkörper),
3. *Kümmell-Verneuil-Syndrom* (Spondylosis traumatica),
4. *Friedrich-Syndrom* (aseptische Nekrose des sternalen Claviculärendes),
5. *Tietze-Syndrom* (Costalchondritis, Dauerbruch der oberen Rippen, Dystrophie der Rippenknorpel),
6. *Hass-Syndrom* (Osteochondrose des Humeruskopfes),
7. *Osteonekrose des Humerushalses* (Humerus varus),
8. *Osteonekrose der Spina scapulae,*
9. *Panner-Syndrom* (Osteochondrose des Capitulum humeri),
10. *Froelich-Syndrom* (Osteochondrose des condylus humeri),
11. *Osteonekrose des Olecranon (O'Connor),*
12. *Osteonekrose der proximalen Radiusepiphyse,*
13. *Burns-Müller-Syndrom* (Ostechondrose der distalen Ulnaepiphyse),
14. *Osteonekrose der distalen Radiusepiphyse,*
15. *Kieböcksche Krankheit* (Lunatummalazie, Lunatumnekrose, Knieböcksche Malazie),
16. *Preiser-Syndrom* (Osteonekrose des Os naviculare),
17. *Osteochondrose des os pisiforme,*
18. *Dietrich-Syndrom* (aseptische Nekrose der Metakarpalköpfchen),
19. *Tiemann-Syndrom* (juvenile Epiphysenstörung der Phalangealgelenke),
20. *Juvenile Osteomalazie der Kleinfingerendphalange,*
21. *Osteonekrose des Beckenschaufelkammes,*
22. *Osteonekrose der Spina iliaca ant. sup.,*
23. *Osteochondrose der Femurtrochanteren,*
24. *Calvé-Legg-Perthes-Syndrom* (Osteochondropathia deformans coxae juvenilis, Perthessche Krankheit, juvenile Hüftkopfnekrose, Malum coxae juvenilis, Coxa plana),
25. *Epiphyseolysis capitis femoris* (juvenile Epiphysenlösung des Hüftkopfes, Coxa vara idiopathica, Coxa vara adolescentium),
26. *Coxa valga adolescentium,*
27. *Van-Neck-Syndrom* (Ostechondrosis ischiopubica),
28. *Pierson-Syndrom* (Osteochondrosis symphysis pubis),
29. *Osteonekrose der Tuberositas ossis ischii,*
30. *Osteochondrosis dissecans* (Morbus König, Osteochondritis dissecans, Osteochondrolysis dissecans),
31. *Osteonekrose der distalen Fermurepiphyse,*
32. *Blount-Syndrom* (Osteochondrosis deformans tibiae, Tibia vara),
33. *Sinding-Larsen-Sven-Johannson-Syndrom* (Chondropathia patellae, Chondromalazia patellae, Osteopathia juvenilis patellae),
34. *Schlattersche Krankheit* (Osgood-Schlatter-Syndrom, Osteochondrose der Tuberositas tibiae),
35. *Haglund-Sever-Syndrom* (Ostechondrose der Calcaneus-Apophyse, Apophysitis calcanei, Calcaneopathia post. adolescentium),
36. *Dias-Syndrom* (Osteonekrose des Talus),
37. *Köhlersche Krankheit* (Köhler I, Scaphoiditis, Osteonekrose des Os naviculare pedis),
38. *Silverskiöld-Syndrom* (Osteonekrose des Os cuboideum),
39. *Küntscher-Syndrom* (Osteonekrose der Ossa cuneiformia I und II),
40. *Freiberg-Köhler-Syndrom* (Osteochondrose der Metatarsalia II, III, IV, Köhler II, Osteochondroarthropathie),
41. *Iselin-Syndrom* (Osteochondrose der Tuberositas des Os metatarsale V),
42. *Wiedhoff-Greifenstein-Syndrom* (Osteonekrose der Sesambeine).

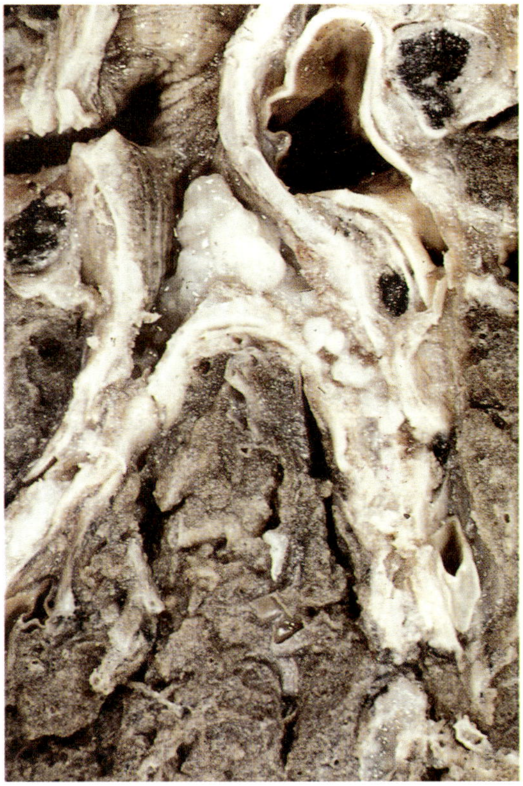

Abb. 162: Status asthmaticus. Längsschnitt der Bronchien an einer formaldehydfixierten Lunge. Die Atemwege sind prall mit hochviskösem, weißlichem Schleim ausgefüllt; etwa 2fache Lupenvergrößerung

den gewöhnlich folgende Formen herausgruppiert: *allergisches Asthma, parainfektiöses Asthma, Streß-Asthma* (durch körperliche und psychische Überlastung), *berufsbedingtes Asthma* (bei Bäckern durch Mehlstaub, Bergarbeitern durch Kohlenstaub, Schleifern durch Metallstaub u. a.), *medikamentöses Asthma und psychogenes Asthma.*

Oft besteht eine Vikariation zwischen Asthma und Hautallergien (Urtikaria, Ekzem). Spätfolgen sind Lungenemphysem, Cor pulmonale, Bronchiektasien.

Eine detaillierte Anamnese ist für die Diagnose des Asthmas unerläßlich. Typische Merkmale sind zeitweilige Episoden von Atemnot, pfeifendem Atmen und Brustenge. Die Beziehung zwischen den vielfältigen Faktoren und der Symptomenexazerbation muß im Detail geklärt werden. Anzahl und Muster der Verschlimmerungen, Aufnahmen in Notfall- und Intensivstationen sowie früherer Bedarf an Steroiden sind Informationen, die helfen können, Patienten mit dem erhöhten Risiko einer schweren oder tödlichen Asthmaerkrankung (Mal asthmaticus) zu identifizieren. Die Familiengeschichte und eine atopische Veranlagung sollten in Erwägung gezogen werden.

Körperliche Untersuchung: Während eines akuten Anfalls fallen Kurzatmigkeit und Angstzustand des Patienten auf. Je nach Schwere des Krankheitsbildes kann sich der Zustand nasal, supraklavikular, kostal und diaphragmatisch verstärken. Der Brustkorb resoniert auf Perkussion, und das Diaphragma kann mit reduzierter Bewegung tief liegen. Die pulmonale Auskultation verursacht ein polyphones Keuchen, das während des Ausatmens in den gesamten Brustraum ausstrahlt. Die Ausatmungsphase ist vier- bis fünfmal länger als die Einatmungsphase, wodurch das Einatmen forciert und kurz ist.

Übliche Diagnosetests: Es müssen nicht alle Zeichen, Symptome und abnormen Laborbefunde vorhanden sein.

Pulmonaler Funktionstest: Beim Asthmaanfall sind FEV_1 (forciertes Exspirationsvolumen in der ersten Sekunde) und FVC (forcierte Vitalkapazität) im allgemeinen niedrig. Die Reduktion von PEFR (maximale exspiratorische Flußrate) kann zur Bestimmung einer Atmungsbehinderung herangezogen werden. Provokationstest mit Methacholin, Histamin oder durch körperliche Betätigung unterstützen die Diagnose.

Sonstige Tests: Bei akuten Anfällen zeigen Röntgenaufnahmen des Brustkorbs eine Hypertransparenz der Lunge sowie eine schwache, verlängerte Herzsilhouette. Das Differentialblutbild weist häufig Eosinophilie auf. Bei nichtatopischen Patienten können Hauttest und IgE-Spiegel des Gesamtserums normal sein.

Therapie: *Konventionell:* Meidung der Auslösefaktoren, Immuntherapie bei atopischen Patienten, Physiotherapie, psychologische Therapie.

Medikamentöse Therapie: Bronchodilatatoren mit betaadrenergenen Agenzien, anticholinerge Agenzien, Theophyllin, Kortikosteroide, Cromoglycinsäure zur Degranulation von Mastzellen. Die Wirkung von niedrig dosiertem Methotrexat und Ciclosporin wird zur Zeit noch untersucht, da ihre Anwendung aufgrund einer erheblichen Toxizität eingeschränkt ist.

Biologische Therapie: Wasser- und Nahrungsaufnahme unter Wahrung der digestiven „Eubiose“, natürliche Antioxidanzien.

Regulationstherapie: Pulsierende elektromagnetische Wellen, Akupunktur, Neuraltherapie.

Klinische Phytotherapie: Thymus vulgaris (vagolytisch, antiseptisch), Rosmarinus officinalis (antiseptisch, vagolytisch), Pinus sylvestris (antiseptisch, die Nebennierenrinde stimulierend), Eucalyptus globulus (antiseptisch), Lavandula vera (antiseptisch, hepatisch ableitend, sympatikolytisch), Drosera rotundifolia (vagolytisch), Ribes nigrum (steroidähnliche Wirkung), Glycyrrhiza glabra (vagolytisch) und Allium cepa (antiseptisch, vagolytisch).

Organotherapie: Hypothalamus, Hypophysis, Glandula suprarenalis, Thyreoidea und Sympathikus bewähren sich bei endokrin-vegetativen Störungen; Funiculus umbilicalis zur „Regeneration“ der Matrix; Pulmo und Bronchus zur Modulation organbezogener Hyperaktivität (vorsichtige Anwendung bei Lungengranulomatosis); Glandula lymphatica bei chronischen Infektionen; Milz und Hepar bei allergischen Zuständen.

Antihomotoxische und homöopathische Therapie: Aus Sicht der antihomotoxischen Medizin ist das Bronchialasthma Ausdruck der biologischen Abwehr der Atemwege gegen Homotoxine, wobei Degenerations- und/oder Dedifferenzierungsphasen (negative Vikariation) mit oder ohne Erfolg auf konstitutionell-diathesischer Basis verhindert werden. Das Alter bei Ausbruch der respiratorischen Symptome und eine frühzeitige antihomotoxische Strategie stellen Hauptbedingungen für die Erhaltung einer gesunden und stabilen Kondition dar. Mit einer antihomotoxischen Therapie kann in der Pädiatrie, selbst bei atopischen Kindern, beim frühesten Auftreten respiratorischer Symptome ein Bronchialasthma verhindert werden, da sich die Erkrankung noch in der Entzündungsphase (nach Reckewegs Sechs-Phasen-Tabelle) mit prominenter lymphatischer Reaktion handelt. Die antihomotoxische Therapie bietet selbst jenen Kindern und Jugendlichen (normalerweise Reaktions- und Depositionsphase der Homotoxikose), die sich nichtintensiven allopathischen Blockadebehandlungen unterziehen mußten und Asthmatiker wurden, eine gute Kontrollierbarkeit ihrer Symptome und eine mögliche Heilung. Bei Erwachsenen und älteren Patienten (normalerweise Depositions- und Imprägnationsphase der Homotoxikose) ist die Prognose bei der antihomotoxischen Therapie günstig, wenn Wohlbefinden, Lebensstil, Anzahl und Schwere der Verschlimmerungen sowie der geringere Gebrauch von allopathischen Arzneimitteln in Betracht gezogen werden. Die Isotherapie mittels Auto-Sanguis-Stufentherapie in Verbindung mit Antihomotoxika hat sich in allen Phasen der Homotoxikose als äußerst wirksam erwiesen.

Die Homöopathie offeriert je nach Konstitutionstyp, Manifestationsart und Arzneimittelbild ein differenziertes Vorgehen, aus welchem einige Angaben herausgehoben werden:

- bei Kindern: Aconitum D30, Belladonna D30,
- bei Kindern mit Asthma und chronischem Husten: Arsenicum album in Hochpotenzen, Tartarus stibiatus in Tiefpotenzen,
- bei älteren Menschen: Senega in Tiefpotenzen,
- bei nächtlichen Asthmaanfällen: Acidum hydrochloricum, Lobelia inflata, Digitalis in Tiefpotenzen,
- bei Asthma mit Magenstörungen: Nux vomica, Lycopodium und Carbo vegetabilis in Tiefpotenzen,
- bei Vikariation mit Hautallergien: Sulfur, Pulsatilla und Dulcamara in Hochpotenzen,
- bei „nervösem“ Asthma: Bromum, Jodum, Ambra und Acidum succinicum in Mittelpotenzen,
- bei starker Verschleimung: Ipecacuanha, Tartarus emeticus und Ammonium carbonicum in Tiefpotenzen.

Geeignete Kombinationspräparate sind Tartephedreel und Drosera-Homaccord.

Folgende Phytotherapeutika werden bevorzugt bei Asthma verwendet: Ephedrin, Datura stramonium, Ammi visnaga.

Ein besonderes therapeutisches Problem stellen die „ausbehandelten“ Fälle dar, bei denen sich durch langfristige symptomatische Behandlung neben einem Lungenemphysem ein Cor pulmonale und eine Erschöpfung des Hypothalamus-Nebennierenrinden-Systems entwikkelt hat. Eine milde Stützung der Herzleistung mit Strophanthin- oder Crataeguspräparaten ist geboten. Die Erschöpfung des endokrinen Regulationssystems, oft bedingt durch Nebennierenrinden-Atrophie, ist nur durch Organotherapeutika aus Hypothalamus, Nebenniere und Lunge behebbar.

Lains Cardoso

Aszites

Synonym: Bauchwassersucht.

Definition: Flüssigkeitsansammlungen im Bauchraum auf entzündlicher (Exsudat) oder nichtentzündlicher (Transsudat) Grundlage.

Klinische Daten: Für die therapeutischen Folgerungen ist eine ätiologisch orientierte Einteilung vorteilhaft. Danach sind folgende Formen zu unterscheiden:

- *entzündlicher Aszites* bei Peritonitis, Polyserositis, Sepsis,
- *nichtentzündlicher Aszites* bei Leberzirrhose, Pfortader-Hochdruck, Rechtsherzinsuffizienz, Nephrose, Hypoproteinämien, Peritonealkarzinose,
- *chylöser Aszites* (mechanischer) bei Lymphabflußstörungen,
- *hämorrhagischer Aszites* nach Bauchtraumen, Bauchkarzinose und -tuberkulose.

Therapie: Grundlage einer rationellen Behandlung ist die Beeinflussung der Ursache. Symptomatische Maßnahmen sind Punktionen, Dialyse und eventuell peritoneal-venöse Shunts. Umgehungsanastomosen sind bei portalem Hochdruck oft letztes Mittel der Wahl.

Zur ausleitenden Therapie werden eingesetzt: Spironolactone, Berberis, Populus und Solidago. Aus dem homöopathischen Angebot sind je nach Arzneimittelbild erwägenswert: Apis, Hepar compositum, Hepeel, Coenzyme compositum.

Ataxia teleangiectatica

Synonyma: Louis-Bar-Syndrom, progressive zerebellare Ataxie.

Definition: Symptomenkomplex aus Kleinhirn-Ataxie und thymolymphatischer Immuninsuffizienz.

Klinische Daten: Das im Kleinkindesalter manifest werdende progressive Leiden ist durch folgende Leitsymptome gekennzeichnet: Ataxie, zerebellar-extrapyramidale Koordinations- und Balance-Störungen, Teleangiektasien der Haut und Schleimhäute (besonders charakteristisch ist eine Hyperplasie der Konjunktivalgefäße, die am Innenrand stärker ausgeprägt ist als am Außenrand), Mangel an Immunglobulin A und E, häufig auch G, Pigmentanomalien der Haut.
Folgen sind progrediente Bewegungsunsicherheit und Infektionsabwehrschwäche gegen Viren und Bakterien, Herpesinfektionen (Abb. 163 a, b), Sinusitiden, chronische Bronchitis, Bronchopneumonien und Bronchiektasien (Abb. 163 c). Die niedrige körpereigene Abwehr disponiert zu Tumoren (Dysgerminomen).
Die Betroffenen sind ausgesprochen liebenswürdig, duldsam, reagieren vernünftig und ha-

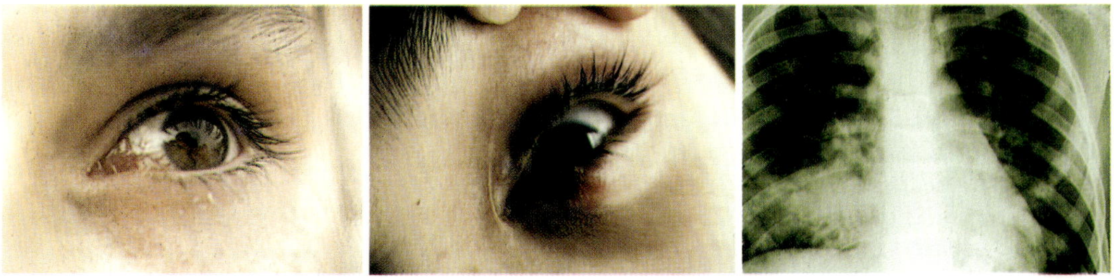

a) b) c)

Abb. 163 a–c: Ataxia teleangiectatica. (a) Erweiterung der medialen Konjunktivalgefäße; (b) chronischer Herpes am Unterlid als Zeichen der epithelialen Immunabwehrschwäche; (c) Bronchiektasien mit rezividierenden bronchopneumonischen Episoden als Spätsymptom der Immunschwäche ben oft ein Lächeln im Gesicht. Chromosomenbrüche, Aberrationen des Chromosoms 14 und Defekte des DNS-Reparatursystems wurden gefunden.

Therapie: Eine kausale, auf die Dauer wirksame Behandlung ist nicht bekannt. Immunglobuline und Antibiotika haben nur kurzfristige Besserungen zur Folge. Längerfristig wirken Organpräparate aus Thymus, Milz, Schleimhäuten und Kleinhirn. Organotherapeutika aus immunkompetenten Geweben bessern die Immunabwehr längerfristig, allerdings auch nur über Monate. Gehirnpräparate verschiedener Zubereitungsformen scheinen den Degenerationsprozeß zu verlangsamen, ohne dadurch allerdings den schicksalhaften Ablauf ändern zu können.

Atheromatose der Beinarterien

Synonyma: Arterielle Verschlußkrankheit, Claudicatio intermittens, „Schaufensterkrankheit", Charcot-Syndrom, chronische obliterierende Angiopathie der Extremitätenarterien.

Definition: Durch langsam sich entwickelnde Arterienwandveränderungen kommt es zu segmentalen Lumeneinengungen und Verschlüssen der Beinarterien.

Klinische Daten: Während bei Ruhe die Durchblutung der Muskulatur noch ausreichend ist, führt eine bestimmte Gehstrecke (bei schnellem Gehen, Aufwärtssteigen und Kälte verstärkt) zum Auftreten heftiger Wadenschmerzen, die zum Anhalten zwingen. Der Schmerz verschwindet nach einigen Minuten, um bei erneuter Belastung wieder aufzutreten. *Ursachen:* Fettstoffwechselstörungen, Diabetes mellitus, Hyperurikämie, Hypertonie, Rauchen, ernährungsbedingte Blutfettveränderungen.

Therapie: Wöchentlich Injektion von 10 ml Procain 2% in die Arteria femoralis (beim vermehrten arteriellen Abbau von Procain wird durch einen biochemischen Prozeß eine Regeneration der Intima und ein Verschwinden der atheromatösen Plaques erreicht). Der Erfolg ist erst abgesichert, wenn sich das Wärmegefühl bei und nach der Injektion bis zur Großzehe erstreckt. Bei Diabetikern ist eine Dauerbehandlung angezeigt. Gleichzeitig erfolgen Injektionen mit Secale cornutum-Injeel forte und Ubichinon compositum. Orale Medikation: Arteria-Heel, Wobenzym, Vitamin E, Seefischölkapseln. Eine laktovegetabile Ernährung und aktives Training (Gehen, Schwimmen) sind indiziert.

THEO MÜLLER

Aufmerksamkeitsdefizit-Syndrom

Synonyma und verwandte Begriffe: Minimale zerebrale Dysfunktion, hyperkinetisches Syndrom, Teilleistungsstörung.

Definition: Verhaltensstörung, in deren Mittelpunkt mangelhafte Aufmerksamkeit und Konzentrationsschwäche stehen.

Klinische Daten: Aus den wenig aussagefähigen Etiketten „minimale zerebrale Dysfunktion und „Teilleistungsstörungen" haben sich im Laufe der letzten Jahre einige klarer umschriebene Krankheitsbilder herauskristallisiert. Dazu gehört das „Aufmerksamkeitsdefizit-Syndrom", von welchem in den Industriestaaten schon ein erheblicher Prozentsatz von Kindern, Jugendlichen und Erwachsenen betroffen ist. Welche Bedeutung diesem wachsenden Problem zukommt, zeigt die Entwicklung im Schulwesen mancher Staaten, in denen deswegen bis zu 70% der Kinder auf Psychopharmaka eingestellt sind.
Die Symptome können in Leit- und Begleitsymptome unterteilt werden, wobei die Leitsymptome für die diagnostische Zuordnung obligat sind (Tab. 82).
Knaben sind im Verhältnis 3:1 gegenüber Mädchen betroffen. Disponierende Faktoren sind erzieherische Inkonsequenz und Richtungslosigkeit, Reizüberflutung, Überflußangebote von mechanischem, nichtkreativem Spielzeug, ungeregelter und unregelmäßiger Tagesablauf, mangelhafte Familien- und Milieubindung.

Therapie: *Allgemeinmaßnahmen* sollten die Grundlage jedes Behandlungsprogrammes

Tab. 82: Symptomatik des Aufmerksamkeitsdefizit-Syndroms

Leitsymptome
- mangelhafte Aufmerksamkeit
- kurze Konzentrationsspanne
- leichte Ablenkbarkeit
- rasch wechselnde Tätigkeiten
- Lernschwierigkeiten
- fehlende Tendenz, Aufgaben zu vollenden
- wechselhaftes, meist hyperaktives Verhalten („Life in Overdrive“)

Begleitsymptome
- erhöhte Reagibilität auf Umweltreize
- keine Sitz-Ausdauer
- Unruhe beim Sitzen
- Wechsel von einer (unvollendeten) Akvitität zu einer anderen
- Schwierigkeiten, Anweisungen zu befolgen
- sachfremde Antworten auf Fragen
- undiszipliniertes Unterbrechen der Reden und Handlungen anderer
- fehlende Beachtung einer Gruppen- und Zeitordnung
- kann nicht zuhören
- Redeschwall-Episoden
- verliert Sinnzusammenhänge bei Fragen
- mangelhaftes Diskriminierungsvermögen für Sinn und Risiken einer Handlung
- antisoziale, destruktive oder aggressive Ausbrüche

sein. Dazu gehören Programme zur Kontrolle von Verhalten und Impulsivität, Einschränkung der Umweltreize durch Fernsehen, Video und Musikkassetten sowie das Aufstellen und konsequente Befolgen eines geordneten Tagesablaufes.

In der Schule sollten die Kinder öfter aufstehen und sich körperlich entfalten können. Von Vorteil ist die Integration in ein Sport-Team, eine Musik- oder Pfadfindergruppe. Die Beachtung von Regeln, Mannschaftsdisziplin, Vollendung einer Aufgabe, Genugtuung über einen Erfolg, Gruppenerlebnis eines Mißerfolges werden in einer Gemeinschaft leichter erlernt als durch pädagogischen Zwang und tragen zur Festigung der Persönlichkeitsstruktur bei. Übernahme von Pflichten im Familienleben können einen ähnlich positiven Effekt haben.

Die *medikamentöse Therapie* mit Psychopharmaka ist weit verbreitet, aber höchst problematisch. Wenn beispielsweise in kalifornischen Schulen als Erfolg einer Verhaltensmodifikationstherapie notiert wird, daß „nur noch 30%“ der Kinder auf „drugs“ eingestellt sind (Bloch et al., 1994), so zeigt dies das Ausmaß des Psychopharmakamißbrauches im Kindesalter auf.

Die verbreitetste Droge ist Ritalin, aber auch Amphetamine und Antidepressiva werden eingesetzt. Der Anfangseffekt dieser Medikamente ist manchmal frappierend gut. Diese Behandlung ist jedoch eine gefährliche Gratwanderung zur Bahnung einer Medikamenten- oder Drogenabhängigkeit. Die Konzentrationsfähigkeit wird manchmal durch Piracetam deutlich gebessert.

Die *Biologische Therapie* zielt auf eine Förderung der Gehirnfunktion ab. Umwelteinflüsse werden über die Vorderhirn-Hypothalamus-Achse integriert, wobei für die Reizaufnahme und -beantwortung das untere Rindengebiet des Stirnhirns verantwortlich ist. Organotherapeutika dieser Gebiete von Lyophilisaten über Hydrolysate, Ultrafiltrate und homöopathisierte Gehirnpräparate leisten mehr als Psychopharmaka, wirken zwar langsamer, aber kausaler und nebenwirkungsfrei. Ein wichtiges Kombinationspräparat ist Zeel P, welches einen harmonisierenden Effekt auf den Energiehaushalt hat.

Homöopathische Präparate sollten nach dem Arzneimittelbild eingesetzt werden. Als Beispiel seien die Kinder und Erwachsenen herausgegriffen, deren Oberkörper ruhig ist, während Gesäß und Beine ständig in Bewegung sind. Die Behandlung richtet sich nach dem „Restless-legs-Syndrom“ (s. dort).

Einige grobe Orientierungsangaben sind:
- Bewegungsdrang: Sulfur, Aurum,
- Unruhe aus Frustration: Ignatia, Lachesis, Sepia,
- Ungeduld durch Unbeständigkeit: Silicea, Pulsatilla, Kalium carbonicum,
- Ungeduld durch Vereinsamung: Lycopodium, Natrium muriaticum, Aurum,
- Kombination von Unruhe, Labilität, Unreife, Hyperaktivität: Agaricus, Hyoscyamus, Tarantula hispanica, Tuberculinum,
- Vergeßlichkeit, Konzentrationsmangel: Barium carbonicum, Aurum.

Diese Homöopathika sollten nur in Hochpotenzen eingesetzt werden.

(Literatur: Bloch et al., 1994; Enders, 1992)

Autismus

Definition: Als Autismus wird – in Anlehnung an den sozialen Kontaktverlust bei schizophrenen Erwachsenen – ein Sozialkontakt- und Kommunikationsverlust bei Kindern und Jugendlichen bezeichnet. Dabei wird ein schwerer Typ (Typ Kanner) von einem leichten Typ (Typ Asperger, Asperger-Syndrom) unterschieden.

Klinische Daten: Das klinische Erscheinungsbild ist reich differenziert und individualisiert. Um die Zentralsymptomatik rankt sich ein buntes Spektrum fakultativer Begleitsymptome (Tab. 83). Die Leitsymptomatik konzentriert sich auf: Restriktion in der Kommunikation, Phantasie und im Sozialkontakt.

Tab. 83: Leitsymptome und mögliche Begleitsymptome bei Autismus

Leitsymptome
- Separation vom Sozialmilieu
- Wiederholung der gleichen Aktivitäten (Laute, Worte, Spiele)
- Opposition gegen Änderungen von Gewohnheiten
- Bevorzugung ritueller Verhaltensmuster
- begrenzte Interessensgebiete („Insel-Intelligenz")

mögliche Begleitsymptome
- eingeschränkte Interaktionsbereitschaft (soziale Isolation)
- Beziehungen zu Objekten (Gegenständen), nicht dagegen zu Subjekten (Personen)
- kein oder nur flüchtiger Augenkontakt
- Benutzung eines einzigen Spielzeugs und dies oft über lange Zeit
- spielt nur allein, nicht mit anderen Kindern
- Teilnahme am Spiel mit anderen Kindern nur auf Anweisung und mit Assistenz von Erwachsenen
- stereotype Bewegungen
- „bizarres" Benehmen
- unmotiviertes Lachen oder Schreien
- Mischung von Hyperaktivität, Rastlosigkeit und athetotischer Stumpfheit
- Blick ins Leere
- keine expressive Sprache
- eng begrenzter Wortschatz
- das Sprachpotential ist auf wenige, echoartig wiederholte Phrasen beschränkt
- Echolalie („Papageien-Reaktion")
- der sprachliche Ausdruck ist auf einen oder wenige Gegenstände oder Ereignisse beschränkt
- Bevorzugung von Aktivitäten ohne Sozialkontakt
- Bevorzugung gleicher weniger Dinge und Handlungen

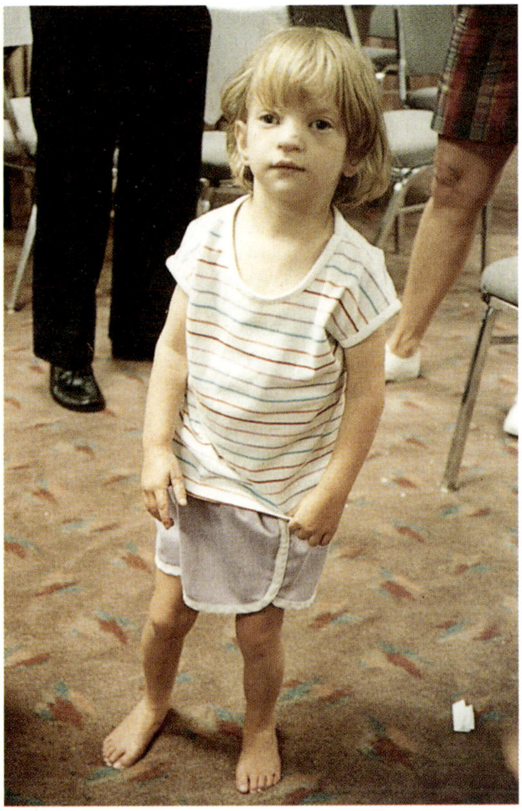

Abb. 164: Autismus. Fünfjähriger Junge: Verloren in Raum und Zeit

Therapie: Unterstellt man eine morphologisch und funktionell organische Ursache, so sollte die Beeinflussung der organischen Ursachen das primäre, jene der psychosozialen Folgen das sekundäre Ziel eines Therapiekonzeptes sein. Unter diesem Aspekt wird verständlich, daß alle Behandlungsversuche auf ausschließlich psychologischer Basis oder mit Konditionierungsmaßnahmen einen bescheidenen bis keinen Erfolg haben – bei oft hohem Aufwand. Diese Methoden haben ihren Wert als komplementäre Maßnahmen zur Stabilisierung des Selbstvertrauens und Lenkung des Sozialverhaltens. Eine gut strukturierte Familienorganisation ist eine günstige Basis für die Langzeitentwicklung und die soziale Integration. Die Kommunikation mittels eines „key board" kann den Weg für eine expressive Sprache öffnen. Diese Methode wird als „facilitated communication" bezeichnet. Einige positive Berichte liegen auch für die sogenannte „Festhaltetherapie" vor.

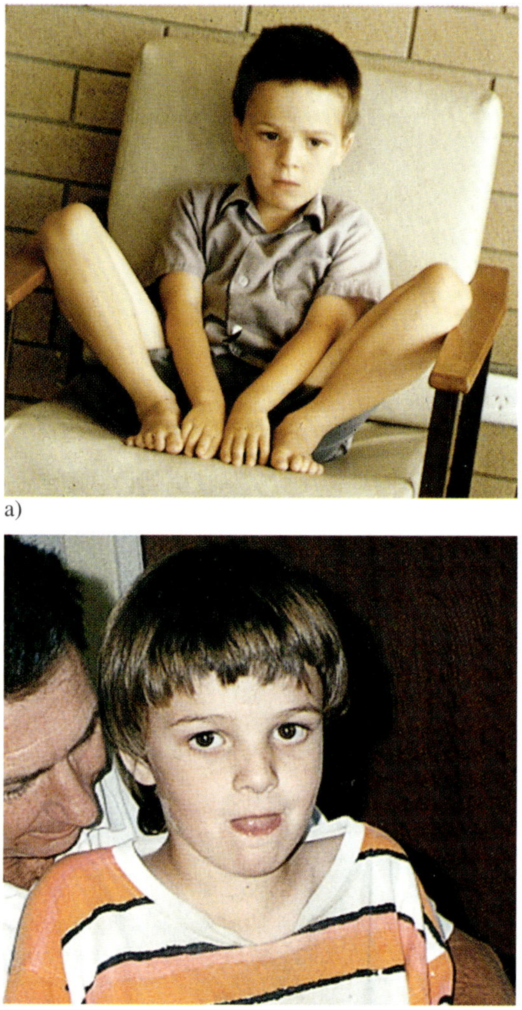

a)

b)

Abb. 165 a und b: Autismus. (a) Junge im Alter von 8 Jahren; (b) Kontaktaufnahme und physiognomische Aufhellung im Alter von 9 Jahren

Grundlage eines ursachenorientierten Behandlungskonzeptes ist die Förderung der Gehirnreifung und -differenzierung mit organischem Material. Dazu dienen Stoffwechselmediatoren und Derivate von fetalem Gehirn in verschiedenen molekularen Größenordnungen und galenischen Zubereitungen: Lyophilisate, potenzierte Organpräparate, Extrakte, Hydrolysate, Dialysate, Filtrate, Ultrafiltrate, intermediäre Katalysatoren.

Zur Intervallbehandlung: ZNS-Ultrafiltrat, Mo Mi Fr 1 Fläschchen; Cerebrolysin, 2 Ampullen wöchentlich; Cerebrum compositum, 2 Ampullen wöchentlich; Thyreoidea compositum, 1 Ampulle monatlich; Vitamin B_1, B_2, B_6 und E.

Bestimmte Symptome (Hyperaktivität, Rastlosigkeit, Konzentrationsmangel) sind für die Umgebung besonders belastend und erfordern zusätzliche Maßnahmen. Anstelle der nebenwirkungsträchtigen Psychopharmaka ist – nach individueller Indikation – ein Versuch mit folgenden homöopathischen Mitteln erwägenswert: Zincum valerianicum D6, Bromum D12, Agaricus D30 und Opium D200.

Steht die Antriebslosigkeit oder die athetotische Komponente im Vordergrund, können Pyridoxinderivate oder Piracetam nützlich sein.

Zu vermeiden sind alle Medikamente, die einen suppressiven Effekt auf die Gehirnfunktion ausüben. Dazu gehören Sedativa in allopathischer Dosierung, Schlafmittel und Antikonvulsiva. Bei Langzeitgebrauch negative Effekte haben Nitrazepam, Diazepam, Clonazepam, Methylphenidat. Der Kurzzeiteffekt auf Hyperaktivität, Konzentrationsmangel und Sozialverhalten sollte nicht zu längerem Gebrauch und Abhängigkeit verführen.

Autistische Kinder brauchen eine konstruktive, keine suppressive Behandlung.

(Literatur: Rimland, 1964; Asperger, 1969; Schmid, 1993)

Autoimmunkrankheiten

Synonym: Autoaggressionskrankheiten.

Definition: Gruppe von Krankheiten, deren gemeinsame Grundlage die Bildung von Antikörpern (Autoantikörpern) gegen körpereigene Gewebestrukturen ist.

Klinische Daten: Die Zahl der nosologischen Einheiten, die dem Kreis der Autoimmunkrankheiten zugeordnet werden, ist groß. Zu den wichtigsten klinischen Formen gehören:

- primär-chronische Polyarthritis,
- Still-Syndrom, Felty-Syndrom, Sklerose,
- systemische Sklerodermie,
- Sjögren-Syndrom,
- Lupus erythematodes (visceralis),
- Libman-Sacks-Syndrom,
- Fibromyositis,
- Dermatomyositis,
- Immunkomplex-Nephritis,

- chronisch-aggressive Hepatitis,
- Hashimoto-Thyreoiditis,
- Basedow-Krankheit,
- Myasthenia gravis,
- Diabetes mellitus Typ I.

In der biologischen Phaseneinteilung sind diese Krankheiten den Imprägnations- und Degenerationsphasen zuzuordnen. Sie liegen damit jenseits des Biologischen Schnittes; eine Selbstregulation des Organismus ist in der Regel nicht mehr möglich. Ob die Autoantikörper tatsächlich die primäre Noxe sind, ist fraglich, da viele Formen eine genetische Disposition aufweisen, die bis zum autosomal-dominanten Erbgang reicht. Vermutlich stellen die Autoantikörper eine sekundäre Antwort auf „entfremdete" körpereigene Strukturen dar und unterhalten dann einen Circulus vitiosus über weitere Gewebedestruktionen und weitere dagegen gebildete Antikörper.

Therapie: Die konventionelle Medizin bedient sich vorwiegend der Immunsuppression, eines symptomatischen Prinzipes, das akute Beschwerden mildern kann, kausal aber mehr schadet als nützt. Dazu werden Kortikosteroide, nichtsteroidale Antiphlogistika und, besonders problematisch, Zytostatika wie Methotrexat, eingesetzt. Diese Mittel setzen am letzten Glied der Autoimmunreaktion, der Entzündung, an. Günstigstenfalls wird damit dem erkrankten Organismus die Möglichkeit eröffnet, die Fähigkeit zur Selbsthilfe-Regulation wiederzugewinnen. Andererseits fällt durch Zytostatika und Antiphlogistika vermehrt körperentfremdetes Gewebematerial an.
Das *biologische Behandlungskonzept* basiert auf folgenden Prinzipien:

- ▶ Vermeidung der Zufuhr weiterer homotoxischer Substanzen in Nahrung und Medikation; dazu gehören chemische Stoffe und physikalische Kräfte (z. B. UV-Strahlen) sowie Nahrungsadditive, die körpereigene Strukturen schädigen.
- ▶ Abbau und Elimination der Immunkomplexe durch Katalysatoren und Cofaktoren (Glyoxal, Coenzyme compositum, Ubichinon compositum), Enzymgemische mit systemischer Wirkung (Wobenzym, Wobe-Mugos, Polyenzyme), eliminationsfördernde Mittel (Solidago, Lymphomyosot).

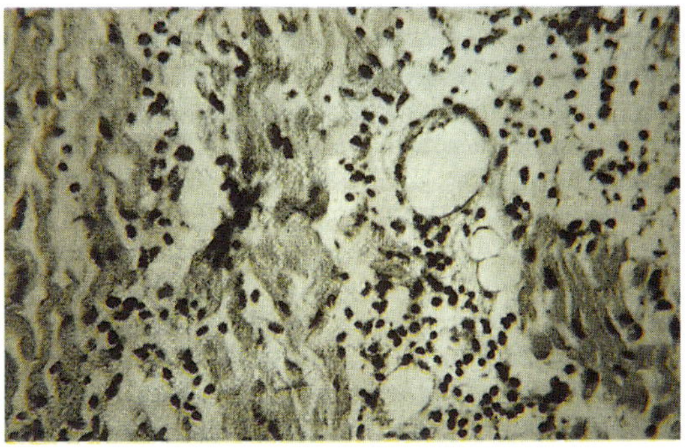

Abb. 166: Interstitielle Myokarditis bei Still-Syndrom. Unterbrochene Faserstrukturen, interstitielles Ödem mit Herden aus Lymphozyten, Eosinophilen und Plasmazellen (nach Stoeber, in: Opitz u. Schmid, 1966)

- ▶ Ausgleich von Mineral- und Vitamindefiziten auf der Basis entsprechender Analysen (Haar-Mineralanalysen).
- ▶ Organotherapeutisches Regenerationsmaterial, dessen Selektion sich an den Organbeteiligungen orientiert. Immunkompetente Gewebe - Thymus, Milz, lockeres Bindegewebe (Mesenchym), Leber – stehen dabei im Vordergrund. Da bei chronischen Krankheiten in der Regel auch das Streß-Regulationssystem beeinträchtigt ist, bedürfen auch Hypothalamus und Nebennieren einer Stützung. Diese Organotherapeutika sollten wegen der niedrigen Antigenität von fetalen Spendern stammen oder in homöopathischen Potenzierungsstufen eingesetzt werden.

Der psychosomatischen Komplexität chronischer und degenerativer Krankheiten ist im Behandlungskonzept Beachtung zu schenken.

Azidämie

Synonyma und verwandte Störungen: Aciduria methylmalonica, ketotische Hyperglycinämie, Propionsäure-Azidämie, Isovaleriansäure-Azidämie.

Definition: Organische Azidämien sind angeborene, autosomal-rezessiv vererbbare Störungen des Aminosäurestoffwechsels auf der Basis von Enzymdefekten. Die Methylmalonsäure-Azidämie ist eine Form der *ketotischen Hyperglycinämien*. Ursächlich kann eine Defizienz von Methylmalonyl-CoA-Mutase, Me-

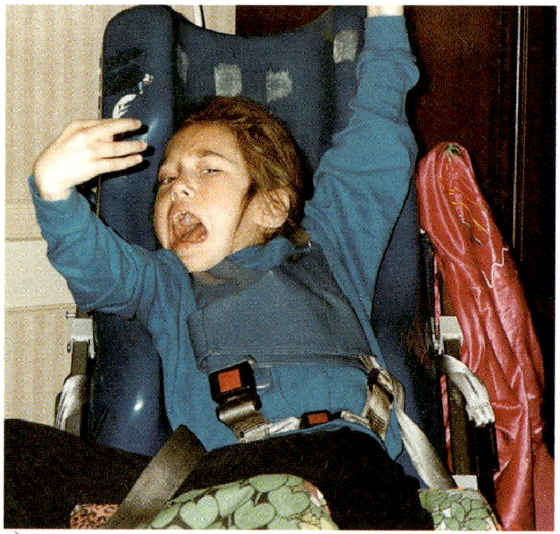

a)

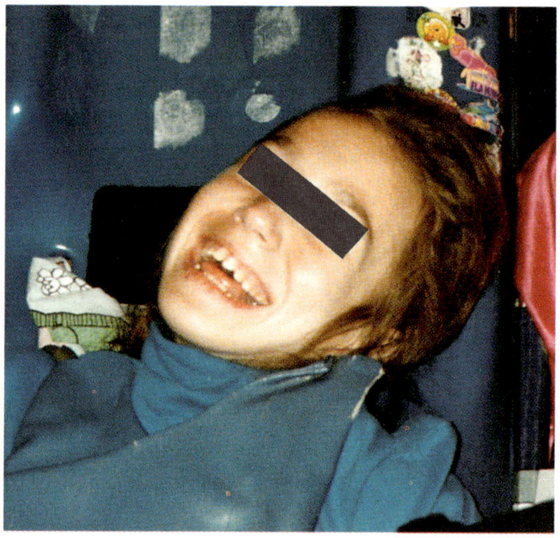

b)

Abb. 167 a und b: Aciduria methylmalonica bei 11jährigem Mädchen. Extreme der Körpersprache bei fehlender expressiver Sprache: Verhaltensweise bei Menschen mit erhaltener Aufnahmefähigkeit (Verständnis), aber geringen Beantwortungsmöglichkeiten

thylmalonyl-Racemase oder Adenosylcobalamin-Synthetase zugrunde liegen.
Ähnliche Störungen sind die *Propionsäure-Azidämie*, verursacht durch einen Mangel an Propionyl-CoA-Carboxylase, und die Isovaleriansäure-Azidämie.

Klinische Daten: Bereits in den ersten Lebensmonaten fallen Antriebsarmut, Muskelhypotonie und Entwicklungsverzögerung auf. Wiederholtes Erbrechen, Dehydratationsepisoden, Krämpfe, lethargische oder komatöse Zustände können auftreten. Die nicht metabolisierten Aminosäuren sind im Blut erhöht, in der Urinausscheidung vermehrt. Die resultierende metabolische Azidose (Ketonämie) führt zur Ausscheidung von Ketonkörpern (Ketonurie) (Abb. 167). Die Blutammoniakspiegel können erhöht sein (Hyperammonämie). Exzessive Spiegel der Aminosäure Glycin im Blut (Hyperglycinämie) führen zu erhöhten Urinausscheidungen (Hyperglycinurie). Der Blutzuckerspiegel kann erniedrigt sein (Hypoglykämie). Lebervergrößerung, niedrige Erythrozyten-, Leukozyten- und Thrombozytenwerte werden gefunden.

Therapie: *Basistherapie:* Defekte im Aminosäurestoffwechsel erfordern eine eiweiß- und fettarme Ernährung. Speziell Nahrungsmittel mit höherem Gehalt an Isoleucin, Valin und Threonin sollten vermieden werden.
Biologische Therapie: Manche Formen sprechen auf Vitamin-B-Komplexpräparate mit erhöhtem Vitamin-B_{12}-Gehalt günstig an. Da es sich um Enzymdefekte im Aminosäurenstoffwechsel handelt, sollten unspezifisch proteasenhaltige Enzymkombinationen eingesetzt werden. Obwohl einschlägige homöopathische Einzelmittel (Acidum DL-malicum, Methylglyoxal) zur Verfügung stehen, empfehlen sich Kombinationspräparate von intermediären Katalysatoren (Coenzyme compositum, Glyoxal compositum) parenteral oder (unverdünnt zwischen den Mahlzeiten) oral. Die Muskelhypotonie ist durch Coliacron, einer Kombination aus Succinatdehydrogenase, NAD-Kinase, Acetyl-CoA-Synthetase und Glutaminsynthetase erfolgreich beeinflußbar.

Azidose – Alkalose

In der Homöostase kommt dem Elektrolytgehalt der Körperflüssigkeiten eine entscheidende regulative Rolle zu. Azidosen und Alkalosen sind keine „Krankheiten" an sich, aber schwerwiegende Begleitsymptome bei vielen Krankheiten, deren Beachtung für die Behandlungsmaßnahmen unerläßlich ist. Die nachfolgenden Grundlagen dienen der Orientierung für die therapeutischen Erfordernisse bei Störungen in der Wasserstoffionenkonzentration.

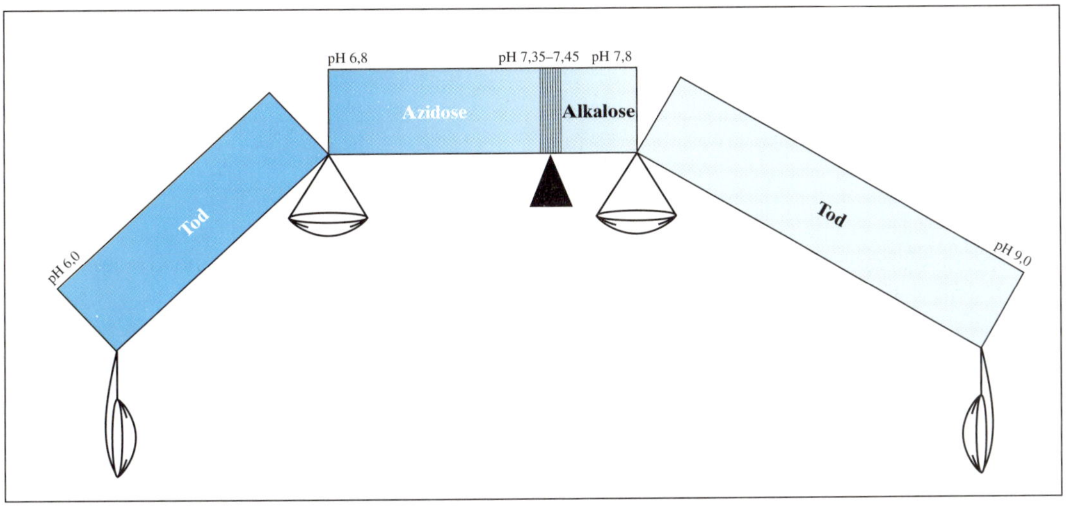

Abb. 168: Spektrum der Wasserstoffionenkonzentration (nähere Erläuterungen siehe Text)

In der Flüssigkeitssubstitutionstherapie spielt die pH-Situation eine entscheidende praktische Rolle. Die klinischen Variationen der physiologischen Mittellage bei pH 7,4 (7,35–7,45) werden als Azidose und Alkalose bezeichnet. Das Ausmaß der Azidität und Alkalität einer Körperflüssigkeit wird durch die Wasserstoffionenkonzentration gemessen; je niedriger die Konzentration ist, um so niedriger wird die Azidität, je höher die Wasserstoffionenkonzentration ist, um so stärker die Azidität beziehungsweise schwächer die Alkalose. Der Begriff „pH" drückt den negativen Logarithmus der Wasserstoffionenkonzentration aus. Aus der Negativität des Wertes ergibt sich beim Abnehmen des Wertes ein *Ansteigen* der Azidität und ein *Ansteigen* der Alkalität bei steigendem pH. Zwischen pH 7,35 und 7,45 – im leicht alkalischen Bereich liegend, da Wasser ein pH von etwa 7,0 aufweist – ist die Balance ausgeglichen (physiologisch). Die Azidose variiert graduell von pH 7,35–6,8, die Alkalose von pH 7,45–7,8; pH-Werte der extrazellulären Flüssigkeit unter 6,8 und über 7,8 überschreiten die Regulationsmöglichkeiten des Organismus und sind mit dem Leben nicht vereinbar (Abb. 168).

Bestimmt wird der pH-Wert durch das Verhältnis Basenbikarbonate (Kationen: Natrium, Kalzium, Magnesium) zu Kohlensäure. 1,35 Milliäquivalent Kohlensäure stehen mit 27 Milliäquivalent Basenbikarbonaten im Gleichgewicht. Daraus ergibt sich ein Verhältnis von etwa 1:20; solange dieses Verhältnis, unabhängig von der absoluten Menge, gewahrt wird, besteht ein Säure-Basen-Gleichgewicht, zu dessen Aufrechterhaltung der Organismus über Regulationsmechanismen vorwiegend in den Lungen und Nieren verfügt.

Säuren-Basen-Gleichgewichtsstörungen (Azidose-Alkalose) treten in vier klinisch umschriebenen Formen in Erscheinung:

- Die *metabolische Azidose* (Basenbikarbonat-Defizit), welche bei Dyspepsien, Toxikosen, schweren Infektionen, übermäßiger Chloraufnahme und dysreguliertem Diabetes mellitus zu beobachten ist.
- Die *respiratorische Azidose* (Kohlendioxidretention); sie kommt bei Lungenaffektionen mit gestörtem Gasaustausch (Emphysem, Pneumonie u.a.) vor.
- Die *metabolische Alkalose* (Basenbikarbonat-Überschuß) kann durch übermäßige Natriumbikarbonataufnahme oder durch Chlorid- und Kaliumverlust (z.B. Erbrechen) verursacht werden.
- Die *respiratorische Alkalose* (Kohlensäuredefizit) ist Folge einer gesteigerten Kohlendioxidabgabe durch die Lungen.

Eine synoptische Übersicht über die klinischen Aspekte, die Regulationsmechanismen und therapeutischen Prinzipien enthält die Abbildung 169.

Physiologische Balance	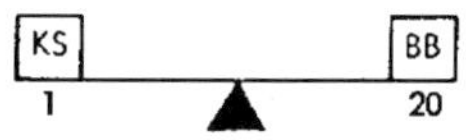			
Klinische Form	**metabolische Azidose**	**respiratorische Azidose**	**metabolische Alkalose**	**respiratorische Alkalose**
Grundstörung	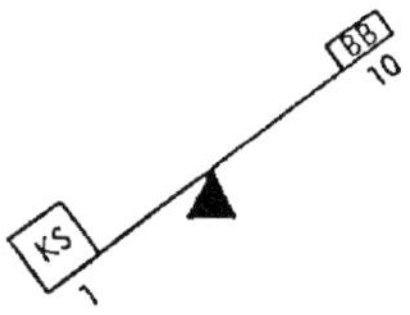 Durch Chloridüberschuß oder Ketose werden Basenbikarbonate verdrängt.	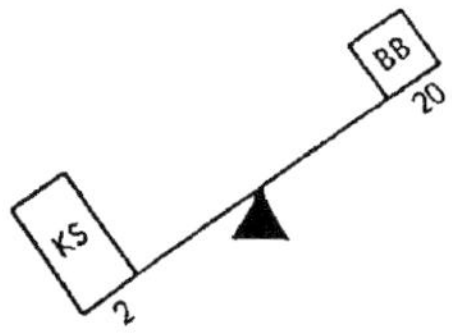 Die Lunge hält CO_2 zurück.	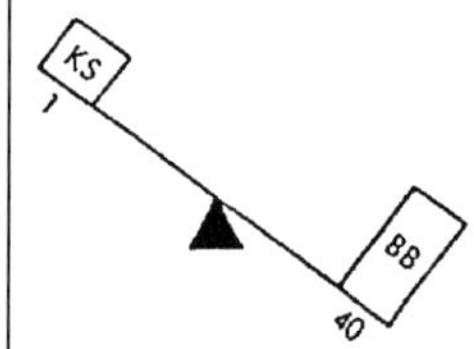 Ansteigen der Basenbikarbonate (Chloridverlust, Natriumbikarbonataufnahme)	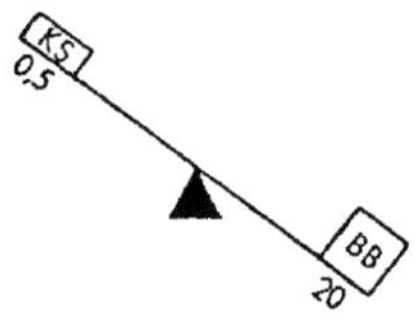 übermäßige CO_2-Abgabe
Regulationsmechanismen	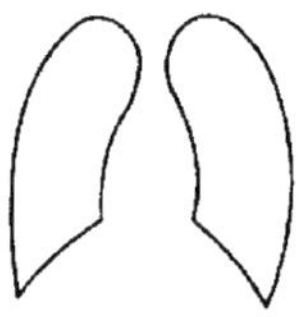 Die Lunge gibt vermehrt CO_2 ab (große Kussmaul-Atmung).		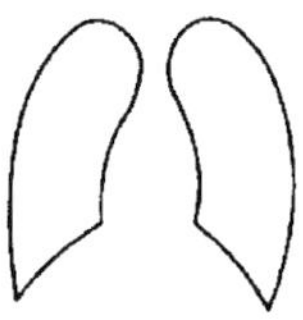 Die Lungen halten CO_2 zurück.	
	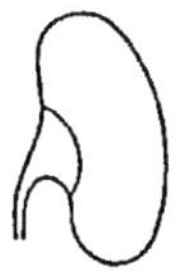 Die Nieren retinieren Basenbikarbonate (Urin wird sauer).	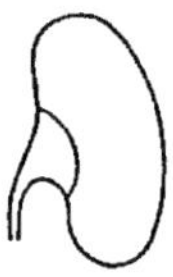 Die Nieren halten Basenbikarbonate zurück, geben H-Ionen ab (Urin wird sauer).	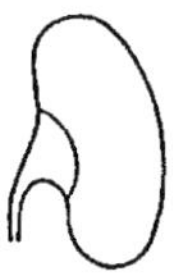 Die Nieren scheiden verstärkt Bikarbonationen aus und retinieren H-Ionen (Urin wird alkalisch).	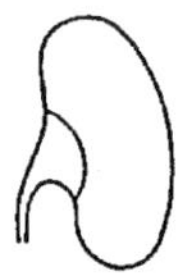 Die Nieren scheiden vermehrt Bikarbonationen aus, retinieren H-Ionen und Anionen ohne Bikarbonat (Urin wird alkalisch).
	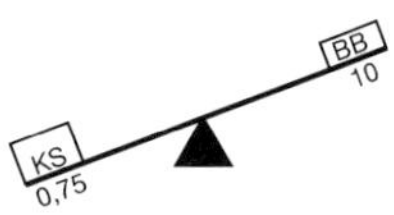	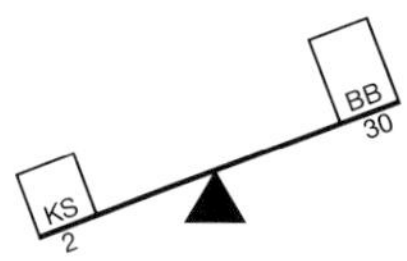	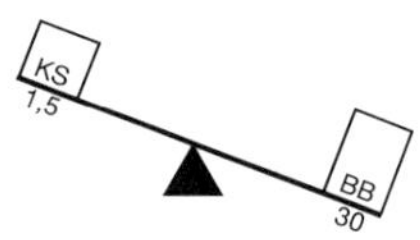	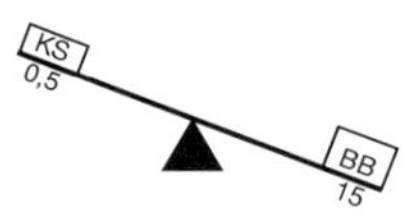
Therapeutisches Prinzip	**Flüssigkeitsersatz mit**			
	laktathaltigen Lösungen	laktathaltigen Lösungen	chloridhaltigen Lösungen	chloridhaltigen Lösungen
	in den Schweregraden entsprechenden Mischungen und Konzentrationen			

Abb. 169: Azidosen und Alkalosen: Kompensationsmechanismen und therapeutische Konsequenzen; KS = Kohlensäure, BB = Basenbikarbonate

Balanitis

Definition: Es handelt sich um eine Entzündung der Glans penis mit Beteiligung des inneren Vorhautblattes.

Klinische Daten: Schwellung und Rötung (Balanitis simplex), auch oberflächliche Epitheldefekte (Balanitis erosiva) bis Geschwüre (Balanitis ulcerosa) oder gar Gangrän (Balanitis gangraenosa). Die Ursache ist meist bakteriell oder mykotisch.

Therapie: Nach Ausschluß der Notwendigkeit einer antibiotischen, antimykotischen oder operativen Therapie (Phimose) kann die antihomotoxische Therapie als adjuvante Therapie durchgeführt werden.
Basistherapie: Traumeel S und Abropernol.
Bei rezidivierenden Balanitiden empfiehlt sich eine parenterale Therapie zur Verbesserung der körpereigenen Abwehrkräfte mit Traumeel S, Engystol N und Echinacea compositum S (forte S).
Eine lokale Therapie kann mit Traumeel-S-Salbenverbänden durchgeführt werden. Die Traumeel-S-Salbe enthält als Konservierungsstoff Alkohol. Dieser kann zu einem kurzfristigen Brennen auf den Schleimhäuten führen. Ist die Balanitis mit Urethritis vergesellschaftet, können zusätzlich Acidum benzoicum, Acidum oxalicum, Acidum nitricum in Tiefpotenzen eingesetzt werden.

KLAUS KÜSTERMANN

Bandscheibenerkrankungen

Synonyma: Bandscheibendegeneration, Bandscheibenprolaps, Bandscheibensyndrom, Bandscheibenprotrusion.

Definition: Es handelt sich zumeist um Alterungsvorgänge der Bandscheibe (Discus intervertebralis), bedingt vor allen Dingen durch Entquellung und Elastizitätsverlust des Knorpels. Im weiteren Verlauf kommt es zu Zermürbungen, Rißbildungen und Absprengungen (Sequestrationen) und auch zu hernienartigem Vortreten des Bandscheibenkerns (Nucleus pulposus) durch den äußeren Bandscheibenfaserring.

Klinische Daten: Häufig sind schmerzhafte Muskelverspannungen paravertebral, meist in Höhe von HWS und LWS, und Einschränkung in der Beweglichkeit, auch mit neurologischen Symptomen durch Reizung des Rückenmarks beziehungsweise der Spinalnervenwurzeln einhergehend.
Eine differentialdiagnostische Abklärung ist unentbehrlich. Ähnliche Beschwerden werden unter anderem von Morbus Scheuermann, Osteoporose, Spondylolisthesis, Morbus Bechterew, Wirbeltuberkulose oder auch Wirbelmetastasen hervorgerufen.

Therapie: *Basistherapie:* Traumeel S, Zeel (P) und Discus compositum. Am besten wirken diese Präparate als paravertebrale Mischinjektion mit einem Lokalanästhetikum. Die orale Therapie gibt man in den injektionsfreien Tagen: Zeel und Traumeel S.
Zur *symptombezogenen Therapie* werden folgende Präparate verwendet:

- Cimicifuga-Homaccord (HWS-bedingte Neuralgien, Zervikalmigräne, neurale Störfelder),
- Circulo-Injeel (parästhetische Neuralgien, besonders auch Akroparästhesien),
- Coenzyme compositum (Anregung blokkierter Fermentsysteme bei degenerativen Erkrankungen sowie bei Fermentfehlfunktionen [zelluläre Phasen]),
- Colocynthis-Homaccord (Osteochondrose, besonders der LWS mit Ischiasneuralgien),
- Cruroheel S (Ulcus cruris [Wurzelirritationssyndrom bei LWS-Osteochrondrose]),
- Ferrum-Homaccord (bei Schulter-Arm-Syndrom bzw. bei Periarthritis humeroscapularis),
- Gelsemium-Homaccord (HWS-Osteochondrose mit Neuralgien),
- Neuralgo-Rheum-Injeel (Neuralgien, besonders auch vertebragener Genese),
- Osteoheel S (Periostitis, Exostosen: Osteophytenbildung, Randzacken, Spangen),
- Spigelon (Zervikalsyndrom mit Kopfschmerzen),
- Ubichinon compositum (Anregung der Giftabwehrmechanismen zwecks Wiederingangsetzung blockierter Fermentsysteme bei Fermentfehlfunktionen und bei degenerativen Erkrankungen [zelluläre Phasen]).

Zur *lokalen Therapie* kann man die Salbenpräparate Traumeel S und Zeel T anwenden, die auch zur Reizstromtherapie geeignet sind. Wegen der unterschiedlichen Polarität der Einzelbestandteile empfiehlt es sich, zur Hälfte der Therapiesitzung die elektrische Polarität zu wechseln.
Nach *homöopathischen Arzneimittelbildern* werden empfohlen: Aconitum D30 bei Beginn der Beschwerden; Tartarus emeticus D30–D200 bei starken Schmerzen, Übelkeit, kaltem Schweiß; Arnica, Ruta, Hypericum in Tiefpotenzen bei traumatischer Ursache; Nux vomica, Kalium carbonicum bei chronischen Schmerzen; Rhus toxicodendron, Calcium fluoratum, Bryonia, Colocynthis in Tiefpotenzen bei starken schneidenden, stechenden Schmerzen.
Bei degenerativen Veränderungen verwendet man die homöopathischen Organzubereitungen Cartilago suis-Injeel (forte), Musculus suis-Injeel (forte), Os suis-Injeel (forte) und Discus intervertebralis suis-Injeel (forte).
Bei Bandscheibenerkrankungen ist eine orthomolekulare Therapie mit Magnesium, Vitamin E und den B-Vitaminen wichtig.

Eine intensive physikalische Therapie, die das Ziel hat, den Patienten zu mobilisieren und zu aktivieren, ist von fundamentaler Bedeutung.

KLAUS KÜSTERMANN

Barbie-Syndrom

Definition: An Barbie-Puppen orientierte, durch Medienwerbung induzierte Schlankheitssucht von Frauen, die zu klinischen Ausfallerscheinungen führt.

Klinische Auswirkungen: Abmagerung mit Depression der Stoffwechselvorgänge, Niedergeschlagenheit, psychische Depressionen, Schuld- und Schamgefühle, Menstruationsstörungen und Vitamin-Mangelzustände. Die Übergänge zur Anorexia nervosa sind fließend.

Therapie: Grundlage der Behandlungsmaßnahmen ist eine Lebensstiländerung, die je nach Symptomenkonstellation beispielsweise auch durch entsprechende homöopathische Konstitutionsmittel medikamentös unterstützt werden sollte.

Bechterew, Morbus

Synonym: Spondylarthritis ankylopoetica.

Definition: Chronisch-entzündliche, degenerative Erkrankung, die zu einer Ankylose der Iliosakralfugen und im weiteren Verlauf zu einer von unten nach oben fortschreitenden Wirbelsäulenversteifung führt. Im Endstadium findet man eine ausgeprägte Kyphose im Bereich der BWS und radiologisch das typische Bild einer Bambuswirbelsäule.

Klinische Daten: In rund 80 % der Fälle findet sich ein positives HLA-B27. Das Geschlechterverhältnis Mann zu Frau beträgt 8:2. Die anderen Erkrankungen des rheumatischen Formenkreises müssen in der Differentialdiagnose ausgeschlossen werden.

Therapie: *Basistherapie* oral mit China-Homaccord S und Colocynthis-Homaccord.
Paravertebrale Injektionsbehandlungen sind außerordentlich empfehlenswert mit den Präparaten Discus compositum, Neuralgo-Rheum-Injeel und auch Traumeel S, auch in diesen Fällen in Verbindung mit der therapeutischen Lokalanästhesie.
Zur *lokalen Therapie* können Traumeel-S-Salbeneinreibungen und zur Muskelentkrampfung Spascupreel S empfohlen werden. Wie bei allen Erkrankungen des rheumatischen Formenkreises kann auch der Bechterew Folge von früher durchgemachten Infekten sein, die möglicherweise nicht ganz austherapiert wurden.
Vor dem Einsatz eines passenden Nosodenpräparates muß, wie bei allen Autoimmunerkrankungen, gewährleistet sein, daß die Entgiftungsmechanismen und -organe des Körpers in der Lage sind, auf die homöopathische Stimulation zu reagieren und auszuleiten, um einen erneuten Schub der entzündlichen Erkrankung zu vermeiden.
Strontium carbonicum D12–D30 sollte bei osteoporotischer Komponente eingesetzt werden, eventuell in Verbindung mit Calcium fluoratum D12. Erbnosoden (Luesinum D200, Tuberculinum D200) werden im Wechsel 1mal monatlich gegeben. Hekla Lava in Tiefpotenzen wird bei spangenartigen Exostosen zusätzlich empfohlen.

KLAUS KÜSTERMANN

Blaue-Windeln-Syndrom

Synonyma und verwandte Störungen: Syndrom der blauen Windeln, Tryptophan-Malabsorptionssyndrom, familiäre Hyperkalziämie mit Nephrokalzinose und Indikanurie, Indolurie; Hartnup-Syndrom (Indikanurie mit pellagraartigen Hautveränderungen).

Definition: Seltene, angeborene Stoffwechselstörung, die durch unvollständigen Tryptophanabbau im Darm zur Blaufärbung des Urins (Indolurie) und den Windeln führt.

Klinische Daten: Infolge des Abbaus nichtresorbierter Tryptophanmengen im Darm durch Darmbakterien verläuft die Dekorporierung über den Stoffwechsel-Bypass Indikan-Indikotin zur Konzentration dieser Substanzen im Urin (Indolurie). Gehäufte Darminfektionen (Dysbiosen) und Fieberzustände gehen damit parallel. Appetitlosigkeit, Brechattacken, Obstipation, erhöhte Reizbarkeit oder Antriebsarmut (Serotonin-Stoffwechselweg?) sind Begleitsymptome. Eine Hyperkalzämie kann zur Nierenverkalkung (Nephrokalzinose) führen. Visusbeeinträchtigungen wurden beobachtet.

Therapie: In der Ernährung sollte Eiweiß mit hohem Tryptophangehalt (Milch, Käse, Truthahn u. a.) eingeschränkt werden. Kalzium-reiche Speisen und tägliche Vitamin-D-Gaben über 300 E sind zu vermeiden. Wegen der Vitamin-B-abhängigen Enzyme im Hauptstoffwechsel des Tryptophans (Tryptophanpyrrolase, pyridoxalphosphatabhängige Kynureninase) (s. Abb. 88) sind ausreichende Vitamin-B_1-, -B_2-, -B_6- und Nicotinsäure-Dosen zu substituieren. Nahe liegt eine mikroökologische Therapie mit Escherichia-coli-Stämmen, worüber jedoch keine praktischen Erfahrungen vorliegen.
Für das Hartnup-Syndrom gelten die gleichen Empfehlungen, wobei die pellagraartigen Hautveränderungen die Bedeutung der B-Vitamine unterstreichen.

Bleibelastung

(s. Kapitel „Homotoxikosen“)

Blepharitis

Synonym: Lidrandentzündung.

Definition: Eine strenge Begriffsbestimmung hätte die Einengung und Schematisierung von Diagnostik und Therapie zur Folge. Daher ist eine detaillierte Deskription als Grundlage einer adäquaten Therapie sinnvoller. Als Verbindung zwischen Haut und Auge unterliegt diese empfindliche Zone vielfältigen endogenen und exogenen Einflüssen, was häufig zu einem Wechsel der Symptomatologie führt.

Klinische Daten: Die subjektiven Beschwerden wie Brennen, Jucken, Verschwommensehen, Lidrötung und Wimpernausfall sind variabel. Treten am Lidrand Schuppen auf, so spricht man von Blepharitis squamosa; die Lider verkleben, was zu größeren Sehstörungen führen kann (Fremdkörper der Bindehaut). Bilden sich Krusten, so spricht man von Blepharitis ulcerosa, die mit einer Intensivierung der Rötung und der Sekretion einhergeht. In der Regel ist dies Folge einer Sekundärinfektion. Bindehautabstrich und Resistenzbestimmung sind aus augenärztlicher Sicht indiziert.

Therapie: Der Einsatz von Antibiotika, Kortison und Antiphlogistika (Augentropfen, Augensalben) ist bei stärkeren Beschwerden notwendig. Erst nach Abklingen der Beschwerden kann eine optometrische Kontrolle (Brillenordination, Prismentherapie, getönte Gläser u. a.) erfolgen, bei chronischen Blepharitiden haben die obengenannten synthetischen Medikamente wenig Einfluß auf die Erkrankung.
Begleittherapie: Die Suche nach Primärerkrankungen als mögliche Ursache (Diabetes, Immunschwäche, Hautkrankheiten o. ä.) spielt eine große Rolle. Daraus ergibt sich die Notwendigkeit einer naturheilkundlichen antihomotoxischen Ergänzungstherapie, dies insbesondere bei chronischen, therapieresistenten Formen. Hierzu eignet sich die Umstimmungstherapie beziehungsweise die Verbesserung des Immunstatus, zum Beispiel mit Lymphomyosot i. m. oder subkonjunktival. Die Blepharitissymptomatik entspricht der humoralen Reaktionsphase der Antihomotoxinlehre Reckewegs, in der die Biotherapie ohne Nebenwirkungen einsetzbar ist.

NADIM SRADJ

Bronchiektasien

Definition: Dauerhafte, zylindrische, spindel- oder sackförmige Erweiterung von Bronchialästen (angeboren oder durch rezidivierende Krankheiten erworben).

Klinische Daten: Ektasie des Bronchus mit Stagnation des Sekretes; chronische Bronchitis und Bronchoobstruktivsyndrom.

Therapie: *Standard:* Lagerungsdrainage, Aerosolbehandlung, Theophyllin, Acetylcystein, Ambroxol, Antibiotika.
Antihomotoxische Therapie: Bronchialis-Heel, Droperteel, Husteel, Tartephedreel, Drosera-Homaccord, Phosphor-Homaccord, Galium-Heel, Lamioflur, Traumeel S, Lymphomyosot, Mercurius-Heel S, Kreosotum-Injeel, Echinacea compositum, Mucosa compositum, Tonsilla compositum, Coenzyme compositum, Ubichinon compositum, Bronchus suis-Injeel, Pulmo suis-Injeel, Mucosa nasalis suis-Injeel.
Begleittherapie: Eigenbluttherapie (Auto-Sanguis-Stufentherapie), Neuraltherapie mit Antihomotoxika, Akupunktur, Mikrobiologische Therapie, Sauerstofftherapieformen.

Franz-Anselm Graf von Ingelheim

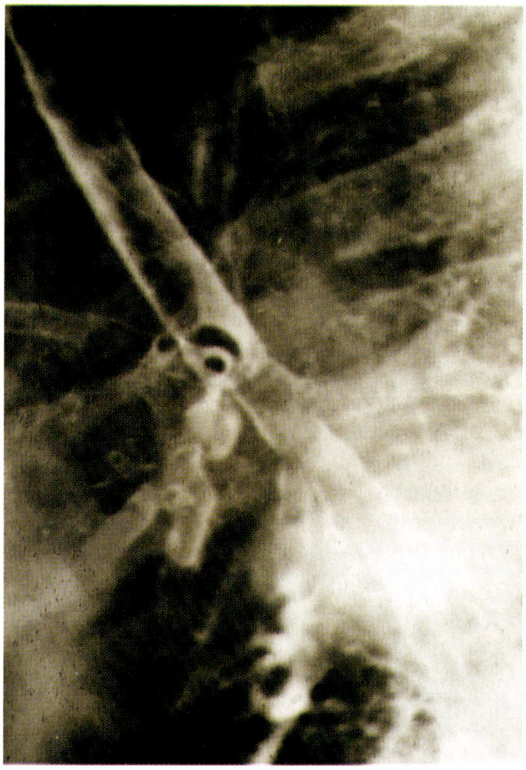

Abb. 170: Bronchiektasien hinter einer (tuberkulösen) Narbenstriktur des 5. Segment-Bronchus

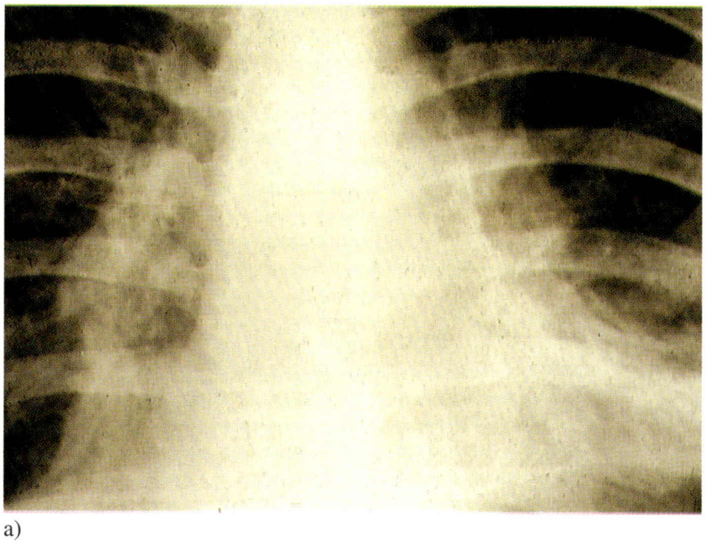

a)

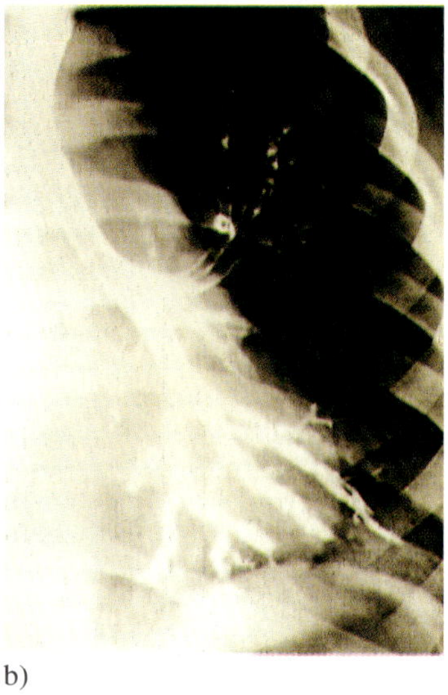

b)

Abb. 171 a und b: Bronchiektasien. (a) Peribronchitis und Bronchiektasien im Röntgenbild; (b) zylindrische Bronchiektasien im Bronchogramm

Bronchiolitis

Definition: Akute, exsudative Entzündung der terminalen Bronchialverzweigungen (Bronchiolen I., II. und III. Ordnung).

Klinische Daten: Säuglinge des 2. Lebenshalbjahres, dystrophe und pastöse oder rachitische Säuglinge erkranken besonders häufig an einer Bronchiolitis. Daneben kommt die Bronchiolitis im akuten Stadium mancher Viruskrankheiten (am häufigsten bei Masern) auch bei Kleinkindern vor. Klinisch trennt man die ätiologisch nicht spezifizierte Bronchiolitis des älteren Säuglings von ätiologisch umschriebenen Gruppen wie der Masern-, Keuchhusten- und Grippebronchiolitis ab.
Bei der einfachen katarrhalischen Form ist das Bronchiallumen durch die Hypersekretion in Form einer Verlegung mit Exsudat oder Eiter betroffen. Bei der muralen Form gibt es verschiedene graduelle Abstufungen. Die Bronchiolenwand kann einfach durch Hyperämie und Infiltration verdickt sein, zusätzlich können Epithelwucherungen (proliferative murale Form) hinzutreten. Bei den schwersten Formen können ausgedehnte Zerstörungen der Bronchialwand (ulzeröse murale Bronchiolitis) das umgebende Lungengewebe in Mitleidenschaft ziehen. Diese Form bildet den Übergang zu einer miliaren Bronchopneumonie. Bei der muralen Form kann die Bronchiolenwand bis millimeterdick werden; die lichte Weite des Bronchiolenlumens beträgt normalerweise 2–3 mm (Abb. 173).

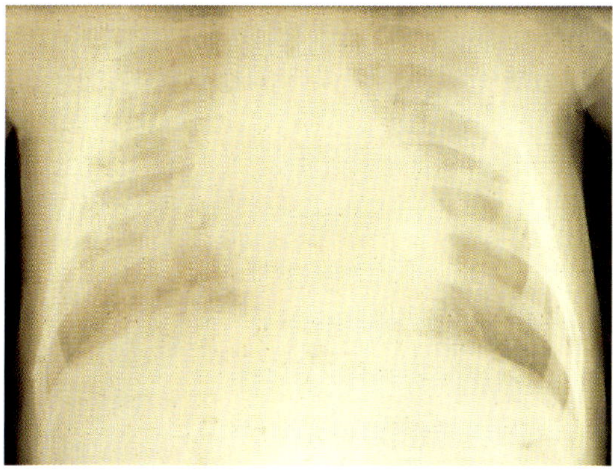

Abb. 172: Bronchiolitis mit Intransparenz der Lungen bei tiefstehenden Zwerchfellen; 6 Monate alter Säugling mit Rachitis

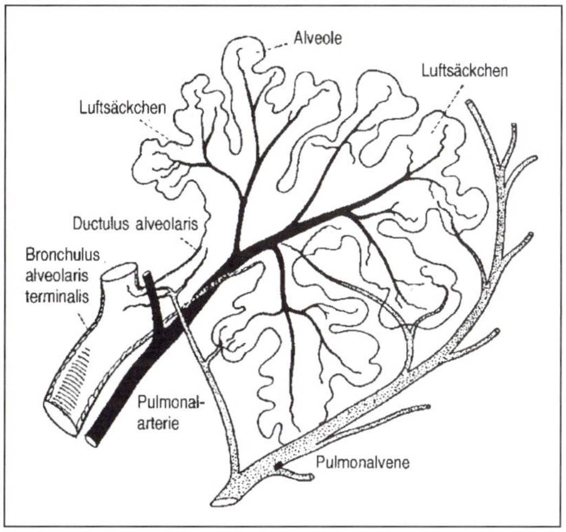

Abb. 173: Schematische Darstellung der feingeweblichen Beziehungen zwischen Bronchiolen, Alveolen sowie terminalen Verzweigungen der Lungenarterie und -venen (in Anlehnung an W. S. Miller)

Berücksichtigt man die engen anatomischen Verhältnisse, wie sie durch die Größenordnungen beim Säugling gegeben sind, überrascht der schwere klinische Befund bei der Bronchiolitis nicht. Fieber, Zyanose, Dyspnoe, oberflächliche beschleunigte Atmung, Blässe, Kreislaufschwäche, allgemeine Hypotonie, gespannter, ängstlicher Gesichtsausdruck ergeben das Bild eines akut lebensbedrohlichen Zustandes.

Therapie: *Allgemeinmaßnahmen:* Frischluft, Sauerstoff, Beruhigung. Das Grundleiden (Rachitis, Überernährung, transitorische Immunschwäche) ist kausal zu behandeln.
Medikamentöse Behandlung: Wegen der meist viralen Genese haben Antibiotika keinen oder eher einen negativen Einfluß. Entzündungs- und ödemhemmende Medikamente (darunter ein- bis zweimalige Kortikosteroidgaben) können im akuten Stadium erforderlich sein; dafür empfiehlt sich die rektale Applikation.
Physikalische Maßnahmen: Brustwickel, vor allem Senfwickel; letztere sind sehr effektiv, setzen allerdings Erfahrung in der stets sehr kurzfristigen Anwendung voraus.
Phytotherapie: Bronchitiswirksame pflanzliche Präparate sind am zweckmäßigsten in fixen Kombinationen sowie nur bei symptomatischen Behandlungen geeignet.

Homöopathisch nach Arzneimittelbild stehen zur Verfügung: Ammonium carbonicum, Phosphorus (ab D10), Cuprum arsenicosum, Aconitum (ab D12) im Beginn, Belladonna (ab D12) nach Schweißausbruch, Sambucus nigra bei „Erstickungshusten".

Bronchitis

Synonym: Husten (obwohl dieses Symptom von anderen Luftwegsabschnitten [Sinus, Pharynx, Larynx, Trachea] ausgehen kann).

Definition: Entzündlich-exsudative Reaktion der Bronchialschleimhaut auf exogene oder endogene Noxen.

Klinische Daten: Ursachen einer Bronchitis können Infektionen, mechanische, allergische oder toxische Reize sein. Betroffen sind vor allem die groß- und mittelkalibrigen Bronchien (Abb. 8, 170, 171).
Symptome: Hustenreiz oder produktiver Husten mit glasigem, serösem, schleimigem, eitrigem oder hämorrhagischem Auswurf. Bei der akuten Bronchitis Fieber unterschiedlicher Höhe.
Die *akute Bronchitis* tritt als Begleiterscheinung systemischer Infektionen (Masern, Grippe, Varizellen) oder als direkte Folge luftwegspathogener Keime (Rhino-, Adeno-, Myxo-, Echo-Viren, Streptokokken, Mykoplasmen) auf (Tab. 114). Die *chronische Bronchitis* wird von der WHO wie folgt definiert: Husten und Auswurf an den meisten Tagen während meistens drei Monaten in zwei aufeinanderfolgenden Jahren. Eine *obstruktive Bronchitis* wird geprägt durch Husten, Auswurf und Ventilationsstörung. Sonderformen sind spastische und asthmatoide Bronchitis.
Ursachen können sein:

- Systemische Infektionen (Begleit-Bronchitis),
- Luftwegsinfektionen (Streptokokken, Staphylokokken, Pneumokokken, Haemophilus influenzae, Bordetella pertussis, Viren),
- Pilze (Candida, Actinomycetes, Histoplasma, Pneumocystis u. a.),
- allergische Reaktionen (Umweltallergene, Pollen, Initialsymptom bei hyperergischen Reaktionen),

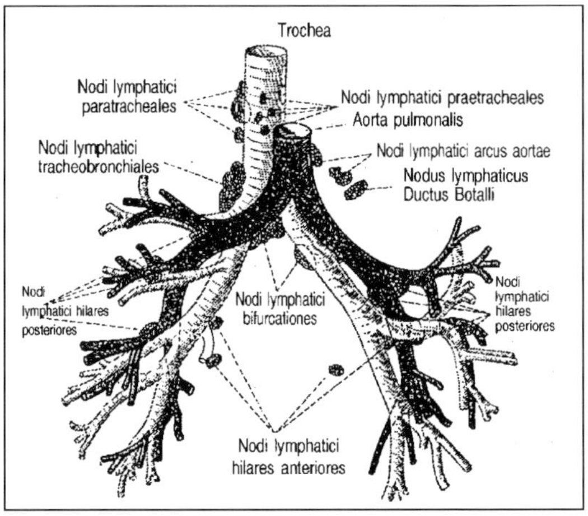

Abb. 174: Topographisches Schema über die engen Verflechtungen von Bronchialbaum, Bronchiallymphknoten und Pulmonalarterie

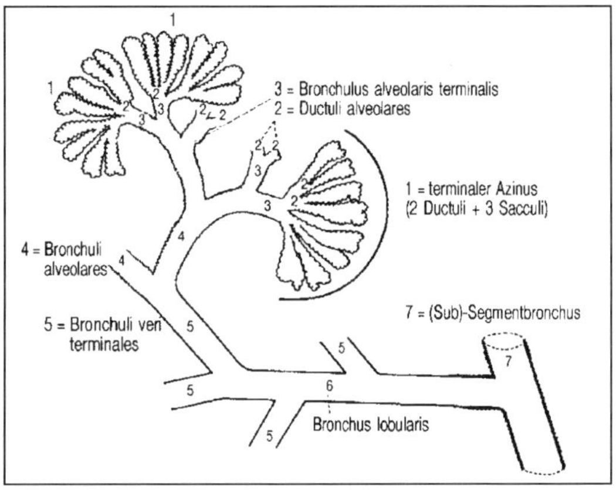

Abb. 175: Bronchialbaumaufgliederung. 1 = terminaler Azinus bestehend aus acht Sacculi alveolares und zwei Ductuli alveolares und einem Bronchus alveolaris terminalis, 2 = Ductuli alveolares, 3 = Bronchuli alveolares terminales, 4 = Bronchuli alveolares, 5 = Bronchuli veri terminalis, 6 = Bronchus lobularis, 7 = aus dem Lappenbronchus ausgehender Segmentbronchus

- Fremdkörperreize (Abb. 264),
- chemische Reize (Ozon, Nikotin, Schwefeldioxid, Nitrogase, Benzin u. a.),
- bei Lungenkreislaufüberlastungen (Stauungsbronchitis) (Abb. 260),
- bei Tumoren (Lungenkarzinom, Lungenmetastasen).

Therapie: *Allgemeinmaßnahmen:* Ausschaltung oder Milderung der Primärursache.
Kausale Therapie: Kurzfristige Gabe von Antibiotika bei bakteriellen Ursachen, wobei Ma-

krolidantibiotika und Cephalosporine das breiteste Wirkungsspektrum haben (Tab. 115).
Phytotherapie: Hedera helix (krampflösend, auswurffördernd); Thymian (krampflösend), Eibisch, Huflattich (kurzzeitige Anwendung), Spitzwegerich, Kamille, Isländisches Moos, Primel (schleimlösend). Kombinationspräparate und pflanzliche Mischtees sind zu bevorzugen.
Die *Homöopathie* bietet je nach Krankheits- und Arzneimittelbild ein reich differenziertes Mittelarsenal an. Daraus auszugsweise einige Hinweise: Aconitum (ab D10 zu Beginn von Luftwegsinfekten); Belladonna (ab D10 nach Schweißausbruch); Ipecacuanha (bei groben Rasselgeräuschen, schleimigem Auswurf); Tartarus stibiatus (bei feinblasigen Rasselgeräuschen); Sambucus nigra (bei „Erstickungshusten"); Acidum succinicum, Ambra (bei asthmatoider Bronchitis); Bryonia, Phosphorus (ab D12), Kalium carbonicum (bei Bronchitis ohne Schleimauswurf); Dulcamara, Kalium sulfuricum, Hepar sulfuris (bei Bronchitis mit Schleimauswurf); Chelidonium (bei bakterieller „Sekundär-Bronchitis" nach Virusinfekten); Kalium bichromicum, Stannum, Pulsatilla, Hepar sulfuris (bei Bronchitis mit grünem Schleim); Kreosotum, Arsenicum album, Balsamium peruvianum, Sulfur jodatus (bei eitriger Bronchitis).

Bronchopulmonale Dysplasie

Synonyma und verwandte Begriffe: Hyaline-Membran-Krankheit, Membran-Krankheit, Wilson-Mikity-Syndrom.

Definition: Sauerstoffaustausch-Behinderung durch hyaline Auflagerungen in den Lungen artifiziell beatmeter, unreifer Säuglinge.

Klinische Daten: Gefährdet sind untergewichtige Neugeborene, besonders mit einem Gestationsalter unter 30 Wochen. Die Ursache ist multifaktoriell: unreife, langfristige (meist lebensnotwendige) Beatmung mit höherem Inspirationsdruck und Sauerstoffkonzentrationen über 60%. Durch mechanische Faktoren (Absaugen, Tuben) wird das Infektionsrisiko erhöht.

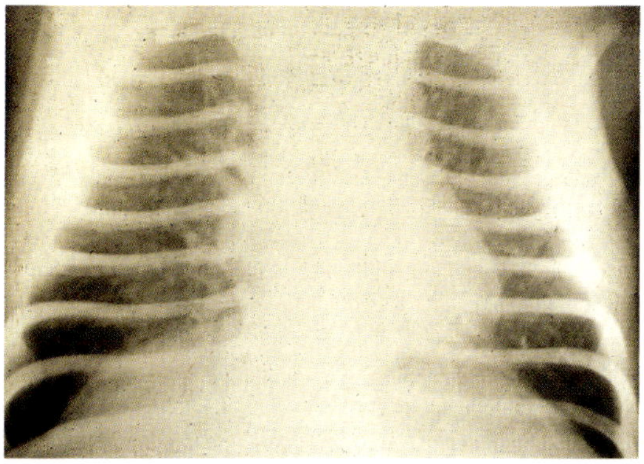

Abb. 176: Hyaline-Membran-Krankheit. Trübung der zentralen, Überblähung der laterobasalen Lungenabschnitte

Die Mortalität ist – abhängig vom Unreifegrad und der Beatmungsintensität – hoch, der Prozentsatz der Defektheilungen erheblich. Dies trifft vor allem für mehrmonatige künstliche Beatmung und Sauerstofftherapie zu. Folgezustände können sein: geistige Retardierung, Zerebralparese, Hörverlust, Blindheit (retrolentale Fibroplasie), Krämpfe, Porenzephalie, Mikrozephalie (Kopfumfang unter 2 SD). Die schwersten Veränderungen betreffen die Lungen mit Entfaltungsstörungen, atelektatischen, emphysematösen und fibrotischen Bezirken (Abb. 176).
Der sekretorische Leukozytenprotease-Inhibitor und die Elastase-Aktivität sind erhöht.

Therapie: Durch die Surfactant-Therapie in den lebensbedrohenden ersten Tagen hat sich die Initialprognose erheblich verbessert. Zur Diskussion stehen die Dauer der Beatmungsnotwendigkeit und die Höhe der Sauerstoffkonzentration. Letztere sollte so tief wie möglich gewählt und so kurz wie möglich eingesetzt werden. Die Therapie der Folgezustände richtet sich nach den Restsymptomen, wobei integrative Programme aus physiotherapeutischen Maßnahmen (Krankengymnastik, Atemgymnastik, Sprachanbahnung) und medikamentöse Maßnahmen sich ergänzen sollten (s. „Infantile Zerebralparese"). Organotherapeutika von Lunge, Herz, Plazenta, Bindegewebe dienen der Regeneration, Katalysatoren (Ubichinone) der Verbesserung der Sauerstoffutilisation.

Cadmiumbelastung

(s. Kapitel „Homotoxikosen“)

Candida-Mykosen

(s. Soor)

Carbamylphosphat-Synthetase-Mangel

Synonym: Harnstoffzyklus-Störung.

Definition: Angeborene Störung des Harnstoff-Stoffwechsels, wobei durch Mangel an dem Enzym Carbamylphosphat-Synthetase die Verarbeitung von Ammoniak zu Harnstoff nicht funktioniert. Der resultierende Ammoniakstau (Abb. 269) führt zu toxischen Gehirnschädigungen.

Klinische Daten: Die Folgen der Hyperammonämie und Gewebeimprägnationen reichen von Krämpfen über Lethargie bis zum zerebralen Koma, unbehandelt sind sie möglicherweise letal. Die Diagnose kann durch das Fehlen von Orotat im Urin gesichert werden. Es handelt sich um ein seltenes, autosomal-rezessiv vererbbares Leiden.

Therapie: Basis der Behandlung ist eine Restriktion von Eiweiß in der Ernährung. Enzymgemische, mitochondriale Katalysatoren und Zwischenprodukte können unspezifische Stoffwechselhilfen sein. Das fehlende Enzym steht zur therapeutischen Anwendung nicht zur Verfügung. Hämodialysen und Austauschtransfusionen können in akuten Krisen erforderlich werden.
Über das Versuchsstadium nicht hinausgekommen sind die Gaben von Arginin, Citrullin, Natriumbenzoat und Natriumphenylacetat.

(Literatur: National Organization for Rare Diseases; National Urea Cycle Disorders Foundation)

Carboxylasemangel, multipler

Synonyma: Biotinidase-Mangel, Holocarboxylase-Synthetase-Mangel.

Definition: Autosomal-rezessiv erbliche Stoffwechselstörung durch Mangel an verfügbaren Carboxylasen infolge einer defekten zellulären Biotinutilisation.

Klinische Daten: Mangelzustände an den Enzymen Propionyl-CoA-Carboxylase, β-Methylcrotonyl-CoA-Carboxylase, Pyruvat-Carboxylase, die im Urin vermindert ausgeschieden werden. Zugrunde liegen kann eine Defizienz des Enzyms Biotinidase, welches proteingebundenes Biotin freisetzt, oder des Enzyms Holocarboxylase-Synthetase, welches für die Verbindung der drei vom Vitamin Biotin abhängigen Enzyme zu Biotin verantwortlich ist. Klinische Folgen sind: ausgedehnte, gerötete Hauteffloreszenzen, dabei mitunter auffallende Gesichtsblässe, Episoden von Erbrechen, Muskelhypotonie mit (ataktischen) Koordinationsstörungen, Irritabilität und Erregungszustände. Gelegentlich finden sich Immunschwächen, Hörbeeinträchtigungen und Myopie.

Therapie: Die Standardtherapie besteht in einer ausreichenden oralen Zufuhr von Biotin (Vitamin H) und Coenzym R (Komponente des Vitamin-B-Komplexes). Vermutlich könnte auch Coenzym Q im Rahmen der Ubichinon-Kette vorteilhaft sein.
Die Behandlung muß begonnen werden, wenn der Enzymmangel im Urin nachgewiesen ist.

(Literatur: Thoene u. Buchanan, 1987; Thuy et al., 1986)

Carnitin-Mangelsyndrom

Definition: Carnitin (4-Trimethylamino-3-hydroxybutyrat) kommt in Fleisch und Molkereiprodukten vor und kann vom Menschen aus den Aminosäuren Lysin und Methionin synthetisiert werden.
Carnitin transportiert langkettige Fettsäuren über die innere Mitochondrienmembran zur mitochondrialen Matrix, wo die β-Oxidation der langkettigen Fettsäuren stattfindet. Der Prozeß wird durch die Carnitin-Acyl-Trans-

ferase gesteuert. Bei Carnitinmangel ist die β-Oxidation langkettiger Fettsäuren gestört, so daß keine Ketonkörper produziert werden können, die als Energiequelle dienen. Labortechnisch werden Gesamtcarnitin, freies und verestertes Carnitin erfaßt. Diese Unterscheidung gestattet Aussagen über die Lokalisation eines gestörten Carnitinstoffwechsels.

Klinische Daten:
Systemischer Carnitinmangel: Autosomal-rezessiv vererbter Carnitin-Transportdefekt in Muskel, Niere und Fibroblasten; Muskelhypotonie von Geburt an, Ptosis; im zweiten Lebenshalbjahr hypoketotische Hypoglykämien und Leberfunktionsstörung. Später tritt ein akutes hepatozerebrales Krankheitsbild wie bei einem Reye-Syndrom mit Enzephalopathie und metabolischer Azidose nach Fasten auf. Die Leber ist vergrößert; durch Ammoniakerhöhung kommt es zu Bewußtseinstrübung, Erbrechen, Krämpfen, Koma mit Apnoe und Tod. Labor: Serum- und Muskelcarnitin sind erniedrigt, erhöhte Ausscheidung von Carboxylsäuren im Urin. Bioptisch: Fettvakuolen in den Typ-I-Fasern der Muskulatur, Leberverfettung.
Myopathischer Carnitinmangel: Gestörte Aufnahme von Carnitin in die Muskelzellen. Symptomenbeginn im Schulalter mit überwiegend proximaler Muskelschwäche; auch treten Wadenkrämpfe und eine Myoglobinurie auf. Der Verlauf kann langsam progredient sein oder episodisch. Verstärkung der Symptome durch körperliche Belastung oder Fasten. Bei Auftreten der Symptomatik vor dem 10. Lebensjahr wird gehäuft eine Kardiomyopathie beobachtet. Labor: Carnitin im Muskel erniedrigt, im Serum und in der Leber normal.
Sekundäre Carnitininsuffizienz: Verminderung von freiem Carnitin (normalerweise 70–80% des Gesamtcarnitins) bei Organoazidämien. In den Mitochondrien wird vermehrt Acylcarnitin gebildet, da sich dort aktivierte organische Säuren (Acyl-CoA) anhäufen. Ursachen können tubuläre Nierenkrankheiten, Vitamin-C- und -B-Mangel, streng vegetarische Diäten, parenterale Ernährung, Hämodialyse, Behandlung mit Valproat sowie eine carnitinarme Diät bei Phenylketonurie sein.
Symptomatisch sind Muskelschwäche, Kardiomyopathie und Leberfunktionsstörungen.

Therapie: Substitution mit L-Carnitin in einer Dosierung von 100 mg/kg KG/Tag, Zufuhr carnitinhaltiger Nahrung. (Die Carnitinwerte im Muskel können auch bei höherer Dosierung erniedrigt bleiben.)
D-Carnitin wirkt toxisch (Symptome einer Myasthenia gravis) und sollte vermieden werden.
Biologische Therapie: Vitamin-B-Komplexpräparate mit ausreichendem Biotinanteil, Muskelenzympräparate (Coliacron) Katalysatoren des mitochondrialen Stoffwechsels (Coenzyme compositum, Ubichinon compositum).

ULRICH WEMMER

Ceroidlipofuscinose

Synonyma: Neuronale Ceroidlipofuscinose, Lipopigment-Speicherkrankheit.

Definition: Autosomal-rezessiv erbliche Neurodegeneration durch Lipopigment-Speicherung; lysosomale Speicherkrankheit mit An-

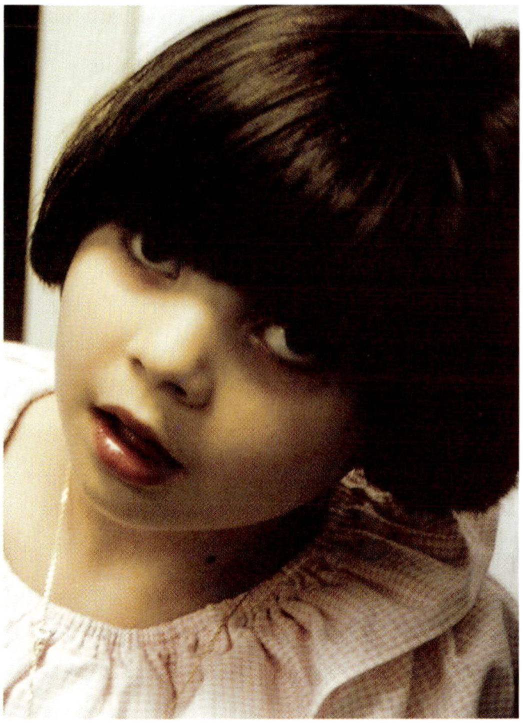

Abb. 177: Spätinfantile Form der Ceroidlipofuscinose bei 5jährigem Mädchen. Muskelhypotonie, Sprachverlust, Absencen; Verständnis wird mit einem Ansatz von Lächeln angedeutet

Tab. 84: Charakteristika der Formen von Ceroidlipofuscinose

Form	Manifestationsalter	Frühsymptome	Spätsymptome	Technische Daten
infantile Form (Santavuori-Haltia-Hagberg)	Ende des 1. Lebensjahres	Hypotonie, Entwicklungsstillstand, Rumpfataxie	statomotorisch und sprachliche Regression, Mikrozephalie, Hypertonie, stereotype Hand-Arm-Bewegungen	Elektroretinogramm: Retinadegeneration, evozierte visuelle Potentiale reduziert bis fehlend EEG: Verlangsamung, Amplitudenreduktion, sharp waves und Spikes
spätinfantile Form (Jansky-Bielschowsky)	2.–4. Lebensjahr	Krämpfe, Ataxie, Koordinationsstörungen, Sprachverlust	Makuladegeneration, Optikusatrophie, Pigmentverklumpung, Regression statomotorischer Funktionen, Demenz	CT und NMR: anfänglich unauffällig, später progressive Atrophie Biopsie: feine granuläre Einschlüsse in polygonaler Anordnung (Haut, Nerven, Konjunktiva)
juvenile Form (Spielmeyer-Vogt)	5.–9. Lebensjahr	Dysarthrie, Echolalie, Stottern, Verlust des zentralen Sehens	Verlust der statomotorischen Funktionen, unwillkürliche Bewegungen, Steifheit-Spastik, Akinesie, Depression bei relativ erhaltener intellektueller Kapazität, Demenz	Urin: erhöhte Dolichol-Ausscheidung
adulte Form (Kufs)	Erwachsenenalter	kein einheitlich umschriebenes Bild, fakultative Symptome: Ataxie, Dysarthrie, extrapyramidale und pyramidale Symptome		

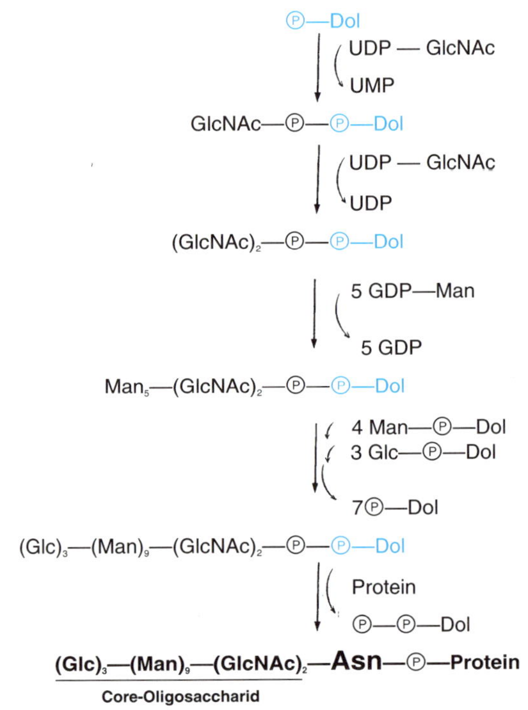

Abb. 178: Dolicholphosphat, ein langkettiges Lipid mit etwa 20 Isopreneinheiten, ist ein Carrier in der Biosynthese der Oligosaccharideinheiten von Glykoproteinen. Aktiviertes Core-Oligosaccharid wird durch Addition von Zuckern schrittweise synthetisiert. Diese Einheit wird im Lumen des endoplasmatischen Retikulums auf eine Asparaginseitenkette eines dort synthetisierten Proteins übertragen. Die Utilisationsstörung des Dolichols scheint dem Pathomechanismus der Ceroidlipofuscinose zugrunde zu liegen (nach Stryer, 1990).

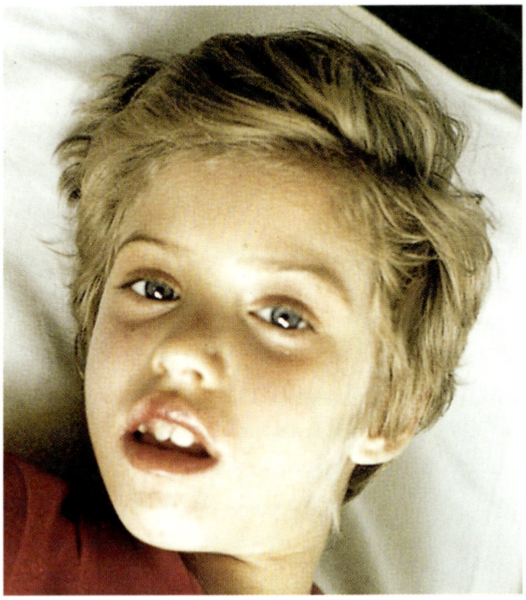

Abb. 179: Pseudokomatöser Zustand bei 8jährigem Mädchen mit Ceroidlipofuscinose vom Bielschowski-Typ

sammlung einzigartiger Zytosomen in den Lysosomen der meisten Organe.

Klinische Daten: Die Einteilung der klinischen Erscheinungsformen erfolgt vornehmlich nach dem Manifestationsalter der Erstsymptome und ist an Autorennamen gebunden.

Therapie: Eine zufriedenstellende Therapie der Ceroidlipofuscinose ist nicht bekannt. Die Fokussierung der Pathogenese auf lysosomale Enzyme legt für die Therapie eine ausreichende Substitution von Hydrolasen mit systemischer Wirkung nahe. In einer Studie mit finnischen Patienten wurde ursprünglich mit der sogenannten Zeman-Formulierung behandelt. Diese beinhaltet: Vitamin C (0,008–0,025 g/kg KG), Vitamin E (0,02–0,06 g/kg KG), Methionin (0,008–0,025 mg/kg KG), Butylhydroxytoluol (BHT) (0,06 mg/kg KG). Da damit die Progression nicht verhindert werden konnte, wird seit 1976 eine Vitamin-E-Selen-Kombination gegeben: Natriumselenit (0,05–0,1 mg Se/kg KG), Vitamin E als α-Tocopherol (Wisniewski, 1986).
Theoretisch bessere Resultate sind zu erwarten, wenn die Vitamin-E- plus Vitamin-C-Selen-Kombination durch Vitamin B_1, B_2 und B_6 ergänzt wird und vor allem proteolytische Enzyme, Coenzyme und Ubichinon eingesetzt werden. Die proteolytischen Enzyme sollten pflanzliche und animalische Anteile enthalten und außerhalb der Mahlzeiten verabreicht werden, um systemisch wirken zu können. Zur Regeneration degenerierter Organe sind Organotherapeutika in verschiedenen molekularen Größenordnungen angezeigt.

(Literatur: Batten, 1903; Hagberg et al., 1968; Wisniewski, 1986)

Cholangitis

Synonym: Gallengangsentzündung.

Klinische Daten: Die Gallengangsentzündung kann passageres Begleitsymptom eines Entzündungsprozesses im oberen Verdauungstrakt sein. Ernstere Folgen haben sekundäre bakterielle Besiedlungen der Gallenabflußwege durch Abflußbehinderungen. Ursächlich können Gallensteine, Parasiten, Strikturen und Kompressionen durch Tumoren zugrunde liegen. Dem Verlauf nach unterscheidet man die akute Cholangitis mit Fieber, leichtem Ikterus und mitunter septischem Bild von der chronisch-sklerosierenden Form bei Gallensteinleiden und Leberzirrhose.

Therapie: Die Therapie hat sich an den Grundleiden zu orientieren (s. Cholezystitis, Cholelithiasis).

Cholelithiasis

Synonyma: Gallensteinleiden, Cholezystolithiasis, Choledocholithiasis.

Klinische Daten: Gallensteine treten besonders bei Frauen im höheren Alter häufiger auf. Der Befund erfolgt in der Mehrzahl der Fälle ohne klinische Symptome. Gallensteine können aber zu ernsten Komplikationen führen. Dazu gehören:

- Gallenblasenhydrops,
- Gallenblasenempyem,
- Verschlußikterus,
- Gallensteinperforation,
- Pankreatitis durch Papillenobstruktion,

- Dispositionsfaktor für Gallenblasenkarzinom.

Therapie: *Konventionelle Therapie:* Medikamentöse Cholelitholyse bei Cholesterinsteinen, Cholelithotripsie, operative Steinentfernung, Cholezystektomie.
Die *Homöopathie* bietet je nach Arzneimittelbild unter anderem an:
- Belladonna bei wellenartigen Koliken,
- Colocynthis bei stechenden Schmerzen,
- Hydrastis bei bitterem Geschmack auf der Zunge,
- Chionanthus virginicus bei Übelkeit, Kopfschmerzen, Gallensteinen,
- Euonymus europaea bei hellem Stuhl, Hinterkopfschmerzen,
- Cholesterinum bei Hypercholesterinämie.

Als bewährte Kombination wird empfohlen: Carduus marianus D3, Chelidonium D3 und Colocynthis D3 zu gleichen Teilen.

Cholezystitis

Synonym: Gallenblasenentzündung.

Klinische Daten: Eine Gallenblasenentzündung entsteht in der Mehrzahl der Fälle durch Abflußbehinderungen im Bereich der Gallengänge oder der Papille, seltener ist sie primär infektiöser Natur. Die *akute Form* wird durch Sekundärinfektionen (Escherichia coli, Proteus, Enterokokken, Giardia (früher: Lamblia), Ascaris u.a. geprägt. Die Entzündungsart reicht von der serösen Exsudation über phlegmonöse bis zu ulzerativen Veränderungen. Die *chronische Form* kann sich aus einer akuten entwickeln oder Folge von langfristigen Abflußbehinderungen sein.

Therapie: Die Basistherapie richtet sich nach dem Grundleiden.
In der *Homöopathie* werden nach dem Arzneimittelbild unter anderem empfohlen:
- Natrium sulfuricum,
- Magnesium sulfuricum,
- Mercurius dulcis in Mittel- und Hochpotenzen bei Rückstau zur Leber,
- Mandragora bei Auswirkungen auf Leber und Pankreas,
- Ignatia,
- Colocynthis bei Koliken.

Kombinationspräparate: Injeel-Chol; Atropinum compositum; Spascupreel, Belladonna-Homaccord; Momordica compositum, Glyoxal compositum. In Suppositorien-Form stehen zur Verfügung Atropinum compositum S, Spascupreel S und Vomitusheel S.

Chondropathia patellae

Synonyma: Chondromalacia patellae, Büdinger-Ludloff-Läwen-Syndrom.

Definition: Chondromalazie; retropatellare Gleitlagerknorpeldegeneration; multifaktorielle Druckerhöhung im femoropatellaren Gleitlager aufgrund anatomischer, traumatischer und pathologischer Ursachen.

Klinische Daten: Retropatellarer Schmerz bei Belastung, Spontanschmerz, patellare Druckdolenz und Crepitatio. Später ist die Entwicklung einer patellofemoralen Gelenkarthrose möglich.

Therapie: Meidung von provokativer Überbelastung. Physikalische Therapie mit Kryotherapie und Phonophorese, Reizstromanwendung. Ferner ist Krankengymnastik mit Kräftigung der gelenkstabilisierenden Muskeln indiziert. Operative Beseitigung anatomischer und pathologischer Störungen.
Antihomotoxische Therapie: Basistherapie mit den Antiarthrotika Traumeel S und Zeel extern, oral und parenteral. Symptomenbezogene The-

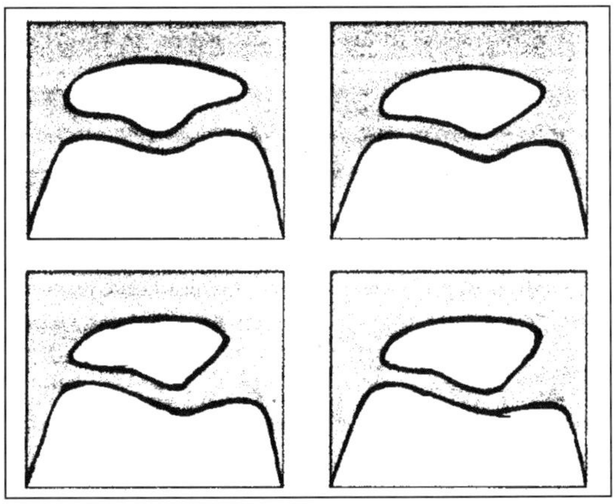

Abb. 180: Patellafehlformen nach Wiberg (I-IV von links oben nach rechts unten); (aus: Münzenberger KJ. Orthopädie in der Praxis. Weinheim: VCH 1988; 88)

rapie mit Rheuma-Heel, Rhododendroneel S, Colnadul. Aktivierung blockierter Fermentsysteme mit Coenzyme compositum und Ubichinon compositum.
Begleittherapie: Gewichtsreduktion, Ernährung, physikalische Therapie, reflextherapeutische Maßnahmen mit Neuraltherapie, Akupunktur und TLA (therapeutische Lokalanästhesie).

BERNARD POTRAFKI

Chorea Huntington

Synonym: Chorea major.

Definition: Autosomal-dominantes Erbleiden mit einem Defekt auf Chromosom 4, wobei das Trinucleotid CAG in der DNA-Sequenz überrepräsentiert und instabil ist.

Klinische Daten: Die neurodegenerative Störung manifestiert sich ab den mittleren Lebensabschnitten mit Sprach- und Koordinationsstörungen. Das progrediente Leiden führt in Extremfällen zur Demenz. Die Degeneration betrifft die Pallidum-Putamen-Region, betroffen sind vor allem die Nuclei caudatus und lentiformis.

Therapie: Die Progredienz scheint durch frühzeitige organotherapeutische Behandlung beeinflußt werden zu können, wobei Präparationen aus Zwischenhirn, Basalganglien, Thalamus und Nebenniere geeignet zu sein scheinen. GABA und Vitamin-B-Komplex-Präparate mit Biotinanteil sind empfehlenswert. Verbindliche Aussagen über die Effektivität dieser Maßnahmen lassen sich bei dem unterschiedlich langsam fortschreitenden Leiden nur schwer machen.

(Literatur: Spiegel et al., 1993; Meiercord et al., 1994; Hayden et al., 1994)

Chromosomenanomalien

Klinische Daten: Die Körperzellen des Menschen enthalten 46 Chromosomen, davon 44 Autosomen und zwei Geschlechtschromosomen. Bei Männern sind die Geschlechtschromosomen unpaar (XY), Frauen besitzen zwei X-Chromosomen.
Im Zellkern liegen die Chromosomen immer als doppelter Satz vor (diploid). Durch die Reduktionsteilung (Meiose) wird der diploide Chromosomensatz halbiert. Reife Eier und

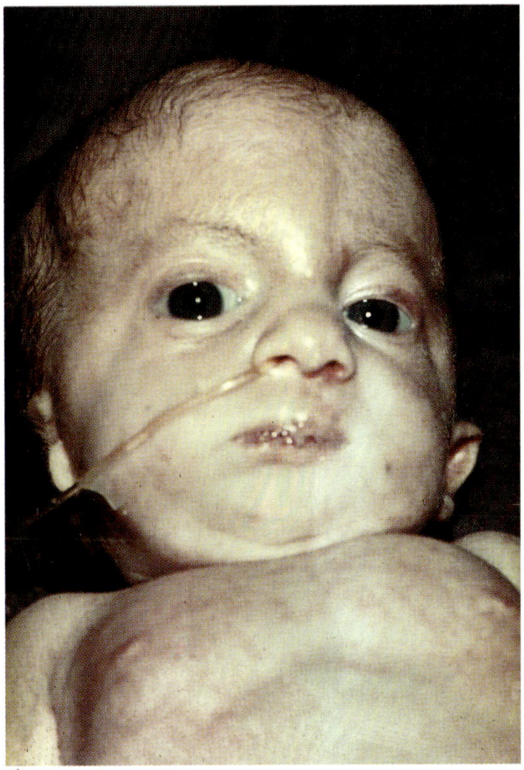

a)

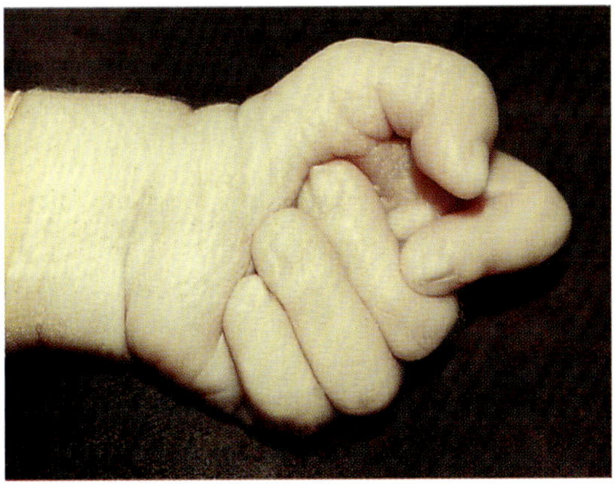

b)

Abb. 181 a und b: Edwards-Syndrom. (a) Typische Gesichtsform mit kleinem Mund und Ohrmuscheldeformierung; (b) flektierte und übereinandergeschlagene Finger

Spermien besitzen nur den einfachen, haploiden Chromosomensatz, in dem von jedem Paar nur ein Chromosom enthalten ist. Bei der Vereinigung von männlichem und weiblichem haploiden Chromosomensatz ensteht ein neuer diploider Chromosomensatz. Bei den nachfolgenden Meiosen kann es zu numerischen Störungen bei der Aufteilung der Chromosomen kommen. Chromosomale Aberrationen betreffen etwa 0,6 % aller Neugeborenen, davon sind 0,36 % autosomale Störungen.

Numerische Chromosomenanomalien

Numerische Fehler in der Zahl der Chromosomen entstehen durch Nondisjunction in der Meiose, so daß zum Beispiel bei den autosomalen Trisomien ein Chromosom dreifach vorhanden ist.

- Patau-Syndrom (Trisomie 13, Bartholinus-Patau-Syndrom)

Es handelt sich um eine Trisomie des Chromosoms 13 durch einen meiotischen Teilungsfehler. Die Häufigkeit liegt zwischen 1:4000 bis 1:14500. Äußere Merkmale sind Mikrophthalmie, deformierte Ohrmuscheln, Lippen-Kiefer-Gaumen-Spalte, Hexadaktylie und Kryptorchismus. Innere Mißbildungen: Arhinenzephalie, Hypoplasie des Kleinhirnwurms, Herzfehler, polyzystische Nieren. Funktionelle Störungen: Taubheit, muskuläre Hypotonie, geistige Entwicklungsverzögerung.
Die Therapie erfolgt symptomatisch; chirurgische Korrektur der Fehlbildungen. *Biologische Therapie:* Organotherapie.

- Edwards-Syndrom (Trisomie 18)

Es handelt sich um eine Trisomie des Chromosoms 18 durch einen meiotischen Teilungsfehler. Die Häufigkeit liegt zwischen 1:8000 und 1:11000, die Relation männlich zu weiblich ist 1:4. Äußere Merkmale sind deformierte Ohrmuscheln, kleiner Mund und flektierte, übereinandergeschlagene Finger. Innere Mißbildungen: Herzfehler in 95 % der Fälle, Kleinhirnanomalien. Funktionelle Störungen: geistige Retardierung, Infektanfälligkeit. Die Prognose ist schlecht, es besteht eine hohe Frühsterblichkeit.
Die Therapie erfolgt symptomatisch. *Biologische Therapie:* Organotherapie.

- Down-Syndrom, Trisomie 21 (s. S. 152)

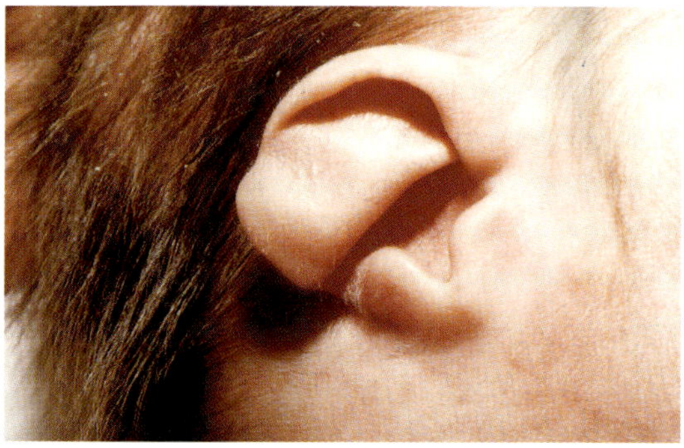

Abb. 182: Dysplastisches Ohr bei Di-George-Syndrom

Strukturelle Chromosomenanomalien, Partielle Monosomien

Hierunter werden Chromosomenbrüche mit Verlust eines Teils (Deletion) und abnormer Wiedervereinigung der Bruchstücke verstanden. Vollständige Monosomien durch Deletion sind meist nicht lebensfähig.

- Cri-du-chat-Syndrom ($5p^{-}$) (s. S. 244)

- Langer-Giedion-Syndrom (Monosomie 8q22, trichorhino-phalangeale Dysplasie II)

Es handelt sich um eine sporadisch auftretende Deletion des Chromosoms 8. Äußere Merkmale sind Minderwuchs, Mikrozephalie, lose Haut, birnenförmige knollige Nase, schütteres Haar, multiple kartilaginäre Exostosen, unbewegliche Gelenke. Funktionelle Störung: geistige Entwicklungsverzögerung.
Die Therapie erfolgt symptomatisch. *Biologische Therapie:* Organotherapie.

- Di-George-Syndrom (Monosomie 22q11)

Es handelt sich um einen angeborenen Defekt der dritten und vierten Schlundtasche infolge Deletion des proximalen langen Arms von Chromosom 22. Äußere Merkmale sind Gaumenspalte, Ohr- und Gesichtsfehlbildungen, Hypertelorismus, hypoplastische Mandibula. Innere Fehlbildungen: Aplasie von Thymus und Parathyreoideae, Aortenfehlbildungen, Herzfehler. Funktionelle Störungen: Defekt der zellulären Immunität (T-Zell-Defekt), Hypokalzämie.
Therapie: Substitution von Kalzium; chirurgische Korrektur der Fehlbildungen. *Biologische Therapie:* Organotherapie, Thymus-, Milz- und Mesenchympräparate.

- Prader-Willi-Syndrom (s. S. 166)

Anomalien der Geschlechtschromosomen

- Klinefelter Syndrom (Klinefelter-Reifenstein-Albright-Syndrom, XXY-Syndrom, 47,XXY-Syndrom, Hypogonadismus)

Es liegt ein meiotischer Teilungsfehler der mütterlichen Meiose zugrunde. Die Häufigkeit liegt bei 1:400. Äußere Merkmale sind kleine Hoden, Kryptorchismus, Penis nicht verkleinert, Hochwuchs mit großen Händen und Füßen, Gynäkomastie und schwache Pubes- und Axillarbehaarung. Funktionelle Störungen: infantile Verhaltensweise, Konzentrationsschwäche, Antriebsarmut, ängstlich-passive Haltung, herabgesetzte Intelligenz, Hypothyreose.
Therapie: Testosteron; Behandlung der Hypothyreose. *Biologische Therapie:* Organotherapeutika aus Hypothalamus, Nebenniere (männlich), Testis und Plazenta.

- Turner-Syndrom (XO-Syndrom, gonadale Dysgenesie [45, XO], Ullrich-Turner-Syndrom)

Durch Nondisjunction fehlt das zweite X-Chromosoms; Monosomie des kurzen Armes des X-Chromosoms. Die Inzidenz liegt zwischen 1:8000 und 1:10000. Äußere Merkmale sind weibliche Genitale, bei Geburt Ödeme an Hand- und Fußrücken, Pterygium colli, Schildthorax mit weit auseinanderstehenden Mamillen, tiefer Ohransatz, Karpfenmund, Cubitus valgus, Minderwuchs. Innere Fehlbildungen: nicht funktionsfähige Streak-Ovarien, Fehlbildungen an Herz und Nieren. Geistige Entwicklung meist normal. Funktionelle Störungen: Infertilität, wegen ausbleibender Regelblutung und fehlender Brustentwicklung häufig erst in der Pubertät erkannt; Kleinwuchs.
Therapie: Wachstumshormon; Östrogene, um einen weiblichen Zyklus (ohne Eisprung) auszulösen. *Biologische Therapie:* Organotherapeutika aus Hypothalamus, Nebenniere (weiblich), Ovarium und Milz.

Dominante Erbleiden

- Achondroplasie (s. S. 171)
- Hypercholesterinämie (s. S. 291)

X-Chromosom-gekoppelte dominante Anomalien

- Incontinentia pigmenti (Bloch-Sulzberger-Syndrom, Pigmentdermatose, Siemens-Bloch-Syndrom)

Es handelt sich um eine neurokutane Erkrankung mit Pigmentverteilungsanomalie. Die Vererbung verläuft X-chromosomal-dominant; betroffen sind die beiden Genorte Xp11 und Xp28. Die Häufigkeit liegt bei 1:40000 Mädchen.
Die Manifestation folgt den drei Phasen *Neugeborenenalter* (Bläschen und Knötchen, Pusteln, streifige Erytheme an den Unterschenkeln), *2.–6. Lebenswoche* (flächenhaft pigmentierte Hyperkeratosen, teilweise warzenförmig), *12.–26. Lebenswoche* (streifenartige braunschwarze Pigmentflecken an Beinen, Rumpf und in den Achselhöhlen). Anomalien: fehlende Zahnanlage, Zahnfehlbildungen, Alopezie, Glaskörpertrübung, Strabismus, Epilepsie, spastische Tetraplegie, Entwicklungsverzögerung.
Therapie: Durch systemische oder äußerliche Kortikoidgaben können die entzündlichen Schübe gemildert werden.

- Orofaziodigitales Syndrom Typ I (Papillon-Léage-Psaume-Syndrom)

Es handelt sich um eine Kombination fazialer und akraler Fehlbildungen. Die Vererbung verläuft über ein defektes X-chromosomales Gen, die Häufigkeit liegt bei 1:80000 Mädchen.
Äußere Merkmale sind Gaumenspalte, Pseudospalte in der Mitte der Oberlippe, gelappte Zunge, verdicktes Frenulum, schütteres Kopfhaar, Brachydaktylie, Syndaktylie. Innere Fehlbildungen: Porenzephalie, Agenesie des Corpus callosum, Nierenzysten. Funktionelle Störungen: Schwachsinn, Minderwuchs. Die Prognose ist schlecht. Ein Drittel der Patientinnen stirbt im frühen Säuglingsalter, bei den Überlebenden besteht eine geistige Retardierung. Die polyzystischen Nierenveränderungen zeigen sich erst in einem späteren Lebensabschnitt.
Therapie: Kieferchirurgische und chirurgische Korrektur der äußeren Fehlbildungen. *Biologische Therapie:* Organotherapeutika aus ZNS und Niere.

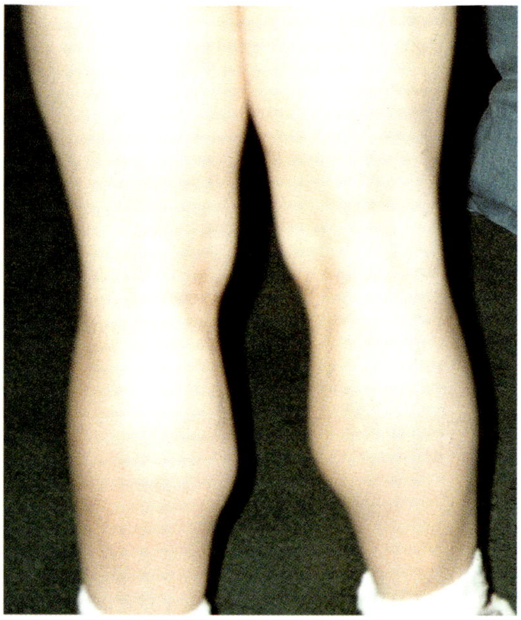

Abb. 183: Pseudohypertrophie der Wadenmuskulatur bei 4jährigem Jungen mit Muskeldystrophie-Duchenne („Gnomenwaden")

X-Chromosomal gekoppelte Anomalien

- Agammaglobulinämie (infantile geschlechtsgebundene Agammaglobulinämie, Agammaglobulinämie vom Typ Bruton)

Infolge einer Differenzierungsstörung der B-Zellen fehlen opsonierende Antikörper. Die Vererbung verläuft X-chromosomal-rezessiv. Der IgG-Serumspiegel liegt unter 200 mg/dl; es besteht ein Mangel an IgA und IgM sowie an B-Lymphozyten; Plasmazellen fehlen; keine Defekte im T-Zell-System. Eine pränatale Diagnostik mittels DNA-Sonden ist möglich. Die Symptomatik beginnt im Säuglingsalter mit häufigen bakteriellen Infektionen (Otitis, Pneumonie, Abszesse); häufig Durchfälle, bleibende Organveränderungen.
Therapie: Regelmäßige Gammaglobulingaben; Antibiotika. *Biologische Therapie:* Organotherapeutika aus Thymus, Milz und Mesenchym; Echinacea, Engystol, Lymphomyosot.

- Progressive Muskeldystrophie Duchenne (Duchenne-Muskeldystrophie, Beckengürteldystrophie)

Es handelt sich um einen Mangel oder das Fehlen des Dystrophin-Proteins mit Strukturveränderungen der Muskulatur. Die Vererbung verläuft X-chromosomal-rezessiv; das Duchenne-Gen befindet sich am kurzen Arm des X-Chromosoms in Position Xp21. Die Häufigkeit liegt bei 1:4000 Jungen. Äußere Merkmale: im Kleinkindesalter beginnende Muskelschwäche der Beine, watschelnder Gang, Hyperlordose der Wirbelsäule, Schwierigkeit sich aufzurichten, stützt die Arme auf die Unter- und Oberschenkel (klettert an sich hoch), Verdickung der Waden (Pseudohypertrophie), Reflexe anfangs noch vorhanden, später verschwindend, Spitzfußstellung. Die Erkrankung ist durch einen rasch progredienten Verlauf gekennzeichnet. Der Tod tritt vor dem 20. Lebensjahr, ausgelöst durch Ateminsuffizienz und rezidivierende Infekte, ein.
Die Kreatin-Phophokinase im Serum ist bereits im Neugeborenenalter erhöht (wird zum Screening genutzt). Die Muskelbiopsie ergibt einen Schwund der Muskelfasern mit Ersatz durch Binde- und Fettgewebe. Eine pränatale Diagnostik ist möglich.
Therapie: Physiotherapie, orthopädische Behandlung. *Biologische Therapie:* intermediäre Katalysatoren, Muskelenzympräparate, Vitamin-B-Komplexe mit ausreichend Biotin.

- Glukose-6-phosphat-Dehydrogenase-Mangel (Favismus)

Glukose-6-phosphat-Dehydrogenase (GPD) ist ein Enzym des Pentosephosphatzyklus. Ein Mangel führt zur ungenügenden intraerythrozytären Reduktion oxidativ wirkender Substanzen aufgrund fehlender Bildung von NADPH, so daß Hämoglobin denaturiert und präzipitiert wird. Die Vererbung verläuft X-chromosomal-rezessiv; bei den betroffenen hemizygoten Jungen ist nur ein abnormes GPD-Gen vorhanden, betroffene homozygote Mädchen besitzen zwei abnorme GPD-Gene. Klinische Manifestation: chronische hämolytische Anämie, akute hämolytische Anämie nach Medikamenten oder Virusinfektionen, Favismus (akute hämolytische Anämie nach Genuß von Favabohnen oder Saubohnen). Symptome: akute hämolytische Krise 24 bis 48 Stunden nach Genuß von Favabohnen, Anwendung von Medikamenten (Sulfonamide, Malariamittel, Antipyretika) mit Hämoglobinämie und Hämoglobinurie, später auch Hyperbilirubinämie. Laborparameter: normochrome Anämie mit Heinz-Körperchen,

Retikulozytose 4 bis 5 Tage nach der Hämolyse.
Therapie: Vermeidung von Favabohnen und auslösenden Medikamenten; eventuell Splenektomie (meist wenig erfolgreich). *Biologische Therapie:* Organotherapeutika aus Milz, Leber, Verdauungstrakt; Enzymkombinationen mit hohem Amylaseanteil.

- Chronische Granulomatose im Kindesalter (progressive septische Granulomatose)

Die Zellen können nicht ausreichend H_2O_2 bilden, so daß Bakterien nach normaler Phagozytose intrazellulär in neutrophilen und eosinophilen Granulozyten, Makrophagen und Lymphozyten nicht abgetötet werden. Die Vererbung verläuft in 70% der Fälle X-chromosomal, bei 30% autosomal rezessiv, in einzelnen Fällen auch autosomal dominant.
Es sind vier verschiedene Typen bekannt: bei der X-chromosomalen Form besteht ein Defekt der schweren Kette von Cytochrom b_{558}; bei der autosomal-rezessiven Form bestehen Defekte der leichten Kette von Cytochrom b_{558}, des 47kd-Zytosolfaktors auf Chromosom 10 oder des 65kd-Zytosolfaktors auf Chromosom 1. Die Häufigkeit beträgt 1:1000000. Aufgrund der Besiedlung mit katalasepositiven Erregern (Staphylococcus aureus, Escherichia coli, Klebsiella, Serratia, Salmonella und Pseudomonas) treten bereits im ersten Lebensjahr rezidivierende Fieberschübe, Hauteiterungen, Abszesse, Lymphknotenvergrößerungen, Otitiden, Sinusitiden, Pneumonien, Harnwegsinfektionen und Osteomyelitiden auf; starke Vergrößerung von Leber und Milz, verzögertes Längenwachstum, Magersucht. Die Prognose ist sehr schlecht, 40% der Patientien versterben vor dem 7. Lebensjahr. Labor: Leukozytose, BSG beschleunigt, Hypergammaglobulinämie.
Therapie: Intrazellulär wirkende Antibiotika, Versuch mit γ-Interferon. *Biologische Therapie:* Zink-, Kupfer- und Mangansubstitution zur Bereitstellung für die Superoxiddismutase.

- Hämophilie A (Faktor-VIII-Mangel, Bluterkrankheit)

Faktor VIII wird in Leber, Niere und Milz gebildet. Es handelt sich um ein β_2-Globulin, welches durch Faktor IX und Kalzium aktiviert wird. Fehlen oder Minderung von Faktor VIII führt zur Verlängerung der PTT (partiellen Thromboplastinzeit). Die Vererbung verläuft geschlechtsgebunden rezessiv; betroffen ist die Genlokation Xq28. Die Häufigkeit beträgt 1:10000 Jungen. Bei der milden Verlaufsform treten Blutungen nur nach Trauma auf, moderate und schwere Formen bluten spontan. Es treten Blutungen auf in Haut und Gewebe; sind Gelenke betroffen, resultieren Deformationen von Ellbogen-, Knie- und Hüftgelenken. Die Blutungen sind sehr schmerzhaft. Gefürchtet ist die Blutung in das Zentralnervensystem mit Ausfällen der Hirnnerven oder Halbseitensymptomatik. Spontanblutungen im Intestinaltrakt sind nicht selten. Hämaturien kommen vor. Labor: Verringerung des Faktor-VIII-Spiegels auf 1–25% der Normalaktivität. Es werden drei Verlaufsformen unterschieden: schwere Form mit Faktor-VIII-Aktivität unter 1%, moderate Form mit Aktivität zwischen 1 und 5%, milde Form mit Aktivität zwischen 5 und 25% der Normalwerte.
Therapie: Substitution von Faktor VIII (AHF = Antihämophiliefaktor), lokale Maßnahmen. *Biologische Therapie:* Organotherapeutika aus Leber, Milz, Bindegewebe, Plazenta und Niere.

- Hämophilie B (Faktor-IX-Defizienz, Christmas disease, PTC[Plasmathromboplastinkomponent]-Mangel)

Faktor IX wird in der Leber gebildet und stellt eine kontaktsensible Protease dar, die mit aktivem Faktor XI und Kalzium wirksam wird. Die Vererbung verläuft geschlechtsgebunden rezessiv; betroffen ist die Genlokation Xq27.1-q27.2. Die Häufigkeit beträgt 1:50000 Jungen.
Symptome: schmerzhafte Blutungen in Gelenken und Haut wie bei Faktor-VIII-Mangel.
Therapie: Substitution von Faktor IX, PPSB-(Prothrombin, Proconvertin, Stuart-Faktor B)-Konzentrat. *Biologische Therapie:* Intermediäre Katalysatoren; Kalziumverbindungen als Zitrat oder Karbonat; Organotherapeutika aus Leber.

- X-chromosomale Ichthyose

Der Mangel an Steroidsulfatase führt zur unzureichenden Hautregeneration. Die Vererbung erfolgt autosomal-rezessiv. Die Häufigkeit liegt bei 1:6000 Jungen. Symptome: Beginn in den ersten Lebensmonaten; trockene festhaftende, grauweiße bis schwärzliche Schuppen

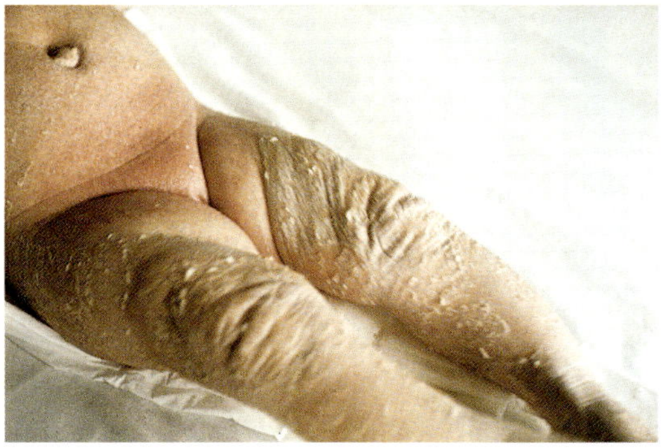

Abb. 184: Ichthyosis congenita bei einjährigem Kind

an den Streckseiten von Armen, Beinen und großen Beugen; Handflächen und Gesicht bleiben frei. In der 2. bis 3. Lebensdekade Korneatrübungen.
Therapie: Vermeidung von Pfeffer. *Biologische Therapie:* Keratolytika, Feuchtigkeits-Creme, harnstoffhaltige Lotionen, Kochsalz- und Ölbäder, fetaler Hautextrakt topisch.

- Menkes-Syndrom (s. S. 344)

- Testikuläre Feminisierung (Reifenstein-Syndrom)

Völlige Resistenz der Androgenrezeptoren gegenüber Testosteron bewirkt eine weibliche Differenzierung von männlichen Individuen. Die Vererbung erfolgt X-chromosomal-rezessiv. Äußere Merkmale sind Leisten- oder Bauchhoden, normales weibliches äußeres Genitale, blind endende Vagina, fehlende Scham- und Achselbehaarung, weibliche Brustentwicklung. Innere Fehlbildungen: Uterus und Tuben sind nicht angelegt, daher primäre Amenorrhö und Sterilität.
Therapie: Extrakte aus fetaler Haut oder Schleimhaut (Mukosa-Präparate); Vermeiden stark gewürzter Speisen, vor allem Pfeffer und Curry.

- Wiskott-Aldrich-Syndrom (Aldrich-Syndrom)

Es handelt sich um einen selektiven Defekt der T-Zellen, B-Zellen, Thrombozyten, Granulozyten und Monozyten; Mangel an IgM. Die Vererbung erfolgt X-chromosomal-rezessiv; betroffen ist die Genlokation Xq11-q12. Die Häufigkeit liegt bei 1:250 000 Jungen. Symptome sind Hautblutungen, Ekzem, Durchfälle, rezidivierende Infektionen (Otitis, Pneumonien, Abszesse). Die Prognose ist schlecht. Es besteht eine hohe Sterblichkeit. Die mittlere Überlebenszeit beträgt 6 Jahre. Der Tod ist auf Infektionen (60 %), Blutungen (30 %) und Malignome (5 %) zurückzuführen.
Therapie: Knochenmarktransplantation, Splenektomie, Kortikosteroide, γ-Globulin, Antibiotika. *Biologische Therapie:* Thymus-, Milz- und Mesenchympräparate in potenzierter und lyophilisierter Form.

ULRICH WEMMER

(Literatur: Langman, 1985; Lenz, 1990; Spranger u. Tolksdorf, 1980; Tolksdorf u. Spranger, 1979)

Chronisches Erschöpfungssyndrom

Synonyma und verwandte Störungen: Chronisches Müdigkeitssyndrom, myalgische Enzephalitis, Fibromyalgie, myalgische Enzephalomyelitis.

Definition: Das chronische Erschöpfungssyndrom ist eine Systemerkrankung, dessen Leitsymptom eine andauernde Müdigkeit ist. Begleitsymptome sind leichte Temperaturerhöhung, Pharyngitis, schmerzhafte Lymphknotenschwellungen, Kopfschmerzen, Myalgie, neurokognitive Ausfälle, Schlafstörungen und Depression.
Die Zuordnung zum Syndrom ist nur statthaft, wenn andere Ursachen für die Symptome (z. B. Tumoren, chronische Infektionskrankheiten, Autoimmunkrankheiten, Drogenabhängigkeit, Intoxikationen u. a.) ausgeschlossen sind.
Müdigkeit und einzelne Begleitsymptome müssen mindestens über einen Zeitraum von sechs Monaten bestehen. Der Begriff Erschöpfungssyndrom ist zutreffender, weil „Müdigkeit" nur die physische Sphäre erfaßt, die Störung aber mentale und immunologische Ausfälle beinhaltet.

Klinische Daten: Nach einer Zusammenstellung von Buchwald (1991) finden sich die Einzelsymptome in den verschiedenen Studien in so unterschiedlichen Häufigkeitsangaben, daß außer der Müdigkeit kein anderes Symptom als obligat bezeichnet werden kann. Immerhin sind manche Symptome wie Ängstlichkeit, De-

Tab. 85: Häufigkeit der Symptome bei chronischem Erschöpfungssyndrom

Symptom	Häufigkeit [%]
Müdigkeit	100
Temperaturerhöhung	60–95
Myalgie	20–95
kognitive Beeinträchtigung	50–85
Schlafstörungen	15–90
Depressionen	70–85
Kopfschmerzen	35–85
Pharyngitis	50–75
Ängstlichkeit	50–70
Muskelschwäche	40–70
prämenstruelle Verschlimmerung	50–60
Steifheit	50–60
Sehstörungen	50–60
Nykturie	50–60
Nausea	50–60
Benommenheit	30–50
Arthralgie	40–50
Tachykardie	40–50
Parästhesien	30–50
„trockene“ Augen	30–40
Mundtrockenheit	30–40
Diarrhö	30–40
Husten	30–40
Schwellung der Finger	30–40
Nachtschweiß	30–40
schmerzhafte Lymphknoten	30–40
Exantheme	30–40

Tab. 86: Kriterien für das chronische Erschöpfungssyndrom

- Temperaturerhöhung: oral gemessene Temperaturen zwischen 37,5 °C und 38,6 °C, rektal zwischen 37,8 °C und 38,8 °C
- nichtexsudative Halsentzündungen (Pharyngitiden)
- tastbare, schmerzhafte vordere oder hintere Zervikal- oder Axillarlymphknoten
- unerklärliche allgemeine Muskelschwäche
- Muskelkater, Muskelschmerzen
- verlängerte Müdigkeit (über 24 Std.) nach körperlicher Belastung, die vorher gut toleriert wurde
- generalisierte Kopfschmerzen, die sich in Charakter und Intensität von früheren Kopfschmerzen unterscheiden
- wandernde Arthralgien
- neurophysiologische Beschwerden (Photophobie, transiente Skotome, Vergeßlichkeit, Reizbarkeit, Konfusion, Konzentrationsschwierigkeiten, Depression)
- Schlafstörungen (Schlaflosigkeit oder Hypersomnie)
- das Leitsymptom „Müdigkeit“ entstand innerhalb von Stunden oder wenigen Tagen

pression, Temperaturerhöhungen und kognitive Ausfälle in 50–95 % der Fälle zu beobachten (Tab. 85).

Die in Tabelle 86 aufgeführten Kriterien müssen mit oder kurz nach Einsetzen der chronischen Müdigkeit aufgetreten sein und mindestens über Monate, auch intermittierend, andauern. Sie werden ergänzt durch physische Befunde (Temperaturerhöhung, Lymphknotenschwellung, Halsentzündung), die ärztlicherseits mindestens zweimal im Abstand von einem Monat erhoben werden müssen.

Therapie: Die Unklarheiten in Ätiologie und Pathogenese lassen bislang eine kausale Therapie nicht zu. Fiebersenkende, entzündungshemmende und antidepressive Mittel wurden symptomatisch eingesetzt. Systematisch geprüft wurden Aciclovir und ein Leberextrakt-Vitamin-B_1-B_2-Folat-Präparat, wobei sich kein Unterschied zur Plazebo-Vergleichsgruppe ergab (Buchwald, 1991). Ein Vitamin-B-Komplex-Präparat mit Biotinanteil ist empfehlenswert.
Von theoretischen Aspekten der Virusgenese aus sollten Enzymkombinationen mit Papaingehalt geprüft werden (Wobe-Mugos). Für den Energiehaushalt bieten sich Komplexpräparate der mitochondrialen Stoffwechselketten (Zeel, Ubichinon compositum) an. Unterstützt wird die Erholungsphase durch ein vorsichtiges Aufbauprogramm, das neben der physischen Aktivierung die Reintegration in Beruf und Sozialbindungen zum Ziel hat.

(Literatur: Buchwald, 1991; Komaroff, 1988; Holmes et al., 1988; Manu et al., 1988)

Citrullinurie

Definition: Angeborene Stoffwechselstörung mit Citrullinspeicherung im Gehirn und erhöhter Citrullinausscheidung im Urin.

Klinische Daten: Die geistig und statomotorisch erhebliche Entwicklungsstörung ist auf eine Citrullinüberladung der Organe und Körpersäfte zurückzuführen; diese kann das 50- bis 100fache der Norm erreichen.
Der Stoffwechselblock liegt vermutlich an der Stelle, wo Citrullin und Asparaginsäure in Ar-

ginin-Bernsteinsäure überführt werden. Daraus resultiert die Ähnlichkeit mit der Arginin-Succinurie.

Therapie: Wie bei anderen Störungen des Harnstoff-Stoffwechsels ist eine proteinarme Ernährung die Basis der Behandlungsmaßnahmen. Da der defekte Stoffwechselschritt im Zitronensäurezyklus von Mg^{2+} abhängig ist, ist eine Substitution von Magnesium und Katalysatoren des Zitronensäurezyklus empfehlenswert. Die Aminosäure Citrullin ist in Wassermelonen, im Blutungssaft von Birken und Erlen und in Xylemsäften von Birken- und Walnußbäumen angereichert.

Claudicatio intermittens

Synonyma: Periphere arterielle Durchblutungsstörung, Dysbasia angiopathica, Schaufensterkrankheit, Raucherbein, intermittierendes Hinken.

Definition: Minderdurchblutung der Beinarterien durch Lumeneinengung der Arterien mit verminderter Gehstrecke.

Klinische Daten: Die Minderdurchblutung der betroffenen Extremitäten durch Lumenverengung der versorgenden Arterien führt zu einer Reduktion der physischen Leistungsfähigkeit in den Beinen, speziell zur Herabsetzung der Gehstrecke. Nach Belastungen treten – bei schnellerem Gehen, Bergaufgehen, in Kälte früher und heftiger – Wadenschmerzen auf, die zum Stehenbleiben zwingen.
Der Schweregrad der peripheren arteriellen Durchblutungsstörung wird nach den Fontaine-Stadien beurteilt:

- Stadium I: Bei Beschwerdefreiheit wird das Fehlen der peripheren Arterienpulse als Zufallsbefund erhoben. Die kompensatorische Blutversorgung über Kollaterale ist ausreichend.
- Stadium II: Belastungschmerz – Claudicatio intermittens.
- Stadium IIa: Die beschwerdefreie Gehstrekke beträgt mehr als 100 Meter.
- Stadium IIb: Die beschwerdefreie Gehstrekke beträgt weniger als 100 Meter.
- Stadium III: Ruheschmerz der betroffenen Extremität(en) auch bei horizontaler Lage.
- Stadium IV: Das Durchblutungsdefizit führt zu trophischen Störungen, Nekrosen, Gangrän.

Therapie: *Allgemeinmaßnahmen:* Der Schwerpunkt der Behandlungsmaßnahmen sollte in der Lebensstil- und Ernährungsberatung liegen. Ergänzend dazu ist ein krankengymnastisches Übungsprogramm (zur täglichen Durchführung), Aufbausport und Gehtraining einzuplanen. Die physiotherapeutischen Maßnahmen sind durch Wechselbäder, Kneipp-Anwendungen, Elektrostimulation und Sauerstoffbehandlungen zu vervollständigen.
Die *konventionelle medikamentöse Therapie* bietet ein breites Spektrum von Arzneimitteln an, dazu gehören: Hemmstoffe der Thrombozytenaggregation, Antikoagulanzien, Fibrinolytika, Hämodiluenzien; Stoffe mit gefäßerweiternder Wirkung (Alpharezeptorenblocker, Betasympathomimetika, Nikotinsäure und verwandte Stoffe, Papaverin, Prostaglandine). Bei diesen Mitteln handelt es sich um rein symptomatisch wirkende Therapeutika. Kausal wirkt Kallidinogenase; eine gut wirksame Kombination von Kallikrain mit Nikotinsäure ist bedauerlicherweise nicht mehr im Handel.
Phytotherapeutisch werden vor allem Ginkgo- und Raubasinpräparate eingesetzt.
Neuraltherapeutisch werden Injektionen mit Lidocain oder Procain empfohlen.
In der *Akupunktur* werden folgende Punkte bevorzugt: B 58, M 36, 31, MP 1, 6, 11, N 7.
Die *Homöopathie* differenziert nach Konstitutions- und Arzneimittelbild: Arnica, Lachesis und Aurum in Mittelpotenzen bei „roten" Extremitäten; Secale, Cuprum, Plumbum, Tabacum und Arsenicum album in Hochpotenzen bei „blassen" Gliedern; Ledum, Colchicum, Secale und Kalium jodatum in Tiefpotenzen bei Fersenschmerzen; Secale, Kreosotum und Asa foetida in Mittelpotenzen bei Nekrosen, Gangrän.
Bewährte und umfassender wirksame Kombinationspräparate sind: Aesculus compositum, Placenta compositum, Arteria-Heel und Ginkgo-Biloba-Hevert.
Der Verbesserung der Sauerstoff- und Energieversorgung dienen Katalysatoren und Cofaktoren (Ubichinon compositum, Coenzyme compositum).

Organotherapeutisch stehen Plazenta-, Arterien- und Nebennierenpräparationen im Vordergrund.

Colitis

Definition: Colitis ist eine Entzündung des Kolons (Dickdarmes), die, je nach Ursache, Morphologie oder Verlauf mit verschiedenen Adjektiven versehen, in folgende nosologische Einheiten zu unterteilen ist:

- ▶ Enterokolitis (durch virale, bakterielle, parasitäre Infektionen, Nahrungsintoleranzen und intestinale Allergien),
- ▶ Colitis mucosa (Colica mucosa, Colon irritabile),
- ▶ Colitis pseudomembranacea (durch Toxine oder Antibiotika induziert; manche Antibiotika [speziell Clindomycin] induzieren eine Überwucherung der Darmflora mit resistenten Clostridien),
- ▶ Colitis haemorrhagica (bei bakteriellen [Shigellen] und parasitären Infektionen),
- ▶ Colitis (granulomatosa) regionalis (im Rahmen einer regionalen Enterokolitis [Morbus Crohn]),
- ▶ Colitis ulcerosa (mit ulzerösen, polypösen Schleimhautveränderungen und Fistelbildung).

Klinische Daten: Die wichtigsten Formen sind Colitis ulcerosa und die Kolonbeteiligung beim Morbus Crohn.
Die Colitis ulcerosa ist eine multifaktorielle Krankheit, bei welcher familiäre Disposition, Autoimmunmechanismen und psychogene Faktoren angenommen werden. Das überwiegend Frauen betreffende Leiden tritt vorwiegend im 3. Lebensjahrzehnt auf. Es wird eine *subakute, rezidivierende Form* von einer *fulminanten* unterschieden. Die rezidivierende Form ist durch Episoden von blutig-schleimigen Durchfällen, Bauchschmerzattacken, Tenesmen, Gewichtsverlust und Persönlichkeitsveränderungen gekennzeichnet. Extraintestinal erinnern Symptome wie Arthritis, Uveitis und Hauterytheme an die Autoimmunkomponente. Der fulminante Typ – mehr wohl eine perakute Episode – führt unter septischen Bildern zu Dehydratation, Elektrolyt-Dysbalance und Schockzuständen.

Therapie: Sie hat sich an der Ursache zu orientieren. Ein mehrschichtiges therapeutisches Problem stellt die Colitis ulcerosa dar. Aufgrund der angenommenen Autoimmungenese werden Kortikosteroide, Salazosulfapyridine und Immunsuppressiva oft langfristig eingesetzt. Wichtig ist der Flüssigkeits- und Elektrolytausgleich, der oft nur über eine Infusionsbehandlung regulierbar ist. Lebensstilberatung und psychologische Führung spielen in der Langzeitbetreuung eine entscheidende Rolle. Der allgemeinen Umstimmung dienen Eigenbluttherapie, Auto-Sanguis-Stufentherapie und die Symbioselenkung.
Geeignete *Homöopathika* sind folgende Kombinationspräparate: Cinnamomum-Homaccord N bei Blutungen; Cruroheel S bei Fistelbildung; Abrotanum bei Abmagerung, Cuprum, Colocynthis, Antimonium crudum und Sulfur bei Geschwüren; Magnesium fluoratum, Magnesium sulfuricum, Mercurius corrosivus, Baptisia und Hydrastis bei Durchfällen.
Phytotherapeutisch werden Leinsamen bei Obstipation und Heidelbeeren bei Durchfällen (mit Quark oder Joghurt vermischt) empfohlen.

Colon irritabile

Synonyma: Reizkolon, spastisches Kolon.

Definition: Mit Mißempfindungen vergesellschaftete Stuhlregulierungsstörung infolge episodischer Dickdarm-Motilitätsänderungen.

Klinische Daten: Episodische Mißempfindungskombinationen, die gehäuft bei emotionellen Belastungen auftreten. Die Auswirkungen sind vielschichtig, körperlich und psychisch; Durchfall oder Obstipation treten oft alternierend auf. Dazu gesellen sich Völlegefühl, Aufstoßen, Blähungen, Flatulenz.

Therapie: Eine Lebensstil-, Ernährungsberatung und psychologische Führung sollte jeder medikamentösen Intervention vorausgehen. Ein eventuell bestehender Laxanzienabusus ist abzustellen. Milde Spasmolytika sollten nur kurzfristig eingesetzt werden, wobei pflanzliche Kombinationspräparate vorzuziehen sind. Enzymgemische sind bei Hinweisen auf eine zugrundeliegende Malabsorption einzusetzen.

Phytotherapeutisch werden Leinsamen bei Obstipationsneigung und Heidelbeeren bei Durchfallneigung empfohlen.
Die *Akupunktur* kann recht erfolgreich sein. Empfohlen werden die Punke Di 4, H 21, 25, Le 13, Kg 13, 6.
Homöopathisch werden Nux vomica und Asa foetida eingesetzt.

Commotio cerebri

Synonyma: Gehirnerschütterung, Durchgangssyndrom.

Definition: Traumatisch ausgelöste, reversible Funktionsstörung des Gehirns.

Klinische Daten: Durch traumatische Einflüsse kommt es zu einer morphologisch nicht faßbaren Funktionsstörung der neuronalen Vernetzung. Die Folgen können Bewußtseinstrübung, passageres Orientierungsdefizit und Bewußtlosigkeit sein. Letztere darf Minuten, maximal 1 Stunde nicht überschreiten. Übelkeit, Erbrechen, Schwindel und Kopfschmerzen sind akute Begleitsymptome. Zum *postkommotionellen Syndrom* gehören Verlangsamung der Reaktionsantwort und retrograde Amnesie.

Therapie: Im Gegensatz zur Contusio cerebri reichen in der Regel Allgemeinmaßnahmen wie Bettruhe und Vermeidung von körperlichen und psychischen Belastungen zur Wiederherstellung aus. Bei postkommotionellen Restsymptomen sind Frühmobilisation und Konditionierungsmaßnahmen angezeigt. Die physikalischen Maßnahmen sollten durch Derivate von Vitaminen (Pyridoxin), Gehirnhormonen (GABA, Piracetam) und potenzierte Organpräparate (Cerebrum compositum, Cerebrum suis, Ultrafiltrate) ergänzt werden.

Coxitis

Synonyma: Cox(arthr)itis.

Definition: Hüftgelenksentzündung.

Klinische Daten: Bei der Säuglingscoxitis entsteht ein hochdramatisches Krankheitsbild mit hohem Fieber, Rötung, Schwellung und Funktionsstörung des Hüftgelenkes.
Die Coxitis im Kindes- und Jugendalter zeigt ein schwerwiegendes lokales Krankheitsbild und erfordert die Behandlung in der Klinik. Bei der Coxitis fugax, der flüchtigen Hüftgelenksentzündung, handelt es sich um einen entzündlichen Reizzustand des Hüftgelenkes. Es finden sich lokale Schmerzen und Funktionsstörungen des Hüftgelenkes, Laboruntersuchungen und Röntgenbilder ergeben aber keinen pathologischen Befund.

Therapie: Bei Säuglingscoxitis und Coxitis im Kindes- und Jugendalter ist eine antibiotische Therapie in der Klinik indiziert. Ansonsten sind Bettruhe und Analgetika angezeigt; antibiotische oder antiphlogistische Behandlung, wenn die Ursache dies erfordert. Bei den flüchtigen parainfektiösen Entzündungen ist dies in der Regel nicht erforderlich.
Antihomotoxische Therapie: Basistherapie mit Traumeel S und Rheuma-Heel; symptomenbezogene Therapie mit Belladonna-Homaccord, Coenzyme compositum, Ubichinon compositum.
Begleittherapie: Physikalische Therapie mit moderater Kryotherapie.

BERNARD POTRAFKI

Cri-du-chat-Syndrom

Synonyma: Katzenschreisyndrom, Chromosom-5p$^-$-Syndrom, Lejeune-Syndrom, partielle Monosomie 5.

Definition: Körperliche und geistige Entwicklungsstörung auf der Basis einer Deletion am kurzen Arm des Chromosoms 5. Die Namensgebung ist auf katzenartige Wimmerlaute im Säuglingsalter zurückzuführen.

Klinische Daten: Bei einer Häufigkeit von etwa 1:50000 Geburten kommen neben der terminalen oder interstitiellen Deletion am Chromosom 5 noch Translokationen an den Chromosomen 13, 14, 15, 21, 22 und Mosaikformen vor. Die Symptomatologie varriert erheblich.

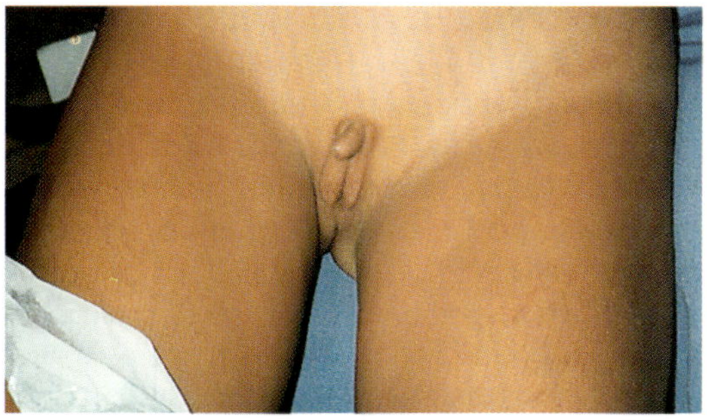

Abb. 185: Katzenschreisyndrom bei einem 10jährigen Jungen; Hypogenitalismus, Skrotum-Mittelliniendefekt

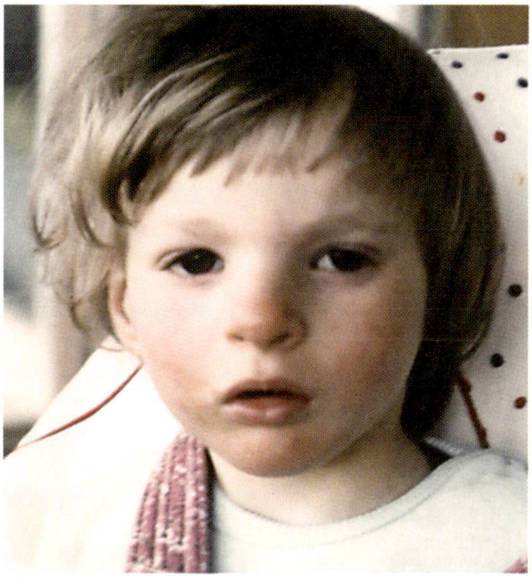

a)

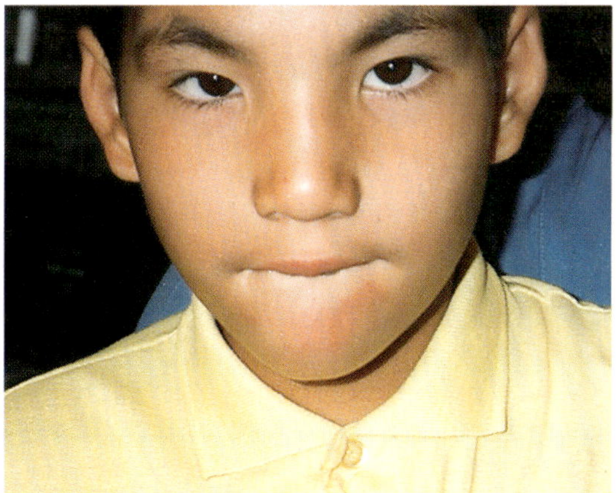

b)

Abb. 186 a und b: Katzenschreisyndrom. (a) 4jähriges Mädchen; (b) 10jähriger Junge, Hypertelorismus, Epikanthus

Zu den Leitsymptomen zählen: katzenartige hohe Laute im frühen Kindesalter, Mikrozephalie, tiefsitzende Ohren, verzögerte statomotorische und geistige Entwicklung, fehlende oder abortive Sprachentwicklung.
Fakultative Symptome sind: angeborene Herzfehler (in 30%), Muskelhypotonie, rundliches „Mondgesicht" mit Mikrognathie, Ikterus prolongatus in der Neugeborenen-Periode, Trinkschwierigkeiten, Hypertelorismus, Epikanthus, Innenrotation der Füße (in 50%), Skoliose (in 20%), Mittelliniendefekte: Lippen-, Gaumenspalte, Hernien, Hypospadie, Strabismus (in 20%), Kurzsichtigkeit, Hörstörungen (in 20%), Hochtonverlust, zerebrale Anfälle: Aggressionen und Autoaggressionen.

Therapie: *Basisbehandlung:* Die verzögerte Entwicklung erfordert ein Stimulierungsprogramm, welches Krankengymnastik, Sprachtherapie und Beschäftigungstherapie einschließt. Neben den peripheren Stimulierungsmaßnahmen sind Organotherapeutika in nativer Form und in homöopathischer Potenzierung zur Nachreifung der Gehirnstrukturen ein wesentlicher Förderungsfaktor.
Symptomatische Therapien sind wegen der Variationsvielfalt des klinischen Bildes (Abb. 185, 186) den individuellen Gegebenheiten entsprechend einzusetzen. Diese erstrecken sich von operativen Korrekturen bei Lippen-Gaumenspalten, Hernien und angeborenen Herzfehlern bis zur Langzeitbehandlung zerebraler Anfälle und psychologischen Begleitmaßnahmen.

(Literatur: Buyse, 1990; Jones, 1988; Wilkins et al., 1983)

Cushing-Syndrom

Synonyma: Hyperkortizismus, Nebennierenrinden-Hyperplasie.

Definition: Durch Erhöhung des Kortisolspiegels kommt es zu einem charakteristischen Erscheinungsbild mit den Leitsymptomen Adipositas (vor allem Stammfettsucht), Vollmondgesicht, Hypertonie, Striae und Osteoporose.

Klinische Daten: Die gemeinsame Ursache der Hyperkortizismus-Syndrome ist eine Funk-

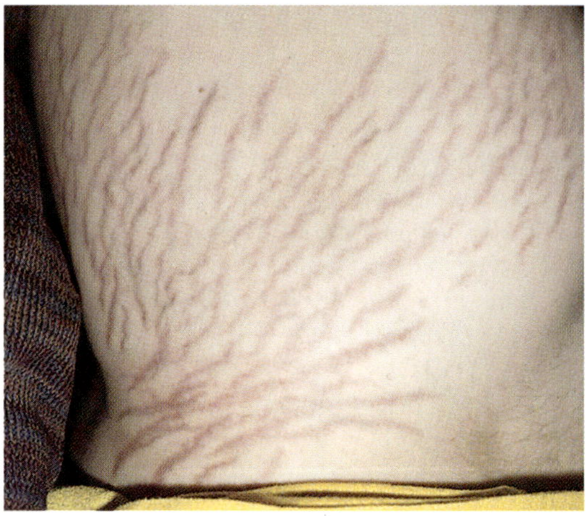

Abb. 187: Striae bei Hyperkortizismus bei 10jährigem Jungen, der wegen einer Thrombozytopenie über 5 Monate 100 mg Prednison täglich (!) erhielt. Neben den Cushing-Symptomen entwickelte sich eine iatrogene Panmyelopathie

tionsstörung im Hypothalamus-Hypophysen-Nebennieren-Regelkreis. Diese kann bedingt sein durch Regulationsstörungen mit erhöhter ACTH-Sekretion und konsekutiver Hyperplasie der Nebennierenrinde, durch Hypophysen-Vorderlappen-Tumoren (basophile Adenome), durch Nebennieren-Tumoren, paraneoplastisch bei kortisolproduzierenden Tumoren, iatrogen durch hochdosierte oder langfristige Behandlung mit Kortisonpräparaten oder ACTH.
Die letztgenannte Ursache ist seit Einführung der Kortikosteroide in die Therapie wesentlich häufiger als die primären Formen; letztere kommen bei Frauen 4- bis 5mal häufiger vor als bei Männern.
Leitsymptome sind bei einem charakteristischen Gesamterscheinungsbild:

- Adipositas beziehungsweise Aufschwemmung durch Wasserretention,
- „Vollmondgesicht",
- Osteoporose (Abb. 257),
- Striae (Abb. 187),
- arterielle Hypertonie,
- Muskelhypotonie,
- Muskelatrophie,
- Hirsutismus,
- verminderte Glukosetoleranz,
- Wachstumshemmung,
- bei Frauen Amenorrhö,
- bei Männern Potenzstörungen.

Therapie: Bei den durch Tumoren bedingten Cushing-Syndromen ist die Entfernung der Tumoren die Therapie der Wahl. Ist eine operative Entfernung der Primärnoxe nicht möglich, kommt eine medikamentöse Hemmung der Kortisolproduktion bei gleichzeitiger Substitutionstherapie mit Dexamethason in Frage.
Während den „primären" Cushing-Syndromen eine Überfunktion des kortisolproduzierenden Systems zugrunde liegt, handelt es sich beim häufigeren iatrogenen Hyperkortizismus um ein artifizielles (therapeutisches) Überangebot, welches auf längere Sicht zu einer Nebennierenrinden-Atrophie führt. Falls die Kortikosteroid- beziehungsweise ACTH-Therapie fortgeführt werden muß, empfiehlt sich die alternierende Gabe im 48-Stunden-Rhythmus. So kann im Intervall die eigene Nebennierenfunktion erhalten bleiben. Ist das iatrogene Cushing-Syndrom bereits ausgeprägt, ist eine organotherapeutische Behandlung zur Regeneration angezeigt. Dazu gehören potenzierte Organpräparate, Gesamtextrakte oder Lyophilisate von Hypothalamus, Hypophyse, Nebenniere und Plazenta. Da nicht selten zusätzliche Schädigungen des Blutbildungssystems (Thrombozytopenien, Anämien, Panmyelopathien) auftreten, sind in diesen Fällen Präparationen der fetalen Blutbildungsstätten (Milz, Leber, Mesenchym) einzubeziehen. Bei Depressionen des Immunsystems ist das Behandlungskonzept um Thymuspräparate zu erweitern.
Manche Phytotherapeutika haben milde kortisolstimulierende Wirkung.

Depressionen

Definitionen: In der Diagnostik und Therapie depressiver Verstimmungen sind drei Begriffe voneinander abzugrenzen:

▶ Normale traurige Verstimmtheit

Oft verbunden mit einer Wertminderung des Lebens, meist im Zusammenhang mit einem Verlust. Im Normalfall liegt weder eine Selbstwertproblematik, noch eine mögliche Beeinträchtigung der Leistungsfähigkeit vor. Trotz und Zuspruch können helfen. Eine Behandlung ist nicht erforderlich.

▶ Behandlungsbedürftige verständliche (exogene) Depression

Die gegenwärtige Situation wird nicht nur als depressiv erlebt, sondern Schuldgefühle, Angst und Selbstwertprobleme beeinträchtigen eine lebensbejahende Selbstentfaltung. Beeinträchtigt sind die Leistungsfähigkeit und die Selbstverwirklichung. Hieraus ergibt sich die Gefahr der Ausweichreaktionen mit Appellcharakter wie Suizidversuche, Flucht in Sucht und Mißbrauch, insbesondere Alkoholismus. Hier ist ein Ansatz für Psychotherapie gegeben.

▶ Endogene Depression

Die Selbstwertproblematik steht im Vordergrund, in der der Betroffene nicht nur seine aktuelle Lebenssituation, sondern auch sich selbst nicht bejahen kann. Die Leistungsfähigkeit und Selbstverwirklichung sind grundsätzlich beeinträchtigt, können sogar total erloschen sein. Die endogene Depression ist weder der Umgebung, noch dem Betroffenen verständlich. Psychotherapeutisch ergibt sich kein Ansatz, außer als unterstützende Maßnahme, die sicher hilfreich sein kann, insbesondere zur Verringerung der Suizidgefahr. Der Schwerpunkt der Therapie liegt in den körperlichen Behandlungsverfahren und hier der Gabe von Antidepressiva aber auch in Extremfällen der Elektrokrampftherapie.

Klinische Daten: Die Mehrzahl der Depressionen verläuft monopolar, das heißt, es treten rein depressive Phasen auf, die sich über einen Zeitraum von durchschnittlich 6 Monaten erstrecken, wobei Schwankungen zwischen einer Dauer von 14 Tagen sowie mehreren Jahren beobachtet werden. Zudem treten bipolar verlaufende Formen der Depression auf mit einem Wechsel von depressiven und manischen Phasen beziehungsweise hypomanischen Nachschwankungen nach abgelaufener depressiver Phase.

Eine bedeutsame Form der pharmakologischen Rezidivprophylaxe mit gutem Erfolg bei bipolar verlaufenen Psychosen bietet sich durch die Lithiumgaben als Dauerbehandlung an. Regelmäßige Kontrollen des Serumspiegels und bestimmter serologischer Parameter sind unerläßlich.

Therapie: In der *Pharmakotherapie* der endogenen Depression kommen drei große Stoffgruppen zum Einsatz:

▶ Monoaminooxidase-Hemmer (z.B. Jatrosom); besondere Komplikationen: Blutdruckkrisen, Erregungssteigerung;

▶ Trizyklische und tetrazyklische Antidepressiva (z.B. Tofranil, Ludiomil, Anafranil, Laroxyl, Saroten, Tolvin, Insidon, Aponal, Stangyl); besondere Komplikationen: Unverträglichkeit mit Monoaminooxidase-Hemmern, Beeinträchtigung der Herzfunktion, innere Unruhe;

▶ Schwachpotente Neuroleptika (z.B. Dipiperon, Dogmatil, Melleril, Truxal, Neurocil); besondere Komplikationen ergeben sich aus der Möglichkeit des Auftretens extrapyramidal-motorischer Störungen.

Der Neurotransmitter Serotonin, der sich besonders in den Hirnregionen findet, denen man eine Beteiligung an der Kontrolle des Affektes zuweist, hier insbesondere das limbische System, ist Ausgang für gezielte pharmakologische Ansätze in der Behandlung der Depression. Die Verlängerung und Verstärkung der Neurotransmitterwirkung durch Hemmung der Wiederaufnahme des Neurotransmitters ist ein grundlegendes Wirkprinzip zahlreicher Antidepressiva.

Eine Neuentwicklung stellt das Paroxetin dar, das selektiv die Serotonin-Wiederaufnahme verhindert.

In besonderen Fällen kommt auch die Medikation mit Tinctura opii mit einer Dosierung von 3–5 Tropfen und Steigerung auf 3–40 Tropfen in Frage.

Große Probleme ergeben sich aus der häufig geübten Verordnung von Diazepamderivaten, die neben der bekannterweise zu befürchtenden Gewöhnung auch zu einer Chronifizierung der Depression führen können. Nach Kielholz ist die Verordnung von Diazepamderivaten bei der endogenen Depression heute als Kunstfehler anzusehen (Kielholz, 1971).

Körperliche Therapieverfahren: Selbstverständlich ist zur *Schlafinduktion* der Einsatz von Hypnotika unerläßlich, die Prüfung auf Kompabilität mit der Tagesmedikation zwingend notwendig.

Eine weitere Möglichkeit stellt die Behandlung durch *Schlafentzug* dar. Dieses therapeutische Konzept hat einen psychologischen Hintergrund, in dem man gewissermaßen das Nichtschlafen-Können als überwertige Idee therapeutisch angeht.

An weiteren körperlichen Therapieverfahren ist die problematische Elektrokrampftherapie anzusehen, die wie letztendlich auch die synthetischen Pharmaka eine Funktionspsychose auslöst. Die Problematik ergibt sich einmal aus der Notwendigkeit, naturgemäß dieses Verfahren in Vollnarkose einzusetzen, und den möglichen Komplikationen wie Auftreten von Frakturen, die unter lege artis durchgeführter Prämedikation vermieden werden können.

Begleitende Therapiemaßnahmen: Es bieten sich einmal der Gesamtextrakt aus Hypericum perfoliatum an, mit dem auch leichte bis mittelschwere Depressionen ausschließlich behandelt werden können. Kombinationen mit Kava-Kava verstärken die antidepressive Wirkung.

Jahr (1986) schlägt nachfolgende *Homöopathika* vor: Arsen, Aurum/Belladonna, Calcium carbonicum, Causticum, Graphites, Ignatia, Lachesis, Natrium muriaticum, Pulsatilla, Rhus toxicodendron, Sulfur, Veratrum.

Für die Mittelwahl der homöopathischen Präparate ist es ratsam, nach den körperlichen Beschwerden, die im Rahmen der endogenen Depression auftreten, mit unterschiedlichen Hinweisen einer Beeinträchtigung des vitalen Tonus vorzugehen, wobei hier auch nach den Untersuchungen von Wieck Kopfsymptome mit nahezu 50%, Brust-, Bauch- und Symptome an den Extremitäten mit 40% angegeben werden. Diese Zeichen der deutlichen vitalen Depression sind für die homöopathische Mittelwahl aufzunehmen.

Zudem ist die Gabe von Organpräparaten möglich, insbesondere nach längerer Vorbehandlung mit synthetischen Psychopharmaka, die bei längerer Gabe naturgemäß ein chronisches, hirnorganisches Psychosyndrom auslösen.

Ein weiteres therapeutisches Verfahren stellt die Farbpunktur dar, mit Applikation von farbigem Licht, bestimmten Frequenzen, auch in Kombination mehrerer Farben, an bestimmte Punkte des Kopfes, aber auch des Körpers.

Unverändert ist der Gefahr der Suizidalität Rechnung zu tragen und entsprechende Vorkehrungen durch stationäre Einweisungen zu treffen. Die Suizidrate bei Patienten mit endogener Depression ist auch in der Psychopharmaka-Ära konstant geblieben.

HANNELORE KIRSTEIN

Dermatomyositis

Synonyma: Polymyositis, Lila-Krankheit.

Definition: Autoimmunkrankheit, bei welcher Haut- und Muskelentzündungen im Vordergrund stehen; eine weinrote bis lila Tönung der Gesichtshaut gilt als charakteristisch.

Klinische Daten: Je nach Manifestationsalter und klinischer Symptomatik werden verschiedene Formen unterschieden. Den primären Formen – idiopathische Dermatomyositis und Polymyositis – stehen die „assoziierten" Formen zur Seite: neoplasie-, vaskulitis- und kollagenoseassoziierte.

Die Hautveränderungen sind im Gesicht am ausgeprägtesten (Abb. 188, 189, 192). Die Hautoberfläche ist blaßgrau, weinrot oder lila

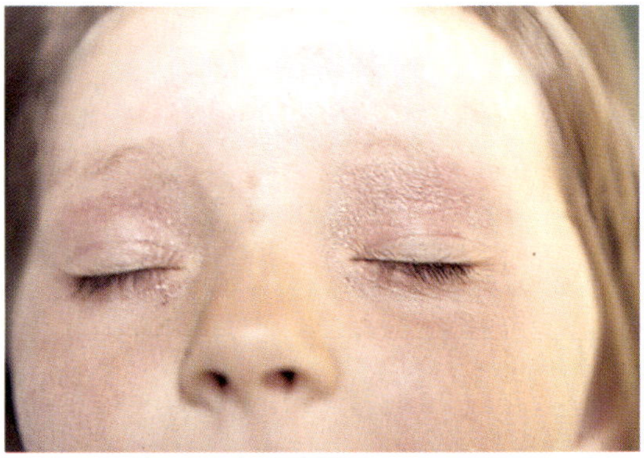

Abb: 188: Lila Tönung der Periorbitalregion bei Dermatomyositis

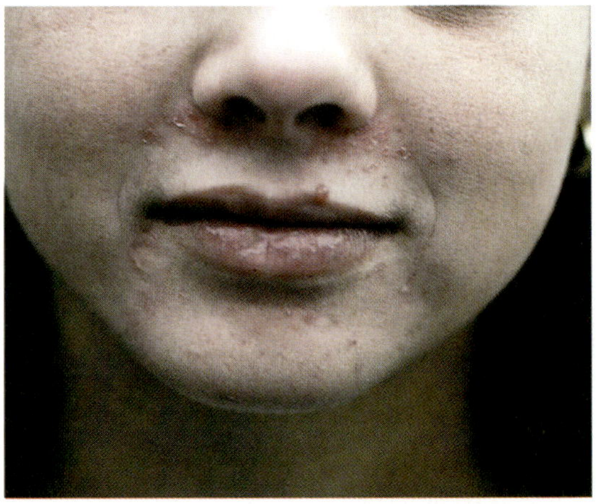

Abb. 189: Grau-lila getönte alabasterartige Gesichtshaut bei Dermatomyositis eines 19jährigen Mädchens (nach Behandlung 11 Jahre beschwerdefrei)

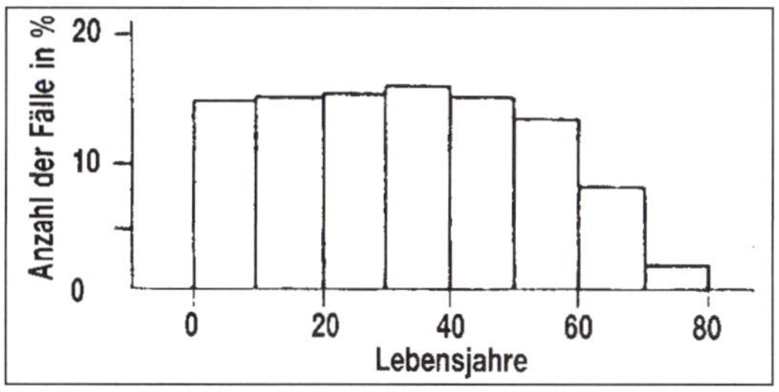

Abb. 190: Altersverteilung von 546 Dermatomyositisfällen (n. Schuermann, 1958)

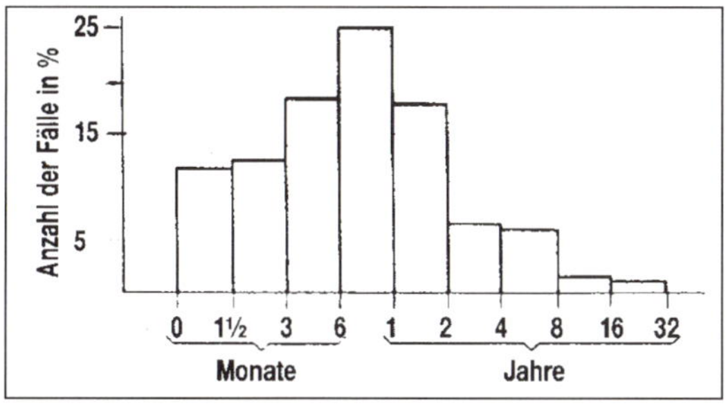

Abb. 191: Krankheitsdauer bei 452 Patienten mit Dermatomyositis (n. Schuermann, 1958)

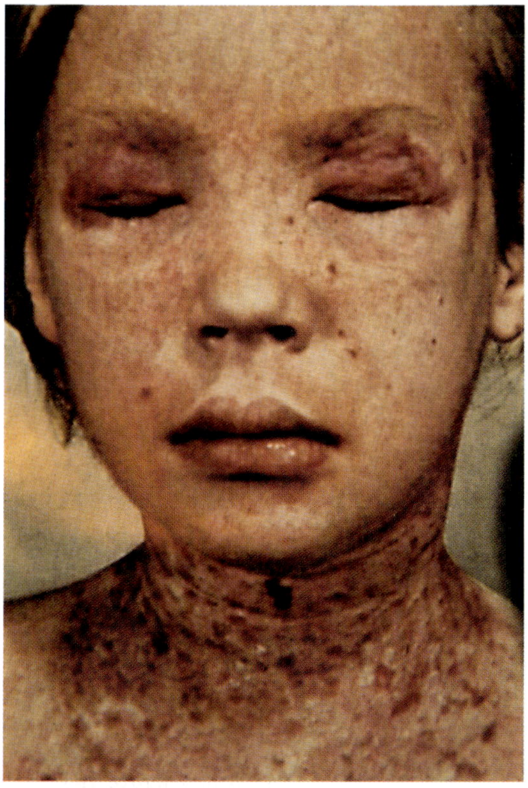

Abb. 192: Schwere Gesichtshautveränderungen bei Dermatomyositis

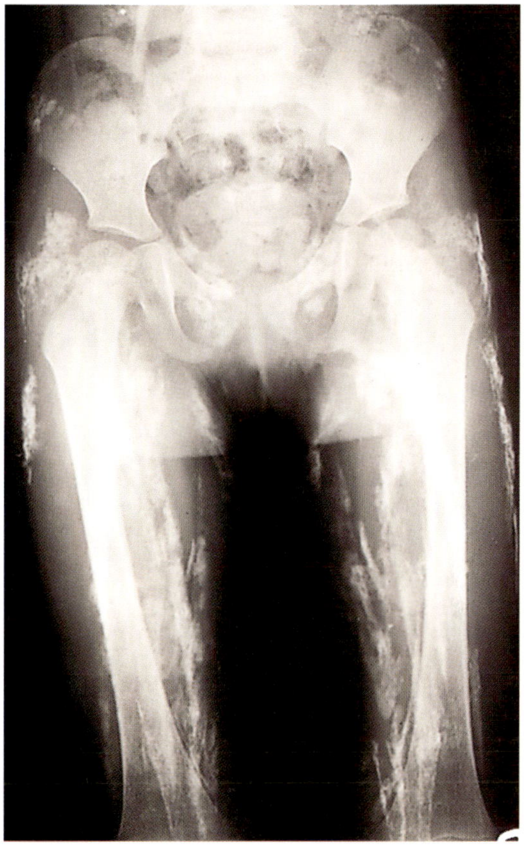

Abb. 193: Ausgeprägtes Imprägnationsstadium in Form einer „Calcinosis universalis" bei Dermatomyositis. Verkalkungen von Sehnen, Faszien und Schleimbeuteln

verfärbt; Pigmentverschiebungen, Teleangiektasien und Hautatrophien folgen dem ödematösen Initialstadium. Nasenrücken, Periorbitalregion, oberer Rumpf und Gelenkumgebungen sind Prädilektionsstellen. Nagelfalzhyperämie und „Riesenkapillaren" (Keinig-Zeichen) erleichtern die Zuordnung innerhalb der fließenden Übergänge zu anderen Autoimmunkrankheiten.

Die Muskelsymptomatik erstreckt sich über Leistungseinschränkung, rasche Ermüdbarkeit bei körperlichen Tätigkeiten sowie Muskelschwäche bis Adynamie der großen Muskelgruppen (Oberschenkel, Oberarm). Seltener ist auch die Schluck- und Herzmuskulatur betroffen. Myolysen und Nierenversagen stellen Extremverläufe dar, weisen aber auf die Überschneidungen mit Lupus erythematodes und Sjögren-Syndrom hin.

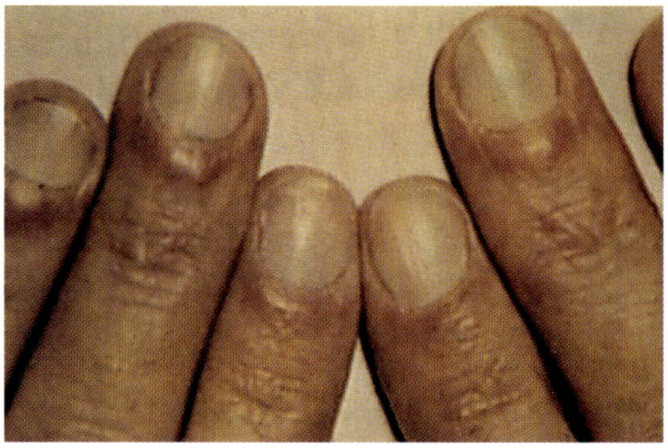

Abb. 194: Nagelfalzhyperämie bei Dermatomyositis

Therapie: Die *konventionelle Therapie* stützt sich auf Immunsuppression. Diese kann mit kurzfristigen, auch hochdosierten Kortikosteroiden zur Unterdrückung der Entzündungsreaktion sinnvoll und notwendig sein. Dagegen sollten Methotrexat, Azothioprin und verwandte Immunsuppressiva vermieden werden, da diese zusätzliche Gewebedestruktionen verursachen. Dies gilt vor allem für Fälle mit erhöhter Kreatininkinase. *Biologische Therapie:* s. Autoimmunkrankheiten, S. 218.

Diabetes mellitus

Definition: Kohlenhydratstoffwechselstörung mit Mangel an aktivem Insulin. Chronische Erkrankung, die nicht heilbar, jedoch behandelbar ist.

Klinische Daten: Ausgewogene Produktion und Ausschüttung von Insulin und Glukagon durch das Pankreas in seiner endokrinen Funktion beim Stoffwechselgesunden; somit konstante Haltung der Blutzuckerlage, die nach Nahrungszufuhr zwischen 80 und 120 mg% liegt; keine Zuckerausscheidung im Urin.
Formen des Diabetes:

- Typ I: juveniler Diabetes mellitus
- Typ IIa: Altersdiabetes ohne Übergewicht
- Typ IIb: Altersdiabetes mit Adipositas

Ursachen: Bei insulinpflichtigem Diabetes Typ I handelt es sich um eine chronisch-progressive Entzündung der Langerhans-Inseln mit überwiegend selektivem Verlust der insulinproduzierenden Betazellen. Die Entwicklung beruht auf dem Boden einer genetischen Prädisposition unter dem Einfluß exogener Faktoren. Virale Infekte beeinflussen die Wahrscheinlichkeit der Erkrankung und sind meistens der auslösende Faktor.
Genetische Konstellation: HLA-DR3, HLA-DR4 familiäre Häufung von Autoimmunerkrankungen. Bei Typ II ist eine genetische Disposition möglich, es kommt im Alter zu einer nachlassenden Insulinsekretion und zunehmender Insulinresistenz. Begünstigende Faktoren (metabolisches Syndrom): Adipositas, Hypertonus, Hyperlipidämie und Bewegungsmangel.
Symptome und Krankheitsbild:

- Diabetes Typ I: Frühes Manifestationsalter, Beginn mit Durst, verstärkter Harnfluß (Nykturie, wieder Einnässen älterer Kinder), Gewichtsverlust und Nachlassen der körperlichen und geistigen Leistungsfähigkeit (vorzeitige Ermüdung, Konzentrationsschwäche).
- Diabetes Typ II: Schleichender Beginn, oft Zufallsbefund im Rahmen einer allgemeinen Stoffwechseluntersuchung. Bei Typ IIb erhöhter Blutzuckerwert im Rahmen eines metabolischen Syndroms (s. oben).

Therapie: Ziel der Therapie ist die normoglykämische Stoffwechsellage. Das frühzeitige Auftreten von sogenannten Spätkomplikationen in Form von Mikroangiopathien (Abb. 196, 199), Augenhintergrundveränderungen

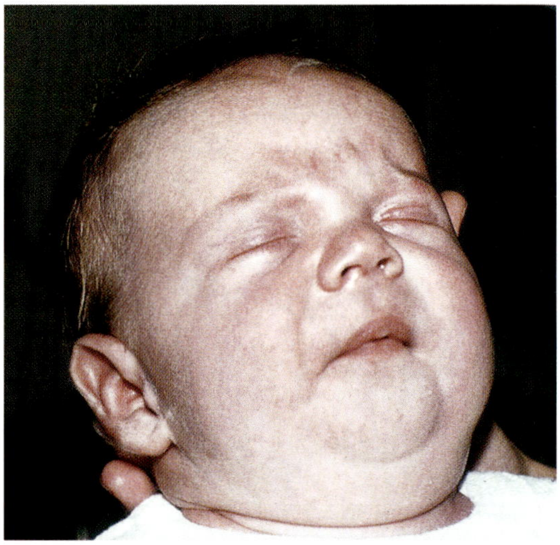

Abb. 195: Neugeborenes einer diabetischen Mutter („Vollmondgesicht“ und Übergewicht)

(Abb. 201) und Nephropathien sowie Makroangiopathien und neurologischen Symptomen steht in direktem Zusammenhang mit der Diabetesdauer in Abhängigkeit von der Qualität der Stoffwechselkontrolle und der Stabilität der Stoffwechsellage (Blutzuckerwerte zwischen 60 mg% und 160 m%).

Die fünf Säulen der Diabetestherapie:

- Eine individuell dem Patienten angepaßte Insulindosierung,
- eine dem Alter, der Körpergröße und dem Körpergewicht entsprechende Diät,
- Deckung des Energiebedarfs unter Berücksichtigung der Eßgewohnheiten,
- ausgewogene körperliche Aktivität.
- Hinzukommen muß eine regelmäßige und genau dokumentierte Kontrolle der Stoffwechsellage (sie erlaubt nach eingehender Schulung und auf dem Fundament einer entsprechenden Motivation eine Selbststeuerung von Insulin und Diät durch den Patienten).

Nach der Schulung folgen Korrekturen durch Insulin und Diät in „Ausnahmesituationen" (z.B. starke Blutzuckerschwankungen bei Infekten, psychische Belastung usw.).

Nach richtiger Interpretation erfolgt durch den geschulten Patienten Selbststeuerung.

Gerät nur eine der fünf Säulen – Diät, Insulin, Muskelarbeit, Selbstkontrolle und Selbststeuerung – ins Wanken, bricht die ausgewogene

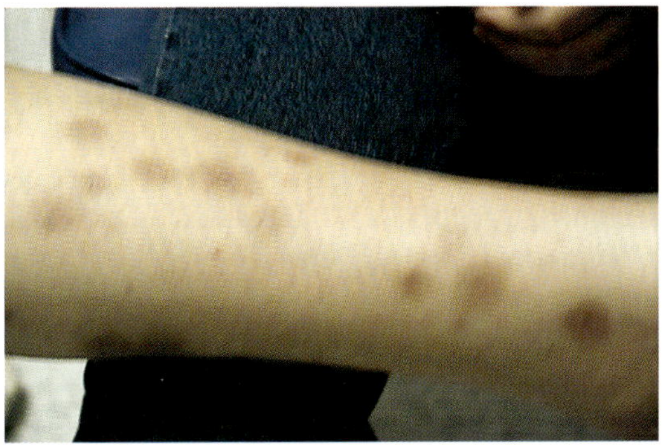

Abb. 196: Diabetische Angiopathie bei einer 25jährigen Frau

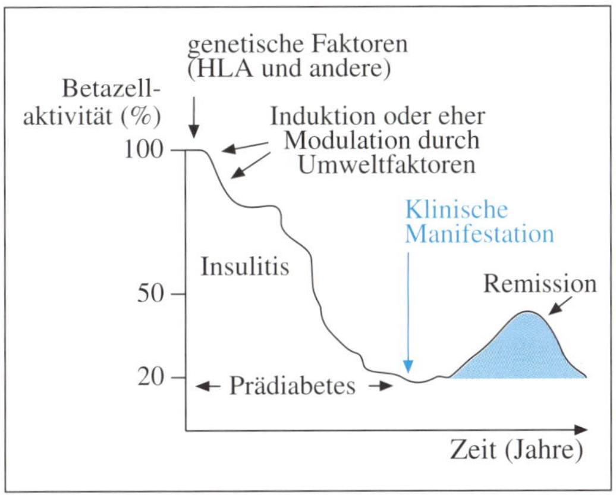

Abb. 197: Schematische Darstellung der Entwicklung des Diabetes mellitus Typ I

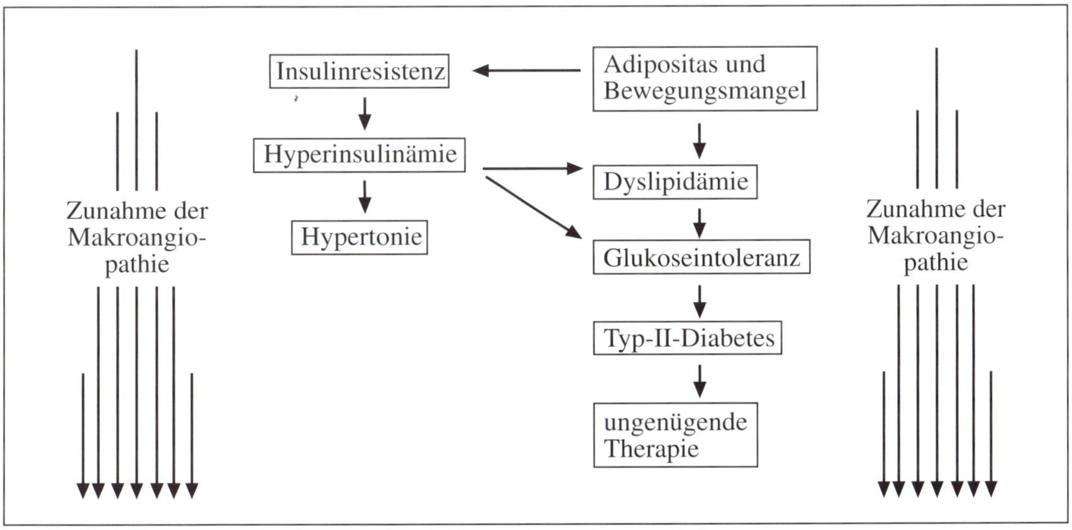

Abb. 198: Metabolisches Syndrom (Syndrom X) als Diabetes mellitus Typ II (Prä-Typ)

diabetische Stoffwechsellage zusammen, insbesondere ohne eine eingehende Schulung und entsprechende Motivation des diabetischen Patienten, ohne das Fundament der Behandlung. Stoffwechselentgleisungen unter der Therapie des insulinpflichtigen Diabetikers:

- Hypoglykämie (Blutzuckerspiegel unter 40–50 mg%); Ursachen sind erhöhte Insulindosierung, mangelhafte Nahrungsaufnahme, vermehrte körperliche Aktivität.
- Hyperglykämie (Blutzuckerspiegel über 160 mg%); Ursachen sind verminderte Insulinwirksamkeit durch falsche Injektion, übermäßige Nahrungszufuhr, mangelhafte körperliche Bewegung.

Durch Stoffwechselselbstkontrollen von Harnzucker, Ketonkörpern im Urin und Blutzucker und die richtige Interpretation der Ergebnisse können hypo- oder hyperglykämische Zustände vermieden werden.

Therapie: Gute Einstellung des Patienten, um das Entstehen der Mikro- und Makroangiopathie hinauszuzögern und zu verhindern (Diabetes mellitus Typ II).

- Biguanide: Metformin in Kombination mit Acarbose (Typ-IIb-Diabetiker).
- Sulfonylharnstoffe (Typ-IIa-Diabetiker) ohne Übergewicht und ohne Hyperinsulinämie. Bei Therapieversagen Kombination mit Insulin.

Aus dem differenzierten Angebot der Homöopathie seien herausgegriffen: Natrium muriaticum, Acidum phosphoricum, Acidum lacticum, Syzygium jambolanum; Datisca cannabina bei Altersdiabetes; Kreosotum, Secale cornutum bei Angiopathie; Tabacum bei Kollaps; Sulfur bei Verlangen nach Süßigkeiten. *Antihomotoxische Therapie:* Coenzyme compositum (Anregung der Fermentfunktionen; 1 Ampulle pro Woche i.m.), Ubichinon compositum (Fermentaufbesserung; 1 Ampulle pro Woche i.m.), Glyoxal compositum 1 Ampulle pro Woche).

Bei Diabetes Typ I: Acidum phosphoricum (D12, 2mal täglich 5 Tropfen), Calcium carbonicum (D12, 2mal täglich 5 Tropfen), Natrium muriaticum (D12, 2mal täglich 5 Tropfen).

Bei Diabetes Typ II: Sulfur (D6 2mal 1 Tablette), Arsenicum album (D12, 2mal 5 Tropfen).

Christa Steenpass

Diabetische Retinopathie

Synonyma: Retinopathia diabetica, spezifische Mikroangiopathie der Netzhaut bei Diabetes mellitus, retinale diabetische Spätschäden.

Definition: Die Retinopathia diabetica stellt eine spezifische Mikroangiopathie der Netzhaut beider Augen dar, die besonders beim jugendlichen insulinabhängigen Typ-I-Diabetiker zu Proliferation neigt (Stadium III). Beim

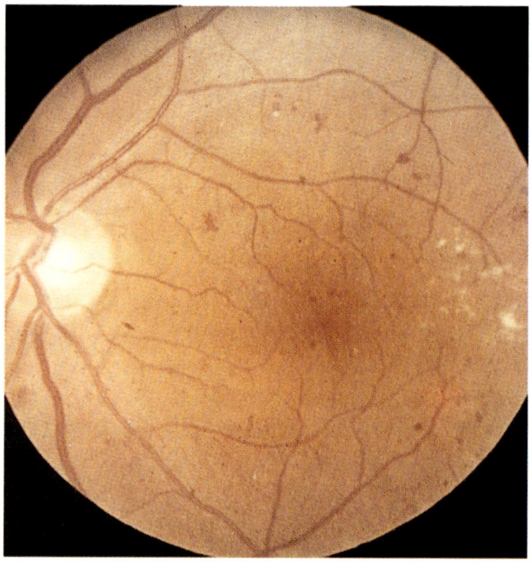

Abb. 199: Einzelne, flohstichartige Blutungen und harte Exsudate („Background-Retinopathie“, Stadium I)

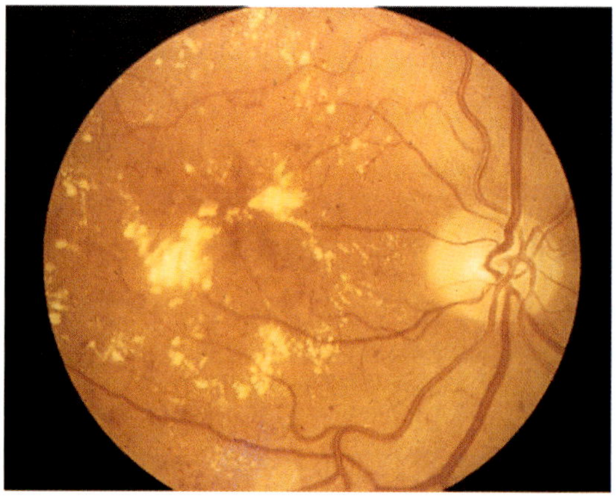

Abb. 200: Harte Exsudate (Lipoidablagerungen) sind ringförmig um die Makula angeordnet und bilden eine sogenannte Sternfigur: Retinopathia circinata (Stadium II)

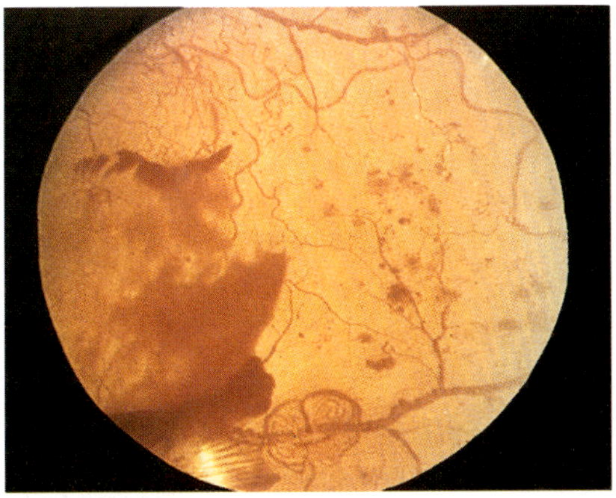

a)

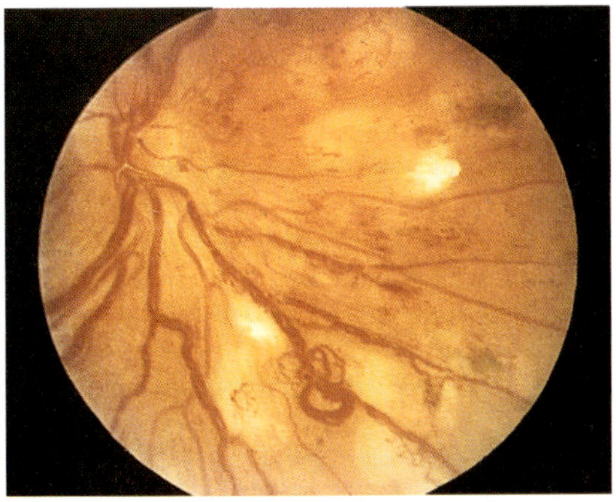

b)

Abb. 201 a und b: Perlschnurartige Venenerweiterungen (Stadium III); (a) Proliferation sowie intra- und präretinale Blutungen; (b) Blutungen, Proliferationen und monströse Erweiterungen

insulinunabhängigen Typ-II-Diabetes stehen Exsudationen und Lipoidablagerungen im Vordergrund. Die Gefäßschäden treten in der Regel bei einem oft schlecht eingestellten Diabetes mellitus ein, der mehr als zehn Jahre besteht.

Klinische Daten: Bei der diabetischen Mikroangiopathie handelt es sich um einen generalisierten Prozeß der terminalen Strombahn. Die Erkrankung manifestiert sich klinisch als Nephropathie, Retinopathie und ist zum Teil Ursache auch für die Neuropathie und Osteopathie. Die typischen diabetischen Fundusveränderungen, nämlich einzelne Mikroaneurysmen und flohstichartige Blutungen im Stadium I, finden sich meist am hinteren Pol und in der mittleren Peripherie, das heißt im Bereich der höchsten Stoffwechselaktivität (Abb. 199). Im weiteren Verlauf der Erkrankung wird die Netzhaut ödematös und ist mehr und mehr mit Hämorrhagien übersät (Stadium II). Präretinale Blutungen, die in einem Spaltraum zwischen Retina und Glaskörper liegen, verdecken die Netzhautgefäße. Weiche Entartungsherde, harte und weiche Exsudate, treten auf. Sind die gelblichen, scharf begrenzten harten Exsudate ringförmig um die Makula angeordnet, so spricht man von Retinitis circinata, besser Retinopathia circinata (Abb. 200). Das dritte Stadium, auch maligne Retinopathie genannt, ist das Stadium der Proliferationen (Retinopathia proliferans, haemorrhagica; Abb. 201). Sie stellen den Ausgangspunkt für rezidivierende Einblutungen in den Glaskörper dar, an denen das betroffene Auge womöglich erblindet. Den neugebildeten Gefäßen folgt bald eine Bindegewebseinsprossung in den Glaskörper, die zur Bildung eines Glaskörpersegels führen kann. Eine Netzhautabhebung entsteht, wenn die neuen Gefäße von der Rückfläche des Glaskörpers ins Augeninnere gezogen werden (Traktionsablatio der Netzhaut). Eine sekundäre Fibrose kann zur völligen Verschwartung des Glaskörpers führen.

Therapie: Therapeutisch muß der Patient normoglykämisch (Blutzucker 60–140 mg%) eingestellt werden; hypo- und hyperglykämische

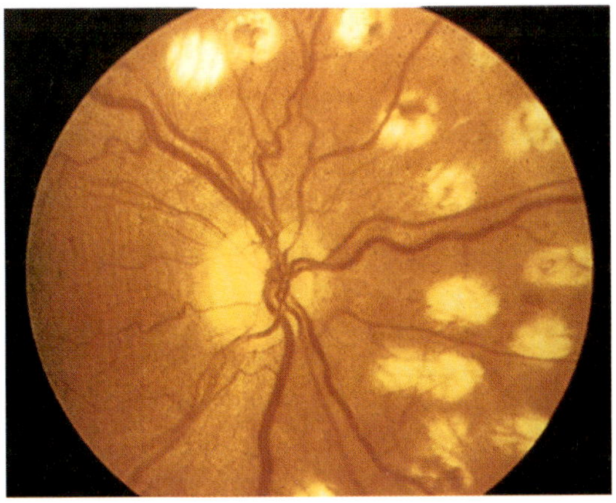

Abb. 202: Nach Photokoagulation ist die proliferative diabetische Retinopathie stark rückläufig

Entgleisungen müssen vermieden werden (Blutzucker maximal 160–180 mg%). Auch haben sich die Laser- oder Lichtkoagulation (Abb. 203), in einzelnen Spätfällen ausnahmsweise auch die Diathermie, die Kryotherapie oder die Vitrektomie als wirksame Therapie erwiesen. Die Wirkung von gefäßabdichtenden Medikamenten (wie Kalziumdobesilat, Rutinpräparate, die z. B. Troxerutin enthalten) ist umstritten.
Biologische Therapie: Hier werden Anthocyane aus der Heidelbeere (Vaccinium myrtillus), die zur Gruppe der Flavonoide gehören und den blauen Farbstoff dieser Beeren darstellen, angewandt. Sie sollen die Kapillarpermeabilität vermindern, membranschützend und antiödematös wirken sowie freie Sauerstoffradikale abfangen. *Homöopathie:* Phosphorus, Arsenicum album, Tabacum.

WOLFGANG G. HERBOLZHEIMER

(Literatur: Herbolzheimer, 1987; Ulbig, 1993)

Distorsion

Synonyma: Verstauchung, Verrenkung, Zerrung.

Definition: Durch Traumen oder Fehlbelastung ausgelöste Schädigung des Gelenk-Band-Apparates mit nachfolgender Funktionseinschränkung.

Klinische Daten: Durch abnorme, die physiologischen Funktionen eines Gelenkes überschreitende, meist indirekt einwirkende Belastung kommt es zu Fasereinrissen in den Bindegewebsstrukturen der Gelenke. Folgen sind Schwellungen, Blutergüsse und Funktionseinschränkungen. Komplikationen können in Form von Gelenkergüssen und Gelenkentzündungen auftreten.
Der Ausschluß von Frakturen ist wegen der therapeutischen Konsequenzen ein diagnostisches Gebot.

Therapie: In der Regel reicht die vorübergehende Ruhigstellung, eventuell verbunden mit kalten Umschlägen, Eiswickeln und abschwellenden Salben (Gel, Tinkturen) aus. Antiphlogistika und Schmerzmittel sind nur bei starken Schwellungen und Schmerzen angezeigt.
Empfohlene *Homöopathika* sind Arnica, Calcium phosphoricum, Rhus toxicodendron und Strontium carbonicum. Biotherapeutische Kombinationspräparate sind effektiver: Traumeel S, Zeel P; Belladonna-Homaccord bei starken Schwellungen und Rötungen; Lymphomyosot bei ödematösen Schwellungen.

Divertikulitis

Definition: Entzündungen in Schleimhautausstülpungen (Ösophagus, Magen-Darm-Trakt) oder in sackartigen Ausbuchtungen (Ausstülpungen) der Harnblasenwand beziehungsweise der Harnröhre.
Ferner Entzündungen der Divertikelwand, die oft auf das umgebende Gewebe übergreifen. Bei den Divertikeln handelt es sich entweder um Schleimhautausstülpungen durch die Darm-

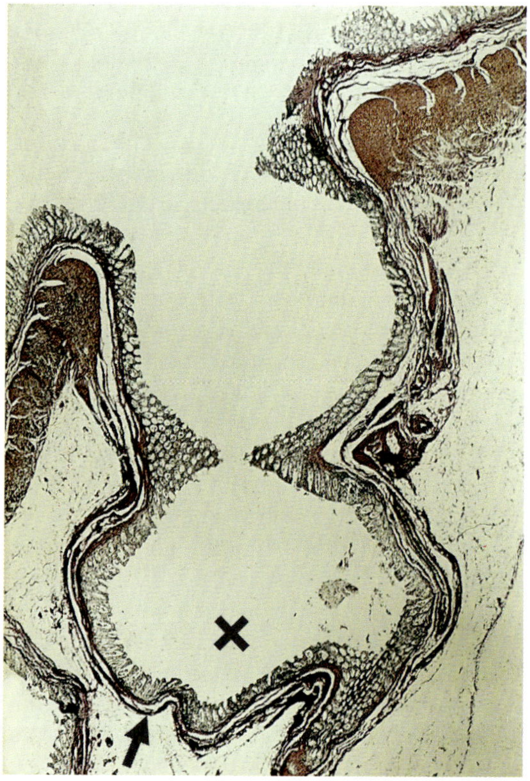

Abb. 203: Sigmadivertikulose. Sigmadivertikel sind anatomisch Pseudodivertikel, das heißt, der Schleimhautprolaps (x) wird nicht von Muskulatur umschieden; Schleimhaut und Serosa grenzen unmittelbar aneinander (←). Elastica v. Gieson; 20fache Vergrößerung

wand („falsche“ Divertikel) oder um Ausziehungen aller Darmwandschichten („echte“ Divertikel).

Klinische Daten: Meist Zufallsbefund, keine Symptome; klinische Bedeutung erst bei den Komplikationen Entzündung, Perforation, Stenosierung, Blutung und bakterielle Überwucherung; seltene sekundäre Karzinombildung auf dem Boden chronischer Wandentzündung (Divertikelkarzinom).

- Ösophagus: Traktionsdivertikel (im Bereich der Bifurkation der Trachea) und Pulsionsdivertikel (Zenkersches Grenzdivertikel im proximalen Ösophagusteil und epiphrenisches Pulsionsdivertikel).
- Dünndarm: mediale Seite der Pars desc. duodeni, in der Nähe der Papilla Vateri, Meckelsches Divertikel im unteren Ileum.
- Dickdarm: akute Divertikulitis („linksseitige Appendizitis“); chronische Divertikulitis (Symptome: Druck, Schmerz, Krampf im linken Unterbauch, mitunter tastbarer druckempfindlicher Tumor).
- Harnblase: sackartige Ausbuchtungen und Traktionsdivertikel durch Zug von außen (selten).

Hinsichtlich der Ursachen werden genetische Faktoren und Bindegewebsschwächen diskutiert.

Therapie: *Die Standardtherapie* richtet sich je nach Lokalisation. Grundregeln für die akute Divertikulitis sind Bettruhe bei Fieber und Schmerzen, flüssige und breiige Ernährung beziehungsweise sogar Nahrungskarenz, parenterale Ernährung, Breitbandantibiotika sowie chirurgische Konsultation. Bei der chronischen Divertikulitis stehen Stuhlregulierung mit ballastreicher Diät, Spasmolytika sowie Breitbandantibiotika im Vordergrund. In Betracht kommt auch die operative Behandlung bereits bei leichteren, chronisch verlaufenden Formen, um Ausdehnung und Komplikationen (Perforationen, Abszeßbildung, Fistelbildung, Stenosen, Blutungen) zu vermeiden.
Begleittherapie: Je nach Ausdehnung und Chronizität der Divertikulitis handelt es sich um Ablagerungen im Sinne der Depositions- beziehungsweise Imprägnationsphasen nach Reckeweg. Während blande Divertikulitiden den Depositionsphasen mit recht guter Prognose zuzurechnen sind, dürften die ausgeprägteren Fälle den Imprägnationsphasen jenseits des biologischen Schrittes zuzurechnen sein. Biotherapeutika-Antihomotoxika (Veratrum-Homaccord, Nux vomica-Homaccord, Spascupreel S) sind als adjuvanate Therapie indiziert. Die antihomotoxische symptomenbezogene Therapie (Coenzyme compositum, Galium-Heel, Mucosa compositum u. a.) ist zur Anregung blockierter Fermentsysteme, zur Aktivierung der unspezifischen Abwehr, besonders bei chronischen Erkrankungen, und zur Anregung der körpereigenen Abwehr bei Schleimhauterkrankungen sinnvoll.

Manfred Wolf

Down-Syndrom

(s. Kapitel „Integrative oder lineare Medizin?“)

Duodenitis

Definition: Akute oder chronische Entzündung der Schleimhaut oder tieferer Schichten des Zwölffingerdarms.

Klinische Daten: Es werden vier verschiedene Formen unterschieden:

- oberflächliche Duodenitis mit Blutungen und Erosionen,
- knotenförmige Duodenitis ohne Blutungen,
- phlegmonöse Duodenitis mit Nekrosen oder Perforation,
- hämorrhagische Duodenitis infolge eines arteriomesenterialen Duodenalverschlusses.

Die Ursachen der Duodenitis können sein *akute Infektionen* durch Lamblia intestinalis, Ankylostoma duodenale, Candida albicans, Strongyloides stercoralis, Trichinella spiralis, Ascaris lumbricoides, Adenoviren und Coxsackie-Viren; *chronische Entzündungen* durch Morbus Crohn (Enteritis regionalis) und Zollinger-Ellison-Syndrom; *Schleimhautschädigungen* durch Antiobiotika, Laxanzien, Salicylate, Zytostatika, Alkohol, Schwermetalle und Röntgenstrahlen; *postoperative Duodenitis* nach Magenresektion.
Symptome sind Schmerzen im Oberbauch, Erbrechen, Inappetenz sowie Meteorismus.

Als Komplikationen treten auf: Stauung des Pankreasganges mit nachfolgender Pankreatitis, Entleerung von unverdauter Nahrung mit Fettstühlen, Ikterus durch Cholangitis und Cholangiolitis sowie die Duodenoenterocholangitis. Diagnose: Duodenoskopie mit Biopsie, eventuell Röntgenkontrastdarstellung.

Therapie: Antazida, Ausschalten der Noxen, Diät. *Homöopathie:* Sulfur, Baptisia, Bryonia; Aconitum, Arsenicum album, Secale, Veratrum album, Podohyllum bei Erbrechen; Arsenicum album, Carbo vegetabilis, Acidum muriaticum bei chronischer Duodenitis.
Phytotherapie: Kamille, Pfefferminz, Melisse, Schafgarbe.

ULRICH WEMMER

Durchblutungsstörungen

(s. Claudicatio intermittens)

Dyslexie

Definition: Dyslexie ist eine besondere Form der optischen Agnosie, bei der die Bedeutung des Geschriebenen nicht verstanden wird.

Klinische Daten: Es liegen ursächlich neurophysiologische Störungen des Okzipitallappens vor, und zwar am Ende des sekundären sensorischen Neurons der Sehbahn, der Sehstrahlung im Bereich der Fissura calcarina, in der eintretende optische Reize verarbeitet werden. Eine subtile neurologisch-klinische Untersuchung mit bildgebenden Verfahren, Computertomographie, Kernspintomographie und Positronenemissionstomographie ist erforderlich, um unter anderem auch raumgreifende Prozesse nicht zu übersehen.

Therapie: Sie richtet sich naturgemäß nach der Ursache. Funktionelle Verbesserung durch Gaben von Organpräparaten zum Beispiel Cerebrum compositum, Begünstigung der Mikrozirkulation durch Gaben von Endobionten (Mucedokehl), Gesamtextrakten des Ginkgo biloba (Tebonin, Rökan usw.) sowie Homöopathika (Arnika, Gelsemium in niedriger Potenz).

HANNELORE KIRSTEIN

Dysmenorrhö

Definition: Schmerzhafte Menstruation.

Klinische Daten: Es wird eine primäre, nach der Menarche, von einer sekundären (bei ovulatorischem Zyklus) Form unterschieden. Die Ursachen für die schmerzhafte, irreguläre Menstruation können organischer oder funktioneller Natur sein. Zu den organischen Ursachen gehören Fehlbildungen, Entzündungen, Endometriose und Tumore. Funktionell können hormonelle Dysbalancen oder vegetative Dystonien zugrunde liegen. Der schmerzhafte Abgang großer Schleimhautfetzen wird als Dysmenorrhoea membranacea bezeichnet. Auch spastische Kontraktionen im Parametrium können dafür verantwortlich sein (Parametropathia spastica).

Therapie: Primäres Gebot ist die Abklärung der Ursache, da sich danach die Therapie zu orientieren hat.
Allgemeinmaßnahmen sind autogenes Training, Moorbäder, Neuraltherapie. Bei der Neuraltherapie erfolgt Quaddelung der Blasen-Becken-Areale. Die Akupunktur empfiehlt folgende Punkte: B 31, G 26, 27, 28, M 36, MP 4, 6, 8 und KG 34. *Phytotherapie:* Vitex agnus castus.
Die *Homöopathie* verfügt über ein differenziertes Angebot, das nur auszugsweise wiedergegeben werden kann: Chamomilla bei kolikartigen Schmerzen; Nux vomica, wenn die Menstruation zu früh, zu stark und zu lange ist; Aristolochia bei prämenstruellen Krämpfen; Magnesium phosphoricum; Veratrum album bei vegetativer Dystonie oder orthostatischer Dysregulation; Belladonna bei starken, übelriechenden Blutungen; Cimicifuga; Crocus bei krampfartigem Gefühl, dunklen Blutungen; Cyclamen bei Neigung zu Menstruationsdepressionen; Pulsatilla bei verspäteten, schwachen, unregelmäßigen Blutungen; Sepia bei Unregelmäßigkeiten und Wallungen in den Wechseljahren; Viburnum opulus bei gleichzeitigen Kopf- und Rückenschmerzen sowie bei Unruhe.
Umfassender sind die Anwendungsgebiete der Kombinations- und Komplexpräparate: Hormeel S; Ignatia-Homaccord bei menstruellen Depressionen; Ovarium compositum bei En-

do- und Parametritis; Placenta compositum bei hormonellen Dysregulationen; Spascupreel bei krampfartigen Schmerzen.
Organotherapeutisch ist der Einsatz von Hypothalamus, Nebennieren-, Ovarium-, Plazenta- und Milzpräparaten zu erwägen.

Dyspepsie

(s. Gastroenteritis)

Ektodermale Dysplasie

Synonyma: Anhidrosis hypotrichotica polydysplastica, Ektodermaldysplasie, Christ-Siemens-Touraine-Syndrom; s. auch Rothmund-Thomson-Syndrom.

Definition: Genetisch fixierte Krankheit mit Anomalien von Haaren, Zähnen, Nägeln und Schweißdrüsen.

Klinische Daten: Es werden zwei Untergruppen unterschieden:

- ► Anhidrotische Ektodermaldysplasie
  Vererbung X-chromosomal oder autosomal-dominant, zu 90% sind Jungen betroffen. Symptome: Hautatrophie; fehlende Schweißdrüsen; Haare bei Geburt fehlend, später dünn; Talgdrüsen fehlend; Pigmentarmut; hypoplastische Speicheldrüsen; Zahnanomalien mit zu kleinen oder völlig fehlenden Zähnen; wulstige Lippen; die fehlende oder eingeschränkte Fähigkeit zu Schwitzen löst Fieberschübe aus; Tendenz zu chronischen Entzündungen des Mittelohrs und der Bronchien (Abb. 272, 273).
- ► Hidrotische Ektodermaldysplasie (Berlin-Syndrom)
  Ektodermale Dysplasie mit hyperhydrotischer Keratosis palmoplantaris, Minderwuchs und geistiger Behinderung; Vererbung autosomal-rezessiv. Hauptsymptome: dünne, blasse Haut; Neigung zur Hautatrophie; Pigmentanomalien, Hypotrichose (spärliche Augenbrauen); dünnes, trockenes Kopfhaar; Zähne teilweise fehlend; Stelzenbeine; geistige Behinderung.

Therapie: Symptomatisch bei Hyperthermie durch physikalische Maßnahmen; Hautpflege; bei Ekzem Kortikoide, eventuell kombiniert mit Antibiotika; Ölbäder und Urea (10%) zur Nachbehandlung. *Biologische Therapie:* fetale Haut- und Schleimhautextrakte.

ULRICH WEMMER

Ekzem

Synonyma: Je nach Ursache, Lokalisation und Stadium ist die Bezeichnung „Ekzem" mit vielen Begleitwörtern kombiniert: Atopische Dermatitis, Neurodermitis, Milchschorf.

Definition: Ekzeme sind flächenhafte, mit Juckreiz einhergehende Hautentzündungen als Ausdruck des Exkretionsprinzips von Homotoxikosen und Allergenen.

Klinische Daten: Die Einteilung der Ekzeme erfolgt nach kausalen, morphologischen, lokalen Kriterien oder Verlaufsstadien. Kausal liegen mechanische, umweltbedingte, metabolische, medikamentöse oder infektiöse Noxen zugrunde (Tab. 87). Berufs- und Umweltnoxen als Ekzemauslöser sind unübersehbar zahlreich.
Morphologisch werden papulöse, vesikulöse, krustöse, impetiginisierte, schuppende, lichenifizierte, parakeratotische und acanthotische Effloreszenzen (oft in Kombination) beobach-

Tab. 87: Einteilung der Ekzeme

Kausal

- allergische Dermatitis
- Kontaktekzem
- bei Erbkrankheiten (Wiskott-Aldrich-Syndrom, Agammaglobulinämie, ektodermale Dysplasiesyndrome, Eczema vaccinatum, seborrhoisches Ekzem)

Stoffwechselbedingt

- chronischer Ikterus (Leberzirrhose)
- Diabetes mellitus
- Mukoviszidose
- Phenylketonurie
- Mukopolysaccharidose
- Zöliakie

Kreislaufabhängig

- Stauungszustände
- Ödeme
- Varikose

tet. Eine Sonderform ist das nummuläre (münzenförmig begrenzte), diskoide Ekzem.
Vom Verlauf her werden akute, subakute und chronische Ekzeme unterschieden, wobei es sich in der Mehrzahl um verschiedene Stadien eines Prozesses handelt. Leitsymptome sind Juckreiz, Rötung, Ödem, Exsudation, Blasenbildung, Erosionen, Krustenbildungen und Hautverdickung.

Therapie: Die Behandlung ist abhängig von der Ursache, der Lokalisation und dem Stadium. Folgende Prinzipien sind dabei abzuwägen: allgemeine Umstimmung, kausale Ansätze (Ausschaltung der Noxe) und symptomatische Beeinflussung der Entzündungsreaktion. Zu den Allgemeinmaßnahmen gehören Ernährungslenkung sowie das Eruieren von Umwelt- und Berufsnoxen und Antigenen.
Umstimmungsbehandlungen werden mit Reizklima-Kuren (offene See), Eigenbluttherapie, Auto-Sanguis-Stufentherapie, Symbioselenkung und homöopathischen Konstitutionsmitteln durchgeführt. Dazu gehören Psorinoheel und die Nosoden Tuberculinum, Medorrhinum und Luesinum, welche in größeren Abständen wiederholt gegeben werden.
Phytotherapeutisch werden Tees aus Walnuß und Stiefmütterchen, Nachtkerzenpräparate wegen des hohen Gehaltes an γ-Linolensäure und Hibiskus sowie lokal Eichen- und Birkenholzextrakte eingesetzt.
Die konventionelle Pharmakotherapie bedient sich symptomatischer Maßnahmen der Entzündungsdämpfung: Antiphlogistika (Vorsicht!), Antihistaminika, Kortikosteroide.
Homöopathika: Aus dem reichhaltigen Angebot werden schwerpunktmäßig herausgegriffen Abropernol; Agaricus muscarius, Calcium carbonicum, Psorinum, Staphisagria in Hochpotenzen; Rhus toxicodendron, Arsenicum album, Zincum valerianicum bei starkem Juckreiz; Hepar sulfuris, Antimonium crudum, Magnesium carbonicum bei stoffwechselbedingten Ekzemen.
Bei medikamentöser Ursache: Hochpotenzen des entsprechenden homöopathisierten Allopathikums, Sulfur, Okoubaka.
Bei Ekzem-Asthma-Vikariation: Acidum sulfuricum, Natrium muriaticum, Lachesis.
Bei Windel- und Genitalekzem: Crocus.
Kombinations-Biotherapeutika mit breiterem Anwendungsspektrum sind: Apis-Homaccord, Belladonna-Homaccord, Hepar compositum bei Stoffwechselursachen, Cutis compositum als Regenerationsmittel, Mezereum-Homaccord bei vesikulösen Effloreszenzen und Pruritus.

Endokard-Fibroelastose

Synonyma: Fibroelastose, Endomyokard-Fibrose.

Definition: Konstriktive Kardiomyopathie mit Verdickung des Endokards durch Vermehrung kollagener und elastischer Fasern mit konsekutiver Myokardverdickung, Klappenbeteiligung, Herzvergrößerung und Minderung der Kontraktibilität.

Klinische Daten: Die Fibroelastose kann angeboren sein oder sekundär entstehen. Für die angeborenen Fälle werden intrauterine Infektionen mit Cocksackie-B- oder Paramyxo-Viren verantwortlich gemacht. Die sekundären Formen entwickeln sich nach erhöhter Druckbelastung bei mitochondrialen Myopathien, pulmonaler Hypertonie, arteriellen Hypertonien und anderen kardialen Mehrbelastungen.
Klinisch handelt es sich im Dekompensationsstadium um ein akutes, lebensbedrohliches Krankheitsbild mit Zyanose, Dyspnoe, Stauungslunge und Stauungsleber. Eine protrahiert verlaufende Form führt zu einer Gedeihstörung und latenter Herzinsuffizienz. Röntgenologisch: Kardiomegalie; EKG: schwere Repolarisierungsstörung.

Therapie: Die konventionelle Therapie mit Digitalispräparaten und Diuretika hat rein symptomatische Wirkung, ohne am prognostisch ungünstigen Fortgang prinzipiell etwas zu ändern. Dagegen ist der kurzfristige Einsatz von Kortikosteroiden wirksam gegen die bindegewebige Degeneration des Herzmuskels.
Aus theoretischen Überlegungen heraus sinnvoller – wenn auch nicht klinisch erprobt – ist der Einsatz von Organotherapeutika aus Plazenta und fetalem Herz. Dieses organische Regenerationsmaterial sollte mit Katalysatoren und Cofaktoren (Coenzyme compositum, Ubichinon compositum, Vitamin-B-Komplexprä-

parate mit Biotin) kombiniert werden. Gegenüber Digitoxin ist die Verwendung von Strophanthin- und Crataeguspräparaten vorzuziehen.
Sauerstofftherapien (gehäufte, kurzfristige Anwendungen) können das Sauerstoff-Energiedefizit mildern und dadurch bedingte, zusätzliche Gewebeschäden begrenzen.

Enuresis

Synonym: Bettnässen.

Definition: Unwillkürliche Harnentleerungen nach dem 4. Lebensjahr.

Klinische Daten: Man unterscheidet eine *Enuresis nocturna* (Einnässen in der Nacht während des Schlafes) von einer *Enuresis diurna* (Einnässen tagsüber), wobei Kombinationen beider Formen nicht selten sind. Mitunter ist die Enuresis mit einer mangelhaften Kontrolle der Stuhlentleerung *(Enkopresis, Einkoten)* verbunden. Von einer primären Enuresis spricht man, wenn die Trockenheit nie erreicht wurde, von einer sekundären, wenn nach gelungenem Toilettentraining das Einnässen wiedereintritt. Die Ursachen sind mannigfaltig, wobei nicht zuletzt eine familiäre Disposition eine Rolle spielt. Fehler in der Sauberkeitserziehung, psychologische Faktoren (z. B. Geburt eines Nachkömmlings, dem die Aufmerksamkeit der Familie zugewendet wird, zu frühes, zu strenges Sauberkeitstraining und nervale Funktionsschwächen wie bei Spina bifida und kaudalem Regressionssyndrom) können vorliegen.

Therapie: Von den Allgemeinmaßnahmen ist die Verhaltenstherapie die erfolgversprechendste. Milde Psychopharmaka sind problematisch und zeitigen meist nur vorübergehende Besserung. Flüssigkeitsentzug vom späten Nachmittag ab führt zu weniger Einnässen, löst aber das Problem nicht. Mechanische Weckvorrichtungen bei Beginn der Harnentleerung führen in Einzelfällen zum Erfolg.
Phytotherapeutisch werden eingesetzt: Johanniskraut (Hypericum), Enzian (Gentiana), Gewürzsumach (Rhus aromatica). Die *Homöopathie* bietet an: Kreosotum, Equisetum arvense, Dulcamara, Causticum, Ferrum phosphoricum bei Einnässen im ersten Schlaf; Plantago, Acidum benzoicum, Cina bei Einnässen mehrmals in der Nacht; Belladonna bei Enuresis nocturna et diurna; Petroselinum bei Einnässen auf dem Weg zur Toilette; Rhus aromatica bei Einnässen alter Menschen.
Kombinations-Biotherapeutika: Plantago-Homaccord, Berberis-Homaccord, Solidago compositum S bei entzündlichen Komponenten, Neuro-Injeel bei psychosomatischem Hintergrund.

Eosinophilie-Myalgie-Syndrom

Definition: Das Eosinophilie-Myalgie-Syndrom (EMS) ist ein organismisches Krankheitsbild, dessen Leitsymptome Myalgie, Gelenkschmerzen und beträchtliche Eosinophilie sind. Die Entstehung wird mit der Einnahme von L-tryptophanhaltigen Medikamenten in Zusammenhang gebracht.

Klinische Daten: Leitsymptome sind Myalgie und Eosinophilie.
Muskel-Hypotonie und Myalgie dürften verantwortlich sein für die Atemstörungen und die Schmerzen im Bauchbereich. Fakultative Symptome sind Parästhesien, Juckreiz, Ödeme, Schwellungen der Extremitäten, Entzündungen des Bindegewebes, sklerodermieartige Hautveränderungen, Ulzera im Mundbereich sowie Gelenkschmerzen.
Die Eosinophilie beschränkt sich nicht auf die Granulozyten des Blutes, wo sie bis über 50% Anteil erreichen kann. Eosinophile Infiltrate wurden auch in Muskel, Leber, Eierstöcken und Vagina gefunden.
L-Tryptophan ist eine essentielle Aminosäure, die mit der Nahrung täglich in einer durchschnittlichen Menge von 250 mg aufgenommen wird. Bei Einnahme bestimmter Käsesorten, Fleisch und Fisch liegt die Zufuhr höher. Therapeutisch wurde die Monosubstanz in durchschnittlicher Dosierung von 1500 mg (bis 3000 mg) über Wochen bis Jahre verabfolgt. Der Zusammenhang des klinischen Bildes mit der Tryptophanmedikation ist wahrscheinlich.
Der Katabolismus von L-Tryptophan geht drei Wege (Abb. 204). Der Hauptweg führt über Kynurenin zu 2-Oxyadipinsäure, der Neben-

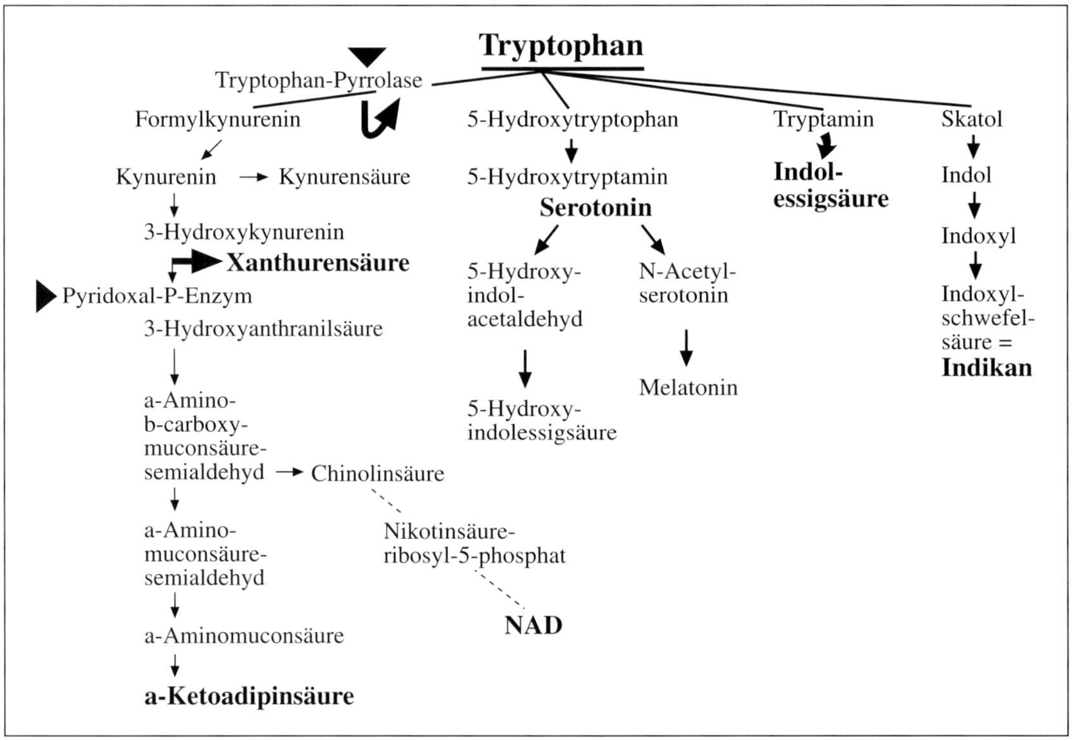

Abb. 204: Tryptophan-Stoffwechselwege

weg über 5-Hydroxytryptophan zu 5-Hydroxytryptamin (Serotonin).
Pharmakokinetische Untersuchungen ergaben, daß bei Patienten mit Eosinophilie-Myalgie-Syndrom die Plasmakonzentraton von L-Kynurenin signifikant erhöht ist. Die renale Ausscheidung von 5-Hydroxyindolylessigsäure war nach Einnahme von 1 g L-Tryptophan bei unbehandelten Patienten erhöht.

Therapie: Nach dem derzeitigen Kenntnisstand ist das Absetzen des Tryptophans ein absolutes Gebot. Unterstützt werden sollte diese Maßnahme durch tryptophanarme Ernährung (Reduktion von Käse, Milch, Fleisch, Fisch) und eine ausreichende Vitamin-B-Versorgung.
Medikamentös werden Glukokortikoide empfohlen, die in hoher Dosierung zu einer raschen Abnahme der Eosinophilie führen. Zu vermeiden sind Arzneimittel, welche die Corticotropin-Releasing-Hormon-Sekretion hemmen. Dieser Hinweis ist von Bedeutung, da er die Wechselwirkung mit anderen Medikamenten belegt.

Unter neuen Beobachtungen von EMS in einer Klinik hatten 5 Patienten gleichzeitig Benzodiazepine erhalten, einer litt an einer Addison-Krankheit.

(Literatur: Hertzmann et al., 1990; Mezger, 1990; Silver, 1990)

Epidermolysis bullosa (hereditaria)

Synonyma: Die untenstehende Dreiteilung wird durch Untertypen weiter differenziert, so daß das Krankheitsbild unter zahlreichen Eigennamen geführt wird.

Definition: Angeborene, extreme Vulnerabilität der Haut mit blasen- bis flächenförmiger Ablösung von Haut und Schleimhäuten.

Klinische Daten: Je nach Erbgang, Manifestationsalter und Lokalisation der ektodermalen Systemstörung werden drei Grundklassen mit mehreren Untertypen unterschieden:

▶ Epidermolysis bullosa simplex (EBS): Autosomal-dominant vererbt, durch Zytolyse

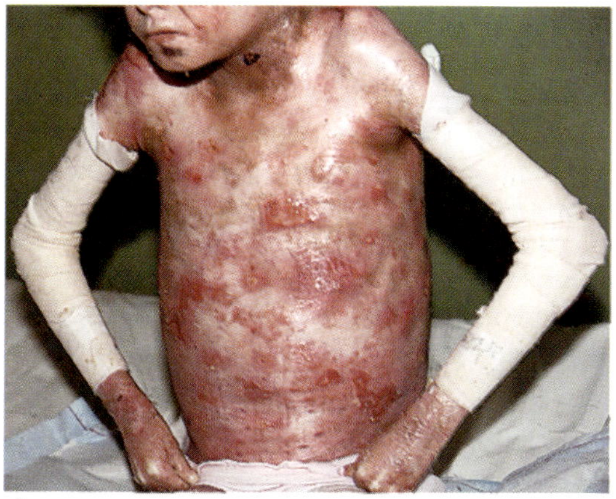

a)

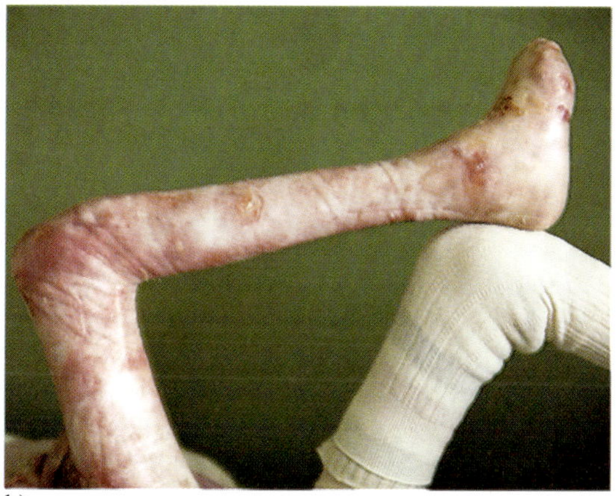

b)

Abb. 205 a und b: Epidermolysis bullosa bei 6jährigem Mädchen

basaler Keratinozyten bedingt, manifestiert sich das Leiden kurz nach der Geburt oder im frühen Kindesalter. Generalisierte Blasenbildung, Hyperhidrose, Eiweißverlust, Ablösung der Nägel und Verlust der epithelialen Schutzflächen charakterisieren bei erheblicher Entwicklungsretardierung das prognostisch ungünstige Leiden (Abb. 205).

► Epidermolysis bullosa atrophicans (EBA): Das autosomal rezessiv vererbte Leiden manifestiert sich bereits in der Neugeborenenperiode mit exzessiven Blasenbildungen und Ulzerationen (mit Aussparung von Händen und Füßen). Die Namensgebung ist auf eine atrophisierende Alopezie zurückzuführen. Nageldystrophien, Zahnanomalien, Mundschleimhaut-Geschwüre ergänzen die Symptomatik des zu Entwicklungsverzögerung und Immunschwächen führenden Leidens. Zugrunde liegt eine Minderwertigkeit der Lamina lucida der Basalmembran.

► Epidermolysis bullosa dystrophicans (EBD): Das autosomal-dominant erbliche Leiden ist auf eine Fehlfunktion der Lamina densa im Korium zurückzuführen. Manifestationsalter ist die Neugeborenenperiode. Bei dieser Form steht die Blasenbildung an Händen, Füßen und in den Gelenkregionen im Vordergrund. Atrophische Narben, Nageldystrophien und Mutilationen prägen den Verlauf.

Therapie: Eine kausale Therapie ist nicht bekannt. Symptomatisch werden exponierte Stellen (Hände, Füße, Knie, Ellenbogen) mit Mullbinden gegen Verletzungen geschützt. Infusionen oder peroral zugeführte Elektrolytgemische haben den Eiweiß- und Elektrolytverlust auszugleichen, wobei die Zinksubstitution eine besondere Rolle spielt.

Eine adäquate regenerative Behandlung stellen Umschläge (mit Ringerlösung verdünnt) aus fetalen Hautextrakten und Organextrakten aus Haut und Bindegewebe dar (Kutislyophilisate, Cutis suis, Mucosa-Präparate).

Nach homöopathischen Arzneimittelbildern erwägenswert sind Sulfur und Cystein in Mittel- bis Hochpotenzen.

Wegen des oft hohen Immunglobulin-E-Spiegels sind Organotherapeutika aus adulten Geweben als Injektionen zu vermeiden.

Epikondylitis

Synonyma: Tennisellenbogen, Werfer- oder Golfspielerellenbogen.

Definition: Akute oder chronische Entzündung des Epicondylus radialis (häufig) oder Epicondylus ulnaris (selten) nach Zerrung der radialen Unterarmmuskulatur.

Klinische Daten: Die Ursache der akuten Epikondylitis ist eine Überlastung der Unterarmmuskulatur durch sportliche (Tennisspielen, Golfen) oder berufliche Aktivitäten. Die chronische Epikondylitis wird bei Zervikalsyndrom (C-8-Syndrom) und in Kombination mit einer Periathritis humeroscapularis beobachtet. Die Beschwerden sind auf Einrisse der Sehnen infolge Mikrotraumen (Tendopathie) zurückzuführen.

Symptome: Lokaler Druckschmerz distal des lateralen oder medialen Epicondylus humeri. Nach lateral ausstrahlende Schmerzen bei Dorsalflexion und Supination des Handgelenks gegen Widerstand oder Streckung der Finger gegen Widerstand bei gleichzeitiger Streckung des Ellenbogens; der Faustschluß ist schmerzhaft. Die Symptome führen zu einer deutlichen Behinderung mit Schwäche der flektierten Hand. (Differentialdiagnose: Gicht, chronische Polyarthritis.)

Therapie: Injektion von Lidocain-Lösung, kristallinen Kortikoiden; Wärme und Ruhigstellung; Akupunktur.
Die Hohmann-Operation bei der chronischen Epikondylitis besteht aus einer bogenförmigen Einkerbung der Ursprünge der Extensoren.
Homöopathie: Arnica, Ruta, Hypericum, Symphytum, Acidum formicium als Quaddelung, Bryonia, Rhus toxicodendron; Kombinations- und Komplexpräparate: Traumeel (oral, lokal), Bryaconeel, Cimicifuga-Homaccord, Ferrum-Homaccord bei Schulter-Arm-Syndrom, Kalmia compositum bei Beteiligung von Bändern, Sehnen und Periostreizung.
Hydrotherapie: Kryotherapie mit feuchtkalten Wickeln nach Prießnitz (Pelose, Fango, Heilerde).

Ulrich Wemmer

Epistaxis

Synonym: Nasenbluten.

Definition: Nasenbluten tritt als Symptom – nicht als eigenständige Krankheit – bei traumatischen oder toxischen Schädigungen und konstitutioneller Schwäche der Nasenschleimhaut auf.

Klinische Daten: Dem häufigen Nasenbluten wird in der habituellen Form eine erhöhte Vulnerabilität des Locus Kiesselbachii unterstellt. Als Begleitsymptom tritt es bei Traumen, Infektionskrankheiten, Kreislaufstörungen (Hochdruck), Blutungsübeln, Vitamin-K-Mangel und Schleimhautwucherungen auf.

Therapie: Einfache Allgemeinmaßnahmen sind Hochlagern des Oberkörpers und feuchtkalte Nackenrollen oder Eisbeutel bei Retroflexion des Kopfes. Wesentlich ist das Erkennen und Behandeln der Ursache.
Die *Homöopathie* gibt folgende Empfehlungen: China; Arsenicum album; Sanguinaria, Glonoinum, Bellis perennis bei Bluthochdruck; Ferrum phosphoricum, Arnica, Belladonna, Hamamelis, Trillium pendulum, Crocus im Wachstumsalter.
Kombinations-Biotherapeutika mit breiterem Anwendungsspektrum sind: Cinnamonum-Homaccord N, Hamamelis-Homaccord und Mucosa compositum.

Erbrechen

Synonyma: Emesis, Vomitus.

Definition: Retrograde Entleerung von Verdauungstrakt-Inhalt durch unwillkürliche oder willkürliche Kontraktionen der Magen-, Zwerchfell- und Bauchmuskulatur.

Klinische Daten: Die Ursachen für die reflektorischen Kontraktionen können mechanischer Natur (Obstruktionen, mechanischer Rachenreiz), auf Entzündungen (Peritonitis, Gastritis, Bronchitis-Begleitsymptom, Pertussis) zurückzuführen oder zerebral bedingt sein (erhöhter Schädelinnendruck, Tumore). Vergiftungen und Stoffwechselüberlastungen (Hyperemesis) können Erbrechen auslösen. Willkürlich kann Erbrechen bei psychogenen Störungen (Anorexia nervosa, Bulimie, Ekel) ausgelöst werden. Folgen können Dehydratisierung, Störungen im Kalium- und Chlorhaushalt, Ösophagitis, Ulzera und Abmagerung sein. Sonderformen sind acetonämisches Erbrechen und krisenhafte Brechepisoden mit Ketonurie, habituelles Erbrechen (ohne organisch faßbare Ursache), atonisches Erbrechen (Überlauferbrechen bei Magen-Darm-Atonie), spastisches Erbrechen (im Schwall) bei Pylorusstenose.

Therapie: Symptomatisch stehen Antiemetika sowie Flüssigkeits- (Infusion, rektal) und Elektrolytausgleich im Vordergrund. Die Beseitigung der Ursache sollte primäres Ziel sein.
Die *Homöopathie* verfügt nach Krankheits- und Arzneimittelbild über ein reich differenziertes Angebot, das nur skizzenhaft dargestellt werden kann. Bei akutem Erbrechen: Ipecacuanha, Antimonium crudum, Nux vomica,

Aethusa, Calcium carbonicum. Bei acetonämischem Erbrechen: Ignatia, Iris, Veratrum album, Acidum sarcolacticum. Bei Erbrechen mit Durchfall: Veratrum album, Arsenicum album, Secale, Jatropha curcas. Bei Reise-Erbrechen: Tabacum (Hochpotenz), Cocculus, Hyoscyamus, Vertigotropfen. Bei zerebralem Erbrechen: Apomorphinum, Belladonna, Cocculus. Bei Brechreiz: Vomitusheel, Atropinum compositum, Nux vomica. (Siehe auch: Anorexia nervosa.)

Erschöpfungssyndrom

(s. Chronisches Erschöpfungssyndrom)

Erysipel

Synonyma: Rose, Wundrose.

Definition: Dermatitis mit Begleitlymphangitis. Erreger sind β-hämolysierende Streptokokken der Gruppe A, andere Streptokokken, Staphylokokken oder Pneumokokken.

Klinische Daten: Auslöser sind direkte oder indirekte Schmierinfektionen, mangelnde Hygiene, primäre oder sekundäre Abwehrschwäche; Infektionsquelle ist die Haut. Eintrittspforten sind kleine Mundwinkelrhagaden, Ulcera crures und Hautdefekte in den Zehenzwischenräumen.
Nach einer Inkubationszeit von drei Tagen kommt es zu Entzündungen der Haut mit scharf begrenzter hellroter Farbe, die im Zentrum abblassen und sich zur Peripherie hin ausbreiten; am Rand können Bläschen auftreten; Lokalisation an den Unterschenkeln und im Gesicht (Schmetterlingsform).
Allgemeinsymptome sind Fieber, Schüttelfrost, schlechter Allgemeinzustand, schmerzhafte Lymphknotenschwellung und Lymphonodulitis. Die Infektion kann innerhalb von zwei Wochen spontan abheilen, die Rezidivquote ist hoch.
Komplikationen: Glomerulonephritis, Endokarditits, Sepsis, Meningitis, Osteomyelitis.

Therapie: β-Laktamantibiotika. Die nach Therapiebeginn erfolgende Toxinfreisetzung löst häufig anfangs eine Verschlechterung aus. Zusätzlich sind hygienische Maßnahmen sinnvoll. *Akupunktur:* B 54, (LG 11, 12), MP 9.
Eigenblut mit Hämoaktivator: Aktiviertes Eigenblut + Traumeel, Rhus toxicodendron, Streptococcus haemolyticus, zunächst drei, später zwei Injektionen pro Woche.

Ulrich Wemmer

Fazialisparese

Definition: Zu unterscheiden ist zwischen der *peripheren* und der *zentralen* Fazialisparese, bei der peripheren Fazialisparese weiterhin zwischen der *symptomatischen* und der *kryptogenetischen* Form. Bei der vollständigen peripheren Fazialisparese sind alle drei Äste gleichmäßig betroffen, der Augenschluß ist nicht möglich (Bell-Phänomen).
Aufgrund der homo- sowie kontralateralen, zentralen Innervation der oberen Anteile des Kerngebietes des Nervus facialis ist bei der zentralen Form der Parese der Stirnast weniger oder nicht beteiligt.

Klinische Daten: Bei der peripheren Fazialisparese liegen motorische Ausfälle, Paresen des Musculus orbicularis oris und oculi, eine Hyperakusis, Störungen des Geschmacksempfindends in den vorderen zwei Dritteln der Zunge sowie eine verminderte Tränen- und Speichelsekretion vor. Die Anordnung der neurologischen Ausfallerscheinungen erlaubt eine Höhenlokalisation der Schädigung. Drei Viertel der peripheren Lähmung des Nervus facialis sind kryptogenetisch oder auch refrigatorisch bezeichnet, also bevorzugt durch Kältereize.
Hinsichtlich der Pathogenese wird eine Druckschädigung des Nerven im Verlauf des engen Canalis Fallopio in Folge chemischer Durchblutungsstörungen, gefolgt von ödematöser Quellung angenommen. Ursächlich kommen unter anderem auch Infektionen mit neurotropen Viren, die mit einer Pleozytose des Liquors einhergehen, in Betracht. An weiteren Ursachen sind Prozesse an der Schädelbasis, Querfrakturen des Felsenbeins, Entzündungen, neoplastische Veränderungen, Raumforderungen im Kleinhirn-Brückenwinkelbereich differentialdiagnostisch in Betracht zu ziehen.
In der klinischen Diagnostik ergeben sich häu-

fig Schwierigkeiten, da neben den klassischen Zeichen der peripheren Fazialisparese in der sogenannten kryptogenetischen Form auch Defizite im gleichseitigen Trigeminusbereich feststellbar sind, und zur weiteren Diagnostik, zum Beispiel Ausschluß einer Raumforderung im Kleinhirn-Brückenwinkelbereich, Anlaß geben.
Sinnvoll ist eine elektrophysiologische Untersuchung. Diese erlaubt Aussagen über die Prognose und gibt Entscheidungshilfe, inwieweit bei Ausbleiben der Remission (hier wird eine Grenze von 4 Wochen veranschlagt) eine nichtoperative Dekompression zu erwägen ist.

Therapie: *Die Standardtherapie* ist die antiödematöse/medikamentöse Behandlung (u.a. mit Kortison); die noch immer durchgeführte Reizstromtherapie ist als obsolet anzusehen, da sie zu einer Kontraktur der Gesichtsmuskulatur führt. Die Erfolge einer operativen Dekompression sind unterschiedlich, die Ergebnisse der operativen Rekonstruktion des Nervus facialis wenig befriedigend, die Feinmodulation der Mimik mit neurochirurgischen Eingriffen nicht wiederherzustellen.
Begleitende Therapie: Entscheidend ist hier die Diagnostik, einmal die virologischen Untersuchungen aber auch die Herdausschaltung im Zahnkieferbereich, wobei hier nach Voll der Nervus facialis von einem beherdeten 5. Unterkieferabschnitt (unterer Weisheitszahn) irritiert werden kann. Einsatz von Nosoden je nach der Ätiologie; Lymphdrainage als ausleitende Therapie; Ohrakupunktur, insbesondere retroaurikuläre Punkte.

Hannelore Kirstein

Fertilitätsstörungen, männliche

Definition: Fruchtbarkeitsstörungen des Mannes aus verschiedenen Ursachen.

Klinische Daten: Männliche Fertilitätsstörungen werden nach den jeweiligen Ursachen bezeichnet. Nach einer Unterteilung von Jechi, Kiessling und Ude in primäre und sekundäre Hodenschäden sind zu unterscheiden:

- ▶ Angeborene primäre Hodenschäden:
  Klinefelter-Syndrom
  Maldescensus testis (Tab. 88)
- ▶ Erworbene primäre Hodenschäden:
  Varikozele
- ▶ Sekundäre Hodenschäden:
  hypogonadotroper Hypogonadismus durch mangelhafte Gondadotropinabgabe des Hypophysenvorderlappens,
  entzündliche Krankheiten der abführenden Samenwege und Adnexe,
  Folge von Mißbildungen der äußeren Geschlechtsorgane (Epispadie, Hypospadie).

Die mangelhafte Befruchtungsfähigkeit kann demnach mechanische, entzündliche, psychologische und hormonelle (Abb. 206) Ursachen haben.

Tab. 88: Einteilung der Maldeszensusformen in Anlehnung an CIOMS (Council for International Organization of Medical Science)

	Kryptorchismus	**Leistenhoden**	**Hodenektopien**	**Gleithoden**	**Pendelhoden**
Synonyma	Bauchhoden, Retentio testis abdominalis, Abdominalhoden	Retentio testis inguinalis, Inguinalhoden	Ectopia testis	(engl.) sliding testicle	Wanderhoden
Lokalisation	Bauchhöhle (retroperitoneal)	Leistenkanal, äußerer Leistenring	Leiste (suprafaszial), Peniswurzel, Perineum, Oberschenkel krural, gegenseitige Skrotalhälfte	Eingang zum Skrotum (fixiert)	Leistengegend bis Skrotum (beweglich)
Palpation	nicht tastbar	tastbar	unterschiedlich	tastbar	tastbar
Therapie	Operation	HCG und/oder Operation	Operation	HCG und/oder Operation	nicht erforderlich

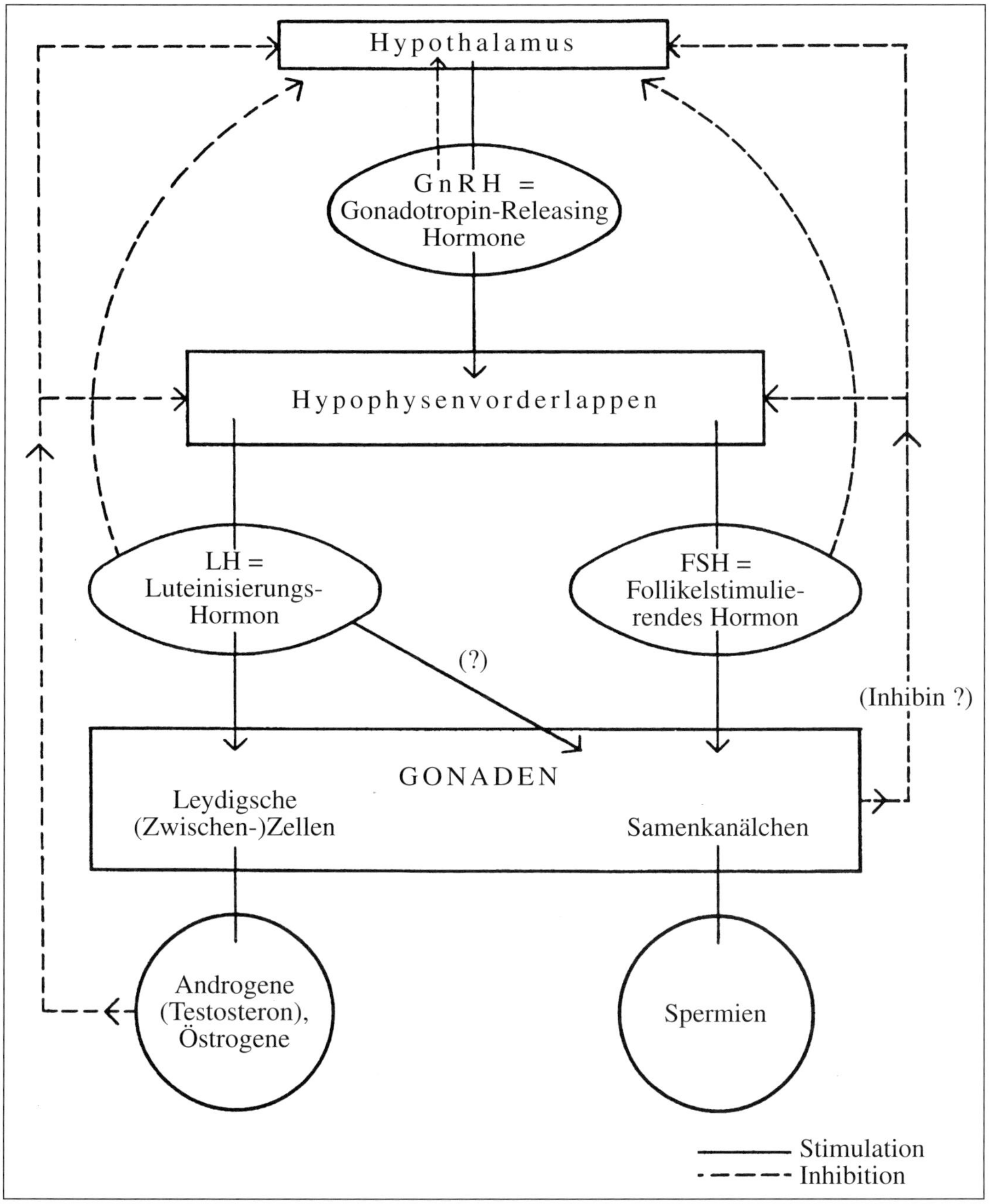

Abb. 206: Hormoneller Regulationsmechanismus (nach Jecht et al., 1984)

Therapie: Die therapeutische Strategie ist auf die Ursache auszurichten, auch wenn die Fehlsteuerung oft komplexer Natur ist.
Allgemeinmaßnahmen: Lebensstilberatung, Vermeidung von beruflicher Toxinbelastung (Schwermetalle, besonders Cadmium), Nikotinabusus, Alkoholismus, Streß. Korrektur von Stoffwechselstörungen wie Diabetes mellitus und Hypothyreose.
Eine *hormonelle Behandlung* mit FSH und LH (Abb. 134, 206) ist bei hypogonadotropem Hypogonadismus mit Verminderung der Samen-

qualität indiziert. Reine Testosterongaben sind aus zwei Gründen zu vermeiden: einerseits wegen der rückkoppelnden Hemmwirkung auf das Hypothalamus-Hypophysen-System, andererseits wegen der Karzinomgefahr als Spätfolge.

Bei Maldescensus der Hoden ist die primäre, physiologische Methode der Wahl die Behandlung mit Choriogonadotropin (HCG). Erst wenn diese Behandlung nicht zum Erfolg führt, ist eine operative Behandlung angebracht.

Das proteolytische Enzym Kallikrein ist bei Asthenozoospermie indiziert (Kienitz u. Schill, 1977).

Operative Maßnahmen sind bei Anomalien, Varikozelen, Hodentorsion erforderlich.

Entzündungen sind mit feuchten Umschlägen, Wattepackungen, Hochlagerung des Skrotums, eventuell antiphlogistisch oder antibiotisch zu behandeln.

Die *Organotherapie* bietet effektive Möglichkeiten bei Unterentwicklung der Geschlechtsorgane und hormonellen Unterfunktionen. Dabei sollte die ganze endokrine Kette beachtet werden (Abb. 206). Hypothalamus, Hypophyse, Schilddrüse, Nebenniere, Hoden, Prostata gehören zur Funktionskette. Daneben sind Milz und Pankreas gegebenenfalls in das Behandlungsprogramm einzubeziehen.

Phytotherapeutisch wird Yohimberinde – mit beachtlichen Nebenwirkungen – eingesetzt.

Die *Homöopathika* sind nach Ursache und Arzneimittelbild auszuwählen:

- ▶ Hoden nicht sichtbar und nicht tastbar: Tuberculinum, Luesinum, Aristolochia, Aurum,
- ▶ Hodenhochstand, Pendelhoden: Apis, Lachesis, Graphites,
- ▶ Varikozele: Rhododendron, Hamamelis, Aurum, Pulsatilla,
- ▶ Hodenentzündung: Clematis, Pulsatilla, Hamamelis,
- ▶ Ejaculatio praecox, Impotentia coeundi: Caladium seguinum, Panax ginseng.

Antihomotoxische Therapie: Testis compositum, Thyreoidea compositum, Ginseng compositum.

(Literatur: Jecht et al., 1984; Kienitz u. Schill, 1977)

Fetales Alkoholsyndrom

(s. Alkoholsyndrom, fetales)

Fetales Hydantoinsyndrom

(s. Morbus anticonvulsivus)

Fibromyalgie

Synonyma: Fibromyalgisches Syndrom, Fibrositis-Syndrom, Tendomyopathie, myofasziales Schmerzsyndrom, Weichteilrheumatismus.

Definition: Systemkrankheit mesenchymaler Gewebe (Bindegewebe, Sehnen, Muskeln, Knochen) mit chronischen oder rezidivierenden schmerzhaften Entzündungen an mehreren Körperstellen, extraartikulär. Bänder, Sehnen, Faszien und Knorpel-Knochen-Grenzen sind Prädilektionsstellen.

Klinische Daten: Krankheit der Inflammations- und Depositionsphase mit ausgeprägter Alters- und Geschlechtsdisposition. Bei einem Manifestationsalter zwischen dem 20. und 50. Lebensjahr sind vier Fünftel der Betroffenen Frauen.

Die für die Zuordnung geforderten Kriterien, Schmerzen an mindestens 7 der 14 typischen Lokalisationen bei mindestens 3 Monaten Dauer, sind willkürlich, denn sowohl die Lokalisation als auch die Dauer sind wechselhaft. Hinweisend sind Verschlimmerungen durch Überlastung, Kälte und Streß. Die Schmerzen mildern sich durch Wärme und mäßige Aktivierung der Stützgewebe. Allgemeine Abgeschlagenheit, Müdigkeit, Schlafstörungen, Morgensteifigkeit und Colon irritabile sind hinweisende Begleitsymptome. Die Beweglichkeit ist in der Regel, obwohl schmerzhaft, nicht beeinträchtigt. Bei ausreichender körperlicher Aktivität entwickelt sich keine Muskelatrophie. Morphologische und blutchemische Entzündungszeichen fehlen meist.

Die Unterscheidung einer *primären* von einer *sekundären* Form ist nicht überzeugend. Der sekundären Form werden wechselnde Schmerzintensitäten und -lokalisationen zugeschrieben. Wegen der starken Schmerzperioden und den mit den rezidivierenden Schmerzzuständen verbundenen Verhaltensänderungen, wird die Fibromyalgie mitunter als „psychogen“ etikettiert. Auch die Vergesellschaftung mit Infektionskrankheiten, endokrinen Störungen, Tumoren, Traumen (siehe Alters- und Geschlechtsdisposition) rechtfertigen die Bezeichnung „sekundär“ nicht, zumal diese Form wesentlich häufiger ist als die sogenannte primäre. Spontanheilungen nach der Menopause weisen auf Zusammenhänge mit dem Endokrinium hin.

Therapie: Da die Ursache des Fibromyalgie-Syndroms nicht bekannt, vermutlich auch nicht einheitlich ist, gibt es keine kausale Therapie, es sei denn, daß die korrelierte Begleitkrankheit einer kausalen Behandlung zugänglich ist. Die konventionelle Therapie setzt Kortikosteroide, die kurzfristig angewandt sinnvoll und effektiv sind, mitunter auch Immunsuppressiva, Antiphlogistika und Antidepressiva ein.
Die *biologische Therapie* fußt auf einer Lebensstil- und Ernährungsberatung. Traumatisierende Tätigkeiten, auch im Sport, sind ebenso zu vermeiden wie Temperaturextreme. Die Ernährung soll eiweißarm, vitamin- und enzymreich sein. Über diese Allgemeinmaßnahmen hinaus werden Umstimmungsmittel (Echinacea, Luffa) und entsprechende phytotherapeutische und homöopathische Kombinationspräparate (Engystol, Lymphomyosot), Detoxifikationsstrategien, Katalysatoren und Antioxidanzien eingesetzt.

Fieber

Definition: Fieber ist eine Erhöhung der Körpertemperatur über den „Sollwert“. Der Fieberanstieg wird durch Kältezittern (Schüttelfrost) infolge Vasokonstriktion der peripheren Gefäße geprägt. Beim Fieberanfall tritt eine Vasodilatation mit gesteigerter Exkretion (Schweißausbruch) ein (Schmidt u. Thews, 1995). Die Thermoregulation ist dabei – bis zu einer Höhe zwischen 40–41 °C – funktionsfähig.

Klinische Daten: Hyperthermien können zum Kollaps (Hitzeschlag) führen. Hypothermien um 35 °C sind bei älteren Menschen physiologisch. Temperatursenkungen auf Werte um oder unter 26–28 °C können zum Herzflimmern führen. An Komplikationen treten auf: Fieberkrämpfe (besonders bei Kleinkindern), Bewußtseinstrübungen, Fieberdelirien und Kreislaufkollaps.
Der Fieberabfall kann langsam (lytische Entfieberung) oder schnell (kritische Entfieberung) erfolgen.
In Grenzen bis zu 40 °C stellt Fieber eine Reaktion des Körpers gegen endogene oder exogene Toxine dar mit dem Ziel, diese durch erhöhte Stoffwechselleistungen zu beseitigen. Fieberauslösende Noxen werden als *Pyrogene* bezeichnet, wobei exogene und endogene unterschieden werden.
Bis 37,9 °C spricht man von subfebrilen Temperaturen, über 39,5 °C von hohem Fieber. Fieber ist eine Selbsthilfemaßnahme des Körpers, die bis zu einer Temperatur von 38,5 °C nicht unbedingt behandlungsbedürftig ist.

Therapie: Therapeutische Maßnahmen sind spätestens – und hier speziell bei Kindern und bei einer Continua – bei Temperaturen ab 39 °C geboten. Zu den milden *physikalischen Maßnahmen* gehören die Verbesserung der Wärmeabgabe durch feucht-kühle Wadenwickel, Brustwickel, eventuell Einläufe. Zu warmes Einpacken ist zu vermeiden.
Die *Pharmakotherapie* bedient sich der Antipyretika, wobei vor allem Acetylsalicylsäure-Präparate, häufig in Verbindung mit Vitamin C und Paracetamol (cave!, s. S. 364) eingesetzt werden. *Phytotherapeutika* gehen von der Weidenrinde (Cortex salicis) aus. In der *Homöopathie* wird ein differenziertes Vorgehen empfohlen: Bryonia, Echinacea, Gelsemium und Lachesis je nach Arzneimittelbild; Aconitum bei Fieberanstieg bis zu leichtem Schweißausbruch, dann Belladonna bei rotem Gesicht, nach Schweißausbruch; Ferrum phosphoricum bei mäßigem Fieber; Pyrogenium bei hohem, bedrohlichem Fieber; Chininum arsenicosum bei hohem Fieber.
Einen breiteren Wirkungsansatz bietet die *Antihomotoxische Therapie* mit Viburcol (besonders bei Kindern), Gripp-Heel und China-Homaccord.

(Literatur: Schmidt u. Thews, 1995)

Fissura ani

Synonyma: Analfissur, Pektenitis, Pektenosis.

Definition: Schmerzhafter länglicher Haut-Schleimhaut-Einriß bis zum inneren Analsphinkter oder chronisches ovales Ulkus.

Klinische Daten: Die akute Fissur findet sich meist in der hinteren Medianlinie, seltener in der vorderen Medianlinie.
Auslöser der akuten Fissur ist in der Regel eine Obstipation mit Entleerung von harten und großen Skybala und nachfolgender Entzündung der Schleimhaut (Ulkus).
Zu den Symptomen gehören Schmerzen nach Stuhlentleerung, die lange anhalten können, Blutauflagerungen auf dem Stuhl, schmerzhafter Sphinkterkrampf, der die Fissur aufrecht erhält und zum erneuten Stuhlverhalt führt.

Therapie: Bei der akuten Form: Laktulose zur Verbesserung der Stuhlkonsistenz, dazu Laxanzien mit Psylliumsamen. Lokale Anwendung von Antiphlogistika und Analgetika, warme Sitzbäder, Entleerung des Enddarmes mit Klistier (Glyzerin). Bei chronischer Fissur Exzision oder Durchtrennung des fibrösen Ringes.
Homöopathie: Hamamelis, Aesculus, Lycopodium, Anacardium, Acidum nitricum, Graphites, Petroleum.

Ulrich Wemmer

Fluor-Problematik

Fluor ist ein in der Erdkruste unterschiedlich verbreitetes Halogen, das in ionischer Form, in anorganischen (Flußspat [CaF_2], Kryolith [$Na_3Al\ F_6$], Topas, Apatit) und organischen Verbindungen vorkommt.
Physiologie: Fluoride kommen aus dem Boden über Pflanzen und Tiere in die menschliche Nahrungskette und werden über die Atemluft aufgenommen. Mit der Nahrung werden 0,6–1,8 mg Fluor pro Tag, über die Atemluft 0,02–48 Teile pro Millionen Teilen aufgenommen. In der Nähe von aluminiumverarbeitenden Anlagen, auf fluoridhaltigen Böden kann die Aufnahme erheblich höher sein. Belastungen bestehen aufgrund von Fluorkohlenwasserstoffen, fluorierten Plastikstoffen und fluorhaltigen Medikamenten. Die optimale Fluoridkonzentration im Trinkwasser soll bei 0,7–1,0 mg/l liegen. Der Gesamtgehalt des Körpers an Fluor wird auf 2,6 mg geschätzt. Blutwerte liegen zwischen 0,1–1,0 mg/l; 96 % der Fluoride werden im Skelett gespeichert, 2 % in den Zähnen, 2 % in den übrigen Organen.

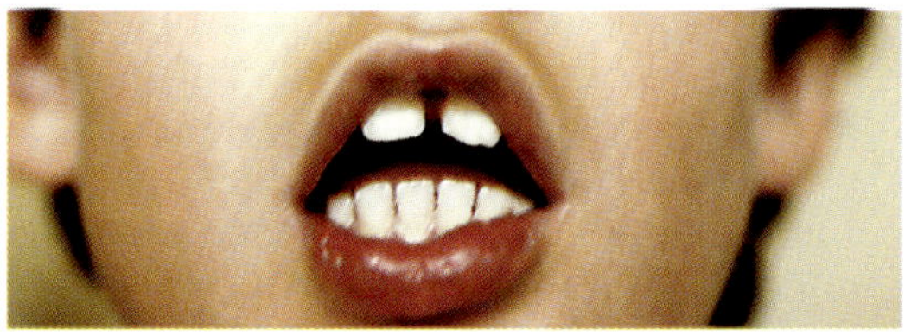

Abb. 207: Fluorose. „Alabasterzähne" bei 12jährigem Jungen

Klinische Daten: Ein Fluormangel begünstigt *Zahnkaries* und soll auch für die Entstehung einer *Osteoporose* eine Rolle spielen. Wegen des Einflusses auf die Zahn- und Knochenmineralisierung werden Fluoride in manchen Ländern dem Trinkwasser oder Kochsalz zugesetzt.
Die Problematik des Fluors liegt in der schmalen Grenzzone zwischen unentbehrlichem Element und toxischer Speicherungssubstanz. Eine von Ketz und Baum erstellte Übersicht verdeutlicht dies (Tab. 89).
Die anorganischen Verbindungen sind in höheren Konzentrationen hochtoxisch; 5 g Natriumfluorid wirken beim Menschen tödlich. Fluoride hemmen Enzymsysteme, vor allem im Glykolyse-Stoffwechsel die Enolase und Succinatdehydrogenase.
Klinische Auswirkungen von Fluorakkumulationen sind *Fluorose* und *Knochenverdichtung* (Osteosklerose, Osteopetrose). Diese negati-

Tab. 89: Übersicht der Auswirkungen verschiedener Fluorkonzentrationen auf den Menschen (nach Ketz u. Braun, 1986)

Konzentration	Auswirkung
1 mg/l/kg	Kariesprophylaxe
2 mg/l/kg	Fluorose (braune Zahnschmelzdefekte
8 mg/l/kg	Osteosklerose (Knochenverdichtung
50 mg/l/kg	Schilddrüsenschädigungen
100 mg/l/kg	Wachstumsverzögerung
125 mg/l/kg	Nierenschäden

ven Auswirkungen werden in Gegenden mit fluoridreichen Böden und Trinkwasser endemisch beobachtet. Störungen des Eisenstoffwechsels durch Fluorüberladung prägen sich in *hypochromen Anämien* aus. Bei hohen Fluorkonzentrationen kommt es zu *Nierenschäden*.

Therapie: Die sinnvollste medizinische Maßnahme ist das Vermeiden hoher und regelmäßiger Fluorzufuhr, wobei die Speicherungstendenz auf lange Sicht beachtet werden muß. Natürliche Antagonisten von Fluor sind Magnesium, Kalzium und Aluminium.
Die Dekorporierung des Fluors wird mit Mg enta Na, Ca enta Na und Magnesiumlactat durchgeführt. Daneben ist Fluor in homöopathischen Mittel- und Hochpotenzen zu erwägen. Das Anionen-Austauschprinzip mit Aluminiumsulfat ist problematisch („Den Teufel mit dem Belzebub austreiben“). Infolge Blokkierung mitochondrialer Enzyme sollten begleitend mitochondriale Katalysatoren mit ihren Cofaktoren eingesetzt werden.
Die Toxizität von Fluor wird durch substituierte Schilddrüsenhormone und Selenit erhöht.

(Literatur: Bersin, 1963; Rilling, 1993; Ketz u. Baum, 1986)

Fluor vaginalis

Synonyma: Ausfluß, Fluor genitalis, Fluor albus, Weißfluß, Leukorrhö.

Definition: Exkretion eines Scheidensekretes verschiedener Ursache, Konsistenz und Farbe.

Klinische Daten: Der Fluor vaginalis ist ein Symptom einer übergeordneten Störung der Vaginalphysiologie. Hormonelle Dysbalancen, Infektionen, Störungen der Scheidenflora, Neoplasien oder mechanische Faktoren können zugrunde liegen. Der Fluor albus junger Mädchen ist in der Regel auf einen Östrogenmangel zurückzuführen. Gelblich-grünliche Verfärbungen oder eitrig-blutige Tingierung sprechen für Infektionen oder Neoplasien.

Therapie: Voraussetzung für eine zielgerichtete Behandlung ist die Abklärung der Ursache. Für die *Allgemein- und Lokalbehandlung* stehen hygienische Maßnahmen im Vordergrund.
Bei *infektiöser Genese* kann eine antibakterielle, antimykotische (Candida-Infektionen) oder mikroökologische (Symbioselenkung) Behandlung erforderlich sein.
Phytotherapeutika: Intern: Frauenmantel, weiße Taubnessel, Schafgarbe, Hibiscus; lokal zu Spülungen: Kamille mit oder ohne Salbei, Hibiscus.
In der *Homöopathie* werden die Arzneien nach verschiedenen Gesichtspunkten gewählt; Konsistenz, Farbe, Geruch, Alter der Patientin, Tageszeit und Zyklusbeziehung des Auftretens bestimmen die Mittelwahl. Herausgegriffen werden nachfolgend Farbe und Beschaffenheit des Ausflusses als Orientierungskriterien:

- wäßrig: Arsenicum album, Alumina, Natrium muriaticum, Lilium,
- weiß: Borax,
- mild-gelblich: Pulsatilla,
- rötlich: Cimicifuga,
- milchig: Ferrum metallicum,
- bräunlich: Lilium tigrinum,
- schleimig: Kalium sulfuricum, Hydrastis, Thuja, Pulsatilla,
- zäh-fadenziehend: Kalium bichromicum, Borax,
- juckend-brennend: Thuja,
- ätzend: Acidum nitricum, Jodum, Kreosotum, Mercurius corrosivus,
- eitrig: Hepar sulfuris, Hydrastis, Thuja,
- übelriechend: Sepia, Sulfur, Kalium bichromicum, Mater perlarum,
- sonderliche Gerüche: Hepar sulfuris, Sanicula (riecht wie alter Käse), Medorrhinum (wie Fischlake) Crocus (libidinös).

Antihomotoxische Therapie: Lamioflur, Gynäcoheel, Ovarium compositum, Metro-Adnex-Injeel.

Foetor ex ore

Synonyma: Schlechter Mundgeruch, Halitosis, Kakostomie.

Definition: Übler Mund- und Atemgeruch durch Abbauprodukte aus Bakterien und Nahrungsresten. Hauptursache sind chronische Entzündungen im Luftwegs- und oberen Verdauungstrakt: Sinusitis, Tonsillitis, Gingivitis, Stomatitis, Parodontose, Gastritis.

Therapie: Zu den *Allgemeinmaßnahmen* gehören Lebensstilberatung, Ernährungslenkung, Mundspülung, mikroökologische Therapie mit Präparaten aus kurzkettigen Streptokokken, Laktobazillen und Saccharomyces-Stämmen.
Das *homöopathische Mittel* der Wahl ist Mercurius solubilis.
Antihomotoxische Therapie mit Nux vomica-Homaccord, Gastricumeel, Hepar compositum, Mucosa compositum.

Fokaltoxikose

Definition: Mit dem Begriff „Fokaltoxikose" wird eine Reihe histomorphologischer und biochemischer Gewebsveränderungen bezeichnet, die einschneidende Wirkungen auf kybernetischem Gebiet nach sich ziehen, was wiederum im Laufe der Zeit zu Funktionsveränderungen verschiedenster Art und bei anhaltendem Störeffekt zu unterschiedlichen, klar definierten organischen Läsionen führt.
Zur Charakterisierung der Fokaltoxikose sind verschiedene Begriffe verwendet worden. Der aus dem Deutschen stammende Terminus des „Störfeldes" verweist auf ihren vom funktionellen Standpunkt her aktiven Charakter.
Es ist wichtig, die Begriffe Interferenzfeld und Fokus zu unterscheiden. Der Begriff Interferenzfeld verdeutlicht seine dynamische Störwirkung auf das Nervensystem, wobei zwei Arten unterschieden werden:

- einfache Interferenzfelder, welche keinerlei kybernetische (interferierende) Wirkung auf das Nervensystem ausüben, und
- aktive Interferenzfelder, die zu funktionellen und strukturellen Störwirkungen führen.

Der Terminus Fokus wird im wesentlichen eingesetzt, um Prozesse bakteriellen Ursprungs, die ihre Wirkung insbesondere als Folge der Streuung von Keimen und ihren Toxinen entfalten, zu beschreiben.

Klinische Daten: G. Keller konnte histologisch nachweisen, daß organische Läsionen auf das Vorliegen nicht abbaubarer Fremdsubstanzen zurückzuführen sind, die sich in der extrazellulären Matrix festgesetzt hatten und dort ihre pathogene Wirkung entfalten.
Diese Substanzen können exogener Art sein wie zum Beispiel die Silikatkristalle aus OP-Handschuhen oder die bei Zahnbehandlungen verwendeten Substanzen, oder endogener Art wie die Reste toter, nicht ausgeschiedener Zellen oder degenerativ veränderter Zellen. Auch die Gewebeveränderungen infolge nicht gut abgeheilter entzündlicher Prozesse, iatrogener Arzneimittelwirkungen oder der Unfähigkeit des Immunsystems wegen der Entzündung Antigene zu entgiften, kommen als Ursachen in Betracht.
Histochemisch kommt die Desorganisation der extrazellulären Matrix mit strukturellen Veränderungen in den Glukosaminglykanen und Proteoglykanen zum Ausdruck. Dies führt zu quantitativen und qualitativen Verlusten im Grundsystem, wodurch die vegetative Regulierung des Organismus empfindlich gestört und die normale Zellfunktion beeinträchtigt wird.
Darüber hinaus kommt es zu einer Ödembildung im perivaskulären Bindegewebe und in ihrer Folge zu einer Veränderung der Dynamik der Mikrozirkulation, die Störungen im osmotischen Austausch verursacht. Hierdurch entsteht eine Interferenz in der Zellernährung sowie ihrer Entgiftung, die durch die Matrix ablaufen müssen.
Klinisch entsteht das Bild einer subchronischen Entzündung des „Pischinger"-Gewebes mit oder ohne lokale Symptome, die sich pathogen auswirkt, da sie von der Anzahl der sekundären Überlastungen des Patienten abhängt: anamnestisch oder gegenwärtig, je nach früherer oder augenblicklicher Lebensgewohnheiten.
Kybernetisch stellt die Fokaltoxikose eine Quelle chronischer, irritativer Impulse dar, die in jedem Organismus anders und ungleichmäßig ablaufen und somit zu Veränderungen in den humoralen und neuralen Regelkreisläufen führen.
Hauptursachen für die Entstehung von Fokaltoxikosen sind:

- Wunden mit oder ohne Narbe,
- nicht adäquat bewältigte entzündliche Prozesse,
- nicht resorbierbare Fremdkörper (wobei hier wahrscheinlich Zahnbehandlungen die häufigsten Störquellen sind),
- degenerative Zellprozesse (bei denen die histochemischen Veränderungen der Gewebe diese als „fremd" erscheinen läßt).

Auf Grund der sekundären Überlastungen (Ernährung, umweltbedingte Intoxikationen, Streß usw.) kann sich das Interferenzfeld ausweiten und auf diffuse Weise größere Regionen einbeziehen. Dies führt auf der Ebene der Mikrozirkulationssegmente zu einer umfassenden Funktionsstörung, die die zelluläre Biochemie beeinträchtigt.

Die wichtigsten sekundären Faktoren, die die pathogene Kapazität einer Fokaltoxikose auslösen, aktivieren oder vergrößern, sind im folgenden zusammengestellt:

- Abnahme der Abwehrkräfte jeder Äthiologie,
- schwerer Streß,
- falsche Ernährung,
- Klimaveränderungen,
- Menstruation,
- Menopause und Klimakterium,
- psychischer Streß.

Bei der Diagnose sind verschiedene Faktoren zu berücksichtigen: Zeitraum seit Auftreten der Vergiftung, Wirkungsintensität, Anzahl der vorliegenden sekundären Überlastungen sowie bioelektrische Veränderungen auf den Zellmembranen. Die Summe dieser Faktoren kann zur „Paralyse der Regulierung" führen. In diesem Augenblick beginnt die zelluläre Phase des toxisch-fokalen Phänomens.

Mehrere toxische Herde können gleichzeitig tätig sein und unabhängig voneinander oder in koordinierter Weise zu pathogenen Wirkungen führen.

Die Wirkungen einer Fokaltoxikose können eingeteilt werden in humorale, neurale und hormonale. Auf *humoraler Ebene* wird die Gewebedynamik verändert.

Auf *neuraler Ebene* wirken schwache, aber regelmäßige Stimuli auf funktionelle Neuronenketten und erhalten einen Zustand geringgradiger Dauererregung. Die Toleranzfähigkeit der Synapse ist durch diese Prä-Irritation herabgesetzt, so daß neurale Reaktionen von Stimuli hervorgerufen werden, die dazu normalerweise nicht in der Lage gewesen wären. Die neuralen Regelkreisläufe werden instabil, so daß auf leichte Stimuli unökonomische Reaktionen folgen.

Auf *hormonaler Ebene* stellen sich Funktionsveränderungen im Bereich der Schilddrüse oder der Hypothalamus-Hypophysen-Nebennieren-Achse ein, die die Fähigkeit zur psycho-neuroendokrinen Regulierung beeinträchtigen.

Die Fokaltoxikose ist ein Gesundheitsproblem, dem nicht die erforderliche Bedeutung beigemessen wurde, und einer der kritischsten Faktoren beim Fortbestehen chronischer Krankheiten. Otto Bergsman zeigte an der Tuberkulose, daß das Problem nicht in der Virulenz des Keimes, sondern in der Veränderung der Reaktionsfähigkeit des Organismus angesichts des Keimes begründet lag.

Therapie: Sie muß auf verschiedenen Ebenen ansetzen.

Die Entzündung ist der wichtigste Mechanismus zur Verteidigung und Entgiftung des extrazellulären Grundgewebes. Daher darf sich die Therapie nicht gegen die akute Entzündung richten, sondern muß modulierend wirken und den Prozeß bis zur vollständigen Auflösung unterstützen. Auf diese Weise wird die Entwicklung zur chronischen Entzündung vermieden.

Als Therapeutika kommen in Betracht:

- spezifische antihomotoxische Medikamente, insbesondere Nosoden, zur Beseitigung des ätiopathogenetischen Faktors,
- membranpolarisierende Substanzen (z. B. Procain, esterartige Anästhetika) zum Ausgleich der nervösen Veränderungen.

Alle Überlastungen, insbesondere diätetischer Art, sind von Grund auf zu beseitigen. Die Entgiftung des Mesenchyms nach den Vorschlägen von Voll ist mit Hilfe von Nosoden, Drainagesubstanzen, Katalysatoren und Organotherapeutika durchführbar. Dadurch wird eine funktionelle Wiederherstellung herbeigeführt.

Bei einer Fokaltoxikose ist keine Zeit zu verlieren. Die Behandlung muß so frühzeitig wie möglich einsetzen.

Arturo O'Byrne Navia

Formaldehyd-Intoxikationen

Synonyma: Formalintoxikosen, Formaldehydvergiftung.

Definition: Befindlichkeitsstörungen oder Krankheiten durch Formaldehydexposition.

Klinische Daten: Formaldehyd wird durch Kontakt über die Atemwege und die Haut aufgenommen. Die Folgen reichen von Irritationen der Augen, Luftwege, Haut und Schleimhäute über Kopfschmerzen bis zu Blutdrucksenkungen, Herzrhythmusstörungen, Unruhe, extremerweise bis zur Bewußtlosigkeit. Bei Dialysepatienten, deren maschinelle Ausstattung mit Formaldehyd gereinigt wurde, sind akute hämolytische Anämien bekannt geworden. Exponiert sind vor allem Arbeiter (Schiffsbau) und Reinigungspersonal.

Therapie: Das Vorgehen der Wahl ist das Ausschalten und Vermeiden von Formaldehyddämpfen. Symptomatische Maßnahmen hängen von der Lokalisation und Schwere der Intoxikation ab. Eine allgemeine Detoxifikationsbehandlung sollte angeschlossen werden.

Fragiles X-Syndrom

Synonyma: Martin-Bell-Syndrom, Syndrom des fragilen X-Chromosoms.

Definition: Das fragile X-Syndrom beruht auf einer erblichen Aberration des X-Chromosoms, die mit somatischen Anomalien, intellektuellen Ausfällen verschiedener Schweregrade und psychischen Eigenarten vergesellschaftet ist. Rezessiv vererbt, in der Expression überwiegend männliches Leiden.

Klinische Daten: Die Symptomatologie erstreckt sich auf die körperliche, psychisch-soziale und intellektuelle Sphäre (Tab. 90).

Therapie: Eine kausale Behandlung ist nicht bekannt, eine Heilung nicht möglich. Es gibt aber eine Reihe symptomatischer Maßnahmen, welche die Lebenssituation der Betroffenen und ihrer Angehörigen wesentlich bessern könnte. Die Behandlung und Betreuung müssen multidimensional sein.
Medikamentös haben Folsäurepräparate einen günstigen Einfluß auf Aufmerksamkeitsspanne und Hyperaktivität, auch Verbesserungen der Sprachentwicklung wurden gesehen. Die Kombination von Folsäure mit Vitamin B_6, Magnesium und Zink scheint besonders effektiv zu sein. Die Bedeutung der Folsäure wird deutlich aus Beobachtungen (Lejeune et al.), daß Fol-

Tab. 90: Symptome beim fragilen X-Syndrom

Gesichtsphysiognomie
- langes, schmales Gesicht,
- große, abstehende Ohren
- vorspringende Stirnpartie
- Gesichtsasymmetrie
- gotisches Gaumendach
- Prognathie
- Epikanthus
- Strabismus

Stütz- und Bindegewebsapparat
- allgemeine Muskelhypotonie
- Überstreckbarkeit der Finger
- Pes planus
- Skoliose
- Trichterbrust

Herz-Kreislauf-System
- Mitralklappenprolaps
- Aortendilatation

Integument
- abnorme Dermatoglyphen
- Elastizität reduziert
- Wunden und Narben von Selbstverletzungen

Genitale
- große Hoden bei Erwachsenen, bei Kindern gelegentlich

Geistige Besonderheiten
- geistige Entwicklungsverzögerung mit breitem Spektrum von Lernschwierigkeiten über milde bis schwere intellektuelle Ausfälle,
- zerebrale Krampfanfälle in ca. 20 % der Fälle
- Stereotypie
- Echolalie
- Perseveration
- Sprachentwicklungsverzögerungen und -störungen
- Gleichgewichtsunsicherheiten

Psychisch-soziale Auffälligkeiten
Patienten mit fragilem X-Syndrom reagieren sehr sensibel auf Umweltbedingungen. Deshalb entwikkeln sie Eigenarten, um sich durch Stimulierung ihrer Sensorik „wohlzufühlen“. Andererseits können Geräusch, Licht oder Unruhe zu Unbehagen führen. Die Toleranzbreite ist herabgesetzt und kann zu folgenden Verhaltensweisen führen:
- Hyperaktivität
- Impulsivität
- Gefühlsausbrüche
- Aggressionen
- psychoseartige Zustände
- Aufmerksamkeitsdefizite
- Autismus (15 % der autistischen Kinder haben die Fragil-X-Chromosomenaberration)
- Abneigung gegen Berührung
- mangelhafter Augenkontakt

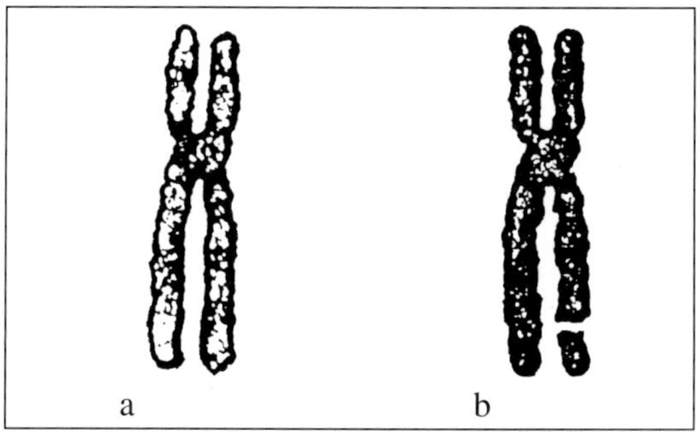

Abb. 208: Normales (a) und fragiles X-Chromosom (b)

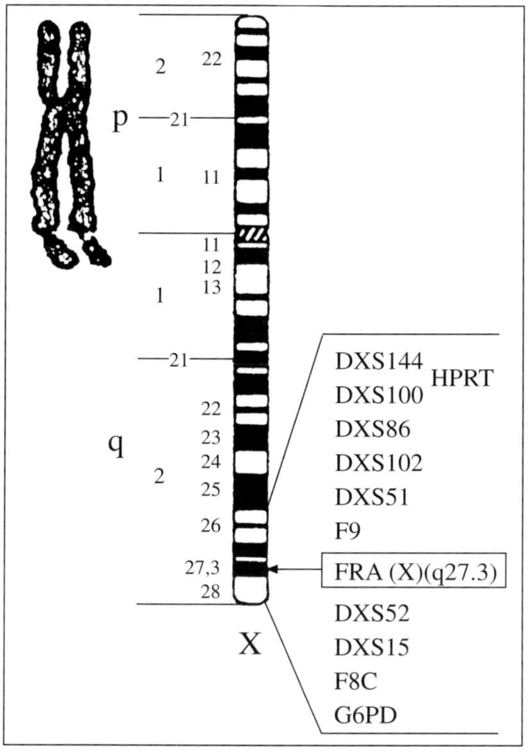

Abb. 209: Idiogramm eines menschlichen X-Chromosoms

säureantagonisten wie Trimetroprim zu Exazerbationen in Form von Verhaltensstörungen führen. Phenothiazine können vorübergehend Symptome wie Hyperaktivität, Gefühlsinkontinenz und Aggressivität mildern, ihr Wert als Langzeittherapie ist fragwürdig.

Regelmäßige *Beschäftigungstherapie* ist ein wichtiger Faktor zur sozialen Integration. *Sprachtherapie,* am besten im Verbund mit dem beschäftigungstherapeutischen Programm, sollte mehrmals wöchentlich zur Förderung des Sprachausdruckes durchgeführt werden. Das Sprachverständnis und der Wortschatz sind normalerweise gut, es bestehen aber Schwierigkeiten im Sprachausdruck, der Satzbildung und dem Abstraktionsvermögen.

Physiotherapie dient der Beeinflussung der Stütz- und Bindegewebsschwäche, bessert den Muskeltonus und die Gleichgewichtsprobleme.

Psychotherapie kann vor allem den Familien helfen, die Verhaltensprobleme besser zu verstehen und auf diesem Wissen bessere Milieubedingungen aufbauend zu schaffen.

Künstlerische Therapie wie Musiktherapie oder Malen, trägt zur Selbstsicherheit bei, zumal manche Patienten auf diesen Gebieten eine besondere Begabung haben.

(Literatur: Martin u. Bell, 1943; Lejeune et al., 1982; Chudley et al., 1987)

Friedreichsche Ataxie

(s. Kapitel „Integrative oder lineare Medizin?")

Fruktose-1,6-Diphosphatase-Mangel

Definition: Der Fruktose-1,6-Diphosphatase-Mangel ist eine seltene, autosomal-rezessiv vererbte Krankheit mit dem Mangel des Enzyms in Leber, Jejunum und Nieren.

Klinische Daten: Hypoglykämie, Laktatazidose und Ketose nach Fasten. Die Leber ist leicht vergrößert, die Muskulatur hypoton. Apnoen und Herzstillstand gehören zu den Komplikationen.

Therapie: Sie besteht in der Reduktion von Fruktose in der Nahrung und Vermeidung von Hungerzuständen. *Biologische Therapie:* Coenzyme compositum, Vitamin-B-Komplexpräparate.

ULRICH WEMMER

Fruktose-Intoleranz

Synonym: Kongenitale Fruktose-Intoleranz.

Definition: Bei der autosomal-rezessiv vererbten kongenitalen Fruktose-Intoleranz handelt es sich um eine Stoffwechselstörung mit Mangel an Fruktaldolase B in Leber, Dünndarmmukosa und Nierenrinde.

Klinische Daten: Nach Zufuhr von Fruktose oder Sorbit akkumuliert Fruktose-1-Phosphat in Leber, Nieren und Dünndarm und bewirkt eine Organschädigung. Die Inzidenz liegt bei 1:20000.
Frühsymptome beim Säugling: Erbrechen, Hypoglykämie, Gerinnungsstörungen, Ikterus; Spätere Symptome: Gedeihstörung, Durchfälle, Lebervergrößerung, Irritabilität, Zittern.
Komplikationen sind Leber- und Nierenversagen mit Ödemen, Aszites und Blutungsneigung, Leberzirrhose, Koma, Schock und Tod.
Diagnose: Leberbiopsie zur Bestimmung der Enzymaktivität, Fruktose-Belastungstest.

Therapie: Ernährung bis zum 15. Lebensmonat mit saccharose-, sorbit- und fruktosefreier Nahrung; ab dem 3. Lebensjahr Versuch einer Fruktosebelastung mit 1,5 g, ab dem 6. Lebensjahr mit 2 g Fruktose.
Geeignete Nahrungsmittel sind: Muttermilch, Säuglingsmilchnahrung, Kuhmilchprodukte, Fleisch und Fleischwaren mit Einschränkung, Fisch, Geflügel, Haferflocken, Reis, fruktosefreies Brot und reiner Traubenzucker; ansonsten Verzicht auf alle Süßigkeiten; Substitution von Vitamin C.

ULRICH WEMMER

Furunkulose

Definition: Hautkrankheit mit kontinuierlichem oder rezidivierendem Auftreten von Furunkeln an verschiedenen Körperstellen.

Klinische Daten: Furunkel sind eitrige, meist durch Staphylokokken verursachte, Komplikationen einer Follikulitis der Haar- und Talgdrüsen. Beim Zusammenfließen der Furunkel entsteht ein *Karbunkel*. Ödeme, entzündliche Rötungen und die Tendenz zur zentralen Nekrobiose (Einschmelzung) kennzeichnen die morphologischen Stadien.

Therapie: Zu den *Allgemeinmaßnahmen* gehören Steigerung der natürlichen Resistenz, Eigenbluttherapie, Auto-Sanguis-Stufentherapie, mikroökologische Verfahren mit Bacillus subtilis-, Escherichia-coli-, Saccharomyces-Präparaten, Zink sowie die Behebung von Vitamin-Mangelzuständen (Vitamin A, B_1, B_2).
Phytotherapeutika (Kamille, Echinacea, Retterspitz) kommen lokal zum Einsatz.
Homöopathika, nach Arzneimittelbild und Konstitution eingesetzt: Apis mellifica; Mercurius solubilis; Echinacea; Belladonna bei Furunkeln mit Rötungsstadium; Hepar sulfuris, Sulfur jodatum bei Eiterungen; Myristica sebifera bringt Furunkel zur „Reifung"; Silicea im Heilungsstadium.
Antihomotoxische Therapie mit Belladonna-Homaccord, Echinacea compositum, Mercurius-Heel.

Gangliosidosen

(s. Lysosomale Krankheiten)

Gastroenteritis

Synonym: Brechdurchfall.

Definition: Akute oder chronische Entzündung der Schleimhaut von Magen und Dünndarm.

Klinische Daten: Es werden akute und chronische Gastroenteritiden unterschieden.

Akute Gastroenteritiden

▶ Akute infektiöse Gastroenteritis durch toxinbildende Bakterien:

- Cholera-Vibrionen

Vibrio cholerae (Serogruppe 01) ist ein gramnegatives, kommaförmige Stäbchenbakterium von 2 µm Länge, das Enterotoxin bildet. Die Infektion erfolgt fäko-oral über kontaminiertes Trinkwasser oder durch Kontakt von Mensch zu Mensch. Gelegentliches Auftreten von Epidemien.
Symptome: Nach einer Inkubationszeit von einigen Stunden bis 4 Tagen plötzliches Auftreten zahlreicher wässriger schleimflockenhaltiger Durchfälle (Reiswasser) ohne Tenesmen und heftiges Erbrechen. Infolge der erheblichen Wasser- und Elektrolytverluste kommt es zu Muskelkrämpfen und -schwäche. Die anfangs bestehende Oligurie kann in eine Anurie übergehen; gleichzeitig schwere metabolische Azidose, Zyanose, Kreislaufkollaps und Be-

nommenheit, Delirium und Exanthem. Zusätzliche Komplikationen wie Pneumonie, Sepsis und Nephritis verschlechtern die Prognose. Leichte Fälle heilen innerhalb von 3–6 Tagen ab, schwerere Verläufe führen unbehandelt in 20–60% der Fälle zum Tode.
Therapie: Flüssigkeits- und Elektrolytersatz, Tetracyclin, Co-trimoxacol. Prophylaxe: Choleraimpfung.

● Dyspepsie-Coli
Enteropathogene Escherichia coli (EPEC) der Typen O26:B6, O55:B5, O111:B4, O127:B8 und O128:B12 sind Erreger der Säuglingsenteritis.
Symptome: Nach einer Inkubationszeit von 24–72 Stunden Entleerung von wäßrigen, gelben oder grünen unblutigen Stühlen, die wenig geruchsintensiv sind. Diarrhö und gleichzeitiges Erbrechen bewirken Gewichtsverlust und zunehmende Exsikkose mit Azidose und Oligurie.
Therapie: Polymyxin E (Colistin), Flüssigkeits- und Elektrolytersatz. Prophylaxe: Isolierung infizierter Kinder.

● Campylobacter
Campylobacter fetus und Campylobacter jejuni sind gramnegative Stäbchenbakterien mit Hakenform. Campylobacter pylori entspricht dem Helicobacter pylori (s. Ulcus duodeni).
Symptome: Wässrige, oft blutige Durchfälle mit Beimengung von Leukozyten, Bauchschmerzen, Fieber, Hepatosplenomegalie, Gelenkschmerzen.
Therapie: Flüssigkeits- und Elektrolytersatz, Erythromycin, Tetracyclin.

► Akute infektiöse Gastroenteritis durch bakterielle Invasion der Mukosa mit nachfolgenden Ulzerationen:

● Salmonellen (s. S. 389)

● Shigellen (Bakterienruhr)
Shigellen sind gramnegative, unbewegliche aerobe Stäbchen mit vier Hauptgruppen: A (Shigella dysenteriae), B (Shigella flexneri), C (Shigella boydii) und D (Shigella sonnei).
Die Inkubationszeit beträgt 1–4 Tage, die Übertragung erfolgt fäko-oral durch Nahrungsmittel und Wasser.
Symptome bei Kindern: Plötzlicher Beginn mit Fieber, Reizbarkeit, Anorexie, Übelkeit und Erbrechen, Durchfall, Bauchschmerzen, Blähungen und Tenesmen. Innerhalb von 3 Tagen Entleerung von Blut, Schleim und Eiter. Rascher Flüssigkeits- und Gewichtsverlust mit Kreislaufkollaps und Tod an Exsikkose und Toxinämie.
Symptome bei Erwachsenen: Sie sind meist afebril, im Durchfall sind keine Blut- oder Schleimbeimengungen zu sehen. Schubweiser Verlauf mit heftigen, zunehmenden Tenesmen; meist Abklingen nach 4–8 Tagen.
Therapie: Flüssigkeits- und Elektrolytersatz, Co-trimoxacol, Ciprofloxacin, Ampicillin.

► Bakterielle Lebensmittelvergiftungen durch:

● Staphylokokken
Staphylococcus aureus ist ein grampositiver, aerober, unbeweglicher und kugelförmiger Kokkus, der ein Exotoxin mit hämolysierenden und nekrotisierenden Eigenschaften abgibt. Das Staphylokokken-Exotoxin wird mit kontaminierten Lebensmitteln aufgenommen.
Symptome: 2–8 Stunden nach Aufnahme plötzlicher Symptomeneintritt mit Erbrechen, Abdominalspasmen, Durchfällen, Fieber und Kopfschmerzen. Im Stuhl finden sich Schleim und Blut, der Flüssigkeitsverlust und die Toxinämie können zum Schock führen. Meist Besserung der Symptomatik nach 3–6 Stunden.
Therapie: Flüssigkeits- und Elektrolytersatz.

● Clostridien
Clostridium botulinum ist ein beweglicher grampositiver, sporenbildender Anaerobier, der ein starkes neurotropes Exotoxin abgibt. Es ist der Erreger des Botulismus.
Symptome: Nach einer Inkubationszeit von 18–36 Stunden nach Toxinaufnahme neurologische Symptome mit Doppelbildern, Akkomodationsstörungen, und Schwindel; dann Erbrechen und Abdominalkrämpfe und schließlich Dysphagie und Muskelschwäche; kein Fieber, keine Störung des Bewußtseins; Tod durch Atemlähmung und Pneumonie.

● Clostridium perfringens
Clostridium perfringens mit den Typen A bis F, bildet hämo- und zytotoxische Toxine, die eine akute Gastroenteritis auslösen.

● Clostridium difficile
Clostridium difficile bildet zwei Exotoxine:

Toxin A ist ein stabiles Enterotoxin, Toxin B ein hitzelabiles Zytotoxin; beide Toxine führen zur akuten Gastroenteritis.
Therapie: Flüssigkeits- und Elektrolytersatz, Vancomycin, Metronidazol.

- Virale Gastroenteritis durch:
  - Rota-Viren
  - Adenoviren
  - Entero-Viren
  - Norwalk-Viren

Virale Gastroenteritiden treten endemisch (meist in den Wintermonaten) auf.
Symptome: Nach einer Inkubationszeit von etwa 48 Stunden Durchfälle, Übelkeit und Erbrechen, Bauchschmerzen, Mattigkeit und Kopfschmerzen. Sistieren der Symptome nach 5–8 Tagen.
Therapie: Flüssigkeits- und Elektrolytersatz.

- Toxische Gastroenteritis durch Quecksilber und Alkohol

Therapie: Vermeidung der Noxen.

- Abakterielle Lebensmittelvergiftungen durch Pilze, giftige Pflanzen und Fischvergiftung

Therapie: Symptomatisch.

Chronische Gastroenteritis

- erworbene Form als exsudative oder eiweißverlierende Gastroenteritis mit starkem Eiweißverlust,
- symptomatische Form bei Colitis ulcerosa oder Morbus Crohn, Lymphogranulomatose und Menetrier-Syndrom.

Symptome: Rezidivierende Durchfälle, Leibschmerzen, Meteorismus, Inappetenz, Gewichtsverlust.
Therapie: Flüssigkeits-, Eiweiß- und Elektrolytersatz (Rehydratation), Realimentation mit Diät.

Therapie: *Ernährungstherapie:* frischer Möhrensaft, Kartoffeln, vorsichtiger Zusatz von Fett und leicht verdaulichem Eiweiß. *Homöopathie:* Aloe, Antimonium tartaricum, Calcium carbonicum, Chamomilla, Colchicum, Podophyllum, Pulsatilla, Sulfur, Veratrum. Die Mittelwahl innerhalb des reichhaltigen Angebotes an Homöopathika erfolgt nach Symptomenkonstellation und Arzneimittelbild.

Ulrich Wemmer

Gaucher, Morbus

(s. Lysosomale Krankheiten)

Gicht

Synonyma: Urikopathie, Hyperurikämie, Podagra.

Definition: Purinstoffwechselstörung mit Deposition von harnsauren Salzen (s. Abb. 17, 18, 20) in verschiedenen Körperteilen, vor allem in den Gelenken (Arthritis urica).

Klinische Daten: Primäre Formen, die in über 90% der Fälle Männer betreffen, beruhen auf einem Enzymdefekt. Die konstitutionelle Disposition führt durch Expositionsfaktoren (purinreiche Ernährung, Alkohol, Unterkühlung) zur manifesten Krankheit. Sekundäre Formen treten bei Nierenfunktionsstörungen und erhöhtem Zell- und Gewebezerfall auf. Auslöser können sein: Bestrahlungen, zytostatische Behandlungen, Immunsuppressiva, Pyrazinamide, Polyzythämie, myeloische Leukämie. Diagnostischer Indikator ist der Harnsäurespiegel im Blut.
Der Gichtanfall tritt meist nachts oder frühmorgens akut mit heftigen Schmerzen in einem Gelenk auf. In rund 70% der Fälle ist das Großzehen-Grundgelenk betroffen (Podagra), seltener das Schultergelenk, das Kniegelenk (Gonagra) oder ein Handgelenk (Chiragra). Das betroffene Gelenk ist hochrot geschwollen, teigig, mit Tendenz zur Ausbreitung. Der Ruheschmerz ist stechend, nimmt bei Berührung und Bewegung zu. Mäßiges Fieber und Schüttelfrost können den Anfall begleiten. Im Intervall kann die Hyperurikämie symptomlos bleiben. Bei längerem Bestehen führt die Deposition von Uraten zur Degeneration der betroffenen Strukturen (s. Abb. 20). Prädilektionsstellen sind bradytrophe Gewebe: Gelenkknorpel, Ohrknorpel, Nasenflügel, Schleimbeutel; hier bilden sich die sogenannten Gichttophi. Komplikationen treten in Form von Gichtnephropathien, Nierensteinen, Leberschädigungen und Diabetes auf.

Therapie: Die Basis einer Langzeitbetreuung und Rezidivprophylaxe bilden Lebensstil- und Ernährungskorrekturen. Im Gichtanfall sind

Antiphlogistika oft unentbehrlich. Kalte Umschläge mildern in der Mehrzahl der Fälle die Schmerzen. Es gibt wärme- und kälteempfindliche Verlaufsformen. Die Dauerbehandlung erfolgt konventionell mit Urikostatika (Allopurinol) oder Colchicinpräparaten.
Ein bewährtes *Phytotherapeutikum* ist die Sauerkirsche. *Homöopathisch* werden für den Anfall empfohlen: Aconitum, Belladonna, Arnica, Bryonia; Colchicum, Acidum benzoicum, Antimonium crudum, Ledum, Staphisagria, Berberis vulgaris bei chronischer Gicht; Antimonium phosphoricum, Guaiacum bei Gichtknoten. Als *antihomotoxische Arzneimittel* werden eingesetzt: Lithiumeel, Bryaconeel, Traumeel S.

Glossitis

Definition: Akute oder chronische Entzündung der Zungenschleimhaut (Glossitis superficialis) auch der tieferen Schichten (Glossitis profunda) eventuell unter Beteiligung der Mundschleimhaut und des Gaumens (Stomatitis).

Klinische Daten: Differentialdiagnostisch muß die Glossitis von den durch Atrophie bedingten Entzündungen der Zunge abgegrenzt werden. Die Beurteilung erfolgt nach Form (Bläschen, Geschwüre, Flecken, Fissuren), Farbe, Ausbreitung, Konsistenz und funktionellen Zeichen (Schmerz, Brennen, Fremdkörpergefühl, Bewegungseinschränkung, Schluckbeschwerden, Sprachstörung, Speichelfluß).

Therapie: Die *Standardtherapie* umfaßt Mundspülungen (Betaisadona, Kamille, Tormentillwurzel), Antimykotika (Nystatin) lokal und oral; Behandlung der Ursachen. *Antihomotoxische Therapie:* Basis: Veratrum-Homaccord, Mercurius-Heel S, Galium-Heel, Lamioflur, Nux vomica-Homaccord; symptomatisch: Apis-Homaccord (Schwellung, allergisch), Belladonna-Homaccord, Traumeel S (entzündlich, traumatisch, degenerativ); Aktivierung und Anregung: Engystol (N), Echinacea compositum S, Coenzyme compositum, Ubichinon compositum, Mucosa compositum, Hepar compositum; Umstimmung: Psorinoheel. Begleittherapie: ableitende Hydrotherapie (Wechselbäder), Halswickel, Diät (antigenfrei), weiche reizlose Kost, Auto-Sangius-Stufenkur, Neuraltherapie (Störfeldsuche), Zahnsanierung (Amalgam, Mundbatterien), Mikrobiologische Therapie; Enzymtherapie.

Franz-Anselm Graf von Ingelheim

Glukose-6-phosphat-Dehydrogenase-Mangel

Definition: Hämolytische Anämie durch Mangel an dem Enzym Glukose-6-phosphat-Dehydrogenase.

Klinische Daten: Durch Separation des Hämoglobins in älteren Erythrozyten kommt es zu deren vorzeitigem Zerfall und zur Anämie. Auslösende Ursachen für hämolytische Krisen sind Nahrungsmittel (Favabohnen), Infektionskrankheiten, Stoffwechselentgleisungen (Diabetes mellitus) und Medikamente. Zu letzteren gehören Chloroquin, Primaquin, Sulfonamide, Nitrofurane, Phenacetin, Salicylsäurederivate, Naphthalene. Retikulozytose und Ikterus sind Folgen des erhöhten Erythrozytenzerfalls.

Therapie: Bei Anlageträgern, die vor allem im Mittelmeerraum beheimatet sind, sind Favabohnen und Medikamente der genannten Gruppen zu vermeiden. Bluttransfusionen dienen der Behebung akuter hämolytischer Krisen. Sinnvoller, da kausaler, ist der Einsatz von Organpräparaten der fetalen Blutbildungsstätten (Milz, Leber, lockeres Bindegewebe) oder von Nabelschnurblut.

Glykogen-Speicherkrankheiten

(s. Kohlenhydratstoffwechselstörungen)

Grippale Infekte

Synonyma: Grippe, Influenza, viraler Infekt der oberen Luftwege.

Definition: Virusbedingte Allgemeinerkrankung mit Fieber und Husten.

Klinische Daten: Während der Winterzeit wird die Ausbreitung von Virusinfektionen des Respirationstraktes durch die geschwächte Immunabwehr in Verbindung mit ungünstigen Witterungsbedingungen gefördert.

● Grippe
Hervorgerufen durch Influenzaviren (Myxoviren) A, B und C; Superinfektionen mit Staphylokokken und Streptokokken kommen vor. Influenza A tritt epidemisch auf, der Verlauf ist meist schwer, Influenza B und C treten sporadisch auf und zeigen eine geringere Symptomatik. Übertragung durch Tröpfcheninfektion und Hautkontakt (Händedruck).
Symptome: Nach einer Inkubationszeit von 1–3 Tagen plötzlicher Beginn mit Husten, Fieber, Gliederschmerzen, Pharyngitis, Laryngitis, Konjunktivitis und Gliederschmerzen.
Komplikationen: Pneumonie, Krupp-Syndrom, Kreislaufkollaps.
Therapie: Antipyretika, Expektoranzien, schleimhautabschwellende Nasentropfen. Amantadin als Virustatikum kommt meist zu spät. Bei bakterieller Superinfektion sind Antibiotika indiziert. Prophylaxe: Grippe-Impfung; wechselnde Subtypen erfordern eine Anpassung der Zusammensetzung des Impfstoffes; Schutzwirkung 60–90 %.

● Infekt der oberen Luftwege
Erreger sind etwa 200 verschiedene Virusarten. Dazu gehören Rhinoviren, Parainfluenza-, RS-, Corona-, Adeno-, Entero-, Influenza- und Reoviren. Häufig sind auch Mykoplasmen und gelegentlich Streptokokken die Ursache.
Symptome: An den ersten zwei Tagen sind Rachenrötung, Frösteln, Kopfweh und Myalgien zu erwarten. Am zweiten bis vierten Tag kommen Rhinitis, Augentränen, Heiserkeit und Husten dazu. Die Erkrankung dauert 6–7 Tage, Fieber kann Hinweis auf eine bakterielle Superinfektion sein. Komplikationen sind Tracheobronchitis, Sinusitis, Otitis und Pneumonie.
Therapie: Linderung der Symptome mittels Nasentropfen und Expektoranzien. Vitamin C und Aspirin sind hilfreich.

Therapie: *Antihomotoxische Therapie:* Gripp-Heel, Galium-Heel, Phosphorus-Injeel, Lac caninum-Injeel, Conium-Injeel, Magnesium-Manganum-phosphoricum-Injeel, Natrium pyruvicum-Injeel. *Homöopathie:* Acidum sarcolacticum D3, D4, D6, D12; Aconitum D4, D6; Belladonna D3, D4, D6; Bryonia D3, D4; Camphora; Dulcamara D2, D3, D4; Eupatorium perfoliatum D2, D3; Ferrum phosphoricum D3, D4, D6; Gelsemium D3, D4, D6. *Phytotherapie:* Holunder, Linde, Jaborandiblätter, Sonnenhut; Kombinationspräparate zur Immunstimulation nur prophylaktisch (Esberitox, Lymphozil, Tonsilgon).

Ulrich Wemmer

Hepatitis

Synonyma: Leberentzündung, Virus-Hepatitis, Hepatitis epidemica.

Definition: Entzündung des Leberparenchyms.

Klinische Daten: Es werden verschiedene Formen der Hepatitis unterschieden:
- Hepatitis A (Hepatitis epidemica; Erreger: Enterovirus der Picorna-Familie)
- Hepatitis B (Erreger ist ein Virus der Familie Hepadnaviridae mit dem Oberflächenantigen HBsAg)
- Hepatitis C (Erreger ist ein Togaviridae-Virus; vorwiegend Posttransfusionshepatitis)
- Hepatitis D („Satelliten-Virusinfektion"; bei HBV-Infizierten oder als Superinfektion bei HBsAg-Trägern)
- Hepatitis E (Erreger ist ein Hepatitis-E-Virus)

Andere Virus-Hepatitiden werden verursacht durch: Epstein-Barr-, Zytomegalie-, Herpes-, Coxsackie-, Gelbfieber- und HI-Viren.
Symptomatologie: Das Prodromalstadium äußert sich in mehr oder minder schweren Allgemeinsymptomen, uncharakteristischem Krankheitsgefühl, grippalen, rheumatoiden oder gastrointestinalen Beschwerden, Abneigung gegen bestimmte Speisen, vor allem Fette, mäßige Temperaturerhöhungen, flüchtige Exantheme, Bradykardie können auftreten, Leber und Milz sind häufig vergrößert. Das Leitsymptom Ikterus tritt nur in der Hälfte der Fälle auf, die andere Hälfte verläuft ohne Gelbsucht (anikterische Hepatitis). Die Lebertransaminasen und Serumbilirubinwerte sind erhöht. Die allgemeine Abgeschlagenheit und ein Krankheitsgefühl können das akute Stadium um Wochen bis Monate überdauern.
Komplikationen sind nekrotisierende und chronische Hepatitiden. Bei der chronischen Hepa-

titis unterscheidet man eine chronisch-persistierende (CPH) und eine chronisch-aggressive Form (CAH).

Therapie: Zur *Prävention* gegen Hepatitis B steht seit 1982 eine Hepatitis-B-Vakzine zur Verfügung. Die Prophylaxe gegen die Hepatitis A ist ein hygienisches Problem. Die Behandlung hängt vom Erreger und der Verlaufsform ab. Allgemeine Maßnahmen sind Diät, Bettruhe, lokale Wärme (Leberwickel) und milde mineralische Laxanzien (Karlsbader Salz in lauwarmem Wasser). In schweren Fällen ist eine Infusionsbehandlung mit „Leberschutzmitteln" erforderlich. An *Homöopathika* werden empfohlen: Carduus marianus, Phosphorus, Lycopodium bei akuter Hepatitis; Carduus marianus, Chelidonium, Taraxum, Flor de Piedra, Ceanothus americanus, Magnesium carbonicum, Dolichos pruriens bei chronischer Hepatitis. Die *antihomotoxische Medizin* verfügt über folgende Kombinationspräparate für Leberstörungen: Hepeel, Hepar compositum, Chelidonium-Homaccord, Coenzyme compositum und Ubichinon compositum.

Herpes-Infektionen

Definition: Herpesviridae sind kubische DNA-Viren mit einem Durchmesser von 90–150 nm.

Klinische Daten: Unterschieden werden drei Subfamilien:

- ▶ Alphavirinae
  - Herpes-simplex-Virus (HSV 1: oraler Stamm, HSV 2: genitaler Stamm)
  - Varizella-zoster-Virus (s. S. 436)
  - Herpesvirus simiae (Herpes-B-Virus)
  - Herpesvirus suae (Pseudowut-Virus)
- ▶ Betavirinae
  - Zytomegalie-Virus (s. S. 439)
- ▶ Gammavirinae
  - Epstein-Barr-Virus (Mononukleose-Virus)

Die Inkubationszeit beträgt 2–7 Tage; Übertragung durch Schmier- und Tröpfcheninfektion von gesunden Dauerausscheidern in Speichel, Urin, Stuhl und durch Schleimhautkontakte; Immunität nur vorübergehend. Lediglich bei 1 % der Fälle kommen apparente Infektionen vor.

Es werden sieben verschiedene Formen unterschieden:

▶ Herpes labialis
Durch Irritation latent mit HSV 1 infizierter Neurone auftretende Lippenbläschen. Ursachen können sein fiebrige Infekte (Herpes febrilis), Insolation (Herpes solaris), Menstruation (Herpes menstrualis), Traumata (Herpes traumaticus) sowie psychische Faktoren.
Symptome: Juckreiz und Spannungsgefühl der befallenen Stelle, dann gruppierte Bläschen auf rotem Grund, die später zu Krusten trocknen und innerhalb von 8–10 Tagen abheilen. Rezidive sind häufig.
Therapie: Aciclovir, Immunstimulanzien, γ-Globuline; Akupunktur, Eigenbluttherapie, Enzymtherapie mit Wobe-Mugos; *Homöopathie:* Apis, Arsenicum album, Dulcamara, Graphites, Hepar sulfuris, Rhus toxicodendron, Psorinum, Sulfur, Thuja.

▶ Gingivostomatitis herpetica
Synonyma: Mundfäule, Stomatitis aphthosa.
Infektion der Mundschleimhäute mit HSV 1.
Symptome: (betroffen sind Kleinkinder) akutes Auftreten schmerzhafter Bläschen und Aphthen auf der Mundschleimhaut, hohes Fieber, Schwellung der regionalen Lymphknoten, Nahrungsverweigerung, Speichelfluß, übler Mundgeruch. Spontane Abheilung innerhalb von 2–3 Wochen.
Therapie: Aciclovir, Pyoktanin-Pinselungen; Akupunktur, Eigenbluttherapie; *Homöopathie:* Borax, Hepar sulfuris, Mercurius solubilis, Silicea; *Phytotherapie:* Salbei, Kamille, Arnica, Myrrhe.

▶ Herpes-Sepsis
Von der Mutter oder anderen Kontaktpersonen auf das Neugeborene übertragene generalisierte HSV-Infektion.
Symptome: Herpesbläschen am gesamten Körper, Aphthen der Mundschleimhaut, Konjunktivitis, Fieber, Ikterus, Hepatosplenomegalie. Oft letaler Verlauf.
Therapie: Aciclovir, γ-Globulin.

▶ Meningoencephalitis herpetica
Synonym: Hämorrhagische Meningoenzephalitis.
Herpes-simplex-Infektion der Meningen und des Gehirns. Symptome: Hohes Fieber, Somnolenz, Paresen, Paralysen, Krampfanfälle,

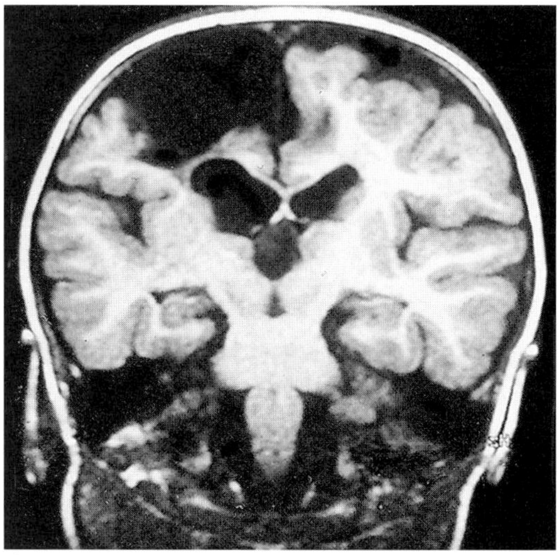
a)

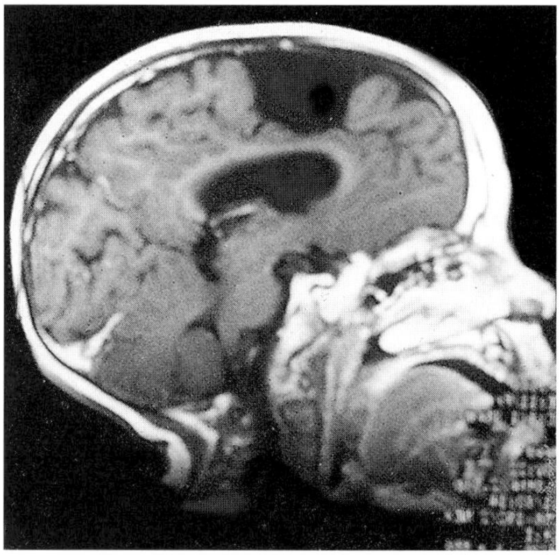
b)

Abb. 210a und b: Folgen einer fetalen Herpesenzephalitis bei einem 4jährigen Jungen; ausgedehnter Strukturdefekt frontoparietal

Apnoen. Die Prognose ist schlecht, wenn die Erkrankung nicht rechtzeitig erkannt und behandelt wird.
Therapie: Aciclovir schon bei Verdacht.

► Eczema herpeticatum (Kaposi)
Herpesinfektion (HSV 1) auf atopisch veränderter Haut. Symptome: Rötung und dichtstehende Bläschen, meist im Gesicht mit Juckreiz, gehen in eitergefüllte Pusteln über. Abheilen unter Narbenbildung.
Therapie: Aciclovir.

► Vulvovaginitis herpetica
Herpesinfektion (HSV 2) der weiblichen Geschlechtsorgane. Übertragung durch sexuellen Kontakt. Symptome: Bläschen im Bereich der Vulva und Vagina. Gefahr der Herpesinfektion für das Neugeborene unter der Geburt (Herpes-Sepsis).
Therapie: Aciclovir.

► Herpes genitalis
Sekundäre Infektion der Genitalregion mit HSV 2 bei Vulvovaginitis herpetica. Symptome: Bläschenbildung im Genitalbereich, Herpesinfektion des Neugeborenen mit Herpes-Sepsis.
Therapie: Aciclovir.

Therapie: Proteolytische Enzyme; Medorrhinum, Variolinum, Hypericum; *Homöopathie:* Bufo rana, Clematis erecta, Croton tiglium, Dulcamara, Sepia, Thuja.

ULRICH WEMMER

Herpes simplex des Auges

Synonym: Herpes-simplex-Keratitis.

Definition: Durch das Herpes-simplex-Virus hervorgerufene Infektion der Hornhaut mit einer großen Palette klinischer Erscheinungsformen, die häufig zu chronisch-rezidivierenden Entzündungen, Vaskularisation und Vernarbung der Hornhaut sowie zur Sehverschlechterung führen.

Klinische Daten: Die initiale Infektion verläuft gewöhnlich als unspezifische Konjunktivitis, die meist spontan abheilt, in der Regel von einer vesikulären Randblepharitis begleitet; Rezidive treten meist als Keratitis dendritica auf, benannt nach den typischen Erscheinungsformen als verzweigte Epithelläsion; Frühsymptome sind Fremdkörpergefühl, Photophobie, Tränenträufeln und konjunktivale Gefäßinjektionen. Als Folge wiederholter Rezidive kommt es oft zur Hyp- oder Anästhesie der Kornea, zu Ulzera und bleibender Narbenbildung.
Die Keratitis disciformis, eine scheibenförmige Entzündung mit Ödem und Trübung der tieferen Hornhautanteile sowie eine begleiten-

de Iritis folgen nicht selten auf eine Keratitis dendritica.

Therapie: Es muß sorgfältig erwogen werden, ob vor allen Dingen im akuten Infektionsstadium die Gabe antiviraler Substanzen notwendig ist. Eine antihomotoxische Behandlung kann in akuten Fällen auch adjuvant durchgeführt werden.
Folgende Präparate kommen zum Einsatz: Engystol (antiviral wirksam), Traumeel S (antiinflammatorisch) und Lymphomyosot (homotoxinausleitend, lymphreinigend).
Eine Nosodentherapie kommt eher für den chronisch-rezidivierenden Verlauf in Frage. Mittel der Wahl ist für Herpes simplex des Auges Herpes simplex-Nosode-Injeel.
Im Falle des Bestehens von Ulzera an der Kornea kann der Heilungsverlauf sehr rasch vonstatten gehen (innerhalb von 24 Stunden nach Applikation der ersten Nosodeninjektion).
Heilungen lassen sich sowohl bei direkten Schäden wie Ulzera der Kornea als auch bei allergischen Manifestationen dieser Erkrankung (Keratitis disciformis) erzielen.
Aussichtsreich ist auch die Anwendung der Nosode im Falle häufiger Rezidive oder zur Verhinderung eines Abgleitens in die Chronizität.
Zur Vermeidung von Erstverschlimmerungen (Aggravationen), die immer möglich sein können im Verlaufe einer homöopathisch-antihomotoxischen Behandlung, empfiehlt sich bei der ersten Injektion die Gabe einer Viertelampulle anstelle einer ganzen Ampulle des Nosode-Injeels. Für den Fall, daß eine Erstverschlimmerung auftritt, kann wiederum analog wie bei Herpes zoster ophthalmicus Salmonella typhi-Injeel appliziert werden. In der Praxis konnte beobachtet werden, daß eine 24 Stunden nach Injektion der Herpes simplex-Nosode immer noch bestehende Sehschärfenverschlechterung 10 Minuten nach Applikation von Salmonella typhi-Injeel erheblich gebessert wurde. Dies bestätigt die von Hans-Heinrich Reckeweg reklamierte neurologische Indikation der Salmonella typhi-Nosode.

Jacques-Charles Viel

Herpes zoster ophthalmicus

Synonym: Zoster ophthalmicus.

Definition: Akute Infektion des ZNS, speziell des Ganglion Gasseri durch Varicella-zoster-Virus.

Klinische Daten: Beim Gesichtsbefall durch Zoster-Viren muß der Bulbus nicht unbedingt betroffen sein. Wenn dagegen der Nervus nasociliaris befallen ist, was sich an der Beteiligung der medialen Anteile von Lid oder Konjunktiva oder an Läsionen an der Nasenspitze erkennen läßt, ist das Auge praktisch immer betroffen.
Erhebliches Lidödem, ziliare und konjunktivale Gefäßinjektion, Hornhautinfiltration, Uveitis, Glaukom und Schmerzen treten nahezu in allen akuten Fällen auf; die Kerato-Uveitis kann einen sehr schweren Verlauf nehmen und zu Hornhautnarben führen. Spätfolgen sind Sekundär-Glaukom sowie chronisch-rezidivierende Uveitiden und Sensibilitätsverluste der Kornea.

Therapie: Es muß sorgfältig abgewogen werden, ob im konkreten Erkrankungsfall eine antivirale Therapie notwendig ist. Akute Erkrankungen lassen sich sehr gut mit einer antihomotoxischen Begleittherapie behandeln. Wie bei allen Virusinfektionen ist das Präparat Engystol angezeigt. Zusätzlich sollte man noch die Präparate Traumeel S und Lymphomyosot geben. Spezifische Zoster-Mittel sind Mezereum-Homaccord und Ranunculus-Homaccord.
Zur weiteren Behandlung, insbesondere im Fall einer chronischen Herpes-zoster-ophthalmicus-Infektion kann man antihomotoxisch durch Injektion von Herpes zoster-Nosode-Injeel behandeln.
Die Befundverbesserung läßt sich in der Regel rasch erkennen, meist tritt eine Verbesserung 2 Tage nach der Erstinjektion des Injeels auf (u. U. leichte Erstverschlimmerung).
Gleichzeitig verbessern sich insbesondere die neuralgischen Zoster-Schmerzen sowie weitere Auffälligkeiten wie Rötungen am Auge.
In der Regel reichen 2 Ampullen pro Woche, subkutan appliziert. Diese Behandlung kann auch bei länger bestehender Erkrankung, zum Beispiel nach mehreren Monaten seit Ausbruch der Erkrankung oder mehrere Jahre bei

Rezidiven im Zusammenhang mit Augenbeschwerden, Schmerzen etc. angewendet werden.

Wegen der Möglichkeit der Aggravation (Verschlimmerung der Symptomatik) ist es empfehlenswert, zu Beginn der Behandlung die erste Injektion des Herpes zoster-Nosode-Injeels nur mit einem Viertel der Ampulle (0,2 ml) zu beginnen. Im Fall einer Aggravation empfiehlt sich die Gabe von Salmonella typhi-Injeel, wodurch eine rasche Erleichterung erzielt werden kann.

Der Einsatz von Salmonella typhi-Injeel bei Herpes zoster ophthalmicus, der durch eine Lähmung des Nervus oculomotoris verkompliziert worden ist, hat sich gerade bei der Behandlung der Rückbildung dieser Lähmungserscheinungen bewährt. Die bereits von Hans-Heinrich Reckeweg beschriebene neurologische Wirkung dieser Produkte wird dadurch eindrucksvoll bestätigt.

Im Fall, daß die Restitutio ad integrum nicht völlig erreicht wurde, kann man nochmals das Präparat Herpes zoster-Nosode-Injeel verabfolgen.

N.B.; Nach der Injektion von Herpes zoster-Nosode-Injeel kann es gelegentlich zu einem Gichtanfall kommen, der aber durch die Injektion von Berberis-, Rhus toxicodendron- und Terebinthina-haltigen homöopathischen Antihomotoxika beherrschbar ist.

Auch im Fall einer Vorbehandlung des Herpes zoster ophthalmicus mit Aciclovir oder Idoxuridin ist eine Behandlung im obengenannten Sinne erfolgreich durchführbar.

JACQUES-CHARLES VIEL

Herzinfarkt

Synonyma: Myokardinfarkt, akute Ischämie des Herzens.

Definition: Der akute Herzinfarkt ist die irreversible Ischämie eines umschriebenen Herzmuskelareals infolge eines Verschlusses einer Koronararterie.

Klinische Daten: Leitsymptom des *akuten Herzinfarktes* ist der akut einsetzende, linksthorakale starke Schmerz („Vernichtungsschmerz"). Der Schmerz wird meist als stechend und/oder brennend empfunden und geht typischerweise mit einem Engegefühl in der Brust einher. Er wird meist retrosternal oder links parasternal empfunden und kann in den linken Arm, seltener auch in beide Arme, die Kieferwinkel, den Rücken und das Epigastrium ausstrahlen. Der Schmerzanfall wird oft von Angst, Schweißausbruch und Übelkeit begleitet.

In etwa 10–20% der Fälle tritt der akute Herzinfarkt stumm, das heißt ohne Schmerzen auf. Betroffen sind vorwiegend ältere Patienten und Diabetiker. Eine akut einsetzende Herzinsuffizienz oder Herzrhythmusstörungen können für den stummen Herzinfarkt richtungsweisend sein. Bei der klinischen Untersuchung finden sich häufig ein niedriger Blutdruck, ein dritter Herzton und ein leises Systolikum über der Herzspitze und/oder links parasternal als Zeichen einer relativen Mitralinsuffizienz.

Verifiziert wird der akute Herzinfarkt durch das Elektrokardiogramm (EKG) und enzymatische Untersuchungen im Blut. Im EKG findet sich bereits wenige Minuten nach Verschluß der Koronararterie eine überhöhte T-Welle; dieses sogenannte Erstickungs-T geht nach kurzer Zeit in eine ST-Streckenhebung im Sinne einer monophasischen Deformierung über. Nach etwa einer Stunde zeigt sich ein Potentialverlust über dem Ischämiebezirk mit Ausbildung einer Q-Zacke oder einer QS-Gruppe mit R-Reduktion oder R-Verlust. Im reaktiven Folgestadium geht die ST-Streckenhebung in eine spitz negative, symmetrische T-Welle über. Diese Veränderungen an der QRS-Formation und der T-Welle sind Ausdruck der Myokardnarbe und bleiben auf Dauer bestehen.

Beim *nicht-transmuralen Herzinfarkt* beschränken sich die EKG-Veränderungen auf den ST/T-Abschnitt; vorübergehende ST-Streckenanhebungen gehen in negative T-Wellen über. Diese Veränderungen können sich vollständig zurückbilden.

Die elektrophysiologischen Auswirkungen einer Ischämie führen zu einer Senkung der Arrhythmieschwelle, so daß das Krankheitsbild durch symptomatische Herzrhythmusstörungen kompliziert werden kann (siehe Beitrag über Herzrhythmusstörungen).

Laboruntersuchungen: Die frühesten Veränderungen der nachweisbaren biochemischen Parameter treten ca. 4 Stunden nach Infarkteintritt auf. Als unspezifische Reaktion kommt es zu einer Leukozytose von 10000–15000/µl; als erstes Isoenzym steigt die herzspezifische Kreatinphosphokinase (CK-MB) nach 4–6 Stunden an. Sie hat ihr Maximum zwischen der 14. und 18. Stunde. Im weiteren Verlauf steigen die nicht-herzspezifischen Serum-Glutamat-Oxalacetat-Transaminase (SGOT) und später die nicht-herzspezifische Laktat-Dehydrogenase (LDH) an.
Ursachen: Die Ursache des akuten Herzinfarktes ist eine bestehende stenosierende Koronarsklerose mit einem akut aufgetretenen obturierenden Gerinnsel. Risikofaktoren der koronaren Herzkrankheit sind Nikotinabusus, eine Hypercholesterinämie, eine arterielle Hypertonie, ein Diabetes mellitus und ein starkes Übergewicht.

Therapie: Als erstes sollten ein Analgetikum und vor länger dauerndem Transport in die Klinik 5000 I.E. Heparin intravenös verabreicht werden. Bei schweren, symptomatischen Herzrhythmusstörungen kann je nach Art der Rhythmusstörungen ein geeignetes Antiarrhythmikum appliziert werden; bei ausgeprägter Bradykardie sollte Atropin intravenös appliziert werden. Zur Wiedereröffnung der verschlossenen Koronararterie werden heute bei fehlenden Kontraindikationen Thrombolytika wie Streptokinase, Anistreplase, Urokinase oder Gewebe-Plasminogen-Aktivator (rt-PA) eingesetzt. Diese Thrombolytika, innerhalb der ersten 6 Stunden nach Einsetzen des Infarktes gegeben, senken signifikant die Letalität. Nach neueren Untersuchungen (LATE-Study Group, 1993) kommt es auch noch zwischen der 7. und 12. Stunde nach Auftreten des Infarktes tendenziell zu einer Senkung der Letalität. Die mit Abstand besten Ergebnisse lassen sich mit der perkutanen koronaren transluminalen Angioplastie (PTCA) erzielen; diese Methode ist jedoch an ein funktionsbereites Katheterlabor gebunden. Die weitere Behandlung richtet sich nach den hämodynamischen Parametern, dem Beschwerdebild und den auftretenden Komplikationen, insbesondere den Herzrhythmusstörungen. Als Prophylaxe wird nach der Thrombolyse im allgemeinen überlappend mit Heparin die Dauerantikoagulation mit Phenprocoumon (Marcumar) oder auch die Therapie mit dem Thrombozytenfunktionshemmer Acetylsalicylsäure (100 mg ASS/Tag) eingeleitet.

Gustav Trübestein

Herzinsuffizienz

Synonyma: Herzmuskelschwäche, Myokardinsuffizienz, Myodegeneratio cordis, energetisch-dynamische Herzinsuffizienz.

Definition: Herzleistungsschwäche, bei welcher das Herz nicht mehr in der Lage ist, Druck und Förderleistung für die Anforderungen des Kreislaufs zu bewerkstelligen.

Klinische Daten: Aus topographischer Sicht unterscheidet man eine Rechts-, Links- und Globalinsuffizienz; nach dem Schweregrad orientiert ist die Unterteilung in Ruhe- und Belastungsinsuffizienz. Differenzierter ist die Einteilung der New York Heart Association (Abb. 211).
Leitsymptome sind je nach Schweregrad: Einschränkung der körperlichen Leistungsfähigkeit, Dyspnoe, Zyanose, Stauungen (Stauungslunge, Lungenödem, Stauungsleber), Ödeme, vorwiegend an den Unterschenkeln.
Ursachen können sein: angeborene Herzfehler, erworbene Herzklappenfehler, Myokarditis,

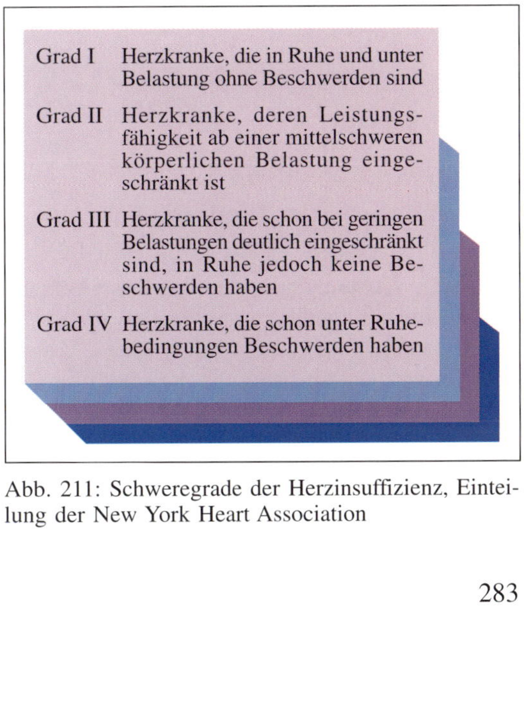

Abb. 211: Schweregrade der Herzinsuffizienz, Einteilung der New York Heart Association

Myokardfibrose, Kardiomyopathie bei mitochondrialen Störungen, Koronarsklerose, arterielle Hypertonie, Herzrhythmusstörungen, Stoffwechselstörungen.

Therapie: Die Behandlung richtet sich nach dem Schweregrad. *Allgemeinprinzip* ist die Entlastung von der Reduktion der körperlichen Belastung bis zur Ruhigstellung (Bettruhe). Eine ausreichende Substitution von Magnesium und Vitamin-B-Komplex ist in vielen Fällen erforderlich. Die *konventionelle Medizin* setzt vorwiegend Digitoxin und Diuretika ein. Die *Phytotherapie* verfügt über ein breites Angebot, aus welchem je nach Form und Schwere der Herzinsuffizienz auszuwählen ist; es reicht von Crataegus über Strophanthin, Lanatosiden und Scilla bis Digitalis. Pflanzengesamtextrakten wird eine breitere Wirkung zugesprochen als isolierten Monosubstanzen. Kombinationspräparate haben ein breites Wirkungsspektrum, in der Mehrzahl eine gute Verträglichkeit und sind vor allem bei subklinischen Formen und bei älteren Menschen beliebt.
In der *Homöopathie* werden empfohlen: Phosphorus, Arsenicum album, Vanadium, Cuprum arsenicosum, Phytolacca. In der *antihomotoxischen Medizin* werden eingesetzt: Cralonin, Cardiacum-Heel, Cactus compositum, Strophanthus compositum. Von hohem Stellenwert sind Katalysatoren des mitochondrialen Energiestoffwechsels (Coenzyme compositum, Ubichinon compositum) zur Verbesserung der Energieleistung und der Sauerstoffutilisation. *Organotherapeutika* sind vor allem bei älteren Menschen indiziert.

Herzneurose

Synonym: Cor nervosum.

Definition: Subjektiv empfundene Herzsensationen ohne organpathologischen Hintergrund.

Klinische Daten: Organneurose des Herzens, sowohl belastungsabhängige, als auch spontane Herzsensationen (Präkordialschmerz, Herzklopfen und -rasen, Atemnot); vegetative Begleiterscheinungen: Schlaflosigkeit, Schweißneigung, Angst.

Therapie: *Standardtherapie:* Betablocker, Sedativa, Tranquilizer, Magnesiumpräparate. *Antihomotoxische Therapie:* Basis: Cralonin, Cardiacum-Heel, Ypsiloheel, Nervoheel, Hormeel, Neuro-Injeel, Ignatia-Homaccord; symptomatisch: Aurumheel (hypotone Herzneurose, Tachykardie), Glonoin-Homaccord (hypertone Herzneurose, Tachykardie), Spigelon, Spigelia-Injeel (vertebragene Angina pectoris). *Begleitmaßnahmen:* Neuraltherapie, paravertebral quaddeln (Spigelia und Neuro-Injeel), Autogenes Training, psychische Führung, Gruppen-Sport.

FRANZ-ANSELM GRAF VON INGELHEIM

Herzrhythmusstörungen

Definition: Herzrhythmusstörungen sind Störungen der Reizbildung oder Störungen der Reizleitung im Herzen.

Klinische Daten: Herzrhythmusstörungen sind mit dem üblichen Oberflächen-Elektrokardiogramm (EKG) zu erfassen und meist auch zu differenzieren. Zu unterscheiden sind Reizbildungsstörungen von Erregungsleitungsstörungen.
Zu den monotopen *Reizbildungsstörungen* sind die Sinusbradykardie (Frequenz <60/min), die Sinustachykardie (Frequenz >100/min) und die Sinusarrhythmie zu rechnen. Bei Verlangsamung oder Ausfall der Reizbildung im Sinusknoten können Knotenersatzsystolen, Knotenersatzrhythmen oder auch ein wandernder Schrittmacher bei atrioventrikulären Überleitungsstörungen, Kammerersatzsystolen und Kammerersatzrhythmen auftreten. Es finden sich tachykarde Herzrhythmusstörungen (Tachyarrhythmien) und bradykarde Herzrhythmusstörungen (Bradyarrhythmien). Reizbildungsstörungen können monotop oder heterotop und supraventrikulären oder ventrikulären Ursprungs sein. Die ventrikulären Extrasystolen zeigen in der Regel einen schenkelblockartig deformierten Kammerkomplex im EKG. Sie können zu paroxysmalen Tachykardien, Kammerflattern oder Kammerflimmern führen.
Die *Erregungsleitungsstörungen* betreffen die sinuatrialen, intraatrialen, atrioventrikulären und intraventrikulären Leitungsverzögerungen und können nach dem Sitz der Störung unterschieden werden:

Tab. 91: Differentialtherapie von Herzrhythmusstörungen

Sinustachykardie	Betablocker, Herzglykoside
Sinusbradykardie	Atropin, elektrischer Schrittmacher
supraventrikuläre Extrasystolie	Betablocker, Sotalol, Verapamil, Chinidin, Propafenon, Flecainid
supraventrikuläre Tachykardie	Sedierung, Vagusreiz (Carotis Sinusdruck), Verapamil, Chinidin, Herzglykoside, Sotalol, Propafenon, Adenosin, bei Präexzitationssyndrom (WPW-Syndrom): Katheterablation
Vorhofflattern, Vorhofflimmern	Verapamil, Chinidin, Herzglykoside, Sotalol, Propafenon, Flecainid, Elektrotherapie
SA- beziehungsweise AV-Blockierung, Bradyarrhythmia absoluta, Sinusknoten-Syndrom	elektrischer Schrittmacher
ventrikuläre Extrasystole	Sotalol, Amiodaron, Propafenon, Lidocain (nur i.v.)
Kammertachykardie	akut: Lidocain, Ajmalin, Propafenon Dauertherapie: Sotalol, Amiodaron, Propafenon, Flecainid, Mexiletin Elektrotherapie bei Therapieresistenz
Kammerflimmern	Defibrillation (200–400 Joule)

- Die atrioventrikuläre Blockierung I. Grades ist durch eine verlängerte PQ-Zeit über 0,20 sec. charakterisiert.
- Die atrioventrikuläre Blockierung II. Grades Typ I (Wenckebach) geht mit einer zunehmenden Leitungsverzögerung bis zur Leitungsunterbrechung einher, das heißt die PQ-Zeit wird zunehmend länger bis zum Ausfall der Kammeraktion.
- Die atrioventrikuläre Blockierung II. Grades Typ II (Mobitz) ist durch eine rezidivierend auftretende atrioventrikuläre Leitungsunterbrechung bei gleichbleibender Überleitungszeit charakterisiert; es kommt unvermittelt zu einem Ausfall der Kammeraktion.
- Die atrioventrikuläre Blockierung III. Grades führt zu einer kompletten Dissoziation von Vorhofaktion und Kammeraktion.

Spezielle Syndrome sind das Sinusknoten-Syndrom, das Wolff-Parkinson-White(WPW)-Syndrom und das Lown-Ganong-Levine(LGL)-Syndrom.

Das Sinusknoten-Syndrom geht sowohl mit Sinusknotenbradykardien als auch sinuatrialen Blockierungen, Sinusknotenstillstand mit Ersatzrhythmus, supraventrikulären Tachykardien, Vorhofflimmern und Vorhofflattern einher.

Das WPW-Syndrom ist durch eine vorzeitige Erregung über akzessorische Leitungsbahnen (Präexzitation) gekennzeichnet und kann über kreisende Erregungen zu Tachykardien (Reentry-Tachykardien) führen. Das LGL-Syndrom ist durch eine verkürzte Überleitungszeit unter 0,12 sec charakterisiert und führt typischerweise rezidivierend zu supraventrikulären Tachykardien.

Vorhoftachykardien können zu Vorhofflattern (Frequenz 220–350/min) oder Vorhofflimmern (Frequenz 350–600/min) führen. Kammertachykardien können zu Kammerflattern und Kammerflimmern führen.

Abhängig von der Art der Herzrhythmusstörungen und den daraus resultierenden hämodynamischen Auswirkungen kommt es zu klinischen Symptomen.

Vorhofflimmern führt im allgemeinen zu keiner Beeinträchtigung des Kreislaufs; es besteht jedoch die Gefahr der Gerinnselbildung im Vorhof mit nachfolgender Embolie. Vorhofflattern ist gefährlich, da es bei einer 1:1 Überleitung zu ausgeprägten Tachykardien führen kann. Jede Art der Kammertachykardie führt unmittelbar zu hämodynamischen Auswirkungen, auch mit Blutdruckabfall und bei längerem Bestehen zu einer akuten Herzinsuffizienz. Die Gefahr der monotopen und insbesondere der polytopen ventrikulären Extrasystolen liegt in der Auslösung einer Kammertachykardie und eines Kammerflimmerns. Bradykarde Herzrhythmusstörungen wie der atrioventrikuläre Block III. Grades führen rasch zu einer verminderten Belastbarkeit und zu einer Herzinsuffizienz. Ursachen von Herzrhythmusstörungen können sein: Ischämie, koronare Herzkrankheit, Infektionen, Myokarditis, Intoxikationen, Glykoside, Alkohol, Elektrolytstörungen (Hyper- und Hypokaliämie), endokrine Erkrankungen (Hyper- und Hypothyreose), mechanische Faktoren (Herzfehler, Trauma) und Schrittmacherfunktionsstörungen.

Therapie: Die Therapie richtet sich nach der Art der Herzrhythmusstörungen, wobei auch Nebenwirkungen anderer Substanzen in die Überlegung einzubeziehen sind. So finden sich atrioventrikuläre Blockierungen I. Grades oder paroxysmale atriale Tachykardien mit Block bei Digitalisüberdosierung. Da Antiarrhythmika auch proarrhythmische Wirkungen entfalten können, beschränkt sich die spezifische antiarrhythmische Therapie auf klinisch symptomatische Herzrhythmusstörungen. Für die Klassifizierung ventrikulärer Arrhythmien hat sich die Einteilung nach Lown durchgesetzt. Leichte Herzrhythmusstörungen nach Lown I–III a/b bedürfen unter diesem Aspekt keiner spezifischen antiarrhythmischen Therapie. Sie bilden sich teilweise auch auf die orale Gabe von Kalium-Magnesium-Aspartat zurück. Therapiebedürftig sind schwere ventrikuläre Herzrhythmusstörungen nach Lown IV a/b und V. Polymorphe ventrikuläre Tachykardien vom Typ der torsade de pointes sprechen gut auf die intravenöse Gabe von Magnesium an.
Bezüglich einer Differentialtherapie sei auf die Tabelle 91 verwiesen. Permanente Bradykardien sind eine Indikation für eine Schrittmacherimplantation. Kammerflattern oder Kammerflimmern ist eine Indikation für eine elektrische Defibrillation. Rezidivierende hochfrequente ventrikuläre Tachykardien beziehungsweise rezidivierendes Kammerflattern oder Kammerflimmern ist eine Indikation für die Implantation eines antitachykarden Schrittmachersystems (AICD: Automatic Implantable Cardioverter Defibrillator).

GUSTAV TRÜBESTEIN

Hörsturz

Definition: Der Hörsturz stellt einen otologischen beziehungsweise neurootologischen Notfall dar. Ein plötzlicher Hörverlust kann sowohl nach Verletzungen des äußeren, des mittleren oder des inneren Ohres, als auch aufgrund von Störungen im inneren Gehörgang, im Kleinhirnbrückenwinkel oder im Gehirn selbst auftreten. Der vom Patienten bemerkte Hörverlust kann leichter, aber auch sehr schwer und ausgeprägt sein.
Im wesentlichen versteht man heute unter dem Hörsturz den eigentlichen sensorineuralen Hörverlust durch Störungen des Innenohres, des statoakustischen Nerven beziehungsweise des Hirnstammes oder des Großhirns.

Klinische Daten: Der Hörsturz tritt infektiös häufig im Zusammenhang mit Virusinfekten auf. Dabei spielen neben dem Grippevirus auch das Mumpsvirus, das Zoster-oticus-Virus und das Rötelnvirus eine besondere Rolle. Häufig beobachtet man diese Form des plötzlichen Hörverlustes im Zusammenhang mit der epidemischen Panotitis. Histologisch lassen sich dann im Innenohr typische Veränderungen wie zum Beispiel die Atrophie der Stria vascularis, nachweisen.
Bei der Mehrzahl der Fälle nimmt man heute allerdings ein infarktartiges Geschehen im Bereich der Arteria cerebellaris inferior anterior und deren das Innenohr versorgenden Ästen an. Es gibt sehr zahlreiche Theorien im Hinblick auf den vaskulären Pathomechanismus im Sinne eines kapillären Sludging, vaskulärer Spasmen, der Obliteration kleiner Gefäße, massiver Innenohrblutungen, einer Serumhyperviskosität, einer Hyperkoagulation, einer Mikroglobulinämie, einer entzündlichen Vaskulitis und Mikroembolismen. Alle genannten Mechanismen führen letztlich zu einer Hypoxie der sensiblen Innenohrstrukturen.
Der akute Hörsturz tritt gewöhnlich einseitig auf. Er kann ausschließlich in einer Hörverminderung bestehen. Allerdings kommen häufig auch begleitende Schwindelzustände und Ohrgeräusche vor. Ebenfalls werden weitere Zeichen von Gleichgewichtsfunktionsstörungen im Sinne einer Dystaxie beobachtet.
Der Zusatz „akuter" Hörsturz wird unterschiedlich von den Patienten beschrieben. In einzelnen Fällen berichten die Patienten über die exakte Minute, in der ihr Hörverlust eingesetzt hat. In anderen Fällen sind die Angaben hinsichtlich des Beginns des Leidens ver-

schwommen. Bei sehr vielen Patienten tritt der Hörsturz nachts auf und wird beim Aufstehen am frühen Morgen berichtet. Insgesamt ist der Hörsturz zeitlich eng mit einem Beginn der Beschwerden verbunden. Manche Patienten bemerken den Hörsturz allerdings erst, wenn sie beim Telefonieren nicht mehr richtig verstehen.

Die begleitenden Schwindel- und Ohrgeräuschsymptome treten in der Regel erst Stunden oder Tage nach dem Absinken der Hörschwelle auf.

Neben diesen Symptomen berichten die Patienten oft auch über ein lokales Völlegefühl im Ohr beziehungsweise Taubheitsgefühl im Ohr. Die moderne neurootologische Diagnostik des Hörsturzes umfaßt eingehende audiometrische wie auch äquilibriometrische Untersuchungen. Dabei wurde unter anderem festgestellt, daß vielfach auch zentrale Beteiligungen des pontomesenzephalen Hirnstammes zu lokalisieren sind.

Therapie: Zur Vermeidung einer Symptomenaufschaukelung durch Streßfaktoren wird sofortige Ruhe unter Vermeidung von Lärm und Aufregung verordnet.

Die medikamentöse Therapie umfaßt neben sedierenden und anxiolytischen Medikamenten diagnoseabhängig ein breites Spektrum von durchblutungsfördernden, entzündungshemmenden und zum Teil auch stimulierenden Medikamenten.

CLAUS-FRENZ CLAUSSEN

(Literatur: Claussen, 1985; Goodhill, 1979; Schuknecht, 1974)

Homocystinurie

Definition: Rezessiv-erbliches, durch Mangel oder Fehlen des Enzyms *Cystation-Synthetase* verursachtes Leiden in verschiedenen Expressionsgraden; diese reichen vom biochemischen Befund ohne klinische Auswirkungen bis zu einer Symptomenvielfalt mit geistiger Behinderung.

Klinische Daten: Systemschwächen mesenchymaler Gewebe stehen im Vordergrund. Marfan-ähnlicher, eunuchoider Hochwuchs, schmales Gesicht, mangelhafte Fettpolster, Skoliose oder Kyphoskoliose, Hühner- oder Trichterbrust, Hernien, Gelenksteife, hoher gotischer Gaumen sind fakultative, aber häufig vorkommende Symptome.

Zusätzlich können vorliegen: Linsenluxation, Myopie, Katarakt, Netzhautablösung, Sekundärglaukom, Intimaverdickung von Aorta und Koronararterien, Angina pectoris, Neigung zu Thromboembolien sowie Osteopenie und Osteoporose. Die geistige Entwicklung ist in der Hälfte der Fälle beeinträchtigt und mitunter durch Krampfanfälle kompliziert; Homocystin ist im Urin nachweisbar, Methionin im Blut erhöht.

Therapie: Je nach Ansprechen auf Vitamin B_6 unterscheidet man Typ A und B. Der Typ A spricht auf hochdosierte Vitamin-B_6-Gaben an, für den Typ B wird eine methioninarme, cysteinreiche Ernährung empfohlen. Eine sinnvolle Ergänzung dürften Enzymgemische mit systematischer Wirkung und intermediäre Katalysatoren sein. Die Gabe von L-Carnitin, Biotin, Cystein- und Schwefelpräparaten in homöopathischer Potenzierung ist erwägenswert.

Hordeolum

Synonym: Gerstenkorn.

Definition: Es handelt sich um eine akute Entzündung der Zeiss-Talgdrüse (Hordeolum externum) oder der Meibom-Drüse (Hordeolum internum).

Klinische Daten: Zunehmende Schwellung und Schmerzempfindung der betroffenen Drüsen bis zur Größe einer Linse. Es entstehen Spannungs- und Druckgefühle, die über die Lider hinaus ausstrahlen können. Mitunter ziehen sich Ödeme und Hyperämie bis zu den präaurikulären Lymphknoten. Als Komplikation kann eine Orbitalphlegmone entstehen. Ursache dieser Anschwellung ist meist ein Verlegen des Drüsenabflusses, den man mit einer Punktion wieder regulieren kann.

Therapie: Die Therapie der Wahl ist die Applikation von antiphlogistischen Augentropfen und Augensalben, verbunden mit Lokalwärme. Antibiotika sind nicht in jedem Fall notwendig. Treten Rezidive auf, so ist auf das Abwehrsystem zu achten (z.B. Diabetes). Im Extremfall kommt eine chirurgische Entfernung der Drüse in Frage.

NADIM SRADJ

Hornhautschäden durch Lokalanästhetika

Synonyma: Iatrogene Keratopathien, toxische Hornhautläsionen durch Lokalanästhetika, iatrogene Hornhautinfiltrate durch betäubende Augentropfen und -salben, Keratitis, Erosio und Ulcus corneae durch örtlich anästhesierende Augenmedikamente.

Definition: Die über Stunden oder gar Tage andauernde Anästhetikaapplikation kann heftige toxische Reaktionen, Erosionen, Infiltrate der Hornhaut, Keratopathien sowie Ulcera corneae mit Begleitiritiden auslösen.

Klinische Daten: Die Hornhaut zeigt bereits bei einer einmaligen Anwendung von Lokalanästhetika oberflächliche Zellveränderungen und Schädigungen des Hornhautepithels, die sich nach wiederholter Gabe verstärken. Die Schädigungen bestehen in einem Verlust der Mikroplicae (lat. plica = Falte), Unterbrechung der Zellmembranen und Vakuolisierung des Zytoplasmas. Nach Lidocain (2%), Oxybuprocain (0,4% und 1%), Tetracain (5%) und Cocain (4%) treten vergleichbare Läsionen des Hornhautepithels auf. Es kann zu heftigen toxischen Reaktionen, einer totalen (rezidivierenden) Erosio corneae sowie Infiltraten des Hornhautstromas kommen, denn Lokalanästhetika hemmen die Mitose und Zellproliferation. Zwei Kasuistiken von durch Lokalanästhetika geschädigten Patienten sind dem Autor aus seiner praktischen Tätigkeit bekannt. Einmal entstand aus einer kleinen Erosio corneae eine massive Keratopathie mit Hornhautquellung, gemischter Bindehautinjektion und Begleitiritis. Im anderen Fall war nach Fremdkörperentfernung infolge der über einwöchigen Anästhetikaapplikation ein tiefes Hornhautulkus mit Descemet-Falten entstanden.

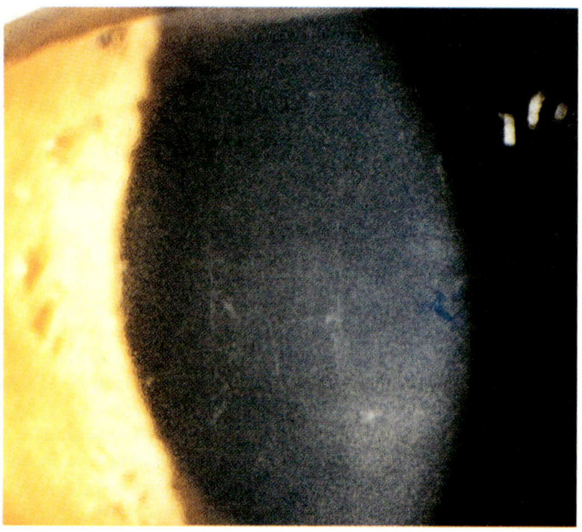

Abb. 212: Feine, grauweiße, fleckige, runde und kommaartige Hornhauttrübungen im Pupillarbereich; daneben Endothelbeschläge bei Iritis (Hornhautdystrophie Cogan; linkes Auge, 39jähriger Patient)

Therapie: Die *Hornhautläsionen* werden mit *regenerierenden Augen*tropfen, *-salben* und -verbänden, die Dexpanthenol, Calcium-(D)-pantothenat (pantothensaures Calcium) sowie Vitamine A und B_1, gegebenenfalls unter Zusatz von Antibiotika, enthalten, in diffizilen Fällen auch mit der Applikation von weichen therapeutischen Kontaktlinsen unter mikroskopischer Verlaufskontrolle *lokal behandelt.* Grundsätzlich gilt: *Lokalanästhetika am Auge nie, Kortikosteroide nur bei sicher geschlossenem Hornhautepithel verordnen!* Lokalanästhetische Augentropfen sind nur für die Behandlung in der Praxis zu verwenden.

Biologische Therapie: In der biologischen Therapie haben sich besonders proteinfreie Hämodialysate aus Kälberblut mit niedermolekularen Peptiden und Nukleinsäurederivaten als Augen-Gel (20%) bewährt. Sie sind chemisch und biologisch auf die Atmungssteigerung im Mikrospirometer nach Warburg standardisiert. Durch eine Aktivierung des oxidativen Energiestoffwechsels wird die Regeneration der Hornhaut beschleunigt.

Prophylaxe: Für die Schmerzbekämpfung werden keine betäubenden Augentropfen oder -salben angewandt. Schmerzen sind vielmehr mit der breiten Palette an *allgemeinwirkenden* peripheren *Analgetika* (Schmerztabletten, -kapseln, -tropfen, -zäpfchen etc.), zur Nacht gegebenenfalls auch mit sedierenden Präparaten, durchzuführen.

WOLFGANG G. HERBOLZHEIMER

(Literatur: Herbolzheimer, 1989; Leuenberger; 1973)

HWS-Schleudertrauma

Definition: Der Traumamechanismus des HWS-Schleudertraumas setzt mit seinen im wesentlichen wirksamen Hyperflektions- und Hyperextensionsschlägen von weniger als 50 msec Dauer sehr mannigfaltige makroskopische und mikroskopische Schäden im Halswirbelsäulen-, Muskel-, Sehnen-, Gefäß- und Sensorbereich, im Bereich der Halsnerven, des Rückenmarks und des Hirnstammes.

Klinische Daten: Das beobachtbare Krankheitsbild zerfällt in mindestens 3 Hauptgruppen, nämlich das obere HWS-Schädigungsmuster im Sinne des zerviko-zephalen Syndromes, das eigentliche Zervikalsyndrom des mittleren HWS-Abschnittes und das untere Syndrom im Sinne des Zervikobrachialsyndroms. Meist erst nach einem Intervall bildet sich innerhalb von Stunden bis Tagen das eigentliche Beschwerdebild heraus, welches bei ca. 80 % der Betroffenen kurzfristig ausheilt und bei 15–20 % zu langfristigen Leiden führt. Nackenschmerzen, Kopfschmerzen und Kopfsinnesstörungen wie Schwindel, Hörstörungen, Ohrgeräusche, vegetative Beschwerden, Sehstörungen und Hirnleistungsstörungen treten in der Folge eines solchen HWS-Schleudertraumas regelmäßig auf. Die Patienten mit einem Zustand nach einem Schleudertrauma werden von vielen Ärzten sehr unterschiedlicher Fachgebiete zum Teil mehr morphologisch, zum Teil mehr funktionell diagnostiziert und therapiert. Die Traumatologen, Orthopäden und Radiologen versuchen, organische Manifestationen zu verifizieren, wohingegen Augenärzte, Hals-Nasen-Ohrenärzte, Nervenärzte, Psychiater und Psychologen, vor allem aber auch Neurootologen die Funktionsveränderungen im Verlaufe des chronifizierenden HWS-Schleudertraumas zu verifizieren suchen. Heute spricht man bei den sehr therapieresistenten und hartnäckigen chronifizierten Zuständen auch von sogenannten „late whiplash injury syndrome“.
Ferner unterscheidet man beim HWS-Schleudertrauma die direkte Hals- und Innenkopfverletzung durch ein kombiniertes Kontakt- und Schleudertrauma von den ausschließlich durch ein Non-Kontakt-Trauma entstandenen Hals- und Kopfsinnesschäden des angeschnallten Fahrzeuginsassen.

Therapie: Neben einer anfänglichen Ruhigstellung, zum Beispiel mit einer Halskrawatte, spielen physiotherapeutische Maßnahmen und Manualtherapie sowie zahlreiche lokale und systematische Medikamentenanwendungen eine Rolle.

Claus-Frenz Claussen

(Literatur: Claussen, 1994; Gutmann, 1976; Walz, 1987)

Hypercholesterinämie

(s. Hyperlipoproteinämien)

Hyperemesis

Synonyma: Hyperemesis gravidarum, Schwangerschaftserbrechen.

Klinische Daten: Das Schwangerschaftserbrechen wird teilweise als Gestoße aufgefaßt, teilweise als psychosomatische Störung bewertet. Die hormonelle und metabolische Umstellung wird als auslösende Ursache bei besonders disponierten Frauen angesehen. Diese These wird durch das Erbrechen bei leerem Magen, vor allem morgens, gestützt. Die Komplikationen in Form von Entgleisungen des Wasser-, Elektrolyt- und Kohlenhydratstoffwechsel können ein bedrohliches Ausmaß annehmen.

Therapie: Medikamentöse Behandlungen sind in der Frühschwangerschaft sorgfältig abzuwägen. Auch homöopathische Arzneimittel sind nur in Mittel- oder Hochpotenzen einzusetzen. Folgende Anhaltspunkte sind dabei zu beachten:
Kreosotum soll morgens, Phosphorus abends gegeben werden. Ipecacuanha und Lobelia inflata bleiben für schwere Brechepisoden reserviert.
Tritt das Erbrechen ein bei „Denken an Speisen“, können Cocculus, Nux vomica oder Stannum, bei „Riechen von Speisen“ Colchicum, bei „Sehen von Speisen“ Sepia, Arsenicum album und Dioscorea versucht werden. Folgende Kombinationspräparate haben ein breiteres Wirksamkeitsspektrum: Spascupreel, Vomitusheel; Chelidonium-Homaccord bei begleiten-

dem Leber-Galle-Leiden, Cocculus-Homaccord bei Kinetosen (Reisekrankheiten).
Bei Schwangerschaftserbrechen in prä- oder eklamptischen Situationen sind Magnesium-Schwefel-Verbindungen die Mittel der Wahl. Sie können als Magnesiumsulfat in allopathischer Dosierung oder als Magnesium sulfuricum in homöopathischen Tiefpotenzen langfristig verabreicht werden.

Hyperglykämie

Synonym: Hyperglukosämie.

Definition: Längerdauernde Erhöhung des Nüchtern-Blutzuckers über 120 mg/dl.

Klinische Daten: Der Blutzucker wird über die beiden Pankreashormone Insulin und Glukagon reguliert. Die normalen Blutzucker-Nüchternwerte liegen zwischen 70 und 100 mg/dl.
Einteilung der Hyperglykämien:

- ▶ Primärer Diabetes mellitus (s. S. 250)
- ▶ Sekundärer Diabetes mellitus durch Pankreaserkrankungen:
  - Pankreastumor, Zustand nach Pankreatektomie oder Verlust von Pankreasgewebe durch Trauma.
  - akute Pankreatitis: meist vorübergehende Hyperglykämie, die sich nach Abklingen der akuten Entzündung wieder normalisiert.
  - chronische Pankreatitis: exokrine Pankreasfunktion und Insulinproduktion eingeschränkt.
- ▶ Endokrine Störungen mit sekundärem Diabetes mellitus:
  - Hyperthyreose: latent diabetische Stoffwechsellage wird durch erhöhtes Schilddrüsenhormon manifest.
  - NNR-Überfunktion, Hyperadrenalismus, Morbus Cushing: vermehrte Adrenalinproduktion.
  - Phäochromozytom: Tumor mit Ausscheidung von Adrenalin und Noradrenalin.
  - Hämochromatose: Eisenablagerung in den Inselzellen durch Eisenüberladung des Organismus.
  - Chronische Lebererkrankungen (Leberzirrhose, Fettleber) mit Beteiligung des Pankreas.
- ▶ Exogen bedingte Hyperglykämien:
  - parenterale Hyperalimentation
  - Kohlenmonoxid- oder Salicylatvergiftung
- ▶ Erkrankungen des Zentralnervensystems:
  - Meningitis
  - Enzephalitis
  - Hirntumoren
- ▶ Idiopathische Hyperglykämie des Neugeborenen

Allgemeine Symptome sind Polyurie, Durst, Hunger, Gewichtsverlust, Müdigkeit, Infektanfälligkeit. Später Gefäßschäden an Kapillaren (Auge, Niere, Gehirn), sekundär an den großen Gefäßen der Extremitäten mit Durchblutungsstörungen.

Therapie: Behandlung der Grundkrankheit, Insulingaben. *Biologische Therapie:* Infusionen mit physiologischer Kochsalzlösung.

ULRICH WEMMER

Hyperkinetisches Syndrom

Definition: Als hyperkinetisches Syndrom wird ein Symptomenkomplex bezeichnet, der durch folgende Erscheinungen gekennzeichnet ist: Unruhe, Umtriebigkeit bis Rastlosigkeit, Aufmerksamkeits- und Konzentrationsmangel, soziale Integrationsschwierigkeiten, Lernschwierigkeiten, phasenweise destruktives Verhalten.

Klinische Daten: Die Ursache der Störung ist unbekannt, obwohl eine Reihe von Fakten angeschuldigt werden. Dazu gehören: phosphathaltige Nahrungsmittel, raffinierte Kohlenhydrate (weißer Zucker), Reizüberflutung durch übersteigerten Fernseh- und Videokonsum.
Wenig Beachtung hat man bislang der Vorliebe für Plastikgegenstände (Spielzeug, Schreibartikel) gewidmet, die auffällig oft in den Mund genommen werden. Möglicherweise handelt es sich nicht um „eine" oder eine einheitliche Ursache, sondern um ein komplexes Umweltintoleranzphänomen.
Diese bei Kindern und Jugendlichen verbreitete Störung hat viele Ähnlichkeiten mit der

Rastlosigkeit, den Streß-Situationen und den Sozialdefiziten der sogenannten Manager-Krankheit beim Erwachsenen.

Therapie: Da eine kausale Noxe nicht gesichert, eine einheitliche Ursache nicht anzunehmen ist, gibt es keine standardisierte Therapie. Zu verwerfen ist die symptomatische Behandlung mit Psychopharmaka – auch wenn damit vorübergehend Symptommilderungen erzielt werden – da die Gefahr steigender Dosen potentiell eine Drogensucht bahnen kann.
Phosphatarme Ernährung, Vermeiden raffinierter Kohlenhydrate und Einstellung auf eine konservenfreie Vollwertkost führen in Einzelfällen zu Besserungen. Lebensstiländerungen sind bei abnormem Fernseh- und Musikkonservenkonsum erforderlich. Bei „Plastikmanie" (Plastikspielzeug in den Taschen, Lutschen an Plastikmaterial) sollte Kontakt mit dieser Stoffgruppe möglichst vermieden werden. Eine psychologisch geschickte, liebevolle – nicht oberflächlich genuß- oder konsumorientierte Triebbefriedigung – kann hilfreich sein, ebenso Eingliederung in sportliche, soziale oder musische Leistungsgruppen.
Diese Allgemeinmaßnahmen können, zeitlich befristet, medikamentös mit mild wirkenden Beruhigungsmitteln unterstützt werden. Dazu gehören: Zincum valerianicum D6 bis D12, Bromum D12, Opium D200 (nur einmal monatlich). Bei entsprechendem Konstitutiontyp ist ein Versuch mit Calcium phosphoricum D6 oder D12 angezeigt. Den Konstitutionsmitteln werden gute Wirkungen zugeschrieben: Arsenicum D30 als Informationsumkehr bei Phosphatempfindlichkeit; Tuberculinum GT200 bei zarten, schlaffen, müden, launischen Knaben; Medorrhinum D200 bei leicht zornigen, eifersüchtigen, hinterlistigen, ängstlichen, feigen Kindern; Psorinum D200 bei rechenschwachen, zu Lügen und läppischem Verhalten neigenden Kindern; Luesinum D200 bei Rechenschwäche und Prüfungsangst.

(Literatur: Enders, 1990)

Hyperlipoproteinämien

Synonyma: Dyslipoproteinämien, Fettstoffwechselstörungen.

Definition: Vererbte oder erworbene Dysfunktion der Lipoproteine, die den Transport der Lipide im Plasma oder ihre Verwertung, ihre Speicherung und ihren Umbau im Organismus betreffen kann.

Klinische Daten: Die Bedeutung der Hyperlipoproteinämien besteht vor allem in der unterschiedlichen Beeinflussung einer Atherosklerose, die zu Angina pectoris, Herzinfarkt, akutem Herztod, zerebrovaskulärer Insuffizienz (Schlaganfall) und peripherer arterieller Verschlußkrankheit führen kann. Krankheiten des Herzens und des Kreislaufs sind die häufigsten Ursachen eines frühen Todes und von Frühinvalidität.

▶ Primäre Hyperlipoproteinämien:

- Familiäre Hypercholesterinämie (Typ IIa, IIb)

Es handelt sich um einen genetischen Defekt an Chromosom 19. Er geht bei Heterozygoten mit einem weitgehenden Mangel an LDL-Rezeptoren einher. Homozygote Typen weisen keine LDL-Rezeptoren auf. Die Erkrankung wird autosomal-dominant vererbt, 50% der Kinder und ein Elternteil sind erkrankt. Die Häufigkeit der heterozygoten Form liegt bei 1:500 oder 0,5% aller Mitteleuropäer; die homozygote Form betrifft 1 auf 250000 bis 1000000 Neugeborene.
Labor (homozygote Form): Cholesterin über 600 mg/dl, LDL-Cholesterin über 500 mg/dl. HDL-Cholesterin normal oder leicht vermindert, Triglyzeride normal oder erhöht. Es besteht ein sehr hohes Atherosklerose-Risiko, daher Tod mit 20 Jahren an Koronarversagen.
Labor (heterozygote Form): Cholesterin über 300 mg/dl, LDL-Cholesterin über 300 mg/dl. Das koronare Risiko ist leicht erhöht, wenn Cholesterin zwischen 200 und 300 mg/dl und der Quotient aus LDL-Cholesterin und HDL-Cholesterin unter 5,0 liegt.
Bei Typ IIa sind nur die Cholesterinwerte erhöht, bei Typ IIb auch die Triglyzeride.
Therapie: Die homozygote Hypercholesterinämie läßt sich diätetisch und medikamentös nicht beeinflussen. Der frühzeitige Herztod kann eventuell durch eine Lebertransplantation oder Plasmapherese (extrakorporale LDL-Apherese) verhindert werden.

Die heterozygote Form muß bereits in den ersten Lebensjahren durch Zufuhr hochungesättigter Fettsäuren der Omega-6-Reihe (Linolsäure) behandelt werden; sie senken Cholesterin und LDL-Cholesterin, die einfach ungesättigte Ölsäure in Olivenöl und Rapsöl senkt LDL-Cholesterin. Eine cholesterinarme Diät ist fragwürdig, besser wirken Cholesterinsynthesehemmer. Durch Zufuhr von antioxidativ wirkenden Vitaminen (Vitamin A, β-Carotin, Vitamin C und Vitamin E) läßt sich das Risiko einer koronaren Herzkrankheit senken. *Orthomolekulare Medikation:* Chrom, Lezithin, Omega-3- und Omega-6-Fettsäuren.

- Familiäre kombinierte Hyperlipidämie (Typ IIa, IIb, IV, V)

Es handelt sich um eine Mischform der Hyperlipidämie, der Defekt ist unbekannt. Die Vererbung erfolgt autosomal-dominant, polygenetisch; die Häufigkeit liegt bei 1–2:100.
Symptome: Pankreatitis, Diabetes mellitus und Xanthomatose jeweils sehr selten. Das Risiko einer koronaren Herzkrankheit ist deutlich erhöht.
Labor: Cholesterin und LDL-Cholesterin erhöht, HDL-Cholesterin niedrig, Triglyzeride erhöht.
Therapie: Cholesterinsynthese-Hemmer.

- Familiäre Hyperlipoproteinämie Typ III (Synonym: Remnant-Hyperlipidämie). Es handelt sich um einen defekten Katabolismus der VLDL-Remnants und Chylomikronen-Remnants, da Apoprotein-E-Partikel an den Leberrezeptoren nicht erkannt werden.

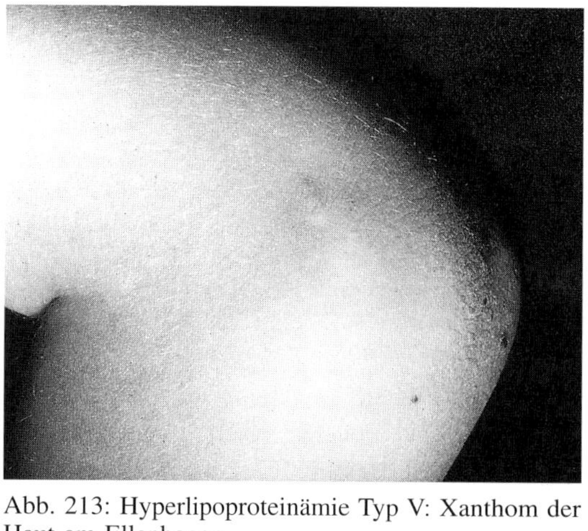

Abb. 213: Hyperlipoproteinämie Typ V: Xanthom der Haut am Ellenbogen

Die Erkrankung tritt bei einem zufälligen Zusammentreffen der Apoprotein-E-2-Homozygotie auf; die Häufigkeit beträgt 1:5000.
Symptome: Beginn mit 20 Jahren, Handlinienxanthome, tuberöse Xanthome, Koronarsklerose, periphere Gefäßatherosklerose, häufig Diabetes mellitus und Hyperurikämie.
Labor: Cholesterin und Triglyzeride deutlich erhöht, HDL-Cholesterin normal oder vermindert. Es besteht ein sehr hohes Atheroskleroserisiko.
Therapie: Reduktion der Kohlenhydrate in der Nahrung, Nikotinsäure, Clofibrat.

- Familiäre Hypertriglyzeridämie (Typ IV-Hyperlipoproteinämie)

Es handelt sich um eine Erhöhung der Triglyzeride im Serum. Die Vererbung erfolgt autosomal-dominant, der Defekt ist unbekannt, die Häufigkeit liegt bei 2–3:1000.
Symptome: Erst im Erwachsenenalter auftreten von Adipositas und Diabetes mellitus. Das koronare Risiko ist erhöht, auch besteht ein hohes Risiko für die Entwicklung einer Pankreatitis.
Labor: VLDL und Triglyzeride erhöht, Cholesterin mäßig erhöht oder normal.
Therapie: Gewichtsreduktion, Diätberatung; orthomolekulare Medikation; Omega-3- und Omega-6-Fettsäuren, Lezithin.

- Familiäre Hyperchylomikronämie

(Synonyma: Typ-I-Hyperlipidämie, Chylomikronen-Syndrom). Lipoproteinlipase-Mangel, LPL- und Apoprotein-C-II-Defekt, dadurch ist die Spaltung der Triglyzeride in Chylomikronen und Very-low-density-Lipoproteine gestört. Vererbung: autosomal-rezessiv; Häufigkeit 1:1000.
Symptome: Bereits im Kindesalter rezidivierende Oberbauchschmerzen, Hepatosplenomegalie, eruptive Xanthome. Hohes Risiko einer Pankreatitis, Atheroskleroserisiko nicht erhöht.
Labor: Triglyzeride sehr hoch (über 1000 mg/dl), Cholesterin erhöht, LDL-Cholesterin niedrig, HDL-Cholesterin niedrig.
Therapie: Fast fettfreie Kost (täglich etwa 15–20 g natürliche Fette), mittelkettige Fettsäuren (Ceres-Öl, Ceres-Margarine) werden besser toleriert.

● Familiäre Typ-V- Hyperlipoproteinämie
Hierbei handelt es sich um einen relativen Apoprotein-C-II-Mangel; Vererbung: polygenetisch; Häufigkeit 1:5 000.
Symptome: Eruptive Xanthome, Hepatosplenomegalie, abdominale Schmerzen, Parästhesien in den Extremitäten. Ein Atheroskleroserisiko ist gering.
Labor: Extrem hohe Triglyzeride, Cholesterin deutlich erhöht, Hyperurikämie, verminderte Glukosetoleranz.
Therapie: Einschränkung von Fett und Kalorien.

▶ Sekundäre Hyperlipoproteinämien:
Etwa 40 % der Hyperlipidämien sind sekundär. Sie treten bei 3–5 % der Erwachsenen auf. Bei Krankheiten mit sekundärer Hyperlipidämie können Cholesterin oder Triglyzeride erhöht sein (Tab. 92).

Tab. 92: Erkrankungen, die sekundäre Hyperlipoproteinämien auslösen

Hypercholesterinämie	
Typ IIa, Typ IIb	Hypothyreoidismus
Typ II	nephrotisches Syndrom
Typ IV	akute Hepatitis
Typ IIb	chronische Hepatitis
Typ Iib	Cholestase
Hypertriglyzeridämie	
Typ I, III, IV, V	Diabetes mellitus
Typ IV, V	Adipositas
Typ IV, V	Alkoholismus
Typ IV	Pankreatitis
Typ II, IV, V	cheonisches Nierenversagen

Risikofaktoren mit sekundärer Beeinflussung des Lipidstoffwechsels sind Rauchen, Hypertonie, Übergewicht und Alkoholkonsum. Therapie: Vermeidung der Risikofaktoren, Behandlung der Grundkrankheit.
Therapie: *Biologische Therapie* von Fettstoffwechselstörungen: Knoblauch (Allium sativum) roh, Tinctura Allii sativi, Knoblauch-Pflanzensaft, Guarmehl (Guar Verlan), Glucotard Granulat. Sauerstoff- und Ozontherapien senken Cholesterin- und Triglyzeridspiegel.

Ulrich Wemmer

Hyperthyreose

Definition: Überfunktion der Schilddrüse mit gesteigerter Produktion und Sekretion von Schilddrüsenhormonen.

Klinische Daten: Die Einteilung der Hyperthyreose nach ursächlichen Kriterien ist für die therapeutischen Konsequenzen hilfreich:
▶ bei Immun- und Autoimmunkrankheiten (Basedow-Krankheit, Hashimoto-Thyreoiditis),
▶ bei Schilddrüsenentzündungen,
▶ durch Schilddrüsen-Adenome,
▶ durch erhöhte TSH-Stimulierung,
▶ durch Jod-Überangebot,
▶ durch therapeutische Überdosierung von reinen Schilddrüsenhormonen.
Leitsymptome sind Exophtalmus, Glanzauge und Schilddrüsenvergrößerung. Eine Hyperthyreose kann zu erheblichen Allgemeinauswirkungen führen. Dazu gehören in zwangloser Kombination: Nervosität, emotionelle Unausgeglichenheit, motorische Unruhe, feucht-warme Haut mit Schweißausbrüchen, Heißhunger, Mißverhältnis zwischen Nahrungsmenge und Gewichtszunahme, Tachykardie, Muskelschwäche sowie schütteres Haar bis Haarausfall.

Therapie: Die therapeutischen Folgerungen ergeben sich primär aus der Ursache. Konventionell stehen Thyreostatika und operative Eingriffe (Strumektomie) im Vordergrund. Wenn eine Substitutionstherapie erforderlich ist, sollten Gesamtextrakte den isolierten Hormonen vorgezogen werden, da damit die Gefahr einer Überdosierung weitgehend ausgeschaltet ist.
An homöopathischen Einzelmitteln werden eingesetzt: Hedera helix, Lycopus virginicus, Spongia, Magnesium carbonicum oder fluoratum. Geeignete Kombinationspräparate sind Strumeel forte N und Thyreoidea compositum.

Hypertonie, arterielle

Synonyma: Bluthochdruck, Hochdruck-Krankheit.

Definition: Dauerhafte Erhöhung des systolischen (über 140 mmHg) und diastolischen Blutdruckes (über 90 mmHg). Die Grenzwerte gelten für ältere Menschen nur eingeschränkt,

Tab. 93: WHO-Einteilung der Hypertonie (nach diastolischem Blutdruck)

Blutdruck	Bezeichnung
90– 94 mmHg	Grenzwerthypertonie
95–104 mmHg	milde Hypertonie
105–114 mmHg	mittelschwere Hypertonie
über 115 mmHg	schwere Hypertonie

da hier ein höherer Druck zur Versorgung der Endorgane oft eine physiologische Angleichung darstellt (Adaptations-Hochdruck). Die WHO definiert die Hypertonie nach dem diastolischen Blutdruck (Tab. 93).

Klinische Daten: Neben einem primären (essentiellen) Hochdruck werden sekundäre Formen unterschieden; diese können renal, kardiovaskulär, vegetativ-neurogen, hormonell, psychisch oder medikamentös bedingt sein.
Die symptomatischen Auswirkungen sind ebenso vielgestaltig wie uncharakteristisch. Der Hochdruck kann asymptomatisch oder symptomenarm als Zufallsbefund entdeckt werden. Hinweisende Symptome sind Kopfschmerz, Schwindel, Durchblutungsstörungen und Sehstörungen. Die WHO differenziert nach den Endorganschäden (Tab. 94).

Tab. 94: Einteilung der arteriellen Hypertonie nach Endorganschäden (Kriterien der WHO)

Grad I
klinisch keine Schädigungen an Herz, Niere, Augenhintergrund, Gehirn

Grad II
Schädigung an einem der Organe: Herz, Niere, Gehirn, Fundus hypertonicus

Grad III
Schädigung an mehreren Organen, Retinopathie

Therapie: Allgemeinmaßnahmen sollten vor jeder medikamentösen Behandlung stehen. Dazu gehören Ernährungskorrekturen und Lebensstiländerungen zur Reduzierung folgender Risikofaktoren: bewegungsarme Tätigkeit, Übergewicht, Rauchen, Streß. Kochsalzarmer und an tierischem Eiweiß reduzierter Nahrung kommt ein ebenso bedeutsamer Stellenwert zu wie einer körperlichen Aktivierung durch regelmäßige Trainingsprogramme.

Zu den *Allgemeinmaßnahmen* gehören: Taurin, Magnesium- und Kaliumsubstitution, Co-Enzym Q_{10}, Vitamin-B-Komplex, Knoblauch.
Die *medikamentöse* Therapie ist rein symptomatisch. Die eingesetzten Arzneimittel beruhen auf verschiedenen Prinzipien (Transparenzkommission):

- Senkung des Natriumbestandes im Organismus (Diuretika),
- gezielte Blockade adrenerger Rezeptoren (Betarezeptorenblocker),
- direkte oder indirekte Senkung des Tonus der glatten Muskulatur der Arteriolen (Vasodilatantien),
- zentrale oder periphere Verminderung des Sympathikotonus (Antisympathotonika).

In der *Homöopathie* werden eingesetzt: Aconitum, Glonoinum, Viscum album, Aurum metallicum, Arnica, Lachesis, Sulfur; Solidago, Secale, Arsenicum album bei Hochdruck mit Nierenschäden; Arsenicum album, Phosphorus, Secale, Solidago bei Hochdruck mit Netzhautveränderungen; Scilla, Solidago, Vipera berus, Quebracho bei Hochdruck mit Anschwellen der Beine; Ginseng, Strophantus, Viscum album, Glonoinum bei älteren Menschen.
Bewährte Kombinationspräparate der *antihomotoxischen Medizin* sind: Melilotus-Homaccord, Rauwolfia compositum, Cactus compositum, Circulo-Injeel, Glonoin-Homaccord, Cralonin, Reneel, Solidago compositum.

(Literatur: Atkins, 1988)

Hypoparathyreoidismus

Definition: Verminderte oder fehlende Produktion von Parathormon (reguliert Kalzium-, Phosphat- und Magnesiumhaushalt).

Klinische Daten: Einteilung des Hypoparathyreoidismus:

- Zustand nach versehentlicher Entfernung der Parathyreoidea bei Thyreoidektomie (chirurgischer Hypoparathyreoidismus)
- Autoimmun-Parathyreoiditis

Vererbung: autosomal-rezessiv. Oft kombiniert mit Candidiasis, Morbus Addison, perniziöser Anämie, Diabetes mellitus, Thyreoiditis und Alopezie.

• Di-George-Syndrom (s. S. 236)
• Idiopathischer Hypoparathyreoidismus (primärer Hypoparathyreoidismus)
Vererbung: X-chromosomal rezessiv, autosomal-dominant oder autosomal-rezessiv. Bei der neonatalen Form des Hypoparathyreoidismus besteht meist eine vorübergehende Verminderung des Parathormons (transitorischer Hypoparathyreoidismus).
• Hypomagnesiämie
Die renale Ausscheidung von Magnesium und Kalzium wird durch Parathormon gesteuert. Bei steigender Rückresorption von Kalzium wird die Magnesiumresorption kompetitiv gehemmt. Frühsymptome: Hypokalzämie mit Tetanie, Laryngospasmus, Bronchospasmus, Apnoe und Erbrechen; außerdem Infektanfälligkeit, Lymphopenie und Durchfälle. Spätsymptome: Verkalkungen in Lunge, Augenlinsen und basalen Hirnganglien; psychische Störungen. Im EKG zeigt sich eine Verlängerung der QT-Zeit und ST-Strecke.
Labor: Kalzium im Serum unter 8 mg/dl, Phosphat im Serum über 5 mg/dl, Magnesium im Serum unter 1,2 mg/dl, Parathormon vermindert; zyklisches AMP im Urin steigt nach PTH um das 5- bis 10fache; renale Ausscheidung von Kalzium und Phosphat ist vermindert.

Therapie: Bei akuter Symptomatik Kalzium langsam intravenös, Magnesiumsulfat; Dauergabe von Vitamin D, 1,25-Dihydroxycholecalciferol, phosphatarme Nahrung. *Biologische Therapie:* Nebenschilddrüsengesamtextrakte.

Ulrich Wemmer

Hypothyreose

Definition: Unterfunktion der Schilddrüse; meistens angeborene Hypoplasie oder Aplasie des Organs.

Klinische Daten: Die Schilddrüse ist für das Kind im Vergleich zum Erwachsenen von besonderer Bedeutung, da ihre Funktion wesentlichen Einfluß auf die somatische und geistige Entwicklung, Wachstum und Reifung nimmt. Die Schilddrüse benötigt zur Produktion ihrer Hormone Jod, das mit der Nahrung aufgenommen wird.
Die Regulation der Hormonabgabe wird gesteuert über die Sekretion von Thyreotropin (TSH = Thyreotropes Hormon) durch die Adenohypophyse. TSH steigert die Hormonsynthese, die Hormonabgabe sowie die Proliferation der Schilddrüse und bewirkt die Mobilisierung des Thyroxins aus dem Thyreoglobulin. Die Produktion unterliegt einem Feedback-Mechanismus unter Steuerung des hypothalamischen Thyreotropin-Releasing Hormons (Abb. 134).
Es werden verschiedene Formen einer Hypothyreose unterschieden:
► angeborenes Myxödem
► angeborene Enzymdefekte der Schilddrüsenhormonsynthese (Jodfehlverwertung, „Pendred-Syndrom")
► sekundäre Hypothyreosen (Störung der Abgabe von TRH)
► erworbene Hypothyreosen (juveniles Myxödem)
► nach Operationen, Strahlentherapie, thyreostatisch-medikamentöser Therapie beim Erwachsenen und Thyreoiditis.

Die Symptome sind beim Neugeborenen wenig ausgeprägt, da diaplazentar während der Schwangerschaft eine ausreichende Hormonversorgung erfolgt. Mögliche Auffälligkeiten post partum sind Antriebsschwäche und Ikterus prolongatus.
Am Ende des ersten Lebensmonats zeigen sich Verzögerungen der körperlichen und geistigen Entwicklung, Adynamie, trockene Haut, Obstipation, Makroglossie und Muskelhypotonie.
Im weiteren Verlauf stellen sich ein: Hemmung der Wachstumsvorgänge, Zwergwuchs, Beeinträchtigung der geistigen Entwicklung (Dämpfung der nervösen Erregbarkeit, psychischer Antriebsmangel, Abstumpfung der Emotionalität, Intelligenzrückstand, Imbezillität bis Idiotie), blaßgelbliche Haut (kühl, marmoriert), Pseudolipome (Myxödem nach ORD 1878), Mittelohrschwerhörigkeit, rauhe Stimme, flache Nase, dicke sowie blasse Lippen, großer Mund und verzögerte Pubertät.
Diagnostik: Röntgen der Kniegelenke im ersten Lebensjahr (Anlage der proximalen Femurkerne mit Beurteilung der Knochengröße) und Röntgen der Hand (Anlage der Handwurzelknochen mit Beurteilung der Reife und der Größe).

Labor: TSH-Screening ab 5. Lebenstag (bei U2) (bei Verdachtswerten weitere Abklärung), T3-, T4-, TSH-, TRH-Untersuchung, PBJ- und T4-Test. Im Blutbild zeigt sich häufig eine hypochrome Anämie mit relativer Lymphozytose und erhöhter Monozytenzahl. Der Grundumsatz ist zwischen 25 und 40% gemindert, verbunden mit einer Verringerung der Atemfrequenz, der Kreislaufgröße und der Körpertemperatur. Der Serumcholesterinspiegel ist erhöht, eine mäßige BSG-Beschleunigung tritt auf. Im EEG sind Verlangsamungszeichen möglich.

Therapie: Substitution des fehlenden Hormons oder Organgewebes. Eingriff in den „Feed-back-Mechanismus". Ziel ist die Normalisierung der Stoffwechsellage und die Rückbildung der organischen Symptome. Therapeutische Mittel: L-Thyroxin (Hormonsubstitution), Organpräparate, Thyreoidea sicca, Thyreoidinum D4 und Kalium jodatum D6, Thyreoidinum D4, Thyreoidea compositum, Coenzyme compositum, Ubichinon compositum.

CHRISTA STEENPASS

Hypotonie

Synonyma: Niedriger Blutdruck, orthostatische Dysregulation.

Definition: Als Hypotonie werden passagerbelastungsbedingte oder langfristig niedrige Blutdruckwerte bezeichnet. Systolisch liegen die Werte beim Mann unter 110 mmHg, bei der Frau unter 100 mmHg, diastolisch unter 60 mmHg (Ruhewerte).

Klinische Daten:

► Essentielle (primäre, konstitutionelle) Hypotonie

Diese bei vorwiegend bindegewebsschwachen, mageren Personen als Dauerzustand bestehende Hypotonie geht mit Belastungsminderung, Kollapsneigung, Bradykardie, Hyperhidrosis und nicht selten mit Hypoglykämie einher.

► Orthostatische Hypotonie

Diese auch als „orthostatische Dysregulation" oder „Orthostase-Syndrom" bezeichnete Form weist im Liegen normale Werte auf, bei statischen Belastungen fällt der Blutdruck ab. Betroffen sind vor allem Kinder und Jugendliche in Wachstumsschüben sowie Hochwüchsige. Schwindel, Schwarzwerden vor den Augen, „Leere" im Kopf und Konzentrationsmängel sind die Leitsymptome. Bei langem Stehen, Sitzen oder Knieen treten die Symptome verstärkt auf. Der Konzentrationsabbau in der Schule zwischen 11 und 13 Uhr ist – oft unerkannt – darauf zurückzuführen. In schweren Fällen kommt es zur Eiweißausscheidung im Urin (orthostatische Albuminurie). Die Diagnose ist in einem Belastungsversuch nach Art des Schellong-Testes zu sichern.

► Symptomatische Hypotonie

Blutdruckabfall und langfristig erniedrigte Werte treten als Begleiterscheinung bei vielen Krankheiten auf. Dies trifft vor allem für Störungen der Herzleistung (Herzinsuffizienz, Aortenklappenfehler, Perikarditis) zu, aber auch für viele hormonelle Dysbalancen. Hypothyreose, Hypophysenvorderlappen-Nebenniereninsuffizienz führen zur Blutdrucksenkung. Vermindertes Flüssigkeitsvolumen im Kreislauf sowie Rekonvaleszenz nach Operationen und toxisch-septischen Krankheiten sind weitere Ursachen.

Therapie: *Allgemeinmaßnahmen* sollten allen medikamentösen Interventionen vorgeschaltet werden. Diese beinhalten körperliche Konditionierung (Übungsprogramme, Schwimmen, Kneipp-Verfahren) und Ernährungskorrekturen mit einer ausreichenden Flüssigkeitszufuhr. Betroffene Schulkinder sollten nicht ohne warme Getränke oder eine mäßig gesalzene Suppe zum Frühstück in die Schule gehen.

Medikamentös werden vor allem Sympathikomimetika und Vasokonstriktoren eingesetzt. Dazu gehören folgende Grundsubstanzen: Noefenefrin, Etilefrin, Oxilofrin, Dopamin, Dobutamin, Epinephrin, Midodrin, Octopamin, Gepefrin, als Vasokonstriktoren Dihydroergotamin und Angiotensinamid. Bevorzugt werden Kombinationspräparate dieser Stoffe, häufig ergänzt durch *phytotherapeutische Stoffe*. Zu diesen gehören: Aescin, Campher, Crataegus, Coffein, Cactus, Convallaria, Arnica, cocculus und Adonis. Vereinzelt sind auch Kombinationen mit Vitaminen, Nukleotiden und Adenosin im Gebrauch. *Homöopathisch-phytotherapeutische Kombinationen* sind: An-

gioton, Cardamind, Corvipas, Iberis, Phönix Hypotonex, Wibophorin. An *homöopathischen Einzelmitteln* kommen zur Anwendung: Crataegus, Camphora, Ammi visnage, Lachesis, Veratrum album, Phosphorus, Tabacum, Magnesium carbonicum, Ferrum phosphoricum.
Bewährte *homöopathische Kombinationsmittel* sind: Veratrum-Homaccord, Cralonin und Cor compositum. Bei Herzleistungsstörungen und Energiedefiziten sind mitochondriale Katalysatoren und deren Cofaktoren (Conenzyme compositum, Ubichinon compositum) angezeigt.

Ichthyosis congenita

(s. Chromosomenanomalien)

Immunmangelzustände

Definition: Das Lebensprofil der Immunabwehr zeigt eine gesetzmäßige Reifungsperiode bis zur Pubertät, ein „Reife-Plateau" bis etwa zum 40. Lebensjahr und eine Altersregression ab Mitte des 5. Lebensjahrzehntes (Abb. 85). Diese Gesetzmäßigkeit kann durch primäre, durch endogene oder umweltbedingte Einflüsse passager oder dauerhaft gestört werden. Zu diesen Einflüssen gehören Mangelernährungen, Infektionskrankheiten, daneben können iatrogene Immunsuppressionen durch Chemotherapeutika und Strahlenexpositionen eine Rolle spielen. Erwünschte Immunsuppressionen, die präventiv-therapeutisch begründet werden, finden in der Transplantationsmedizin und bei Autoimmunkrankheiten Anwendung.

Klinische Daten: Virale Infektionen können das Immunsystem tiefgreifend beeinflussen. Mit manchen Virusfamilien scheint der menschliche Organismus nur eine Art „immunologischen Waffenstillstand" schließen zu können. Dies ist beim Varizellen-Virus der Fall, das oft nach Jahrzehnten bei Belastung in Form eines Herpes zoster wieder aktiv wird. Labile Gleichgewichte sind für das Herpes-Virus, Zytomegalie-Virus und das Epstein-Barr-Virus geradezu typisch. Herpes-Viren führen teilweise zu einer latenten Krankheit (Herpes genitalis, Herpes-Enzephalitis) oder flammen bei immunologischer Belastung (z. B. bei Pneumonie, Überhitzung, durch Sulfonamide) wieder auf (Herpes labialis). Zytomegalie- und Epstein-Barr-Viren können den Gesundheitszustand langfristig beeinträchtigen. Es gibt überzeugende Hinweise, daß ein Teil der Fälle von chronischem Erschöpfungssyndrom damit in Zusammenhang steht.
Masern führen passager zu einer Immundepression in Form einer Anergie. Latente Tuberkulosen können in dieser immunologischen Talsohle in Form einer Miliartuberkulose oder Meningitis tuberculosa generalisieren.
Von der Genese her kann man die Immunmangelzustände in angeborene und erworbene einteilen. Differenzierter ist die in Tabelle 95 wiedergegebene Einteilung.
Angeborene Immunschwächen: Angeborene Immunmängel können aus einer universellen Insuffizienz des mesenchymalen Abwehrsystems resultieren oder selektiv einzelne Derivate dieses Keimblattes betreffen. Im Mittelpunkt dieser Schwächen der körpereigenen Abwehr stehen dabei die lockeren Bindegewebe, Thymus und dessen Kolonisationsfamilie (Milz, Lymphknoten) und die serösen Häute.
Gemeinsamer Nenner der Immuninsuffizienzen ist eine ungenügende Immunglobulinproduktion oder Mobilisation, meist auf der Basis einer Funktionseinschränkung mesenchymaler Gewebe. Die Tabelle 97 gibt einen Überblick über die organismischen Voraussetzungen für eine Minderleistung unspezifischer und spezifischer Abwehrvorgänge.
Nach einer von einer WHO-Kommission getroffenen Einteilung der primären, angeborenen Immuninsuffizienzen sind die in Tabelle 96 aufgeführten Krankheitsbilder erfaßt. Dem derzeitigen immunologischen Kenntnisstand entsprechend, sind die Defekte nach dem ver-

Tab. 95: Einteilung der Immunmangelzustände

Physiologische Immunschwächen

Angeborene Immunschwächen
- primäre
- sekundäre

Transitorische Immunschwächen
- durch nutritive Einflüsse
- durch Infektionskrankheiten
- durch chemische Substanzen
- durch physikalische Noxen (Strahlen)

Artifizielle Immunschwächung
- Immunsuppression

Tab. 96: Primäre Immuninsuffizienzen

Typ	**Vermuteter Sitz des Zelldefektes in**		
	Stammzellen	**B-Zellen**	**T-Zellen**
schwere kombinierte Immuninsuffizienz			
autosomal-rezessiv	+	+	+
X-chromosomal gebunden	+	+	+
sporadisch	+	+	+
Immuninsuffizienz mit generalisierter hämatopoetischer Hypoplasie	+	+	+
Immuninsuffizienz mit kurzgliedrigem Zwergwuchs	+	+	+
Immuninsuffizienz mit Thrombozytopenie und Ekzem (Wiskott-Aldrich-Syndrom)		+	+
Immuninsuffizienz mit Ataxia teleangiectatica		+	+
Immuninsuffizienz bei Thymom		+	+
Immuninsuffizienz mit Normo- oder Hyperglobulinämie		(+)	(+) (–)
infantile X-chromosomal gebundene Agammaglobulinämie		+	
selektiver Immunglobulinmangel (IgA)		+ (–)	
X-chromosomal gebundene Immuninsuffizienz mit Hyper-IgM		+ / –	
transitorische Hypogammaglobulinämie beim Säugling		+	
Thymusaplasie (Di-George-Syndrom)			+
episodische Lymphozytopenie mit Lymphozytotoxin			+

muteten Sitz des Zelldefektes in Stammzellen, B-Zellen und T-Zellen unterteilt.

Erworbene Immunmangelzustände: Sie sind meist transitorischer Natur. Die dafür verantwortlichen Noxen sind:

- metabolische Einflüsse (s. Tab. 9),
- Infektionen,
- artifizielle Immunschwächung (Immunsuppression; s. Tab. 9),
- physikalische Einflüsse (Strahlenexposition; s. Tab. 9).

Das körpereigene Abwehrpotential kann durch zufällige Infektionshäufungen oder artifizielle Infektionsbelastungen (Impfungen) überstrapaziert werden. Aus einer solchen zeitlichen Koinzidenz von Belastungen resultieren transitorische Immunschwächen als Zufallsereignisse. Dabei ergeben sich drei Grundkonstellationen:

- ▶ Ein intaktes Abwehrsystem wird durch zeitliches Zusammentreffen von Infektionen überfordert.
- ▶ Ein passager nicht voll leistungsfähiges Infektionsabwehrsystem wird bereits durch „banale" Infekte überlastet und erschöpft.
- ▶ Impfungen treffen auf einen durch Infektionen vorgeschwächten oder durch andere Ursachen nicht voll leistungsfähigen Organismus.

Bei der Beurteilung, in welcher Situation sich ein Mensch befindet und welche therapeutischen Konsequenzen gezogen werden müssen, ist die pathobiologische Phaseneinteilung nach Reckeweg hilfreich; sie gibt vor allem Auskunft darüber, welches Reaktionspotential dem Organismus verblieben ist. Immunstimulanzien sind nur indiziert, wenn der Körper diese auch beantworten kann. In vielen Fällen ist eine regeneratorische, organotherapeutische Behandlung das Mittel der Wahl.

(Spezielle therapeutische Hinweise sind den einzelnen Krankheitsbildern zu entnehmen. Besonders spezialisiert sind die therapeutischen Ansätze im Beitrag Aids.)

Tab. 97: Zusammenstellung von organismischen Mesenchymschwächen mit Verminderung der Immunabwehr

- Unreife des Mesenchyms (unreife Neugeborene, Frühgeborene)
- Allgemeine Mesenchymhypoplasie (allgemeine Bindegewebsschwäche, Osteogenesis imperfecta, Down-Syndrom)
- Volumenminderung immunkompetenter Gewebe (Osteosklerosen, Marmorknochenkrankheit, Speicherretikulosen, systemische Knochenmarkmalignome)
- Runt's disease

Tab. 98: Metabolische Einflüsse auf eine verminderte Antikörperbildung

Unzureichende Zufuhr
- qualitative Fehlernährung oder quantitative Mangelernährung
- Dystrophie
- Atrophie
- Kwashiorkor
- Vitaminmangelzustände

Unzureichende Resorption
- durch Mangel oder Fehlen von Fermenten (Mukoviszidose)
- durch entzündliche (Enteritis, Enterokolitis) oder allergische (Zöliakie, intestinale Allergie) Alteration des Darmepithels
- durch mechanische Läsionen der Darmwand bei Fehlbildungen (Stenose, Atresien, Megakolon)

Gestörte intrazelluläre Metabolisierung
- bei Enzymopathien und Speicherkrankheiten
- bei Hypothyreosen
- bei Diabetes mellitus

Erhöhter Verlust
- enterales Eiweißverlustsyndrom
- renaler Proteinverlust (Nephrose)
- vaskulärer Proteinverlust (ausgedehnte Blutungen, subdurale Hämatome, Transsudate, Shwartzmann-Sanarelli-Syndrom, Waterhouse-Friderichsen-Syndrom, hömolytisch-urämisches Syndrom)

Tab. 99: Erworbene Immunmangelzustände durch Strahlensyndrome

- Panmyelophthise-Syndrom (Knochenmark); es führt durch eine universelle Ausschaltung der Blutbildungsstätten zu einem „hämatologischen Strahlentod“
- gastrointestinales Syndrom führt zu einem Zusammenbruch der epithelialen Schutzfläche des Magen-Darm-Kanals
- neurologisches Strahlensyndrom

Tab. 100: Immunsuppressive chemische Substanzen

Alkylierende Substanzen wie z. B.
- Trenimon
- Endoxan
- Honvan
- Myleran

Antimetaboliten
- Folsäureantagonisten (Aminopterin, Methotrexat)
- Purinantagonisten (z. B. 6-Mercaptopurin, Puri-Nethol)
- Pyrimidinantagonisten (5-Fluorouracil)

Mitosegifte und Mitoseblocker
- Colchicin
- Vincaleukoblastin
- Podophyllotoxin

Antibiotika
- Aktinomycin C
- Aktinomycin D
- Mytomycin C

Antiphlogistische Medikamente
- Antirheumatika
- Kortisonderivate
- Antihistamine

Therapie: Den Immunmangelsyndromen liegen Leistungsschwächen der immunkompetenten Gewebe zugrunde. Dazu gehören Thymus, Milz, Lymphknoten, Knochenmark, lockeres Bindegewebe, seröse Häute und Leber. Deren Stützung steht im Mittelpunkt der therapeutischen Ansätze.

Organotherapeutika kommen in folgender Form zur Anwendung: autologe oder homologe Knochenmarktransplantationen; xenogene Implantationen fetaler Gewebe (Thymus, Milz, Mesenchym, Leber). Die Erfolgsquote dieser beiden Verfahren ist gleich, die Verfügbarkeit fetaler Gewebe besser.

Weitere Organotherapeutika kommen als Wachstumsfaktoren, Zytokine oder potenzierte Organpräparate der genannten Organe zur Anwendung.

Darüber hinaus ist bei IgA-Mangel der Regeneration der Haut und Schleimhäute Beachtung zu schenken. Mukosapräparate und Ultrafiltrate von Leber, Milz und Haut sind geeignete biologische Regenerationsmittel. Defizite des intrazellulären Zinkgehaltes und des Vitamin-A-Spiegels bedürfen einer entsprechenden Substitutionsbehandlung.

Der Behebung der kausalen Noxen (nutritive, infektiöse, chemische, strahlenbedingte) ist primär Aufmerksamkeit zu schenken.

Impetigo contagiosa

Synonyma: Pyodermie, Impetigo staphylogenes, Impetigo streptogenes.

Definition: Durch Staphylococcus aureus und/ oder Streptococcus pyogenes ausgelöste Entzündung der Haut.

Klinische Daten: Die Entzündung kann primär auf einer intakten Haut entstehen oder sekundär als Impetiginisierung eine Neurodermitis oder bei Konjunktivitis und Otitis. Das Erkrankungsalter liegt vor dem 6. Lebensjahr. Symptome: nichtbullöse, oberflächliche Form (bei Säuglingen und Kleinkindern bilden sich im Gesicht zunächst flüchtige Blasen, die durch Honigkrusten ersetzt werden; sehr kontagiös; hinterläßt keine Narben) und bullöse, tiefere Form (ausgelöst durch toxinbildende Staphylococcus aureus). Aus roten Flecken werden große flache Blasen mit zunächst serösem Inhalt, die später eintrüben und zur Pustel werden. Die geplatzen Blasen werden von einer braunen Kruste überzogen. Die Ausbreitung vollzieht sich ringförmig oder serpiginös. Der Allgemeinzustand ist kaum beeinträchtigt, durch Kratzen wird der Prozeß auf andere Körperregionen übertragen. Als Komplikation entsteht gelegentlich eine Glomerulonephritis.

Therapie: Hygienische Maßnahmen mit Ablösen der Krusten und Blasen, feuchtwarme Kompressen mit Jod-Polyvidon-Zusatz, lokale Antibiotika bei leichten Formen, bei schweren Formen auch systemische Therapie mit Flucloxacillin und Clindamycin: *Biologische Therapie* Antimonium crudum D6, D12, D30; Dulcamara D6, D12, D30; Hepar sulfuris D6, D12, D30; Rhus toxicodendron D6, D12, D30; Viola tricolor D6, D12, D30.

ULRICH WEMMER

Incontinentia pigmenti

Synonyma: Bloch-Sulzberger-Syndrom, Marion-Syndrom, Melanoblastosis cutis linearis; s. auch Vitiligo.

Definition: X-chromosomales, ektodermales Fehlbildungssyndrom mit charakteristischen Hautveränderungen, ZNS-, Augen- und Zahnanomalien.

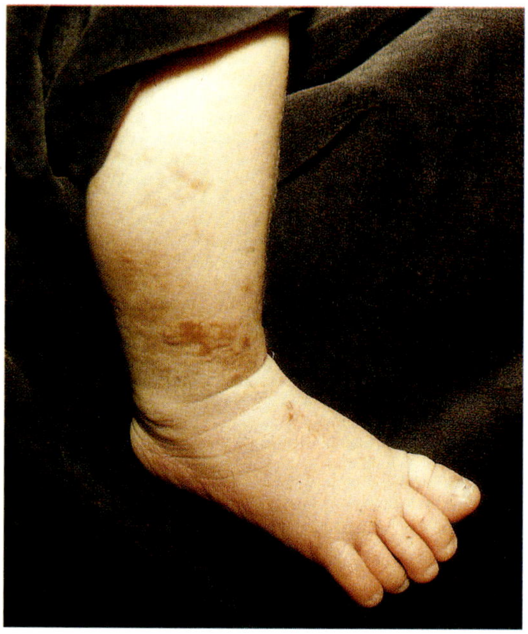

Abb. 214: Streifenförmige, bräunlich pigmentierte Haut des Unterschenkels bei Incontinentia pigmenti

Klinische Daten: Schon beim jungen Säugling sind linear formierte, papulovesikulöse Effloreszenzen der Haut zu beobachten, die manchmal über ein warzenähnliches Bild in graubraune Pigmentierungen übergehen. Die Initialstadien gehen mit einer Blut-Eosinophilie einher. Die ektodermale Symptomatik wird ergänzt durch Nagelwuchsstörungen, die manchmal tumoröse Ausmaße annehmen (Adeniran et al.). Alopezie des Kopfhaares, geistige Entwicklungsstörung und Krampfanfälle ergänzen die ektodermale Systemstörung. Die Augenmanifestationen reichen von Strabismus über Katarakte, Opticusatrophie bis zu Retina- und Foveahypoplasien (Goldberg u. Custis). Zahnstellungs- und -formanomalien gehören zum Syndromenbild.

Therapie: Eine kausale Therapie des prognostisch ungünstigen Leidens ist nicht bekannt. Symptomatisch ergeben sich jedoch – der individuellen Symptomenkonstellation entsprechend – Ansatzpunkte und Notwendigkeiten (s. auch Vitiligo).

(Literatur: Adenivan et al., 1993; Goldberg u. Custis, 1993)

Infektanfälligkeit

(s. Immunmangelzustände)

Insektenstiche

Definition: Überempfindlichkeit gegen antigene Bestandteile oder Produkte von Insekten (Insektengift, Speichelsekret).

Klinische Daten: Symptomatik: allergische Reaktion auf Insektenstiche mit Ödembildung, mitunter bis zum allergischen Schock.

Therapie: Basisbehandlung mit Kalzium, Antihistaminika und Adrenalin. *Antihomotoxische Therapie:* Basis: Apis-Homaccord, Lymphomyosot, Belladonna-Homaccord, Acidum formicicum-Injeel, Histamin-Injeel, Traumeel S; lokal: Traumeel S, Arnica-Salbe-Heel S; zur Anregung: Cutis compositum (Ledum), Echinacea compositum S, Engystol N; zur Nachbehandlung: Schwef-Heel, Sulfur-Heel; als Begleitbehandlung: Auto-Sanguis-Stufenkur, Histamin-Injeel, Urtika-Injeel, Psorinoheel, Acidum formicicum-Injeel, Apis-Homaccord. Kalte Umschläge, Neuraltherapie, Unterspritzung mit Lokalanästhetikum.

Franz-Anselm Graf von Ingelheim

Interkostalneuralgie

Definition: Schmerzhafte Zustände entlang eines oder mehrerer Zwischenrippennerven mit typischen schmerzhaften Druckpunkten paravertebral, in der Axillarlinie oder fronto-paramedian.

Klinische Daten: Ursächlich verantwortlich für Schmerzen im Interkostalbereich können Wirbelsäulenprozesse, Rückenmarksprozesse, Aortenisthmusstenose, Bronchial- und Mediastinaltumoren, Periostitis der Rippen, Zustand nach Rippenfrakturen, Zustand nach Thorakotomien, Zoster intercostalis und Irritationen der Nervenwurzeln sein. Irritationen der Nervenwurzel stellen den Hauptteil der Fälle dar.

Therapie: Auf jeden Fall muß zunächst die Ursache abgeklärt werden, da die Interkostalneuralgie in der Regel lediglich ein Begleitsymptom ist. Physikalische Therapie in Form von Wärmeapplikationen ist in vielen Fällen hilfreich. Neuraltherapeutisch kommen Quaddelbehandlungen im Bereich des Thorax und der Interkostalnerven sowie Injektionen im Bereich des Segmentes und der Wurzel zum Einsatz.
Irritationen im Bereich der Interkostalnerven können auch durch Störfelder hervorgerufen werden. Aus diesem Grunde sollte bei rezidivierenden Interkostalneuralgien immer eine Fokussuche durchgeführt werden.
Als Basistherapeutikum eignen sich Ranunculus-Homaccord und Bryaconeel. Bei reflektorischem Muskelhartspann sind zusätzlich Spascupreel und Spascupreel S indiziert. Liegen stechende Schmerzen vor, eignet sich Colocynthis-Homaccord. Bei Interkostalneuralgien in Verbindung mit BWS-Veränderungen und/oder Bandscheibenveränderungen ist Discus compositum angezeigt. Traumeel S in allen Applikationsformen ist angezeigt bei entzündlichen und mit Entzündungen verbundenen degenerativen Prozessen sowie bei entzündlichen Weichteilschwellungen und Ödembildungen.

Werner Frase

Iritis

Synonyma: Regenbogenhautentzündung, vordere Uveitis.

Definition: Es handelt sich um eine Entzündung des vorderen Abschnittes der Gefäßhaut (Uvea). Die Iris ist integraler Bestandteil des allgemeinen mesenchymalen Systems und Erfolgsorgan, an dem sich die fernen entzündlichen, allergischen und toxischen Prozesse manifestieren.

Klinische Daten: Subjektive Symptome: Verschwommensehen, Leseunfähigkeit (bedingt durch Akkomodationsstörungen), Druckgefühl; objektive Symptome: leichtes Herabhängen des Oberlides (Pseudoptose), konjunktivale und ziliare Injektion (oberflächliche und tiefe Rötung der Bindehautgefäße. Zellen in der Vorderkammer (nur mit der Spaltlampe erkennbar!), mögliche Verklebungen der Iris

auf der Linse (hintere Synechie), Entrundung der Pupille.
Differentialdiagnose: (akute) Konjunktivitis und akutes Glaukom, das heißt zwischen zwei Extremen der harmlosen Bindehautentzündung und der intraokularen Drucksteigerung, die zur Erblindung führen kann. Daher ist die *Tonometrie* (Messung des Augeninnendruckes) unerläßlich (andernfalls Gefahr eines ärztlichen Kunstfehlers!).
Ursachen: Die Iritis ist in der Regel Ausdruck einer generalisierten Erkrankung (Tbc, Infektallergenen, Rheumatismus usw.) und weniger bedingt durch lokale Reizung wie bei einer Konjunktivitis oder Keratitis.

Therapie: Bei der akuten Form der Iritis sind die sofortige Pupillenerweiterung (mit Atropin oder Scopolamin) und der Einsatz von Kortison-Augentropfen und -Augensalbe notwendig. Neu in der Augenheilkunde ist die antihomotoxische Therapie mit Lymphomyosot (parabulbär und intramuskulär). Da es sich bei der Iritis meist um eine chronisch-rezidivierende Erkrankung handelt, hat sich der Einsatz von Lymphomyosot insbesondere in den schubfreien Intervallen bestens bewährt (Sradj, 1994). Nach dieser Behandlung treten – wenn überhaupt – Reizungen in Form von Konjunktivitiden, nicht als Rezidiv auf. Die Kombination von herkömmlicher Kortisonbehandlung mit antihomotoxischen Mitteln kann als Idealfall der Komplementärmedizin gelten. Nirgendwo in der Ophthalmologie ist die Zusammenarbeit mit den anderen Disziplinen (insbesondere der Inneren Medizin, Dermatologie und HNO) so notwendig wie bei der Iritis.

Nadim Sradj

Ischialgie

(s. Bandscheibenerkrankungen)

Kardiospasmus

Synonyma: Kardiaachalasie, Megaösophagus.

Definition: Einschränkung der Ösophagusperistaltik mit Fehlfunktion des gastroösophagealen Sphinkters infolge Ausfall des Plexus myentericus und Abnahme der intramuskulären Ganglienzellen.

Klinische Daten: Im Normalfall ist die Kardia geschlossen und öffnet sich reflektorisch bei Eintreten der Speiseröhrenperistaltik. Bei angeborener Engstellung des unteren Ösophagus durch Fehlen der Ganglienzellen, sekundär bei gastroösophagealem Reflux, kann sich die Kardia nicht erweitern. Gelegentlich ist die Kardiaachalasie des Ösophagus mit einer Gleithernie kombiniert.
Symptome: Bei Säuglingen kommt es bereits nach geringen Nahrungsmengen zum Erbrechen, Schmerzen hinter dem Brustbein mit Schreiattacken und Gedeihstörung. Hauptsymptom bei Erwachsenen ist eine schmerzhafte Dysphagie, bei der flüssige und feste Nahrung aus dem Magen zurück in den Ösophagus gelangt. Häufig sind nächtliche Hustenanfälle, die sich bis zum Asthma bronchiale steigern, wenn saurer Mageninhalt aspiriert wird. Mit fortschreitender Erweiterung des proximalen Ösophagus können Aspirationspneumonien, Lungenabszesse und Ausbildung von Bronchiektasen die Folge sein. Die chronische Ösophagitis führt zu sekundären Strikturen und geht gelegentlich in ein Ösophaguskarzinom über.
Differentialdiagnostisch müssen der passagere Ösophagusspasmus infolge einer Ösophagitis oder nach Verätzungen und die Chalasie abgegrenzt werden, bei der Kardia und Ösophagus weitgestellt sind und der Mageninhalt passiv in den Ösophagus zurückfließt. Selten sind angeborene Membranstenosen und die sanduhrförmige Stenose.
Diagnose: Röntgenkontrastdarstellung des Ösophagus, Endoskopie, Ösophagusmanometrie.

Therapie: Beim infantilen Typ des Kardiospasmus kann eine Bougierung oder eine Resektionsoperation erfolgreich sein.
Bei der adulten Form wird eine mechanische Aufdehnung des Sphinkters mit dem Starck-Dilatator (dabei Gefahr der Ösophagusruptur und nachfolgender Mediastinitis) oder die Myotomie nach Heller eingesetzt. Medikamentös bewirken Nitrate und Kalziumantagonisten eine Druckminderung des unteren Sphinkters.

Biologische Therapie: Physikalische Therapie (lokale Wärme), Neuraltherapie (Plexus solaris), Akupunktur, Antihomotoxische Therapie (Spascupreel, Atropinum compositum).

ULRICH WEMMER

Katarakte

Synonyma: Linsentrübung, grauer Star, altersbedingte Katarakt (Cataracta senilis), angeborene Trübungen (Cataracta congenita, Cataracta polaris anterior, Cataracta polaris posterior, Cataracta centralis).

Definition: Je nach Grundkrankheit ist jeweils die Katarakt zu definieren, zum Beispiel Cataracta diabetica, Cataracta tetanica, Cataracta complicata (nach Entzündungen oder nach toxischer Schädigung), Cataracta traumatica (= Wundstar nach Kontusionen des Bulbus). Postoperativ kann eine Cataracta secundaria auftreten. Zeitweise verbindet sich die Linsentrübung mit einem Glaukom (Exfoliatio superficialis capsulae anterioris).

Klinische Daten: Die subjektiven Sehstörungen hängen vom Zeitpunkt des Auftretens der Krankheit ab. Bei einer angeborenen Linsentrübung wird die Sehstörung nicht wahrgenommen (bedingt durch eine Amblyopie). Der Betroffene verliert dadurch seine Binokularität (Tiefensehen). Demgegenüber treten die subjektiven Symptome bei altersbedingten Trübungen auf wie zum Beispiel Verschwommensehen. Das unklare Sehen wird mit mehr Beleuchtung vorübergehend ausgeglichen. Die Brechkraft verändert sich in Richtung Kurzsichtigkeit (Starmyopie). Die Ursache der Starbildung sind in der Regel Abbauprozesse des Proteinstoffwechsels mit sekundärem Verlust der Gewebstransparenz. Im Anfangsstadium können Augentropfen die Krankheit subjektiv aufhalten (Jodpräparate – Vorsicht bei Schilddrüsenerkrankungen!). Diese Verordnung erfolgt aus psychologischen Gründen. Es muß immer auf ihre Grenzen hingewiesen werden.

Therapie: Eine effiziente Therapie ist die chirurgische Entfernung der getrübten Linse und das Einsetzen einer künstlichen Linse (sog. intraokulare Linsenimplantation). Diese moderne Operationstechnik ist sehr erfolgreich und stellt einen beachtlichen Fortschritt der gegenwärtigen Augenheilkunde dar. Eine Begleittherapie ist normalerweise nicht erforderlich.

NADIM SRADJ

Kaudales Regressionssyndrom

Definition: Hemmungs-Fehlbildungs-Komplex der unteren Körperhälfte.

Klinische Daten: Disproportionierter Körperminderwuchs, vermutlich durch intrauterine Mangelzustände bedingt. Unreife und Kinder diabetischer Mütter sind bevorzugt betroffen. Die Beine sind im Verhältnis zum Rumpf und Oberkörper zu kurz, schmächtig, mitunter dysplastisch. Formale Anomalien finden sich an der unteren Wirbelsäule und den Beckenorganen. Funktionell sind die statomotorische Entwicklung und die Sauberkeitserziehung (Enuresis, Enkopresis) betroffen. Die geistige Entwicklung ist leicht bis mittelschwer verzögert.

Therapie: siehe Kapitel „Integrative oder lineare Medizin?“ Die infantile Zerebralparese, S. 146.

Kawasaki-Krankheit

Synonym: Mukokutanes Lymphknotensyndrom.

Definition: Fieberhafte Erkrankung im Kleinkindesalter mit Beteiligung innerer Organe.

Klinische Daten: Der Krankheitsauslöser ist unbekannt. Das Erkrankungsalter liegt unter 5 Jahre, im Mittel bei 1½ Jahren. Nach dem 7. Lebensjahr ist die Erkrankung sehr selten. Jungen sind häufger betroffen als Mädchen (1,5:1). Die Hauptsymptome und ihre Häufigkeiten sind in Tabelle 101 dargestellt. Nebensymptome sind Karditis, Arthritis, Meningitis, Diarrhö, Uveitis, Pneumonie und Gallenblasenhydrops. Die Diagnose ist gesichert, wenn mindestens 5 Hauptsymptome vorliegen.
Komplikationen sind Aneurysmen der Koronararterien (20%), Herzinfarkt und Herzrhythmusstörungen. Die Letalität liegt bei 1–2%.

Tab. 101: Häufigkeit der Symptome bei Kawasaki-Krankheit

• Fieber länger als 5 Tage (1–2 Wochen) (reagiert nicht auf Antibiotika)	95 %
• Konjunktivitis	88 %
• Trockenheit von Mund und Lippen, Rötung und Fissuren der Lippen	90 %
• Erdbeerzunge	77 %
• Enanthem	90 %
• Lacklippen	90 %
• Rötung der Handflächen und Fußsohlen	88 %
• Ödeme (Beginn)	76 %
• Desquamation der Fingerspitzen (Genesungsphase)	94 %
• polymorphes Exanthem am Stamm	92 %
• akute Schwellung von Lymphknoten am Hals über 1,5 cm Durchmesser	75 %

Labor: BSG hoch, CRP hoch, Leukozytose, Thrombozytose (über 1 Mio.), IgE erhöht, AST negativ. Differentialdiagnose: Erythema exsudativum multiforme, Post-Streptokokken-Erkrankung.

Therapie: Acetylsalicylsäure, γ-Globulin, keine Kortikoide (!). Regelmäßige Kontrolle der Koronarien durch Ultraschall-Echokardiographie. Mit Biologischer Therapie liegen keine Erfahrungen vor. Erwägenswert wären Thymuspräparate, Lymphomyosot und Engystol.

ULRICH WEMMER

Kearns-Sayre-Syndrom

(s. Mitochondriale Enzephalomyopathien)

Keloid

Definition: Es handelt sich um spontan auftretende, derbe, knotige bis bandartige, von Teleangiektasien durchsetzte, gutartige Bindegewebswucherungen, wie sie vor allen Dingen bei der dunkelhäutigen Rasse auch als Mehrfachbildung (Keloidose) auftreten können.

Klinische Daten: Von dem Keloid zu differenzieren ist das falsche Keloid oder Pseudokeloid. Hierbei handelt es sich um eine keloidähnliche Bildung auf Narben (Narbenkeloid). Diese Bindegewebswucherung greift über das

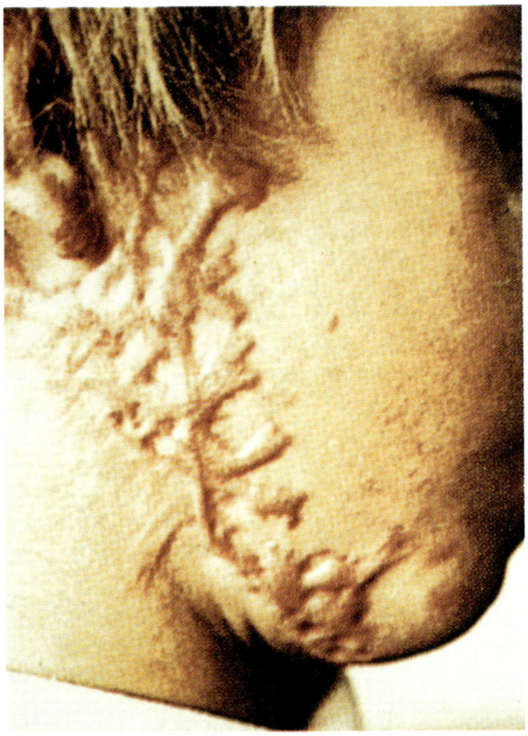

a)

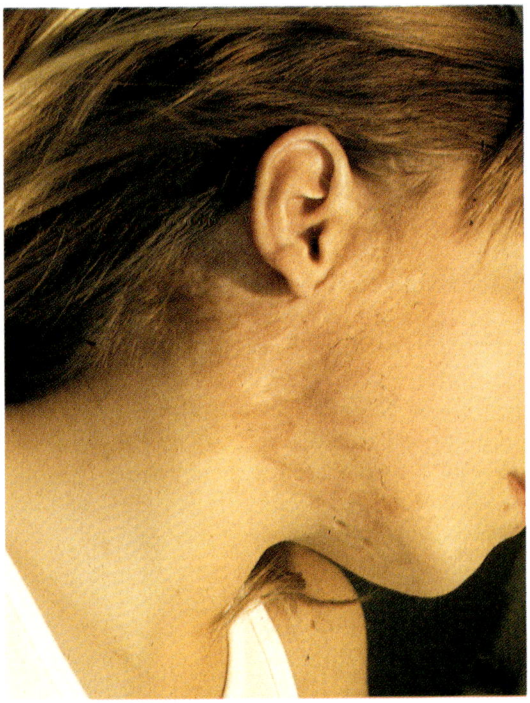

b)

Abb. 215 a und b: Narben-Keloid nach Verbrennung durch Explosion eines Spirituskochers; Rückbildung der hypertrophischen Narbe innerhalb von 9 Monaten

Wund- beziehungsweise Narbengebiet hinaus, ist derb, platten-, wulst- oder höckerförmig, meist blaßrosa bis alabasterfarben. Keloidbildungen sind Folgen von chronischen Reizzuständen im Bindegewebe. Bei manchen Patienten findet man die Neigung zur Keloidbildung. In anderen Fällen sind dies Folgen von toxischen Belastungen im Narbengebiet.
Immer wieder sieht man in Exzidaten von Keloiden Reste von Handschuh-Talkumpuder, oder andere zur Wundbehandlung eingesetzte Fremdsubstanzen.

Therapie: Zur Vermeidung der Keloidbildung empfiehlt es sich, nach den Operationen eine narbenpflegende Salbentherapie zu geben. Ein Abstand von drei bis vier Wochen zur Operation ist hier allerdings einzuhalten.
Homöopathische Salbenpräparate können auch mit Iontophorese eingesetzt werden. Hierbei ist darauf zu achten, daß die Salben unterschiedlich geladene Bestandteile haben, so daß man am besten genau zur Hälfte der Therapiedauer die Polarität wechselt. Zur *Injektionstherapie* bei Keloiden empfiehlt sich Traumeel S, Lymphomyosot und als Hauptmittel Graphites-Homaccord. Diese Ampullenpräparate können auch mit einem Lokalanästhetikum gemischt werden.

KLAUS KÜSTERMANN

Keratomalazie

Synonyma: Hornhauteinschmelzung, Xerosis corneae.

Definition: Es handelt sich um eine Erkrankung der Hornhautoberfläche mit Beteiligung des Parenchyms unter Verlust von Gewebsmasse und der Transparanz.

Klinische Daten: Die Hornhauttrübung ist durch Austrocknung der Epithelschicht bedingt. Die degenerativ-dystrophische Struktur der Erkrankung betrifft nicht nur die Hornhaut, sondern auch die Bindehaut. Obwohl die Erkrankung ernst ist, ist das äußere Erscheinungsbild unscheinbar. Meist tritt sie doppelseitig auf. Es handelt sich um eine Ernährungsstörung (Carotindefizit), von der meist Säuglinge und Kleinkinder betroffen sind. Durch die Schwächung des Immunsystems wird die Sekundärinfektion begünstigt, wonach größere Geschwüre entstehen können. Bei Progredienz der Erkrankung kann sich als Komplikation eine Hornhautwölbung (Staphylom) bilden. Die Keratomalazie ist Folge einer allgemeinen Erkrankung der Schleimhäute und tritt verstärkt bei familiärer Belastung im Zusammenhang mit einer Mukoviszidose (zystische Pankreasfibrose) auf.

Therapie: Sie ist prinzipiell in Kooperation zwischen Pädiater und Augenarzt durchzuführen. Lokal wird mit Vitamin-A-Augentropfen und -Augensalbe behandelt (Vogan Öl). Beim Vorliegen einer Sekundärinfektion sollte die Hornhaut mit Antibiotika abgedeckt werden. Eine Begleittherapie ergibt sich notwendigerweise seitens des Pädiaters.

NADIM SRADJ

Klimakterium

Definition: Biologische Phase der Frau, Übergang aus der Geschlechtsreife in das Senium, verbunden mit dem Verlust der Fortpflanzung, wobei es zur Ausbildung mehr oder weniger unangenehm empfundener Reaktionen des Körpers kommt.

Klinische Daten: Das natürliche Klimakterium tritt zwischen dem 40. und 50. Lebensjahr auf. Klimakterische Erscheinungen davor werden als Klimakterium praecox bezeichnet. Tritt das Klimakterium später ein, bezeichnet man es als Klimakterium tardum.
Das Klimakterium ist geprägt durch ein mangelndes Feedback auf den Hypophysenvorderlappen durch das Absinken der Östrogenproduktion und damit steigender FSH (follikelstimulierendes Hormon)-Produktion. Es kommt zur Auslösung vielfältiger vegetativer Störungen wie Hitzewallungen, Stimmungslabilität, Depressionen, Schlafstörungen, Herzrhythmusstörungen. Gleichzeitig kommt es zu unregelmäßigen Blutungen sowie zur Ausbildung einer zunehmenden Osteoporose. Der im Klimakterium häufig auftretende Pruritus vulvae ist ebenfalls auf ein Nachlassen der Östrogen-

produktion zurückzuführen. Schleimhauteinrisse im Genitaltrakt sind häufig.

Therapie: Die schulmedizinische Therapie mit Hormonpräparaten gilt heute als Therapie der Wahl, vor allem in Hinblick auf die Gefahr der Osteoporose. Naturheilkundlich lassen sich jedoch in den meisten Fällen gute Erfolge erzielen, so daß auf die Gabe von Hormonpräparaten weitgehendst verzichtet werden kann.
Als Basistherapeutika haben sich oral Klimakt-Heel und Hormeel S bewährt. Parenteral empfiehlt sich, vor allem im Anfangsstadium und als Stoßtherapie im weiteren Verlauf, Ovarium compositum und/oder Ovarium suis-Injeel. Auf Grund der nachlassenden zellulären Funktionen und der zunehmenden Blockierung der Fermentsysteme sollte der Einsatz von Coenzyme compositum und Ubichinon compositum erwogen werden. Hierzu eignen sich auch die additive Sauerstoff-Mehrschritt-Therapie, die Ozontherapie und die HOT (Hämatogene Oxidationstherapie). Die weitere Begleittherapie ist von der Symptomatologie abhängig. Hierzu finden folgende Präparate Anwendung: Aletris-Heel bei Schwäche und Erschöpfung; Tonico-Injeel, Cimicifuga-Homaccord bei Neuralgien und Zervikalmigräne; Metro-Adnex-Injeel bei neurotischen Beschwerden, Vaginitis, Kolpitis und Dysmenorrhö; Neuro-Injeel, Nervoheel bei psychosomatisch überlagerten Krankheitszuständen und depressiver Stimmungslage; Ypsiloheel bei vegetativer Dystonie und Globusgefühl.
Besonders wirkungsvoll hat sich die Auto-Sanguis-Stufentherapie unter Verwendung der parenteralen Basispräparate und 2–3 der symptombezogenen Parenteralia gezeigt (Hepeel i.v., Lymphomyosot und Coenzyme compositum s.c., Ovarium compositum s.c., Psorinoheel). Dies führt zu einer verstärkten Toxinausleitung, einer Mesenchymentschlackung und einer ovariellen Stimulation. Bei sehr starken klimakterischen Beschwerden zeigen neuraltherapeutische Injektionen an den Frankenhäuser Plexus oft sehr große Wirkung.
In der Zeit des Klimakteriums ist ebenfalls auf eine ausgewogene und vollwertige Ernährung zu achten. Zur Deckung des Bedarfs an Vitaminen und Spurenelementen sollte viel Obst und Gemüse gegessen werden. Vor allem die Deckung des Kalziumbedarfes wird heute unterschiedlich gesehen. Die Deckung des Kalziumbedarfes aus Molkereiprodukten wird von vielen Seiten angezweifelt. Auf jeden Fall sind Molkereiprodukte bei Störungen des Fettstoffwechsels nur bedingt tauglich. Kalzium kann in sehr hohen Dosen auch über Schachtelhalmtee zugeführt werden.

Werner Frase

Kohlenhydrat-Stoffwechselstörungen

Definition: Kohlenhydrat-Stoffwechselstörungen beruhen auf angeborenen oder erworbenen Metabolisierungsanomalien von Mono-, Di- und Polysacchariden.

Klinische Daten: Die Tabelle 102 gibt die wichtigsten Daten der „einfachen" angeborenen Kohlenhydratstoffwechselstörungen wieder.
Abbildungen 217 und 218 geben Einblick in die Stoffwechselsituation bei Glukose- und Galaktosestoffwechselstörungen, Glykogenspeicherkrankheiten und Galaktosämie.

Therapie: Kausale Behandlungsansätze gibt es wegen Fehlens entsprechender Enzympräparate für die Therapie nicht. Allgemeine Empfehlungen betreffen das Vermeiden oder die Einschränkung jener Kohlenhydrate, die nicht oder nur mangelhaft verstoffwechselt werden können.
Zu den Allgemeinmaßnahmen gehören Enzymkombinationen mit ausreichendem Amylaseanteil und pflanzlichen Komponenten (Bromelain, Papain). Sinnvoll ist neben den diätetischen Richtlinien der Einsatz von Katalysatoren, Intermediärprodukten und Cofaktoren der betroffenen Stoffwechselzyklen und von Organotherapeutika der primär betroffenen Organe. Zu den katalysierenden Präparaten gehören Glyoxal compositum, Coenzyme compositum und Ubichinon compositum.
Der Einsatz von Organotherapeutika ist vom Typ der Störung und der Organmanifestation abhängig; Leber-, Milz-, Herz-, Pankreas- und Gehirnpräparate in potenzierter Form oder als Lyophilisate stehen im Vordergrund, wenn die

Tab. 102: Stoffwechselkrankheiten mit primärer Manifestation im Kohlenhydratstoffwechsel. Beim Typ VII der Glykogenosen (Tarni-Syndrom) steht die Muskelschwäche durch Phosphofruktokinase-Defekt im Vordergrund.

Krankheitsbezeichnung	**Enzymdefekt, Enzymmangel**	**Hauptsymptome**
essentielle Pentosurie	TPN-Xylit-dehydrogenase	konstant erhöhte Ausscheidung von L-Xylose; harmlose, fast nur bei Angehörigen der jüdischen Bevölkerung bekannte Störung
Fruktosurie	Fruktokinase	Fruktoseausscheidung nur nach Genuß von Fruktose; harmlose Störung
Fruktose-Intoleranz	Fruktose-1-phosphat Aldolase	nach Fruktosegenuß starke Hypoglykämie mit Blässe, Schwitzen, Erbrechen und Zyanose; Ikterus möglich
Galaktosämie	Galaktose-1-phosphat-Uridyltransferase	galaktosehaltige Ernährung führt bei der *schweren Form* zu: Erbrechen Hepatosplenomegalie, Ikterus, Dystrophie, Katarakten, Schwachsinn, Galaktosurie, Aminoazidurie und Proteinurie. Endstadium: Marasmus, Blutungen, Aszites, generalisierte Ödeme; *mittelschweren Form* zu: Leberzirrhose, Katarakten, geistigen Schäden; *subklinischen Form* zu: Galaktoseintoleranz ohne klinische Symptome.
Glykogenspeicherkrankheiten		
Typ I: von-Gierke-Krankheit	Glukose-6-phosphatase	Hepatomegalie, Hypoglykämie, Minderwuchs mit (Stamm-)Fettsucht, azidotische Krisen
Typ II: Pompe-Krankheit	α-1,4-Glukosidase	Erbrechen, Anorexie, Dystrophie Dyspnoe, Zyanose, Kardiomegalie, Herztod meist im 1. Lebensjahr
Typ III: Cori-Krankheit	Amylo-1,6-Glukosidase	ähnlich wie Typ I, jedoch leichterer Verlauf
Typ IV: Andersen-Krankheit	Amylo-α-1,4 → α-1,6-Glukosidase	Hepatomegalie mit Leberschaden, Ikterus möglich; Glykogenspeicherung im lymphatischen Gewebe
Typ V: McArdle-Krankheit	Phosphorylase (Muskel)	leichte Ermüdbarkeit, Steifheit Schwäche und Schmerzen der Muskulatur nach Belastung
Typ VI: Hers-Krankheit	Phosphorylase (Leber)	ähnliche Symptome wie bei Typ I
Saccharose-Unverträglichkeit	Saccharase (Darm)	Durchfälle nach Saccharosegenuß; Dystrophie möglich
Alaktasie	Laktase (Darm)	Durchfälle nach Laktosegenuß; Dystrophie möglich
Maltase-Mangel	Maltase (Darm)	Durchfälle nach Maltose und Stärkegenuß
Angeborene Laktat-verwertungsstörung	unbekannt	Hepatorenomegalie, mäßige Splenomegalie, broncholaryngeale Spasmen; Azidose mit hohem Serumlaktat
Favismus (Glukose-6-phosphat-Dehydrogenase-Mangel in den Erythrozyten)	Glukose-6-phosphat-Dehydrogenase	nach Genuß von Fava-Bohnen, Sulfanilamid, Acetanilid, Primaquin und anderen Arzneimitteln Auftreten hämolytischer Krisen
angeborene, nicht sphärozytäre hämolytische Anämien Typ I und II	Glykolysestörung unter Einschluß der energiereichen Phosphate (bei II: 2,3-Diphosphoglyceromutase)	Anämie und Ikterus

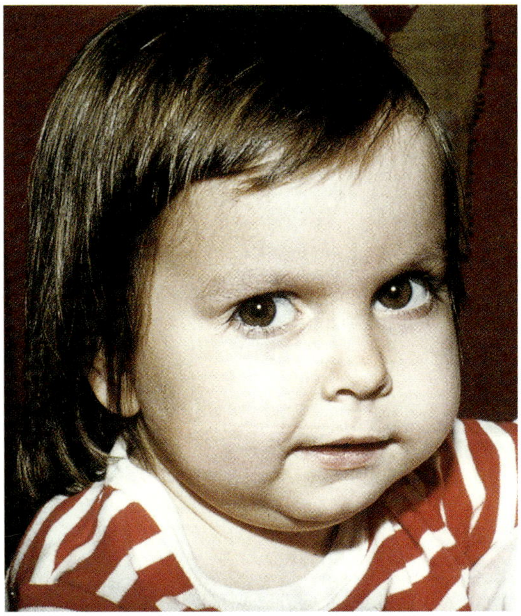

a)

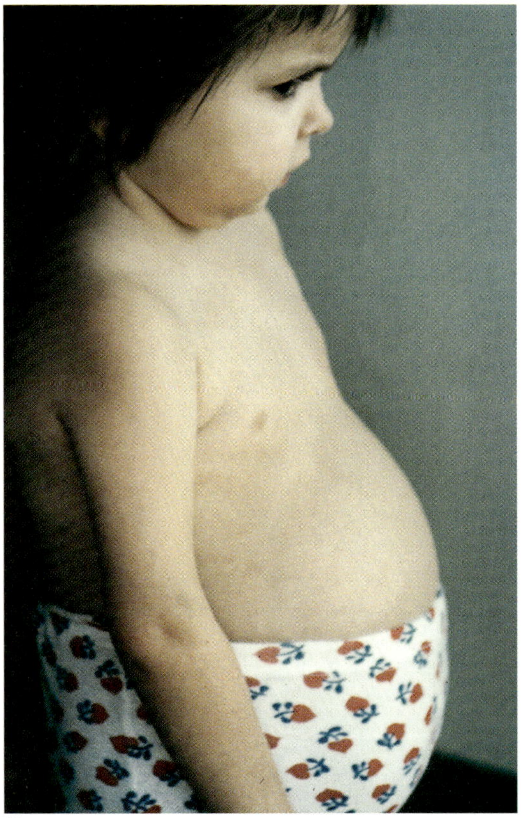

b)

Abb. 216 a und b: Glykogenspeicherkrankheit bei 4jährigem Mädchen. (a) Puppengesicht; (b) Körperprofil mit aufgetriebenem Abdomen

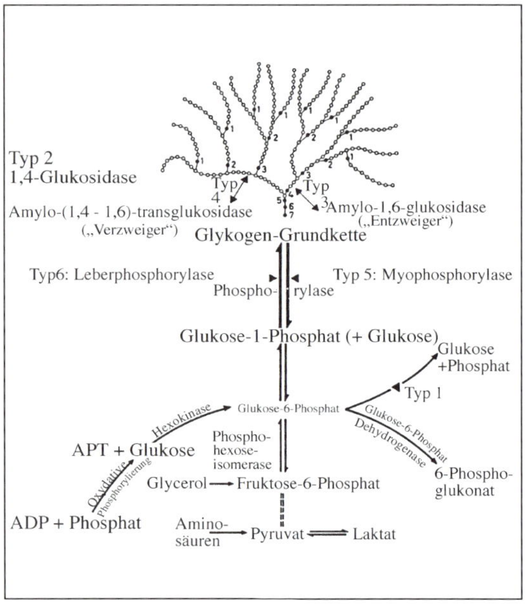

Abb. 217: Enzymreaktionen beim Glykogenauf- und -abbau in der Leber; Lokalisation der verschiedenen Glykogenosetypen

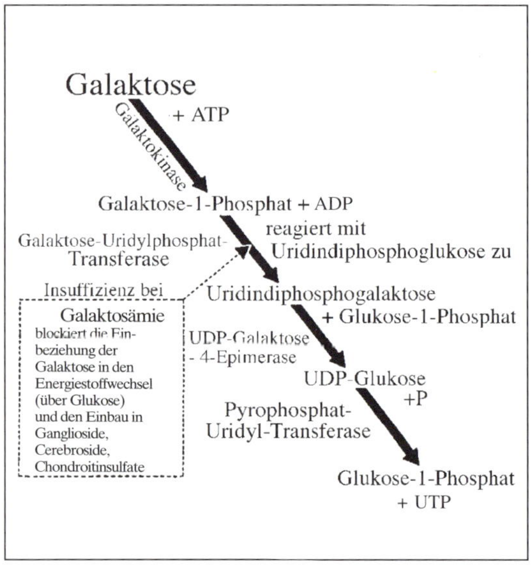

Abb. 218: Enzyminsuffizienz bei Galaktosämie

entsprechenden Organe Speicherungs- oder Degenerationssymptome aufweisen. Hinweise geben Kardio-, Spleno-, Hepatomegalie sowie geistige und körperliche Entwicklungsstörungen (Abb. 216).

(Literatur: Stave u. Schmid, 1963)

Konjunktivitis

Synonyma: Bindehautentzündung.

Definition: Je nach Symptom und Genese unterscheidet man zwischen allergischer, infektiöser und traumatischer Konjunktivitis. Darüber hinaus gibt es unter anderem die Chlamydienkonjunktivitis (Trachom). Zur Zeit aktuell ist die Conjunctivitis sicca (das trockene Auge).

Klinische Daten: Da die Bindehaut ein offenes Organ ist, unterliegt sie vermehrt exogenen Einflüssen wie Bakterien, Pilzen, Parasiten, Staub und anderem. Die moderne technische Welt erweiterte die Skala toxischer Stoffe, Chemikalien und Strahlen, was zur Akkumulation und Komplikation der Symptome geführt hat. Die endogenen Faktoren sind Folge allgemeiner Erkrankungen wie Tbc und Gonorrhö (Sekundärkonjunktivitis) und allergisch-hyperallergischer Bereitschaft. Die chronische Konjunktivitis unterliegt einer ausgeprägten Eigendynamik, so daß ihre Diagnose stets nur eine Momentaufnahme ist. Die subjektiven Beschwerden sind Brennen, Jucken, Kratzen, Reiben, Fremdkörpergefühl und Druckempfindung. Objektiv besteht eine Rötung der Bindehaut mit Verdickung der Gefäße, leichtes Ödem (Chemosis), verstärkte Sekretion und Follikelbildung. Die Conjunctivitis sicca erhält durch die moderne Arbeitswelt eine zunehmende Bedeutung, ausgelöst durch die überwiegende Beanspruchung des Nahsehens, Bildschirmtätigkeit, trockene Heizungsluft und deren neuromuskuläre Folgen für den Wahrnehmungs- und Bewegungsapparat (okulozervikales Syndrom). Die Auffassung von der Genese des Siccasyndroms setzt sich zunehmend durch. Die Tränendrüse ist bekanntlich nicht nur Bewässerungsorgan des Auges, sondern auch emotional, das heißt neurovegetativ gesteuert (verstärktes Tränen bei übermäßiger Freude oder bei Schmerz).

Therapie: Die systematische Kontrolle mit Hilfe von Abstrichuntersuchung und Resistenzbestimmung ist augenärztlicherseits erforderlich. Der Einsatz von Kortison und Antibiotika ist in akuten Zuständen indiziert, jedoch in chronischen Fällen grundsätzlich zu vermeiden. Hier ist die Domäne der naturheilkundlichen, antihomotoxischen Therapie. Es ist auf das okulozervikale Syndrom zu achten, wo eine retrobulbäre Myalgie ähnliche Beschwerden wie bei Konjunktivitis verursacht. Der Einsatz von Lymphomyosot hat sich gut bewährt. Neuerdings kommt der Anwendung von Mucosa compositum als kausaler Therapie Bedeutung zu, zumal der langjährige Einsatz von künstlichen Tränen (bei Conjunctivitis sicca) palliativ und für den Patienten lästig ist. Eine dermatologische Kontrolle ist ratsam.

NADIM SRADJ

Kopfschmerzen

Definition: Schmerzen im Kopf- und Kopfnervenbereich als Ausdruck einer Reizung von schmerzempfindlichen Kopforganen wie Schädeldecke, Dura, Hirngefäße oder Hirnnerven. Grundsätzlich gilt jedoch, daß Kopfschmerzen keine Erkrankung sui generis darstellen, sondern auch Ausdruck einer anderen Erkrankung sein können. Dies gilt es immer zuerst abzuklären.

Klinische Daten: Die Ursachen und Auslösemechanismen sind sehr vielfältig und uneinheitlich. Aus diagnostischen und therapeutischen Gründen empfiehlt sich die Unterscheidung in Erscheinungsbilder, bei denen

- ▶ phänomenologische Aspekte wie bei
  - Spannungskopfschmerzen
  - Okzipitalneuralgie
  - Migräne und
- ▶ ätiologische Aspekte wie bei
  - Migraine cervicale
  - Stoffwechselstörungen
  - Grippalen Infekten
  - Blutdruckschwankungen
  - Hirndruckerhöhung (Tumore, Blutungen, Verletzungen)
  - Arteriitis temporalis
  - Trigeminusneuralgie
  - Cluster-Kopfschmerz (Bing-Horton-Syndrom)

betrachtet werden sollten.

Unterscheidung nach *phänomenologischen Aspekten:* Als erste phänomenologische Differen-

zierung ist hier die Frage nach dem Verlauf (akut oder chronisch), die zweite nach dem Auftreten (anfallsartig oder nicht anfallsartig), zu stellen.
Die Migräne präsentiert ein schillerndes, vielfältiges Bild. Um hier eine Einteilung, auch im Sinne der Homotoxikologie vornehmen zu können, empfiehlt sich folgendes Klassifikationsschema:

- Einfache Migräne
- Klassische Migräne
- Komplizierte Migräne

Da es zur Diagnosestellung der Migräne keinerlei pathognomonische Befunde gibt, weder körperlich noch klinisch-chemisch oder apparativ, kommt hier der Anamnese eine herausragende Rolle zu. Die zusätzliche Eruierung von sogenannten harten und weichen Symptomen ist sehr zweckmäßig.
Harte Symptome: phasenhafter Verlauf, Hemikranie, Erbrechen, Flimmerskotom, fokale zerebrale Symptome, klopfender, pulsierender, hämmernder Schmerz, weiche Symptome: Vertigo, Nausea, Licht- und Lärmempfindlichkeit, oft Anfallsbeginn beim Erwachen aus nächtlichem Schlaf, Abklingen des Anfalls nach Schlaf.
Ätiologie und Pathogenese sind bei der Migräne bis heute noch nicht geklärt. Voraussetzung für die Entstehung der Migräne ist aber auf jeden Fall eine abnorme Gefäßlabilität. Wolf unterscheidet im Ablauf der Migräne drei Phasen:

- Vasokonstriktorische Phase
- Vasodilatatorische Phase
- Ödemphase

In der vasokonstriktorischen Phase kommt es zu Verengungen der intrakranialen Gefäße und damit zu visuellen und neurologischen Erscheinungen. Diese Erscheinungen gehen in der Regel den Kopfschmerzen voraus.
In der vasodilatatorischen Phase kommt es dann zu einer Gefäßdilatation. Sie führt zu den typischen halbseitigen und klopfenden Migräneschmerzen.
Bei längerer Dauer schließt sich die Ödemphase an. Sie zeichnet sich durch einen mehr dumpfen Kopfschmerz aus, der auch mehrere Tage andauern kann. Durch eine Flüssigkeitspenetration durch die Gefäßwand entsteht ein perivaskuläres Ödem, das für diese Beschwerden verantwortlich ist. Durch die dabei auftretende lokale Ischämie treten bei häufigen und längeren Attacken dann die bleibenden visuellen und neurologischen Funktionsstörungen auf.
Unterscheidung nach *ätiologischen Aspekten:* Die Behandlung dieser Kopfschmerzgruppe ist sehr von der Grunderkrankung abhängig. Ein erhöhter Hirndruck, Glaukom oder die Arteriitis temporalis können von uns nur begleitend behandelt werden. Auch der Cluster-Kopfschmerz entzieht sich oft einer biologischen Behandlung.
Auch bei durch RR-Schwankungen oder Stoffwechselstörungen entstandene Kopfschmerzen ist eine Behandlung der Grundkrankheit erst einmal Voraussetzung, bevor man sich über eine biologische Begleittherapie Gedanken macht.
Interessant sind die durch Störfelder hervorgerufenen Kopfschmerzen. Hier bestehen eine Fülle von Möglichkeiten, mit biologischen Mitteln zumindest eine Beschwerdeerleichterung zu erreichen.
Ständiger Kopfschmerz sollte immer Anlaß sein, auf die Tonsillen zu achten. Häufig findet man als Ursache eine chronische Tonsillitis. Vertebragene Kopfschmerzen sind häufig durch die Tonsillen als Störfeld bedingt.
Die Sinusitis mit ihren Schmerzen ist immer ein Ausleitungsproblem, weil hier der Organismus auf dem Wege des Nasensekretes versucht, Toxine zu eliminieren. Auch hier ist an den Darm als wichtigstes Ausscheidungsorgan zu denken.
Die Zähne sollten bei Kopfschmerzen ebenfalls genau inspiziert werden. Zahnschäden jeglicher Art, Karies, Granulome, Zustand nach Wurzelresektion, Wurzelreste im Kiefer, Zustand nach Wurzelbehandlung, Mundbatterie bei verschiedenen Metallen, Amalgamfüllungen können als Ursache von Kopfschmerzen in Betracht kommen. Adler fand heraus, daß bei Störfeldern im Oberkieferbereich immer typische Schmerzpunkte beiderseits der Querfortsätze des 2. HWK vorhanden sind. Auf diese Weise kann man auch eine Seitendiagnostik erhalten. Auch wenn nicht gesagt werden kann welcher Zahn es ist, kann zumindest die Seite festgelegt werden. So können die sogenannten

„Adler-Punkte" zur Diagnostik herangezogen werden.

Der gynäkologische Raum ist nach Geburten, Fehlgeburten und Entzündungen oft Störfeld und Ursache für Kopfschmerzen. Oftmals klagen Frauen über Kopfschmerzen, wenn sie mit der Einnahme von Ovulationshemmern begonnen haben. Hier geht die Reinigung durch die natürliche Menstruation durch einen künstlich aufgezwungenen Zyklus verloren. So lange die Pille eingenommen wird, werden diese Frauen unter Kopfschmerzen leiden. Das Absetzen der Pille ist in diesem Fall kausale Therapie.

Therapie: Therapeutisch gehen wir Spannungskopfschmerzen und Okzipitalneuralgien mit Spascupreel, Gelsemium-Homaccord und Spigelon an. Eine Verbindung dieser Medikamente mit Xyloneural und Traumeel S sowie eventuell Discus compositum als neuraltherapeutische Möglichkeit sollte in hartnäckigen Fällen erwogen werden.
Die Migränetherapie stützt sich auf drei Säulen: Vermeidung auslösender Faktoren, Migräneakutbehandlung und Intervalltherapie.
Die Vermeidung auslösender Faktoren ist oftmals nicht ganz einfach. Dennoch sollte man versuchen, Alkohol, Schokolade und Milchprodukte zu vermeiden. Jeder Mensch kann auf andere Nahrungsmittel reagieren, was eruiert werden muß. Auch die Behandlung einer eventuellen Dysbiose sollte nicht vergessen werden. Hunger, Durst, Schlafdefizit, unregelmäßiges Leben, Arbeitsplatz- und/oder persönliche Reize sollten vermieden werden.
Zur Migräneakutbehandlung hat sich folgende Mischinjektion vielfach bewährt: Spigelon, Aconitum-Homaccord, Belladonna-Homaccord, Gelsemium Homaccord und Ferrum phosphoricum-Injeel. Mit der intravenösen Applikation dieser fünf Präparate lassen sich viele Migräneattacken innerhalb von 1–3 Minuten kupieren. Bei heftigen gastralen Begleiterscheinungen sollte noch eine Ampulle Nux vomica-Homaccord zugefügt werden.
Eine Intervalltherapie kommt immer dann in Betracht, wenn mehr als zwei Anfälle pro Monat auftreten. Dazu empfiehlt sich folgende Kombination:

Rp. Colocynthis-Homaccord Tr.
Gelsemium-Homaccord Tr.
Psorinoheel Tr.
aa. ad 90,0
m. d. s. Migränetropfen
3 x tgl. 10–15 Tr. a.c.

Bei der typischen Wochenendmigräne hat sich zusätzlich noch Iris-Injeel als Trinkampulle bewährt. Oral können bei Bedarf noch Spigelon und Hepeel eingesetzt werden.
Histamin-Injeel kann oft im Sinne eines Umkehreffektes die histamininduzierten Kopfschmerzen lindern.
Eine neuraltherapeutische Behandlung mit Discus compositum, Gelsemium-Homaccord, Traumeel, oral Mercurius-Heel oder Angin-Heel wirken oft sehr rasch. Bei Therapieresistenz sollte unbedingt an eine Mikrobiologische Therapie gedacht werden und eine Ausscheidungstherapie eingeleitet werden. Nahrungsdisziplin und eventuell sogar Heilfasten sind hier in das Behandlungsschema mit aufzunehmen. In dem Maße, wie der Darm sich regeneriert, werden auch die Kopfschmerzen verschwinden.
Wenn diese Mittel zusammen mit einem Neuraltherapeutikum noch zusätzlich in Akupunkturpunkte gespritzt werden, beispielsweise in LG13, B10 oder Gb20, wird eine enorme Wirkungssteigerung erreicht, da hier die Behandlung von drei verschiedenen Ebenen ausgeht.
Injektionen mit Xyloneural und Traumeel an den Frankenhäuserschen Plexus lassen Kopfschmerzen, die ihre Ursache im gynäkologischen Raum haben, oft sehr rasch verschwinden.

WERNER FRASE

Kyphose

Synonyma und verwandte Begriffe: Buckel, juvenile Kyphose, Scheuermann-Krankheit, Kyphoskoliose, Konvex- und Lateralverkrümmung.

Definition: Angeborene oder erworbene pathologische Haltungsanomalie mit dorsaler, konvexer Krümmung der Wirbelsäule oder einzelner Wirbelsäulenabschnitte.

Klinische Daten: Der Morbus Scheuermann (Osteochondrosis spinalis adolescentium) ist

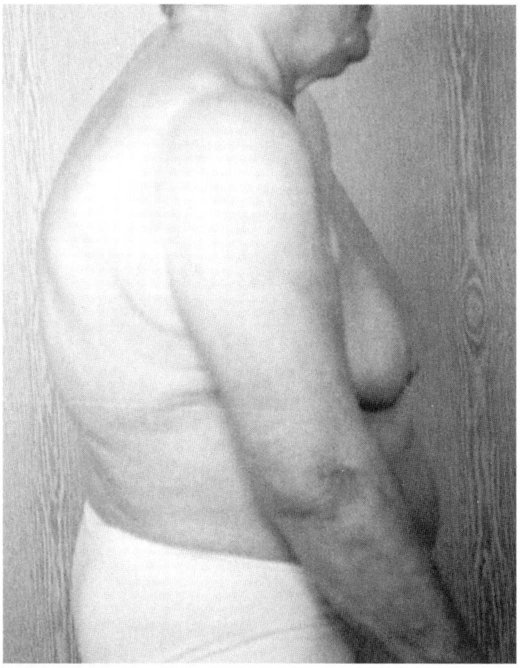

Abb. 219: Kyphose bei einer 74jährigen Frau; ausgelöst durch Osteoporose

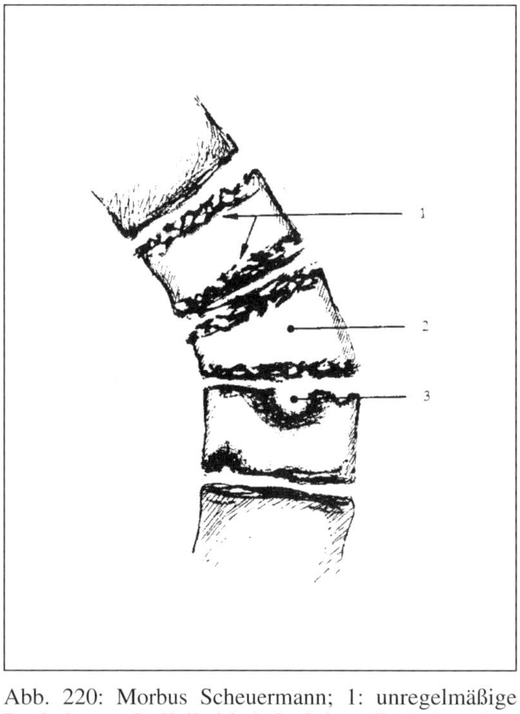

Abb. 220: Morbus Scheuermann; 1: unregelmäßige Deckplatten, 2: Keilwirbel, 3: Schmorlknötchen (aus Orthopädie in der Praxis, K. J. Münzenberger, 2. Aufl., 1988, Abb. 165)

die häufigste kyphotische Affektion der Wirbelsäule.

Ursachen für angeborene Kyphosen sind Fehlbildungen von Wirbelkörpern (Blockwirbel, Wirbelkörperspalten). Erworbene Kyphosen entstehen durch Spondylitis, Spondylitis ankylosans, Scheuermann-Krankheit, Osteoporose, Tuberkulose (Pott-Buckel), Rachitis und andere demineralisierende Stoffwechselstörungen.
Ätiologie: Beim Morbus Scheuermann findet sich anatomisch pathologisch eine Aufbaustörung der Wachstumszonen und der kollagenen Fasersysteme von Knorpeldeck- und Grundplatte der Wirbelkörper. Diese strukturellen Veränderungen bedingen eine ventrale Keilform der Wirbelkörper mit Ausbildung einer Kyphose, betont zwischen 3. Brust- und 3. Lendenwirbelkörper.
Symptome: Charakteristisch ist der Krankheitsbeginn in der pubertären Wachstumsphase. Betroffen sind vor allem Knaben. Nur 20% der Patienten klagen im floriden Stadium über Schmerzen. Später, in der 4. Lebensdekade, werden häufig Schmerzen angegeben.
Die Kyphose bedingt eine Kontraktur der paravertebralen Muskulatur mit Ausbildung von Hartspann, Myogelosen, Gelosen, Tender points, Triggerpunkten, schmerzhaften Insertionstendinosen und Fehlhaltung der Wirbelsäule. Die fixierte Kyphose gilt als präarthrotische Deformität.
Das konventionelle Röntgenbild beweist die Osteochondrosis spinalis adolescentium. Typisch sind multiple keilförmige Deformitäten der ventralen Wirbelkörper, unregelmäßig begrenzte Abschlußplatten und sogenannte Schmorl-Knorpelknötchen.

Therapie: Wichtig ist die Meidung störender Einflüsse auf die Wirbelsäule in der Wachstumsphase. Die konservative Therapie umfaßt Krankengymnastik und Bewegungstherapie. Bei Progression kann eine orthetische Versorgung notwendig sein. Selten ist eine operative Korrektur nötig.
In Extremfällen kann eine Stabilisierung durch Osteotomie oder Knochentransplantation in Erwägung gezogen werden.
Antihomotoxische Therapie: Basistherapie mit Traumeel, Neuralgo-Rheum-Injeel, Colocynthis-Homaccord. Symptomenbezogene Thera-

pie mit Zeel, Discus compositum, Rhododendroneel, Spascupreel; Aktivierung blockierter Fermentsysteme mit Katalysatoren des Zitronensäurezyklus.
Begleittherapie: Reflextherapie (therapeutische Lokalanästhesie), Neuraltherapie, Akupunktur, Chiropraktik u. a.; Physikalische Therapie mit Kräftigung der Bauch- und Rückenmuskulatur, Haltungskorrektur, Rückenschule und Wirbelsäulengymnastik.

BERNARD POTRAFKI

Laktose-Intoleranz

Definition: Unverträglichkeit von Laktose in der Nahrung.

Klinische Daten: Pathogenese: Laktose muß vor der Resorption in Glukose und Galaktose gespalten werden. Das dazu erforderliche Enzym Laktase befindet sich auf der Spitze des Bürstensaumes der Mukosa im oberen Dünndarm. Bereits bei leichten Schädigungen der Darmschleimhaut wird das Enzymsystem beeinträchtigt.
Die primäre Laktoseintoleranz durch kongenitalen Laktasemangel ist bei Weißen selten (5–20%), bei Schwarzen betrifft sie bis zu 70% aller Kinder. Patienten mit angeborenem Laktasemangel entwickeln später oft eine normale Laktaseaktivität.
Bei der sekundären Laktoseintoleranz entsteht der Mangel an Laktase durch Schädigungen der Dünndarmschleimhaut bei vielen viralen oder bakteriellen Erkrankungen.
Pathophysiologie: Die nicht gespaltenen Disaccharide verursachen im unteren Dünndarm und Dickdarm einen osmotischen Effekt, es bleibt mehr Flüssigkeit im Darm mit Aufdehnung der Darmwand und verstärkter Peristaltik. Es kommt zur bakteriellen Vergärung von Kohlenhydraten, Bildung von Milchsäure und Wasserstoff, Kohlendioxid und Methan.
Symptome: Entleerung von Durchfällen, Erbrechen, Exsikkose, Bauchschmerzen, geblähtes Abdomen nach Zufuhr von laktosehaltiger Nahrung.

Therapie: Laktosefreie Kost, Flüssigkeitsersatz, später Wiederaufbau der Darmflora. *Ernährungstherapie:* frischer Möhrensaft, Apfel-Bananen-Püree, Kartoffeln. *Homöopathie:* Calcium carbonicum D4, D6, D12; Chamomilla D3, D4, D6. *Phytotherapie:* Tormentillwurzel, Heidelbeere, Uzara-Wurzel.

ULRICH WEMMER

Laryngitis

Synonym: Kehlkopfentzündung.

Definition: Rötung und Verdickung der Stimmbänder mit Störung der Phonation, meist Beteiligung des gesamten Kehlkopfs.

Klinische Daten: Es sind vornehmlich ältere Kinder, Jugendliche und Erwachsene betroffen.
Es werden zwei Erkrankungsformen unterschieden: Die *akute Laryngitis* kann durch Viren (Adeno-, Influenza-Viren), Bakterien (β-hämolysierende Streptokokken, Streptococcus pneumoniae), Corynebakterium diphtheriae (Kehlkopf-Diphtherie), Allergien (Hausstaub, Pollen) und Umweltnoxen (Tabakrauch, trokkene Luft, Reizgase [SO_2, Formaldehyd, Ozon]) hervorgerufen werden. Die Symptome schließen Veränderung der Stimmlage, Heiserkeit eventuell bis zur Aphonie, Zwang, sich zu räuspern, trockener Husten, Fieber, Abgeschlagenheit, Schluckbeschwerden, Halsschmerzen und Dyspnoe bis zur Erstickung ein. Differentialdiagnostisch müssen das Krupp-Syndrom, die Laryngotracheobronchitis, die Epiglottitis und die Kehlkopfdiphtherie in Erwägung gezogen werden. Therapie: Dampfinhalation, Antibiotika nur bei bakterieller Laryngitis, Halsumschläge, Stimmenschonung.
Eine *chronische Laryngitis* entsteht durch Überbeanspruchung der Stimmbänder (z.B. bei Sängern, Lehrern oder Politikern). Die Symptome äußern sich in Dauerheiserkeit, Stimmenstörung, Globusgefühl, Hustenreiz und Schluckbeschwerden. Schmerzen sind eher selten. Differentialdiagnostisch muß bei der chronischen Laryngitis an ein Kehlkopfkarzinom gedacht werden. Therapie: Antiphlogistika, Ausschaltung der schädigenden Umweltfaktoren, Stimmenschonung.

Therapie: Homöopathie: Arum triphyllum, Belladonna, Bromum, Carbo vegetabilis, Jodum, Phosphor, Spongia, Verbascum. Kombinationspräparate: Aconitum-Homaccord, Apis-Homaccord, Echinacea compositum, Gripp-Heel, Engystol.

ULRICH WEMMER

Leberzirrhose

Synonym: Cirrhosis hepatis.

Definiton: Irreversible Veränderung der Läppchenstruktur und Bildung postdegenerativer Parenchym-Regeneratknoten bis zu Gefäßobliterationen.

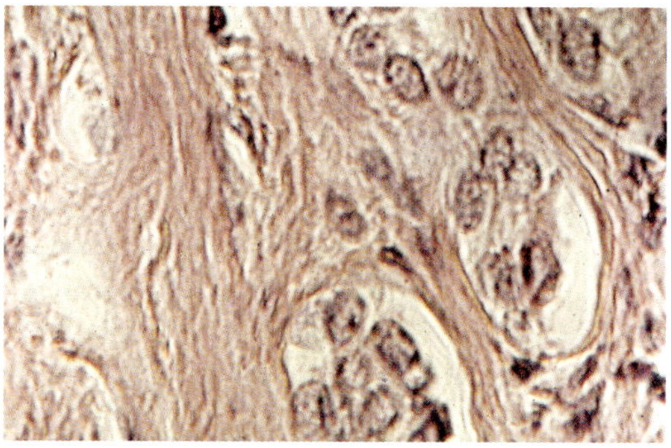

Abb. 221: Leberzirrhose histologisch; Reste von Leberzell-Inseln, von derben Bindegewebssträngen durchzogen

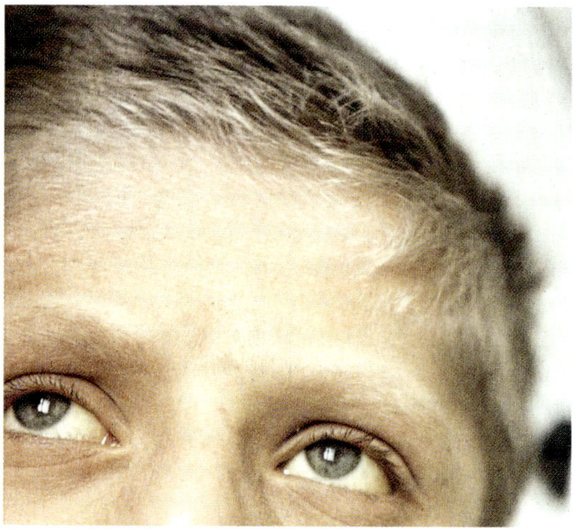

Abb. 222: Leberzirrhose bei Gallengangsfehlbildung; fahl grau-gelbes Hautkolorit; Skleral-Ikterus

Ätiologische Einteilung der Leberzirrhosen

Angeborene Ursachen
- anatomisch bedingt
  Gallengangsatresien
- stoffwechselbedingt
  Abderhalden-Debré-Fanconi-Syndrom
  Arginin-Succininurie
  Glykogen-Speicher-Krankheiten
  Grigler-Najjar-Syndrom
  Hämochromatose
  hepatolentikuläre Degeneration
  Mukoviszidose
  Wilson-Krankheit
- postinfektiös
  Hepatitis
- chronische Infektionskrankheiten

Kardiovaskuläre Ursachen
- bei Rechtsherz-Insuffizienz
- bei „Panzerherz"
- bei Budd-Chiari-Syndrom
- bei Osler-Bendu-Weber-Krankheit

Erworben – umweltbedingte Ursachen
- Alkoholabusus
- Um- und Innenwelttoxine
- Medikamente

Klinische Daten: Pruritus, Ikterus, Wasserretention (Aszites, Ödeme), Blutungsneigung, Ösophagusvarizen, Coma hepaticum.

Therapie: *Standardtherapie* mit Leberschutzpräparaten, Saluretika, Kortikosteroiden, Abstinenz von Alkohol und hepatotoxischen Medikamenten, Diät.
Antihomotoxische Therapie: Cave Alkohol, daher keine Tropfen, eventuell Ampullen trinken; Hepeel, Traumeel S, Lymphomyosot, Galium-Heel, Injeel-Chol, Phosphor-Homaccord, Ceanothus-Homaccord, Nux vomica-Homaccord, Engystol N, Hepar compositum, Momordia compositum, Glyoxal compositum, Leptandra compositum, Coenzyme compositum, Ubichinon compositum, Testis compositum, Ovarium compositum, Carduus marianus, Natrium sulfuricum, Lycopodium (forte), Vesica fellea suis, Fel suis, Hepar suis, Hepatitis Nosode.
Begleittherapie: Eigenbluttherapie (Auto-Sanguis-Stufenkur), Neuraltherapie, Akupunktur, mikrobiologische Therapie, Sauerstofftherapieformen.

FRANZ-ANSELM GRAF VON INGELHEIM

Leigh-Enzephalomyopathie

Synonyma: Morbus Leigh, subakute, nekrotisierende Enzephalomyopathie.

Definition: Autosomal- und X-chromosomal-rezessiv erbliche, progrediente Enzephalomyopathie auf der Basis von Enzymdefekten in den mitochondrialen Stoffwechselketten. Morphologische Folgen der Myelindegeneration sind „spongiöse" Nekrosen.

Klinische Daten: Bei Krankheitsbeginn im ersten Lebensjahr schleichender (in 70%), subakuter oder akuter Verlauf mit großer Variation in der Symptomenkonstellation und der Verlaufsprogression. Organmanifestationen können sein:

- Gehirn: verzögerte, stagnierende oder regressive geistige Entwicklung, Paresen, Streckspasmen, Hyperreflexie, Dyskinesie (Choreoathetose), Ataxie, Dysarthrie, Tremor, Krampfanfälle
- Muskulatur: Hypotonie, später Atrophie, rasche Ermüdbarkeit
- Augen: Nystagmus, Optikusatrophie, Visusverlust
- Atmung: Atemrhythmusstörungen, Apnoe- und Hyperventilationsepisoden
- Verdauungstrakt: Untergewicht bis Dystrophie, Anorexie, episodisches Erbrechen
- Herz: Kardiomyopathie in ein Fünftel der Fälle.

Therapie: Eine kausale Therapie ist bislang nicht bekannt. Die laborchemischen Befunde weisen jedoch auf einen sinnvollen Einsatz mitochondrialer Katalysatoren hin. Die erhöhten Laktat- und Pyruvatwerte in Blut, Liquor und Urin sprechen für einen enzymatischen Block im Zitronensäurezyklus und der Atmungskette, welcher die unzureichende Energieproduktion einerseits und die Substratspeicherung andererseits erklärt. Muskel-Enzympräparate, Coenzyme compositum, Vitamin-B-Komplexe und Vitamin E sind angebracht. Die medikamentösen Maßnahmen sollten von einer konsequenten Krankengymnastik (3- bis 4mal täglich über 10–15 Minuten) begleitet werden.

Leukämie, akute lymphatische

Definition: Die akute lymphatische Leukämie (ALL) im Kindesalter ist eine bösartige Erkrankung der weißen Blutkörperchen. Es kommt zu einer ungehemmten klonalen Proliferation unreifer hämatopoetischer Stammzellen, die eine Verdrängung der normalen blutbildenden Zellen bewirkt und unbehandelt zum Tode führt.

Klinische Daten: Die akute lymphoblastische Leukämie tritt am häufigsten im Alter zwischen 1 und 10 Jahren auf (77%). 95% der Leukämien im Kindesalter verlaufen akut, nur 5% chronisch (Tab. 103). Am einfachsten lassen sich Leukämien nach ihrer Zytomorphologie differenzieren (FAB-Klassifikation):

- FAB-L1: kleinzellige Lymphoblastenleukämie
- FAB-L2: polymorphzellige Lymphoblastenleukämie
- FAB-L3: Burkitt-Typ mit homogener L3-Lymphoblastenpopulation

Weitere Möglichkeiten der Differenzierung bestehen durch Zytochemie, Immunphänotypisierung, Zytogenetik, Molekulargenetik und Biochemie.

Tab. 103: Einteilung der Leukämien im Kindesalter

Akute Leukämien	**95%**
• akute lymphoblastische Leukämie (ALL)	80%
• akute myeloische Leukämie (AML)	15%
Chronische Leukämie	**5%**
• chronische myeloische Leukämie adult	2%
• chronische myeloische Leukämie juvenil	2%
• chronische lymphatische Leukämie	1%

Tab. 104: Symptome der akuten lymphatischen Leukämie

Fieber	43–61%
Blässe, Anämie	39–55%
Blutungen in Haut und Schleimhäuten	24–55%
Knochenschmerzen	31–38%
Bauchschmerzen	9–19%
Anorexie	17–33%
Vergrößerung der Leber	17–44%
Vergrößerung der Milz	17–40%
Lymphknotenschwellung	17–46%
Meningeosis leucaemica	2–3%

Symptome: Zwischen ersten Symptomen und Diagnosestellung vergehen etwa 2–6 Wochen, da es sich um uncharakteristische Beschwerden handelt. Meist stehen Müdigkeit, Blässe und Schmerzen in den Beinen, Bauchschmerzen und unklares Fieber im Vordergrund. Alarmzeichen sind Blutungen in Haut und Schleimhäuten, Vergrößerung von Lymphknoten, Leber und Milz (Tab. 104).
Außer der körperlichen Untersuchung muß beim Verdacht auf ALL das periphere Blutbild differenziert werden. Dabei findet sich häufig eine Anämie, die Neutrophilen und Thrombozyten sind vemindert, während die Gesamtleukozytenzahlen meist nicht über 10000/cm^3 liegen.
Im Knochenmark sind typische Veränderungen erkennbar. Zum Ausschluß einer Beteiligung der Meningen ist eine Lumbalpunktion unerläßlich. Weitere Untersuchungen betreffen Kalzium und Phosphat im Serum, Leberenzyme sowie eine Blutkultur zum Ausschluß einer Sepsis. Mit Hilfe von Röntgen-Untersuchungen des Skeletts, einschließlich Computertomographie des Schädels, Kernspintomographie und Sonographie der Abdominalorgane und des Herzens, EKG und EEG kann die Ausbreitung der leukämischen Organveränderungen abgeklärt werden.
Therapie: Die Therapie der ALL verläuft in vier Phasen:
► Induktionstherapie:
Mit Prednison + Vincristin läßt sich bei 90 % der Kinder innerhalb von 4–6 Wochen eine Remission erzielen. Die Vierfach-Kombination von Prednison, Vincristin, Daunorubicin und l-Asparaginase führt zu einer Remissionsrate von 95 %. Zusätzlich sind Erythrozyten- und Thrombozytentransfusionen und Antibiotika zur Minderung der Komplikationen durch Pneumocystis-carinii-Pneumonien indiziert.
► Konsolidierung oder Intensivierung: Cyclophosphamid, Cytarabin, 6-Mercaptopurin intravenös.
► Dauertherapie: Über 2–3 Jahre mit 6-Mercaptopurin und Methotrexat, zusätzlich l-Asparaginase.
► Präventive ZNS-Therapie: Die früher übliche Bestrahlung des Schädels wird heute durch Chemotherapie ersetzt (z.B. Methothrexat intrathekal).

Komplikationen sind Rezidive (8–13 % im ersten Jahr nach Therapieende), Blutungen, Infektionen sowie Therapieschäden.
Erste Remissionen lassen sich bei 90 % der Patienten erzielen. Die Heilungsrate ohne Rezidiv oder Zweitmalignom unter Dauertherapie beträgt 78 %. Von einer Heilung kann ausgegangen werden, wenn Patienten 5½ Jahre nach Diagnosestellung in kompletter Remission sind. Bei Rezidiven der ALL kann nur mit einer Erfolgsquote von 20–25 % gerechnet werden. Sekundäre maligne Tumoren nach Chemotherapie sind mit einer Häufigkeit von 0,3 % zu erwarten, ebenso kommen Hirntumoren nach ZNS-Bestrahlung vor.
Biologische Therapie: Unter dem Eindruck der Erfolge bei zytostatischer Behandlung wird die biologische Begleittherapie vernachlässigt. Sie kann die schweren Nebenwirkungen erheblich mildern. Dazu gehören Präparate der fetalen Blutbildungsstätten Milz, Leber und Mesenchym. Homöopathie: Lachesis, Crotalus, Kalium nitricum, Arsenicum album, Hirudo ceanothus. Als Kombinationspräparate kommen Ubichinon compositum und Hepeel in Betracht.

Ulrich Wemmer

Leukodystrophie

(s. Ceroidlipofuscinose)

Lichtdermatosen

Synonyma: Photodermatose, Lichtreaktionen, Lichtschäden, Sonnenbrand, Lichturtikaria, Lichtdermatitis.

Definition: Lichtkrankheiten der Haut sind akute oder chronische Hautveränderungen, die durch natürliches Licht oder künstliche Lichtquellen ausgelöst werden.

Klinische Daten: Je nach Ursachen und Hautveränderungen unterscheidet man verschiedene Formen. Da speziell die Ursachen für die therapeutischen Folgerungen entscheidend sind, sind in Tabelle 105 die wesentlichsten Daten zusammengestellt. Es handelt sich dabei

Tab. 105 Lichtdermatosen auf photodynamischer (phototoxischer) Grundlage („Photosensibilisierungen“); nach Ippen

	Ursache und Pathogenese	Lichtbereich	Klinik
Photodermatitis pigmentaria acuta Berlock-Dermatitis Kölnisch-Wasser-Dermatitis	akute Photosensibilisierung durch Furanocumarine in ätherischen Ölen (besonders Bergamottöl), die zur Herstellung von Eau de Cologne, Parfüms, Erfrischungsstiften und ähnlichen Kosmetika verwendet werden	gesamtes Ultraviolett(UV)-, also auch durch Glas (Fenster, Autoscheiben) gefiltertes Sonnenlicht	Nach einem oft unbemerkten Erythemstadium entwickeln sich hellbraune bis braunschwarze Pigmentierungen, die in Form und Anordnung dem Anwendungsbereich des schuldigen Kosmetikums entsprechen; sie können durch herabfließendes Kölnisch Wasser wie Halskettenanhänger („Berlocken“) mit betontem kaudalen Band wirken, aber auch rundlich (durch Auftupfen), flächenhaft (durch Einreiben) oder bizarr/strichförmig sein (besonders nach „Erfrischungs“-Stiften).
Photodermatitis pigmentaria chronica Chloasma perstans, Kosmetik-Chloasma, Melanosis Riehl, falsches Vaselinoderm u. ä.	meist mehrfache Photosensibilisierung durch Furanocumarine, unreine Vaseline, teerhaltige Rohstoffe u. ä., die zur Herstellung von Gesichtskosmetika (besonders Hautcremes, Rasier- und Gesichtswässer) verwendet werden	gesamtes UV-, also auch durch Glas (Fenster, Autoscheiben) gefiltertes Sonnenlicht	Allmählich oder auch plötzlich einsetzende Pigmentierung ohne merkbares erythematöses Frühstadium überwiegend im Gesicht, selten an den seitlichen und unteren Halspartien und fast nie außerhalb des Gesichts- und Halsbereiches; in Anordnung und Form entsprechen die Veränderungen oft dem Chloasma gravidarum, können aber auch flächenhaft große Teile der Stirn, der Wangen oder der Mundumgebung befallen. Am häufigsten sind etwa 1 cm breite, etwas ungleichmäßige Pigmentstreifen an der Stirn, die in der Mitte horizontal verlaufend sich temporal bogig nach unten verlieren; etwas breiter über dem Jochbogen sowie vor den Ohren. Läßt man den betreffenden Patienten das verdächtige Kosmetikum ohne Spiegel anwenden, so stellt man immer fest, daß das Präparat zu den pigmentierten Partien hingeschoben oder bei flächigen Pigmentierungen auf diesen besonders intensiv verrieben wird.
Photodermatitis bullosa (striata) bullöse Wiesen(gräser)-dermatitis, Phytophotodermatitis, bullöse Photosensibilisierung durch Teer, Pech u. ä.	akute Photosensibilisierung durch Furanocumarine und andere Substanzen in (wäßrigen) Säften verschiedener Pflanzen (z. B. Heracleum sphondylium [Bärenklau], H. Mantegazzianum [Herkulespflanze], Ficus-Arten [Feigenbaum] oder Ruta graveolens [Weinraute])	gesamtes UV-, also auch durch Glas (Fenster, Autoscheiben) gefiltertes Sonnenlicht	An jeder *lichtexponierten Hautpartie* (im Gesicht jedoch fast nur perioral bei der Benutzung von Heracleum-Stielen als Blasrohre), vor allem aber an den Händen und Unterarmen (besonders bei der Ernte von Feigen oder Weinraute) und an Beinen (nach Wandern durch Heracleum-Bestände), Gesäß und Rücken (beim Liegen in heracleumhaltigen Wiesen) treten meist ohne erkennbares Erythem akut nach 2–8 Stunden 2–150 mm große dünnwandige Blasen in 2–20 cm langen Strichen.

Fortsetzung nächste Seite

	Ursache und Pathogenese	Lichtbereich	Klinik
Lichturtikaria Photourtikaria, Urticaria photogenica	photochemische Bildung eines kutan-vaskulär wirksamen Allergens aus bis heute noch nicht sicher bekannten (endogenen?) Substanzen	alle Lichtbereiche im UV-, sichtbaren und infraroten Bereich mit von Fall zu Fall verschiedenem Maximum	Unter Aussparung der regelmäßig lichtexponierten Hautpartien kommt es an Hautpartien, die nach mehrmonatiger Pause erstmals stärker dem Licht ausgesetzt werden, innerhalb von höchstens einer Stunde zum Auftreten meist nur 3–6 mm großer, manchmal aber auch flächenhafter Quaddeln, die sich im Laufe von 12–24 Stunden manchmal mit geringer Restpigmentierung wieder völlig zurückbilden; erneute Exposition führt meist nur zu schwächeren Schüben.
Photodermatitis erythemato-oedematosa innerliche Photosensibilisierung durch Medikamente, Berufsstoffe, Nahrungs- und Genußmittel	Photosensibilisierung der Haut durch innerliche Aufnahme entsprechend wirkender Medikamente: Hämatoporphyrin, Acridinderivate (Gonacrin), Tetracycline (besonders Ledermycin), Nalidixinsäure, Phenothiazine in hohen Dosen, Griseofulvin (?) oder Furanocumarine (Meladinin innerlich), Durch Einatmen von Teer- und Pechdämpfen, durch Genuß von Meldegemüse (Atriplizismus)	gesamtes UV-, also auch durch Glas (Fenster, Autoscheiben) gefiltertes Sonnenlicht	1–6 Stunden nach Lichtexposition (auch hinter Glas!) zunehmendes Erythem und Ödem mit strenger Begrenzung auf die exponierten Hautpartien, allmähliches Abklingen im Verlauf einiger Tage, wobei besonders nach Acridin- und Phenothiazinderivaten eine Hyperpigmentierung der befallenen Areale für mehrere Wochen bestehen bleiben kann.
Photodermatitis acuta symptomatica	symptomatische, akute Lichtreaktionen im Rahmen endogener Lichtdermatosen (vor allem bei der protoporphyrinämischen Lichtdermatose, selten bei der akuten Porphyrie, der Porphyria cutanea tarda und dem Xeroderma pigmentosum); Gelegentlich auch bei Krankheiten, die wie Pellagra und Hartnup-Syndrom keine Lichtdermatosen im engeren Sinne darstellen	gesamtes UV-, also auch durch Glas (Fenster, Autoscheiben) gefiltertes Sonnenlicht	wie bei Photodermatitis erythemato-oedematosa

Protoporphyrinämische Lichtdermatose	wahrscheinlich unregelmäßig dominant erbliche Porphyrin-Stoffwechselstörung mit Anhäufung großer Protoporphyrin-Mengen in den Erythrozyten; akute Porphyrin-Photosensibilisierung der Haut (Photodermatitis acuta symptomatica) nicht ganz selten	überwiegend UV (Provokation durch Sonnenexposition gelingt im Gegensatz zu Porphyria congenita und Porphyria cutanea tarda relativ häufig)	Die Hautveränderungen sind von Fall zu Fall so verschieden, daß die endgültige Diagnose nur durch fluoreszenzmikroskopische (rot fluoreszierende Erythrozyten) und chemische Untersuchung des Blutes (starke Erhöhung des Erythrozyten-Protoporphyrins) gestellt werden kann, zumal pathologische Porphyrin-Ausscheidung mit dem Urin nur ausnahmsweise vorkommt; neben reinen erythemato-ödematösen Formen (Photodermatitis acuta symptomatica), dem Bild der Lichturtikaria und vor allem der chronisch-polymorphen Lichtdermatose wurden z.B. auch Fälle beschrieben, die morphologisch der Lipoproteinose Urbach-Wiethe entsprachen.
Koproporphyrinämische Lichtdermatose	wahrscheinlich sehr seltene (erbliche?) Störung des Porphyrin-Stoffwechsels mit Anhäufung großer Koproporphyrin-Mengen in den Erythrozyten; Pathogenese der Hautveränderungen unklar	gesamtes UV- und kurzwelliges sichtbares Licht mit Maximum um 400 nm	Überwiegend an den lichtexponierten Akren (Nasenrücken, Ohrkanten), daneben an Handrücken und Unterarmen treten ähnlich wie bei Porphyria congenita und Porphyria cutanea tarda Blasen und Erosionen auf, die mit straff-atropisch, unregelmäßig pigmentierten Narben abheilen.
Porphyria congenita P. erythropoetica congenita, Morbus Günther	sehr seltener, autosomal-rezessiv erblicher Enzymdefekt; Isomerase-Störung bedingt pathologisch vermehrte Bildung von Hämoglobin-Vorstufen (Porphyrine der I- und III-Reihe), die teils abgelagert, teils mit dem Urin ausgeschieden werden, gleichzeitig hämolytische Anämie	gesamtes UV- und kurzwelliges sichtbares Licht mit Maximum um 400 nm	An allen lichtexponierten Partien unter früher Mitbeteiligung des behaarten Kopfes Auftreten von Verletzlichkeit und Blasenbildung bei schlechter Heilungstendenz; rasch zunehmende sklerodermoide Vernarbung der befallenen Hautareale unter Pigmentverschiebung mit oft bereits um das 6. Lebensjahr ausgeprägter Verstümmelung der Akren (besonders Finger und Ohren); gleichzeitig hämolytische Anämie und Milztumor. Ausscheidung großer Porphyrin-Mengen mit dem Urin. Nachweis der Porphyrin-Ablagerung in den Zähnen und Erythrozyten durch Rotfluoreszenz im Wood-Licht (366 nm).
Porphyria cutanea tarda P. hepatica chronica	in der überwiegenden Mehrzahl der Fälle erworbene („toxische") Krankheit der Leberzelle mit Produktion, Ablagerung und Ausscheidung pathologischer Porphyrin-Mengen beider isomerer Reihen; abgesehen vom Hexachlorbenzol wahrscheinlich meist Zusammenwirken mehrerer Kausalfaktoren (Alkohol, Medikamente, Zivilisationsgifte)	gesamtes UV- und kurzwelliges sichtbares Licht mit Maximum um 400 nm	Vorwiegend (aber nicht ausschließlich) an den lichtexponierten Hautpartien leichte Verletzlichkeit, Bildung bis 3 cm großer dünnwandiger Blasen, deren Reste sehr langsam unter Hinterlassung bräunlich-livider, meist zarter Narben abheilen, daneben oder aber ausschließlich meist generalisierte Hyperpigmentierung, Hypertrichose (periokulär, bei jüngeren Frauen oft das ganze Gesicht befallend) und in späteren Stadien allmähliche Entwicklung sklerodermoider Veränderungen an Händen, Gesicht, behaartem Kopf und oberen Brustteilen.

Fortsetzung nächste Seite

	Ursache und Pathogenese	Lichtbereich	Klinik
Porphyria hepatica mixta	Meist dürfte es sich hierbei um eine Sonderform der Porphyria cutanea tarda mit akuten Schüben nach Art der P. hepatica intermittens acuta („akute Porphyrie"), seltener um Acuta-Fälle mit Hautveränderungen nach Art der Tarda handeln.	gesamtes UV- und kurzwelliges sichtbares Licht mit Maximum um 400 nm	Wie bei Porphyria cutanea tarda, jedoch zusätzlich schubweise das Bild der akuten Porphyrie mit Bauchkoliken, polyneuritischen Symptomen und Ausscheidung großer Mengen an Porphyrin-Vorstufen (Porphobilinogen, Aminolaevulinsäure) mit dem Urin, die im Gegensatz zur akuten Porphyrie im Intervall jedoch oft nicht vermehrt nachweisbar sind.
Hidroa vacciniformia	wahrscheinlich nur bei Kindern vorkommende Lichtdermatose ohne Störung des Porphyrin-Stoffwechsels, bei der es sich möglicherweise um eine chronische (Virus?) Infektion handelt, deren Lokalisation ähnlich lichtabhängig ist wie bei den Pocken	gesamtes UV- und kurzwelliges sichtbares Licht	Häufig akut nach stärkerer Lichtexposition beginnendes Aufschießen von 2–5 mm großen Papeln an den am stärksten lichtexponierten Partien des Gesichtes, des Nackens, der Handrücken und der Unterarm-Streckseiten, seltener auch an Beinen und anderen exponierten Hautpartien und in Einzelfällen an der Wangenschleimhaut; die Papeln zeigen rasch ein zentrales Bläschen, das zerkratzt wird oder schließlich den größten Teil der Papel bedeckt.
Chronisch-polymorphe Lichtdermatose Eczema solare, erythematodesartige Lichtdermatose, Prurigo aestivalis und (unter Vorbehalt) „lymphocytic infiltration" Jessner-Kanof	Oberbegriff für morphologisch und wahrscheinlich auch ätiologisch und pathogenetisch verschiedene Lichtdermatosen, darunter nicht selten die Protoporphyrinämie (s.d.)	meist UV, teils A und B, teils nur einer der beiden Bereiche	Unter den dauernd lichtexponierten Arealen ist meist das Gesicht und hier besonders der mittlere Teil ganz bevorzugt befallen. Ausnahmen: Keinings Frühlingsperniosis (Ohrränder), Prurigo solaris und lichtbedingtes Erythema exsudativum multiforme (Streckseiten der Gliedmaßen).
Photoallergisches Ekzem	photochemische Bildung eines epidermal wirksamen Allergens in der Regel aus körperfremden Substanzen [Arzneimittel wie Sulfonamide (äußerlich und innerlich, einschließlich des Antidiabetikums Carbutamid /Nadisan, Invenol/), Phenothiazine (nur 3-substituierte, insbes. Megaphen und nur bei äußerlichem Kontakt), Jadit (Antimykotikum) und möglicherweise einige andere; antibakterielle Seifen (mit Halogensalizylaniliden) sowie Waschmittel (mit optischen Aufhellern)]	gesamtes UV (also auch hinter Glas)	Fast immer akut nach stärkerer Lichtexplosion (Sonnenbad, Autofahrt) auftretendes meist vesikulöses, später erythematosquamöses, akutes bis subchronisches flächenhaftes Ekzem der Handrücken (ggf. Streckseiten der Unterarme), des Gesichtes, Halses und Nackens; bei entsprechend ausgedehnter Lichtexposition auch Befall weiterer Hautareale. Innerhalb von Stunden oder Tagen können wie beim einfachen allergischen Ekzem auch Streuungen auf lichtgeschützte Hautpartien eintreten, so daß die Prädilektionsbezirke der Lichtdermatosen manchmal als solche kaum noch auffallen.

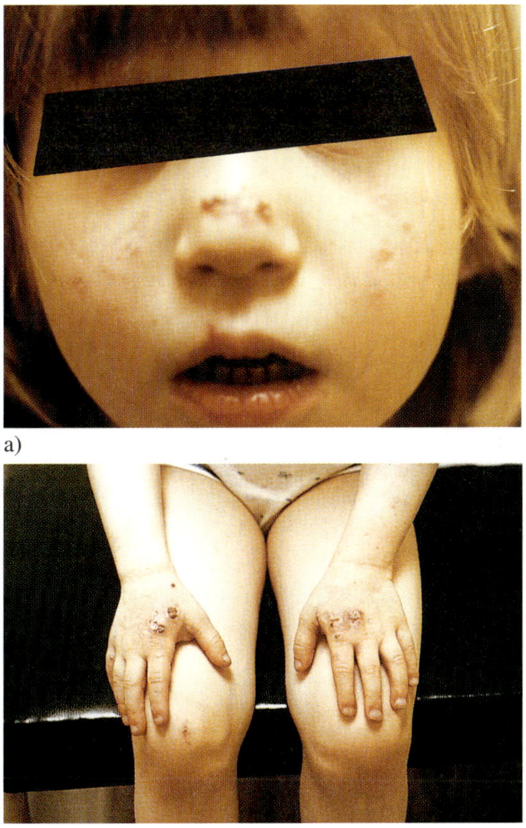

a)

b)

Abb. 223 a und b: Lichtdermatose bei 5jährigem Mädchen; papulöse Effloreszenzen an tageslichtexponierten Stellen: (a) Nase, (b) Hände

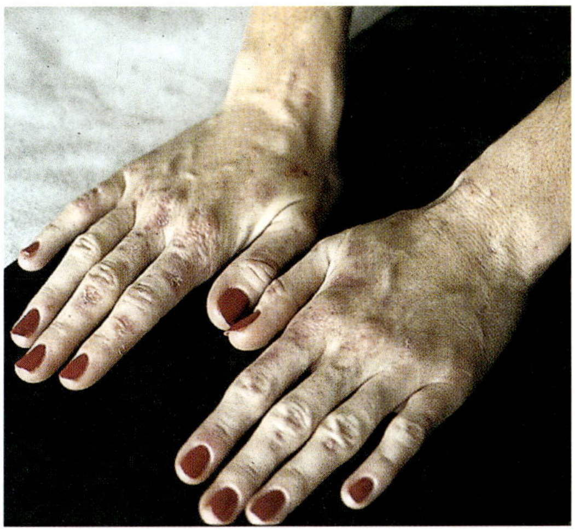

Abb. 224: Lichtdermatose bei Porphyria hepatica bei einer 30jährigen Schauspielerin, vermutlich ausgelöst durch Ganzkörper-Schminke; Lebertransaminasen zeitweise um 4000 E

um eine Kurzfassung der von Ippen zusammengestellten umfassenden Übersicht.

Therapie: Die Therapie beruht vor allem auf der Ausschaltung der verursachenden Noxen. Dazu gehören Schutzkleidungen und Hautschutzsalben. Wesentliche Faktoren für die Behandlung sind das Erkennen der Ursache und deren Ausschaltung. Sofern Allergene oder Toxine als zusätzliche Expositionsfaktoren eine Rolle spielen, ist neben deren Ausschaltung auch eine antiallergische oder Detoxifikationsbehandlung angezeigt. Wichtig ist das Vermeiden der Chronizität, die in Präkanzerosen, Basaliome und Karzinome (Farmer- oder Seemannshaut, übermäßiges Sonnenbaden, Solarienabusus) münden kann. Die Auswirkungen auf die Haut im Sinne der Reckewegschen Phasenlehre sind in Tabelle 5 dargestellt.

(Literatur: Ippen, 1968/1969)

Luftwegsinfekte

Die oberen Luftwege bilden eine Grenzfläche zur Umwelt, die ausgedehnter ist als die Körperoberfläche. Daraus ergeben sich lebenswichtige Kontakt- (Sauerstoff, Wasserdampf), Entgiftungs- (Kohlendioxid) und Abwehrfunktionen (Exkretion, mechanische Flimmerbewegungen, Entzündungen). Eng damit verbunden ist das benachbarte thymolymphatische System, welches häufig in die Abwehrvorgänge eingeschaltet ist. Dazu gehören: Tonsillen, Adenoide, Waldeyerscher Rachen-Ring, Hilus- und Bronchial-Lymphknoten, Thymus (Abb. 67, 71). Die nachfolgend genannten Entzündungsreaktionen können isoliert oder kombiniert auftreten: Rhinitis, Sinusitis (s. S. 397), Pharyngitis, Laryngitis, Tracheitis, Bronchitis (s. S. 228), Peribronchitis, Bronchiektasien (s. S. 226), Bronchiolitis, Bronchopneumonie, typische Pneumonien und atypische Pneumonien (s. S. 370).
Die klinischen Bilder und Behandlungsprinzipien sind bei den einzelnen Krankheitsbildern beschrieben, ausführlich bei: Sinusitis, Bronchiolitis, Bronchitis und Pneumonien. Die jahreszeitliche Verteilung der Luftwegsinfekte gibt die Abbildung 225 wieder.

Bakterielle und mykotische Infektionen sind durch den direkten Erregernachweis diagnostisch abzusichern. Eine Hilfsleitlinie für virale Infektionen vermittelt die Tabelle 106.

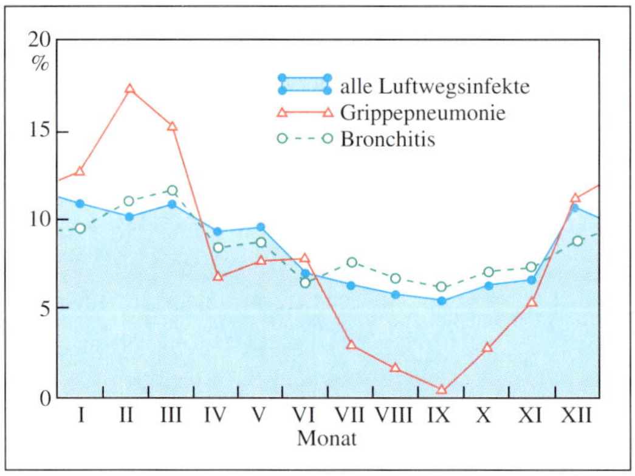

Abb. 225: Saisonkurven aller Luftwegsinfekte (n = 7764), der Grippepneumonie und der Bronchitis

Tab. 106: Diagnostische Hilfen bei Viruserkrankungen des Respirationstraktes; KBR = Komplementbindungsreaktion, GK = Gewebekultur, TV = Tierversuch, HHT = Hämagglutinationstest, EK = Eikultur

Primäre Manifestationen im Respirationstrakt	
Ornithose (Psittakose-) Viren	KBR, TV, EK
Adenoviren	KBR, GK, EK
Reo-Viren	KBR, GK
Influenza A, A_1, A_2, B, C	KBR, HHT, GK, EK
Parainfluenza-Viren	GK, HHT, KBR
Myxovirus parainfluenzae I, Sendai	GK, HHT
Myxovirus parotidis (Mumps)	KBR, EK, GK, HHT
Respiratory-Syncytical-Viren	KBR, GK
Rhino-Viren	KBR, GK
Coxsackie-Viren (Herpangina)	KBR, GK, TV, HHT
ECHO-Viren	KBR, TV
lymph. Choriomeningitis-Viren	KBR, TV
infektiöse Mononukleose	Paul-Bunnel-Reaktion
Q-Fieber-Rickettsien	KBR, TV, EK
primär-atypische Pneumonie (PPLO)	Kälteagglut., GK, EK
Fakultative Mitbeteiligung des Respirationstraktes	
Encephalomyocarditis-(Columbia SK-) Viren	KBR, TV, GK, HHT
Variola-Viren	KBR, EK, GK, HHT
Herpes simplex-Viren	KBR, TV, EK
Varicellen-Zoster-Viren	GK
Mumps-Viren	KBR, GK, EK, HHT
Masern-Viren	GK, TV, HHT

Lumbago

Definition: Es handelt sich um eine meist spontan ausgelöste schmerzhafte Muskelverspannung im Bereich der LWS (Hexenschuß), zunächst ohne Irritation des Nervus ischiadicus.

Klinische Daten: Oft sieht man eine Schonfehlhaltung, ein Lähmungsgefühl wird beobachtet, man findet eine Bewegungssperre, einen muskulären Hartspann, Druckschmerzhaftigkeit der Dornfortsätze mit Tendenz zum Übergang in den chronischen Verlauf und Ausbildung eines Circulus vitiosus: die Muskulatur ist verkrampft, es entsteht ein Druck auf die Spinalnerven, der Nerv wird zusätzlich gereizt, die Muskelverspannung erhöht sich.
Die Ursachen für den Hexenschuß sind vielfältig. Häufig findet man Bandscheibenveränderungen mit chronischem Verschleiß, aber auch Störungen des Mineralhaushaltes, Stoffwechselstörungen und Zirkulationsstörungen sind möglich.

Therapie: Die Therapie erfolgt am besten durch die Kombination einer therapeutischen Lokalanästhesie mit einer antihomotoxischen Therapie. Die Injektionen erfolgen paravertebral im Bereich der Gelosen, der Muskelverspannungen und der segmentalen Nervenwurzeln.
Neben dem therapeutischen Einsatz der Lokalanästhetika mischt man symptombezogen die Präparate der antihomotoxischen Medizin zu, zum Beispiel Traumeel S bei akut entzündlichen Erkrankungen, Zeel P bei chronisch-degenerativen Erkrankungen, auch der kleinen Wirbelgelenke, Discus compositum (Negativliste) bei degenerativen Bandscheibenerkrankungen und Spascupreel zur Muskelentkrampfung.
Zusätzlich sind die Anwendungen der *physikalischen Therapie* indiziert, am besten Stangerbäder, Moorpackungen und Moorbäder, Elektrotherapie, vorsichtige Massage und Krankengymnastik.
Lokale Therapie: Die homöopathischen Salbenpräparate können auch mit Hilfe der Iontophorese eingesetzt werden. Weitere Behandlungsmethoden: Orthomolekulare Medizin, Gaben von Antioxidanzien: Vitamin E, Vit-

amin C, Beta-Karotin, Magnesium, Selen. Enzymtherapie mit pflanzlichen oder tierischen Enzympräparaten in hohen Dosen.

KLAUS KÜSTERMANN

Lupus erythematodes

Synonyma: Zum Formenkreis des Lupus erythematodes gehören systemischer Lupus erythematodes, subakuter und chronischer kutaner Lupus erythematodes, medikamentös induzierter Lupus erythematodes und neonataler Lupus erythematodes. Fließende Übergänge bestehen zu verschiedenen Sklerodermieformen und zum Sjögren-Syndrom.

Definition: Autoimmunkrankheit mit potentieller Beteiligung vieler Organe, der Haut und seröser Häute.

Klinische Daten: Die American Rheumatism Association (Lahita, 1987) hat 11 Kriterien für

Kriterium	Symptom
Schmetterlings-erythem	hoch- bis weinrot an Wangen und Nasenrücken
diskoide Hautläsionen	erhaben, hyperkeratotisch bis atrophisch
Photosensibilität	Verschlimmerung bei Sonnenlichtexposition
Schleimhautulzera	in den oberen Luftwegen
Arthritis	in zwei oder mehr Gelenken
Serositis	Pleuritis, Perikarditis, Polyserositis
Nephritis	Proteinurie, Zylindrurie
ZNS-Beteiligung	Krampfanfälle, Psychosen
Blutbildungs-system	Leukopenie, Lymphopenie, Thrombopenie, hämolytische Anämie
immunologische Befunde	Rosetten-Phänomen, DNA-Antikörper, Sm-Nukleoprotein-Antikörper, falsch positive Lues-Serologie
antinukleare Antikörper	erhöhte Titer in der indirekten Immunfluoreszenz

Abb. 226: Nach Manger et al. modifizierte Kriterien für die Diagnose des systemischen Lupus erythematodes

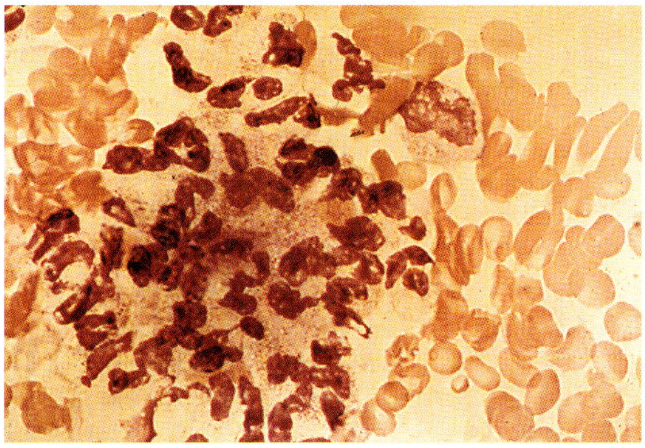

Abb. 227: „Zellfriedhof" im Knochenmark durch Autoaggression bei systemischem Lupus erythematodes; Panchromatische Färbung nach Pappenheim; 800fache Vergrößerung

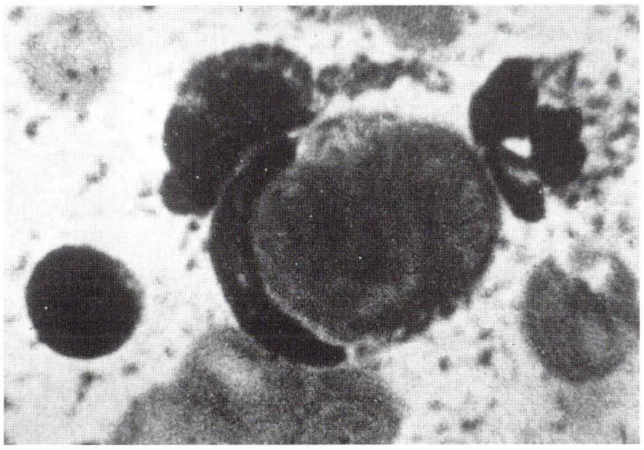

Abb. 228: Rosettenphänomen als Ausdruck der Zerstörung körpereigener Zellen; ca. 1200fache Vergrößerung

die Diagnose des Lupus erythematodes aufgestellt, die von Manger et al. modifiziert wurden (Abb. 226).

Wichtig ist neben der Symptomenkonstellation der Nachweis antinukleärer und Anti-Doppelstrang-DNA-Antikörper. Daneben werden Antikörper gegen Membrankomponenten (Phospholipid-, Kardiolipin-Antikörper), Erythrozyten, Leukozyten und Thrombozyten gefunden. Morphologisch ist der Autoaggressionsvorgang im Knochenmark als eine Art „Zellfriedhof" (Abb. 227) oder als Rosettenphänomen (Abb. 228) nachweisbar.

Betroffen sind vorwiegend junge Frauen. Der neonatale Lupus erythematodes tritt bei Neugeborenen von Müttern mit Lupus erythematodes auf, wobei der Autoimmunprozeß mit dem Blut der Mutter auf das Neugeborene übertragen wird. Die Rückbildung der Hauter-

scheinungen erfolgt in der Regel innerhalb von 2 Jahren; in seltenen Fällen kommt es zu einer Myokardfibrose (s. S. 258).
Der medikamentöse Lupus erythematodes und Pseudo-Lupus-erythematodes gehören in eine Kategorie. Pathogenetisch führt die Bindung der verabfolgten Medikamente an körpereigene (Protein-)Strukturen zur Induktion von Antikörpern gegen die körperentfremdeten Komplexe. Ursachen sind Antikonvulsiva (Hydantoin), Hydralazin, Langzeit-Sulfonamide und viele andere. Als Pseudo-Lupus-erythematodes wird ein Krankheitsbild bezeichnet, welches durch phenopyrazolonhaltige Arzneimittel ausgelöst wird und zum Auftreten antimitochondrialer Antikörper führt.
Die Grenzen des Lupus erythematodes gegenüber anderen „Kollagenosen" und Autoaggressionskrankheiten wie Dermatomyositis, Subsepsis allergica, Sklerodermie und Sjögren-Syndrom sind unscharf.

Therapie: Die konventionelle Therapie fußt auf antiphlogistischen und immunsuppressiven Prinzipien, wobei nicht selten „übertherapiert" wird.
Glukokortikosteroide, nichtsteroidale Antiphlogistika und Zytostatika wirken symptomatisch. Zur Unterdrückung der Entzündungsreaktionen kurzfristig indiziert, tragen sie bei längerem Einsatz nicht selten zur Verschlimmerung und Chronizität des Krankheitsprozesses bei. Vor allem die zytostatische Immunsuppression hat durch ihren zytotoxischen Effekt mehr Nach- als Vorteile.
Zu den Allgemeinmaßnahmen gehören: Ernährungsberatung und Lebensstilberatung, wobei berufliche und medikamentöse Toxinbelastungen zu eruieren und auszuschalten sind. Nahrungsmittel und Medikamente, welche L-Canavanin-Sulfat oder L-Tryptophan enthalten, sind zu vermeiden. Sonnenexposition ist gering zu halten, wobei auf alle Fälle für ausreichend UV-Hautschutz zu sorgen ist.
Die *biologische Therapie* zielt auf eine Stärkung der körpereigenen Abwehr hin. Thymus-, Milz-, Leber- und Bindegewebspräparate sind dafür geeignet. Da nicht selten eine iatrogene Schädigung der Streßbeantwortung vorliegt, sind Hypothalamus und Nebennieren in das Konzept einzubeziehen.

Die *Homöopathie* verfügt über ein differenziertes Angebot:

- Cactus grandiflorus bei exsudativen Entzündungen, Perikarditis und Serositis,
- Acidum benzoicum bei wanderndem Gelenkschmerz,
- Acidum formicicum bei Steifigkeit, Muskelschmerz und Bewegungsdrang,
- Bryonia bei blaßroten Gelenkschwellungen, Durst und Steifigkeit,
- Causticum bei brennendem Gliederschmerz und allgemeiner Abgeschlagenheit,
- Dulcamara bei eiskalten Akren, Steifigkeit in Nacken und Lende,
- Ferrum metallicum bei nächtlichem Umherwandern infolge Muskel- und Gelenkschmerz,
- Kalmia bei wetterabhängigen neuralgischen Schmerzen (Herz, Wirbelsäule),
- Mercurius bei übelriechendem Schweiß, Steifheit mit ständigem Lagewechsel,
- Nux vomica bei Übererregbarkeit und Nervosität,
- Rhododendron bei wandernden Gelenkschmerzen und Herzklopfen, besonders bei Wetterwechsel, Tiefdrucklagen und vor Gewittern,
- Thuja occidentalis bei episodisch wechselnden Gelenk- und Muskelschmerzen, Gesichts- und Halsschweiß.

Phytotherapeutisch werden eingesetzt: Löwenzahn (Taraxacum officinalis) als Tee, Brennessel (Herba urticae) als Tee oder Suppe, Teufelskralle (Harpagophytum procumbens) als Tee (zeitlich begrenzt!), Echinacea, Rotklee und Bupleurum falcatum (China).

(Literatur: Enders, 1992; Lahita, 1987; Manger et al., 1995; Augustin u. Schmiedel, 1994; Strohecker, 1994)

Lyell-Syndrom

Synonyma: Dermatitis exfoliativa necroticans, Epidermolysis acuta toxica, Ektodermosis erosiva pluriorificialis. Das Stevens-Johnsen-Syndrom ist eine mildere Manifestationsform, bei der vorwiegend Hand- und Fußflächen, Oral- und Analregion betroffen sind.

Definition: Systemische ödematöse Schwellung mit nachfolgender Nekrobiose und Ablösung der epithelialen Kontaktflächen von Haut und Schleimhäuten.

Klinische Daten: Akute, ödematose Schwellung von Haut und Schleimhäuten mit nachfolgender blasenförmiger Abhebung, Transsudation und Nekrobiose. Extremerweise sind bis

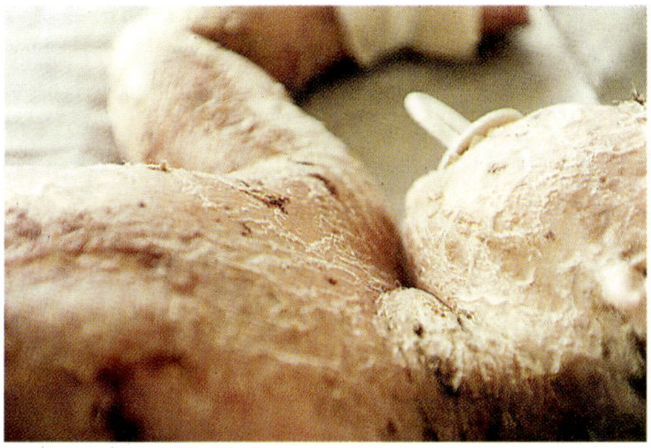

Abb. 229: Ekzematöse Hautveränderungen im Heilungsstadium eines Lyell-Syndroms

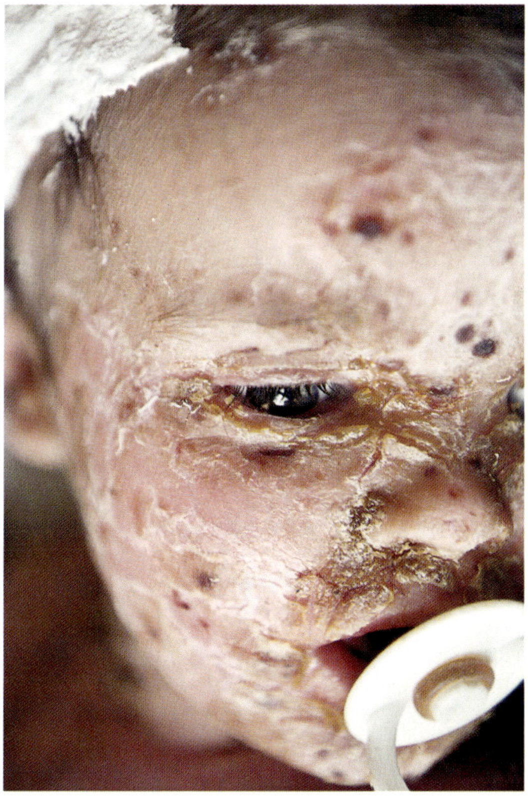

Abb. 230: Lyell-Syndrom als exzessive Homotoxikose; Ablösung der Haut, die wie „gekocht" aussieht (5jähriges Mädchen)

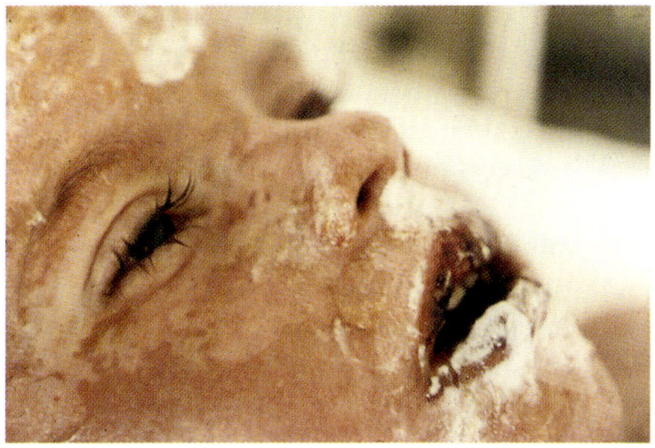

a)

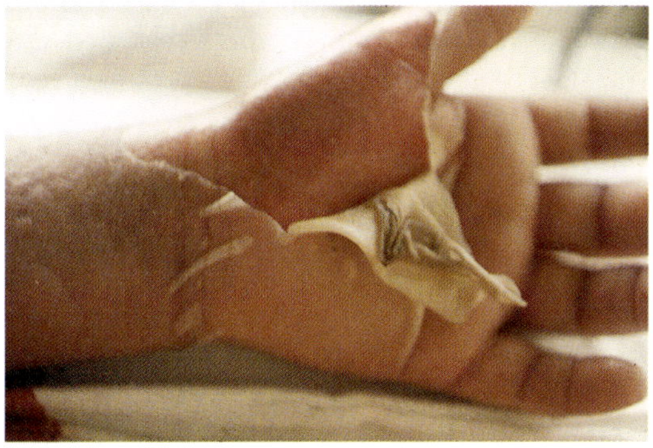

b)

Abb. 231 a und b: Lyell-Syndrom bei 7jährigem Jungen nach Langzeit-Sulfonamidbehandlung; (a) Ablösung der Schleimhäute, (b) Ablösung der Haut in groben Flächen

95% der Körperoberfläche – mit Ausnahme des behaarten Kopfes – betroffen. Die Betroffenen sehen wie gekocht aus. Dabei kommt es zu einer massiven Transsudation (im Sinne der Exkretionsphase) mit Flüssigkeits-, Mineral- und Eiweißverlust. Der Nekrotisierung der Haut folgt eine Ablösung in groben Flächen (Abb. 229, 231).
Die Ursachen sind meist iatrogene Homotoxikosen, die mit einer exzessiven Exkretion beantwortet werden. Häufigste Ursache dieser klassischen Homotoxikose bilden Langzeit-Sulfonamide und Sulfonamidkombinationen. Die Bindung der Medikamente an Albumine leitet die Reaktionskette ein. Auch andere Medikamente – speziell bei langfristigem oder Wiederholungsgebrauch – und Homotoxine kommen als Auslösungsfaktoren in Frage.

Therapie: *Standardtherapie:* Der Ersatz von Flüssigkeit, Mineralien und Eiweiß mittels

Dauertropfinfusionen steht im Vordergrund. Schockbehandlungsmaßnahmen sind bei ausgedehnten Läsionen unerläßlich; dazu gehört auch der kurzfristige Einsatz parenteraler Kortikosteroide. Ein weiteres Erfordernis ist eine sorgfältige Hautpflege- und Lagerungsbehandlung unter Vermeidung zusätzlicher Schädigungsfaktoren (lokale Antibiotika, Metalle, Desinfektionsmittel).

Begleittherapie: Der Regeneration nach den ersten kritischen Tagen dienen fetale Hautextrakte in Ringer- oder Tyrode-Lösung. Getränkte Gazelagen werden zwei- bis dreimal pro Tag über eine Stunde aufgelegt und die Gazelagen feucht gehalten. Die Methode dient gleichzeitig der milden, schmerzfreien Ablösung der nekrotischen Hautflächen. Der Wiederherstellung der Schleimhäute dienen Mukosa-Präparate.

Lyme-Borreliose

Synonyma: Lyme-Krankheit, Borreliose, Erythema migrans.

Definition: Die Lyme-Borreliose ist eine Infektionskrankheit, deren Verursacher verschiedene Subspezies von Borrelia burgdorferi sind.

Klinische Daten: Die Anthropozoonose wird vor allem durch verschiedene Zeckenarten übertragen. Sie äußert sich in verschiedenen Organmanifestationen und durchläuft Phasen, die in Analogie zu Lues in drei Stadien eingeteilt werden: Primäraffektionen, Generalisation, Organmanifestation (Tab. 107).

Therapie: Weitgehende Übereinstimmung herrscht in der Auffassung, von einer prophylaktischen, antibiotischen Behandlung nach einem Zeckenbiß abzusehen, da die Nebenwirkungen dieser Behandlung ernster zu beurteilen sind als das Erkrankungsrisiko. In Frühstadien zeigen Amoxicillin, Cephalosporine, Erythromycin und Doxycyclin gleich gute Erfolge, während Oralpenicilline nur in hoher Dosierung wirksam sein sollen. Die Ergebnisse sind vergleichbar im Hinblick auf die Vermeidung von Spätfolgen (Schulte-Wissermann, 1991). Für Amoxicillin werden 50 mg/kg KG, für Doxycyclin 2mal 100 mg/Tag empfohlen.

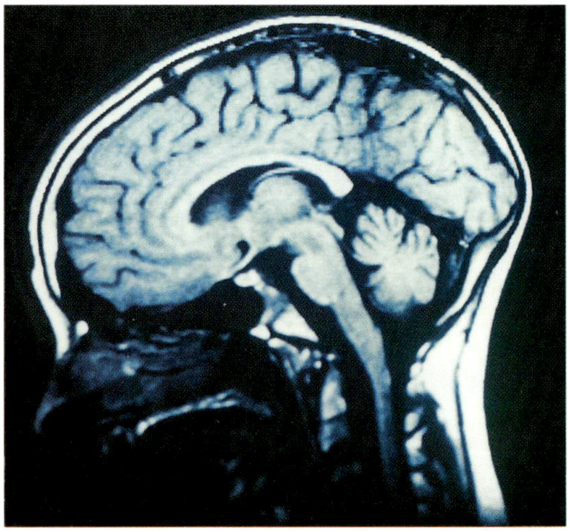

a)

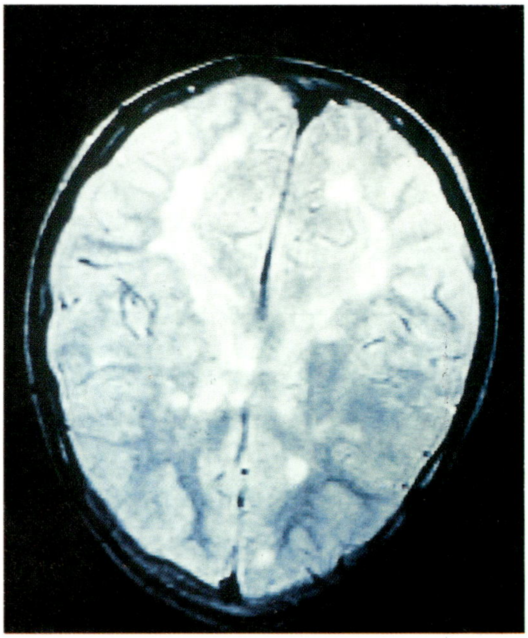

b)

Abb. 232 a und b: Lyme-Borreliose im Stadium II/III bei einem 11jährigen Jungen im dritten Krankheitsjahr. Die klinischen Symptome sind geprägt durch Episoden starker Kopfschmerzen, Nackensteifigkeit, Nystagmus, Doppelbilder und Ataxie. Gelegentlich gesellen sich Ohrensausen, Photophobie, Störungen des Tastsinns und Bradykardie dazu. Bleibend sind kognitive Ausfälle: Konzentrationsschwierigkeiten, Leseschwierigkeiten, Richtungsorientierungsprobleme und Gedächtnisschwäche. (a) Die NMR(nuclear magnetic resonance)-Aufnahme zeigt ein Erweichungsareal parietal und zahlreiche gummenartige Verdichtungen; (b) NMR-Aufnahme mit zahlreichen knotigen, gummenartigen Verdichtungen

Tab. 107: Stadieneinteilung der Lyme-Borreliose

Stadium I: Primäraffektion	**Stadium II: Generalisation**	**Stadium III: Organmanifestation**
Erythema migrans	allgemeines Krankheitsgefühl, Fieber	wechselhafter Allgemeinzustand
Lymphadenosis cutis	Lymphknotenschwellung, Hepatomegalie	Enzephalomyelitis, Gumma
„grippale“ Symptome	Splenomegalie	Polyneuropathie
	neurologische Symptome: Meningitis, Enzephalitis, Meningoradikulitis, Paresen peripherer Nerven, Arthralgien, Mono-, Oligoarthritis, (Myo-, Peri-)Karditis, Konjunktivitis. Iritis, Chorioiditis, Papillenödem, Nephritis	psychische Instabilität, Leistungseinbuße, Oligoarthritis (asymmetrisch), Acrodermatitis chronica atrophicans, multiple Erytheme

Die Aussichten auf Dauererfolge mittels der Antibiotikatherapie verringern sich mit zunehmender Krankheitsdauer, die Therapieerfolge sind kurzfristig. Überlegenswert ist es deshalb, Mittel wie Kalium jodatum oder Mittel gegen Immunkomplexe (Kombinationen proteolytischer Enzyme) miteinzubeziehen. Analog zur Behandlung des Lues in Stadium III wird auch die Malariatherapie diskutiert (Heimlich, 1990).

(Literatur: Herzer, 1990; Heimlich, 1990; Schulte-Wissermann, 1991)

Lymphatismus

Definition: Lymphatismus ist keine eigenständige Krankheit, sondern die spezifische Reaktionsweise eines Organismus als Ausdruck einer angeborenen Konstitution oder erworbenen Diathese.

Klinische Daten: Das spezifische Reaktionsmuster des Lymphatismus äußert sich in Form überschießender Reaktionen der lymphatischen Organe. Dies wird klinisch deutlich an der Tendenz zu vergrößerten adenoiden Vegetationen. Augenfällig bei Kindern sind chronische Lymphknotenschwellungen. Es bestehen eine allgemeine Bindegewebsschwäche und eine erhöhte Infektanfälligkeit.
In der Konstitutionsbetrachtung würden wir von „tuberkulinischem Reaktionstyp“ sprechen. Die Diathese, in der wir dem Lymphatismus begegnen, ist die „chronisch-exsudative“.
In dem homotoxikologischen Ordnungsprinzip Reckewegs muß der Lymphatismus als den Reaktionsphasen zugehörig gesehen werden.

Therapie: Das Therapieziel versteht sich aus dieser ganzheitlichen Betrachtung. Es muß versucht werden, durch eine Stoffwechselaktivierung im Mesenchym und eine gleichzeitige unspezifische Immunmodulation eine regressive (bzw. positive) Vikariation in die normalen Exkretionsphasen zu erreichen.
Die Tendenz zum Lymphatismus tritt bevorzugt im Kindesalter auf und, da es sich um Reaktionen handelt, die prinzipiell noch selbstregulative Heilungstendenz zeigen, ist die Behandlung eine dankbare Aufgabe. Das antihomotoxische ganzheitliche Therapiekonzept bei Lymphatismus stellt sich wie folgt dar: perorale Basistherapie mit Traumeel S und Lymphomyosot; parenterale Therapie mit Tonsilla compositum, Thyreoidea compositum und Echinacea compositum S (die Ampullen können gemischt in einer Sitzung verabfolgt werden); symptomenbezogene Therapie mit Calcoheel als konstitutionelle Umstimmung, Calcium carbonicum-Injeel (forte) als Konstitutionsmittel und Tuberculinum-Injeel (forte) als treffsichere Erb-Nosode; Begleittherapie: Mikrobiologische Korrektur, basenfördernde Ernährung.

DAGMAR LANNINGER-BOLLING

Lysosomale Krankheiten

Synonyma: Thesaurismosen, Speicherkrankheiten.

Definition: Lysosomen sind Zellorganellen, deren „Anerkennung" erst Mitte dieses Jahrhunderts erfolgte. Mittlerweile wurden ihre Funktionen weitgehend aufgeklärt. Mit über 60 Enzymen (Tab. 109), welche im sauren Bereich zwischen pH 4,5 und 5,0 ihr Wirkungsoptimum entfalten, gehören sie zu den wichtigsten Entgiftungsinstrumenten des Körpers. Ob Lysosomen eine eigenständige Kategorie von Zellorganellen sind, war lange Diskussionsgegenstand. Im Laufe von Untersuchungen über die intrazelluläre Lokalisation der „sauren Phosphatase" fand De Duve unter anderem, daß dieses Enzym in der Ultrazentrifugen-Sedimentation an Partikel gekoppelt ist, die sich von anderen Zellorganellen unterscheiden. Neben der „sauren Phosphatase" wurden zahlreiche saure Hydrolasen gefunden, während im Unterschied zu den Mitochondrien die Schlüsselenzyme des Zitronensäurezyklus (s. Abb. 56) fehlen. In Leberzellhomogenaten konnten darüber hinaus noch weitere Partikel mit von Lysosomen abweichendem Sedimentationsverhalten isoliert werden, welche Enzyme enthalten, die in Lysosomen fehlen: saure D-Aminooxidase, Urikase und Katalase.

Lysosomen werden heute als besondere Art von größeren Zytoplasmapartikeln, denen eine besondere Rolle in der intrazellulären Verdauung zukommt, gewertet. Sie werden aufgrund der Sedimentationseigenschaften auf eine Größe von 0,4 µm und eine Dichte von durchschnittlich 1,15 (Mitochondrien 1,13) geschätzt. Vitalfärbungen sind mit Acridin-Orange und Neutralrot möglich, durch Trypanblau werden lysosomale Enzyme inhibiert. Durch Agenzien, welche die Zytomembranen zerstören, wird auch der Inhalt der Lysosomen freigesetzt. Proteolytische und lipolytische Fermente, mechanische Traumen und niedrige pH-Werte können die sauren Hydrolasen freisetzen. Ihre Umwandlung (nach De Duve) ist in Abbildung 233 skizziert. Die Menge der lysosomalen Enzyme wird so hoch eingeschätzt, daß bei einer plötzlichen Freisetzung die ganze Zellorganisation aufgelöst werden kann. Diese postulierte lytische Eigenschaft führte letztlich zur Bezeichnung Lysosom.

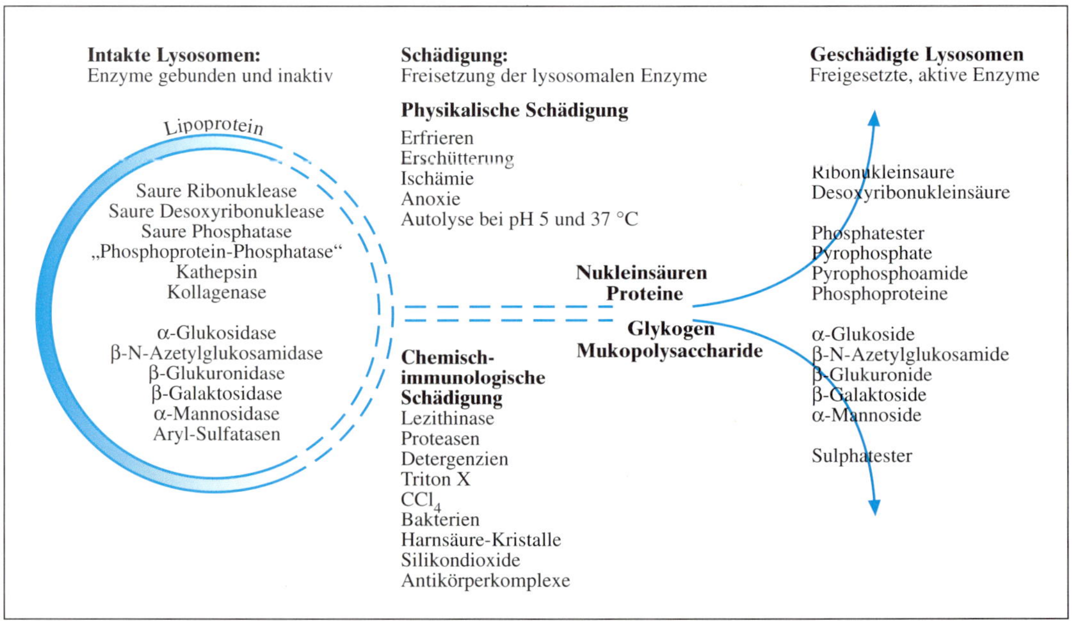

Abb. 233: Lysosomen; links: im Lipoprotein inaktive, gebundene, lysosomale Enzyme; in der Mitte: physikalische und chemisch-immunologische Schädigungsfaktoren, die zum Freisetzen lysosomaler Enzyme führen; rechts: freigesetzte, aktive lysosomale Enzyme und ihre Substratzielgruppen

Tab. 108: Lysosomale Krankheiten (genetische Defekte lysosomaler Enzyme); ● = Klinische Leitsymptome

Krankheit (Syndrom)	**Enzymdefekt**	**Stoffwechselstörung** (betroffenes Substrat)
Mukopolysaccharidosen		
Mukopolysaccharidose I (Pfaundler-Hurler-Syndrom, Dysostosis multiplex, Gargoylismus)	α-L-Iduronidase	Dermatan-Sulfat Heparan-Sulfat
● *Skelettsymptome, Speichersymptome, geistige Retardierung, unproportionierter Minderwuchs, thorakolumbaler Gibbus, makrozephale Dyszephalie, typische Physiognomie („Wasserspeier-Gesicht"), Hepatosplenomegalie, Hornhauttrübungen, zunehmender geistiger Entwicklungsrückstand*		
Mukopolysaccharidose II (Hunter-Syndrom)	Iduronat-Sulfatase	Dermatan-Sulfat Heparan-Sulfat
● *Ähnliche Symptomatik wie I, aber mildere Ausprägung, Skelettveränderungen und geistige Entwicklung beeinträchtigt, Hepatosplenomegalie, keine Hornhauttrübungen, Hörbeeinträchtigung; nur männliches Geschlecht betroffen*		
Mukopolysaccharidose III (Sanfilippo-Syndrom, Oligophrenia polydystrophica) Subtyp A Subtyp B	 Heparan N-Sulfatase (Heparan-Sulfamidase) α-N-Azetylglukosaminidase	 Heparan-Sulfat Heparan-Sulfat
● *Progressiver geistiger Abbau mit Verhaltensstörungen, Umtriebigkeit bis Aggrresivität, Hypertrichose, Lebervergrößerung, keine Milzvergrößerung*		
Mukopolysaccharidose IV (Morquio-Brailsford-Syndrom)	N-Azetylhexosamin-6-Sulfatase	Keratan-Sulfat Chondroitin-6-Sulfat
● *Unproportionierter Zwergwuchs infolge Platyspondylie, vorspringendes Sternum, abgewinkelte Knie, normale Entwicklung, geringe Hornhauttrübungen, in Einzelfällen Hepatomegalie*		
Mukopolysaccharidose V (Ullrich-Scheie-Krankheit)	α-L-Iduronidase	Dermatan-Sulfat Heparan-Sulfat
● *Mäßige Skelettveränderungen wie bei Typ I und geringere Hepatosplenomegalie, dichte Hornhauttrübungen, normale geistige Entwicklung; multiple Gelenkkontrakturen*		
Mukopolysaccharidose VI (Maroteaux-Lamy-Syndrom)	N-Azetylgalaktosamin-4-Sulfatase (Arylsulfatase B)	Dermatan-Sulfat
β-Glukuronidasemangel-Syndrom	β-Glukuronidase	Dermatan-Sulfat Heparan-Sulfat
Chondroitin-6-sulfat-Mukopolysaccharidose (Philippart)		Chondroitin-6-Sulfat
● *Hochgradiger Zwergwuchs mit chondrodysplasieartigen Proportionen und (u. U.) morquioartigen Wirbelsäulenveränderungen, grobe Gesichtszüge, Hepatosplenomegalie, Hornhauttrübungen, normale Intelligenz*		
Sphingolipidosen		
GM_1-Gangliosidose (generalisierte Gangliosidose; Pseudo-Hurler-Krankheit; Landing-Syndrom	β-Galaktosidase	GM_1-Ganglioside Glykopeptide Keratan-Sulfat
● *Hypotonie der Muskulatur, motorische Regression, neurologische Ausfälle, Skelettveränderungen, evtl. Abdomenauftreibung*		

Fortsetzung nächste Seite

Krankheit (Syndrom)	**Enzymdefekt**	**Stoffwechselstörung** (betroffenes Substrat)
GM_2-Gangliosidose (Tay-Sachs-Krankheit, juvenile Form)	β-N-Azetylhexosaminidase A	GM_2-Ganglioside
• *Psychomotorische Retardierung, eingeschränkte Gelenkbeweglichkeit, Hepatosplenomegalie, rote Makulaflecken (50% der Fälle), Makroglossie, Gingivahyperplasie, vergröberte Physiognomie, vakuolisierte Lymphozyten*		
Sandhoff-Syndrom (Tay-Sachs-O-Variante)	β-N-Azetylhexosaminidase	GM_2-Ganglioside Globoside
• *Gangliosid-Speicherung im Gehirn mit progredienten Ausfällen*		
AB-Variante	GM_2-Gangliosid-β-N-Azetylgalaktosaminidase	GM_2-Ganglioside
Morbus Krabbe	Galakto-Cerebrosid-β-Galaktosidase	Galaktosylceramid: Galaktosylsphingosin; Monogalaktosyl-Diglycerid
• *Zerebral-degenerative Symptomatik mit Krämpfen, „schleichend-progrediente Enzephalitis", Beginn im frühen Säuglingsalter*		
Morbus Gaucher	Gluko-Cerebrosid-β-Glukosidase	Glukosylceramid
• *Zwei Verlaufsformen: infantile Form mit mäßiger Hepatosplenomegalie, zunehmenden bulbären Ausfällen (Dysphagie, Strabismus, Opisthotonus), Fundi normal; adulte Form: Splenomegalie deutlicher als Hepatomegalie, „Hypersplenismus"; Leukopenie, Hämorrhagien; Knochenveränderungen (Perthessche Nekrose), Gelenkbeschwerden*		
Morbus Fabry	α-Galaktosidase (Ceramid-Trihexosidase)	Trihexosylceramid; Digalaktosylceramid
• *Angiokeratoma corporis diffusum, Cornea-Dystrophie, kardiovaskuläre Nierendegeneration*		
Metachromatische Leukodystrophie	Cerebrosid-Sulfatase (Arylsulfatase A)	Sulfatide
• *Zunehmende geistige Retardierung, Tod meist bis zum 10. Lebensjahr; Störung der statomotorischen Entwicklung im Kleinkindesalter mit Muskelhypertonie und Hyperreflexie; mit zunehmender Beteiligung peripherer Nerven Muskelatrophie, speziell an den unteren Extremitäten*		
Poly-Sulfatasemangel	Arylsulfatasen A, B, C Sterol-Sulfatasen Mukopolysaccharid-Sulfatasen	Sulfatide Mukopolysaccharide Sterolsulfate
Morbus Niemann-Pick	Sphingomyelinase	Sphingomyelin
• *Vier kleine Varianten:* *A. Schwere Entwicklungsverzögerungen, erhebliche Hepatosplenomegalie, Makuladegeneration bis Blindheit, Tod in den ersten beiden Lebensjahren* *B. Speicherungen ohne Beteiligung des ZNS* *C. Häufigste Form, Manifestation im späten Säuglingsalter, Überleben 3–6 Jahre, progrediente statomotorische und geistige Ausfälle* *D. Manifestation im mittleren Kindesalter, Überleben bis ins 2. Lebensjahrzehnt*		
Morbus Farber	Ceramidase	Ceramide
• *Gerötete Hautknoten bis Plaques, Schwellung und Rigidität der Extremitäten, Dysphonie, Temperaturerhöhung, Gelenk-, Gehirn- und kardiopulmonale Symptomatik möglich*		

Fortsetzung nächste Seite

Krankheit (Syndrom)	**Enzymdefekt**	**Stoffwechselstörung** (betroffenes Substrat)
Glykoprotein-Stoffwechselstörungen		
Fucosidose	α-L-Fucosidase	Glykoprotein-fragmente Glykolipide
• *Hypotonie, in spastische Tetraplegie und zunehmende Dezerebrationsrigidität übergehend, häufige Luftwegsinfekte, Hyperhidrosis, Kardiomegalie, Hurler-ähnlicher Phänotyp, Tod meist bis zum 6. Lebensjahr*		
Mannosidose	α-Mannosidase	Glykoprotein-fragmente
• *Hypotonie der Muskulatur, Hepatosplenomegalie, Linsentrübungen, abnorme Knochenstruktur, vakuolisierte Lymphozyten, gehäufte Luftwegsinfekte; Hurler-ähnlicher Phänotyp*		
Aspartylglykosaminurie	Aspartylglykosylaminidase	Aspartyl-2-deoxy-2-acetamido-glucosylamin
• *Geistige Retardierung, Linsentrübungen, Hepatomegalie, Knochenveränderungen wie bei Mukopolysacchariden*		
β-Xylosidase-Mangel	β-Xylosidase	Xylose
• *Geistige Retardierung Krämpfe, Erbrechen, rezidivierende Luftwegsinfekte*		
Weitere **lysosomale Enzymdefekte**		
Pompe-Krankheit	α-Glukosidase	Glykogen
• *Zwei Verlaufsformen: infantile und adulte Form; generalisierte Glykogenose, Erbrechen, Anorexie, Dystrophie, Kardiomegalie mit Dyspnoe und Zyanose, Speicherungen in Muskel, Leber und Nervensystem am stärksten, Tod bei infantiler Form innerhalb des 1. Lebensjahres*		
Morbus Wolman	saure Lipase	Cholesterol-Ester Triglyzeride
Saure-Phosphatase-Mangel	saure Phosphatase	
• *Hepatosplenomegalie, Auftreibung des Abdomens, Anämie, Lymphozyten-Vakuolisierung, keine ZNS-Symptomatik!, Erbrechen, Durchfall, Steatorrhö, Nebennierenverkalkungen, Tod durch Inanition in den ersten 4 Lebensmonaten*		

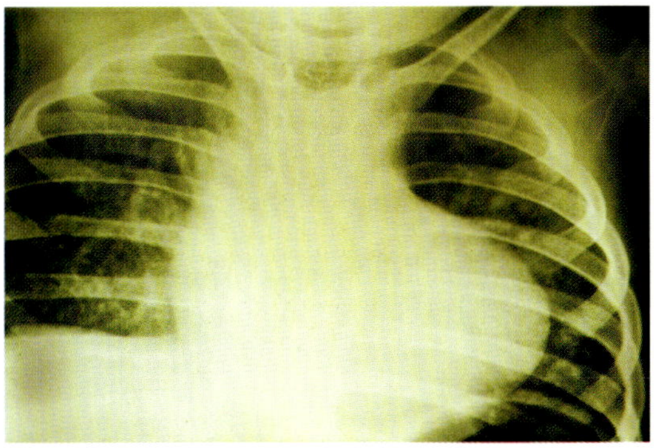

Abb. 234: Kardiomegalie bei 5½jährigem Jungen mit Morbus Gaucher

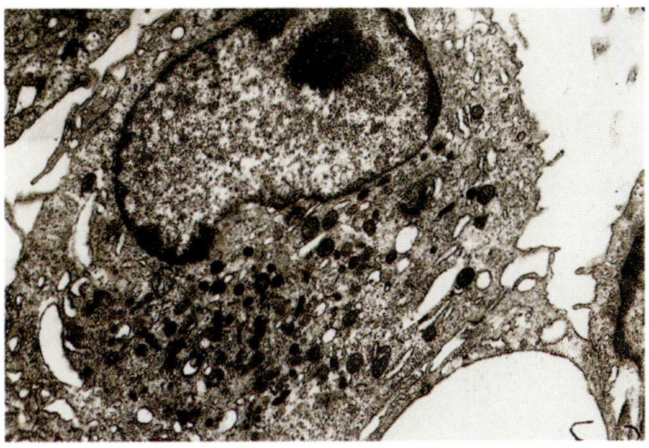

Abb. 235: Reichlich Lysosomen in einer Verdauungszisterne eines Monozyten; Lysosomen dicht, homogen, kreisrund (1:40000)

Tab. 109: Systematik der Hydrolasen

Oxidoreduktasen, wirken auf Wasserstoffsuperoxid (Peroxidase)

Hydrolasen mit Wirkung auf Nichtpeptid-Kohlenstoff-Stickstoffverbindungen
- Acetylsphingosindeacyclase
- Aspartylglukosylaminidase
- Aminosäuren-Naphthylamidase
- Benzoylarginin-Naphthylamidase

Hydrolasen mit Wirkung auf Säureanhydride
- anorganische Pyrophosphatase

Hydrolasen mit Wirkung auf Phosphor-Stickstoffverbindungen
- Phosphoamidase

Hydrolasen mit Wirkung auf Esterbindungen
- Arylesterase
- Triacylglycerol-Lipase
- Cholesterol-Esterase
- Phospho-Lipase A^1
- Phospho-Lipase A^2
- saure Phosphatase
- Phosphatidat-Phosphatase
- Phosphoprotein-Phosphatase
- Phosphodiesterase I
- Desoxyribonuklease II
- Ribonuklease II
- Sphingomyelin-Phosphodiesterase
- Arylsulfatasen
  - Sulfatase A
  - Sulfatase B
- Chondroitin-Sulfatase

Hydrolasen mit Wirkung auf Schwefel-Stickstoffverbindungen
- Heparin-Sulfamidase

Hydrolasen mit Wirkung auf Glycosylverbindungen
- Lysozym
- Neuramidase
- α-Glukosidase
- β-Glukosidase
- α-Galaktosidase
- β-Galaktosidase
- α-Mannosidase
- β-Mannosidase
- β-N-Acetylglukosamidase
- β-Glukuronidase
- Hyalurongluk osidase
- α-N-Acetylgalaktosaminidase
- α-N-Acetylglukosaminidase
- α-L-Fukosidase
- L-Iduronidase

Hydrolasen mit Wirkung auf Peptidbindungen
- Glutamat-Carboxypeptidase
- Carboxypeptidase A (Cathepsin A)
- Carboxypeptidase B (Cathepsin B_2)
- Carboxypeptidase C
- lysosomale Dipeptidase
- Dipeptidylpeptidase I
- Depeptidylpeptidase II
- Kininogenin
- Acrosin
- Elastase
- Kathepsin G
- neutrale Proteinase
- Plasminogen-Aktivator
- Kathepsin B (B_1)
- Kathepsin D
- Kathepsin E
- lysosomale Kollagenase
- Renin

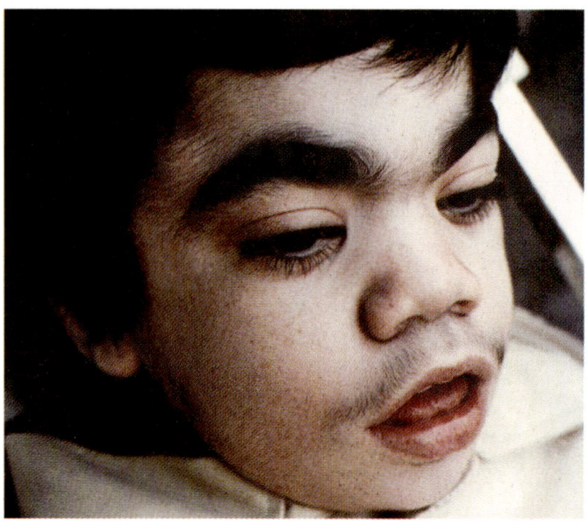

Abb. 236: Physiognomie bei Mukopolysaccharidose I; „Wasserspeiergesicht“

Klinische Daten: Synthese- und Mobilisationsstörungen der lysosomalen Enzyme führen zu einer größeren Anzahl von angeborenen, rezessiv-erblichen, meist schweren Stoffwechselkrankheiten. Betroffen sind hauptsächlich stoffwechselaktive (Leber, wachsender Knochen) und langlebige (Nerven, Muskel) Zellen und Gewebe. Die der Depositions- und Imprägnations-, später der Degenerationsphase zuzuordnenden Krankheitsbilder werden in Mukopolysaccharidosen, Sphingolipidosen, Glykoproteinstoffwechselstörungen und weitere lysosomale Enzymdefekte eingeteilt (Tab. 108).

Therapie: Die Behandlung lysosomaler Defekte steht vor folgendem Dilemma: Die fehlenden, im sauren Milieu aktiven Enzyme (Tab.

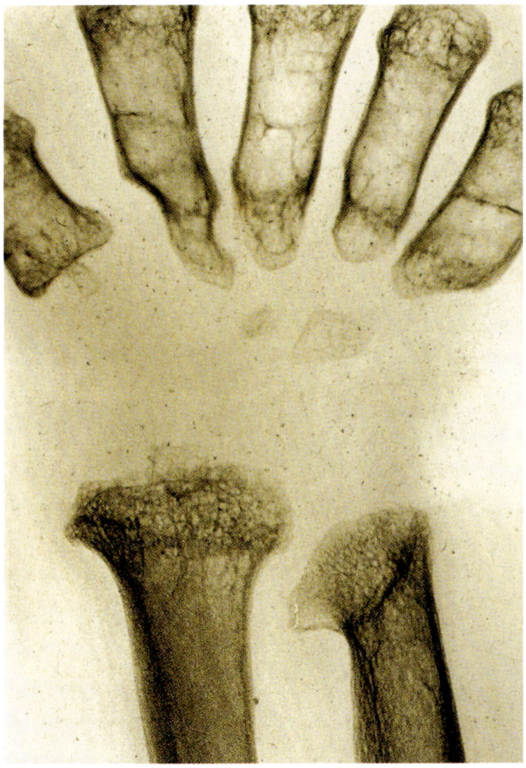

Abb. 237: Skelettveränderungen bei Mukopolysaccharidose I; Struktur- und Formanomalien

109) können in dieser Form nicht zugeführt werden, weil sie außerhalb der membranumschlossenen Lysosomen körpereigenes Gewebe zerstören können. Die komplementvermittelte, zur Zytolyse führende, durch Lysosomenentleerung entstehende, allergische Akutreaktion ist dafür ein instruktives Beispiel.
Unspezifische Wirkungen und eine gewisse Stoffwechselentlastung können Enzymgemische mit proteolytischen Partnern bringen. Dabei ist zu beachten, daß diese resorbierbare Proteasen enthalten; die Resorptionsfähigkeit, eine Voraussetzung für die systemische Wirkung, ist bei pflanzlichen Enzymen (Bromelain, Papain) besser als bei animalischen. Für die praktische Anwendung wichtig ist auch, daß oral oder rektal applizierte Enzymgemische außerhalb der Mahlzeiten gegeben werden, damit sie nicht im Verdauungstrakt „verbraucht" werden. Von den subkutan oder perlingual applizierbaren Katalysatoren ist von Glyoxal compositum und Biotin eine günstige Wirkung zu erwarten.

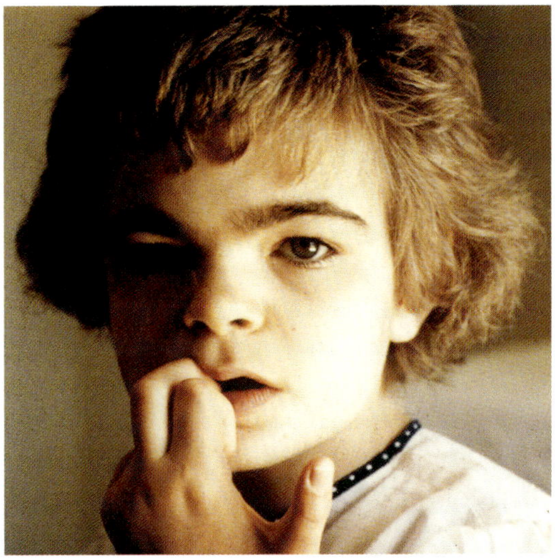

Abb. 238: Physiognomie bei Mukopolysaccharidose III; 18jährige Frau

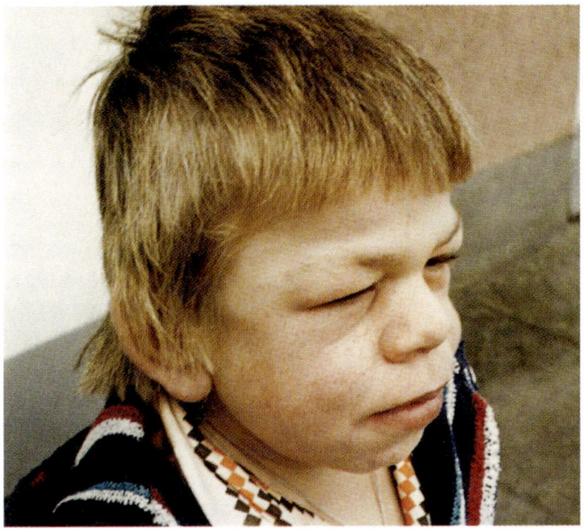

Abb. 239: Physiognomie bei Mukolipidose; 10jähriger Junge

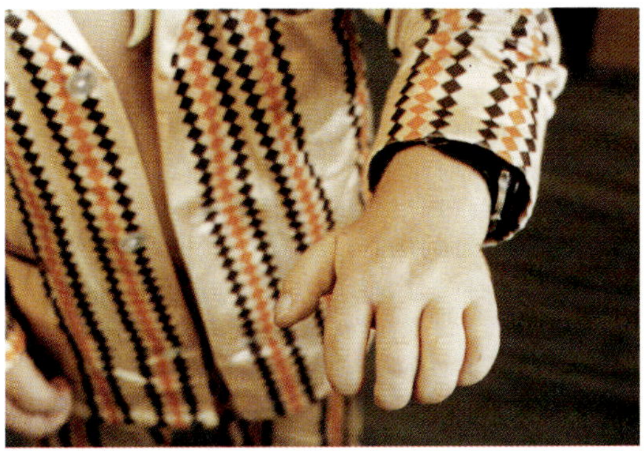

Abb. 240: Kamptodaktylie bei Mukolipidose

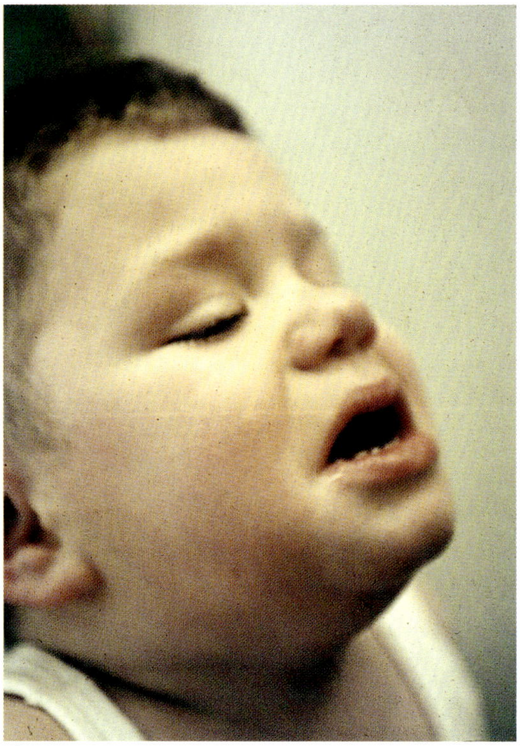

a)

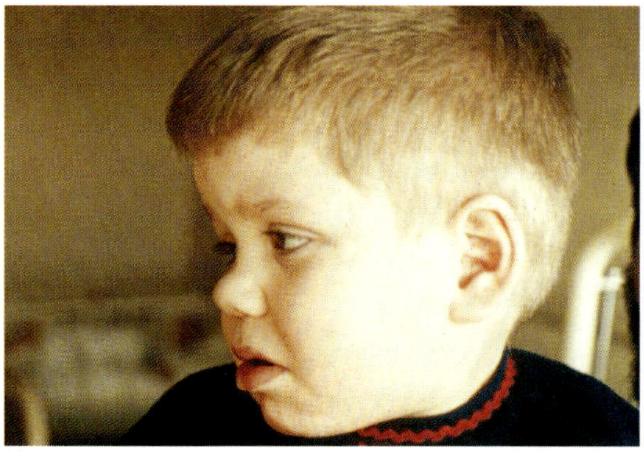

b)

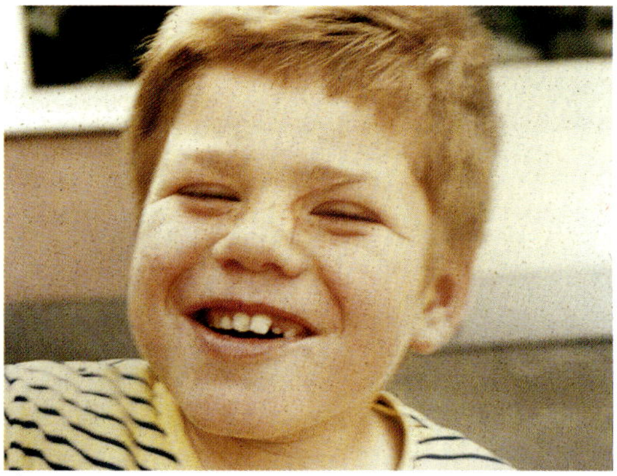

c)

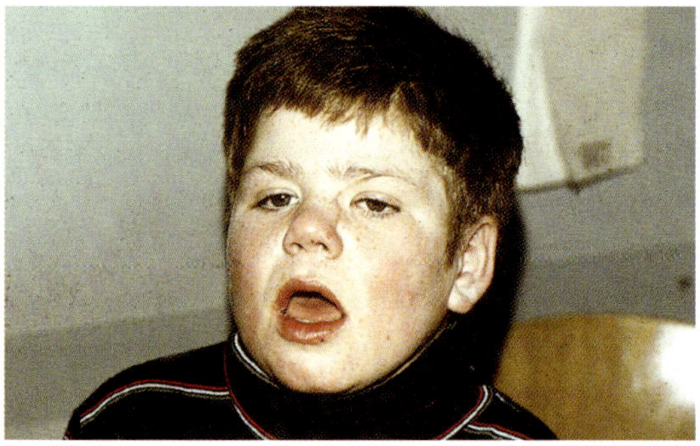

d)

Abb. 241 a–d: Mukopolysaccharidose II; (a) im Alter von 3½ Jahren wird der Junge erstmalig vorgestellt, nachdem die diagnostische Abklärung außerhalb erfolgte und dort eine kurzfristige Lebensprognose gegeben wurde; (b) und (c) im Laufe einer regelmäßigen Implantationstherapie mit Gehirn-, Plazenta- und Leberlyophilisaten kommt nicht nur die Rückentwicklung der ersten Lebensjahre zum Stillstand, der Junge lernt Laufen, fährt Dreirad, gebraucht Worte, baut aber 3–4 Monate nach den Implantationen immer wieder ab (b: 6 Jahre; c: 8 Jahre); (d) jenseits des 10. Lebensjahres kommt es zu einer Rückgewinnung der motorischen Funktionen und der physiognomischen Kontrolle

Die subkutane Injektion lysosomenreicher fetaler Zellsuspensionen (Leber, Plazenta, Nabelschnur, Bindegewebe) bringt, im Abstand von 4 Monaten verabfolgt, in den ersten Lebensjahren beachtliche Besserungen (Abb. 241 a–d), hat aber später Grenzen im Mißverhältnis zwischen Bedarf (Körpermasse) und den applizierbaren Dosen. Am weitesten gediehen ist die Organotherapie beim Morbus Gaucher (s. Abb. 14, 234); hier kann ein aus Plazenta isolierter Faktor (mit häufigen und kostspieligen Injektionen) eine weitgehend normale Entwicklung bewerkstelligen.

(Literatur: Altman u. Katz, 1976; De Duve; 1963; Touraine et al., 1979)

Makuladegeneration

Synonyma: Arteriosklerotische Chorioretinopathie, Durchblutungsstörung der Netzhautmitte, senile disziforme Makulopathie, Pseudotumor der Makula, Junius-Kuhnt-Syndrom.

Definition: Es handelt sich primär um eine altersbedingte, progressive neurokortikale Dysregulation, insbesondere des Frontalhirns mit sekundärer Beteiligung des Gefäßsystems (das Auge ist ein vorgeschobener Hirnteil). Die zentrale Sehschärfe erleidet einen sukzessiven Verlust, wobei das periphere, indirekte Sehen erhalten bleibt. Die Eigendynamik des Verlaufs von der trockenen, atrophischen in die feuchte, irreversible Form entspricht der Regelmäßigkeit der Entropie (Energiedissipation) und der Nichtlinearität (Bifurkation) und ist folglich in ihrer Entwicklung nicht langfristig voraussehbar.

Klinische Daten: Die zunehmende Sehverschlechterung kann mit „besseren" Gläsern nicht korrigiert werden, was der betroffene Patient oft nicht zu verstehen vermag. Zu der quantifizierbaren Funktionsminderung treten qualitative Sehstörungen wie Metamorphopsie (Verzerrtsehen), Dyschromatopsie (Farbenfehlsichtigkeit), konzentrische Gesichtsfeldeinengungen, parazentrale Skotome, Verlangsamung der Hell-Dunkel-Anpassung sowie Verlust des Farbsehens (wichtig für die Verkehrssicherheit) auf. Die gesamte Symptomatik ist schwankend und hängt weitgehend vom Allgemeinzustand ab.
Ursachen: Die Makuladegeneration wird begünstigt durch diskret verlaufende Erkrankungen wie beispielsweise chronische Kopfschmerzen, Hörstörungen, Schwindel sowie Gefäßsklerose (hoher Nikotingenuß), labiler Hochdruck. Die Vaskulopathie (Aderhautsklerose, Gefäßverschluß) verursacht eine Störung der Zytoarchitektur der Netzhautstruktur (Pigmentverschiebungen, Hyper- oder Depigmentierungen) mit Beteiligung der Bruchschen Basalmembran. Die Diffusionsstörung führt zur Ödembildung, zu Blutungen und Ablagerungen von Fett- und Cholesterinstoffen. Die Homotoxinlehre nach Reckeweg ist als pathophysiologisches Modell anwendbar: Phase der Transsudation-Exsudation über Akkumulation und Deposition (Drusenbildung) bis hin zur Neovaskularisation und Proliferation (sogenannter Pseudotumor der Makula).

Therapie: Die Konzentration des Ophthalmologen auf Anatomie, Physiologie und Pathohistologie bewirkte die Zurückführung der Makuladegeneration ausschließlich auf Gefäßprozesse. Die medikamentöse Erweiterung der Gefäße einschließlich Infusionstherapie wurde und wird noch immer exzessiv über viele Jahrzehnte betrieben, was sich inzwischen als Plazeboeffekt herausgestellt hat. Bei feuchter Makuladegeneration ist die Gefäßerweiterung sogar kontraindiziert. Demgegenüber liefert die moderne nachrelativistische Physik, insbesondere die Thermodynamik (Entropie) eine größere pathophysiologische Basis. Die Erweiterung des Funktionsbegriffs auf Zytoarchitektur, Verhalten des Patienten und Information (Code) ermöglicht einen vielfältigen Therapieansatz. Die noch reversible, gutartige trockene Makuladegeneration kann mit Katalysatoren, organspezifischen hochmolekularen Proteinen, Hormonen und Mineralstoffen beeinflußt werden.
Die irreversible feuchte Makuladegeneration ist mit Hilfe von Kortison, Rutosiden, Vitamin B trockenzulegen. Die Lasertherapie ist in ihrer Indikation unberührt. Bei Flächenödemen und Blutungen empfiehlt sich die Kobaltbestrahlung (10,5 Gy, wiederholbar). Neu ist der Einsatz von Lymphomyosot (parabulbär und i.m.), das durch seine immunverstärkende und antiödematöse Wirkung bei beiden Formen der Makuladegeneration erfolgreich angewendet wird.
Begleittherapie: Die internistische und allgemeinmedizinische Kontrolle der Patienten ist in allen Phasen der Makuladegeneration absolut notwendig. Es gilt das Prinzip: je älter der Patient ist, um so vorsichtiger die Medikation. Dies ist insbesondere die Domäne der komplementären Anwendung naturheilkundlicher Verfahren.

NADIM SRADJ

(Literatur: Sradj, 1992; Sradj, 1993)

Masern

Synonym: Morbille.

Definition: Durch ein lymphotropes Virus der Paramyxoviridae-Familie (Masernvirus) hervorgerufene, durch Tröpfcheninfektion übertragene, exanthematische Infektionskrankheit.

Klinische Daten: Nach einer Inkubationszeit von durchschnittlich 11 (10–14) Tagen – nach Gammaglobulinprophylaxe oder Blutgaben auch länger – entwickelt sich ein biphasischer Krankheitsverlauf.
Das *Prodromalstadium* mit Fieber zwischen 38–39 °C dauert 2–4 Tage und ist von akuten Entzündungszeichen der oberen Luftwege geprägt. Konjunktivitis, ausgeprägte Lichtscheu, Blepharitis, Rhinitis, Tonsillitis, Enanthem, Koplik-Flecken, Tracheitis, Appetitlosigkeit, Durst und allgemeine Abgeschlagenheit begleiten diese Symptome.
Nach kurzer Entfieberung entwickelt sich das *Exanthemstadium* mit höherem Continua-Fieber. Das Masernexanthem beruht auf einer immunologischen Reaktion der Kapillarendothelien mit mehr oder minder starker Diapedese roter Blutkörperchen. Davon hängt die Verfärbung von rosa- bis lividrot ab. Das Exanthem beginnt hinter den Ohren, breitet sich von oben nach unten aus und verblaßt in der gleichen Reihenfolge. Die makulopapulösen Effloreszenzen sind mittel- bis grobfleckig.
Die *Immunitätsentwicklung* beansprucht offensichtlich das ganze Abwehrpotential des Körpers, denn von der Mitte des Exanthemstadiums ab besteht eine Hypergie oder Anergie gegen andere Infektionen. Besonders verhängnisvoll kann das Zusammentreffen mit Tuberkulose sein (s. auch Abb. 3), wobei es zur Meningitis tuberculosa oder Miliartuberkulose kommen kann.
Dic Infcktionsabwehrschwäche prägt das Stadium der lytischen Entfieberung und die Komplikationen. Dazu gehören Bronchiolitis, Pseudokrupp, Bronchopneumonien, Otitis und Meningoenzephalitis.

Prophylaxe und Therapie: Durch Masern-Schutzimpfung kann die Krankheit verhindert oder abgeschwächt werden. Die Zweckmäßigkeit einer solchen Impfung wird nicht allgemein anerkannt, da sich offensichtlich keine volle Immunität entwickelt und Zusammenhänge mit Degenerationskrankheiten des Zentralnervensystems diskutiert werden. Gammaglobulin und Rekonvaleszentenblut führen nur in den ersten Inkubationstagen zu einem partiellen Schutz, nach dem 4. Inkubationstag sind sie von zweifelhaftem Wert.
Ein Grundprinzip ist zu beachten: Masern führen zu einer lebenslangen Immunität. Symptomatische Maßnahmen im Prodromal- und frühen Exanthemstadium sind problematisch. Antipyretika, Antiphlogistika, Antibiotika können die Immunitätsbildung beeinträchtigen.
Diese Aspekte beziehen sich auch auf die nachfolgenden Empfehlungen: Homöopathische Basisarzneien sind Pulsatilla, Aconitum und Belladonna. Zu einer milden Fiebersenkung eignet sich Viburcol. Fixe homöopathische Kombinationsmittel sind Bryaconeel und Engystol. Drosera-Homaccord wird bei Bronchiolitis und spastischer Bronchitis eingesetzt, Oculoheel bei Konjunktivitis, Lichtscheu und Blepharitis, Echinacea compositum und potenziertes Eigenblut (C7) bei Otitis und zur Steigerung des Immunabwehrvermögens.

Mastopathie

Definition: *Mastopathien* im engeren Sinne sind bindegewebige Umbauprozesse der Brustdrüse, meist in der zweiten Hälfte der Geschlechtsreifeperiode zwischen dem 35. und 50. Lebensjahr sich manifestierend. Eine Sonderform ist die Mastopathia cystica. Zu den akuten Erkrankungen der weiblichen Brustdrüse gehört die *Mastitis*. Man unterscheidet eine Mastitis puerperalis (Wochenbett-Mastitis), eine Mastitis neonatorum und eine Mastitis non-puerperalis. Als *Mastodynie* wird ein schmerzhafter Spannungs- und Schwellungszustand der Mammae, der meist prämenstruell eintritt, bezeichnet.

Klinische Daten: Die Mastopathie im engeren Sinne ist gekennzeichnet durch Schmerzen, strähnige bis knotige Verhärtungen, manchmal vergesellschaftet mit pathologischer Sekretion. Die Symptome sind meist prämenstruell besonders ausgeprägt. Als Ursache wird eine Dysbalance im Östrogen-Progesteron-Verhältnis angenommen.
Die puerperale Mastitis beruht auf einer bakteriellen Infektion, die als Mastitis neonatorum auf den Neugeborenen übertragen werden kann; daneben gibt es eine Mastopathia neonatorum auf der Basis mütterlicher Hormoneinflüsse.

Die akute Mastitis geht mit den Zeichen der Entzündung (Rötung, Schwellung, Fieber, Schmerzen) einher. Später kann es durch Nekrobiose zu Einschmelzungen kommen.

Therapie: Die akute Mastitis bedarf einer sorgfältigen Brusthygiene und der lokalen Kühlung. Staphylokokkenwirksame Antibiotika können den Verlauf wesentlich abkürzen. Die Behandlungsansätze bei Mastopathien sind vielschichtiger. Einen hohen Stellenwert haben dabei Enzymgemische mit proteolytischen Komponenten. In der *Homöopathie* werden empfohlen: bei Mastitis acuta Aconitum, Belladonna, Hepar sulfuris, Bryonia, Phytolacca; bei Mastopathie Conium, Phytolacca, Phellandrium aquaticum; bei Mastodynie zusätzlich Lilium tigrinum. Ein breiteres Wirkungsspektrum bei Mastitis haben fixe Kombinationen: Traumeel S, Belladonna-Homaccord, Echinacea compositum; Apis-Homaccord bei ödematösen Schwellungen; Arnica bei subchronischen Entzündungen. Zur Behandlung von Mastopathien eignen sich: Cimifuga-Homaccord, Hormeel S, Glyoxal compositum, Ovarium compositum.

Menière, Morbus

Synonym: Menière-Krankheit.

Definition: Anfallsweise auftretender Drehschwindel mit Brechreiz, Erbrechen, Ohrgeräuschen und Hypakusis.

Klinische Daten: Die Symptomatologie ist gekennzeichnet durch anfallsweise auftretende, stundenlang anhaltende Drehschwindelattakken, einhergehend mit Brechreiz und Erbrechen, begleitet von Ohrgeräuschen sowie einer Hypakusis. Der Betroffene kann sich nicht stehend aufrecht halten. Unmittelbar nach dem Anfall sind eine Untererregbarkeit des Vestibularisapparats sowie ein Hörverlust für tiefe Töne festzustellen. Anfänglich ist eine Totalremission faßbar, später tritt eine zunehmende irreversible Untererregbarkeit des Nervus vestibularis und Progredienz der Schwerhörigkeit ein.

Differentialdiagnostisch muß wegen des Hörverlustes für tiefe Töne an ein Akustikusneurinom gedacht werden. Ausschluß mittels bildgebender Verfahren wie zum Beispiel der Kernspintomographie und Gaben von Kontrastmitteln.

Therapie: Die *Standardtherapie* besteht im akuten Fall im Einsatz von Sedativa sowie Diuretika. Bei Therapieversagen ist eine Neurektomie des Nervus vestibularis angezeigt. *Begleitende Therapie:* Herddiagnostik des Zahn-Kiefer-Bereichs, Ausschluß einer vom 5. Oberkieferabschnitt ausgehenden odontogenen Irritation, Herdsanierung des Zahn-Kiefer-Bereiches; Verbesserung der Mikrozirkulation durch Gaben von Phytopharmaka und Endobionten; Homöopathika nach der Modalität und Ätiologie im homöopathischen Sinne, Gaben von homöopathischen Kombinationspräparaten wie beispielsweise Vertigoheel; Neuraltherapie; Ohrakupunktur.

Hannelore Kirstein

Menkes-Syndrom

(s. Mitochondriale Enzephalomyopathien)

Meteorismus

Synonym: Flatulenz.

Definition: Es handelt sich um einen vermehrten Gasgehalt im Magen-Darm-Bereich.

Klinische Daten: Abgrenzen von Fehlfunktionen organischer Art läßt sich die *Aerophagie,* welche bei neurasthenischen und neurotischen Persönlichkeitsveränderungen vorkommt. Hier ist die Angewohnheit, Luft zu schlucken, Ausdruck ungelöster Konflikte. Es kommt dann zum Luftaufstoßen, wobei aber gleichzeitig wieder Luft verschluckt wird. Ein *Roemheld-Syndrom* mit Herzsensationen und Kreislaufbeschwerden kann so zustandekommen.

Fördernd für die Entwicklung von Meteorismus wirken hektische Lebensweise, zu schnelles und unregelmäßiges Essen, schwerverdauliche, zuckrige Speisen, Genußmittel, Zerstören der Darmflora durch häufige Antibiotikabehandlung, falsche Atmung und Bewegungsmangel. Im Krankheitsbild werden drei Typen unterschieden:

1. Der „flügellahme" phlegmatische Lymphatiker,
dem es an Möglichkeiten der Anpassung gegenüber Außenreizen mangelt. Vom Wesen her humorlos, interesselos, tierisch ernst, unfreundlich, mißtrauisch, zur zwangsneurotischen Entwicklung neigend. Alles stagniert. Chronische HNO-Infekte entwickeln sich zum Fokus. Der Meteorismus kommt infolge von Lymphadenitis mesenterialis, Leberstauung, Kolontenesmen zustande. Die Patienten frieren auch am Ofen.

2. Der verkrampfte, vorgealterte, eigenbrötlerische Melancholiker,
dem es an Lebenswärme mangelt. Alles schwelt auf kleiner Flamme. Er stellt sich unter ständigen Druck, den eigenen Anforderungen zu genügen. Der Körper hat seinem Willen zu gehorchen. Er läßt sich durch die Mitmenschen wenig beeinflussen. Oft ist er ein schwacher Esser und schlechter Verwerter, hat eine schlechte Blutzirkulation, oder sogar eine Anämie, ist einem übermäßigen Gebrauch von Alkohol, Nikotin und Kaffee nicht abgeneigt. Magen und Duodenum neigen zur Hypazidität und Sekretmangel. Funktionsschwäche der Milz besteht. Säuregärung im Magen mit Entleerungsstörungen, Gastroptose, Zirkulationsstörungen, spastische Obstipation mit Colon irritabile, Sphincter-ani-Krämpfe entstehen und erzeugen den Meteorismus.

3. Der emotional beteiligte, weichliche, venöse Gesellschaftsmensch,
der sich „himmelhoch jauchzend zu Tode betrübt", „mit Leib und Seele" dabei, von äußeren Reizen leicht beeinflussen läßt. Vom Wesen her eifrig schwärmerisch, auch den Genüssen zugewandt, voll Erregung und Gefühlsspannung, ist er auch zu Zorn und Wutausbrüchen geneigt und anfällig für eine hysterische Persönlichkeitsentwicklung. Heißhunger und Schlemmerei führen leicht zu Körperfülle. Im Magen-Darm-Bereich herrschen Hyperazidität und Vagotonie. Es kommt zu Stauungen und venöser Stase im Pfortaderbereich mit Funktionsstörungen im Leber-Galle-Pankreas-Bereich. Die Assimilation für Eiweiße ist geschwächt. Es herrschen Fäulnis, Gärung und Azidose. Das Gastrointestinum ist anfällig für Parasiten, Würmer und Mykose.

Therapie:
Zu 1.: Fokussanierung im HNO-Bereich.
Diätetisch: Drei etwa gleichgroße Mahlzeiten in regelmäßigem Rhythmus, leichte reizarme Kost mit hohem Frischkostanteil, vorsichtiger Umgang mit Milch und Zucker, nicht zu heiße und zu kalte Speisen.
Würzen mit aromatischen, lymphableitenden Gewürzen: Curcuma, Zitronenmelisse, Thymian, Oregano, Dill, Basilikum, Pimpinelle, Fenchel, Bohnenkraut, Petersilie, Senf, Meerrettich, Zwiebel.
Physikalisch: Anregen zu Bewegung, Wandern, Atemgymnastik, Bürstenmassagen, Lymphdrainage nach Vodder.
Phytotherapie: Die obengenannten Gewürzpflanzen sind geeignet zur Herstellung von Phytotherapeutika, zusätzlich: Agnus castus, Taraxacum.
Homöopathie: Allium cepa, Hydrastis, Lemna minor, Marum verum, Colocynthis, Chamomilla, Sepia, Kalium chloratum, Arsenum jodatum, Manganum chloratum, Phosphor, Graphites, Calcium carbonicum, Acidum nitricum, Silicea, Mercurius solubilis.
Zu 2.: Diätetisch: Häufige kleine, eher pikante, möglichst warme Mahlzeiten. Suppen als Vorspeisen sind geeignet, „Aperitifs" wie Wermut- oder Pepsinwein sind vor größeren Mahlzeiten zu empfehlen.
Würzen mit anregenden, auch scharfen, krampflösenden Gewürzen: Muskat, Nelken, Koriander, Zimt, Pfeffer, Paprika, Salbei, Thymian, Melisse, Pfefferminz, Estragon.
Physikalisch: Hydrotherapie mit wärmestauenden Lenden- und Kreuzwickeln, wechselwarme Fußbäder, ansteigend warme Wannenbäder mit Kamille, Rosmarin, Lavendel, Fichtennadelauszügen. Entspannungsübungen wie Autogenes Training, Tiefenentspannung nach Jacobson, Heileurhythmie, Bindegewebsmassagen.
Phytotherapie: Die obengenannten Gewürzpflanzen sind geeignet zur Herstellung von Phytotherapeutika; zusätzlich: Valeriana, Piper methysticum (Kawa-Kawa).
Homöopathie: Allium sativum, Cochlearia officinalis, Dioscorea villosa, Vinca minor, Leptandra, Lycopodium, Colocynthis, China, Asa foetida, Nux vomica, Antimonium crudum, Carbo vegetabilis, Sulfur, Magnesium carbonicum, Natrium sulfuricum, Graphites, Arseni-

cum album, Argentum nitricum, Plumbum metallicum.
Zu 3.: Regelmäßige und mäßigere Lebensführung.
Diätetisch: Modifiziertes Fasten mit basischer Kost (z. B. MAD nach F. X. Mayr), Nahrungsaufbau mit 2–3 Mahlzeiten, unter Umständen vegetarisch, ohne Reizmittel.
Würzen mit Karminativa oder bitteren Kräutern: Schwarzkümmel, Fenchel, Anis, Dill, Löwenzahnblätter, Zichorie, Pimpinelle, Wermut, Eberraute, Schafgarbe, Kresse.
Physikalisch: Gymnastik mit Rumpfbeugen und Flankendehnung, Yoga, Abdominalmassage nach F. X. Mayr, abendliche Wannenbäder mit Roßkastanien- und Lindenblütenauszügen.
Phytotherapie: Die obengenannten Gewürzpflanzen sind geeignet zur Herstellung von Phytotherapeutika; zusätzlich: Carduus marianus, Geranium robertianum, Humulus lupulus, Hypericum perforatum.
Homöopathie: Nux vomica, Chelidonium, Momordica, Cina, Anacardium orientale, Colocynthis, Robinia pseudoacacia, Capsicum, Ignatia, Lycopodium, Silicea, Sulfur, Natrium phosphoricum, Calcium phosphoricum, Phosphorus, Cuprum metallicum.

URSULA ARNOLD

Migräne

Definition: Unter den medizinischen Fachleuten gibt es bisher noch keine endgültige und einheitliche Definition der Migräne. Als Migräne wird allgemein ein in mehr oder minder regelmäßigen Abständen anfallsartig auftretender Kopfschmerz bezeichnet, der gewöhnlich einseitig, seltener doppelseitig lokalisiert ist. Dem Kopfschmerz geht in der Regel ein Prodromalstadium voraus. Entsprechend der klinischen Symptomatik werden verschiedene Formen der Migräne unterschieden. Bei der gemeinen Migräne sind die Prodrome wenig charakteristisch, sie zeigen sich zum Beispiel in psychischen und gastrointestinalen Störungen sowie in Störungen des Wasserhaushaltes. Sie können dem Kopfschmerz Stunden oder auch Tage vorausgehen. (Siehe auch unter „Kopfschmerz“, S. 309)

Klinische Daten: Bei der klassischen Migräne bestehen die Prodromalzeichen in Sehstörungen.
Bei der Migraine accompagnée treten in der Prodromalphase neurologische Herdsymptome auf. Je nach Art der Herdsymptome unterscheidet man zum Beispiel die hemiplegische Migräne oder die Basilarismigräne. Beim Auftreten neurologischer Herdsymptome während einer Migräne stellt sich stets die Frage, ob die Symptomatik Ausdruck einer andersartigen neurologischen Erkrankung ist.
Die Migräneattacken sind begleitet von Symptomen wie Blässe, Übelkeit und Erbrechen. Der Migräneschmerz hat pulsierenden Charakter. Die verschiedenen Migränen werden auch nach auslösenden Faktoren bezeichnet, zum Beispiel photogene Migräne, diätetische Migräne und Wochenendmigräne.
Die Migräneattacken klingen in der Regel folgenlos ab. In seltenen Fällen können aber auch neurologische Defizite überdauern.
Zahlreiche biologische Neurotransmittersubstanzen werden in Verbindung mit der Pathogenese von Migräneanfällen gebracht wie beispielsweise Azetylcholin, Bradykinin, Katecholamine, Histamin und Serotonin, ferner auch die Endorphine und die Prostaglandine. Es ist bekannt, daß der Migräneschmerz mit Vasodilatation und vermehrter Pulsation einer der extrakraniellen Arterien assoziiert ist. Die Prodromalerscheinungen einer Migräneattacke werden auf eine Konstriktion zerebraler Gefäße und die Kopfschmerzphase selbst auf eine Vasodilatation, vorwiegend im Stromgebiet der Arteria carotis externa, zurückgeführt.

Therapie: Die therapeutische Wirksamkeit von Ergotamin im Migräneanfall ist seit mehr als 50 Jahren klinisch anerkannt. Dihydroergotamin hat sich in der Intervallbehandlung junger Migränepatienten mit hypotonen Kreislaufverhältnissen gut bewährt. In den vergangenen Jahren wurden zahlreiche weitere Arzneimitteltypen in der Migräneprophylaxe wie auch in der Migränebehandlung eingesetzt. Dazu zählen unter anderen die Kalziumblocker wie beispielsweise Flunarizin. Auch Propranolol wird oft zur Migränebehandlung eingesetzt. Neuerdings wird sehr erfolgreich zur Unterdrückung von Migräneanfällen das Medika-

ment Sumatriptan als neu entwickeltes Migränetherapeutikum angewendet. Wie auch die meisten anderen Medikamente sollte Sumatriptan so früh wie möglich während des Auftretens der Aura beziehungsweise eines Migräneanfalles angewendet werden.
Für eine kurmäßige Behandlung zur Stabilisierung der Patienten und zur Vermeidung weiterer Migräneanfälle eignet sich die kombinierte Therapie mittels der antihomotoxischen Medikamente Psorinoheel und Gelsemium-Homaccord.

Claus-Frenz Claussen

(Literatur: Graham u. Wolff, 1937; Soyka, 1983)

Mitochondriale Enzephalomyopathien

Definition: Mitochondriale Myopathien umfassen eine Gruppe von Systemkrankheiten, deren gemeinsamer Nenner eine Unterfunktion der Mitochondrien ist. Durch Insuffizienz der oxidativen Energiegewinnung werden in erster Linie Organe und Gewebe mit hohem Energiebedarf betroffen und sekundär viele davon abhängige Strukturen und Funktionen in Mitleidenschaft gezogen. Muskulatur und Zentralnervensystem stehen dabei im Mittelpunkt. Progressive degenerative Prozesse prägen umschriebene nosologische Einheiten.

Klinische Daten: Aus der zunehmenden Zahl von Beobachtungen und Zuordnungen zum Formenkreis mitochondrialer Myopathien haben sich folgende nosologische Einheiten und Syndrome abgezeichnet:
- Mitochondriale Myopathie,
- Kearns-Sayre-Syndrom,
- Myotubuläre (zentronukleäre) Myopathie,
- Menkes-Syndrom,
- Zellweger-Syndrom,
- Leigh-Syndrom,
- Defekte der mitochondrialen Atmungskette.

Mit diesen umschriebenen Krankheitsbildern ist nur ein Bruchteil der Energiedefizitsyndrome erfaßt.
Vermutlich ist ein Teil der unter Diagnosen wie „Myatonia congenita Oppenheim", „hypotone Zerebralparese" und die schweren Frühmanifestationsformen der „spinalen Muskelatrophie Werdnig-Hoffmann" hier einzuordnen.

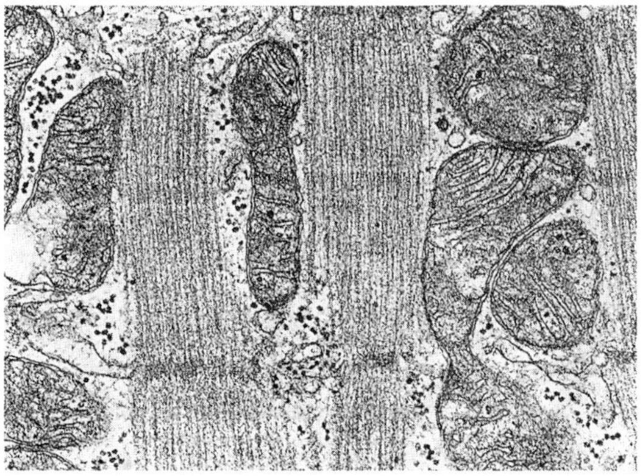

Abb. 242: Mitochondrienreichtum in stoffwechselaktivem Muskelgewebe; elektronenmikroskopische Darstellung, 100000fache Vergrößerung (H. Theman, Münster)

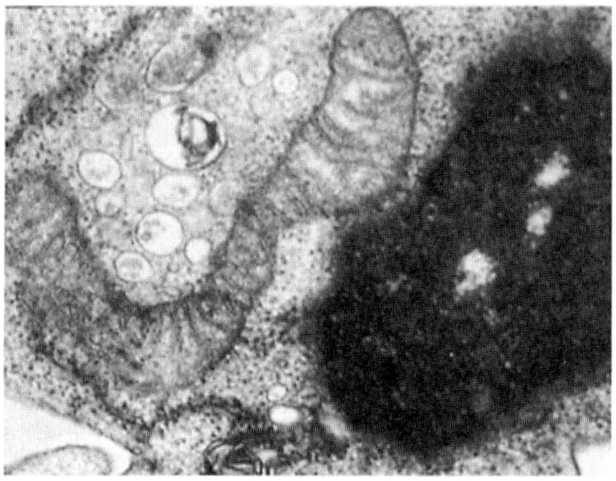

Abb. 243: „Riesenmitochondrien" als Kompensationsmechanismus

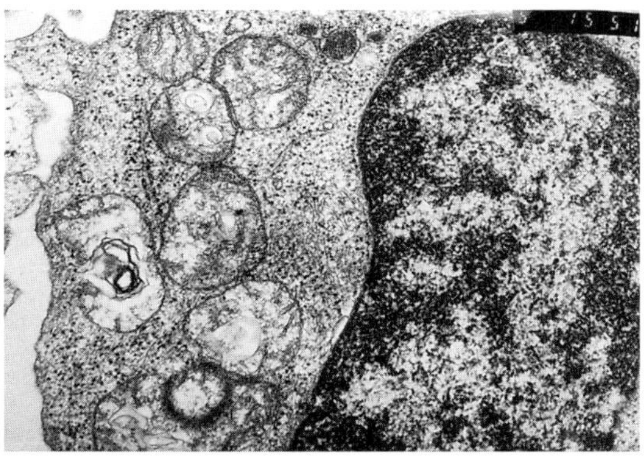

Abb. 244: Degeneration der inneren Mitochondrienmembran und der (oberflächenvergrößernden) Cristae

Therapie: Patienten mit mitochondrialer Enzephalomyopathie haben eine erheblich eingeschränkte Lebenserwartung, die sich in schweren Verlaufsformen auf die ersten Lebenswochen, in leichteren Formen auf ein bis zwei Lebensjahrzehnte beschränkt.

Eine kausale Therapie ist nicht bekannt, der fehlerhafte Mechanismus im komplexen System der mitochondrialen Energiegewinnung nicht lokalisiert. Therapieempfehlungen werden in der Regel nicht gegeben. Nur gelegentlich (Ogasahara et al., 1986) werden mit den positiven Erfahrungen bei Verwendung von Coenzym Q_{10} konkrete Angaben gemacht. Gewöhnlich beschränken sich die Hinweise auf „genetische Beratung" und „Physiotherapie". Physiotherapeutische (krankengymnastische) Behandlungen beinhalten bei dieser Krankheitsgruppe eine gewisse Problematik: So nützlich und notwendig mehrfache, tägliche Übungen von 5–10 Minuten Dauer sein können, so nachteilig können sich forcierte Programme über 30–45 Minuten auswirken, denn die Energiereserven sind rasch erschöpft.

Ideal wären Mitochondrienkonzentrate. Diese stehen trotz guter Resultate bei Hepatopathien in den fünfziger Jahren (Hötzl, 1956, 1960; Laudahn u. Lüders, 1960) nicht zur praktischen Verfügung. Die Steigerung des oxidativen mitochondrialen Stoffwechsels mit Gewebslyophilisaten haben Rimpler und Traxl (1986) eindrucksvoll nachgewiesen.

Sinnvoll sind Behandlungen mit mitochondrienreichen fetalen Geweben wie Herz, Muskel, Leber und Plazenta. Da deren Einsatz zeitlich und mengenmäßig begrenzt ist, sollte der Schwerpunkt der Langzeitbehandlung bei intermediären Katalysatoren der mitochondrialen Atmungskette und Enzymkombinationen der neuromuskulären Funktionskette liegen. Da die Stellen des Stoffwechselblockes in der Regel nicht bekannt sind, werden Komplexpräparate mit multifokalen Ansatzpunkten in mitochondrialen Stoffwechsel bevorzugt. Dazu gehören Coenzyme compositum, Ubichinon compositum und Zeel P.

Die neuromuskulären Funktionsketten sind am umfassendsten mit entsprechenden Enzymkombinationen zu beeinflussen. Coliacron (Glutaminsynthetase, Acetyl-Coenzym-A-Kinase, oxidativ phosphorylierende Enzyme) ist

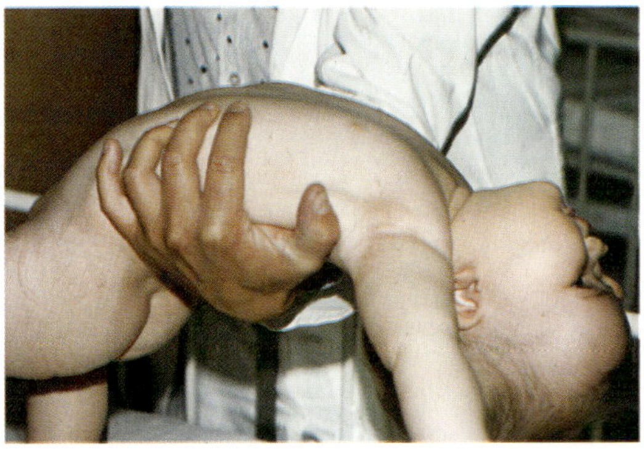

Abb. 245: „Stoffpuppenphänomen" (floppy infant) als generelles Symptom bei muskulären Energiedefizit-Syndromen

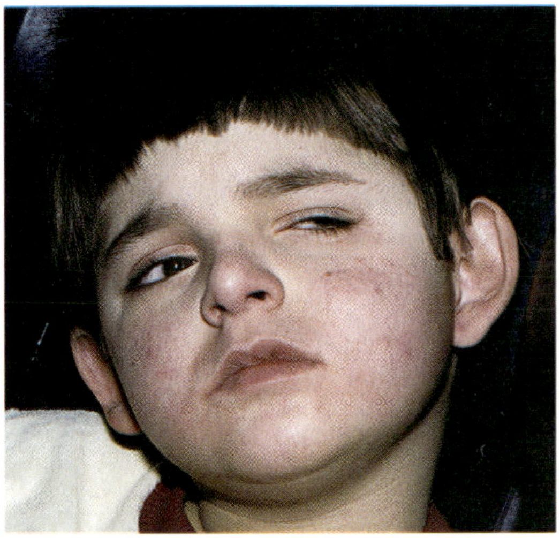

Abb. 246: Ptosis durch Lidschwäche bei mitochondrialer Myopathie bei 5jährigem Kind

eine derartige Kombination, die bei vielen Krankheiten mit Muskelhypotonie unentbehrlich ist.

Vitamin-B-Kombinationen und Vitamin E (300–400 I. U. tägl.) zum Schutz der Phopholipiddoppelmembranen der Mitochondrien gehören ebenso in das Behandlungsprogramm wie eine Ernährungslenkung zugunsten der hochungesättigten Fettsäuren, speziell γ-Linolensäure.

► Mitochondriale Myopathie

Synonyma: Kardiomyopathie mit Katarakt und mitochondrialer Myopathie.

Definition: Frühkindliche Störung der mitochondrialen oxidativen Energiebildung mit

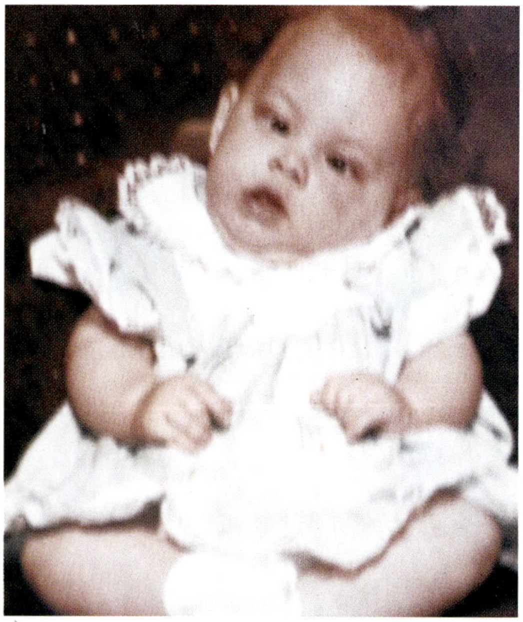

a)

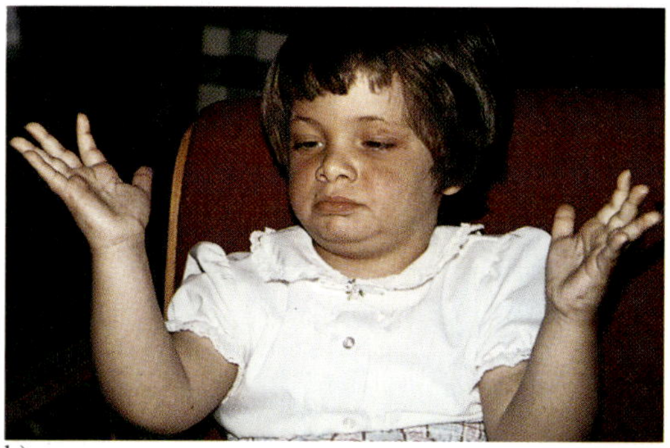

b)

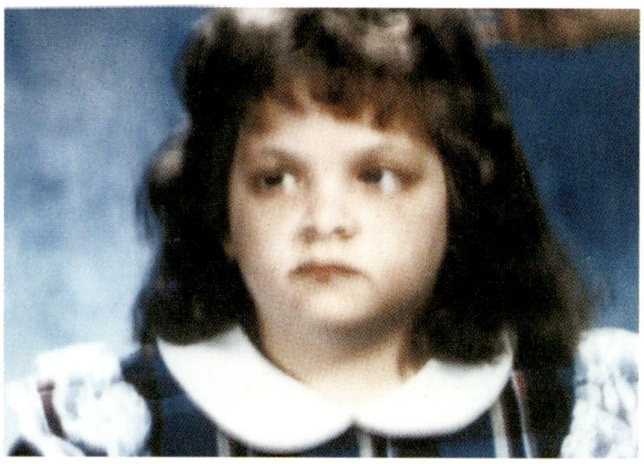

c)

Abb. 247 a–c: Verlaufsserie einer mitochondrialen Myopathie (Atmungskettendefekt); (a) Muskelhypotonie im zweiten Lebensjahr, (b) erste Muskelaktivitäten ein halbes Jahr nach Behandlungsbeginn, (c) Lidkontrolle und statische Entwicklungsfortschritte zwei Jahre nach Behandlungsbeginn

progredientem, statomotorischem und geistigem Entwicklungsrückstand.

Ätiopathogenese: Struktureller Mitochondriendefekt mit unzureichender mitochondrialer Energiebildung. Sporadische, autosomal-erbliche und X-chromosomale familiäre Fälle.

Manifestationsalter: Kleinkindesalter, ausnahmsweise erst im Erwachsenenalter.

Diagnose: Symptomenkonstellation; Mitochondrienanomalien: Größen-Strukturveränderungen, kristalline Einschlüsse.

Obligate Symptome: Störungen des Zentralnervensystems (im Verlauf auftretend oder zunehmend): geistige Retardierung, Ataxie, Dyskinesien, Antriebsarmut, Orientierungsverlust, Somnolenz, Apathie; Augen: Lidschwäche, Ptosis, Retinopathie; Muskulatur: Muskelhypotonie, Kardiomyopathie, statomotorische Entwicklungsstörung; Allgemeinsymptome: Minderwuchs, progressiver Entwicklungsrückstand.

Fakultative Symptome: Hemiparese, Sensibilitätsstörungen; EEG: Verlangsamung, Herde mit hypersynchroner Aktivität; Hemianopsie, Optikusatrophie, Muskelatrophie; Glukosetoleranz-Test: abnormer Anstieg von Laktat und Pyruvat.

► Kearns-Sayre-Syndrom

Synonym: Ophthalmoplegia externa.

Definition: Progressive Kardiomyoenzephalopathie infolge mitochondrialer Deprivation bei charakteristischem Habitus.

Ätiopathogenese: Sporadisch oder familiär-erblich auftretende Struktur und Funktionsdefekte der Mitochondrien: Riesenmitochondrien, „ragged red fibers", kristalline Einschlüsse.

Manifestationsalter: Selten im frühen, meist im späten Kindesalter.

Häufigkeit: Seit der Erstbeschreibung 1958 wurden einige hundert Fälle publiziert; viele Fälle bleiben undiagnostiziert beziehungsweise nicht zugeordnet.

Diagnose: Symptomenkonstellation bei charakteristischem Gesamtaspekt; Mitochondrienanomalien in bioptischem Muskelmaterial.

Obligate Symptome: Typischer „schläfriger" Gesichtsausdruck durch Lidschwäche (Ptose) und Muskelschlaffheit, schlanker Habitus, Muskelatrophie, Kardiomyopathie, Kardiomegalie, Reizleitungsstörung, energetisch-dyna-

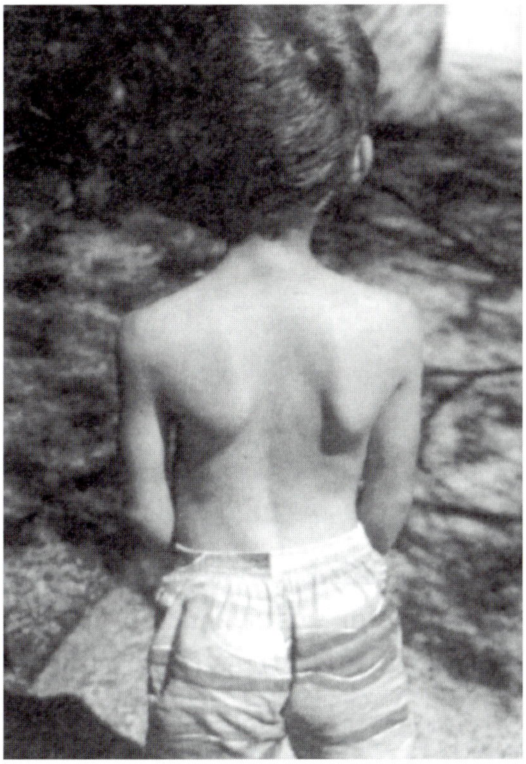

Abb. 248: Muskelhypoplasie und Skoliose bei 10jährigem Jungen mit mitochondrialer Myopathie

mische Herzinsuffizienz, geringe Leistungsspanne bei rascher Ermüdbarkeit infolge Energiedefizits.
Fakultative Symptome: Zerebellare Ataxie, Paresen, Hörstörungen, Vestibularisstörungen, Netzhautveränderungen, Diabetes mellitus, Hyperparathyreoidismus, Hypogonadismus, progrediente Kyphoskoliose, Hyperlordose, Cheilosis, Perleche, trockene pellagraartige Haut mit Pigmentverschiebung, Knöchelödeme.

► Myotubuläre (zentronukleäre) Myopathie
Synonym: Zentronukleäre Myopathie.
Definition: Syndrom mit Augen- und Muskelrespirationsstörungen bei Muskelfaserhypoplasie Typ I und Hypertrophie Typ II.
Ätiopathogenese: Heterogen: autosomal-dominant, autosomal-rezessiv und X-chromosomal-gebunden rezessiv vererbt.
Manifestationsalter: Differiert von der Neugeborenenperiode (postpartale Asphyxie) bis ins Erwachsenenalter.
Häufigkeit: Schwer abzuschätzen, da fließende Übergänge mit anderen mitochondrialen Energiedefizit-Syndromen vorkommen.
Diagnose: Symptomenkonstellation, Muskelbiopsie.
Obligate Symptome: Schwere Frühmanifestationsform: postpartale Asphyxie, Lungenhypoplasie, Schluckstörungen, Polyhydramnie; Physiognomie: Hypomimie, Facies myopathica, schlaffer, schläfriger Gesichtsausdruck; Muskulatur: Muskelhypoplasie, -hypotonie, Muskeleigenreflexe fehlen, Gangstörung (Watschelgang); Zentralnervensystem: verschiedene Grade, im Verlauf zunehmende geistige Retardierung.

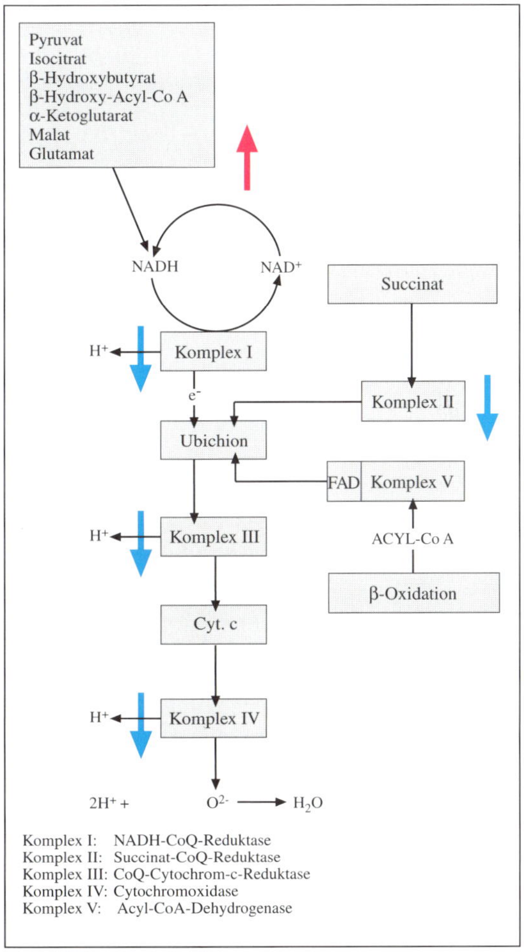

Abb. 249: Skizze der Stoffwechselauswirkungen bei einem Defekt in der mitochondrialen Atmungskette. Metabolitenstau vor und Intermediärproduktmangel hinter dem Stoffwechselblock

Fakultative Symptome: Schlaffe Haut, dünne Knochen, Frakturneigung, Kryptorchismus, Strabismus, Protrusio bulborum, Linsentrübung, Elektromyogramm pathologisch; charakteristisch: abnorme Muskelfasern, Typ I hypoplastisch, Typ II hypertrophisch, zentrale Kerne, Reihenkerne, perinukleäre myofibrillenfreie Höfe.

Menkes-Syndrom
Synonym: Trichopoliodystrophie.
Definition: Kupferstoffwechselstörung mit Aktivitätsminderung der kupferhaltigen Enzyme, typischer Fazies, depigmentierten Spindelhaaren, psychomotorischer Entwicklungsverzögerung und zerebralen Krampfanfällen. Hauptsächlich sind Jungen betroffen.
Ätiopathogenese: X-chromosomal erbliche Kupferstoffwechsel und -verteilungsstörung mit Aktivitätsdefiziten der kupferabhängigen Lyxyloxidasen. Dadurch bedingt Synthesestörung des Keratins und Elastins mit entsprechenden Haar- und Gefäßstrukturanomalien.
Manifestationsalter: Frühes Säuglingsalter.
Häufigkeit: Etwa 1 Fall auf 50000 männliche Lebendgeborene.
Diagnose: Charakteristische Fazies; Haar- und Gefäßanomalien; erniedrigte Serumspiegel an Kupfer, Coeruleoplasmin und Kupferoxidase.
Obligate Symptome: Allgemeines Erscheinungsbild: Minderwuchs, erhebliche Entwicklungsverzögerung, pastöses Gesicht, „volle" Wangen, „Karpfenmaul", flache Nasenwurzel, kurzes Philtrum, Mikrogenie; Ohrmuscheln: dorsal verlagert, schlecht modelliert; spärliche Augenbrauen; Haar: schütter, gekräuselt, brüchig, kurz, zunehmender Pigmentverlust; Haut: blaß, teigig, seborrhoisch-schuppend; Skelett: mineralarm, dichte Metaphysen mit unregelmäßigen Verkalkungszonen, Hühner-Trichterbrust; Muskulatur: hypoton, späterer Wechsel zwischen Hypo- und Hypertonie; Zentralnervensystem: Mikrozephalie, geistige Retardierung, Dyskinesie, Krampfanfälle.
Fakultative Symptome: Untermaßigkeit bei Geburt, Dystrophie, Regulationsstörungen der Körpertemperatur, Infektanfälligkeit, gotischer Gaumen, Schaltknochen der Sagittalnaht, Klumpfüße, metaphysäre Auftreibungen, Rosenkranz, Myokloni, Subduralblutungen, Optikusatrophie; Angiographie: elongierte, korkenzieherartig geschlängelte Gefäße mit Kaliberschwankungen in Gehirn, Weichteilen und inneren Organen; Knochenmark: vakuolisierte Promyelozyten; EEG: in den ersten Lebenswochen normal, später multifokale und generalisierte Störungen; Laborparameter: Kupferspiegel im Serum erniedrigt, in der Darmschleimhaut erhöht, Coeruleoplasminspiegel niedrig, Serumglutaminspiegel erhöht.

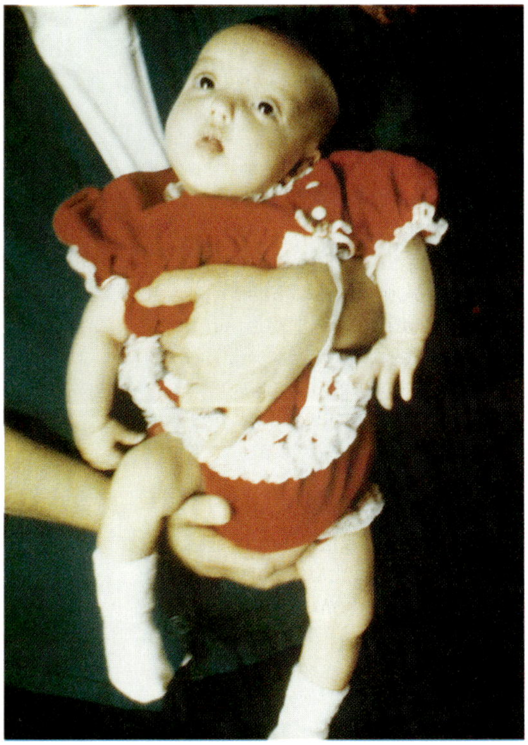
Abb. 250: Zellweger-Syndrom bei 1jährigem Kind; extreme Muskelhypotonie und Dystrophie

Zellweger-Syndrom
Synonym: Zerebrohepatorenales Syndrom.
Definition: Rezessiv-erbliches, schweres Fehlbildungssyndrom mit extremer Muskelhypotonie und Hepatomegalie, schwere statomotorische und geistige Entwicklungsverzögerung bei charakteristischer Fazies.
Ätiopathogenese: Rezessives, weiblich geschlechtswendiges Erbleiden mit zahlreichen Fehlbildungen und (vermuteten) mitochondrialen Stoffwechseldefekten.
Manifestationsalter: Geburt bis frühes Säuglingsalter.

Häufigkeit: Selten, seit der Erstbeschreibung 1964 wurden etwa hundert Fälle publiziert.
Diagnose: Symptomenkonstellation mit typischer Fazies; Leberfunktionsstörungen, hoher Serumeisenspiegel und fehlende Entwicklungsfortschritte sind ergänzende Kriterien.
Obligate Symptome: Gesicht: Hypertelorismus, Sattelnase, „volle“ Wangen, Hypognathie, Symptomenkonstellation ergibt einen charakteristischen Gesichtsausdruck; extreme Muskelhypotonie („Stoffpuppenphänomen“), Fehlen der Eigenreflexe, Saug- und Schluckreflexe schwach; geringe bis fehlende statomotorische und geistige Entwicklung; Hepatomegalie; weite Nähte und Fontanellen, offene metopische Naht (Stirn).
Fakultative Symptome: Fingergelenkkontrakturen (Kamptodaktylie), Klumpfüße, dünne, schlecht mineralisierte Knochen mit kalkspritzerartigen Einlagerungen; Anomalien des Gehirns: Arhinenzephalie, Hydrozephalus, zerebrale Anfälle; Hornhauttrübungen, Katarakt, Glaukom; Leberfibrose, Leberzirrhose, Transaminasen-Erhöhung, erhöhter Serumeisenspiegel, mesenchymale Siderose, kortikale Nierenzysten, Albuminurie, Kryptorchismus, Klitorishypertrophie, Hypospadie.

(Literatur: Baerlocher u. Nadal, 1988; Heckmatt et al., 1985; Hölzel, 1956, 1960, 1961; Kearns u. Sayre, 1958; Koch u. Wolf, 1985; Laudahn u. Lüders, 1960; Menkes, 1987; Mortier et al., 1975; Ogasahara et al., 1986; Rimpler u. Traxl, 1986; Siemes, 1985; Zellweger, 1987)

Mononucleosis infectiosa

Synonyma: Pfeiffersches Drüsenfieber, Monozyten-Angina, Epstein-Barr-Virusinfektion.

Definition: Akute bis chronische, klinisch manifeste bis latente Infektion mit dem Epstein-Barr-Virus (EBV).

Klinische Daten: Das infektiöse Agens aus der Herpes-Familie, das EBV, ist 120 nm groß, die doppelsträngige DNS hat 172000 Basenpaare, die für etwa 80 Polypeptide codieren. Die meisten Infektionen verlaufen inapparent. Je später im Leben die Infektion erfolgt, um so schwerer sind meist die Infektionsfolgen. Die Symptomatologie ist im Wachstumsalter hinsichtlich der Häufigkeit der Einzelsymptome verschieden gegenüber der Symptomenkonstellation beim Erwachsenen.
Im allgemeinen unterscheidet man eine *akute* und eine *chronische Form,* jedoch wird diese Unterteilung der Bedeutung der EBV-Infektionen nicht gerecht, da die *inapparenten Formen* wahrscheinlich die größte Bedeutung haben und für viele polymorphe Befindlichkeitsstörungen verantwortlich sein dürften.
Die akute Form ist durch die Symptomentrias Fieber, Lymphonodulitis und exsudativ-fibrinöse Tonsillitis-Pharyngitis gekennzeichnet, wozu sich – je jünger desto ausgeprägter – ein Exanthem gesellt.
Die chronische Form ist durch folgende Leitsymptome gekennzeichnet: Fieberschübe, Leistungsabfall, Resistenzschwäche und Hepatosplenomegalie; Ikterus und Polyneuropathie können hinzukommen.
Die fließenden Übergänge von den klinisch manifesten zu den latenten Infektionen kommen am besten in der Reckewegschen Phasenlehre zum Ausdruck (Tab. 110).
Weitere hinweisende Begleitsymptome können sein: Müdigkeit, Abgeschlagenheit und Leistungsunfähigkeit, oft in Form des *chronischen Erschöpfungssyndroms (CES),* Fieberschübe, Immunschwäche und Intoleranz gegenüber Umweltnoxen. Im Blutbild sind monozytoide Reizformen (Pfeiffer-Zellen) mitunter bis zu einem 50%-Anteil vermehrt. Serologisch sind vorübergehend heterophile Antikörper, IgM-Anti-VCA, Anti-EAD, persistierend IgG-Anti-VCA und IgG-Anti-EBNA nachweisbar.

Therapie: Die als Standardtherapie angewandten Immunsuppressiva einschließlich der Kortikosteroide tragen eher zu Chronifizierung und Sekundärschäden (Blutbildungssystem!) als zur Heilung bei. Mittel der Wahl sind Enzymgemische mit einem hohen pflanzlichen Proteasen-Anteil. Zusätzlich dazu sollte Hypericum eingesetzt werden.
Zur Stärkung des Immunsystems dienen Organotherapeutika von Milz, Thymus, Leber und lockerem Bindegewebe, für eine Langzeitbehandlung Lymphomyosot und Engystol. Empfehlenswert ist die Anti-Virustherapie nach Kastner. Abgeschlagenheit und Leistungs-

Tab. 110: Epstein-Barr-Virusinfektionen in Expression und Zeitgefüge; XLP = X-chromosomal vererbbarer lymphoproliferativer Immundefekt

Exkretionsphase	Inflammationsphase	Depositionsphase	Imprägnationsphase	Degenerationsphase	Dedifferenzierungsphase
• exsudativ-fibrinöse Tonsillitis und Pharyngitis • Schweißausbrüche	• Vaskulitis • Exanthem • Konjunktivitis • Fieber • Uveitis	• proliferative Lymphonodulitis • Lymphoproliferatives Syndrom • Dakryozystitis • XLP (Duncan's disease, Purtilo-Syndrom)	• Splenomegalie • Hepatomegalie • Nephritis • Ikterus • Granulozytoypenie • hämolytische Perikarditis	• Lebernekrose • Reye-Syndrom • Gulllain-Barré-Syndrom • aplastische Anämie • Thrombozytopenie • Immunglobulinmangel	• Leukoplakie • Nasopharynx-Karzinom • Burkitt-Lymphom

schwäche sind zweckmäßigerweise mit Coenzyme compositum und Zeel P additiv zu behandeln.

(Literatur: Hahn et al., 1994; Koch u. Harms, 1995)

Morbus anticonvulsivus

Definition: Als Morbus anticonvulsivus ist ein Krankheitszustand zu bezeichnen, der durch langfristige und hochdosierte Antikonvulsiva-Medikation hervorgerufen wird. Dabei ist die biologische Gesamtsituation der Betroffenen mehr durch die Medikamentengabe als durch die Grundkrankheit beeinträchtigt.

Klinische Daten: Der zuerst mit Skepsis begegneten Erstbeschreibung der Rachitis antiepileptica (Schmid, 1967) folgten zahlreiche Mitteilungen über Nebenwirkungen der Antikonvulsiva. Dazu gehören: Rachitis, Osteoporose, Osteomalazie, Kyphoskoliose, Hypertrophie der Schleimhäute in Mund und Verdauungstrakt; akneartige Hautveränderungen; Muskelhypotonie und Verschleimung bei Clonazepam, Kleinhirnatrophie bei Zentropil, Gingivitis hypertrophicans und Nageldysplasien bei Primidon sowie Leberschädigungen bei Valproinsäure-Derivaten.
Als „Mylepsin-Nägel" wurden Nageldysplasien bei Säuglingen, deren Mütter während der Schwangerschaft auf Primidon eingestellt waren, beschrieben. Die statomotorische Entwicklung kann erheblich gestört sein – was fälschlicherweise oft dem Grundleiden zugeschrieben wird. Im Extremfall werden die Patienten leistungsunfähig bis reaktionslos (Abb. 252 a).

Therapie: Die Behandlung einer der verbreitetsten Homotoxikosen muß bei der Reduzierung oder Ausschaltung der Noxe ansetzen. Die Dosis der Antikonvulsiva ist auf ein verantwortbares Minimum herabzusetzen. Jede antikonvulsive Behandlung sollte von einer regelmäßigen Polyvitamingabe begleitet sein, wobei Vitamin B_1, B_2 und B_6 sowie Vitamin D_3 essentielle Komponenten sind. Die Vitamin-D_3-Dosis liegt altersabhängig zwischen 300–1000 Einheiten täglich. Die Rachitis antiepileptica erfordert höhere Dosen, jedoch

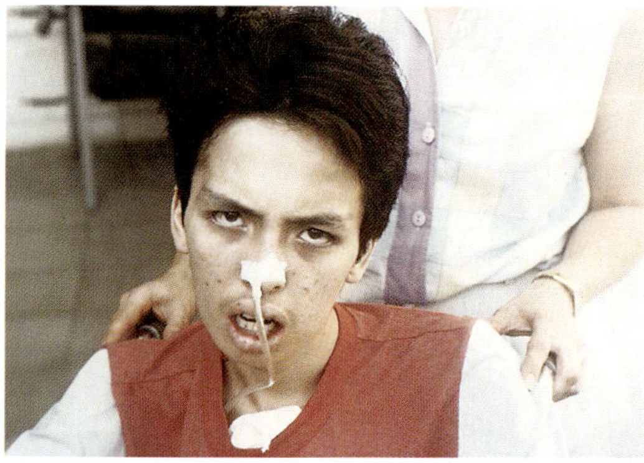

a)

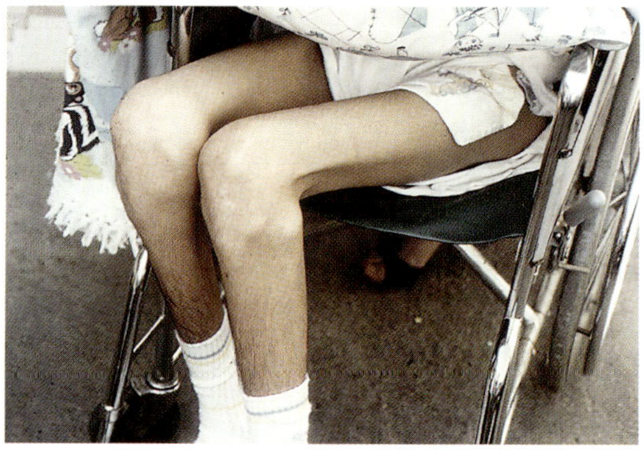

b)

Abb. 251 a und b: Rachitis anticonvulsivus bei 12jährigem Jungen, dem 14 Tabletten Antikonvulsiva täglich zugeführt wurden

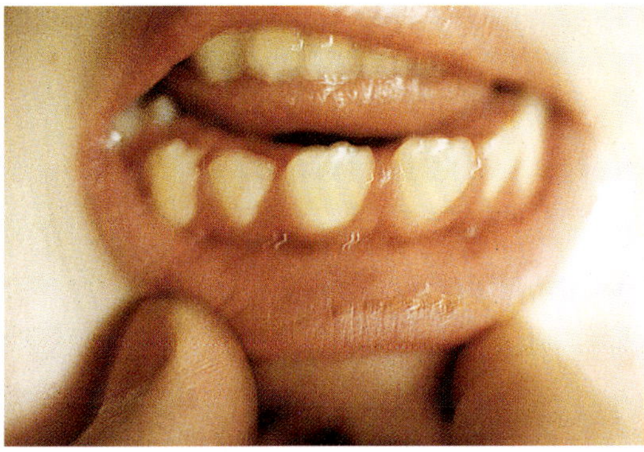

Abb. 252: Gingivitis hypertrophicans bei antikonvulsiver Multimedikation

sollte eine protrahierte Gabe der Stoßbehandlung mit 200000 bis 400000 Einheiten vorgezogen werden.
Eine systematische Detoxifikationsbehandlung sollte durchgeführt werden. Dabei sind zusätzlich intermediäre Katalysatoren vom Typ des Glyoxal compositum einzusetzen.
Erwägenswert sind homöopathische Hochpotenzen (D30 bis D200) des schädigenden Mittels im Sinne des Umkehreffektes, auch wenn darüber keine ausreichenden praktischen Erfahrungen vorliegen. Zincum valerianum D6 bis D12, Bromum D12 und Opium D200 können in der Periode der Dosisreduzierung hilfreich sein.

Morbus Bechterew

(s. Bechterew, Morbus)

Morbus Crohn

Synonyma: Crohn-Krankheit, Enteritis regionalis.

Definition: Der Morbus Crohn ist eine akute bis chronische transmurale Entzündung des Verdauungstraktes. Er befällt vorwiegend junge Menschen.

Klinische Daten: Hauptsymptome des Morbus Crohn sind Diarrhö, abdominelle Schmerzen und Gewichtsverlust.
Es handelt sich, wie bei der Colitis ulcerosa, um eine Psychosomatose mit immunologisch autoaggressivem Charakter. Der Morbus Crohn unterscheidet sich von der Colitis ulcerosa durch seine bevorzugte Lokalisation im terminalen Ileum. Deshalb heißt die Krankheit auch Enteritis regionalis.
Im *Frühstadium* treten an der Darmschleimhaut kleine oberflächliche Nekrosen, sogenannte aphthoide Ulzera auf, die sich röntgenologisch als kleine Kontrastmitteldepots mit hellem Saum darstellen.
Im *floriden, fortgeschrittenen Stadium* nehmen die Ulzera an Größe zu und breiten sich in die Tiefe aus. Lineare Ulzerationen wechseln mit intakten Schleimhautarealen ab, was röntgenologisch mit dem typischen Bild des Pflastersteinreliefs in Erscheinung tritt (s. Abb. 72). Zunehmend entstehen transmurale Geschwüre, welche die Darmwand durchbrechen und zu Adhäsionen oder Fisteln sowie entzündlichen Konglomerattumoren führen, was röntgenologisch gut darstellbar ist.
In der *reparativen Phase* treten Pseudopolypen auf, die röntgenologisch als wurmstichige Kontrastmittelaussparungen auszumachen sind.
In der *chronischen Phase* finden sich ausgeprägte Deformierungen des Dünn- und Dickdarms. Die Darmwände sind starr, das Lumen eingeengt, und man sieht divertikelartige Aussackungen (Abb. 253).

Therapie: Die *konventionelle Therapie* besteht aus einer Kombination von schwer resorbierbaren Sulfonamiden mit chemischen Darmdesinfizienzien beziehungsweise entzündungshemmenden Substanzen. Meistens werden zusätzlich Steroide verabfolgt. In schwierigen

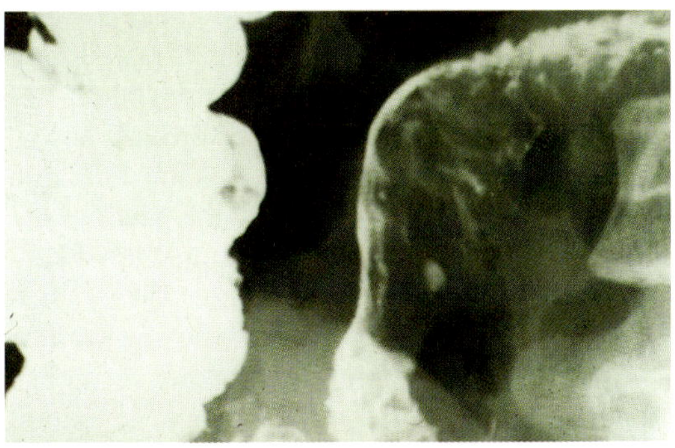

Abb. 253: Darmwand-Ödem mit hochgradiger Lumeneinengung im unteren Ileum bei einer 31jährigen Frau mit Morbus Crohn

Fällen müssen Notoperationen mit Resektionen größerer Darmabschnitte vorgenommen werden.
Im Reckewegschen Sinne sind die chronisch-entzündlichen Darmerkrankungen wie Morbus Crohn und Colitis ulcerosa als Autoaggressionskrankheiten in die zellulären Krankheitsphasen jenseits des biologischen Schnittes einzuordnen.
Antihomotoxische Therapie: Perorale Standardtherapie mit Podophyllum compositum, Traumeel S und Diarrheel S; parenterale Therapie mit Podophyllum compositum und Mucosa compositum; symptombezogene Therapie mit Cruroheel S (angezeigt bei Fistelbildungen und Fisteleiterungen im Rahmen einer Colitis), Galium-Heel (zur Aktivierung unspezifischer Abwehrvorgänge bei chronischen Erkrankungen), Hepar compositum (zur entgiftenden Leberfunktionssteigerung) sowie Coenzyme compositum und Ubichinon compositum (biokatalysatorische Wirkung); ätiologische Nosoden: Je nach anamnestischen Hinweisen kommen hier Virus-Nosoden oder Bakterien-Nosoden in Frage, ebenso wie homöopathisierte Allopathika, die als auslösende Faktoren in der Pathogenese der chronisch-entzündlichen Darmerkrankungen häufig mitbeteiligt sind.
Begleittherapie: Auto-Sanguis-Stufentherapie nach Reckeweg (verwendet werden die parenteralen Basispräparate, symptombezogene Heilmittel und vor allem die oft entscheidenden Nosoden); große Eigenbluttherapie; Kolon-Hydrotherapie; mikrobiologische Korrektur; diätetische Führung, die vor allem im Hinblick auf basenfördernde Ernährung eingerichtet werden muß. Da die chronisch-entzündlichen Darmerkrankungen auch als Psychosomatosen betrachtet werden müssen, ist eine begleitende Psychotherapie zur Aufarbeitung der nicht bewältigten Konfliktsituationen erforderlich.
Die breitgefächerte antihomotoxische Therapie kann auch als palliative zusätzliche Maßnahme neben der Behandlung mit chemischen Pharmaka durchgeführt werden. Unter dieser biologischen Regulationstherapie, die die immunologischen Erkennungsmuster der Autoaggression und die in der Regel vorliegenden Schadstoffbelastungen langsam aufzulösen vermag, gelingt es häufig, die Pharmakotherapie langsam zu reduzieren und sie nach einiger Zeit ganz einzustellen. Das ist dann der Beweis für eine gelungene regressive (positive) Vikariation, die in diesen Krankheitsfällen besonders wichtig ist, da wir wissen, daß die chronisch-entzündlichen Darmerkrankungen auch als Präkanzerosen aufzufassen sind.

Dagmar Lanninger-Bolling

Morbus Scheuermann

(s. Aseptische Osteochondronekrosen)

Mukopolysaccharidosen

(s. Lysosomale Krankheiten)

Multiple Sklerose

Synonym: Encephalomyelitis disseminata.

Definition: In Schüben verlaufende, herdförmige Entmarkungskrankheit des Gehirns und Rückenmarks.

Klinische Daten: Die multiple Sklerose weist einige dispositionelle Eigenarten auf. Sie betrifft mehr Frauen als Männer; das gefährdete Manifestationsalter liegt zwischen dem 20. und 40. Lebenjahr; die Häufigkeit ist jenseits des 40. Breitengrades (in Nordamerika jenseits des 38.) auf der nördlichen und südlichen Hemisphäre höher als in den Subtropen oder Tropen. Es besteht eine Verbindung zum HLA-System, familiäre Häufungen entfallen auf etwa 10% der Fälle.
Die Ätiologie ist nicht gesichert. Diskutiert werden persistierende Virusinfektionen und Autoimmunreaktionen, die allerdings sekundär durch den Myelinabbau ausgelöst sein könnten. Die primär entzündlichen Herde heilen über sklerotische Narben aus, wenn sie nicht im Entzündungsstadium beherrscht werden.
Die durch die Entmarkungsherde ausgelösten Symptome sind je nach Sitz und Ausdehnung leicht oder schwer, oft variierend und vielgestaltig: Muskelschwäche, Gangstörungen, Sensibilitätsstörungen, spastische Paresen, skandierende Sprache, Nystagmus, Ataxie. Die

Erstsymptome manifestieren sich in einem Drittel der Fälle an den Augen. Die Neuritis des Sehnervs führt später zu der als charakteristisch bezeichneten temporalen Abblassung der Papille. Durch Hirnstammläsionen entstehen Blickparesen, Augenmuskellähmungen, Schluckbeschwerden und Artikulationsstörungen. Spinale Herde verursachen Blasen- und Mastdarmkontrollprobleme, seltener komplette Paresen der Beine. Psychische Auswirkungen treten meist im späteren Verlauf und im Zusammenhang mit der Reduktion der Lebensqualität auf. Emotionelle Imbalancen, Wechsel zwischen Euphorie und Depression stehen dabei im Vordergrund. Zellzahlen und IgG-Spiegel im Liquor sind in akuten Schüben erhöht. In der überwiegenden Mehrzahl der Fälle verläuft die Krankheit schubweise. Lineare Progressionen finden sich bei Spätmanifestionen und in Spätphasen.

Therapie: Die Beurteilung von Behandlungsmaßnahmen ist schwierig, da die Verläufe facettenreich, Schübe und Remissionen unberechenbar sind. Immerhin gibt es einige Grundsätze, die als gesichert angesehen werden können. Die Entzündungsherde während der akuten Schübe sind mit ACTH (adrenokortikotropes Hormon) oder Kortikosteroiden zu behandeln, um die Entzündungsphase abzukürzen und die geweblichen Dauerfolgen (Sklerosen) zu minimieren. Problematisch ist der Einsatz von chemischen Immunsuppressiva, die vermutlich mehr Nach- als Vorteile haben. Günstige Einflüsse werden von Enzymgemischen berichtet; diese dienen durch ihre Proteasen dem Abbau von Immunkomplexen, haben aber auch einen günstigen Einfluß auf die Nahrungsaufschließung.
Zu den Allgemeinmaßnahmen gehören Lebensstilberatung, Gymnastik-Programme, Schwimmen und Sozialbetreuung. Die Ernährung spielt in der Rezidivprophylaxe eine bedeutsame Rolle. Ernährungsrichtlinien sollten den Patienten schriftlich ausgehändigt werden. Enzymreiche tropische und reife einheimische Früchte als Vormahlzeit, kaltgeschlagene Pflanzenöle mit hohem Gehalt an γ-Linolensäure, die Reduktion von prozessiertem roten Fleisch und raffinierten Kohlenhydratprodukten bilden die Grundlage. Darüber hinaus gehören Sauerstofftherapien, die zweckmäßigerweise mit der Gabe von mitochondrialen Katalysatoren zu kombinieren sind, zu den Allgemeinmaßnahmen.
Die Homöopathie offeriert ein differenziertes, meist symptomorientiertes Programm. Als Grundmittel werden Nosoden (Tuberculinum, Morbillinum, Diphtherinum, Luesinum) eingesetzt. Weitere Basismittel sind: Gelsemium, Cocculus und Lathyrus sativus. Symptomorientiert sind folgende Mittel angezeigt: Conium bei Kopfschmerzen und Schwindel; Gelsemium bei Doppeltsehen und Akkomodationsstörungen; Causticum und Agaricus bei Sprachstörungen; Strychninum phosphoricum bei Blasenkontrollstörungen; Aloe, Silicea und Alumina bei Mastdarmkontrollstörungen; Magnesium phosphoricum bei Wadenkrämpfen. Breitere Wirkungsspektren haben fixe Kombinationen wie Cerebrum compositum, Galium-Heel, Psorinoheel; Gelsemium-Homaccord bei neuralgischen Schmerzen; Spascupreel bei Spasmen. Coenzyme compositum, Ubichinon compositum und Zeel P gehören in das Basisprogramm.

Muskeldystrophie

(s. Chromosomenanomalien)

Myasthenia gravis pseudoparalytica

Synonym: Erb-Goldflam-Krankheit.

Definition: Abnorme Ermüdbarkeit der Muskulatur in Folge Störungen der neuromuskulären Übertragung an der motorischen Endplatte.

Klinische Daten: Bei der Myasthenia gravis liegt eine präsynaptische Störung vor. Die abnorme Ermüdbarkeit des myasthenischen Muskels beruht auf einer pathologischen Veränderung der neuromuskulären Übertragung in der Form, daß Azetylcholin an der motorischen Endplatte nicht mehr in ausreichendem Maße eine Depolarisation auslösen kann. Die Erkrankung manifestiert sich zuerst an den kurzen Muskeln, die von motorischen Hirnnerven versorgt werden, später erfolgt die Ausdehnung

auf die Rumpf- und Extremitätenmuskulatur. Jede Lähmung äußerer Augenmuskeln sollte daher den Verdacht auf Vorliegen einer Myasthenia gravis pseudoparalytica aufkommen lassen. Das bevorzugte Manifestationsalter liegt zwischen 20 und 40 Jahren, jedoch gibt es auch Erkrankungen von der Geburt an bis zum Greisenalter.
Die Diagnose läßt sich mit einfachen Mitteln bei einer körperlichen Untersuchung stellen. Es bietet sich an, die oben beschriebene, von den motorischen Hirnnerven innervierte Muskulatur durch wiederholtes Augenöffnen und -schließen zu provozieren, zum Beispiel um die rasche Ermüdbarkeit der äußeren Augenmuskulatur zu erfassen. Weitere klinische Hinweise sind Veränderungen beim Trinken und Kauen fester Speisen mit rasch einsetzender Ermüdung sowie Erschwerung der Artikulation durch längeres lautes Lesen oder Ermüdung bei mehrfachem Anheben des Kopfes aus dem Liegen.
Die Objektivierung der Befunde geschieht durch elektrophysiologische Untersuchungen mittels Faradayscher Dauerreizung sowie elektromyographisch. Zudem bieten sich zur Provokation pharmakologische Tests, wie der Prostigmin-Test, der Tensilon-Test und der Chinin-Test an.

Therapie: Das häufige Antreffen von Thymomen und persistierenden Thymusdrüsen kann den Verdacht auf eine mögliche Zuordnung der Erkrankung zu Autoimmunerkrankungen aufkommen lassen. Gegen diese Hypothese spricht jedoch die Therapieresistenz auf Gaben von ACTH (adrenokortikotropes Hormon) und Kortison.
Die Gabe von Cholinesterase-Hemmstoffen als Standardtherapie ist nicht als kausal anzusehen. Sie stellt nur einen Versuch dar, die biochemische Störung durch eine Hemmung des Abbaus anzugehen und dadurch die Wirkung zu verlängern. Es werden vorrangig angewandt Neostigmin, Prostigmin, Mestinon und Tensilon. In Einzelfällen werden die Röntgenbestrahlung sowie die Thymektomie eingesetzt.
Die operative Intervention stellt große Anforderungen wegen der zwingend notwendigen prä- und postoperativ begleitenden medikamentösen Therapie.

Alternative Behandlungsmethoden: Muskelenzym-Präparate, Cholin-Citrat, Katalysatoren und Cofaktoren (Zeel P, Coenzyme compositum), Organotherapeutika von Muskel, Medulla spinalis, Plazenta und Nebenniere.

HANNELORE KIRSTEIN

Myelofibrose

(s. Osteomyelofibrose)

Myopathie

(s. Muskeldystrophie, Mitochondriale Myopathie)

Nahrungsmittelintoleranz

Definition: Unter Nahrungsmittelintoleranz versteht man die gestörte Verträglichkeit und Aufnahmefähigkeit von Nahrungsmitteln. Hierdurch kommt es entweder zum Ablehnen von bestimmten Speisen, oder nach deren Genuß zu Erbrechen mit Leibkrämpfen, oder zur Diarrhö. Entweder bildet der Körper eine allergische Reaktion aus, oder er ist fehlerhaft ausgestattet, so daß eine Gedeihstörung oder Abmagerung mit unter Umständen sekundären Mangelerscheinungen auftritt.

Klinische Daten: Abgrenzen läßt sich eine *neuropathische Konstitution,* bei der es in psychischen Belastungssituationen, aber auch bei schwerwiegenden Ereignissen im Körperbereich (Infekt, Verletzung, Operation, Zahnung, Wachstum, Pubertät, Geburt, Klimakterium) zu einer Empfindlichkeit gegen jegliche Nahrungszufuhr kommen kann.
Differentialdiagnostisch sollen *Diätfehler* mit ständiger Überfütterung (Überlaufdyspepsie) oder zu schwerer oder zu einseitiger Kost ausgeschlossen werden.
Weiterhin muß an *Fehlbesiedlung* mit Pilzen, Lamblien, Würmern oder pathogenen Keimen gedacht werden. Diese siedeln sich bei allgemeiner Fermentschwäche oder toxisch geschädigtem Gastrointestinum (verdorbene Nahrung, Antibiotika, Schwermetalle, Medikamen-

te und andere Toxine) gerne an und führen zur Malabsorption.
Es gibt *allergische Reaktionen* („Darmasthma"), oft im Rahmen einer atopischen Konstitution. Nach Aufnahme bestimmter Nahrungsbestandteile entsteht eine heftige Diarrhö mit oft Ganzkörperreaktion wie Urtikaria, Kreislaufschwäche und Quincke-Ödem. Mitunter tritt diese Sensibilisierung nach dem Abstillen, nach schlechtvertragener Impfung, unterdrückten Ekzemen und Schnupfen auf.
Zur *Malabsorption* kommt es bei Glutenenteropathie (Unverträglichkeit von Klebereiweiß der heimischen Getreide), Abetalipoproteinämiesyndrom (Fettstoffwechselstörung; Unfähigkeit, Chylomikronen zu bilden), Albright-Syndrom (Elektrolytverlustsyndrom; K, Cl, P und Ca erniedrigt, Na erhöht), Ariboflavinose (fehlende Vitamin-B_2-Resorption), Biermer-Anämie (fehlende Vitamin-B_{12}-Resorption), unspezifisch bei malignen Lymphomen, Morbus Crohn, Morbus Whipple, Amyloidose.
Zur *Maldigestion* kommt es bei:

- **Pankreasinsuffizienz** – bei kongenitalem Lipasemangel, chronischer Pankreatitis, Karzinom, Mukoviszidose, Zollinger-Ellison-Syndrom (Magensaft inaktiviert Pankreasfermente),
- **gestörtem Gallensäurenmetabolismus** – bei Leberparenchymschwäche, Cholelithiasis, Cholezystitis, Erkrankung des terminalen Iliums, Divertikulose,
- **Enzymdefekten des Dünndarms** – bei Fruktose-, Disaccharid-, Laktose-, Saccharose-, Stärkemalabsorption, Kuhmilchintoleranz, Enterokinasemangel (das pankreasfermentaktivierende Enzym), seltene Aminosäurenresorptionsstörungen wie Hartnup-Krankheit, Zystinurie, Methionin- und Tryptophanmalabsorption.

Therapie: *Diätetik:* Nach genauer Anamnese und Diagnostik unverträgliche Nahrungsbestandteile weglassen. Fehlende Vitamine, Elektrolyte und Spurenelemente sollen ausgeglichen werden. Zum Erreichen eines ausgewogenen Ernährungsplanes können zunächst häufige kleine Mahlzeiten aus möglichst naturbelassenen Nahrungsmitteln, unter Beachtung der Abneigungen und Vorlieben des Patienten, zubereitet und angeboten werden. Das Ziel ist eine isokalorische vollwertige Kost. Hilfsmittel sind aromatische Nahrungsmittel, Gewürze und Kräuter, die die Vorverdauung stimulieren.
Phytotherapie: Aperitif, Bittermittel (Centaurium minus, Gentiana lutea, Iris amara, Marsdenia condurago), aromatische Bittermittel (Acorus calmus, Carduus marianus, Angelica archangelica, Harpagophytum, Artemisia absinthium, Melissa officinalis, Curcuma).
Homöopathie: Neuropathische Konstitution mit Leibkrämpfen bei Nahrungsunverträglichkeit, Diarrhö bei Erregung, Angst, Ärger, Enttäuschung nach Beleidigung (Colocynthis, Staphisagria, Petroleum, Chamomilla, Aloe, Argentum nitricum, Thuja, Acidum phosphoricum, Ipecachuana, Gelsemium, Calcium carbonicum, Arsenicum album). *Nach Impfungen:* Thuja, Sulfur, Silicea, Arsenicum album. *Pankreas-Krankheiten, -Entzündung:* Spongia, Iris, Jodum, Conium, Phosphor.
Krankheiten der Leberregion: Sulfur, Sepia, Podophyllum, Phosphor, Nux vomica, Nux moschata, Acidum nitricum, Natrium sulfuricum, Mercurius, Magnesium chloratum, Lycopodium, Baptisia, Lachesis, Kalium chloratum, Jodum, Chelidonium, Carduus marianus, Calcium carbonicum, Calcium phosphoricum, Bufo, Bryonia, Berberis, Belladonna, Aconitum. *Milchunverträglichkeit:* (Abneigung, Diarrhö) Muttermilch (Silicea, Cina, Antimon carbonicum, Lachesis, Mercurius, Stannum, Stramonium); nach Abstillen (China, Argentum nitricum); Kuhmilch (Natrium carbonicum, Natrium chloratum, Natrium sulfuricum, Kalium carbonicum, Kalium arsenicosum, Magnesium chloratum, Magnesium carbonicum, Lycopodium, Sulfur, Silicea, Sepia, Pulsatilla, Phosphor, Ignatia, Guaiacum, Cina, Carbo vegetabilis, Calcium carbonicum, Calcium sulfuricum, Bryonia, Arnica, Antimonium tartaricum, Aethusa). *Kohlenhydrate:* (Abneigung, Diarrhö, Bauchschmerzen) Zucker, Süßigkeiten (Graphites, Zincum, Sulfur, Sinapis nigra, Phosphor, Mercurius, Arsenicum album, Ignatia); Mehl, Cerealien, Brotgetreide, Brot (Natrium chloratum, Natrium sulfuricum, Natrium phosphoricum, China, Sepia, Pulsatilla, Acidum phosphoricum, Phosphor, Nux vomica, Lycopodium, Kalium chloratum, Kalium carbonicum, Cyclamen, Conium, Ipecacuanha, Arsenicum album). *Fette Speisen, Butter:* (Ab-

neigung) Pulsatilla, Petroleum, Ptelea trifoliata, China, Sulfur, Sepia, Natrium chloratum, Mercurius, Hepar sulfuris, Cyclamen, Colchicum, Carbo vegetabilis, Carbo animalis, Bryonia, Arsenicum album, Magnesium carbonicum, Phosphor. *Schwere Speisen, proteinhaltige Nahrung:* (Abneigung, Diarrhö, Bauchschmerzen nach) Käse (Chelidonium, Oleander); Eier (Chininum arsenicosum, Ferrum, Kalium sulfuricum, Acidum nitricum, Sulfur); Fisch (Chininum arsenicosum, Graphites, Colchicum, Phosphor, Zincum, Natrium chloratum, Sulfur); Hering (Phosphor); Lachs (Acidum fluoricum); Fleisch (Sulfur, Silicea, Sepia, Pulsatilla, Petroleum, Leptandra, Nux vomica, Acidum chloratum, Graphites, China, Calcium carbonicum, Calcium sulfuricum, Causticum, Ferrum); fettes Fleisch (Carbo vegetabilis, Helleborus, Phosphor); Rindfleisch (Mercurius, Kalium nitricum); Schweinefleisch (Psorinum, Pulsatilla, Drosera, Colchicum, Angustura vera).
Gemüse: (Abneigung, Diarrhö) Natrium sulfuricum, Natrium chloratum, Lycopodium, Helleborus, Magnesium carbonicum); Kohl (Bryonia, Petroleum, Podophyllum); Gurken (Veratrum album); Kartoffeln (Alumina, Thuja, Camphora, Colocynthis, Sepia). *Obst:* Abneigung, Bauchschmerzen, Diarrhö (Mercurius cyanatus, Veratrum album, Colocynthis, Pulsatilla, China, Calcium phosphoricum, Rheum, Psorinum, Magnesium chloratum, Ignatia, Barium carbonicum).

URSULA ARNOLD

Nephrolithiasis

Synonym: Nierensteinleiden.

Definition: Harnstein, der das Nierenbecken, die Kelchhälse und die Kelche ausfüllt (Korallenstein). Man unterscheidet Nierenbeckenausguß- und Kelchausgußsteine, Hirschgeweihsteine als inkomplette, sogenannte partielle Korallensteine und komplette Nierenausgußsteine, sogenannte totale oder große Korallensteine.

Klinische Daten: Das Nierensteinleiden kann symptomlos bleiben oder als dumpfer beziehungsweise kolikartiger Flankenschmerz mit oder ohne Ausstrahlung in die Leiste, zum Beispiel bei Harnleiterstein, auftreten. Eine infizierte Harnstauungsniere reagiert mit Fieber. Bei Harnwegsinfektionen ist eine Leukozyturie obligat. Eine Erythrozyturie kommt bei Lithiasis in der Regel vor.
Diagnostik: An erster Stelle stehen Urinuntersuchungen auf Erythrozyten und Leukozyten und Urin-pH-Messung; es folgt eine weniger invasive Sonographie beziehungsweise eine Röntgen-Abdomen-Übersicht im Stehen zur Auffindung schattengebender Konkremente. Weiter führen werden: ein Ausscheidungsurogramm, eine Isotopennephrographie und eine Sequenzszintigraphie. Zusätzliche Urinuntersuchungen sollten durchgeführt werden auf Harnsäure im Urin, Kalzium in Urin und Serum sowie Phosphat in Urin und Serum. Eine Parathormonbestimmung im Serum sollte zusätzlich erwogen werden.
Ursachen: Durch Abgrenzung und Ausscheidung von Homotoxinen von dem normal arbeitenden Pyelon mit umgebendem Gewebe kommt es zu einer Deposition von Nierensteinen durch Enzymdefekte, durch Säurestarre des Harns um pH 4,8–5,5, durch Hyperurikämie und Gicht; Hyperkosurika (Ketazon, Phenylbutazon) bedingen oft eine sekundäre Hyperurikämie.

Therapie: *Standardtherapie:* Allgemeine Diätempfehlungen, Änderung der Lebensgewohnheiten bei übermäßigem Genuß von bestimmten Nahrungsmitteln wie zum Beispiel Milch, Schokolade und Fleisch, Reduktion des Übergewichtes, purinarme Kost (keine Innereien), Neutralisieren des Harn-pH mit Zitronensäuresalzen zur Steinauflösung und Rezidivprophylaxe, regelmäßige Aufnahme gemischter, vitaminreicher Kost, Steigerung der Harnausscheidung auf mindestens 1,5 Liter pro 24 Stunden, Stuhlgangregulierung, körperliche Bewegung. Bei Kalziumoxalatsteinen sind Milch, Käse und Quark einzuschränken; bei Phosphatsteinen sind Milchprodukte einzuschränken und alkalisierende Mineralwässer verboten; bei Harnsäuresteinen ist Eiweiß einzuschränken und untergäriges Bier verboten. Bei Stau mit Folgen ist eine extrakorporale Stoßwellen-Lithotripsie beziehungsweise eine Operation indiziert.

Begleittherapie: Die regressive (positive) Vikariation durch ausleitende Behandlung mit homöopathischen Arzneimitteln, Suis-Organpräparaten, intermediären Katalysatoren sowie Solidago, Berberis, Acidum nitricum, Pyelon suis, Ren suis, Natrium oxalaceticum und andere ist anzustreben und läßt die benigne Ablagerungsphase (Deposition) durch antihomotoxische Komplexmittel (Berberis-Homaccord, Reneel, Populus compositum, Solidago compositum) durch Linksverschiebung in der Sechs-Phasen-Tabelle nach Reckeweg bessern beziehungsweise heilen.

MANFRED WOLF

Nephrotisches Syndrom

Synonyma: Nephrose (veralteter Begriff), Lipoidnephrose.

Definition: Es handelt sich bei der Nephrose um Nierenerkrankungen sehr unterschiedlicher Genese mit Proteinurie, Hypalbuminämie, Hyperlipidämie und Ödemen.

Klinische Daten: Die Erkrankungshäufigkeit liegt bei 1:250 000. Es werden drei Formen unterschieden: das angeborene nephrotische Syndrom (sehr selten), das idiopathische nephrotische Syndrom (90%) und das sekundäre nephrotische Syndrom (Glomerulopathie infolge anderer Erkrankungen wie beispielsweise Hepatitis B, Lues, Malaria, Diabetes mellitus, Tumoren und Schwermetallvergiftungen).
Pathogenese: vermehrte Durchlässigkeit der glomerulären Basalmembran für Proteine. Der Proteinverlust bewirkt eine Minderung des intravasalen onkotischen Druckes. Dadurch gelangt Flüssigkeit in das Gewebe und in die Körperhöhlen. Es kommt zur Bildung von Ödemen, Aszites und Pleuraergüssen. Die Leber bildet vermehrt Proteine und Lipoproteine.
Symptome: Gewichtszunahme infolge Wassereinlagerung, Ödeme im Gesicht und an den Extremitäten, Aszites mit Zunahme des Bauchumfangs, Hepatomegalie, Skrotalödeme oder Ödeme der großen Labien. Der Blutdruck ist normal.
In manchen Fällen kann es zu Komplikationen wie hypovolämischer Schock, Infektionen, Sepsis, Thrombosen und Hochdruck kommen. Der Urin enthält große Mengen von Protein. Im Serum ist das Protein vermindert, der Cholesterinspiegel erhöht. Kalium, Kalzium und Natrium sind erniedrigt.

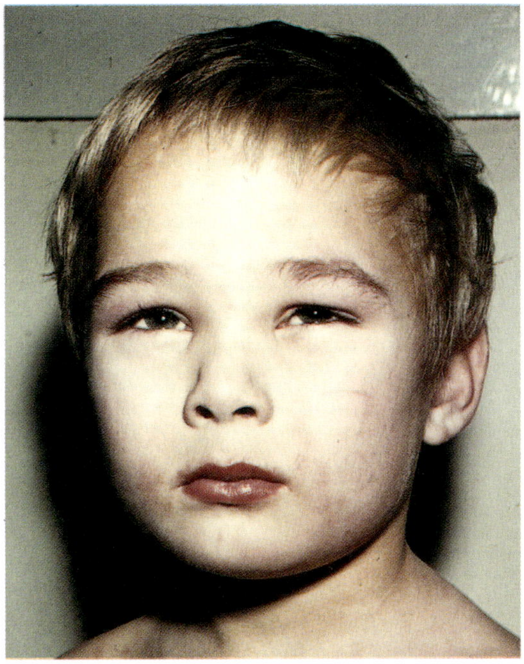

Abb. 254: Massives Gesichtsödem bei akutem nephrotischen Syndrom

Therapie: Kortikosteroide; Diuretika; natriumarme, eiweiß- und kalorienreiche Kost; Bettruhe. Bei Steroidresistenz zytotoxische Therapie mit Cyclophosphamid und Chlorambucil, Ciclosporin (problematisch!).
Biologische Therapie: Solidago, Glyoxal compositum. Organotherapeutika: Niere, Nebenniere und Plazenta in homöopathisch potenzierter oder lyophilisierter Form.

ULRICH WEMMER

Neuralgien

Definition: Neuralgien sind charakteristische Schmerzen, die sich einzelnen peripheren Nerven, Nervenplexus und Wurzeln zuordnen lassen. Sie stellen die leichteste Form der Läsion eines sensiblen Nerven dar, und zwar als Reizsymptom, während das Ausfallsymptom und die partielle Leistungsstörung mit faßbaren neurologischen Defiziten einhergehen.

Klinische Daten: Der neuralgische Schmerz weist bestimmte Charakteristika auf, er stellt sich attackenweise ein, hat einen reißenden, ziehenden oder auch brennenden Charakter. Es sei in diesem Zusammenhang Bodechtel zitiert: Viel wichtiger als die Klinik, ist es, das Kardinalsymptom der Neuralgie scharf herauszustellen, besonders ihren anfallsweise auftretenden Schmerzcharakter. Ergibt sich ein solcher nicht aus der Anamnese, dann liegt keine Neuralgie vor. Man sollte damit aufhören, von Neuralgie oder auch von Algien zu sprechen, wenn es sich um unklare Schmerzzustände in irgendeiner Körperregion handelt. Eine Bekkenneuralgie, Arthralgie, Cephalgie, Odontalgie, Spinalgie, Otalgie, Mastoidalgie, Sternalgie, Epikondylalgie, Kardialgie usw., um einige zu nennen, sind Bezeichnungen, die nicht tragbar sind und bei differentialdiagnostischer Erwägung nicht zur Sprache kommen sollten. Der eigentliche Begriff der Neuralgie sollte aber nur für jene an sich relativ seltenen, anfallsweisen Schmerzattacken verwendet werden, die sich auf ein bestimmtes Nervenareal beschränken, deren Ätiologie bisher nicht geklärt werden konnte und die man deshalb als genuin oder idiopathisch bezeichnet.

Therapie: *Standardtherapie:* Gaben des Vitamin-B-Komplexes, Carbamazepin. *Alternative Therapie:* Neuraltherapie, Akupunktur, insbesondere auch Ohrakupunktur, Homöopathika (Orientierung nach Ätiologie im Sinne der homöopathischen Repititation und Modalitäten), Konstitutionsmittel. Beispielhaft seien einige Mittel aufgeführt: Aconitum, Arsen, Bryonia, Causticum, Cimicifuga, Mezereum, Natrium muriaticum, Nux vomica, Phosphor, Pulsatilla, Rhus toxicondendron, Sanguinaria, Staphisagria, Zincum.

HANNELORE KIRSTEN

(Literatur: Bodechtel, 1974)

Neurodermitis

Synonyma: Atopisches Ekzem, endogenes Ekzem, atopische Dermatitis.

Definition: Die Pathogenese der Neurodermitis ist multifaktoriell. Es liegen sowohl immunologische Regulationsstörungen vor (einschließlich allergischer Phänomene) sowie konstitutionelle und stoffwechselbedingte Normabweichungen und nicht zuletzt psychische Konstellationen.

Klinische Daten: Mindestens 3–4% der Kleinkinder sind von dieser ekzematischen Erkrankung betroffen. Bei zwei Dritteln der Patienten manifestiert sich die Neurodermitis im ersten Lebensjahr, 90% erkranken bis zum 10. Lebensjahr, nur 4% noch während der Pubertät und 7% schließlich im Reproduktionsalter und 1% nach dem 45. Lebensjahr.
Die Diagnosestellung ist aufgrund der Symptome leicht. Hinweisende konstitutionelle Symptome sind: Xerodermie, allgemeine Blässe, Dennis-Morgansche Falten am Unterlid, Einrisse an den Ohrläppchen, Hertoghesches Zeichen (fehlende laterale Augenbraue), dunkle periorbitale Schatten, Leukodermie und erhöhtes Serum-IgE.
Als obligate Hauptsymptome bestehen Juckreiz, typische Effloreszenzen und ein rezidivierender chronischer Verlauf.
Fakultative Hinweise für eine Neurodermitis sind eine positive Familienanamnese, weißer Dermographismus sowie Allergien.
Aus homotoxikologischer Sicht ist die Neurodermitis eine chronisch exsudative Erkrankung im Sinne einer Reaktionsphase (Inflammationsphase). Hinzu kommen aber immunologische Störungen durch Homotoxinbelastungen und allergische Komponenten, weshalb die Therapie dieser Erkrankung entsprechend umfangreich ist.

Therapie: *Antihomotoxische Therapie:* peroral (Traumeel S, Hepeel); parenteral (Cutis compositum, Hepar compositum); symptombezogen (Calcoheel als Konstitutionsmittel bei exsudativer Diathese, Graphites-Homaccord bei chronischen Ekzemen mit trockener rissiger Haut, Lymphomyosot als internes Lymphdrainage- und mesenchymaktivierendes Mittel, Schwef-Heel bei juckenden Ekzemen, Sulfur-Heel bei chronischen Dermatosen und Ekzemen).
Begleittherapie: Mikrobiologische Korrektur, diätetische Führung im Sinne von allergenar-

mer und basenfördernder Kost, potenzierte Eigenblut- oder Eigenharntherapien zur Umstimmung, Auto-Sanguis-Stufentherapie mit den angeführten parenteralen Basispräparaten und der Erb-Nosode Tuberculinum-Injeel.
Die Ergebnisse dieser ganzheitlichen Therapiekonzepte sind außerordentlich positiv. Innerhalb von ¼ bis ½ Jahr läßt sich diese für die Betroffenen und ihre Familien sehr quälende Erkrankung dauerhaft ausregulieren.

DAGMAR LANNINGER-BOLLING

Neurofibromatose

Synonyma: Morbus Recklinghausen, Fibroma molluscum multiplex.

Definition: Autosomal-dominant vererbte Speicherkrankheit mit einem Gendefekt auf dem Chromosom 17q1,2.

Klinische Daten: Die Krankheitsbezeichnung geht auf multiple Hautfibrome an den Ausläufern der Hautnerven zurück. Daneben finden sich Pigmentverschiebungen (Café-au-lait-Flecken) und warzenartige Naevi (Fibroma molluscum) sowie Lisch-Knötchen in der Iris. Eine Skoliose (Abb. 255) entwickelt sich meist im Laufe des Wachstumsalters. Geistige Entwicklungsstörungen, Krampfleiden und Parästhesien weisen auf die Beteiligung des Zentralnervensystems hin. Kombinationen mit Phäochromocytom kommen vor.

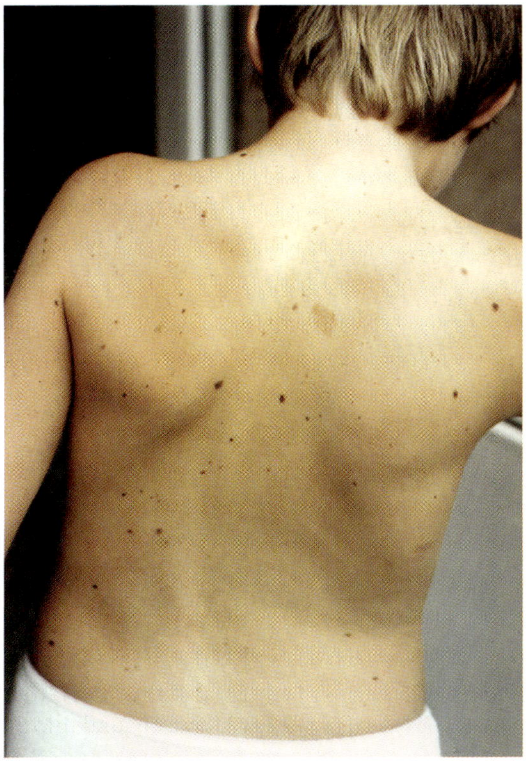

Abb. 255: Neurofibromatose bei 11jährigem Mädchen: Pigmentanomalien, Skoliose

Therapie: Ein der Speicherung zugrundeliegender Enzymdefekt ist nicht bekannt, eine kausale Therapie deshalb nicht möglich. Systematisch wirkende Enzymkombinationen, intermediäre Katalysatoren und Organtherapeutika fetaler Gehirngewebe scheinen die Progression im Wachstumsalter zu verlangsamen und die geistige Entwicklung zu fördern.

Niemann-Pick, Morbus

(s. Lysosomale Krankheiten)

Obstipation

Synonyma: Verstopfung, Darmträgheit.

Definition: Stuhlretention durch verlängerte Verweilzeit des Darminhalts vor allem im Enddarm. Seltene Entleerung des verhärteten Kotes.

Klinische Daten: Es werden unterschieden die

- spastische Obstipation durch Kontraktion des Enddarmes, vor allem bei ständigem Gebrauch von Abführmitteln oder schmerzbedingter Kontraktion des äußeren Sphinkters bei Analfissuren,
- atonische Obstipation infolge unzureichender Peristaltik (Ernährungsfehler, Opiate),
- mechanische Obstipation bei Darmstenose durch Entzündung oder Tumor, Sigma elongatum,
- neurogene Obstipation bei Störungen der Innervation (Querschnittslähmung),
- endokrine Obstipation bei Unterfunktion der Schilddrüse,
- postdiarrhoische Obstipation nach vollständiger Entleerung des Darmes im Rahmen einer Durchfallerkrankung und

- Pseudoobstipation bei voll gestillten Säuglingen (Muttermilch wird vollständig ausgenutzt; sie enthält keine Ballaststoffe, daher Stuhlentleerung unter Umständen nur einmal wöchentlich).

Anatomische Pathogenese: Mechanische Behinderung der Darmpassage durch Störung der Darmmotilität am Übergang vom Kolon zum Rektum, Störung der Darmmotilität im Rektum, fehlende Wahrnehmung des Defäkationsprozesses im Beckenboden, fehlende Relaxation des Musculus sphincteri ani internus, fehlender Defäkationsreflex am Musculus sphincteri ani externus.

Symptome: Seltene Entleerung von Stuhl, Stuhl zu stark eingedickt, Bauchschmerzen, Schmerzen bei Defäkation. Sekundär kommt es zum Kotschmieren und zum unwillkürlichen Stuhlabgang. Die Diagnostik umfaßt die Ernährungsanamnese, Schilderung der Stuhlkonsistenz, Palpation des Abdomens, rektale Untersuchung, Ausschluß mechanischer Hindernisse mittels Ultraschall, Röntgenkontrasteinlauf, Koloskopie sowie den Test auf okkultes Blut (Karzinom!).

Therapie: Je nach vorliegender Form Ernährungsumstellung auf ballaststoffreiche Kost, reichlich Flüssigkeit, Beseitigung mechanischer Ursachen, Therapie von Fissuren, Behandlung einer Schilddrüsenunterfunktion, Entleerung des Darmes durch Klysma. Prophylaktisch können Laktulose und Paraffinum liquidum verabreicht werden.

Die *biologische Therapie* umfaßt Akupunktur, Eigenbluttherapie, Ernährungstherapie (Heilfasten), Homöopathie (Alumina D3, D4, D6; Bryonia D3, D4, D6; Carduus marianus; Collinsonia candensis; Magnesium muriaticum; Nux vomica; Opium D4; Silicea D4, D6, D12; Sulfur D4, D6, D12) und Phytotherapie (Lini semen, Psyllii semen, Traganth, Pektine).

Ulrich Wemmer

Opportunistische Infektionen

Definiton: Keime, die immunkompetenten Menschen nicht schaden, können für immungeschwächte Personen als opportunistische Erreger pathogen werden. Vor allem intrazellulär lebende Bakterien, Pilze und Viren rufen chronisch-persistierende Infektionen hervor. Ursache der Abwehrschwäche kann ein angeborenes oder erworbenes Antikörpermangelsyndrom sein.

Klinische Daten: Es kommen eine ganze Reihe Erreger opportunistischer Infektionen in Betracht:

► Legionellen

Legionella pneumophila ist ein aerober gramnegativer Wasserkeim ohne Kapsel. Bisher sind 39 Spezies mit insgesamt 62 Serogruppen bekannt. Am häufigsten wird Legionella pneumophila der Serogruppe 1 gefunden. Die Infektion kann durch Wassersysteme in Krankenhäusern und Hotels, öffentlichen Gebäuden und Haushalten erfolgen. Das Problem der nosokomialen Infektion in Krankenhäusern ist bekannt.

Symptome: Nach einer Inkubationszeit von 2–10 Tagen rascher Beginn mit hohem Fieber, Husten, Dyspnoe, Diarrhö, Kopfschmerzen; multifokale Pneumonie; Abszeß- und Kavernenbildung möglich; hohe Letalität (Legionärskrankheit).

Zur Diagnose werden monoklonale Antikörper, Analysen von genomischer und Plasmid-DNS eingesetzt. Prophylaktisch ist Vorsicht vor kontaminiertem Wasser in Duschen und Verneblern geboten.

Therapie: Erythromycin plus Rifampicin.

► Mykoplasmen

Mykoplasmen werden heute den Bakterien zugeordnet, sind unbeweglich und gramnegativ. Mycoplasma pneumoniae ist der Erreger der atypischen Pneumonie mit trockenem Husten, Fieber und Exanthem. Andere Mykoplasmen (M. hominis) sind Erreger einer chronisch-eitrigen Urethritis und Zystitis oder einer chronisch-eitrigen Arthritis.

Diagnose: Aus Nasopharyngealsekret Nachweis der Erreger mit Direkt-Antigen, Erreger-Kultur, Komplement-Bindungsreaktion. Im Röntgenbild zeigt sich eine diffuse interstitielle Pneumonie.

Therapie: Erythromycin oder Tetracyclin über wenigstens 14 Tage.

► Haemophilus influenzae Typ b

Haemophilus influenzae ist ein gramnegatives,

kurz kokkoides, im Jugendalter kapseltragendes Stäbchen.
Bekapselte Stämme von Haemophilus influenzae werden nach Kapselantigen a bis f eingeteilt. 95% aller Erkrankungen werden durch Typ b hervorgerufen. Vor Einführung der Impfung traten pro 100 000 Kinder unter 5 Jahre etwa 100 Infektionen mit Haemophilus influenzae Typ b auf.
Zu den Symptomen zählen Epiglottitis, Meningitis, Endokarditis, Konjunktivitis, Phlegmone und Arthritis. Der Erreger läßt sich im Blut, Liquor oder Gelenkpunktat nachweisen. Als Prophylaxe ist die HIB-Impfung der Kinder anzusehen.
Therapie: Cephalosporine.

▶ Pneumokokken
Streptococcus pneumoniae ist ein aerober, bekapselter Keim, der Paare bildet (Diplokokken). Es sind über 70 Typen bekannt. Zu den Symptomen zählen Pneumonie, Meningitis, Peritonitis und Otitis.
Der Nachweis gelingt durch gruppenspezifische Präzipitation. Bei Problempatienten ist prophylaktisch die Impfung angezeigt, nach Splenektomie ist sie obligatorisch.
Therapie: Penicillin, Cephalosporine.

▶ Staphylokokken
Staphylokokken sind grampositive, aerobe, unbewegliche kugelförmige Kokken (St. aureus, St. epidermidis, St. saprophyticus). Zu den Symptomen gehören Hautinfektionen (Staphylodermie), Gelenkinfektionen, Angina, Enteritis und Staphylokokkentoxikose (Dermatitis exfoliativa neonatorum). Der Erregernachweis geschieht über Blutkultur, Abstrich und Anti-Staphylolysintiter im Serum.
Therapie: Flucloxacillin, Vancomycin (multiple Resistenzen).

▶ Candida albicans
Candida albicans ist ein weitverbreiteter Sproßpilz auf Haut und Schleimhaut und in der Darmflora. Symptome sind Haut- und Nagelinfektionen, Soor in Mund und Ösophagus, Vaginal-Soor, Balanitis; seltener findet sich eine Systemmykose mit isoliertem Organbefall (Leber, Lunge, Nieren, ZNS, Herz). Der Nachweis gelingt über Mikroskopie und Kultur; die Serologie bereitet noch Schwierigkeiten.

Tab. 111: Häufigkeit der Candida-Infektionen bei immungeschwächten Patienten

Karzinom-Patienten	
Leukämie	10–30 %
Lymphome	10 %
solide Tumoren	5 %
Aids-Patienten	
oropharyngeale Infektion	90 %
Ösophagitis	15 %
Frühgeborene	3 %

Therapie: Miconazol, Nystatin, Fluconazol, Amphotericin B, Itraconazol, bei System-Mykosen über 4–6 Wochen; Ernährungs- und Symbioselenkung.

▶ Kryptokokken
Cryptococcus neoformans gehört zu den Hefepilzen. Die Pilzzelle hat eine sphärische Form mit einem Durchmesser von 4–6 µm, die umgebende Schleimkapsel vergrößert den Pilz auf 30 µm. Der Pilz kommt vor in Vogelexkrementen, wird inhaliert und befällt Lungen, Leber (Granulome), Milz, Knochenmark und ZNS (Meningoenzephalitis). Gefährdet sind vor allem Aids-Patienten, 5–10% dieser Patienten sind befallen. Zu den Symptomen gehören Fieber, Kopfschmerz, Schwindel, Meningismus, Meningitis, Meningoenzephalitis, Husten, Gewichtsverlust, Erbrechen und Pneumonie. Der Nachweis erfolgt über das Liquortuschepräparat, Antigen in Liquor und Serum sowie der Kultur auf selektiven Nährböden. Prophylaktisch wird empfohlen, die Vogelhaltung zu vermeiden.
Therapie: Amphotericin B plus Flucytosin.

▶ Aspergillus niger
Aspergillus niger ist ein schwarzsporiger Gießkannen- oder Kolbenschimmel und zählt zu den Askomyzeten. Er lebt als Saprophyt auf organischen Stoffen (Lebensmittelsaprophyt, Hausstaub, Mehl, Pfeffer). Er wird als nosokomiale Infektion in Klimaanlagen und Krankenzimmern gefürchtet. Die Symptome bei abwehrgeschwächten Patienten sind mannigfaltig: primäre Hautaspergillose (makulopapulöse erythematöse Eruption, dann Pustel), sinoorbitale Infektionen, verstopfte Nase, Fieber, pulmonale Aspergillose (Pneumonie mit invasivem Wachstum in Rippen und Wirbelsäule, Aspergillom in der Lunge in schon bestehen-

den Hohlräumen), disseminierte Formen (Osteomyelitis, Leber-Hirn-Abszesse), allergische bronchopulmonale Aspergillose mit Asthma bronchiale, Fieberschüben und Eosinophilie. Der Erregernachweis gelingt über Trachealsekret, Sputum, Lungenbiopsie, Abszesse, Pilzkultur und Mikroskopie.
Therapie: Amphotericin B, 5-Flucytosin, alternativ Itraconazol plus 5-Flucytosin; chirurgische Entfernung von Lungenherden,

▶ Toxoplasma gondii
Toxoplasma gondii ist ein Protozoon mit zyklischer Entwicklung in der Hauskatze und azyklischer Entwicklung in Säugetieren und Vögeln. Der Erreger kommt in Katzenkot und damit kontaminierten Hühnereiern sowie in Hackfleisch vor. Gefährdet sind Aids-Patienten und Schwangere. Symptome der erworbenen Toxoplasmose: Lymphadenopathie und Müdigkeit ohne Fieber sowie Chorioretinitis; bei immungeschwächten Patienten kommt es zu Pneumonie, Myokarditis, Meningoenzephalitis mit Fieber und Kopfschmerzen. Symptome der kongenitalen Toxoplasmose: Fieber, Hydrozephalus, Mikrozephalus, Hepatosplenomegalie, Gelbsucht, Krämpfe, intrazerebrale Verkalkungen, Myokarditis, Pneumonie, Taubheit und Thrombozytopenie. Der Nachweis erfolgt über serologische Tests auf Toxoplasmose-IgA-, -IgM- und -IgG-Antikörper. Prophylaktisch soll kein rohes Fleisch und keine rohen Eier verspeist werden. Besondere Vorsicht ist während der Schwangerschaft indiziert.
Therapie: Pyrimethamin, Sulfadiazin.

▶ Pneumocystis carinii
Pneumocystis carinii ist ein Protozoon mit derber Membran und strukturloser Schleimhülle und kommt als Lungenparasit bei Mäusen, Ratten und Hunden vor.
Gefährdet sind immungschwächte Patienten mit Aids, Leukämie und Frühgeborene.
Zu den Symptomen gehören Fieber, Husten, Tachypnoe und Dyspnoe durch Lungenbefall mit interstitieller Pneumonie. Der Erregernachweis erfolgt in Sputum und Bronchialsekret mit Hilfe von Immunfluoreszenz oder Silberfärbung.
Therapie: Co-Trimoxazol, Pentamidin.

▶ Cryptosporidium
Cryptosporidien sind opportunistische Protozoen, die in kontaminierten Lebensmitteln und Wasser vorkommen. Sie sind die Ursache der Kryptosporidiose. Bei den Betroffenen kommt es zu choleraähnlichen Durchfällen, Cholangitis, Cholezystitis und Kopfschmerzen. Der Nachweis der Oozyten erfolgt mittels Safranin- oder Ziehl-Neelsen-Färbung im Stuhl.
Therapie: Orales IgG-Präparat aus Rinderkolostrum.

▶ ECHO-Viren
ECHO (enteric cytopathogenic human orphan)-Viren gehören zu der Gruppe der Picornaviren; 34 Serotypen sind bekannt. Zu den Symptomen zählen die Myositis-Faszitis, Meningoenzephalitis sowie Erkrankungen des Atem- und Magen-Darm-Traktes. Der Nachweis erfolgt über die Viruskultur von Liquor und Muskelgewebe sowie durch Serotypisierung.
Therapie: Hyperimmunpräparate.

▶ Parvoviren
Parvoviren sind die kleinsten DNS-Viren. Die Durchseuchung bei Erwachsenen liegt bei 40–50 %. Zu den Symptomen zählen Ringelröteln (Erythema infectiosum), chronisch-aplastische Anämie, Neutropenie und Thrombopenie. Der Nachweis erfolgt über das B-19-Virusgenom im Knochenmark oder Plasma durch PCR(polymerase chain reaction)-Methodik.
Therapie: Gammaglobulin.

▶ Zytomegalieviren
Die Zytomegaliviren (CMV) gehören zur Gruppe der Herpesviren. Sie werden intrauterin oder später erworben und sind der häufigste Erreger kongenitaler Infektionen. Die Symptome sind interstitielle Pneumonie, Hepatitis, Kolitis, Chorioretinitis, Enzephalitis, Myokarditis, Hepatosplenomegalie, Mikrozephalie, Taubheit und neurologische Spätschäden. Nachweis: „Eulenaugen“ in der Biopsie, in Phagozyten immediate early antigen. Blutspender müssen CMV-negativ sein!
Therapie: Ganciclovir, proteolytische Enzyme, Hypericum.

▶ Humanes Herpesvirus Typ 6
Das humane Herpesvirus Typ 6 ist erst seit 1986 bekannt und genetisch mit den Zytomegalieviren verwandt. Zu den Symptomen zählen Exanthema subitum (Drei-Tage-Fieber), in-

terstitielle Pneumonie und Knochenmarkhypoplasie. Der Nachweis gelingt über das HHV-6-p41-early antigen in Leukozyten.
Therapie: Ganciclovir.

Therapie: *Biologische Therapie:* Nach der oft unumgänglichen, nicht selten aber problematischen Antibiotikatherapie sollte das körpereigene Abwehrsystem gestützt werden. Dazu dienen die mikroökologische Therapie mit Bacillus subtilis, Escherichia coli und Saccharomyces; die antivirale Therapie mit Proteasen (Enzymgemische, Hypericum); die Stützung immunkompetenter Organe mit Thymus-, Milz- und Bindegewebsorganpräparaten; Phytotherapeutika (Echinacea, Luffa); Kombinationspräparate (Engystol, Lymphomyosot); artspezifische Nosoden.

Ulrich Wemmer

Orchitis

Synonym: Hodenentzündung.

Definition: Entzündliche Schwellung des Hodens mit erheblichem Schmerz, ein- oder beidseitig.

Klinische Daten: Die Orchitis tritt in der Regel nicht vor der Pubertät auf. Die Symptome sind mannigfaltig: ziehende Schmerzen im Hodenbereich mit Schwellung und Druckschmerzhaftigkeit; Schweregefühl des Hodens; mitunter Fieber; oft gehen Infektionskrankheiten oder Schwellung der Ohrspeicheldrüse voraus. Die bakterielle Orchitis ist mehr ein Krankheitsbild der älteren Männer.
Die akute Orchitis entwickelt sich innerhalb weniger Stunden; die chronische Orchitis spielt lediglich eine geringe Rolle (Hodengumma, Hodentuberkulose); die traumatische Orchitis tritt nach Hodenverletzungen auf, wobei Hodenquetschungen stärkste Schmerzen durch Hämatozele unter der Tunica vaginalis verursachen.
Eine Orchitis entsteht meist als Komplikation von Infektionskrankheiten, ausgelöst durch Bakterien oder Viren. Mumps, aber auch Masern, Scharlach, Windpocken, Thyphus, eitrige Pneumonie, Gonorrhö und Bornholmer Krankheit kommen ursächlich in Betracht. Induziert wird eine vorwiegend interstitielle Entzündung ein- oder beidseitig.

Therapie: *Standardtherapie:* Symptomatisch – Bettruhe, Analgetika, Antibiotika, Antiphlogistika, Kortisonbehandlung, Hodenhochlagerung, kalte Umschläge, sorgfältige Genitalhygiene. Chirurgisch-entlastende Inzision der Tunica albuginea und eventuell sogar Semikastration (ältere Männer). Bei traumatischer Orchitis sofortige perorale Arnikatherapie (D6, D30 oder D200) in mehrfachen Gaben. Eventuell operative Freilegung, Ausräumung der Blutkoagula und Naht der Verletzungsstelle.
Begleittherapie: Antihomotoxische Therapie zur regressiven (positiven) Vikariation der Reaktionsphase (Inflammationsphase) beziehungsweise der Ablagerungsphasen (Depositions- und Imprägnationsphase) mit Belladonna-Homaccord, Traumeel S und Coenzyme compositum; zur Umstimmung Psorinoheel; zur Aktivierung der unspezifischen Abwehr Engystol. Symptomenbezogen werden Arnikapräparate eingesetzt.

Manfred Wolf

Osteochondronekrosen

(s. Aseptische Osteochondronekrosen)

Osteomyelofibrose

Synonyma: Osteomyelosklerose, myeloproliferatives Syndrom, myeloische Metaplasie.

Definition: Regression des blutbildenden Knochenmarks zu Bindegewebe mit extramedullärer Blutbildung.

Klinische Daten: Die Fibrosierung des blutbildenden Knochenmarks ist eine Rückdifferenzierung in fetale Verhältnisse mit der Notwendigkeit der Aktivierung der fetalen Blutbildungsstätten Milz und Leber. Spleno- und Hepatomegalien sind die Folgen. Eine Art physiologische Metaplasie tritt zwischen dem 50. und 70. Lebensjahr ein. Homotoxine, Bestrahlungen und Medikamente (Immunsuppressiva, Antiphlogistika) können zur Fibrosierung und Sklerosierung der Markräume führen (Abb.

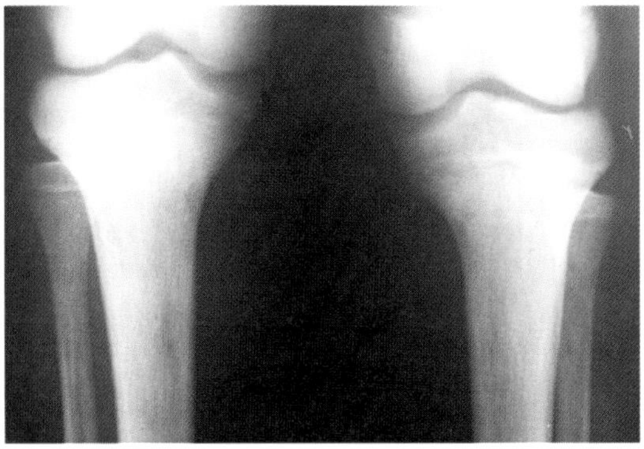

Abb. 256: Fibrotische (streifige) Verdichtung der Markräume mit Verlust der Mark-Kortikalisgrenzen bei einem 14jährigen Mädchen, bei dem sich durch langfristige und hochdosierte Behandlung eines Still-Syndroms mit Kortikoiden und Antiphlogistika eine Osteomyelofibrose entwickelt hat

256). Das Knochenmark wird zellarm und „trocken". Im peripheren Blut werden leichte Leukozytosen mit Linksverschiebung und Trombozyten gefunden. Terminal kommt es zu einem als „Blastenschub" bezeichneten Auftreten unreifer myeloischer Zellen im Blut als Ausdruck einer Erschöpfung der Kompensationsmöglichkeiten.

Therapie: Dem Auffinden und Ausschalten der kausalen Noxe (Bestrahlungen, Schmerzmittel-Abusus, Zytostatika, langfristige Kortikoid-Gaben?) sollte das Hauptaugenmerk gewidmet sein.
Organotherapeutika und Katalysatoren sind die einzig sinnvollen Mittel. Wegen der Schwierigkeit, geeignete Spender zu finden, ist der Einsatz von Knochenmarktransplantationen begrenzt. Implantationen und Injektionen von Präparaten der fetalen Blutbildungsstätten (Milz, Leber und Mesenchympräparate sowie homöopathische Tiefpotenzen dieser Organe) sind geeignete Mittel zur Regeneration. Diese Mittel sind durch eventuell gezielte Detoxifizierungsstrategien und Katalysatoren des oxidativen Stoffwechsels zu ergänzen.

Osteoporose

Definition: Verlust des Knochens an anorganischen Elementen mit Verminderung der Knochendichte und der statischen Funktionen.

Klinische Daten: Die Osteoporose ist ein vor allem im dritten Lebensabschnitt verbreitetes Leiden. Frauen sind – wegen der geringeren Knochenmasse – häufiger und früher betroffen als Männer. Die Einteilung in idiopathische, postmenopausale und senile Osteoporosen ist relativ grob.
Die Ursachen einer Osteoporose (Tab. 112) sind verschieden, meist wohl nicht monokausal, sondern komplex. Für die häufigste Form, die postklimakterische, ist der Östrogen- und Progesteronmangel zwar primär verantwortlich, zusätzliche Faktoren bestimmen aber den Schweregrad der Erkrankung.
Dabei spielen Ernährung und körperliche Aktivität eine bedeutsame Rolle. Hohe Eiweiß-, Zucker- und Salzaufnahmen, Genuß von Kaffee und mit Kohlensäure versetzten Getränken

Tab. 112: Ursachen der Osteoporose

Hormon-Imbalancen
- Mangel an Östrogen
- Mangel an Progesteron
- hohe Thyroxin-Spiegel
- Diabetes mellitus

Stoffwechselstörungen
- Aminoacidurie
- Homocystinurie

Mangel an essentiellen Elementen
- Kalzium
- Magnesium
- Fluor
- Cobalt
- Phosphor
- Schwefel
- Eisen
- Silizium
- Bor
- Strontium

Ernährungsfehler
- Mangelernährung
- zu viel Koffein
- zu viel Salz

Mangel an körperlicher Aktivität
- Immobilisation
- Lähmungen
- lange Bettruhe
- chronische Arthritis

Medikamente
- Glukokortikosteroide
- Heparin
- Antikonvulsiva
- Laxanzien
- Breitbandantibiotika u. a.

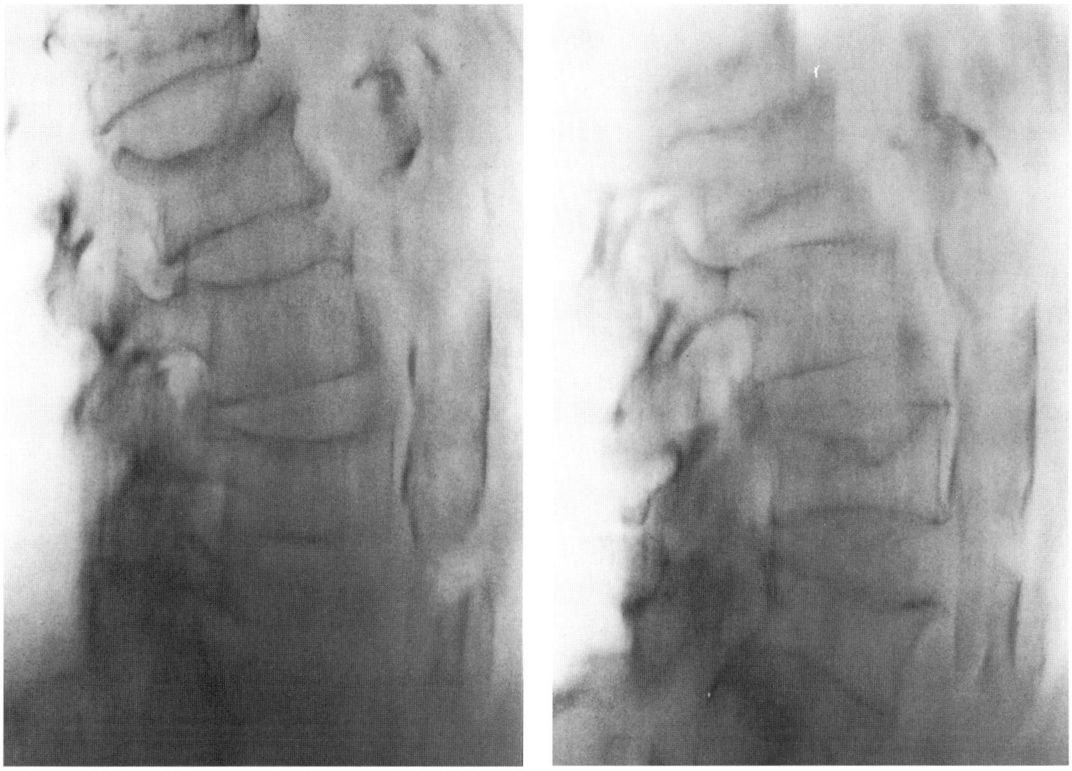

a) b)

Abb. 257 a und b: Osteoporose (postklimakterisch). Mineral- und Strukturarmut der Lendenwirbelkörper, Abflachung von L2, L4, L5 (a); konkave Deckplatten, Deckplatteneinbruch L4 (b); erweiterte Zwischenwirbelräume; ventral verkalkte Wände der Bauchaorta

fördern den Knochenabbau. Ein hoher Ammoniakanfall aus dem Eiweißabbau behindert die Rückresorption von Kalzium in den Nieren. Laktovegetabile Kost – unter Einschluß von Milch und Ei – verbessert die Kalzium-Balance. Starkes Salzen der Speisen kann die Kalziumausscheidung um das Dreifache erhöhen. Drei Tassen Kaffee am Tag sollen das Osteoporoserisiko um 80% erhöhen! Breitbandantibiotika beeinflussen die Darmflora und die für die Osteosynthese wichtige Vitamin-K-Bildung. Glukokortikosteroide beeinträchtigen nicht nur die Kalziumabsorption, sondern unterdrücken auch die Osteoblastenreifung. Niedrige Fettwerte – bei mageren Personen – vermindern die Grundlagen für die Östrogen- und Progesteronsynthese. Starkes Rauchen begünstigt die Osteoporose über zwei Mechanismen. Nikotin unterdrückt die Östrogenproduktion, andererseits wird die CO_2-Ausscheidung über die Lungen beeinträchtigt. Der erhöhte Kohlensäuregehalt im Blut entzieht dem Knochen Kalzium.

Klinische Folgen der Osteoporose sind Verluste der Stützfunktion und erhöhtes Knochenbruchrisiko. Bei Kindern und Jugendlichen resultiert eine Längenwachstumsstörung, im Alter erfolgt meist unter Kyphosebildung ein Höhenverlust der Wirbelkörper mit Reduktion der Körpergröße: Die Dichte der Knochenmasse kann durch Osteodensimetrie objektiviert werden.

Therapie: Lebensstil und Ernährung spielen eine zentrale Rolle in der Prävention. Unter Ausschaltung der Risikofaktoren sind zu empfehlen: Laktovegetabile Kost unter Einschluß von Milch, Ei und Fisch bei insgesamt geringen Mengen an tierischem Eiweiß. Neben der Ernährung sollte körperliche Aktivität in Form eines den Möglichkeiten angepaßten Übungsprogrammes eine Behandlungskomponente sein.

Tab. 113: Essentielle Faktoren der Osteogenese

Gewebe, Zellen, Zellderivate	Organische Substanzen	Anorganische Substanzen
• Mesenchym • embryonales Bindegewebe • Vorknorpel • Knorpel • Gefäße • Chondroblasten • Chondrozyten • Osteoblasten • Osteozyten • Osteoklasten • Tropokollagen • Kollagenfibrillen	• Aminosäuren (Prolin) • Nukleotide • lösliche RNS • ATP • Mukopolysaccharide • Enzyme • Vitamine A, B, C, D, K • Kohlensäure	• Kalzium • Magnesium • Phosphor • Fluor • Natrium • Natriumzitrat • Kalium • Eisen • Schwefel • Kobalt • Bor • Silizium • Strontium

Die für die Knochenbildung essentiellen Elemente sollten in einer balancierten Form substituiert werden; dies trifft in erster Linie für die Mengenverhältnisse Ca:Mg zu. Kalzium ist zweckmäßigerweise in löslicher Form – als Zitrat, Laktat, Orotat – zuzuführen, als Karbonat in homoöpathischer Potenzierung (Dolomit). Die empfohlenen Tagesdosen reichen von 800–1500 mg täglich, wobei auf die Nebenwirkungen hoher Kalziumdosen (Nierensteine, Ablagerungen im Bindegewebe, Arthritis) hinzuweisen ist. Eine natürliche Kombination ist Hydroxylapatit mit einem ausgeglichenen Verhältnis zwischen Kalzium, Magnesium, Phosphor und Fluor. Es gehört zu den primitiven Vorstellungen in der Medizin, Osteoporosen allein mit Fluor behandeln zu können. Fluor erhöht zwar die Knochendichte, kann aber schädliche bis toxische Auswirkungen durch Vermehrung der anorganischen Knochenmasse zuungunsten der organischen haben.
Auf der Basis von Mineralanalysen (Haar) sind Magnesium, Zink, Mangan, Bor, Strontium und Silizium zu substituieren, am zweckmäßigsten in Konzentrationen, welche den Körperspiegeln (10^{-2} bis 10^{-10}) entsprechen.

An *homöopathischen Arzneimitteln* werden empfohlen: Calcium fluoratum, Strontium carbonicum, Symphytum, Silicea, Aristolochia bei der Postmenopause-Osteoporose.
Phytotherapeutisch kommen Kombinationen mit Hagebutten und Hafer zur Anwendung.
Die *traditionelle chinesische Medizin* benutzt routinemäßig zwei Pflanzenpräparate – er xiang tang, chai di huang – als langfristige Präventionsmittel und stellt die Nierenfunktion in den Mittelpunkt der Osteoporose-Pathogenese.
Organotherapeutika sind zur Versorgung mit organischen Bausteinen in vielen Fällen unentbehrlich. Den Ursachen entsprechend kommen Präparate folgender Gewebe zum Einsatz: Knorpel, Knochenmark, Bindegewebe, Plazenta, Hypothalamus, Hypophyse, Nebenniere, Parathyreoidea, Niere.

(Literatur: Allen, 1993; Appletown, 1991; Schmid, 1995; Wolfe, 1991)

Otitis

Definition: Entzündung des Ohres oder eines seiner Teile.

Klinische Daten: Es können drei verschiedene Formen unterschieden werden: Bei der *Otitis interna* handelt es sich um eine Entzündung des Labyrinths. Die *Otitis media* ist eine vom Nasen-Rachen-Raum herrührende, akute Mittelohrentzündung, die seltener hämatogen, via Trommelfellperforation oder lymphogene Entzündung der Paukenhöhlenschleimhaut durch Streptokokken, Staphylokokken und Pneumokokken hervorgerufen wird. Bei der *Otitis externa* handelt es sich um eine Entzündung des äußeren Gehörgangs und der Ohrmuschel, als Furunkel umschrieben.
Charakteristische Symptome sind bei der Otitis interna und Otitis media je nach Stadium sehr starke, vor allem nächtliche Schmerzen mit Fieber, Hörverlust und hoher BSG bis zur Spontanperforation. Bei Otitis externa klagen die Patienten über starke Schmerzen in Gehörgang und Ohrmuschel. Weitere charakteristische Symptome sind druckschmerzhafter Tragus und druckschmerzhafte Ohrmuschel, Warzenfortsatzödem sowie eine retromandibuläre Lymphadenitis.

Therapie: *Standardtherapie:* Antibiotika, Antiphlogistika, Antipyretika, Parazentese. *Antihomotoxische Therapie:* Initial Aconitum-Homaccord; bei Otitis media im akuten Stadium Belladonna-Homaccord und Traumeel; Viburcol bei heftigem Schmerz und Unruhe bei Kindern; Mercurius-Heel bei eitriger Otitis media;

Pulsatilla compositum, Echinacea compositum, Coenzyme compositum und Ubichinon compositum bei chronisch-rezidivierender Otitis media; Cruroheel und Osteoheel bei Fistelbildung; Lymphomyosot zur Mesenchymentschlackung; bei Otitis externa Traumeel, Mercurius-Heel, Psorinoheel und Bryaconeel. Zur Therapie der Grunderkrankung werden Ubichinon compositum, Coenzyme compositum, Cutis compositum und Echinacea compositum eingesetzt.
Begleittherapie: Zwiebelwickel, Kataplasmen mit Traumeel, Neuraltherapie, Mikrobiologische Therapie, Störfeldsanierung (Mandeln, Tuben, Nebenhöhlen), Enzymtherapie.

FRANZ-ANSELM GRAF VON INGELHEIM

Otosklerose

Definition: Die Otosklerose ist eine erbliche Erkrankung, welche die Enzyme der Labyrinthschale befällt.

Klinische Daten: Es handelt sich bei unklaren Hörstörungen um eine Osteodystrophie der Capsula otis. Die erste Diagnose wird am häufigsten bei unklaren Hörstörungen mittels der Audiometrie gestellt. Man mißt mit dem Tonschwellenaudiogramm eine gemischte Schallleitungsschwerhörigkeit mit der typischen, im Mitteltonbereich gelegenen Cahart-Senke. Im Tympanogramm beobachtet man ein normales Mittelohrdurchlüftungsverhalten mit gleichzeitigem Fehlen oder stärkerer Abschwächung der Stapediusreflexe.
Falls sich auf demselben Ohr mit der Otosklerose Menièresche Anfälle mit Ohrgeräuschen, Zunahme der Hörverminderung und Drehschwindelanfälle von 5–15 Minuten einstellen, kann eine echte Beziehung zwischen der Menièreschen Erkrankung und der Otosklerose diagnostiziert werden. Diese Diagnose kann zuweilen recht schwierig sein, wenn es sich nicht um eine klassische Otosklerose mit Ummauerung der Stapesfußplatte handelt. Dann beobachtet man aber mittels der Radiotomographie die typische Demineralisation im Felsenbein nach Art der sogenannten Kapselotosklerose.
Bei anatomisch-statischen Analysen wurde gefunden, daß 4–8% aller europäischen Felsenbeine histologisch den Ansatz zur Otosklerose aufweisen. Die otosklerotischen Herde beginnen ab dem 5. Lebensjahr. Während der 4. bis 5. Lebensdekade erreichen sie ihr Maximum. Frauen entwickeln Zeichen der Otosklerose im Felsenbein etwa doppelt so häufig wie Männer. Im amerikanischen Schrifttum wird darauf hingewiesen, daß schwarze Patienten sehr viel seltener an Otosklerose leiden als weiße. Bei ihnen tritt die Otosklerose in etwa 1% der Fälle auf. Nur etwa 12% aller Personen mit histologisch nachweisbarer Otosklerose entwickeln auch eine Schalleitungshörstörung durch einen Befall des Steigbügels.
Ein Einfluß der hormonellen Steuerung auf die Auslösung von otosklerotischen Schüben liegt bei Frauen mit Hörverschlechterungen im Zusammenhang mit Schwangerschaften nahe.

Therapie: Die heute durchgeführte Therapie stützt sich auf die Verabfolgung von Natriumfluoridsalzen. Diese spielen eine Rolle bei der metabolischen Beeinflussung der Otosklerose.

CLAUS-FRENZ CLAUSSEN

(Literatur: English, 1976; Goodhill, 1979; Schuknecht, 1974)

Ozaena

Synonyma: Stinknase, Rhinitis atrophicans cum foetore.

Klinische Daten: Die gynäkotrope, meist während der Pubertät manifest werdende Störung unbekannter Genese geht mit einer Atrophie der Nasenschleimhaut einher. Im Unterschied zur Rhinitis atrophicans bilden sich Borken, aus deren Grund ein übelriechendes Sekret entleert wird, das dem Betroffenen und seiner Umgebung lästig ist und nicht selten zur Isolation führt.

Therapie: Konventionell werden Nasenspülungen, Inhalation und ölige Nasentropfen verwendet. Mitunter sind operative Eingriffe erforderlich. Eine mikroökologische Begleittherapie mit Bacillus-subtilis-, Kurzketten-Streptokokken- und Lactobacilluspräparaten dient der Umstimmung der gestörten mikrobiellen

Besiedlung. Geeignete homöopathische Kombinationspräparate sind Euphorbium compositum und Mucosa compositum.

Pallister-Teschler-Nicola-Killian-Syndrom

Synonyma: Pallister-Killian-Syndrom, Tetrasomie 12 p.

Definition: Mit körperlichen Anomalien assoziierte Chromosomenaberration mit überzähligem Isochromosom an Chromosom 12 p.

Klinische Daten: Mit zahlreichen körperlichen, vor allem physiognomischen Anomalien (Abb. 258) vergesellschaftete Entwicklungsstörungen. Muskelhypotonie, statomotorische und sprachliche Defizite stehen im Vordergrund.

Therapie: Eine kausale Therapie ist nicht bekannt. Symptomatisch sind Sektoren der Entwicklungshemmung beeinflußbar. Die Muskelhypotonie – und damit die statomotorische Entwicklung – kann durch Muskelenzympräparate, mitochondriale Katalysatoren und Kombinationen von B-Vitaminen mit Vitamin H (Biotin) angegangen werden. Die geistige Entwicklungskomponente kann durch Lyophilisate oder homöopathisierte Organotherapeutika (Tiefpotenzen) von Zerebrum, Zerebellum und Hepar günstig beeinflußt werden.

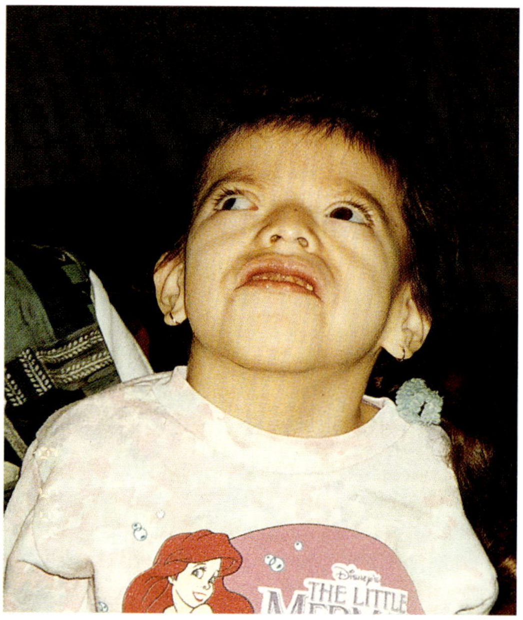

Abb. 258: Pallister-Teschler-Nicola-Killian-Syndrom bei 6jährigem Mädchen: Dysmorphiezeichen im Kopfbereich

Panaritium

Synonyma: Nagelgeschwür, Umlauf, Paronychie.

Definition: Eitrige Entzündung an Finger- und Zehenbeugeseiten einschließlich Nagelwall und Nagelbett.

Klinische Daten: Zu den Erregern gehören Staphylokokken und Streptokokken. Begünstigend für die Lokalisation ist, daß Finger häufig traumatisiert werden. Es sind zahlreiche Formen bekannt:

- oberflächliches Panaritium der Finger (P. cutaneum, P. subcutaneum, P. subunguale und parunguale),
- tiefes Panaritium der Finger (P. tendinosum, P. ossale, P. articulare, P. periostale),
- Panaritium der Hand (P. tendinosum, Hohlhandphlegmone, Schwielenpanaritium).

Im Anschluß an eine Verletzung gelangen Eitererreger (Staphylokokken, Streptokokken) unter Nagel und Nagelfalz. Von dort dringen sie in die subkutanen Gewebe der Hand. Neben Rötung und Schwellung kommt es zur Überwärmung der befallenen Teile. Es bestehen immer heftige, klopfende Schmerzen.

Therapie: Chirurgische Eröffnung, Drainage und Ruhigstellung, systemische Antibiotika. *Biologische Therapie:* Akupunktur (Lu11, Lu9, B54, 3E5, Di4, Dü3), Homöopathie (Belladonna D6, D12, D30; Lachesis D6, D12, D30; Myristica sebifera D6, D12, D30; Silicea D6, D12, D30), physikalische Therapie (Bäder mit Kaliumpermanganat, Schwefelbäder).

Ulrich Wemmer

Paracetamol-Vergiftungen

Problematik: Paracetamol ist ein viel verwendetes Schmerz- und Fieberdämpfungsmittel, das selbst bei Kleinkindern oft eingesetzt wird. Ausgehend von Großbritannien wird die Substanz inzwischen zunehmend als Mittel zum Suizid(versuch) benutzt. Dazu kann bereits die kleinste, frei erhältliche Packungsgröße mit 15 g ausreichen. Allein im Rhein-Main-Gebiet hat die Mainzer Giftzentrale 1994 561 Vergiftungen mit diesem Wirkstoff erfaßt.

Klinische Daten: Lebensbedrohliche Dosen von Paracetamol wirken mit einer Latenzzeit von einigen Tagen. Die ersten 24 Stunden sind erscheinungsfrei. Anschließend weisen erhöhte Transaminasenwerte auf die Leberschädigung hin. Bei hohen Dosen brechen die Leberfunktionen nach 3–5 Tagen zusammen; es kommt zum Coma hepaticum.
Paracetamol koppelt sich an Zellproteine. Das Enzym Cytochrom P-450 baut den Benzolring (Abb. 259) zu einem Chinon um; dieses bindet sich dann an ein Glutathionmolekül, wodurch der Komplex harngängig wird. Das Tripeptid Glutathion gehört zu den wichtigsten Intermediärprodukten der Entgiftungsmechanismen. Wenn der Organismus wie bei den Paracetamol-Vergiftungen an Glutathion verarmt, gehen Leberzellen durch ihre Unfähigkeit, Peroxide abzubauen, an oxidativem Streß zugrunde.

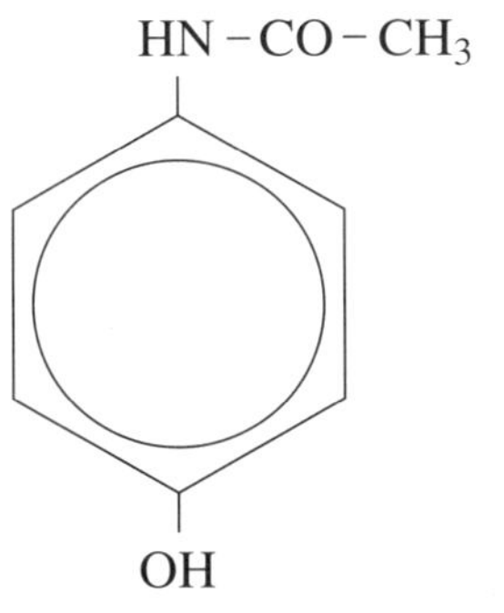

Abb. 259: Strukturformel von Paracetamol

Therapie: Bis zu einem gewissen Stadium kann der Leberzerfall mit Acetylcystein aufgehalten werden. Zur Glutathionsynthese ist die schwefelhaltige Aminosäure Cystein essentiell. Wegen der Selenabhängigkeit der Glutathionperoxidase sollte auf eine ausreichende Selensubstitution (D6, D10) geachtet werden. Hohe Vitamin-C-Gaben, Ubichinon compositum und Coenzyme compositum sind erwägenswerte Zusatzhilfen. In schweren Fällen ist eine Lebertransplantation das letztmögliche Verfahren.

(Literatur: Hawton, 1995)

Parodontopathien

Definition: Der Ausdruck „Parodontopathien" ist ein Dachbegriff für Krankheiten des Zahnhalteapparates. Als *Parodontitis apicalis* werden entzündliche Prozesse in der Umgebung der Zahnwurzelspitze bezeichnet. Sind Gingiva, Desmodont und Knochenbett mitbetroffen, spricht man von einer *Parodontitis marginalis.* Unter *Parodontose* werden alle nichtentzündlichen Störungen des Zahnbettes subsummiert.

Klinische Daten: Entzündliche Prozesse deuten sich durch Schwellung, Rötung und Blutungsneigung des Zahnfleisches an; die subjektiven Belästigungen reichen von Mißempfindungen beim Essen und Trinken bis zu pochenden Schmerzen. Unter zunehmendem Schwund des Zahn-Stützbettes bilden sich Taschen und Abszesse; die Zähne werden locker. Das Zahnfleisch ist ein empfindlicher Indikator für Stoffwechselstörungen; die Häufigkeit bei Diabetes mellitus, Hypothyreosen, Hypoparathyreoidismus und Nephritis ist darauf zurückzuführen. Mangelerscheinungen wie zum Beispiel Skorbut führen zur Atrophie. Homotoxine können sowohl Hypertrophien als auch Atrophien zur Folge haben. Eine *Gingivitis hypertrophicans* (Abb. 252) entsteht bei chronischem Sauerstoffdefizit im Rahmen zyanotischer Herzfehler, aber auch durch längere Einnahme toxischer Medikamente, vor allem aus der Reihe der Antikonvulsiva. Hierbei erreichen die Zahnfleischwucherungen oft monströse, zur chirurgischen Revision zwingende Ausmaße.

Therapie: Die Behandlung hängt von der Ursache, die erkannt und ausgeschaltet werden sollte, ab. Allgemein ist eine konsequente Zahn- und Mundhygiene zu beachten. Dazu gehören auch Mundspülungen und Zahnfleischmassagen. Vollwertkost oder Rohkost und Symbioselenkung können hilfreiche Begleitmaßnahmen sein. Mangelzustände an Vitaminen und Mineralien sind zu beheben, als

Basis dient eine ausreichende Versorgung mit den Vitaminen A, B und C.
An Homöopathika kommen Acidum hydrofluoricum und Mercurius corrosivus zum Einsatz. Geeignete homöopathische Kombinationen sind Osteoheel, Traumeel, Mucosa compositum und Placenta compositum.
Ultrafiltrate, deren Molekülgröße eine lokale Resorption ermöglichen, dienen der Regeneration der Schleimhaut. Mukosa, Plazenta und Leber sind dazu geeignet.

Parkinson, Morbus

Synonyma: Parkinsonsche Krankheit, Paralysis agitans. Die Ausdrücke Parkinsonismus und Parkinson-Syndrom wurden geprägt, um der Vielfalt der Ätiologie Rechnung zu tragen.

Definition: Degeneration der melaningefärbten Ganglienzellen in der Pars compacta der Substantia nigra. Die Folgen sind funktionelle Störungen auf verschiedenen Ebenen der sensomotorischen Integration.
Ätiologie: Die „idiopathische Form" (etwa drei Viertel aller Fälle) ist die einzig wahre Form des Parkinson-Syndroms. Es gibt noch eine postenzephalitische Form, eine toxisch- (Mangan, Kohlenoxid, Schwefelkohlenwasserstoff, Quecksilber) und eine medikamentös- (Rauwolfia, Benzoquinolizinderivate, Phenothiazin, Thioxanthenderivate, Butyrophenonderivate) ausgelöste Form.

Klinische Daten: Trias von Tremor (nicht obligat), muskulärer Rigidität oder Erhöhung des extrapyramidalen Tonus und Akinesie oder Beeinträchtigung der primären Bewegungsautomatismen; charakteristische rhythmische Bewegungen der Finger erinnern an „Geld zählen"; Zahnradphänomen als typisches Zeichen der Rigidität; Mimikstarre (Maskengesicht) als Zeichen der Akinesie; seltener Lidschlag; Gangbild: Schritte klein, Füße schleifen; Haltung: Kopf und Rumpf gebeugt, Arme angewinkelt und anliegend; jede Änderung der Richtung und Geschwindigkeit dauert lange; vegetative Symptome wie Salbengesicht, vermehrter Speichelfluß und Schwitzen; oft führen Wirbelsäulen- und Muskelschmerzen den Patienten zuerst zum Orthopäden.
Ursache: In den Zellen der Substantia nigra werden über die Aktivität bestimmter Enzyme sehr viele Peroxidradikale gebildet. Sie zu reduzieren, werden über die Monophenolmonooxigenase (früher Tyrosinase oder Phenoloxidase genannt) aus Dopa 2 Indol-o-chinone → Melanin gebildet. Über Reduktasen können diese zu Indol-o-hydrochinon reduziert werden. Fällt die Monophenolmonooxigenase aus, so werden die Zellen zerstört. Damit fällt auch die Tyrosinhydroxylase aus, aus der Dopa 1 und damit der Transmitter Dopamin entsteht. Der Prozeß dauert Jahre.

Therapie: Procain (2%) 5 ml 2mal wöchentlich. Eine Heilung ist nur im Frühstadium zu erwarten. Ubichinon compositum, Hypothalamus suis-Injeel, Manganum aceticum-Injeel, Madopar oder Nacom (niedrige Dosierung). Organotherapeutika: Dienzephalon-, Stammganglien-, Frontalhirn-, Kleinhirn-, Nebenniere- und Plazentapräparate.

THEO MÜLLER

Paronychie

(s. Panaritium)

Pentachlorphenol-Toxikosen

Problematik: Das mittlerweile verbotene Pentachlorphenol (PCP) wurde zwischen 1950 und 1970 in rund 90% aller Haushalte als Holzschutzmittel verwendet, obwohl es nur für den Gebrauch außer Hauses bestimmt war. Als tolerabler Grenzwert wird 1 μg/m³ Raumluft angenommen. Besonders gefährdet waren Säuglinge im Schlafraum neubezogener, holzausgekleideter Wohnungen, da die Hälfte des Konservierungsmittels in den ersten Monaten verdampft. Die Aufnahme in den Organismus erfolgt über die Atemluft und die Haut.

Klinische Daten: Akute, intensive Expositionen führen bei Säuglingen und Kleinkindern zu lebensbedrohlichen Kardiomyopathien (Abb. 260). Beim Erwachsenen kommt es zu Atemnot, Übelkeit, Schwindel und Schweißausbrüchen. Chronische Expositionen führen

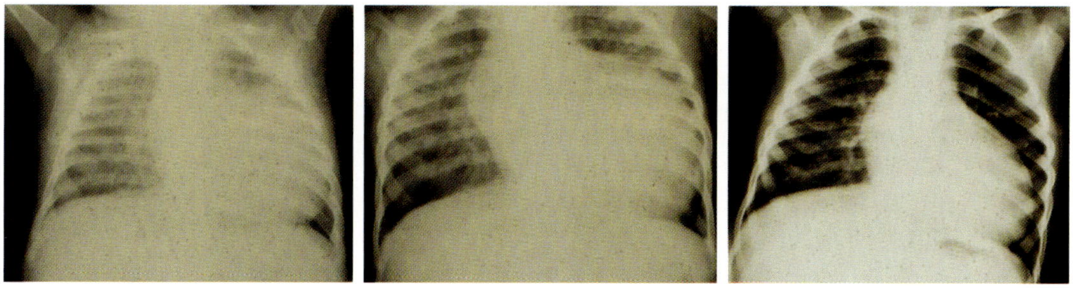

a) b) c)

Abb. 260: Verlauf einer durch Holzschutzmittel ausgelösten akuten Kardiomyopathie; (a) akute Herzdekompensation mit Lungenstauung (5 Monate alter Säugling), die Wand des linken Ventrikels ist 2 mm dünn (keine Pulsationsunschärfe); (b) Zustand nach 6 Monaten; (c) Zustand nach 30 Monaten

zu allgemeinen Beeinträchtigungen wie Abgeschlagenheit, Müdigkeit, Kopfschmerzen, kardialen und neurologischen Störungen, gelegentlich zu einer Chlorakne; die Ursache ist oft schwer zu ermitteln.

Therapie: Akute Kardiomyopathien erfordern eine intensivmedizinische Behandlung. Bei chronischen PCP-Toxikosen haben nach Ausschalten der Intoxikationsquellen Detoxifikationsmaßnahmen zu folgen. Herz- und Leberschutz stehen dabei im Vordergrund.
Ausleitungsverfahren (z. B. mit Hepar compositum, Lymphomyosot, Solidago compositum, Nux vomica-Homaccord) Stoffwechselaktivierung mit Coenzyme compositum, Ubichinon compositum und Katalysatoren des Zitronensäurezyklus.

Periarteriitis nodosa

(s. Autoimmunkrankheiten)

Periarthritis humeroscapularis, akute

Synonym: Duplay-Schultersteife.

Definition: Schmerzhafte Bewegungseinschränkung des Schultergelenks. Nach erstem akuten Reizzustand (reflektorische Ruhigstellung) wieder ungestörte Funktion oder aber Übergang in chronische Versteifung.

Klinische Daten: Paravertebral läßt sich im Bereich des 4. BWK ein Druckschmerz feststellen, dessen Ursache ein erhöhtes Spannungspotential des Nervus sympathicus ist. Die Folge sind engergestellte Blutgefäße und somit schmerzhafte Minderdurchblutung des Schultergelenkes.

Therapie: Paravertebrale Injektion von Procain (Lidocain) mit Kanüle Nr. 2 am 4. BWK. Dadurch wird eine Normalisierung der Durchblutung im Schultergelenksbereich erzielt. Die Injektion von Taumeel und Ubichinon compositum sowie die lokale Therapie mit Traumeel Salbe unterstützt und beschleunigt den Heilungsprozeß; falls schon eine Kapselschrumpfung eingetreten ist, zusätzlich örtliche Infiltration mit Procain (Lidocain).
Darüber hinaus Ernährungslenkung, physikalische Maßnahmen (Physiotherapie, manuelle Therapie, Ultraschall), Regulationstherapie (Akupunktur, Neuraltherapie), Organotherapie (Eigenblut, Enzymtherapie, Knorpelpräparate), Homöopathie (Acidum benzoicum, Causticum in Tiefpotenzen, Calcium fluoratum, Araneus ixobalus in Mittelpotenzen).

THEO MÜLLER

Perniones

Synonym: Frostbeulen.

Definition: Trophische Gewebeschädigung durch Kälteeinwirkung.

Klinische Daten: Frostbeulen treten durch Kälteeinwirkung an den Akren des Körpers (Zehen, Finger, Nase, Ohren) als chronischer Folgezustand auf. Disponierende Faktoren sind

Durchblutungsstörungen, Alkoholabusus und feuchte Kälte. Jucken bei Erwärmung, oft verbunden mit unangenehmen Sensationen, Blasenbildung, oberflächliche Ulzerationen und trophische Störungen werden durch externe Expositionen provoziert.
Erfrierungen werden analog den Verbrennungen und Verbrühungen nach Schweregraden unterteilt:

- 1. Grad (Congelatio erythematosa) (gekennzeichnet durch Blässe, Kälteempfinden und Gefühlsänderungen, wobei beim Aufwärmen Juckreiz, Rötung und leichtes Schmerzempfinden eintreten),
- 2. Grad (Congelatio bullosa) (je nach Schweregrad entstehen nach einiger Zeit Blasen mit Tendenz zu narbenloser Heilung; Temperaturschwankungen werden mit quälendem Jucken und Kribbeln beantwortet),
- 3. Grad (Congelatio escharotica) (bei livider Grundverfärbung treten trophische Störungen und Nekrobiosen auf).

Therapie: Im akuten Zustand der Erfrierung ist langsames Aufwärmen – möglichst im ansteigenden Wasserbad – die geeignetste Methode. Dies kann eventuell durch Vasodilatanzien und Sympathikusblockade ergänzt werden. Homöopathische Arzneimittel werden differenzierter eingesetzt: Abrotanum bei flohstichartigen Schmerzen, Petroleum bei starken Schmerzen, Agaricus bei Juckreiz und „Eisnadelgefühl". Abropenol und vergleichbare Kombinationspräparate haben ein breiteres Wirksamkeitsspektrum (Aesculus compositum, Traumeel, Hamamelis-Homaccord, Placenta compositum).
Der Regeneration der Haut dienen Umschläge mit Extrakten aus fetaler Haut und Plazenta.

Pertussis

Synonyma: Keuchhusten, Krampfhusten, Stickhusten.

Definition: Durch Bordetella pertussis verursachte Infektionskrankheit mit charakteristischen Hustenanfällen.

Klinische Daten: Durch direkte Tröpfcheninfektion entwickeln sich nach einer Inkubationszeit von 7–14 Tagen Hustenanfälle, die in der Folgezeit an Häufigkeit und Intensität zunehmen. Das Stadium catarrhale erstreckt sich über 1–2 Wochen mit relativ unspezifischen Symptomen wie Rhinopharyngitis, Konjunktivitis, Tracheitis, mitunter von leichtem Fieber begleitet. Das nachfolgend über Wochen sich hinziehende Stadium convulsivum ist geprägt von stakkatoartigen „Krampf- und Stickhusten"-Anfällen. Dyspnoe bis Apnoeanfälle, Zyanose. Rot- bis Blauverfärbung des Gesichtes sind Ausdruck der graduellen Schwierigkeiten, den zähen, glasigen Schleim zu expektorieren. Hypoxie, Blutungen und Endotoxinwirkungen werden für die Pertussis-Enzephalitis, die gewöhnlich schwere Restschäden hinterläßt, verantwortlich gemacht. Das Stadium decrementi mit abnehmender Frequenz und Intensität der Hustenattacken erstreckt sich über 2–6 Wochen, kann sich bei neurolabilen Kindern aber über Monate hinziehen.

Therapie: Die bisherige Schutzimpfung ist problematisch, da sie die gefährdete Lebensperiode der ersten Lebenswochen nicht erfaßt und selbst mit einem beachtenswerten Komplikationsrisiko behaftet ist. Erythromycin wird zur Pneumonieprophylaxe eingesetzt. Mukolytika dienen der Lösung des zähen Schleimes. Phytotherapeutisch sind Präparate von Hedera helix – vor allem Efeuholzextrakte – und Echinacea am wirkungsvollsten. Das für das Säuglingsalter wertvollste Injektionspräparat Myo Echinacin steht bedauerlicherweise nicht mehr zur Verfügung.
An homöopathischen Einzelmitteln werden eingesetzt: Ipecacuanha, Cuprum metallicum, Magnesium phosphoricum, Corallium rubrum und Drosera. Homöopathische Kombinationspräparate zur Pertussisbehandlung sind: Drosera-Homaccord, Echinacea compositum, Spascupreel, Atropinum compositum, Engystol N. Cinnamomum-Homaccord ist zusätzlich bei petechialen Blutungen im Gesichtsbereich und den Augen angezeigt.

Phantomschmerz

Synonym: Amputationsneuralgie.

Definition: Irritationsgefühl, Trugbilder oder Schmerz in einem – nach Amputation – nicht mehr vorhandenen Körperteil, welcher in einer Sinnestäuschung als noch vorhanden empfunden wird.

Klinische Daten: Die Mißempfindungen reichen von Juckreiz über Bewegungsempfindungen bis zu bohrenden, stechenden Schmerzen.

Therapie: *Basistherapie* mit Colocynthis-Homaccord und Rhododendroneel. *Symptomatische Therapie:* Allium cepa D4–D8, Hypericum D4 (Arzneimittelbild: „sticht wie gequetscht"), Arnica D4–D10 (Verletzungsfolgen, „wie zerschlagen"), Staphisagria D3 (Schnittverletzungen, „sticht, krampft, steif"), Symphytum D6–D8 (Knochenverletzungen, „wie gebrochen"), Ammonium chloratum D3 (Fuß „ist zu kurz"), Gelsemium (Neuralgie). *Begleittherapien:* Vitamin-B-Komplex, Elektrotherapie, Akupunktur, Neuraltherapie.

Pneumokoniosen

Synonyma und verwandte Begriffe: Staublunge, Speicherlunge.

Definition: Pneumokoniosen sind chronische Reaktionen des Lungengewebes auf Fremdkörperreize; ein erheblicher Anteil gehört zu den Berufskrankheiten. Die Einteilung in benigne und maligne Pneumokoniosen ist nur eingeschränkt schlüssig, da der Verlauf von der Expositionsmenge und -dauer mitbestimmt wird.

Klinische Daten: Pneumokoniosen sind Gewebereaktionen der Lunge auf eine große Zahl von Fremdsubstanzbelastungen, die mit bindegewebigen Formationen (Fibrosen, Sklerosen) beantwortet werden. Im Sinne der Reckewegschen Phasengliederung handelt es sich um Depositions-, Imprägnations- und Degenerationsphasen. Bei den malignen Pneumokoniosen erfolgt eine Regression in die Dedifferenzierung.

Es gibt Pneumokoniosen, die einfach durch Phagozytose und Speicherung im Lungeninterstitium entstehen wie beispielsweise bei Kohle, Staub, Eisenerzen, Mehlstaub und Kalk. Bei Silikaten und Asbest verursacht die chemische Zusammensetzung eine Reizwirkung auf das Lungenbindegewebe, welches mit hyperplastischen Gewebswucherungen antwortet. Durch diese kommt es zu einer progredienten Einengung der atmenden Fläche. Fischer unterscheidet drei Typen: Typ I ist gekennzeichnet durch verbreiterte Hili, feinkörnige, perihiläre Tüpfelung und vermehrte Lungenzeichnung. Typ II wird bestimmt durch grobfleckige Körnelung der Lungen (Schrotkornlunge) und Typ III durch flächenhafte, teils tumorförmige Verschattungen und Emphysem.

Zu den gutartigeren Pneumokoniosen gehören die *Anthrakose* (Kohlenstaubspeicherung), die *Lungensiderose* (Eisenoxide), zu den „malignen" die seltenen Reaktionen auf Beryllium, Aluminium, Chrom, Vanadium und Zinn, vor allem aber die Speicherung radioaktiven Materials (Schneeberger-Lungenkrankheit) und der Tabakinhalte. Organische Pneumokoniosen führen gewöhnlich zu einem Asthmasyndrom, so die *Mehlstaub-* oder *Drescherkrankheit* und die *Byssinosis* der Baumwollarbeiter. Eine allergische Reaktion des Lungeninterstitiums stellt die *Bagassosis* der Zuckerrohrarbeiter dar.

Für die Differentialdiagnose kindlicher Lungenerkrankungen wichtiger sind die *Lipoidpneumonien.* Kinder, die Petroleum getrunken haben, entwickeln unter akuten klinischen Symptomen (Fieber, Tachypnoe, Somnolenz) ein kurzdauerndes, prognostisch gutartiges Krankheitsbild. Die Lunge ist daran durch Aspiration von erbrochenem Petroleum nicht unwesentlich beteiligt. Die *Petroleumpneumonie* – röntgenologisch eine diffuse, feinfleckige Trübung des Lungenparenchyms – beruht wahrscheinlich vorwiegend auf ödematöser Durchtränkung der Lunge. Durch Genuß von Heizungsmaterial (Kerosin) kommt es bei Kleinkindern zu recht bedrohlichen und oft tödlich endenden Erkrankungen, in deren Rahmen die Lungenveränderungen (*„Kerosinpneumonie"*) eine entscheidende Rolle spielen. Auch die Aspiration von Ölen beim Schlucken von Lebertran, Vitamin D_3 und anderen öllöslichen Vitaminen, öligen Nasentropfen und paraffinhaltigen Medikamenten kann zu einer interstitiellen Reaktion führen. Diese ist durch verstärkte hilifugale Streifenzeichnung, vorwiegend im Unterfeld, gekennzeichnet. Ähnliche *Lungenfibrosen* können aus Jodipin(Lipoidol)-resten nach Bronchographien resultieren. Lungenreaktionen auf Einatmung feinverteilter Flüssigkeiten (Nebel) werden als *Pneumonepholosen,* Gasschädigungen als *Pneumatosen* bezeichnet. Die *Cholesterinpneumonie* ist eine seltene Erkrankung Erwachsener, die nur ausnahmsweise bei Kindern vorkommt. Die Alveolen umschriebener Lungenbezirke sind mit cholesterinhaltigen Schaumzellen ausgefüllt, interstitielle Zellinfiltrationen stehen von vornherein im Vordergrund und führen schließlich zur kompletten Fibrosierung.

Therapie: Dem Erkennen und Ausschalten der Ursache gilt das Hauptaugenmerk. Sauerstofftherapien, Inhalationen und Atemgymnastik stellen symptomatische Maßnahmen dar. Dies gilt auch für fixe homöopathische Kombinationen wie Lymphomyosot, Galium-Heel, Bronchalis-Heel und Droperteel.

Pneumonien

Synonym: Lungenentzündung.

Definition: Entzündliche Abwehrreaktion des Lungenparenchyms gegen infektiöse, allergische chemische und Fremdkörperreize.

Klinische Daten: Das klinische Bild variiert erheblich zwischen den akuten, exsudativen Pneumonien und den chronischen, interstitiellen. Die akute Pneumonie geht mit schweren Krankheitszuständen mit Fieber, Husten, Auswurf, Atemnot und Kreislaufkomplikationen, die chronische mit uncharakteristischen, milden Symptomen, oft nur mit Reizhusten, einher.

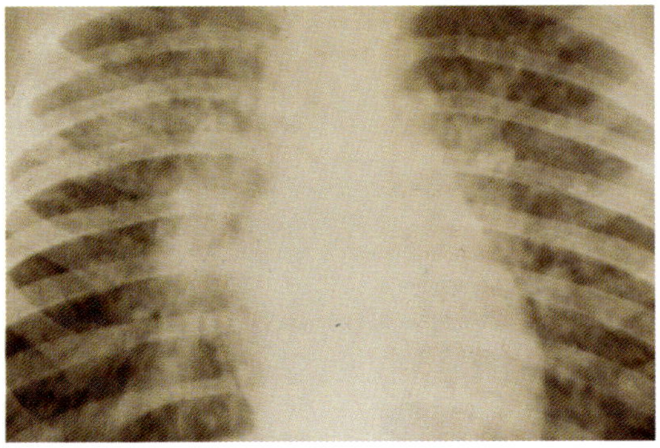

Abb. 261: Miliare Bronchopneumonie

Die Einteilung erfolgt nach ätiologischen (Tab. 114) oder formalen Gesichtspunkten. Eine Synopsis aus beiden Kriterien wird in der Abbildung 262 versucht, die gleichzeitig auch eine Zuordnung zur homotoxikologischen Phasenlehre ermöglicht.

Therapie: Allgemeinmaßnahmen: Frischluft, Sauerstoff, Kreislaufstützung. Ruhigstellung

Tab. 114: Ätiologische Einteilung der wichtigsten Pneumonie-Formen

Viren	Mykoplasma	Bakterien	Pilzinfektionen	Parasiten, Protozoen	Fremdkörper
Enteroviren ECHO-Viren Reoviren Adenoviren Myxoviren Influenza Parainfluenza RS-Infektionen Masern Mumps Herpesviren Herpes simplex Varizellen Zoster Zytomegalie Pockenviren	primär-atypische Pneumonie durch Mycoplasma pneumoniae	Pneumokokken Staphylokokken Streptokokken Haemophilus influenzae Klebsiella (Friedländer) E. coli Proteus Pseudomonas aeruginosa Listeria monocytogenes Nocardia Chlamydia pneumoniae Chlamydia psittaci	Aktinomykose Aspergillose Blastomykose (nord- u. süd-amerikanische) Candidiasis Geotrichose Histoplasmose Kokzidioido-mykose Kryptokokkose Mukormykose	Toxoplasmose Askaridiasis Zystizerkosis Trichinose Schistosomiasis Filariose Paragonimiasis	Aspiration Inhalation von Fremdsubstanzen, *exogen:* Staub, Kohle, Mehl u.a. Benzin, Petroleum, Kerosin, *endogen:* Hämosiderose, Silikose, Speicherkrankheiten

Tab. 115: Antibiotika 1. und 2. Wahl bei den wichtigsten typischen Pneumonien

Erreger	**Antibiotika 1. Wahl**	**Antibiotika 2. Wahl**
Streptococcus pneumoniae	Penicilline	Makrolide
Staphylococcus aureus	Cephalosporine, Oxacillin	Clindamycin
Haemophilus influenzae	Aminopenicilline	Cefuroxim, Cefotiam
Klebsiella pneumoniae	Aminopenicilline und Laktasehemmer	Fluorochinolon
Anaerobier	Aminopenicilline und Laktasehemmer	Clindamycin
Escherichia coli	Aminopenicilline und Laktasehemmer	Fluorochinolon
Legionella pneumophila	Makrolide	Fluorochinolon
Mycoplasma pneumoniae	Makrolide	Doxycyclin
Clamydia pneumoniae	Makrolide	Doxycyclin

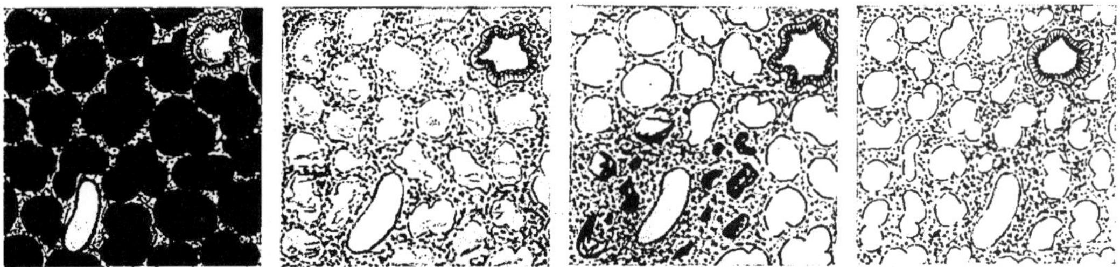

Histologisch vorwiegend

exsudativ-alveoläre	interstitiell-ödematöse	herdförmig-interstitiell-exsudative	proliferativ-interstitielle

Lungenprozesse.

Radiologische Äquivalente:

intensive Verschattungen	transparente Trübungen	miliare bis fleckige Verdichtungen	schlierig-streifig retikuläre Zeichnungsvermehrung
↓	↓	↓	↓
Beispiele: Lobärpneumonie Segmentpneumonie Bronchopneumonie	primär-atypische Pneumonie „zentrale" Pneumonie Q-Fieber	miliare Masernpneumonie miliare Varizellen-pneumonie miliare Keuchhusten-pneumonie	interstitielle-plasma-zelluläre Pneumonie Grippepneumonie Pneumonia alba
Influenzapneumonie	Bronchiolitis	Rheumatische Pneumonie	Candida-Mykose

Urämische Infiltrate:

Aspirationspneumonie chronische Pneumonie käsige Pneumonie tuberöse Infiltrationen	hyperergische Infiltrate eosinophile Infiltrate Wassermann-Reaktion-positive Infiltrate	septisch-pyämische Lungenmetastasen Miliartuberkulose	Lungenfibrose Lungenmykosen Fremdkörperpneumonie Boecksche Krankheit

Staphylokokkenpneumonien:

„abszedierende" Form	„fulminante" Form Pneumonephelosen	„Mischinfektionen" (mit Viren)	„interstitielle" Form Pneumokoniosen

Abb. 262: Synopsis von formaler und kausaler Einteilung der wichtigsten Pneumonie-Formen

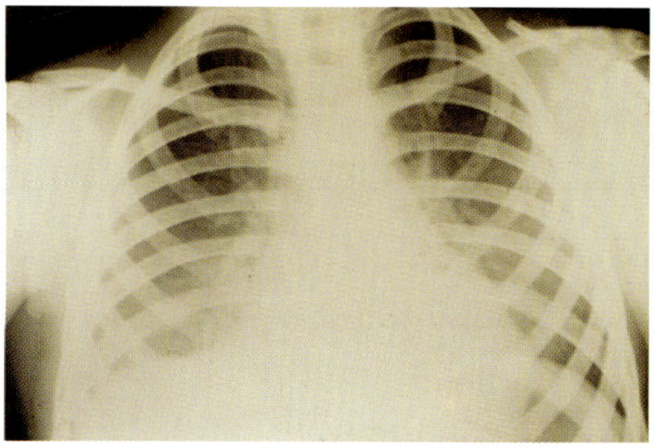

Abb. 263: Benzinpneumonie; diffuse transparente Trübung

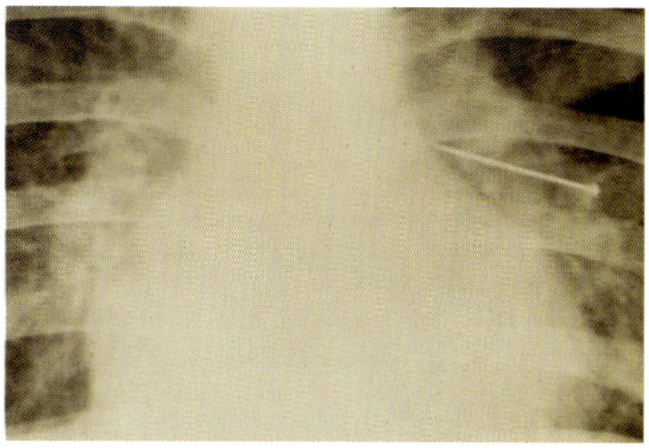

Abb. 264: Fremdkörperaspirationspneumonie durch Stecknadel im linken Hauptbronchus

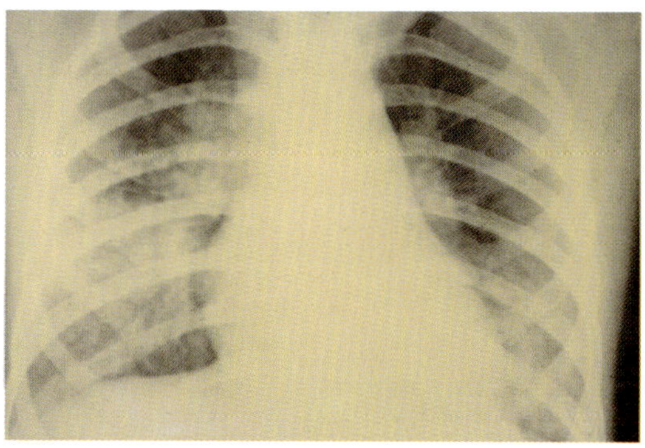

Abb. 265: Mykoplasmapneumonie

bei Unruhe, Angst und Tachypnoe; Fiebersenkung bei Temperaturen über 39 °C.

Physikalische Maßnahmen: Thoraxabklatschungen, wechselwarme Waschungen, kalte Umschläge (Waden-, Brustwickel) bei hohem Fieber; Senfwickel bei Bronchopneumonie und Bronchiolitis; Lagewechsel; Thoraxvibrationen zur Sekretlockerung; Inhalationen mit schleimlösenden und hustenstillenden Zusätzen.

Antibiotikatherapie: Antibiotika sind für einige Tage angezeigt bei typischen Pneumonien bakterieller Genese. Dabei haben Makrolid-Antibiotika und Cephalosporine das breiteste Indikationsspektrum, während gegen Tetracycline zunehmend Resistenzen beobachtet werden. Eine gegenwärtig gültige Leitlinie versucht die Tabelle 115 zu vermitteln.

Phytotherapeutisch sind die bei Sinusitis, Bronchitis und Bronchiolitis bewährten Pflanzenextrakte, am besten in fixen Kombinationen und Tees einzusetzen: Efeu, Eibisch, Huflattich, Lindenblüten, Isländisch Moos, Kamille, Primel und Thymian.

Homöopathisch werden empfohlen: Aconitum (ab D12 im Beginn, bei steigendem Fieber), Belladonna (ab D12 bei Fieber mit Schweißausbruch), Bryonia mit Phosphorus (bei schmerzhafter Atmung, fibrinösem Expektorat), Pyrogenium (bei hohem Fieber), Chelidonium, Lycopodium (in den Hepatisationsstadien), Ammonium tartaricum (weißer, lockerer Schleim; Schleimrasseln; Kollapsneigung), Antimonium sulfuratum aurantiacum (bei zähem, gelb-weißlichem Schleim), Drosera (Retrosternalschmerz mit krampfhaften Hustenattacken), Ipecacuanha (Schleimrasseln mit Brechneigung), Kalium jodatum (bei „festsitzendem" Husten), Senega (trockener Husten, zäher Auswurf, Wundgefühl in Hals und Brust), Lachesis (Globusgefühl, Kitzelhusten, Kollapsneigung).

Nach dem Verlaufsstadium orientieren sich folgende Homöopathika: Im akuten Stadium Aconitum, Ferrum phosphoricum, Veratrum viride und Jodum; im Anschoppungsstadium Bryonia, Phosphorus, Jodum, Sanguinaria und Sulfur; bei roter Hepatisation Bryonia, Phosphorus, Jodum und Ferrum phosphoricum; bei grauer Hepatisation Bryonia, Ferrum phosphoricum, Kalium chloratum und Kalium sulfuricum; bei gelber Hepatisation Hepar sulfuris, Jodum, Sanguinaria, Sulfur und Lycopodium; bei Lösung mit eitrigem Auswurf Sulfur, Hepar sulfuris, Sanguinaria und Lycopodium.

In den Hepatisations- und Lösungsstadien empfiehlt sich eine Ausleitungs- und Entgiftungsbehandlung, wobei Glyoxal compositum

Tab: 116: Ursachen von Polyneuropathien

Stoffwechselkrankheiten	Infektionen
• demyelinisierende Heredodegenerationen	• Polyneuroradikulitis (Guillain-Barré-Syndrom)
• Diabetes mellitus	• neurotrope Virusinfektionen (Herpes zoster, Lepra, Zytomegalie, Mononukleose, Diphtherie)
• Hyperurikämie	**Arzneimittel**
• Hyperlipidämie	• Amiodaron
• Paraproteinämie	• Barbitursäure
• Amyloidose	• Chloralhydrat
• Hypothyreose	• Chlorprothixen
• Hyperparathyreoidismus	• Chinoline
• Mangelernährung	• Cisplatin
• Malabsorption	• Cytarabin
Umweltnoxen	• Dactynomycin
• Acrylamid	• Disulfiram
• Alkoholabusus	• Gentamycin
• Arsen	• Gold
• Barium	• Hydralazin
• Benzin	• Imipramin
• Benzol	• Indometacin
• Blei	• Isoniacid
• DDT	• Lithium
• Methyl-n-butylketon	• Methaqualon
• n-Hexan	• Mutterkornalkaloide
• Nickel	• Nitrofurane
• Quecksilber	• Penicillin
• Schwefelkohlenstoff	• Perhexilin
• Triarylphosphosphat	• Sulfonamide (Langzeit-)
• Thallium	• Thalidomid
• Tetrachlorkohlenstoff	• Vincristin
• Trichlorethylen	• Vinblastin
• Triorthokresylphosphat	

eingesetzt werden sollte. Eine mikroökologische Behandlung in der Rekonvaleszenz dient der Wiederherstellung der mikrobiellen Besiedlung mit physiologischen Keimen.

(Literatur: Enders, 1992; Schmid, 1971; Schmiedel u. Augustin, 1992)

Polyarthritis

(s. Arthritis, s. Autoimmunkrankheiten)

Polyneuropathien

Definition: Polyneuropathien sind axonale, demyelinisierende, symmetrische, meist distal betonte, mit sensiblen, motorischen, vegetativen Reiz- und Ausfallerscheinungen einhergehende heterogene Systemdegenerationen peripherer Nerven.

Klinische Daten: Ursachen, Symptomatologie und Formen der Polyneuropathien sind in den Tabellen 116–118 zusammengestellt.

Therapie: Vor Erstellung eines Therapieprogramms sollte die Ursache abgeklärt und – soweit wie möglich – beseitigt werden. Je spezifischer die Behandlungsmaßnahmen orientiert sind, um so effektiver ist das Behandlungsresultat. Je nach Ursache kommen verschiedene Verfahren zum Einsatz (Tab. 119).

Polyposis intestinalis

Definition: Zahlreiche Polypen im gesamten Magen-Darm-Trakt (mehr als 100). Polypen sind gestielte oder breitbasig aufsitzende Schleimhautvorwölbungen im Magen-Darm-Trakt, deren Hauptrisiko in der malignen Entartung besteht.

Klinische Daten: Am häufigsten werden Polypen im Rektum gefunden (Tab. 120). Es werden verschiedene Erscheinungsformen unterschieden:

► Peutz-Jeghers-Syndrom

Die Vererbung erfolgt autosomal-dominant. Die Polypen sind hauptsächlich im Dünndarm

Tab. 117: Symptomatologie der Polyneuropathien

Allgemeinsymptome
- symmetrische Sensibilitätsstörungen
- Wadenkrämpfe
- Muskelschwäche
- Muskelatrophie
- Schlafstörungen
- orthostatische Regulationsstörungen
- Leistungsabfall

Reiz- und Ausfallerscheinungen
sensible
- Parästhesien
- Hyperparästhesien (Kribbeln, Kältegefühl)
- Schmerzen
- Verlust der Schutzsensibilität (Verletzungen) und Tiefensensibilität

motorische
- Hypotonie
- Schwäche
- Gangstörungen
- Ataxie (Stand- und Gangataxie)
- schlaffe Paresen
- motorische Sensationen („restless leg“)

vegetative
- Schweißsekretion (Antihydrose, trockene Haut)
- verzögerte Wundheilung
- Kardiovasopathien (Synkopen, Blutdrucklabilität)
- Ausscheidungsdysregulation (Wasserretention; Impotenz, Inkontinenz)
- Dyspepsie

Tab. 118: Formen der Polyneuropathien

Distale, symmetrische, vorwiegend sensible Polyneuropathie
- Par- und Hyperästhesien
- Hyperalgesien, Brennschmerz
- Verlust des Achillessehnen-Reflexes
- Verlust der Vibrationsantwort

Proximale, asymmetrische Polyneuropathie
- nachts zunehmende, teils starke Schmerzen
- Musculus quadriceps: Schwäche und nachfolgende Atrophie durch Nervus-femoralis-Läsion

Proximale, symmetrische Polyneuropathie
- „Schwerpunktneuropathie“

Vegetative Polyneuropathien
- Hypohidrosis; trockene, rissige Haut
- Hautsensibilitätsminderung:
  - Verletzungshäufung
  - verzögerte Wundheilung
- Kardiovasopathien:
  - tachykarde Synkopen
  - orthostatische Dysregulation
  - Fußrücken-Knöchelödeme

Hirnnerven-Neuropathien
- Abduzens- und Okulomotoriusparesen:
  - akut – schmerzhaft
  - torpide – schmerzlos
- Ausscheidungsdysregulationen:
  - Blasenentleerungsstörungen
  - Wasserretention
  - Magenentleerungsstörungen
  - Inkontinenz
  - Diarrhö
- Tendino-, Arthro-Osteopathien

lokalisiert. Symptome: bei Kleinkindern periorale Melaninpigmentation; mit 20–30 Jahren kolikartige Bauchschmerzen und Blutungen aus dem Darm. Komplikationen: Invagination und Ileus. Das Krebsrisiko ist mäßig gesteigert.
Therapie: Polypektomie, Dünndarm-Resektion.

► Adenomatosis coli
Die Vererbung erfolgt autosomal-dominant. Die Polypen sind in Kolon und Rektum lokalisiert. Symptome: Beginn mit 20–30 Jahren mit Blut im Stuhl und schleimigen Durchfällen; maligne Entartung in 70–100% der Fälle.
Therapie: Kolektomie.

► Gardner-Syndrom
Die Vererbung erfolgt autosomal-dominant. Die Polypen sind in Kolon und Rektum lokalisiert; zusätzlich Schädelosteome, Dermoidzysten und Fibrome. Symptome: im 3.–4. Lebensjahrzehnt Auftreten von Blutungen und Schmerzen im Abdomen; maligne Entartung in etwa 85% der Fälle.
Therapie: Kolektomie.

► Cronkhite-Canada-Syndrom
Die Polypen sind in Magen und Dünndarm lokalisiert. Symptome: im 5.–6. Lebensjahrzehnt Polyposis mit Alopezie, Hypotrichose, Nageldystrophie, Hyperpigmentation der Haut und Hypoproteinämie. Die Letalität ist mit 50% innerhalb von 18 Monaten sehr hoch.
Therapie: Polypektomie, Entfernung des Magens oder Dünndarmresektion.

► Juvenile Polyposis
Die Vererbung erfolgt autosomal-rezessiv. Die Polypen sind in Magen, Dünndarm und Rektum lokalisiert. Symptome: Blutungen, Durchfälle, Ileus. Eine maligne Entartung ist nicht zu befürchten.
Therapie: Polypektomie.

Tab. 119: Therapie von Polyneuropathien

Ursachen-Beeinflussung
• Stoffwechselregulierung (bei Diabetes mellitus und anderen Stoffwechselstörungen)
• Noxenentzug bei Alkoholabusus, Umwelt- und Medikamentenschäden
Detoxifikation
• Ausscheidungsverfahren
• spezifische Entgiftung (Nosoden)
• Antihomotoxische Therapie (Ubichinon compositum, Coenzyme compositum)
Substitution
• Vitamine B_1, B_2, B_6, B_{12}, Folsäure, Vitamin E (essentieller Therapiebestandteil bei allen Formen)
• α-Liponsäure, Myo-Inositol
• Organotherapeutika (Coliacron [Muskelenzymkombination] ZNS- und Muskelultrafiltrate)
Physikalische Maßnahmen
• Wechsel- und ansteigende Fußbäder
• Bürstungen, Massagen
• Iontophorese mit Vitamin B_1, B_6
Homöopathische Ansätze (krankheitsbild-orientiert)
• Aconitum D6
• Mandragora e radice D6, D12
• Aranea diadema D6, D12
• Tarantula D12, D30
• Cystein D6, D10
• Ledum D4 (Alkoholneuropathie)
• Arsenicum album D30 (nach Herpes zoster)

► Blue rubber bleb naevus syndrome
Die Vererbung erfolgt autosomal-dominant. Die Polypen sind im gesamten Magen-Darm-Trakt, an der Haut, ZNS und Gelenken lokalisiert. Symptome: große ausdrückbare, bläuliche, kavernöse Hämangiome in der Haut, im Magen-Darm-Trakt mit Blutungen einhergehend. Das Risiko der malignen Entartung ist unbekannt. Diagnose: Endoskopie, Biopsie, Röntgendarstellung der Magen-Darm-Passage, rektale Untersuchung bei Sitz im Rektum.

Therapie: Generelle Therapie: endoskopische Abtragung der Polypen, bei Verdacht auf Malignität Resektion des Darmabschnitts (No-touch-Methode). Prophylaktische Maßnahmen: regelmäßige Koloskopien und Abtragung der Polypen senken das Risiko der Karzinomentwicklung.
Biologische Therapie: Homöopathie (Causticum, Thuja, Arsenicum album, Hydrastis, Sanguinaria, Natrium sulfuricum; Konstitutionsmittel: Medorrhinum; Kombinationsmittel: Mucosa compositum, Cruroheel S, Euphorbium compositum S); Organotherapie (Ultrafiltrate oder Extrakte aus Mukosa, Leber, Pankreas und Plazenta); Symbioselenkung.

Tab. 120: Häufigkeit von Polypen im Magen-Darm-Trakt

Ösophagus	2 %
Magen	19 %
Dünndarm	4 %
Dickdarm	12 %
Rektum	63 %

Ulrich Wemmer

Porphyrien

(s. Lichtdermatosen)

Prader-Willi-Syndrom

(s. Kapitel „Integrative oder lineare Medizin?“)

Prämenstruelles Syndrom

Synonym: Prämenstruelle Spannung.

Definition: Körperlich-seelischer Diskomfortkomplex in der Woche vor der Menstruation.

Klinische Daten: Prämenstruell treten an körperlichen Beschwerden auf: Gewichtszunahme durch Wasserretention, Schwere und Anschwellen der Beine, Kopfschmerzen und Lichtempfindlichkeit. Seelisch-psychische Auswirkungen sind Schlaflosigkeit, Desorientiertheitszustände, Schwindel und Mißbehagen, das graduell bis zu Selbstmordgedanken gehen kann. Das mangelhafte Verständnis des Milieus für diesen Zustand kann soziale Kontaktstörungen bis zur gesellschaftlichen Isolation mit sich bringen. Ursächlich spielen Lebensstilfaktoren, vor allem die Ernährungsgewohnheiten, eine entscheidende Rolle (Stewart). Dazu gehören Koffein- und Nikotinabusus, Alkohol und Fast-Food-Nahrung. Streßfaktoren spielen eine zusätzliche Rolle. Die betroffenen Frauen haben in der Regel einen normalen Hormonhaushalt, reagieren aber offensichtlich überempfindlich gegen Genußgifte und Nahrungsmitteladditive.

Therapie: Basis der Behandlung muß eine Lebensstiländerung sein. Dazu gehören das Vermeiden von Kaffee, Rauchen, hochprozentigen Alkoholika und Fast-Food. Die häufig damit vergesellschaftete Mangelernährung ist durch Ernährungslenkung im Sinne einer gesunden Mischkost zu korrigieren. Rohkost (ungespritztes) Obst, vor allem enzymreiche tropische und reife einheimische Früchte, Müsli, weißes Fleisch, Seefisch (keine Grundfische) bilden die Basis. Raffinierte Kohlenhydrate und salzige Speisen sollten vermieden werden, da diese die Wassereinlagerung begünstigen. Eine Substitution mit Enzymen, Vitaminen, Mineralien und Spurenelementen sollte mit der Ernährungskorrektur verbunden werden, um die entstandenen Mangelzustände rascher zu beheben.
Hormone, Beruhigungsmittel und Psychopharmaka sollten vermieden werden, da diese die Beschwerden oft verschlimmern.
Homöopathische Behandlung: Cimicifuga D6, D12 (Verstimmung, HWS-Syndrom, Kreislauflabilität, Unterbauchschmerzen), Cyclamen D4, D6, D12 (Erschöpfungszustände, Migräne, Schwellung und Spannungsgefühl der Brust), Chamomilla D6, D12 (ärgerliche gereizte Stimmung).

(Literatur: Stewart, 1994)

Prion-Krankheiten

Synonym: Slow-Virus-Infektionen.

Definition: Unter Prion-Krankheiten werden Krankheiten bei Mensch und Tier zusammengefaßt, die durch ein von Prusiner als Prion (proteinaceous infectious particles) bezeichnetes Agens verursacht werden.

Klinische Daten: Bislang wurden beim Menschen vier, im Tierreich sechs vorkommende Krankheitseinheiten dem Formenkreis der Prion-Krankheiten zugeordnet. Es handelt sich dabei beim Menschen um seltene Krankheiten mit einer Inzidenz von 1–2 auf 10 Mio. Einwohner pro Jahr. Die eigentliche Problematik sind die epidemieartig auftretenden Tierkrankheiten, woraus durch Nahrung und organische Arzneimittel eine Gefahr für den Menschen postuliert wird, obwohl bislang keine solche Infektion bekannt wurde.
Bei der Verwendung menschlichen Wachstumshormons (aus Hypophysen von Leichen) wurden bislang 41 Fälle von Creutzfeld-Jakob-Krankheit registriert, einige Fälle traten nach invasiven gehirnchirurgischen Eingriffen mit Verwendung von aus Leichen entnommenem Dura-mater-Gewebe auf (Weber et al.). Ursächlich wird ein ohne Beteiligung von Nukleinsäuren entstehendes Protein (PrP = Prion-Protein), das auf dem Chromosom 20 codiert ist, verantwortlich gemacht. Folgen der „Infektion" sind Gehirnatrophien mit schwammartigen (spongiösen) Strukturdefekten durch Untergang von Nervenzellen und Vermehrung der Astrozyten (Gliose).
Die tierischen Prion-Krankheiten sind in Tabelle 121 aufgelistet, die beim Menschen beobachteten in Tabelle 122.

Tab. 121: Prion-Krankheiten im Tierreich

Schaf, Ziege	Traberkrankheit-Scrapie
Hirsch-Arten	Chronic Wasting Disease
Rind	Bovine spongiforme Enzephalopathie (BSE)
Katze	Feline songiforme Enzephalopathie (FSE)
Nerz	übertragbare Enzephalopathie der Nerze (TME)
Kudu, Oryx, Gazellenarten	exotic ungulate encephalopathy (EUE)

Therapie: Da um das Agens selbst noch viele Unklarheiten bestehen, ist eine kausale Therapie nicht bekannt. Aufgrund der Überlegung, daß es sich bei Prionen um (entartete) Proteine handelt, ist der Einsatz von Enzymgemischen mit einem hohen Proteasenanteil und von Katalysatoren mit Entgiftungspotential (Glyoxal, Gluthation) erwägenswert. Die Behandlung müßte allerdings in den Früh- und Intermediärstadien beginnen.

(Literatur: Diringer u. Özel, 1995; Prusiner, 1995; Weber et al., 1994)

Tab. 122: Prion-Krankheiten beim Menschen

Krankheit	Verbreitung	Symptome	Dauer (Manifestation bis Tod)
Creutzfeldt-Jakob-Krankheit	sporadische Form: weltweit, selten erbliche Form: ca. hundert betroffene Familien und Verwandtschaftskreise bekannt infektiöse Form: ca. 60 Fälle publiziert	• Koordinationsstörungen • geistiger Abbau	zwischen 1 Monat und mehr als 10 Jahren
Kuru	in Papua-Neu-Guinea seit 1975 ca. 2600 Fälle bekannt	• Bewegungsstörungen • Koordinationsstörungen • geistiger Abbau • Demenz	3 bis 12 Monate
Gerstmann-Sträussler-Scheinker-Syndrom	ca. 50 betroffene Verwandtschaftskreise bekannt	• Koordinationsverlust • Demenz	2 bis 6 Jahre
letale familiäre Insomnie	9 betroffene Sippen bekannt	• Schlafstörungen • Schlaflosigkeit • vegetative Dysregulation • Geistesschwäche	ca. 1 Jahr

Prostatahyperplasie

Synonyma: Benigne Prostatahyperplasie (BPH), Prostataadenom, Prostatahypertrophie.

Definition: Volumenzunahme der Prostata durch Vermehrung der Zellen und Drüsen des Stromas mit graduell unterschiedlicher Einengung der Harnröhre.

Klinische Daten: Das zwischen dem 35. und 50. Lebensjahr beginnende, nach dem 70. Lebensjahr jeden zweiten Mann betreffende Krankheitsbild zeigt verschieden schwere Auswirkungen mit Crescendo-Charakter im Zeitablauf. Die klassische Einteilung unterscheidet drei Stadien:

- ▶ Stadium I: Dysurie, Nykturie, kein Restharn
- ▶ Stadium II: Dekompensation des Destrusors vesicae mit Restharn
- ▶ Stadium III: Überlaufblase, Harnverhaltung, Stauung der oberen Harnwege, Neigung zu Steinbildung

Instruktiver und für die therapeutischen Konsequenzen richtungsweisender ist ein Punktsystem (Score des Internationalen Consensus Committees der WHO, IPSS-Score), das sich nach dem Schweregrad der Urinentleerungsstörung orientiert (Tab. 123).

Therapie: Die erforderlichen Behandlungsverfahren erstrecken sich von Lebensstilberatung über Phytotherapeutika, Rezeptorenblocker bis zu operativen Eingriffen. Indikationen für eine Behandlung sind:

- häufiges nächtliches Wasserlassen,
- schwacher Harnstrahl,
- Initialschwierigkeiten beim Wasserlassen,
- Restharngefühl,
- Hämaturie,
- wiederholt Harnverhalt und
- rezidivierende oder chronische Harnwegsinfektionen.

In der Lebensstilberatung spielt das Sexualverhalten (untrainierte = undrainierte Prostata) eine Rolle. Flüssigkeitsbeschränkungen am Abend und Vermeiden (eis)kalter Getränke sind praktische Hinweise. Medikamentös werden 5-Alpha-Reduktasehemmer und Alpha-1-Rezeptorenblocker eingesetzt.

Tab. 123: Internationaler Prostata-Symptomen-Score (IPSS). 1–7 Punkte entsprechen einer milden, 8–19 Punkte einer mittelgradigen, 20–35 Punkte einer schweren benignen Prostatahypertrophie

[Alle Angaben beziehen sich auf die letzten 4 Wochen.] bitte ankreuzen:	niemals	seltener als in einem von fünf Fällen (<20%)	seltener als in der Hälfte aller Fälle	ungefähr in der Hälfte aller Fälle (ca. 50%)	in mehr als der Hälfte aller Fälle	fast immer
Wie oft hatten Sie das Gefühl, daß Ihre Blase nach dem Wasserlassen nicht ganz entleert war?	0	1	2	3	4	5
Wie oft mußten Sie innerhalb von zwei Stunden ein zweites Mal Wasser lassen?	0	1	2	3	4	5
Wie oft mußten Sie beim Wasserlassen mehrmals aufhören und wieder neu beginnen (Harnstottern)?	0	1	2	3	4	5
Wie oft hatten Sie Schwierigkeiten, das Wasserlassen hinauszuzögern?	0	1	2	3	4	5
Wie oft mußten Sie pressen oder sich anstrengen, um mit dem Wasserlassen zu beginnen?	0	1	2	3	4	5
Wie oft sind Sie im Durchschnitt nachts aufgestanden, um Wasser zu lassen? (Maßgebend ist der Zeitraum vom Zubettgehen bis zum Aufstehen am Morgen)	niemals 0	einmal 1	zweimal 2	dreimal 3	viermal 4	fünfmal oder mehr 5

Phytotherapeutika sind zur Langzeitbehandlung und Sekundärprävention wegen ihrer guten Wirkung bei geringen Nebenwirkungen besonders geeignet. Ihnen werden prostatatrope, antiödematöse, antiphlogistische und muskulotrope Wirkungen zugeschrieben (Fleig). Auszüge aus Radix urticae (Brennesselwurzel), Phytosterole aus Hypoxis-Arten sind klinisch am besten unterbaut. Darüber hinaus werden empfohlen: Kürbissamen, Sägepalme, Blütenpollen; die Korbblütler Arctium lappa und Bellis perennis; Ammi-visnagna-Früchte.

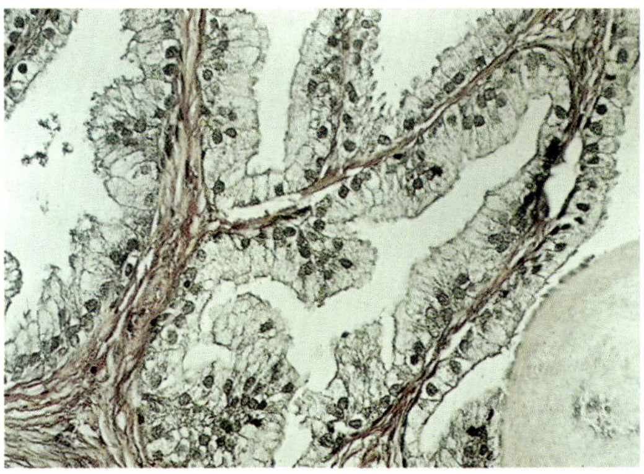

Abb. 266: Prostataadenom (benigne noduläre Prostatahyperplasie). Einschichtiges Zylinderepithel mit basalständigen, kleinen Zellkernen und einzelnen Reservezellen bildet die Drüsenauskleidung. An der rechten unteren Bildkante ein Corpus amylaceum. Elastica-van-Gieson-Färbung; 400fache Vergrößerung

Organotherapeutisch sind Kombinationen der endokrinen Kette Hypothalamus-Schilddrüse-Nebenniere-Prostata-Hoden sowie Testis- und Hypophysis-suis-Präparate angezeigt. Physikalisch werden Moor- und Thermalbäder, Bindegewebe-Massage und Kolon-Hydrotherapie bei Obstipation empfohlen.

Die *Homöopathie* verfügt über ein differenziertes Angebot: Conium (ab D6) bei Harndrang und Harnträufeln; Digitalis D2 bei erschwertem, schmerzhaften Urinieren und rotem Urinsediment; Ferrum picrinicum (ab D6) bei nervöser Erschöpfung und gelblichem

Hautkolorit; Populus tremuloides bei sehr alten Patienten; Sabal serrulata bei Blasenvöllegefühl und Entleerungsschmerz; Solidago bei Harnwegsinfektionen; Staphisagria (ab D4) bei tropfenweisem Harnabgang und dem Gefühl, als ob die Blase nie leer sei.
Bei Prostatitis werden zusätzlich empfohlen: Mercurius solubilis (ab D6), Gold (ab D6), Selenium (ab D12), Berberis, Chimaphila umbellata, Tuberculinum D200 bei Fokalherd-Korrelationen und Ferrum phosphoricum D30.

(Literatur: Augustin u. Schmiedel, 1993; Enders, 1992; Fleig, 1995; Gäbler, 1965)

Pruritus

Definition: Juckreiz der Haut, lokalisiert oder generalisiert, als Begleiterscheinung von Hauterkrankungen.

Klinische Daten: Neben der Begleiterscheinung bei Hauterkrankungen aller Art, kann ein Pruritus auch als Symptom bei inneren Erkrankungen wie Leberfunktionsstörungen, Diabetes mellitus, ikterischen Erkrankungen, Leukämie, Lymphogranulomatose, Hypertonie und immunologischen Erkrankungen vorkommen. Dabei wird der Pruritus über die Freisetzung von Histamin, Histaminliberatoren oder durch eine verringerte Hautdurchblutung ausgelöst. Mechanische und thermische Ursachen können ebenfalls einen Pruritus auslösen. Dabei kommt es durch das Kratzen zu Hautläsionen mit den typischen Kratzeffekten sowie Blutungen, Verkrustungen und Superinfektionen mit den entsprechenden Komplikationsmöglichkeiten.

Therapie: Auf jeden Fall muß zuerst die Ursache abgeklärt und die Grunderkrankung behandelt werden.
Als Basistherapie gibt man Cutis compositum zur Stabilisierung der Hautfunktionen (Cave: Allergie gegen Ammoniumbituminosulfonat) und Lymphomyosot, Sulfur-Heel oder Schwef-Heel zur Ausleitung.
Bei inneren Erkrankungen mit Pruritus behandelt man zusätzlich zur Grunderkrankung mit indizierten zugeordneten Präparaten wie Syzygium compositum, Hepar compositum, Hormeel, Klimaktheel, Graphites-Homaccord. Wichtig sind in diesem Zusammenhang die Biokatalysatoren in Coenzyme compositum und Ubichinon compositum.
Bei chronischen Verlaufsformen käme eine Auto-Sanguis-Stufentherapie mit den indizierten Präparaten in Frage. Superinfektionen bekämpft man, wenn umschrieben vorkommend, am besten mit zusätzlicher lokaler Ozonbegasung.

WERNER FRASE

Pseudokrupp

Definition: Bei Kleinkindern plötzlich auftretende, meist durch Virusinfekt bedingte, entzündlich-ödematöse Schwellung im Bereich des Kehlkopfeinganges unterhalb der Stimmlippen mit inspiratorischem Stridor, Heiserkeit und Bellhusten.

Klinische Daten: Ein lebensbedrohlicher Zustand kündigt sich an durch Unruhe, ängstlichen Gesichtsausdruck und periorale Blässe. Das Kind bekommt nur noch im Sitzen Luft, stützt sich nach hinten; zunehmende Tachykardie.
A. *Akuter, eher einmalig auftretender Prozeß:* Zu einer körperlich angespannten Ausgangssituation (Zahnungs- oder Wachstumsphase, Auseinandersetzung mit Virusinfekt, Impfung) kommt eine zusätzliche Noxe (akuter Schreck, Angst, Kummer; Verkühlung, Klimawechsel; toxinbildender Prozeß: Dysbiose im Darm, Diätfehler). Der Patient rutscht in die Reaktionsphase.
B. *Akute Exazerbation eines chronischen Prozesses mit Tendenz zu Rezidiven:* Zu einem eher kalt, blassen, pastösen, chronisch lymphatisch gestauten, oft fehlernährten, eher adipösen Patienten oder dystrophischen, eher minderwüchsigen Patienten, von zerstörerischem Temperament mit oft erstaunlich wenig Leidensdruck trotz ernster Symptome kommt ein längerdauernder seelisch erschöpfender Streß oder eingreifend unterdrückende Erziehungsmaßnahme (Unterdrückung von Hautausschlag, Fieber, Schweiß, Diarrhö; Toxinbelastung: nicht vollwertige Ernährung, häufige Antibiotikagabe oder ähnlich eingreifende Medikamente, zu schnell und viele aufeinander-

folgende Impfungen). Der Patient rutscht in die Imprägnationsphase.

Therapie: *Zu A:* Konventionelle Therapie bei lebensbedrohlichem Zustand: 20–30 mg Prednisolon als Suppositorium, nicht als Injektion. Nur ausnahmsweise kann eine Tracheotomie erforderlich werden. Akupressur des Lu11-Punktes (Meisterpunkt der Halskrankheiten) beider Daumenenden; Sedation mit Phytotherapie (Valeriana, Hypericum, Chamomilla); schweißtreibende, lösende, wärmende Fuß- und Halbbäder (Thymian, Lavendel); lokal am Hals kühlen, Schnapswickel, herumtragen in feuchter, kalter Luft, Kaltinhalation mit Sole, Getränke mit Zitrone und Honig; Homöopathie nach Leitsymptomen (Apis, Aconitum, Spongia, Causticum, Belladonna, Phosphor).
Zu B: Akupressur des L11-Punktes beider Daumenenden; wärmende Bäder, Inhalation eher feucht-warm; lokal trockene Wärme, Schweinefett, Wollschal; vermeiden von Sinnesreizen, da die Regulationsfähigkeit eingeschränkt ist, Vorsicht mit Sedation und Kälteanwendung; eher heiße Getränke (Lindenblüten-, Thymiankraut-, Salbeitee); Homöopathie nach Leitsymptomen, dabei eher an Mittel mit verminderter Vitalität denken (Lachesis, Capsicum, Hepar sulfuris, Mercurius).
Rezidivprophylaxe: Lymphdrainage des Kopfes und des Halses mit Mundbehandlung nach Vodder, Revitalisierung mit vegetarischer Vollwertkost, Phytotherapie (Hypericum zur Regeneration der zerebrohormonalen Autoregula tion, Allium cepa zur Regeneration des enteralen Stoffwechsels, Sambucus nigra zur Immunstimulation durch Förderung der besseren Eisenverwertung und Regeneration der katalytischen Enzyme); Homöopathie nach konstitutionellen Gesichtspunkten.

Ursula Arnold

Psoriasis

Synonym: Schuppenflechte.

Definition: Autosomal-dominant erbliche Dermatose (60%); Schuppenbildung infolge gesteigerter Proliferation der Epidermis, begünstigt durch verschiedene auslösende Faktoren (Klima, thermische und chemische Irritation, psychisch, postexanthemisch, Klimax, Stoffwechselstörung usw.).

Klinische Daten: Die Psoriasis verläuft in Schüben oder chronisch mit wechselnder Lokalisation und Ausdehnung. Prädilektionsstellen sind Ellenbogen, Knie, behaarter Kopf, Handteller, Fußsohlen, Körperfalten und Nägel. Zu den Sonderformen zählen Psoriasis arthropatica und Psoriasis palmaris et plantaris.

Therapie: *Standardtherapie:* lokal mit Salizylvasiline, Cignolinsalben, fluorierten Kortisonsalben, Teerbädern und Teersalben; systemisch mit fluorierten Kortikoiden und Folsäureantagonisten; Lichttherapie, Röntgenbestrahlung, Salzbäder (speziell im Toten Meer).
Antihomotoxische Therapie: oral mit Psorinoheel, Sulfur-Heel, Abropernol, Berberis-Homaccord, Galium-Heel, Traumeel und Graphites-Homaccord; parenteral mit Galium-Heel, Pulsatilla compositum, Coenzyme compositum, Ubichinon compositum, Cutis compositum, Graphites-Homaccord, Hepar compositum, Placenta compositum, Ovarium compositum, Testis compositum und Thyreoidea compositum. Bei Psoriasis-Arthropathie sind Kalmia compositum, Zeel P, Psoriasis-Nosode und Medorrhinum-Injeel angezeigt. Begleittherapie: ausleitende Verfahren, Lymphomyosot, UVA-Lichttherapie, Psorcutan-Salbe, Diät, Badekuren, Mikrobiologische Therapie, Thymustherapie, Omega-3-Fettsäuren, Fumartherapie, Eigenblutbehandlungen, HOT (Hämatogene Oxidationstherapie), Ozontherapie.

Franz-Anselm Graf von Ingelheim

Pubertätsgynäkomastie

Synonym: Pubertätsmakromastie.

Definition: Zu Beginn der Pubertät, eine, oft nur einseitig auftretende, Vergrößerung der Brustdrüsen. Eine Pubertätsgynäkomastie wird bei ca. 50% der Knaben beobachtet.

Klinische Daten: Ein- oder doppelseitige Brustdrüsenschwellung, häufig mit Schmerzen verbunden. Führt oft zu psychischen Problemen der pubertierenden Knaben.

Therapie: Diese gutartige Vergrößerung der Brustdrüsen verschwindet im Verlauf von 1–2 Jahren meist von alleine, bei Persistieren erfolgt jedoch Mammektomie.
Einen sehr raschen therapeutischen Erfolg erzielt man mit Glandula thymi suis D6 (2mal wöchentlich 1 Ampulle).

THEO MÜLLER

Pyelitis, Pyelonephritis

Synonym: Nierenbeckenentzündung.

Definition: Akute oder chronische, bakterielle Entzündung von Nierenbecken und Nierenparenchym.

Klinische Daten: Bei der *akuten Pyelonephritis* kann die Infektion aufsteigend aus Harnblase und Ureter oder hämatogen nach einer Bakteriämie erfolgen. Mädchen und Frauen erkranken häufiger als Jungen und Männer. Erreger sind Escherichia coli, Klebsiella, Proteus und Enterobacter, Pseudomonas, Staphylokokken und Streptokokken. Symptome: Bei Erwachsenen plötzlicher Beginn mit Schüttelfrost, Fieber, Schmerzen in den Nierenlagern, Übelkeit und Erbrechen. Dysurie und Pollakisurie bei Beteiligung der Harnblase können auftreten. Bei Kindern sind diese Symptome oft uncharakteristisch als Bauchschmerzen oder Kopfschmerzen beziehungsweise fehlen ganz.
Bei der *chronischen Pyelonephritis* sind Fieber, Bauch- und Flankenschmerzen nur bei akuten Schüben im Erwachsenenalter Krankheitszeichen. Erst wenn die Nierenfunktion bereits eingeschränkt ist, bilden Anämie mit fahler Blässe und der erhöhte Blutdruck Hinweise auf eine Nierenerkrankung. Die chronische Pyelonephritis im Kindesalter äußert sich als Wachstumsverzögerung,Infektanfälligkeit,Müdigkeit und Leistungseinschränkung.
Diagnose: Im akuten Schub finden sich im Urin zahlreiche Erythrozyten, Leukozyten, Leukozytenzylinder und Bakterien. Keimzahlen über 100 000/ml sind beweisend für eine Harnwegsinfektion. Bei chronischer Infektion kann der gewonnene Urin steril sein. Es sind Nierenepithelzellen und granuläre Zylinder nachweisbar. Prognostisch bedenklich sind Anstieg von Kreatinin und Harnstoff im Serum, da sich damit die chronische Niereninsuffizienz anbahnt.
In der Sonographie wird eine Weitstellung des Nierenbeckens erkennbar, das Parenchym ist verdickt und seine Struktur aufgelockert. Röntgenologisch besteht anfangs eine Abrundung der Fornices, später eine Deformierung der Kelchform und eine Erweiterung des Nierenbeckens mit narbiger Destruktion des Parenchyms. Chronische Verläufe sind erkennbar am Parenchymschwund und völliger Deformierung der Nieren-Hohlsysteme.
Eine bildgebende Diagnostik sollte vor allem zum Ausschluß von obstruktiven Nierenerkrankungen durchgeführt werden. Eine wesentliche Rolle bei der chronischen Pyelonephritis spielt der vesiko-ureterale Reflux infolge Insuffizienz der Ostien. Die Ostien können angeboren (primär) oder durch die Infektion (sekundär) ihre Verschlußfunktion verlieren.

Therapie: Antibiotika nach Antibiogramm über 5–10 Tage, Co-Trimoxacol, Ampicillin plus Sulbactam, Cephalosporine. Rezidivierende Infektionen müssen über einen Zeitraum von 4 Wochen behandelt werden.
Biologische Therapie: Phytotherapie (Bärentrauben-Blätter, Preiselbeer-Blätter, Bergenia-Blätter, Brunnenkresse); Homöopathie (Acidum formicium, Acidum nitricum, Chimophila, Equisetum hienale, Hepar sulfuris, Lycopodium, Sarsaparilla, Solidago, Terebinthina); Physikalische Therapie (Hydrotherapie, Balneotherapie).

ULRICH WEMMER

Pylorusstenose, Pylorospasmus

Synonyma: Hypertrophische Pylorusstenose, Magenpförtner-Krampf.

Definition: Verschluß des Magenausgangs durch Hypertrophie der Pylorusmuskulatur. Beim reinen Pylorospasmus liegt ein Verschluß des Magenausgangs durch spastische Kontraktion der nichthypertrophierten Muskulatur vor.

Klinische Daten: Die Häufigkeit der Erkrankung liegt bei 3:1000 Neugeborene; die Rela-

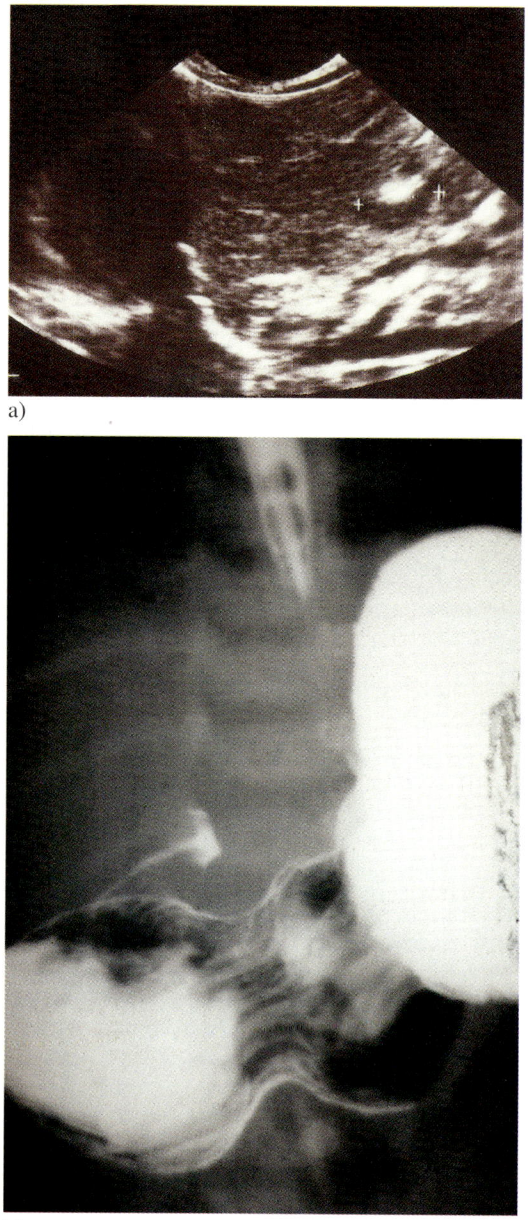

a)

b)

Abb. 267: Hypertrophische Pylorusstenose; Kokarde im Ultraschall (a), verlängerter und verengter Pyloruskanal im Röntgenbild (b)

tion Jungen zu Mädchen beträgt 4:1. Ätiologie: familiäre Belastung, primäre kongenitale Hypertrophie der Pylorusmuskulatur infolge Anomalie der Ganglienzellen; sekundär prästenotische Hypertrophie der Magenmuskulatur. Die Symptome beginnen in der zweiten bis vierten Lebenswoche mit heftigem, schwallartigem Erbrechen ohne Übelkeit. Das Erbrochene ist geronnen, aber nie gallig; Gewichtsverlust und Exsikkose sind die Folge. Das Kind runzelt die Stirn, trinkt gierig und schreit schmerzlich; gesteigerte Magenperistaltik, beim Erbrechen retrograd, vorher anterograd. Komplikationen sind Coma pyloricum und Aspiration von Erbrochenem. Labor: Verlust von Magensäure führt zur Alkalose mit Hypochlorämie und Hypokaliämie; Hämatokrit hoch. Diagnose: obligate Sonographie; gelegentlich ist auch die Röntgenkontrastdarstellung erforderlich.

Therapie: Nach Korrektur der Elektrolyte und des Säure-Basen-Haushalts operative Beseitigung der Stenose mittels Pylorotomie nach Weber-Ramstedt. Versuch mit Spasmolytika bei spastischer Pylorusstenose, zahlreiche kleine Mahlzeiten und Sedierung.

Ulrich Wemmer

Pyruvatkinase-Mangel

Synonym: Angeborene, nichtsphärozytische hämolytische Anämie.

Definition: Angeborene, durch Mangel an Pyruvatkinase verursachte hömolytische Anämie.

Klinische Daten: Autosomal-rezessiv vererbter Mangel des Enzyms Pyruvatkinase führt zu unterschiedlicher klinischer Expression. Leitsymptome sind hämolytische Anämie, Retikulozytose und Milzvergrößerung.
Infektionen verschlimmern die Hämolyse. Beingeschwüre wurden in Einzelfällen beobachtet.

Therapie: Bluttransfusionen dienen der Behebung akuter hämolytischer Krisen. Sinnvoller, da kausaler wirksam, ist der Einsatz von Organpräparaten der fetalen Blutbildungsstätten (Milz, Leber, Bindegewebe) oder von Nabelschnurblut.

Quecksilbertoxikosen

(s. Kapitel „Homotoxikosen")

QT-Syndrom

Definition: Genetische, auf Chromosom 3 lokalisierte Krankheit mit synkopalen Anfällen von Herzflimmern und Herzstillstand; hinweisend ist ein verlängertes QT-Intervall im EKG.

Klinische Daten: Das lebensbedrohliche Krankheitsbild manifestiert sich vor dem 20. Lebensjahr, tritt bei Frauen häufiger auf als bei Männern. Die Mortalität infolge von plötzlichem Herzstillstand bei körperlicher oder psychischer Belastung ist hoch. Als Ursachen werden Störungen des autonomen Nervensystems und Fehlsteuerung der Ionenkanäle mit intrazellulären Kalziumkonzentrationen diskutiert. Hinweisend für einen energetisch-dynamischen Mangel sind die EKG-Veränderungen: verlängertes QT-Intervall, Sinuspausen, niedrige Herzfrequenz sowie gekerbte, biphasische T-Welle. Es wurden Beziehungen zum plötzlichen Kindstod hergestellt, da nach prospektiven Beobachtungen Kinder mit erheblichen QT-Verbreiterungen ein 40mal höheres Risiko haben sollen.

Therapie: Die konventionelle Therapie zielt bislang am pathogenetischen Grundprinzip vorbei. Betarezeptorenblocker (Propanolol, Nadolol), linksseitige Sympathektomie (LCSD) oder Herzschrittmacher werden empfohlen. Im klinischen Versuch stehen Kalziumantagonisten, Alpharezeptorenblocker und Kaliumkanal-Aktivatoren. Sinnvoller erscheint bei Aufdeckung von QT-Verlängerungen und biphasischen T-Wellen eine Unterstützung der energetischen Herzleistung. Dazu dienen mitochondriale Katalysatoren, Magnesium, Strophanthine oder andere pflanzliche Herzglykoside (nicht jedoch Digitoxin) mit geringem bradytropen Effekt sowie herzwirksame Organotherapeutika.

(Literatur: Blaeser, 1995)

Reiter-Syndrom

Synonyma: Morbus Reiter, Fiessinger-Leroy-Syndrom, urethro-okulo-artikuläres Syndrom, Arthritis dysenterica.

Definition: Symptomen-Trias aus Urethritis, Konjunktivitis und Arthritis.

Klinische Daten: Das wechselhafte Krankheitsbild kommt bevorzugt bei männlichen HLA-B-27-Trägern zwischen dem 20. und 40. Lebensjahr zur Manifestation. Akute Schübe, wechselnde Organlokalisationen, Remissionen und Rezidive erstrecken sich über Jahre. Die akute Initialphase tritt häufig nach enteralen Infektionen mit gramnegativen Bakterien oder Clamydien auf. Hohes Fieber, pustulöse oder parakeratotische Haut-Effloreszenzen an Handflächen und Fußsohlen gehören zu den Frühsymptomen. Konjunktivitis (mitunter mit Uveitis vergesellschaftet), Arthritis (vorwiegend an den Fuß- und Kniegelenken) und chronische Urethritis sichern in dieser Kombination die Diagnose und prägen die Rezidive dieses, dem rheumatischen Formenkreis zugeordneten Krankheitsbildes.

Therapie: Sofern eine mikrobielle Ursache gesichert ist, ist deren Behandlung primäre Aufgabe. Die Allgemeinmaßnahmen sind auf eine Steigerung der körpereigenen Abwehrkräfte abzustellen.
Zur Behandlung der Urethritis empfiehlt sich, neben einer eventuell einleitend erforderlichen antibiotischen Behandlung, eine Sequential-Homöopathie mit den Arzneimitteln Dulcamara, Berberis und Solidago, je 4 Wochen lang. Bei akuten Blasen-Harnröhren-Entzündungen kann Apis oder Aconitum eingesetzt werden. Rezidive sprechen besser auf Causticum, Cannabis sativa und Arsenicum album an. Sarsaparilla, Cantharis oder Pareira brava bei heftigen, brennenden Schmerzen sind eines Versuches wert. Populus tremuloides wird bevorzugt bei älteren Menschen verwendet. Bei „Reizblase" kommen neben pflanzlichen Spasmolytika auch Equisetum arvense oder Petroselinum in Betracht. Geeignete fixe Kombinationen für dieses komplexe Syndrom sind Mezereum-Homaccord, Traumeel, Belladonna-Homaccord und Berberis-Homaccord.

Restless-legs-Syndrom

Synonyma: Syndrom der unruhigen Beine, Wittmaack-Ekbom-Syndrom.

Definition: Bewegungsdrang der Beine mit Mißempfindungen in Ruhezuständen.

Klinische Daten: Das 1945 von dem schwedischen Neurologen Karl A. Ekbom erstmalig beschriebene Phänomen wird als „Krankheit" nicht sehr ernst genommen; dies ist bei der Häufigkeit, die auf 1–2 % der Bevölkerung geschätzt wird, bemerkenswert. In Ruhe oder Entspannungsphasen, besonders aber im Schlaf, kommt es zu Mißempfindungen (Brennen, Kribbeln, Ziehen, Zuckungen, Reißen, Taubheitsgefühl, Temperaturschwankungen) in den Beinen, betont in Füßen und Unterschenkeln. Es besteht eine Tendenz zum Umherlaufen. Der Bewegungsdrang, die „Ruhelosigkeit" werden als unangenehm bis qualvoll empfunden. Schlafstörungen und fehlende Schlaferholung können sich auf das Tagesbefinden auswirken.
Rund zwei Drittel der Fälle werden als „idiopathisch" eingestuft, wobei eine genetische Disposition zu unterstellen ist. Ein Drittel der Fälle sind symptomatisch bei Niereninsuffizienz, Schwangerschaft und Eisenmangelanämie. Interessant ist bei diesen Fällen die Symptomenverwandtschaft mit anderen Störungen des Harnstoffwechsels und Hyperammonämie – speziell ausgeprägt beim Rett-Syndrom (s. d.) – wobei sich bei letzterem die Bewegungsunruhe in der oberen Körperhälfte abspielt.

Therapie: Als „Standardtherapie" werden L-Dopa, Dopaminantagonisten, Opiate und Benzodiazepine eingesetzt; dabei handelt es sich jedoch um rein symptomatische Maßnahmen. Zu prüfen und gegebenenfalls zu korrigieren sind Kalzium-, Magnesium-, Zink-, Fettsäuren- und Vitamin-B-Haushalt.
An Physikalischen Therapien kommen in Betracht Wechselbäder, Kneipp-Anwendungen und Bewegungstherapie. Die *Homöopathie* differenziert nach Arzneimittelbildern: Formica rufa (bei Kribbeln und „Ameisenlaufen"); Argentum nitricum (Symptome bei Dämmerung, Dunkelheit, ausladende Schritte); Caulophyllum (leichte Erregbarkeit, Arbeitsdrang); Zincum valerianum (Unruhe in den Beinen); Rhus toxicodendron (Symptome bessern sich bei Bewegung). Als Konstitutionsmittel ist Medorrhinum D200 geeignet.

Retinopathia pigmentosa

Synonyma: Retinitis pigmentosa (RP), Zapfenstäbchendystrophie, primäre tapetoretinale Dystrophie, Pigmentdegeneration der Netzhaut, (peri-)zentrale pigmentäre Retinopathie.

Definition: Die Retinopathia pigmentosa ist eine autosomal-rezessiv, autosomal-dominant oder geschlechtsgebunden-rezessiv vererbbare Erkrankung, die die Photorezeptoren und Pigmentepithelzellen der Netzhaut betrifft. Sie ist durch die Trias *Nachtblindheit*, *Gesichtsfeldeinengung* und intraretinale *knochenkörperchenartige Pigmentierungen* gekennzeichnet.

Klinische Daten: Die Retinopathia pigmentosa ist die bekannteste und weitverbreitetste Art der Netzhautdystrophien. Zunächst wird der Stäbchenmetabolismus in Mitleidenschaft gezogen, später die Zapfenfunktion. Gesprenkelte Zonen der äquatorialen Netzhaut stellen erste Veränderungen des Pigmentepithels dar. Zum typischen Fundusbild gehören neben der knochenkörperchenartigen Pigmentierung der mittleren Peripherie die wachsgelbe Optikusatrophie und eine Verengung der Netzhautarteriolen. Die Konstriktion des Gesichtsfeldes schreitet schleichend fort und wird erst bei hochgradiger Einengung bemerkt (sogenanntes „Röhrengesichtsfeld"). Nachtblindheit und erhöhte Blendungsempfindlichkeit machen sich frühzeitiger bemerkbar. Elektrookulogramm (EOG) und skotopisches Elektroretinogramm (ERG) erlöschen bei der typischen Pigmentdegeneration (primäre tapetoretinale Dystrophie) schon im Kindesalter. Das photopische ERG und das Farbensehen bleiben lange erhalten.

Therapie: Eine Behandlung der Krankheit, die vielfach schließlich zur Erblindung führt, gibt es bisher nicht. Allerdings zeigen die Ergebnisse einer sechsjährigen, kontrollierten, randomisierten und doppelblinden Untersuchung von Berson et al. (1993) an 600 Retinopathia-pigmentosa-Patienten, daß Vitamin-A-Gaben in der Retinol-Palmitat-Form (15 000 IE täglich) die Progredienz der Erkrankung erheblich verringern; der jährliche Verlust der noch vorhandenen Netzhautfunktion war um fast 20 % geringer als der der Kontrollgruppe.

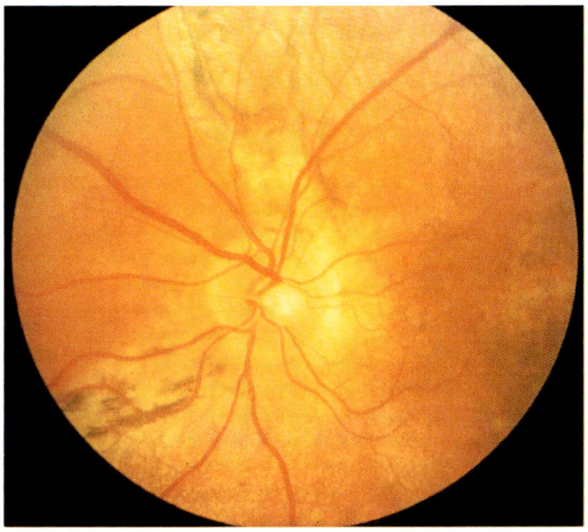

Abb. 268: Fundus mit Pigmentverschiebungen, verdünnten Arterien, einer Aderhautsklerose und der typischen wachsgelben Atrophie des Nervus opticus

Die Behandlung soll nur bei Patienten über 18 Jahre durchgeführt werden, die normale Vitamin-A-Laborwerte und keine Lebererkrankungen haben. Am besten werden von den im Handel befindlichen Vitamin-A-haltigen Emulsionen beziehungsweise Tropfen 10–11 Tropfen in einem halben Glas lauwarmer Milch eingenommen. Patieten mit hohen Vitamin-A-Werten oder Lebererkrankungen sollten geringere Mengen Vitamin A einnehmen. Schwangere dürfen kein Vitamin A erhalten. Es wird davor gewarnt, die empfohlene tägliche Dosis zu erhöhen, da sonst Zephalgien, Vomitus, Hautrisse, Steigerungen des intrakraniellen Drucks und toxische Leberschäden auftreten können. Vitamin E darf nicht in hoher Dosis (400 IE) verabreicht werden, weil der retinale Funktionsverlust sehr viel ausgeprägter ist als bei der Vitamin-A- und der Kontrollgruppe. Eine Dosierung von 12 IE pro Tag hat keine schädlichen Nebenwirkungen.
Die Vitamin-A-Behandlung ist nicht als ursächliche Therapie zu verstehen, sondern als Versuch, den Sehverlust um einige Jahre hinauszuzögern. Dabei ist sicher auch bei dieser Methode noch nicht das letzte Wort gesprochen. Weitere Forschungsergebnisse werden zeigen, ob die Behandlungsversuche von dauerhaftem Erfolg gekrönt sein werden.
Biologische Therapie: Organextrakte aus Retina und Plazenta; Katalysatoren (Coenzyme compositum, Ubichinon compositum).

WOLFGANG G. HERBOLZHEIMER

(Literatur: Berson, 1993; Herbolzheimer, 1993)

Rett-Syndrom

Synonyma: Encephalopathia ammoniacalis, Hyperammonämie.

Definition: Geschlechtsgebundenes, im frühen Kindesalter sich manifestierendes progredient verlaufendes Leiden mit Degeneration zentraler und peripherer Neuronen. Geistige Entwicklungsverzögerung, Muskelatrophie mit Tonusstörungen und monoton-rhythmischen Handbewegungen prägen das klinische Bild.

Klinische Daten: Die Chlor- und Ammoniakwerte im Blut sind erhöht und können das

Tab. 124: Diagnosekriterien bei Rett-Syndrom

Obligate Kriterien
- normale (unauffällige) pränatale und perinatale körperliche Entwicklung
- normale (unauffällige) psychosoziale Entwicklung im 1. Lebensjahr; Verlust von bereits erworbenen Handfunktionen im Alter zwischen dem 6. und 30. Lebensmonat
- nach Verlust der verlorenen Handfunktionen stereotype Handbewegungen im Wachzustand: rhythmisches Klatschen, Drücken, Kneten, Fädeln, Bändeln, Klopf-, Streich-, Kratz- und Waschbewegungen
- normaler Kopfumfang bei der Geburt
- Verzögerung des Schädelwachstums zwischen dem 6. Lebensmonat bis zum 4. Lebensjahr
- die expressive Sprache ist bis zur Alalie betroffen

Fakultativ-unterstützende Kriterien
- Atmungsdysrhythmien Apnoe-Perioden im Wachzustand, episodisches Atemanhalten, intermittierende Hyperventilation, forcierter Ausstoß von Atemluft oder Speichel/Sekret
- Elektroenzephalogramm-Veränderungen Aktivitätsverlangsamung, Dysrhythmien ohne oder mit zerebralen Anfällen, zerebrale Krampfanfälle.
- Muskulatur: Dystonie, Hypertonie, Muskelatrophie, auffallend kleine, hypotrophische Füße
- periphere vasomotorische Durchblutungsstörungen (kalte, rötlich blaue Füße)
- Skoliose
- Schlafmuster-Störungen
- Wachstumsverzögerung

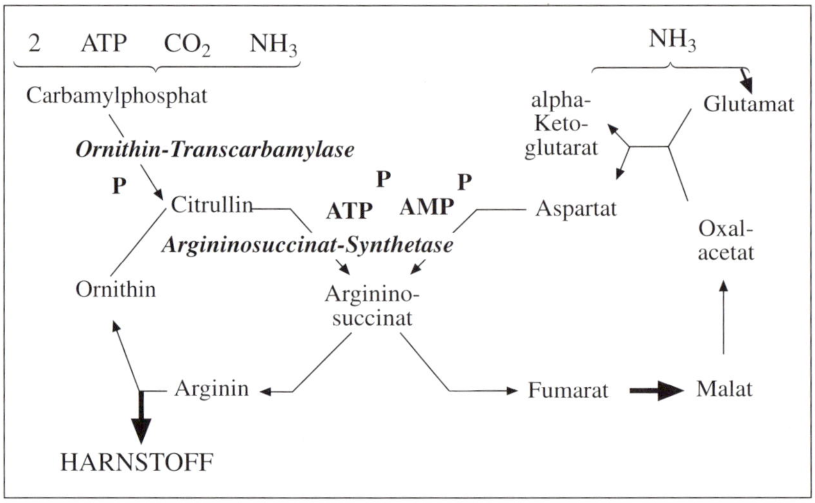

Abb. 269: Harnstoff-synthese, vereinfachte Darstellung

Fünffache der Norm erreichen. Die Diagnose wird durch charakteristische und fakultativ-unterstützende Kriterien gesichert (Tab. 124).

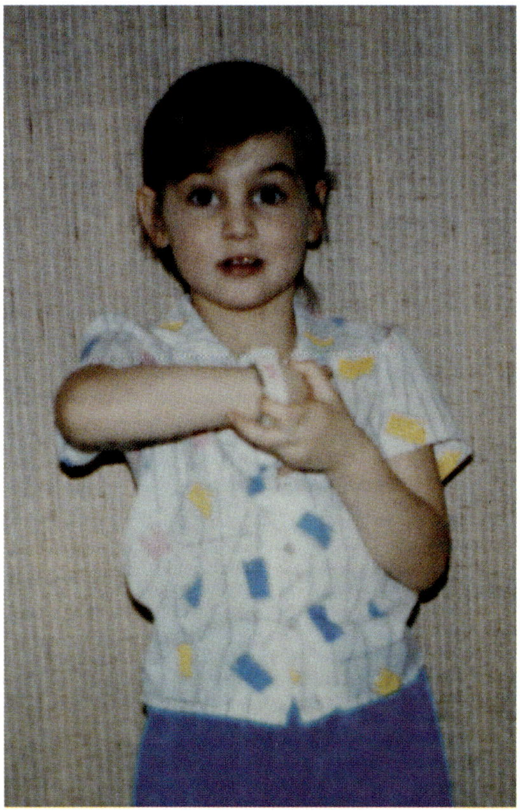

Abb. 270: Rett-Syndrom bei 4jährigem Mädchen, das nach der im Text geschilderten Behandlung wieder stehen lernte und Blickkontakt aufnahm; Waschbewegungen der Hände

Die Erkrankung verläuft über vier Stadien:

▶ Initial-Stadium

Beginn zwischen dem 6. und 18. Lebensmonat; Dauer Monate; „unspezifische" Persönlichkeitsveränderungen, Entwicklungsverzögerung bis -stillstand; Kommunikations- und Augenkontaktverlust; Beginn der Handstereotypien, Verlangsamung des Schädelwachstums.

▶ Rasches Destruktions-Stadium

Beginn im 2. bis 4. Lebensjahr; Dauer Wochen bis Monate; körperlicher und geistiger Abbau, Verlust der Handkoordination, typische Handstereotypien; plumpe Bewegungen; Apraxie-Ataxie; Atmungsirregularitäten mit Hyperventilationsepisoden. Krämpfe können in diesem Stadium auftreten.

▶ Plateau-Stadium

Beginn 3. bis 8. Lebensjahr; Dauer Jahre; Stabilisierung der vorher eingetretenen Entwicklungsrückstände; Gang- und Rumpf-Apraxie/Ataxie stehen im Vordergrund; zerebrale Anfälle sind häufig; emotionelle Kontaktmöglichkeiten, gewisse Autismus-Kompensationen stellen sich ein. Unterschiedliches Betroffensein der Grobmotorik.

▶ Motorisches Abbau-Stadium

Beginn zwischen 5. und 25. Lebensjahr; Dauer Jahrzehnte; mit Zunahme der Spastizität werden die Bewegungsabläufe eingeschränkt; Fußdeformitäten, Skoliose; Nachlassen des Appetits, Unterernährung; Wachstumsverzögerung. Emotionaler Kontakt besser, zerebrale Anfälle weniger problematisch; normale Pubertät.

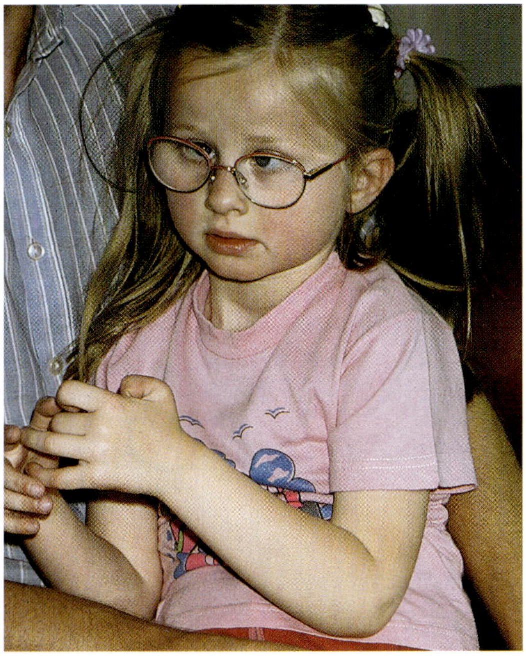

Abb. 271: Rett-Syndrom bei 9jährigem Mädchen. Kein Blickkontakt; Knetstereotypien

Therapie: Die gefundenen biochemischen Abweichungen weisen auf Stoffwechselstörungen in den Mitochondrien, speziell der Leber hin, da die Enzyme der Harnstoffbildung in den Mitochondrien der Leber lokalisiert sind. Ammoniak tritt unter physiologischen Bedingungen niemals im Stoffwechsel auf; schon geringe Mengen wirken stark neurotoxisch. Wenn der Blut-Ammoniakspiegel stark erhöht ist, geht dies ursächlich auf Enzymdefekte im Harnstoffzyklus zurück (Abb. 269). Bei der Hyperammonämie Typ I liegt der enzymatische Block bei der Ornithin-Transcarbamoylase, bei der Hyperammonämie Typ II bei der Carbamylphosphat-Synthetase.
Jede sinnvolle, kausal ansetzende Therapie muß diese Grundstörung berücksichtigen und entsprechend medikamentöse Mittel einsetzen. Dafür sind organische Mittel zur Regeneration der Mitochondrien und Substitution geeignet. An Einzelfällen hat sich gezeigt, daß damit im Frühstadium kurzfristig dramatische Besserungen erreichbar sind, während vom Stadium III ab die Fortschritte langsam erfolgen, die Progression aber auch hier gestoppt werden kann. Als Basisbehandlung ist eine ausreichende Versorgung mit B-Vitaminen erforderlich, da die Decarboxylierung der Aminosäuren von einer pyridoxalphosphatabhängigen Aminosäure-Kocarboxylase abhängig ist.
Der wirksamste Effekt wird mit Injektionsimplantation fetaler Organlyophilisate erzielt. Dafür sind 150 mg fetale Leber, 100 mg Medulla cerebri und 100 mg Cerebrum fetale, im Abstand von 4–5 Monaten subkutan injiziert, zweckentsprechend.
Zur Dauerbehandlung erforderlich sind Zeel P (2 Ampullen pro Woche), Glyoxal compositum (2 Ampullen pro Woche) und Coliacron (2 Ampullen pro Woche) jeweils perlingual oder subkutan. Als Begleittherapien mit Einfluß auf die Motorik und das Verhalten dienen Physiotherapie, Musiktherapie, Sprachtherapie, Beschäftigungstherapie und Hippotherapie.

(Literatur: Canadian Rett Syndrome Association, 1992; Rett, 1966; Schmid, 1991)

Reye-Syndrom

Definition: Akute Enzephalopathie mit fettiger Degeneration der Leber bei mitochondrialen Strukturdestruktionen.

Klinische Daten: Im Anschluß an virale Infekte (Grippe, Varizellen u.a.) kommt es im Zusammenhang mit toxisch wirkenden Medikamenten (vor allem Acetylsalicylsäure) zu einer akuten Enzephalopathie mit Degeneration der Neuronen. Innere Organe sind mitbetroffen. Die Leber verarmt an Glykogen und gleitet in eine fettige Degeneration. Labordiagnostische Folgen des Zusammenbruchs mitochondrialer Stoffwechselleistungen sind: Erhöhung der Leber-Transaminasen, Aminoazidurie, Hypoglykämie und Hypoprothrombinämie.
Klinisch reichen die Symptome über Fieber, Erbrechen und Hyperventilation bis zum Gehirnödem mit Bewußtseinsverlust. Bei voll ausgeprägtem Bild beträgt die Letalität um 70%.

Therapie: Primär müssen potentiell mitverantwortliche Medikamente (Acetylsalicylsäure, Paracetamol u.a.) abgesetzt werden. Die Erfordernisse einer gezielten Infusionsbehandlung zwingen zur klinischen Behandlung. Dabei sollten mitochondriale Katalysatoren, In-

termediärprodukte und Vitamin-B-Komplexe eingesetzt werden.
Ungeprüft, aber erwägenswert sind nebenwirkungsfreie antivirale Substanzen wie proteolytische Enzyme (antivirale Proteasenwirkung) und Hypericum.

Rhagaden

Synonym: Schrunde.

Definition: Schmerzhafter spaltförmiger Einriß der Epidermis und des Koriums mit einer hämorrhagischen Kruste infolge Überdehnung.

Klinische Daten: Rhagaden bilden sich in Mund- (Stomatitis angularis) und Lidwinkel, an den Lippen (Cheilose), Nasolabialfalten, der Ohrmuschel, den Kniekehlen und Fingerbeugen, an Skrotum und Labia majora.
Ursachen können sein Vitamin-B_2(Riboflavin)- oder Vitamin-B_6(Pyridoxin)-Mangel oder eine Atopie der Haut. Zu den Symptomen zählen lokale Schmerzen und Juckreiz. Durch Dehnung der Haut reißen die Rhagaden immer wieder auf.

Therapie: Hautpflege mit Fett-Emulsionen; Vitamin-B_2- und Vitamin-B_6-Gaben; alkalifreie Seifen. *Biologische Therapie:* Organotherapeutika (Mukosa- und Hautextrakte) und Homöopathika (Ratanhia, Graphites, Petroleum, Natrium muriaticum, Acidum nitricum, Antimonium crudum, Kreosotum, Thuja [Mittelwahl nach Lokalisation]).

Ulrich Wemmer

Rhinophym

Synonyma: Knollennase, Pfundnase.

Klinische Daten: Die vorwiegend bei Männern in fortgeschrittenem Alter zu beobachtende Verdickung der Nase mit knotigen, furunkelartigen Unebenheiten ist auf eine Hyperplasie der Talgdrüsen und des Bindegewebes zurückzuführen. Es handelt sich um einen Entzündungs- und Exkretionsprozeß, der vor allem bei Alkoholikern und beruflich-klimatisch exponierten Personen vorkommt.

Therapie: Zu den präventiven Maßnahmen gehören fleischarme Kost, Alkoholentzug, Vermeidung von zu starker Sonnenexposition und ausreichende Versorgung mit B-Vitaminen. Invasive Methoden (Abschleifen, operative Abtragung) sind nur zu erwägen, wenn präventive und konservative Ansätze keinen Erfolg zeitigen.
Die Anwendung von *Homöopathika* ist differenziert: Abrotanum bei Verschlimmerung im Winter, Acidum fluoricum bei Verschlimmerung im Sommer, Pulsatilla bei starker Gefäßzeichnung, Aurum bei „Säufernase". Geeignete Kombinationspräparate sind Cruroheel, Arsuraneel und – bei Alkoholikern – Hepar compositum.

Rothmund-Syndrom

Synonyma und verwandte Störungen: Rothmund-Thomson-Syndrom, Christ-Siemens-Touraine-Syndrom.

Definition: Autosomal-rezessiv vererbte Sonderform der ektodermalen Dysplasie.

Klinische Daten: Bereits im ersten Lebensjahr kommt es zu erythemartigen Hautveränderungen an lichtexponierten Stellen (s. auch Lichtdermatosen, S. 316) mit Pigmentanomalien und Neigung zur Blasenbildung. Die ektodermale Symptomatik wird durch Alopezie oder Flaumhaare, Nagel- und Zahnanomalien ergänzt (Abb. 272, 273). Mikromeler Minder-

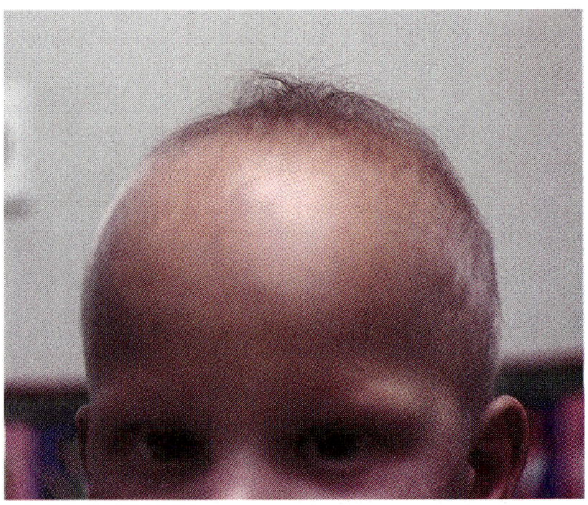

Abb. 272: Rothmund-Syndrom mit Pigmentverschiebungen und Flaumhaaren

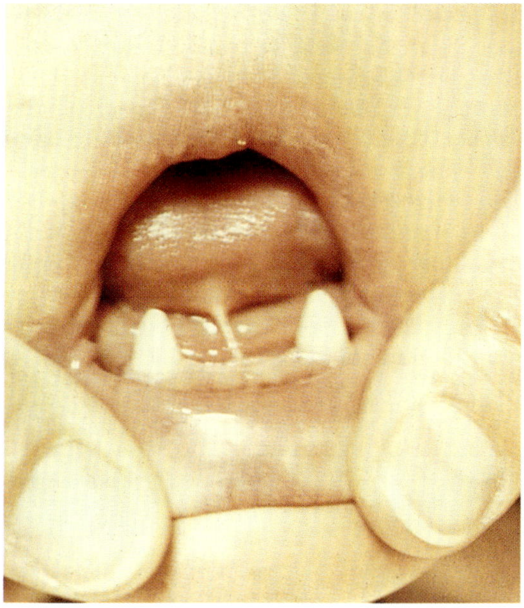

Abb. 273: Oligodontie bei Christ-Siemens-Touraine-Syndrom

wuchs und Hypogonadismus weisen auf eine Mitbeteiligung von Strukturen anderer Keimblätter hin; später entwickeln sich oft Katarakte. Die Intelligenz ist nicht oder nur wenig beeinträchtigt.

Therapie: Eine kausale Therapie ist nicht bekannt. Alopezie und Hautveränderungen können durch topische Anwendung von fetalem Hautextrakt und Cerebrum compositum günstig beeinflußt werden. Über den möglicherweise günstigen Einfluß von Wachstumshormon zur Behandlung des Minderwuchses und von Choriogonadotropin für den Hypogonadismus liegen keine praktischen Erfahrungen vor.

Rubeola

Synonyma: Röteln, Rubella.

Definition: Infektionskrankheit, hervorgerufen durch Rubi-Virus (Familie der Toga-Viren).

Symptome: Nach einer Inkubationszeit von 12–21 Tagen kommt es zu einem Prodromalstadium mit zweitägigem Fieber, Rhinitis und multiplen schmerzlosen Lymphknotenschwellungen. Dann entwickelt sich ein Exanthem mit rosaroten, nicht erhabenen Flecken im Gesicht, später am Stamm; Rachenenanthem; Fieber über einige Tage (um 38 °C). Die Patienten sind im Allgemeinbefinden meist wenig beeinträchtigt.
Komplikationen können Gelenkbeschwerden (Arthritis) und – sehr selten – eine Enzephalitis sein.

Therapie: Eine Therapie ist nicht erforderlich.

ULRICH WEMMER

Röteln-Embryopathie

Synonyma: Gregg-Syndrom, Embryopathia rubeolica.

Definition: Fehlbildungssyndrom durch Röteln der Mutter in den ersten drei Monaten der Schwangerschaft.

Klinische Daten: Es treten mannigfaltige Symptome auf:

- Augen: Katarakt, Mikrophthalmie, Pseudoretinitis pigmentosa,
- Herz: Septumdefekt, Pulmonalstenose, Ductus arteriosus apertus,
- ZNS: Mikrozephalie, psychomotorische Retardierung,
- Ohren: Innenohrtaubheit,
- Blut: Thrombopenie, Anämie, Hepatosplenomegalie.

Das Neugeborene ist Virusausscheider und kann somit andere Personen (Schwangere) infizieren.

Therapie: Prophylaxe durch Lebendimpfung von Jungen und Mädchen mit 15 Monaten und ab dem 6. Lebensjahr; Wiederholung der Impfung bei Mädchen im Alter von 11–15 Jahren. *Biologische Therapie:* Bei geistiger Entwicklungsstörung Organotherapeutika des ZNS.

ULRICH WEMMER

Salmonellosen

Synonyma: Typhus abdominalis, Unterleibstyphus, Paratyphus, Salmonellen-Enteritis.

Definiton: Salmonellen gelangen mit der Nahrung und Trinkwasser in den menschlichen

Magen-Darm-Trakt und lösen dort durch Endo- und Ektotoxine Allgemeininfektionen aus.

Klinische Daten: Salmonellen sind gramnegative bewegliche Stäbchen. Bekannt sind mehr als 2200 Typen, die meisten davon sind humanpathogen.

► Typhus abdominalis
Typhus ist eine schwere Allgemeininfektion, verursacht durch Salmonella typhi. Der Erreger kommt nur beim Menschen vor und kann durch Kontakt mit infektiösem Stuhl direkt übertagen werden. Verdacht, Erkrankung und Tod sind meldepflichtig. Nach einer Inkubationszeit von 10–20 Tagen kommt es zu mäßigem Fieber und grippaler Symptomatik mit Kopfschmerzen, Husten, Übelkeit und Obstipation. Entleerung von Durchfällen ist insgesamt die Ausnahme, blutige Stühle sind nur bei einem Drittel der Patienten zu beobachten. Ab der zweiten Woche tritt eine Eintrübung des Bewußtseins auf (Typhos = Nebel), Leber und Milz sind vergrößert; es bestehen heftige Leibschmerzen. Der Puls ist verlangsamt, in der Bauchhaut findet man kleine Roseolen. Es besteht die Gefahr der Darmperforation. Im Rahmen der allgemeinen Sepsis kann es zur Enzephalitis, Meningitis, Osteomyelitis, Cholzystitis und Pneumonie kommen.
Ohne Therapie verläuft die Erkrankung oft tödlich. Etwa 5 % der Erkrankten bleiben Dauerausscheider.
Therapie: Co-trimoxazol, Chloramphenicol, Gyrasehemmer; bei schweren Verläufen wird die Anwendung von Kortikoiden empfohlen. Prophylaktisch wird die Impfung mit einer enzymdefekten Typhusvariante (Typhoral L) durchgeführt.

► Paratyphus
Paratyphus wird durch Salmonella paratyphi A, B und C hervorgerufen; für sie ist der Mensch Reservoir. Die Symptomatik ist insgesamt milder als bei Typhus: Durchfälle, Bauchschmerzen, Fieber. Verdacht, Erkrankung und Tod sind meldepflichtig.
Therapie: Co-trimoxazol, eventuell Chloramphenicol, Gyrasehemmer.

► Salmonellen-Gastroenteritis
Als Erreger gelten Salmonella typhimurium, Salmonella panama, Salmonella enteritidis, Salmonella infantis und zahlreiche andere Salmonellen. Salmonellen sind Darmparasiten von Tieren, besonders von Geflügel und Haustieren. Die Übertragung auf Hühnereier geschieht bereits im Eierstock der Tiere. Seit 1994 müssen Junghennen, die zur Eierproduktion vorgesehen sind, geimpft werden. Der Mensch infiziert sich über kontaminierte Nahrungsmittel und verschmutztes Trinkwasser. In den letzten Jahren bestand in Deutschland eine ansteigende Tendenz der salmonellenbedingten Enteritiden (Tab. 125).

Tab. 125: Anzahl der Salmonellosen in der Bundesrepublik Deutschland in den Jahren 1980–1994

Jahr	gemeldete Erkrankungen
1980	48 500
1985	30 600
1990	91 200
1992	195 400
1993	140 435
1994	132 858

Erkrankung und Tod sind meldepflichtig. Wahrscheinlich wird aber nur jeder zehnte Fall gemeldet. Symptome: Fieber, Erbrechen, Bauchschmerzen, wässrige und blutige Durchfälle; Dauer 2–7 Tage. Die Erreger werden bei 50 % der Patienten noch nach vier Wochen symptomlos ausgeschieden, nach einem Jahr sind 3 % der Betroffenen Salmonellenausscheider. Jährlich sterben in der Bundesrepublik Deutschland etwa 160 Menschen an Salmonellosen.
Diagnose: Nachweis der Erreger im Stuhl und in der Blutkultur, Antikörperbildung im Blut durch Widal-Reaktion erkennbar.
Therapie: Flüssigkeitsersatz; Antibiotika nur bei Säuglingen. Bei älteren Patienten verlängert sich durch Antibiotika der Verlauf, und die Zahl der Dauerausscheider steigt.

Therapie: *Biologische Therapie:* bei Diarrhö Phytotherapie (Agrimoniae herba, Alchemillae herba, Coffeae carbo, Myrtilli fructus, Quercus cortex, Szygii cumini cortex, Tormentillae rhizoma). Zur Prophylaxe: Trinkwasserhygiene, Impfungen, Mikroökologische Therapie mit Bacillus subtilis, Escherichia coli, Saccharomyces und Lactobacillen.

Ulrich Wemmer

Sarkoidose

Synonyma: Morbus Boeck, Besnier-Boeck-Schaumann-Krankheit, Boeck-Sarkoid, epitheloidzellige Granulomatose, Granulomatosis benigna. Daneben gibt es eine Reihe organbezogener Begriffe.

Definition: Die Sarkoidose ist eine Systemkrankheit, deren Grundmorphe, die zu Granulomformation tendierende epitheloidzellige Gewebsreaktion, in verschiedenen Organen auftreten kann.

Klinische Daten: Die Organmanifestationen und deren Kombinationen bestimmen das klinische Bild.

Wie aus Abbildung 274 hervorgeht, können zahlreiche Organe und Gewebeverbände betroffen sein. Die am häufigsten beteiligten Organe sind Lungen (85 %), Lymphknoten (67 %), Haut (50 %), gefolgt von Skelett (28 %) und Augen (23 %). Dabei zeigt sich eine gewisse Altersdisposition. Lymphknoten-, Lungen- und Augenmanifestationen treten am häufigsten zwischen dem 16. und 25. Lebensjahr, Haut- und Skelettsymptome im 4. Lebensjahrzehnt auf. Die Organmanifestationen können hier nur kurz skizziert werden.

Die *Lungenveränderungen* äußern sich – bei geringen klinischen Symptomen – röntgenologisch in Form von Hiluslymphknotenschwellungen („Hilus-Boeck"), interstitiell-retikulären, pseudomiliaren oder miliaren Gewebeverdichtungen. Übergänge von einer in die andere Form können bei Verlaufsbeobachtungen verfolgt werden (Abb. 275).

Lymphknotenschwellungen sind im Kindes- und Jugendalter in zwei Drittel aller Fälle zu finden, im Obduktionsgut in 84 %. Lymphknoten, Tonsillen und Adenoide sind geeignetes Material zur Diagnosesicherung (s. Abb. 9).

Hautmanifestationen treten in Form von Boeckschem Sarkoid, Miliarlupoid, Angiolupoid und Lupus pernio auf. Auch ein Teil des chronischen oder rezidivierenden Erythema nodosum dürfte hierher gehören.

Prototyp der *Skelettmanifestation* ist die Ostitis multiplex cystoides, von Jüngling 1928 erstmals beschrieben; Übergangsformen zur Spina ventosa kommen vor.

Leber und Milz sind in Form einer Hepatosplenomegalie beteiligt; hier ergibt sich eine Diskrepanz in den Häufigkeitsangaben zwischen Klinik (10–15 %) und Obduktionsbefunden (70 %).

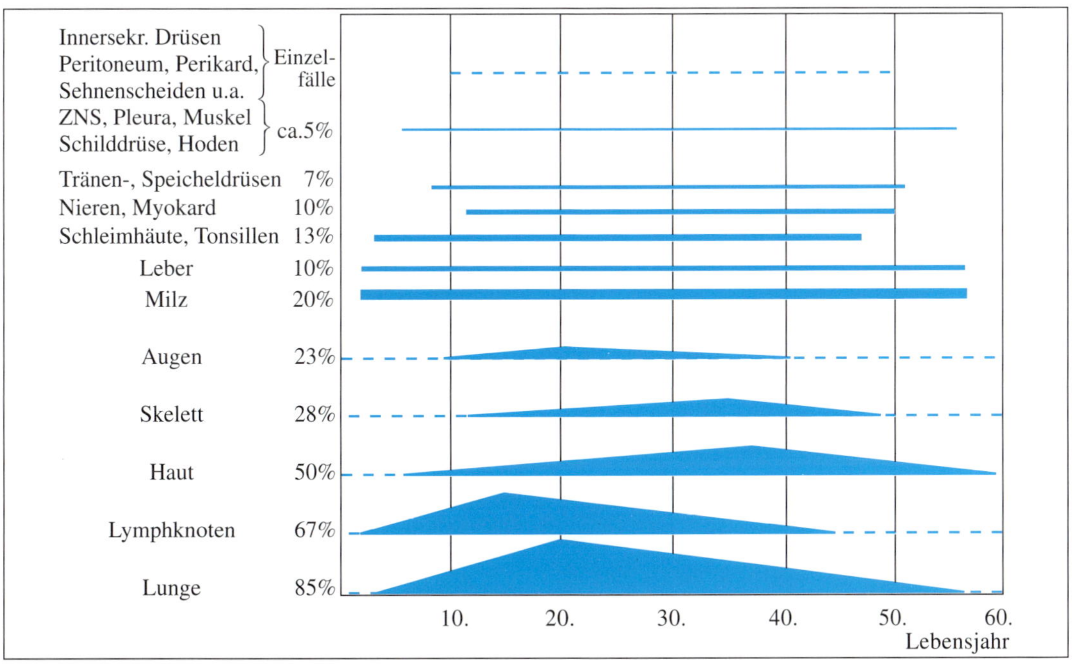

Abb. 274: Häufigkeitsmanifestationen der Sarkoidose in den Organen. Bei den häufigsten Lokalisationen ist die Altersverteilung graphisch angedeutet

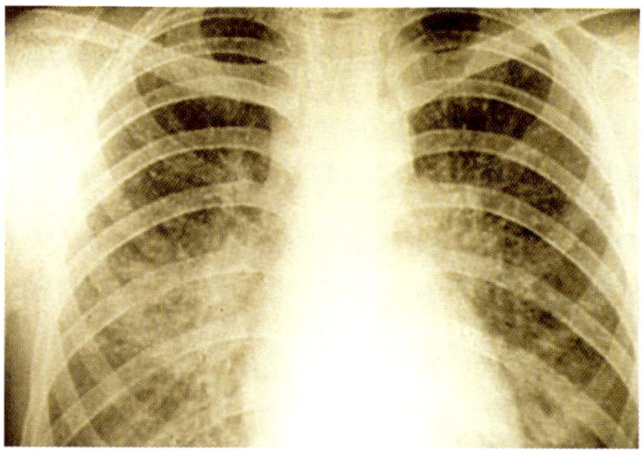

Abb. 275: Miliarretikuläre Form einer Lungensarkoidose

Augenläsionen in Form von Iridozyklitis, Chorioiditis und chronischer Konjunktivitis gehören zu den Frühsymptomen. Je nach Beobachtungsgut schwanken die Häufigkeitsangaben zwischen 23 und 49%.
Das *Heerfordt-Syndrom* ist eine klassische Kombination von Organmanifestationen am Auge und der Parotis.

Therapie: Die Behandlung zielt auf eine Unterdrückung der „überschießenden" Gewebsreaktionen ab. Da eine immunologische Beteiligung diskutiert wird, werden dazu Kortisonderivate und zytotoxische Immunsuppressiva eingesetzt. Dieser symptomatischen Behandlung sollte jedoch eine Langzeitbehandlung auf der Basis einer Medikamenten- und Noxentestung (bioelektronisch, Nosoden) angeschlossen werden. Da es sich um eine wohl multifaktorielle „Depositions- und Imprägnationsphase" handelt, ist eine antihomotoxische Detoxifikationsbehandlung angezeigt.
Die Besnier-Boeck-Schaumann-Krankheit umgibt die Tuberkulose „wie der Rauch das Feuer"; dies war eine gängige Interpretation. Zweifellos führen aber auch andere Noxen zu ähnlichen Gewebereaktionen und gleichen klinischen Bildern. Beobachtete oder nachgewiesene Noxen sind: Staubkrankheiten (Mehlstaub), Talkum, Kieselsäure, Quarz; Pilze, Toxoplasmose, Histoplasmose, Brucellose, Lepra; Wurmparasiten, Strongyloides stercoralis; Beryllium; medikamentöse Langzeitbehandlungen (Sulfonamide).

(Literatur: Schmid, 1963)

Scarlatina

Synonym: Scharlach.

Definition: Durch hämolysierende Streptokokken der Gruppe A hervorgerufene Infektionskrankheit mit typischem Exanthem und Folgekrankheiten.

Klinische Daten: Die durch Tröpfcheninfektion oder Schmierkontakt (bei Wundscharlach) übertragene Infektionskrankheit führt zu einer typenspezifischen aber nicht artspezifischen Immunität. Die Inkubationszeit beträgt 2–8 (meist 2–4) Tage. Die Bakterientoxine bewirken eine Schädigung des Kapillarendothels mit Austritt von Erythrozyten; daraus resultiert ein feinfleckiges Exanthem.
Als diagnostisch wertvoll gelten die „Himbeerzunge" und das Abblassen des Exanthems unter Spateldruck. Die Initialsymptome Angina, Kopfschmerz, Fieber, mitunter mit Schüttelfrost und Lymphknotenschwellungen treten ohne Prodromalerscheinungen auf. Das Exanthem ist rumpfbetont, spart das Munddreieck aus und blaßt nach 2–3 Tagen ab. Charakteristisch ist eine Schuppung an den Handflächen und Fußsohlen nach 2–6 Wochen. Der Verlauf ist verschieden schwer; von abortiven Verläufen über septische und toxische Formen gibt es alle Zwischenstufen.
Der Scharlach ist durch eine Reihe schwerer Komplikationen oder Sekundärkrankheiten belastet. Dazu gehören die therapeutisch schwer beeinflußbare Scharlach-Otitis, die Glomerulonephritis und das rheumatische Fieber – Folgekrankheiten, die 1–4 Wochen nach der akuten Phase auftreten können.

Therapie: Die *Standardbehandlung* des Scharlach besteht in streptokokkenwirksamen Antibiotika, in erster Linie Penicillin. In zweiter Wahl kommen Cephalosporine oder Amoxycillin in Frage. Die antibiotische Behandlung sollte aber frühestens am 4. Krankheitstag begonnen werden, um die Immunitätsbildung nicht zu behindern und Herxheimer-Reaktionen zu vermeiden. Die Rezidiv- und Komplikationsrate ist bei früher Antibiotikamedikation höher.
Biologische Therapie: Eigenblutbehandlungen werden mit C7-Potenzen durchgeführt. Die homöopathische Standardbehandlung basiert auf

verschiedenen Belladonna-Potenzen. An Kombinationspräparaten werden Belladonna-Homaccord und Echinacea compositum empfohlen. Symptombezogen kommen zur Anwendung: Cinnamomum-Homaccord bei petechialen Blutungen und Nephritis, Cralonin bei toxischen Herzmuskelschäden und Albumoheel bei Scharlachnephritis. Zur Nachbehandlung einer Antibiotikatherapie: Symbioselenkung.

Schizophrenie

Synonym: Spaltungsirresein.

Definition: Psychose mit Beeinträchtigung der geistigen Funktion, Störungen des Denkens, des Fühlens und Verhaltens, die zur Veränderung der Persönlichkeit führt. Die Schizophrenie ist eine Erkrankung des Gehirns. Sie wird heute als Enzephalopathie mit Veränderung der Hirnstrukturen betrachtet.

Klinische Daten: Etwa 1 % der Bevölkerung entwickelt eine Schizophrenie, bei Geschwistern steigt das Risiko zu erkranken auf 9 %. Wenn ein Elternteil und ein Geschwister betroffen sind, beträgt das Risiko bereits 16 %; sind beide Eltern erkrankt, liegt das Risiko einer Schizophrenie sogar bei 46 %.
Ursächlich werden bei der Schizophrenie pathologische Veränderungen der Hirnsubstanz durch pränatale Virusexposition und Komplikationen bei der Geburt diskutiert. Es finden sich prämorbide kognitive und neuromotorische Anomalien, nichtprogressive Veränderungen in bildgebenden Verfahren des Gehirns, morphometrische Gehirnveränderungen ohne Gliose bei der Autopsie sowie Anomalien der Zellstrukturen in histologischen Untersuchungen. Teilweise werden diese Anomalien durch pränatal oder perinatal erworbene Schäden hervorgerufen. Auch genetische Faktoren sind von Bedeutung (aberrierende DNA). Mittels der Positronenemissionstomographie (PET) können im Gehirn lebender Patienten atypische Dopaminrezeptoren, atypische Serotoninrezeptoren und atypische Noradrenalinrezeptoren nachgewiesen werden.
Die Schizophrenie tritt meist zwischen dem 20. und 40. Lebensjahr auf. Der Verlauf kann akut, chronisch oder schubweise sein. Ein Stillstand ist in jeder Phase möglich. Etwa ein Drittel der Erkrankten gelangt zu einer anhaltenden Heilung.
Die Symptome sind mannigfaltig und sind in Tabelle 126 aufgeführt. Im Vordergrund der Erkrankung steht die Veränderung der kognitiven Systeme, je nachdem welches System gestört ist (betroffenes Hirnareal), ergeben sich unterschiedliche Symptome.
Zur Diagnosestellung genügen zwei Symptome aus der positiven oder negativen Gruppe (z.B. Wahnvorstellungen, Halluzinationen, formale Denkstörung, affektive Abstumpfung) oder ein typisches schizophrenes Symptom wie zum Beispiel kommentierende Stimmen oder Gedankeneingebung. Um eine sichere Diagnose zu stellen, sollte die Dauer der schizophrenen Störung mindestens einen Monat betragen. Eine Ausschlußdiagnose kann gestellt werden, wenn die charakteristischen Symptome nicht auf eine Gemütskrankheit oder eine generelle gesundheitliche Beeinträchtigung oder auf die Gabe einer psychoaktiven Substanz zurückzu-

Tab. 126: Symptome 1. und 2. Ranges bei Schizophrenie

Abnorme Erlebnisweisen	**Symptome 1. Ranges**	**Symptome 2. Ranges**
akustische Halluzinationen	dialogische Stimmen, kommentierende und imperative Stimmen	sonstige akustische Halluzinationen
Leibhalluzinationen	leibliche Beeinflussungserlebnisse	
Halluzinationen anderer Sinne		optische, olfaktorische, gustatorische Halluzinationen
schizophrene Ich-Störungen	Gedankeneingebung, Gedankenentzug, Gedankenausbreitung, Willensbeeinflussung	
Wahn	Wahnwahrnehmung	Wahneinfall

Tab. 127 : Einteilung der Schizophrenie

Hauptformen • symptomatische Schizophrenie als Folge einer Enzephalitis, Paralyse oder Epilepsie • akuter exogener Reaktionstyp mit schizophrener Symptomatik • schizophrenieähnliche Intoxikationspsychosen durch Alkohol, LSD und Halluzinogene • endokrine Psychosyndrome mit schizophrenieähnlichen Symptomen • genuine Schizophrenie (Kern- oder Randschizophrenie ohne körperliche Symptome) • pseudoneurotische Schizophrenie • Emotionspsychosen • reaktive Schizophrenie
Unterformen • hebephrene Form (Beginn am Ende der Pubertät; Affekt-, Aktivitäts- und Denkstörungen) • paranoid-halluzinatorische Form (zwischen dem 30. und 40. Lebensjahr kommt es zu wahnhaften und halluzinatorischen Symptomen) • katatone Form (im Vordergrund stehen akute Erregungszustände oder Stupor) • Schizophrenia simplex (Einsetzen der Krankheit fast unmerklich, keine halluzinatorischen oder katatonen Symptome)

führen sind (Tab. 127). Zur Sicherung der Diagnose Schizophrenie gehört die Erfassung der kognitiven Beeinträchtigung mit psychometrischen Tests.

Therapie: Die Elektrokrampftherapie (EKT) kommt bei akut lebensbedrohlicher perniziöser Katatonie und akuter schizophrener Psychose in Betracht. Die EKT wird besonders eingesetzt bei rasch notwendigem Therapieerfolg, bei Unverträglichkeit der Pharmakotherapie oder bei Pharmakoresistenz. Die Durchführung wird im Beisein eines Anästhesisten in Narkose unter EKG-Monitorkontrolle durchgeführt. In Deutschland werden damit jährlich etwa 500 bis 600 Patienten behandelt, bedeutend mehr Patienten sind es in den USA, Großbritannien und den skandinavischen Ländern (Andreasen, 1995).
Weitere Therapieverfahren sind Psychotherapie (fokussierende Strategien, flexible Psychotherapie, kognitive Verhaltenstherapie usw.), Soziotherapie (Training der sozialen Fertigkeiten), Pharmakotherapie mit Neuroleptika (trizyklische [Phenothiazine, Thioxanthene], Butyrophenonderivate [Haloperidol], Rauwolfiaalkaloide [Reserpin] und übrige [Sulpirid, Clozapin]).
Biologische Therapie: Selensulfid, Homöopathika (Hyoscyamus, Strammonium, Belladonna, Lachesis, Veratrum album, Anacardium, Tarantula hispanica, Anhalonium [Indikationen nach Arzneimittelbild]).

Ulrich Wemmer

(Literatur: Andreasen, 1995)

Schleudertrauma

(s. HWS-Schleudertrauma)

Schwindel

Definition: Gleichgewichtsfunktionsstörungen münden in Schwindel und Taumeligkeit. Diesen subjektiv erlebten Phänomenen liegen komplexe Probleme der biokybernetischen Regulation der menschlichen Orientierung in seiner Umwelt zugrunde.

Klinische Daten: Der Arzt wird auch von Gesunden mit dem Problem des gelegentlich oder häufig auftretenden Schwindels konfrontiert. Hierbei spielt die Kinetose beim Fahren im Auto derzeit eine besondere Rolle. Früher war die Seekrankheit von größerer Bedeutung. Kinder sind während der Ausreifung eines integrierten Raumkonzeptes im Alter von 8–12 Jahren besonders anfällig für die Bewegungskrankheit.
Der krankhafte Schwindel beziehungsweise Vertigo entsteht meist durch die Inkongruenz der vestibulären, der sensiblen beziehungsweise optischen Wahrnehmungen. Dann sind entweder ein oder mehrere Rezeptoren oder die zentralen Verarbeitungsstrukturen im Gehirn oder beides krankhaft verändert. Der Schwindel wird oft von vegetativen Symptomen wie Erbrechen, Übelkeit, Schweißausbruch, Tachykardie und Kollaps als sogenannter Nauseakomplex begleitet. Daneben tritt auch Nystagmus als motorisches Zeichen einer begleitenden Gleichgewichtsstörung auf. Oft sind die Schwindelanfälle kombiniert zusammengesetzt aus mehreren voneinander abgrenzbaren Sensationen wie zum Beispiel Drehschwindel,

Schwankschwindel, Liftempfindung, Taumeligkeit, Schwarzwerden-vor-den-Augen und Unsicherheitsgefühl. Daneben besteht auch eine Lateropulsion beziehungsweise eine Fallneigung. Wenn der Vestibularapparat peripher gestört ist, kann das zum Beispiel eine Neuronitis vestibularis, ein akuter Vestibularisausfall, eine Menièresche Erkrankung oder ein Lermoyez-Syndrom sein. Daneben kommt auch ein Unsicherheits- oder Schwäche- und Trunkenheitsgefühl vor. Letzteres wird in der älteren Literatur auch dem unsystematischen Schwindel infolge extravestibulärer Erkrankungen wie Anämie, Herz-Kreislauf-Erkrankungen und Magen-Darm-Störungen als sogenannter Magenschwindel zugerechnet. Nach dem Ort des auslösenden Prozesses unterscheidet man einen okulären Schwindel bei Refraktionsstörungen, der oft mit Kopfschmerzen vergesellschaftet ist, zum Beispiel von einem zerebellären Schwindel, der mit Kleinhirnzeichen verknüpft ist. Ein labyrinthärer und vestibulärer Schwindel tritt vor allem infolge von Erkrankungen des Ohrlabyrinthes oder der zugehörigen Bahnen und Zentren durch Entzündungen, Intoxikationen, Alkohol, Streptomycin etc., Tumoren (z.B. bulbopontiner Tumor), Akustikusneurinom oder Trauma auf.
Alle genannten Phänomene des Schwindelkomplexes können auch auftreten, wenn bei einer Person einzelne Sinnessysteme im Innenohr oder im Auge beziehungsweise in den Nerven oder in den Hirnbahnen in ihrem Stoffwechsel gestört sind, oder aber, wenn es in den verschiedenen Etagen der Sinnesbahnen zu Zelldegenerationen oder gar Narbenbildungen gekommen ist. Dann kann das im Hirn gelegene Raumzentrum keine eindeutigen Informationen über richtiges Sehen, Gehen, Raumerfassen usw. mehr liefern. Vor unseren Augen scheint der Raum dann zu schwanken, das Stehen wird unsicher und geht in Taumeln über.
Für die moderne Differentialdiagnostik von Schwindelzuständen, die sehr weit verbreitet in der Bevölkerung auftreten, verwenden wir neurootologische und äquilibriometrische Prüfverfahren mit Augenbewegungsmessungen (Elektronystagmographie), Kopf-Körper-Taumeligkeitsmessungen (Cranio-Corpo-Graphie, CCG) und neuerdings auch mittels der vestibulär-evozierten Hirnpotentiale.

Therapie: Entsprechend den vielschichtigen Entstehungsursachen des Schwindels kommen auch verschiedene Therapien zur Anwendung, zum Beispiel Psychotherapie, Physiotherapie, Neurootochirurgie und vor allem eine differenzierte Pharmakotherapie mit Antivertiginosa, mit durchblutungsfördernden und mit die komplexen zentralen Regulationsmechanismen beeinflussenden Medikamenten.
Biologische Therapie mit Conium D6 und D12 (Schwindel mit Zittern), Barium carbonicum D6, D12 (arteriosklerotisch bedingt), Cocculus D6, D12 (bei Kinetosen, Überarbeitung) und homöopathischen Kombinationsmitteln mit breiterem Wirkungsspektrum wie beispielsweise Vertigoheel.
Eine Therapiesteuerung und -überwachung ist mit der einfachen radarbildartigen Taumeligkeitsmessung, der CCG, mit geringem organisatorischem und zeitlichem Aufwand möglich.

Claus-Frenz Claussen

(Literatur: Claussen, 1976, 1992; Zeidler, 1924)

Seborrhö

Synonyma: Seborrhoisches Ekzem, seborrhoische Dermatitis, Status seborrhoicus.

Definition: Übermäßiger Fettmantel der Oberhaut durch verstärkte Talgabsonderung.

Klinische Daten: Unter dem *seborrhoischen Ekzem* (Unna) wird ein chronisches oder rezidivierendes Ekzem in Hautbereichen mit zahlreichen Talgdrüsen aufgrund einer konstitutionellen Seborrhö verstanden. Symptome: bei Erwachsenen scharf begrenzte, symmetrische, gelblich-rote, schuppende und nässende Hautareale, Lokalisation im Gesicht, an der behaarten Kopfhaut, im Genitalbereich und in der vorderen und hinteren Schweißrinne; starker Juckreiz, häufig Superinfektion mit Pilzen oder Bakterien. Bei Kindern tritt das gleiche Bild als Erythrodermia desquamativa (Leiner) auf.
Bei der *seborrhoischen Dermatitis* handelt es sich um eine entzündliche, schuppende Erkrankung der Kopfhaut, des Gesichts und anderer Körperregionen. Symptome treten bei Säuglingen in der 3.–4. Lebenswoche auf; bräunliche Schuppung im Kopfhaarbereich (Gneis), in den Körperfalten (hinter den Ohren, Windelbe-

reich), weißliche Schuppung ohne Juckreiz. Bei Erwachsenen bestehen meist nur trockene oder fettige Schuppen der Kopfhaut; der Juckreiz ist nicht obligat. Bei schweren Verlaufsformen treten auch gelbrote Knötchen hinter den Ohren, im äußeren Gehörgang und in den Augenbrauen auf.

Therapie: Bei seborrhoischem Ekzem Selensulfid, Salizylate, Kortikoide und Antimykotika. Biologische Therapie mit Hydrotherapie (warme Hautumschläge mit Eichenrinde, Bäder in Eichenrinde, Fichtennadelextrakt), Phototherapie und Symbioselenkung. Bei seborrhoischer Dermatitis Öl, Vermeidung alkalischer Seifen, Einsatz lokal wirkender topischer Glukokortikoide; später Schieferölpräparate. Allgemeine biologische Therapie: Phytotherapie, Kamillen-Zink-Salbe, Kamillen-Creme zur Hautpflege. Zur Behandlung des Juckreizes: Kleiebad, Haferstrohvollbad (Avenae stramentum).

Ulrich Wemmer

Seckel-Syndrom

Synonym: Vogelgesichtiger Zwergwuchs.

Definition: Autosomal-rezessiv vererbter Minderwuchs mit charakteristischen Dysmorphiezeichen und erheblicher geistiger und körperlicher Retardierung.

Klinische Daten: Die geistige und statomotorische Entwicklung sind von Beginn an erheblich verzögert, so daß mitunter bis ins 4. Lebensjahr Sitzen, Stehen oder Gehen nicht erlernt werden (Abb. 276 a). Durch die ausgeprägte Mikrozephalie und die Gesichtsdysmorphie entstand die ursprüngliche Bezeichnung „vogelgesichtig“. Dystrophie, Sprachentwicklungsstörung und fakultative körperliche Stigmata sind weitere Begleitsymptome.

Therapie: Die Mehrfachbehinderung muß mehrschichtig behandelt werden. Krankengymnastische und sprachtherapeutische Behandlungen haben nur dann Erfolg, wenn durch Organotherapeutika und Katalysatoren entsprechende Voraussetzungen geschaffen werden. Für die Langzeitbetreuung sind Muskelenzympräparate, mitochondriale Katalysatoren und deren Cofaktoren unentbehrlich. Dazu gehören Coenzyme compositum, Zeel P und Coliacron. Eine Basisversorgung mit Polyvitaminen – zu bevorzugen sind Mulgatol, Omnival, Combionta N und Polybion – und potenzierte Thyreoidea-Präparate gehören in die Basisbehandlung. Die deutlichsten Entwicklungsschübe erreicht man mit Injektionsimplantationen von fetalen Gehirngeweben, Mesenchym und Plazenta in Form von Lyophilisaten (Abb. 276).

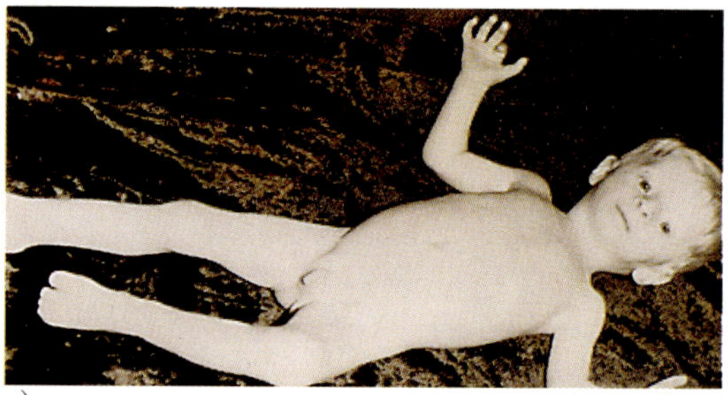

a)

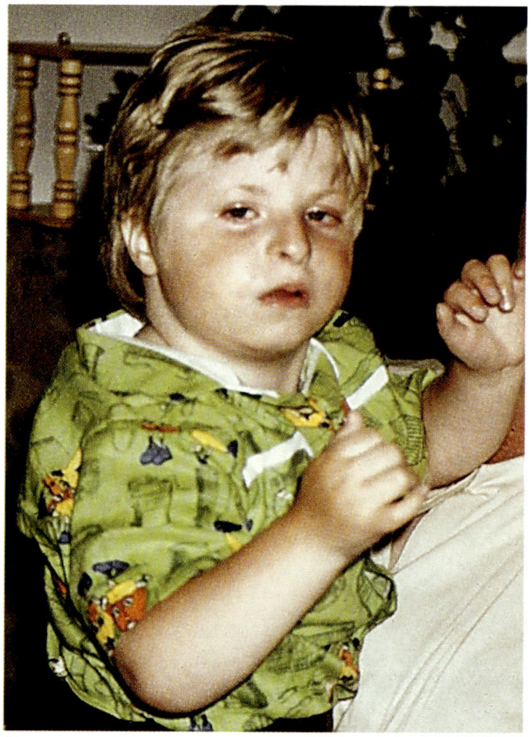

b)

Abb. 276 a und b: Seckel-Syndrom. (a) Dystrophie, keinerlei statische Funktionen, Reaktionsarmut bei knapp 3jährigem Jungen; (b) 11 Monate nach Einleitung einer Mehrschichtbehandlung erhebliche Fortschritte in der statischen und geistigen Entwicklung

Singultus

Synonym: Schluckauf.

Definition: Der Schluckauf entsteht durch eine unwillkürliche, rasche Zwerchfellzusammenziehung bei gleichzeitigem Stimmritzenschluß.

Klinische Daten: Meist besteht der Singultus nur vorübergehend; er ist normalerweise bedeutungs- und harmlos, bei verschiedenen Ursachen aber quälend und behandlungsbedürftig.

Therapie: Die verschiedenen Empfehlungen der Volksmedizin sind durchaus wirksam. Die Frage nach dem Mittagessen des Vortages ist eine Konzentrationsübung, die möglicherweise zum Erfolg führt; auch das langsame Austrinken eines Glases Wasser. Recht beliebt ist auch das sogenannte Abkaufen. Man präsentiert dem Patienten einen Geldschein und sagt: „Den bekommst du, wenn du noch einmal schluckst." Meistens sind die Patienten so perplex, daß der Schluckauf verschwunden ist.
In hartnäckigen Fällen empfiehlt sich eine Akupressur des Nervus phrenicus über den Querfortsätzen der unteren HWS (Region C4/5).
Zur *antihomotoxischen Therapie* kann man die Präparate Spascupreel oder auch Ypsiloheel empfehlen, parenteral auch noch Atropinum compositum. Bei gleichzeitig bestehenden gastrointestinalen Beschwerden empfiehlt sich der Einsatz von Anacardium-Homaccord. Wenn chronisch-entzündliche Veränderungen ursächlich sind, sollten Arnica-Heel oder Traumeel S angewendet werden. Bei kardialen Ursachen können die Präparate Cardiacum-Heel und Cralonin gegeben werden.

Klaus Küstermann

Sinusitis

Synonyma und verwandte Begriffe: Sinopulmonales Syndrom, Nebenhöhlenentzündung, Sinobronchitis, Rhino-Sino-Bronchitis.

Definition: Verschiedene Formen, Lokalisationen und Verlaufsstadien der Nebenhöhlenentzündung werden als Sinusitis zusammengefaßt.

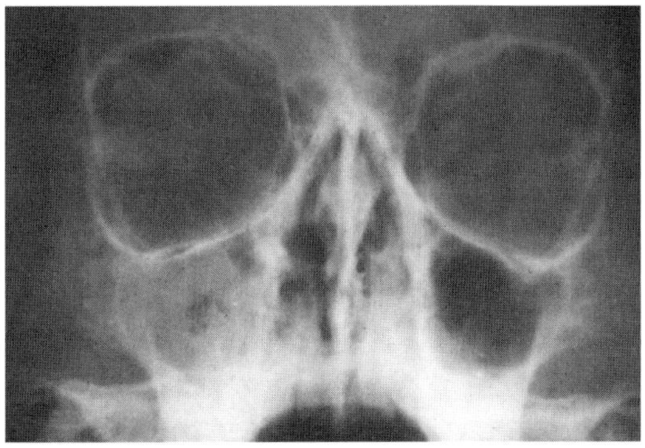

Abb. 277: Chronische Sinusitis maxillaris rechts; Schleimhautschwellung in den unteren Nasengängen

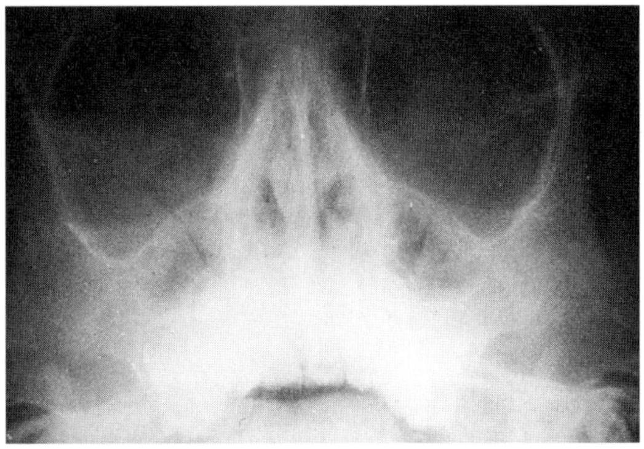

Abb. 278: Schleimhautverdickungen in den Kieferhöhlen und Nasengängen

Klinische Daten: Lokalisationsformen sind Sinusitis frontalis, Sinusitis ethmoidalis, Sinusitis maxillaris, Pansinusitis, Rhino-Sinusitis und Sinobronchitis.
Verlaufsformen und -stadien: eitrige, seröse, fibrinöse Sinusitis; chronische Schleimhautverdickung, Schleimhautatrophie; Kombinationen mit Otitis, Adenoiden, Lymphknotenschwellungen, Bronchitis und Bronchiektasien.
Symptomatisch liegen bei der Sinusitis zwei Gruppen von Krankheitserscheinungen vor:

- die unmittelbaren Symptome in der Umgebung der Entzündungsherde,
- die allgemeinen Auswirkungen (Fokalwirkungen).

Die häufigsten Lokalsymptome sind Schnupfen, Stockschnupfen, Husten, Kopfschmerzen, morgendliche Lidödeme sowie Behinderung der Nasenatmung. Zu den Allgemeinauswirkungen gehören Appetitlosigkeit, Schlafstörungen, erhöhte Körpertemperaturen, Müdigkeit, Erbrechen und Bauchschmerzen. Die

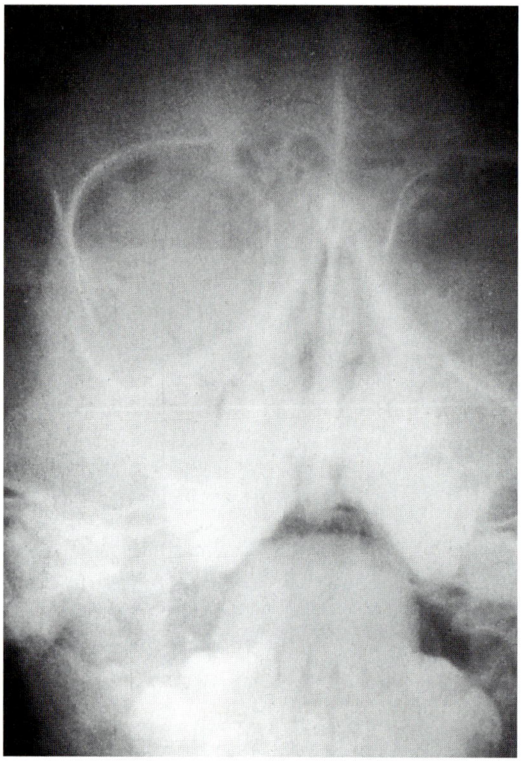

Abb. 279: Pansinusitis. Exsudatbedingte Verschattung der Kieferhöhlen und Siebbeinräume; Schleimhautschwellung in Stirnhöhle und Nase

Blutkörperchen-Senkungsgeschwindigkeit ist bei den akuten Formen deutlich, bei den chronischen Formen in zwei Drittel der Fälle mäßig beschleunigt. Begünstigende Auslösefaktoren sind niedrige Temperaturen (Durchschnitt −1 bis +8 °C), niedriger Dampfdruck (unter 5,7 mmHg) und eine relativ hohe Luftfeuchte (über 75 %).

Therapie: Die *Basisbehandlung* hängt von der Verlaufsform ab. Eitrige Sinusitiden und Nebenhöhlenempyeme bedürfen einer initialen antibiotischen Behandlung. Diese sollte begleitet werden von Inhalationen, abschwellenden Nasentropfen und Vitamin-A-Gaben (3000–5000 E/Tag).

Bei chronischen und chronisch-rezidivierenden Formen stehen physikalische, phytotherapeutische und homöopathische Maßnahmen im Vordergrund. Schleimhautverdickungen (Abb. 277–279) und fibrotische Geflechte bedürfen einer langfristigen und breitbasigen Behandlung. Die Abbildung 280 vermittelt einen Überblick über die Mittel, die in den verschiedenen Stadien wirksam sind und am zweckmäßigsten als Kombinationspräparate einzusetzen sind. Neben Inhalationen stehen Rotlicht- und Kurzwellen für die Lokalbehandlung zur Ver-

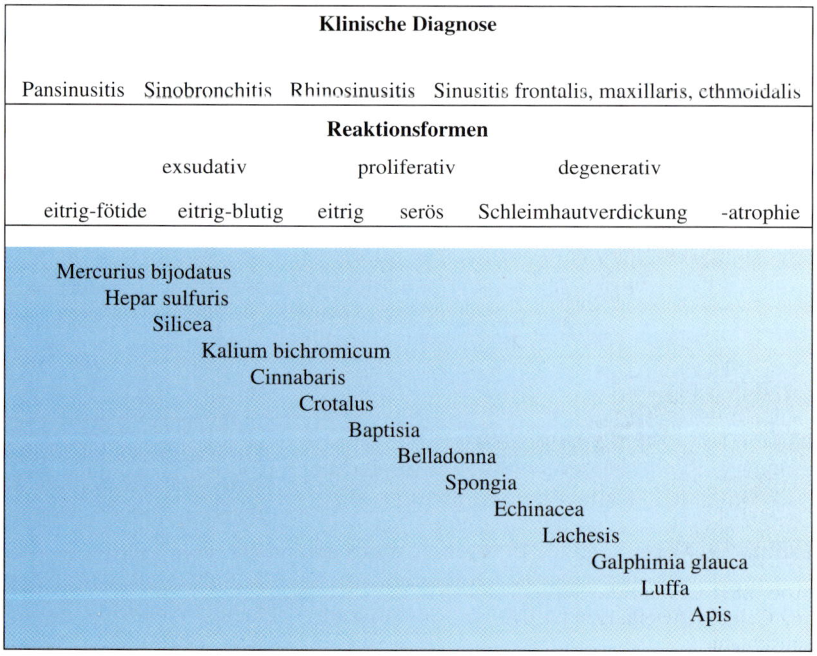

Abb. 280: Therapeutische Mittel bei Sinusitis mit Schwerpunktzuteilung zu verschiedenen Stadien und Verlaufsformen

fügung. Klimakuren an der offenen See oder im Hochgebirge sollten mindestens über 3–4 Wochen bei chronisch-verschleppten Fällen durchgeführt werden; sie pflegen nach einer „Erstverschlimmerung" in den ersten Tagen einen nachhaltig günstigen Effekt zu haben.
Der Regeneration dienen Mukosa-Präparate. Operative Maßnahmen sind nur ausnahmsweise erforderlich; eine Indikation dazu können exzessive adenoide Vegetationen, welche den Sekretabfluß blockieren, sein.

Sjögren-Syndrom

Synonyma: Dakryosialoadenopathia atrophicans, Sicca-Syndrom, Dakryosialocheilopathie.

Definition: Autoimmunkrankheit mit Arthritis und Versiegen der exokrinen Drüsen. Überlappungssymptome mit anderen Kollagenosen sind eher die Regel als die Ausnahme.

Klinische Daten: Zu unterscheiden ist das Sjögren-Syndrom II, bei dem es sich um eine Stoffwechselstörung mit erhöhter Aminosäuren-Ausscheidung, körperlicher und geistiger Entwicklungsverzögerung handelt.

Therapie: Zu den Behandlungsprinzipien siehe auch Autoimmunkrankheiten. Zusätzlich ist der Sekret- und Enzymmangel durch Enzymgemische und Magensäurepräparate auszugleichen. Systemisch wirkende Enzymgemische und Katalysatoren fördern den Abbau und die Elimination destruierter Proteinkomplexe.

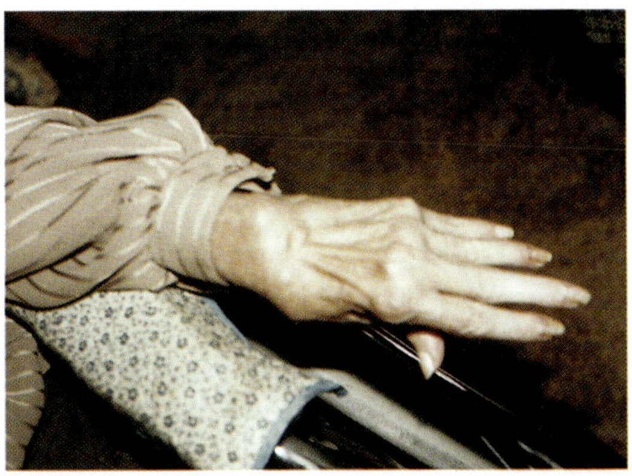

Abb. 281: Chronische Arthritis bei Sjögren-Syndrom mit Gelenkschwellungen und Atrophie der Interdigitalmuskulatur

Ultrafiltrate und homöopathisierte Organotherapeutika aus Mukosa, Plazenta, Leber und Pankreas dienen der Regeneration der atrophischen Schleimhäute. Extrakte aus fetaler Haut – in Ringerlösung verdünnt als feuchte Umschläge – bilden biologisches Regenerationsmaterial für „trockene", atrophische Hautpartien. Unterstützend können Lymphomyosot und Solidago compositum eingesetzt werden.

Sklerodermie

Synonyma und verwandte Begriffe: Progressive und systemische Sklerose, Sklerodermia diffusa progressiva, CREST-Syndrom, Calcinosis cutis, Thibierge-Weissenbach-Syndrom.

Definition: Den Autoimmunkrankheiten zugeordnete Systemstörung mit bindegewebiger Regression (Sklerose) und konsekutiven Dege-

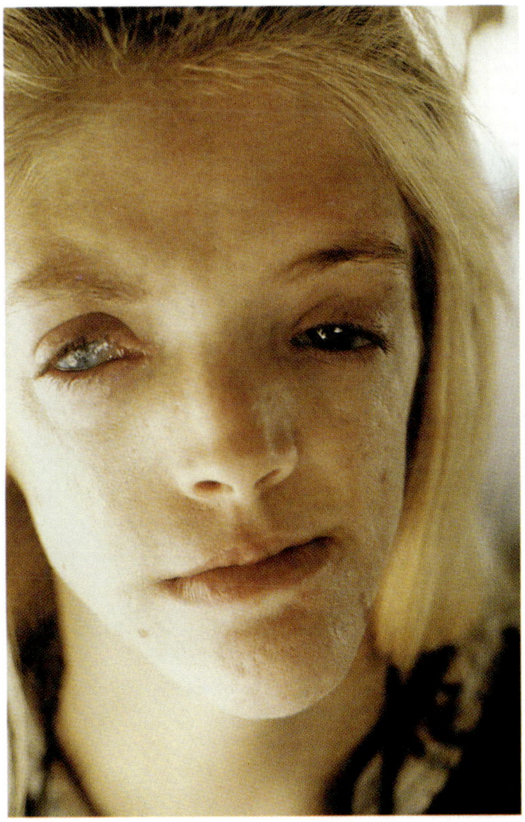

Abb. 282: Sklerodermie im Rahmen eines Sjögren-Syndroms bei einer 22jährigen Frau. Hautdegenerationen der linken Wange, rechts supraorbital; Hornhautdegeneration

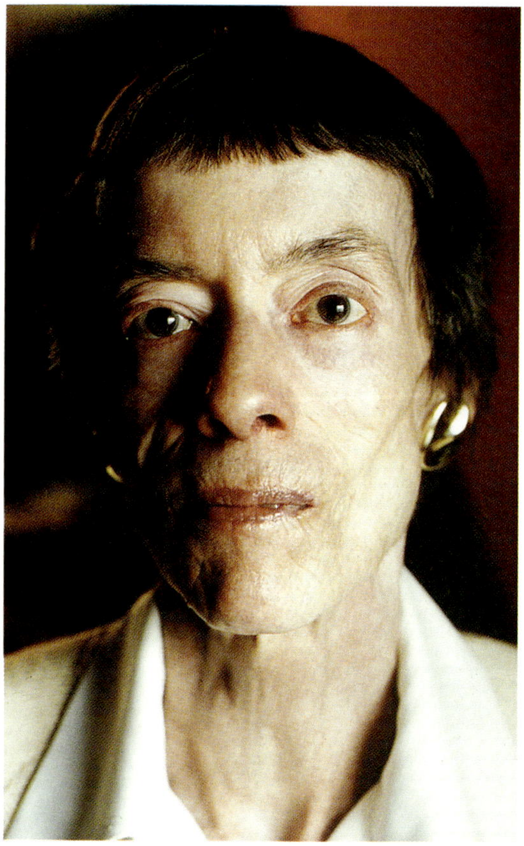

Abb. 283: „Maskengesicht" bei Sklerodermie bei einer 52jährigen Frau

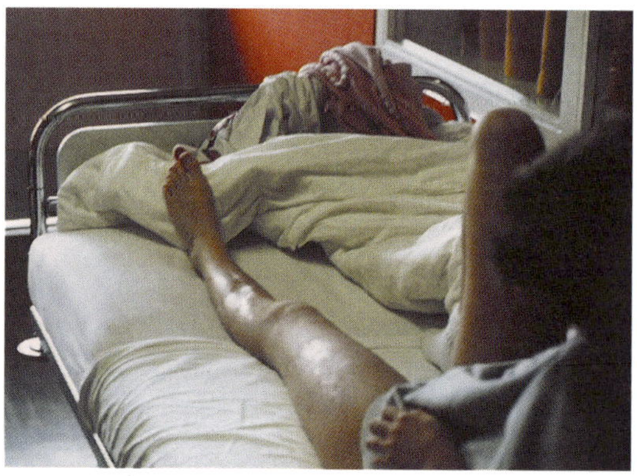

Abb. 284: Ursegmentale Sklerodermie am linken Bein bei einem 15jährigen Mädchen. Spiegelglatte, weiße Hautareale, Eindellung präorbital

nerationsvorgängen an Haut, Schleimhäuten und inneren Organen. Die Unterteilung in eine lokalisierte, segmentale und systemische Form spiegelt graduelle Varianten wider.

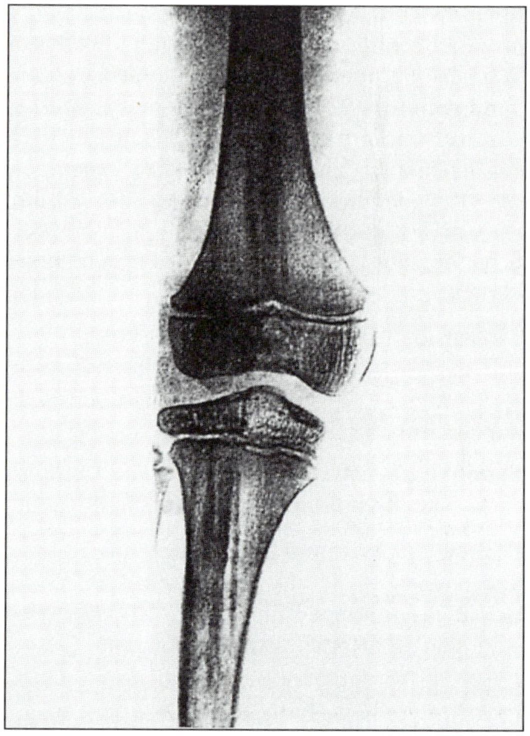

Abb. 285: Melorheostose bei 3½jährigem Mädchen. Achsiale (ursegmentale) Sklerosestreifen im Bereich des Knieskeletts

Klinische Daten: Die Unterteilung in eine zirkumskripte, akrosklerotische, proximal aszendierende und diffuse Sklerose hat bei gleichem autoaggressiven Grundprozeß prognostische Bedeutung. Die Kapillar-Matrix-Region ist primär betroffen. Durchblutungsstörungen des Kapillarnetzes (Reynaud-Syndrom) an den Fingern, Handödeme und Pigmentverschiebungen gehen dem Schwund des subkutanen Bindegewebes voraus. Alabaster-wachsartige Haut (Abb. 282, 283) und Bewegungseinschränkungen gehören zum Symptomenbild, seltener kommt es zu subkutanen Kalkablagerungen. Die ursegmentale Anordnung wird im Verlauf manchmal deutlich (Abb. 284), ein seltenes Äquivalent am Knochen ist die *Melorheostose* (Abb. 285).

Die Schleimhaut ist besonders im Zungenbereich (glatte Oberfläche, verkürztes Zungenbändchen) und im Ösophagus (Dysphagie) betroffen. Im Magen-Darm-Trakt wirkt sich die Schleimhautdegeneration als Malabsorption aus.

Prognostisch ungünstig ist die systemische progressive Form mit Lungenfibrose, Myokard- und Koronarfibrose sowie Nephrosklerose.
Es bestehen fließende Übergänge zum Sjögren-Syndrom und zur Dermatomyositis.
Autoantikörper werden in über 90 % der Fälle gefunden. Ob es sich allerdings dabei um die Primärnoxe oder sekundäre Folge der Gewebedegenerationen handelt, muß noch offen bleiben.

Therapie: Die konventionelle Therapie versucht die Mikrozirkulation mit Prostazyklinen, Kalziumantagonisten und Salicylsäurederivaten zu verbessern. Vom Gesichtspunkt des Autoimmunmechanismus ausgehend werden Immunsuppressiva (Kortikosteroide, Antiphlogistika) eingesetzt.
Die *biologische Therapie* bedient sich der Enzym- und Organotherapie. Enzymgemische mit systemischer Wirkung wie Wobenzym und Rheumajecta sind geeignete Kombinationspräparate.
Extrakte aus fetaler Haut und Plazenta dienen lokal (in feuchten Umschlägen mit Ringer-Lösung) der Regeneration der Haut. Thymus-, Milz- und Nebennierenpräparate stützen das Immunsystem; Nebennierenpräparate sind besonders nach langfristiger immunsuppressiver Behandlung erforderlich, da die Nebennierenfunktion unterdrückt oder erschöpft ist. Der Sauerstoffutilisation und Mikrozirkulation dienen Ubichinone. Die Physiotherapie gehört vor allem bei Gelenkbeteiligung in ein umfassendes Behandlungskonzept.

Skoliose

Definition: Seitwärtskrümmung der Wirbelsäule mit fixierter Achsenrotation einzelner Wirbelkörper.

Klinische Daten: Bei Krümmung nach einer Seite entsteht eine C-förmige Skoliose, bei der häufigeren gleichzeitigen kompensatorischen Gegenkrümmung eine S-Skoliose. Liegt eine Gegenkrümmung kranial und kaudal der C-Krümmung vor, spricht man von einer Trippel-Skoliose.
Die Unterteilung in Schweregrade erfolgt durch Winkelmessungen. Da der Scheitelwin-

Tab. 128: Ursachen der Skoliose

- angeborene Fehlbildungen von Wirbelkörpern, knöcherner Thorax- oder Beckenelemente
- Längendifferenzen der unteren Extremitäten: Hemihypoplasien, Hyperplasien, Hüftgelenksluxationen
- Stoffwechselstörungen: Vitamin-Mangelkrankheiten, Mukopolysaccharidosen, Osteoporose, Aminoazidurien, mitochondriale Myopathien
- Tonusstörungen: infantile Zerebralparesen, Säuglingsskoliose
- neurodegenerative Krankheiten: Demyelinisierungskrankheiten, Friedreichsche Ataxie, Leukodystrophien, Neurofibromatose, multiple Sklerose
- Muskelkrankheiten: progressive Muskeldystrophien, Restlähmungen nach Poliomyelitis
- Infektionskrankheiten: Tuberkulose, Wirbelkörperabszesse
- traumatische Verletzungen
- Neoplasien: Tumoren, Tumormetastasen
- idiopathische Skoliose, die vor und in der Pubertät bei Mädchen häufiger (3:1) als bei Jungen vorkommt

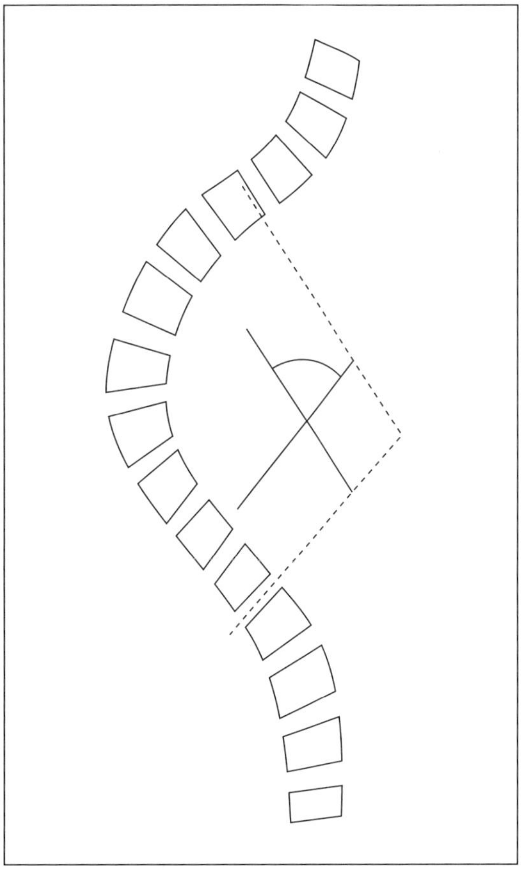

Abb. 286: Darstellung des Skoliosewinkels

kel (S) oft nicht exakt meßbar ist, bedient man sich des Skoliosewinkels (Abb. 286). Von diesem ausgehend erfolgt eine Einteilung in vier Schweregrade:

- ▶ Grad 1: leichte Skoliose, Winkel unter 40°
- ▶ Grad 2: mittelschwere Skoliose, Winkel 40–60°
- ▶ Grad 3: schwere Skoliose, Winkel 60–80°
- ▶ Grad 4: sehr schwere Skoliose, Winkel über 80°

Vergesellschaftet mit einer Skoliose sind in der Regel Tonusdifferenzen der langen Rückenmuskeln, Thoraxdeformitäten, Beckenschiefstand und Beinlängendifferenzen.

Therapie: Die Behandlung hat sich primär an der Genese zu orientieren, wobei vor allem die Progredienz der Verkrümmung, durch kausale Behandlungsmaßnahmen – sofern möglich – verhindert werden sollte. Soweit Stoffwechselstörungen erkenn- und behandelbar sind (z.B. Rachitis, Osteoporose, Kupferstoffwechselstörungen, mitochondriale Myopathien) ist das Behandlungsprogramm hier anzusetzen. Bei Tonusstörungen (infantiler Zerebralparese, Säuglingsskoliose, neurodegenerativen Krankheiten) ist eine konsequente krankengymnastische Übungsbehandlung unter Einschluß von Massage und Schwimmen erforderlich.
Bei der jugendlichen idiopathischen Skoliose liegt in der Mehrzahl eine Störung des Kupferhaushaltes vor; eine Haar-Mineralanalyse kann wertvolle Anhaltspunkte für Detoxifikations- und Substitutionsmaßnahmen liefern.
Orthopädische (Stützkorsette) und chirurgische Maßnahmen (Spondylodese) werden eingesetzt, wenn die konservativen Ansätze nicht möglich sind oder versagen.

Sodbrennen

Synonym: Pyrosis.

Definition: Gefühl des Brennens in der Magengrube und entlang der Speiseröhre infolge gastroösophagealen Refluxes unabhängig von der Magensäureproduktion.

Klinische Daten: Im Vordergrund stehen brennende Empfindungen in der Magengegend, die verschieden ausstrahlen und psychologische Auswirkungen nach sich ziehen können. Es kommt zum Aufstoßen von Säure ohne Übelkeit (retrosternales und pharyngeales Brennen); beim Schlucken treten Schmerzen auf.

Therapie: *Standardtherapie:* Antazida als Pulver, Gel oder Kautabletten, H_2-Rezeptorenblocker.
Antihomotoxische Therapie: Gastricumeel, Spascupreel, Nux vomica-Homaccord, Anacardium-Homaccord, Ceanotus-Homaccord, Duodenoheel, Phosphor-Homaccord; parenteral: Mukosa compositum, Momordica compositum, Ergigotheel, Hepar compositum.

Franz-Anselm Graf von Ingelheim

Soor

Synonyma: Candida-Mykose, Candidose, Moniliasis, Soorsepsis.

Definition: Lokale oder systemische Candida-Infektion. Hefepilze der Gattung Candida gehören zur Familie Cryptococcaceae. Die häufigste Art ist Candida albicans, andere Candida-Arten sind C. tropicalis, C. glabrata, C. krusei, C. parapsilosis und C. gulliermondii. Der Magen-Darm-Trakt ist bei etwa der Hälfte aller Menschen mit Candida albicans besiedelt, bei Erkrankungen des Immunsystems (z.B. Aids) steigt die Rate auf über 80% (Tab. 129).

Äußerer Candida-Befall

▶ Soor-Stomatitis

Es handelt sich um eine saprophytäre Besiedlung der Mundschleimhaut mit Candida. Sie tritt meist bei Säuglingen, Kleinkindern und debilen Personen nach Therapie mit Antibiotika, Kortikoiden oder Immunsuppressiva auf.
Symptome: Beginn auf der Zunge (Glossitis) mit weißen, leicht erhabenen Flecken, die nach Abwischen eine hyperämische Zone hinterlassen und leicht bluten. Ausbreitung auf die Mundschleimhäute mit Befall von Gaumen, Tonsillen, Pharynx, Larynx, Ösophagus und Gastrointestinaltrakt.
Therapie: Lokal wirkende Antimykotika (Nystatin).

▶ Vaginal-Soor

Symptome: weißlich-gelblicher Ausfluß, Ent-

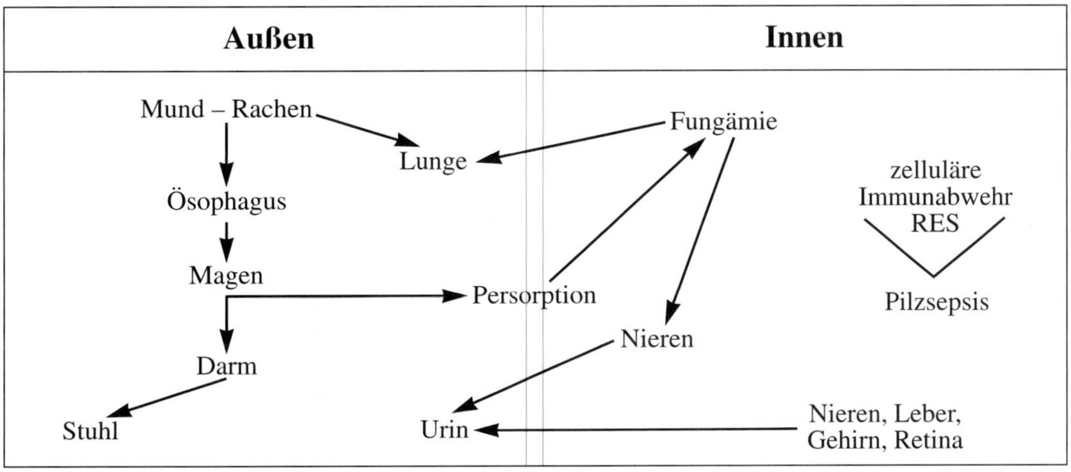

Abb. 287: Entstehung einer Hefepilz-Sepsis (nach Fegeler, 1986)

zündung der Vaginalhaut und Vulva, Juckreiz.
Therapie: Nystatin.

▶ Candida-Balanitis-Posthitis
Symptome: weißlicher Soor-Rasen auf der Eichel und Vorhaut.
Therapie: Nystatin.

▶ Magen-Darm-Soor
Symptome: Verdauungsstörungen, Blähungen, Durchfälle, Bauchschmerzen. Auftreten eines perianalen Soors.
Therapie: Ernährungsumstellung auf Anti-Pilz-Diät; 3wöchige antimykotische Therapie mit Nystatin, Ampho-Moronal, Sempera, Pimafucin; im Anschluß daran Symbioselenkung (1. Woche: Ozovit, 2.–4. Woche: Amara-Mischung, 5.–12. Woche: Symbioflor).

▶ Candidosis der Nägel
Symptome: weißlich bis gelblich-bräunliche Nagelverfärbungen, krümeliges Material am freien Nagelrand. Der Nagel löst sich gelegentlich vom Nagelbett.
Therapie: Nagelauflösung mit 40%iger Salicylsäure, lokal und systemisch Antimykotika.

▶ Candida-Intertrigo
Symptome: in Hautfalten und zwischen den Zehen weißliche Beläge auf rotem Grund, Juckreiz.

Innerer Candida-Befall (systemische Candidose)

▶ Soor-Septikämie
Symptome: Fieber, Schock, Nierenversagen. Komplikationen sind Soor-Meningitis, Soor-Endokarditis, Soor-Pyelonephritis, Soor-Osteomyelitis und Candida-Infektionen bei immunsupprimierten Patienten (Aids, Leukosen, Krebs).

Tab. 129: Prädisponierende Faktoren für Mykosen

Erkrankung	Therapie	Sonstiges
• hormonell	• Kortikoide	• Früh- und Neugeborene
• gastroenterologisch	• Immunsuppressiva	• Schwangere
• hämatologisch	• Zytostatika	• Greise
• Immundefekte (Aids)	• Bestrahlung	• Ernährung
• maligne Tumoren	• Antibiotika	• Beruf
• Infektionskrankheiten	• Verweilkatheter	
• Verbrennungen	• Chirurgie	

Therapie: Fluconazol und Ketoconazol systemisch und oral. Eigenbluttherapie, Eigenblut mit Hämoaktivator, Sauerstoff- und Ozontherapie. Symbioselenkung (Anti-Pilz-Diät, später Substitution apathogener Bakterien [Escherichia coli, Milchsäurebakterien]).
Diagnostik: Candida wächst auf Reis-Agarplatten, dabei sind Pseudomyzel und Chlamydosporen erkennbar. Bei innerem Befall kann die Serologie zur Verlaufs- und Therapiekontrolle eingesetzt werden (Tab. 130).

Therapie: *Biologische Nachbehandlung:* Mikroökologische Therapie mit Escherichia coli, Bacillus subtilis und Saccharomyces; laktovegetabile Kost, Reduktion von Zuckern und raffinierten Kohlenhydraten. *Antihomotoxische Therapie:* Nux vomica-Homaccord, Abropernol, Mercurius, Mucosa compositum.

Ulrich Wemmer

Suchtkrankheiten

Synonyma: Drogensucht, Drogenabhängigkeit.

Definition: Die Sucht ist eine Abhängigkeit von Substanzen, ohne deren Einnahme Wohlbefinden und Leistungsfähigkeit gestört sind.

Klinische Daten: Die Abhängigkeit von körperfremden Substanzen ist vor allem bei Jugendlichen in den hochindustrialisierten Wohlstandsländern ein zunehmendes Zivilisationsphänomen. Die Einnahme von Rausch- und Betäubungsmitteln erfolgt dabei zur Erzeugung oder Beibehaltung einer Art Lebensbalance. Die dazu benötigten Stoffe reichen von Genußmitteln bis zu toxischen Drogen: Süßigkeiten, Kaffee, Alkohol, Inhalationsdämpfe, Medikamente, Stimulanzien und Betäubungsmittel.
Unter Drogenabhängigkeit im engeren Sinne versteht man einen ständigen Gebrauch von Rausch- und Betäubungsmitteln. Die Stoffwechselmechanismen werden durch Dosiserhöhungen zunehmend belastet, schließlich überfordert. Zunehmende psychosoziale und mentale Abartigkeiten gehen damit parallel. Je nach erstrebter Wirkung unterscheidet man verschiedene Abhängigkeitstypen (Tab. 130).

Bei den Ursachen der Abhängigkeit werden verschiedene Schwerpunkte gesetzt. Auf der einen Seite spricht die Häufung in hochzivilisierten Ländern mit materiellem Wohlstand für eine Verhaltensstörung labiler, innerlich leerer, perspektiveloser Menschen. Andererseits unterstellen nicht wenige Suchtexperten eine echte Krankheit. Bei gesunden Menschen sorgen natürliche Stimulanzien (Katecholamine) und Relaxanzien (Endorphine) für eine Balance zwischen Wohlbefinden und Mißbehagen beziehungsweise Schmerz. Bei Drogenabhängigen scheinen diese Regulationsvorgänge nicht mehr zu funktionieren. Daraus wird eine Fehlreaktion konstruiert, bei welcher der Zukkerstoffwechsel und der Neurotransmitter Serotonin eine entscheidende Rolle spielen.

Therapie: Aufgabe der ärztlichen Behandlung ist es, die Entzugsstrategie so zu gestalten, daß die schmerzlichen, teilweise unerträglichen Entzugssymptome gemildert beziehungsweise behoben werden. Die praktizierten Methoden psychologische Betreuung, Ersatzdrogen/Methadon und Antidepressiva haben in weniger als 15–20% Dauererfolge – ein Mißverhältnis zwischen Aufwand und Erfolg.
Alternativen werden deshalb gesucht und geprüft. Eine davon ist die Ernährungslenkung zur „biologischen Restauration“. Drogenabhängige leiden an Eiweiß-, Mineral- und Vit-

Tab. 130: Unterscheidung von Abhängigkeitstypen bei Suchtkrankheiten

Der **Morphin-Typ,** der Barbiturat- und Alkohol-Typ, welcher der Realität des Lebens durch Flucht ins Vergessen und Verwischen zu entgehen versucht.
Der **Amphetamin-Typ** und Kokain-Typ sucht die Euphorie, er kauft sich dadurch ein unnatürliches Selbstvertrauen, das bis zur Erschöpfung der Organreserven gesteigert werden kann.
Der **Cannabis-Typ** und Halluzinogen-Typ (Haschisch, Cannabis, LSD, Mescalin) entflieht der Wirklichkeit des Lebens und seiner Belastung durch Halluzinationen – also Täuschungen auf Zeit.
Im **Heroin-Typ** schließlich verdichten sich diese Fluchtkomponenten zur Selbstzerstörung. Am Ende dieser Fluchtversuche aus den Aufgaben des Lebens steht eine Aggressionshandlung gegen sich selbst.

aminmangel und verzehren vorwiegend gierig Kohlenhydrate. Eiweiß zu jeder Mahlzeit (Fisch, Truthahn, Ei, Käse, Erdnußbutter, Bohnen, Gemüse, Körner) bilden die Basis. Vermieden werden sollten zuckerreiche Fruchtsäfte, einschließlich Karottensaft.

Der oft vorliegende Mangel an Magnesium, Kalzium, Chrom und Selen sollte ausgeglichen werden. Hohe Spiegel von Aluminium, Blei, Nickel und Beryllium legen eine Detoxifikationsbehandlung nahe. Unterstützend sind Vitamin-B-Komplexe – speziell bei Alkoholikern – Vitamin C und E zu geben.

In der *Akupunktur* werden folgende Empfehlungen gegeben: Ohr E39, E46, E49. Endorphininjektionen an diesen Punkten sollen erfolgreich sein bei Heroin, Kokain und Crack. Ginger-Samen wird topisch ohne Nadeln für Kokain angewandt, wobei Kombinationen mit den Punkten Di4 und M36 empfohlen werden.

Die Chiropraktik strebt durch Beseitigung der Subluxationen eine Verminderung der Entzugssymptome, eine Erleichterung der Führung und Wiederherstellung physiologischer Funktionsabläufe an.

Die Traditionelle Chinesische Medizin zielt auf eine Entgiftung von Leber und Niere sowie eine Unterstützung der geschädigten Nebenniere ab.

An *Phytotherapeutika* kommen zum Einsatz: Lobelia bei Nikotinabusus (Lobelin), Ephedra sinica für Nikotin (Ephedrin), Sibirischer Ginseng soll die Neurotransmitter im Gehirn normalisieren, Chamomilla für Kaffeentzug, Silybum marianum (Mariendistel) bei Leberschäden, Haferextrakte enthalten Leberschutz-Substanzen, Hypericum (Johanniskraut) und Kava-Kava als Antidepressiva.

In der *Homöopathie* werden Berberis, Nux vomica, Lachesis, Sulfur bei Alkoholismus, Daphne indica sowie Tabacum bei Nikotinabhängigkeit eingesetzt.

Abneigung gegen Tabak rufen hervor: Staphisagria, Causticum, Nux vomica und Tabacum.

Als Begleitkombination zur Entwöhnung wird eine Mischung aus Tabacum D4, Lobelia D4, Lycopodium D4 aa 10,0 (5 Tropfen täglich) empfohlen.

Die Organotherapie kann Regenerationsmaterial für die geschädigten Organe des Zentralnervensystems, der Streßorgane und des Immunsystems zur Verfügung stellen. Präparate aus Leber, Gehirn, Niere, Verdauungstrakt, Hypothalamus und Nebenniere kommen dafür in Frage.

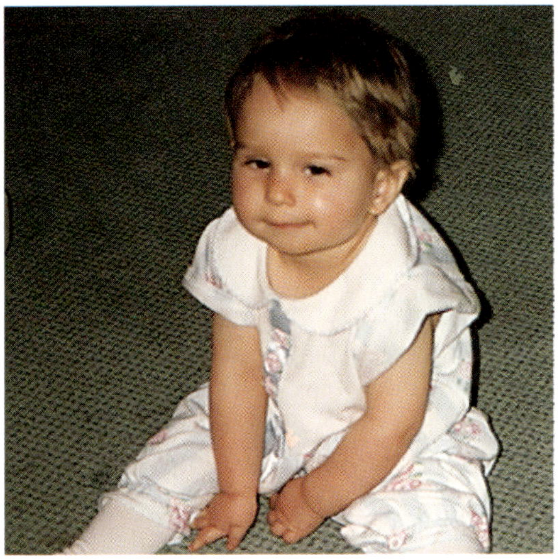

Abb. 288: Heroin- und alkoholgeschädigtes 2½jähriges Mädchen. Die Physiognomie wird durch die Alkoholfetopathie geprägt. Statomotorische und geistige Entwicklungsverzögerungen stehen im Vordergrund.

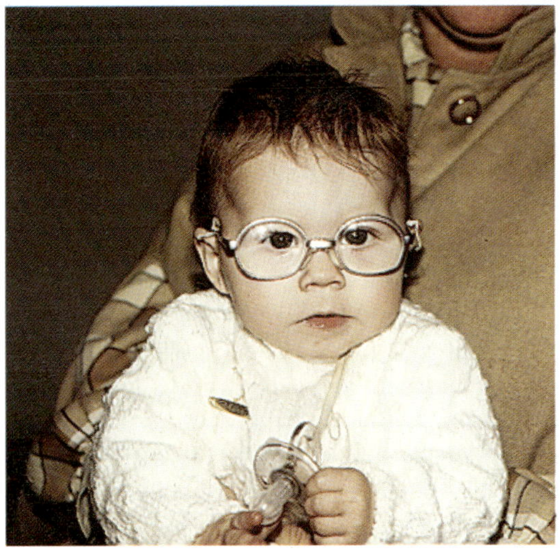

Abb. 289: Heroin- und alkoholgeschädigtes 2jähriges Mädchen

(Literatur: Augustin u. Schmiedel, 1994; Enders, 1992; Murray u. Pizzorno, 1991; Strohecker, 1994)

Tay-Sachs, Morbus

(s. Lysosomale Krankheiten)

Tendopathien

Definition: Der Ausdruck Tendopathien stellt einen Dachbegriff für Funktionsstörungen und Krankheiten der Sehnen, Sehnenansätze und Sehnenscheiden dar. Dazu gehören: Tendinosen, Insertionstendopathien, abakterielle Tendovaginitis, Tendomyopathie (s. Fibromyalgie), Tendovaginitis crepitans, Tendovaginitis stenosans, Tendovaginitis hypertrophicans, Tendovaginitis purulenta.

Klinische Daten: Ursächlich werden Mikrotraumen, qualitative oder zeitliche Belastungsschäden oder Durchblutungsschäden verantwortlich gemacht. Betroffen sind vor allem Sehnenansätze. Bei der Tendovaginitis crepitans entsteht ein mit Bewegungsschmerz verbundenes Reibe- oder Knirschgeräusch. Die Tendovaginitis stenosans (Quervain-Krankheit) geht mit einer Verminderung der Gleitfähigkeit durch Entzündung und Verquellung der Sehnenscheidenringbänder einher. Von einer Tendovaginitis hypertrophicans spricht man bei knotigen Anschwellungen der Vorderarm-Strecksehnen (Klavierspieler-Krankheit). Eitrige Sehnenscheidenentzündungen sind in der Regel Begleitsymptome anderer Infektionen (Abszesse, Panaritien, Phlegmone).

Therapie: Zu den Allgemeinmaßnahmen gehören Ruhigstellen und das Vermeiden von Belastungen. Physikalisch können sowohl Wärme (Rotlicht, heiße Rollen, Sauna) als auch Kälte (kalte Umschläge, Kryotherapie) Milderung bringen. Antiphlogistika sollten nur zeitlich begrenzt eingesetzt werden, Antibiotika sind nur bei bakteriellen Infektionen sinnvoll. *Phytotherapeutisch* stehen Präparate aus Arnica, Kalmia, Ruta, Bryonia und Echinacea zur Verfügung.
Homöopathische Basismittel sind: Bryonia, Sulfur, Arnica; Ruta bei Dauerschmerz; Rus toxicodendron bei Bewegungsschmerz; Manum verum bei rheumatischer Genese und Fibromyalgie; Hekla lava bei Tendovaginitis hypertrophicans; Acidum formicicum zur Quaddelung an überempfindlichen Punkten.
Einen breiteren therapeutischen Ansatz haben homöopathische Kombinationspräparate: Traumeel, Kalmia compositum, Zeel bei arthrotischen Veränderungen, Bryaconeel bei neuralgischen Schmerzen, Cimicifuga-Homaccord bei Osteochondrosen sowie Apis-Homaccord bei ödematösen Schwellungen.

Tetanie

Synonym: Hypokalzämische Tetanie.

Definition: Neuromuskuläre Übererregbarkeit infolge Verminderung des ionisierten Kalziums im Blut.

Klinische Daten: Bei der *manifesten Tetanie* treten bei vollem Bewußtsein sehr schmerzhafte tonische Muskelkrämpfe an Armen und/oder Beinen auf. (Karpopedalspasmen); selten ist die Muskulatur des Gesichts oder des Rumpfes befallen. Vorangehen können Parästhesien mit Kribbeln und Ziehen in den Gliedern. Später können klonische Krämpfe, Durchblutungsstörungen der Beine und Koronarien sowie tetanische Starre des Herzmuskels mit plötzlichem Herztod auftreten. Vegetative Zeichen sind erweiterte Pupillen, vermehrte Speichel-, Tränen- und Schweißsekretion, Erbrechen durch Pyloruskrampf, Durchfälle, Harnverhalt, Depression und Unruhe.
Zu den *tetanieauslösenden Faktoren* zählen eine Kalziumresorptionsstörung bei chronischer Steatorrhö, Pankreatitis oder die Vergiftung mit Oxalsäure oder Fluoriden. In diesen Fällen ist eine Kalziumzufuhr von 1000–1500 mg/Tag angezeigt. Auch der Magnesiummangel (Hypokalzämie infolge der Verminderung des Parathormons) kann eine Tetanie auslösen. Hier sind Kalzium und Magnesium angezeigt. Bei der *rachitogenen Tetanie* (Spasmophilie) handelt es sich um einen manifesten Vitamin-D-Mangel bei Säuglingen unter Sonneneinwirkung im Frühjahr. Es kommt zu einer Bildung von Vitamin-D-Vorstufen in der Haut, Kalzium wird vermehrt in den Knochen eingebaut und dadurch im Serum erniedrigt. Zu den Symptomen zählen Laryngospasmus mit ziehender Einatmung, Karpopedalspasmen und positives Chvostek-Zeichen. Therapeutisch sind Kalzium- und Vitamin-D-Gaben indiziert.

Bei der *latenten Tetanie* handelt es sich um eine konstitutionell bedingte Tetanieneigung mit Durchblutungsstörungen, blasser Haut und blaukalten, feuchten Händen und Füßen.
Die *Hyperventilationstetanie* (durch verstärkte Atmung wird Kohlendioxid im Blut stark erniedrigt, die Alkalose verschiebt Kalzium in die Zellen) kommt bei nervöser Übererregbarkeit und ängstlichen Personen vor. In diesen Fällen hilft die Rückatmung in eine Plastiktüte, wodurch der alveoläre Kohlendioxid-Partialdruck wieder erhöht wird.

Therapie: *Biologische Therapie:* Nebenschilddrüsengesamtextrakte; Magnesium, Kalzium, Phosphor, Bor, Strontium in homöopathischen Potenzierungen (Festlegung des Bedarfs mittels Haar-Mineralanalyse).

ULRICH WEMMER

Therapieschäden

Definition: Aufgrund der immunologischen Forschungen der letzten Jahrzehnte sind die Nebenwirkungsrisiken chemischer Pharmaka zunehmend beschrieben worden. Es sind Effekte, die man zusammenfassend als immunsuppressiv bezeichnen kann.

Klinische Daten: Die hochwirksamen chemischen Pharmaka zielen in der Regel auf eine Symptomunterdrückung, wodurch jedoch gleichzeitig die Eigenregulierfähigkeit des Organismus mehr oder weniger blockiert wird. Die menschlichen Abwehrfunktionen verlaufen in einem zweipoligen Biorhythmus, der vegetativ gesteuert wird. Selye hat in seiner Alarmreaktionskurve die bipolare Reizbeantwortung eines gesunden Organismus nachgewiesen. Ricker und Speranski konnten diese grundsätzliche rhythmische Regulation unseres Abwehrsystemes auch im Ablauf der Entzündung verifizieren.
In einer ersten, sympathikoton gesteuerten Reizbeantwortungsphase werden sämtliche Abwehrstrategien ganzheitlich mobilisiert. Auf dem Höhepunkt der Entzündung wird im Bereich des Entzündungsherdes eine „parenterale Verdauung" initiiert, die je nach Ausmaß der Schädigung in einer Bereinigung über die lymphatischen Systeme mündet, oder der Organismus sucht die Schadstoffelimination per exsudationem nach außen zu vollziehen.
Durch eine Therapie mit zum Beispiel Antipyretika, Antiphlogistika, Analgetika, Antibiotika oder Immunsuppressiva wird der biorhythmische Verlauf der Abwehrstrategie im Rahmen einer Entzündung vorzeitig blockiert. Der Organismus wird therapeutisch gezwungen, seine Regulationen in der ersten sympathikoton gesteuerten Reizbeantwortung einzustellen.
Aus neurophysiologischer Sicht bedeutet dies, daß der Organismus in der Schockphase stekken bleibt. Aus neurohumoraler Sicht muß diese iatrogen induzierte Reaktion als fortdauernde vegetative Streßsituation gewertet werden (Selye). Eine länger anhaltende Streßsituation führt automatisch in ein Erschöpfungssyndrom, was sich auf der Abwehrebene als Schwächung und erhöhte Anfälligkeit gegenüber neuen Reizeinwirkungen manifestiert.
Weiterhin wird mit diesen therapeutischen Maßnahmen das Ziel der Entzündung, nämlich die Schadstoffelimination, vereitelt. Der Organismus ist also gezwungen, durch Anfachung einer neuen entzündlichen Reaktion oder durch Intensivierung von Entgiftungssystemen die schädlichen Belastungen zu eliminieren. Gelingt dies nicht, tritt mit biologischer Sicherheit eine progressive (negative) Vikariation ein, die in eine Chronifizierung mündet. Daher müssen wir bei allen chronischen Erkrankungen, gemeint sind alle Krankheitsphasen jenseits des biologischen Schnittes, bei unseren Therapiekonzepten immer diese iatrogenen Schädigungsmuster einbeziehen.
Das Wissen um die Tragweite therapeutischen Handelns im Hinblick auf die schädigenden Begleitwirkungen, macht es dringend erforderlich, an den Anfang der Behandlung gerade von Krankheiten, die sich noch diesseits des biologischen Schnittes befinden, also bei Inflammations- und Depositionsphasen, biologische, regulative Heilmaßnahmen einzusetzen. Der Irrweg, Regulationsverfahren naturgerechter Art als „Ultima ratio" heranzuziehen, muß endlich überwunden werden.
Ferdinand Hoff hat 1960 bereits seinen Studenten gegenüber an der Frankfurter Universität die Befürchtung geäußert, daß 80% unserer chronischen Krankheiten Folgen von Thera-

pien sind. Aus diesem Grund ist die Aufarbeitung dieser therapeutisch induzierten Krankheiten beziehungsweise deren pathogenetische Mitbeteiligung ein Erfordernis von hoher Priorität. Gerade die antihomotoxische Therapie ist eine der besten Möglichkeiten, in solchen Fällen noch eine Wende in Richtung regressive (positive) Vikariation zu ermöglichen.

Therapie: Im folgenden werden Therapieempfehlungen gegeben, die jedoch nicht schematisch verstanden werden können, sondern allenfalls als Anregungen zu verstehen sind, denn Therapieschäden sind Krankheiten, die eine sehr individuelle Kausalitätsverknüpfung darstellen.
Perorale Basistherapie mit Galium-Heel, Lymphomyosot und Nux vomica-Homaccord; *parenterale Therapie* mit Galium-Heel, Lymphomyosot und Hepeel; *systembezogene Therapie* mit Hepar compositum zur Entgiftungsanregung über das Lebersystem, Solidago compositum S zur Entgiftungsanregung über die Nierenausscheidung, Engystol zur Aktivierung der unspezifischen Abwehr und Induktion einer regressiven Vikariation, Thyreoidea compositum zur Mesenchymaktivierung, Tonsilla compositum zur Stimulation der lymphatischen Gewebe sowie Coenzyme compositum und Ubichinon compositum als Biokatalysatoren.
Als Nosoden kommen in Betracht bei chronisch exsudativer Entzündung Tuberculinum-Injeel (forte), bei proliferativer Entzündung Medorrhinum-Injeel (forte), bei destruktiven Prozessen Luesinum-Injeel (forte) sowie äthiologische Virus- oder Bakterien-Nosoden oder, falls diese nicht eruierbar sind, Organ-Nosoden. Auch homöopathisierte Allopathika, die ja häufig das Zünglein an der Waage sind bei Erkrankungen, die in Folge von Therapieschäden ausgelöst werden, sind indiziert.
Begleittherapie: Auto-Sanguis-Stufentherapie nach Reckeweg: sie bietet sich bei Erkrankungen aus diesem Formenkreis im besonderen an, da die Kombination der erforderlichen Basis- und symptomenbezogenen Heilmittel hervorragend miteinander kombiniert werden können, ohne die erforderliche Compliance des Patienten zu überfordern. Gerade auch die Kombination der genannten Biotherapeutika mit den erforderlichen Nosoden und homöopathisierten Allopathika ist in der Zusammensetzung der Auto-Sanguis-Stufentherapie ein sehr wirksames Therapieprinzip. An weiteren Begleittherapien kommen in Betracht: große Eigenbluttherapien, mikrobiologische Korrektur, diätetische Führung mit Förderung basenbildender Kost, Fastenkuren (diese sollten allerdings nicht am Beginn der Therapie stehen, sondern erst, wenn die Ausleitungsverfahren sicher zur Wirkung gekommen sind), Antioxidanzientherapie und Lymphdrainage.
Das hier angegebene, multidimensionale antihomotoxische Behandlungskonzept bietet bei Krankheiten infolge von Therapieschäden eine aussichtsreiche und effiziente Möglichkeit, die betroffenen Patienten in eine regressive (positive) Vikariation zurückzuführen, wobei oftmals Reaktivierungsphasen auf dem Weg zur Selbstheilung gemeinsam durchschritten werden müssen, die aber dann auch Marksteine auf dem mühsamen Weg sind, an denen wir die Folgerichtigkeit unserer Behandlungsstrategien ablesen können.

Dagmar Lanninger-Bolling

(Literatur: Ricker, 1948; Selye, 1953; Speranski, 1950)

Thrombophlebitis

(s. Varikose)

Thrombozytopenie

Synoym: Morbus Werlhof.

Definiton: Verminderung der Thrombozyten infolge einer verminderten Thrombopoese oder eines vermehrten Plättchenabbaus.

Klinische Daten:

► Thrombozytopenie durch verminderte Thrombopoese:

- Knochenmarkschwund bei aplastischer Anämie, Panmyelophthise und medikamentös-toxischer Schädigung,
- Verdrängung des Knochenmarks durch Leukämiezellen, bei Plasmozytom, Osteomyelofibrose,
- Störung der Megakaryozytose (z.B. durch Medikamente),

- zyklische Megakaryozyptopenie
- Bildungsstörung durch Vitamin-B_{12}-, Vitamin-C- (Skorbut) und Folsäuremangel.

▶ Thrombozytopenie durch vermehrten Abbau der Plättchen:

- medikamentös-allergische, medikamentös-toxische Ursache,
- Autoantikörperbildung gegen Plättchen,
- idiopathisch thrombozytopenische Purpura,
- Hypersplenie (chronische Hepatitis, Leberzirrhose),
- postinfektiöse Thrombozytopenie,
- hämolytisch-urämisches Syndrom,
- thrombotisch thrombozytopenische Purpura (Morbus Moszkowicz),
- Verbrauchskoagulopathie.

Krankheitsformen der Thrombozytopenie

▶ Idiopathisch-thrombozytopenische Purpura (ITP, Morbus Werlhof, Immunthrombozytopenie)

Es handelt sich um eine Autoimmunerkrankung mit Thrombozytopenie und einer verkürzten Thrombozytenüberlebenszeit. Bei der *akuten Verlaufsform* (typisch im Kindesalter) kommt es 1–3 Wochen nach Virusinfekten zu einer akut auftretenden Thrombozytopenie mit Werten unter 10000/cm^3, petechialen Schleimhaut- und Hautblutungen, Nasen-, Mund- und Zahnfleischblutungen; in 1% der Fälle treten auch Hirnblutungen auf. Therapie: hochdosiert Gammaglobulin, Prednison; 85% der Fälle heilen vollständig aus; Organotherapie: Präparate der fetalen Blutbildungsstätten (Milz, Leber, Mesenchym) (Abb. 290).

Bei der *chronischen Verlaufsform* (typisch im höheren Lebensalter) handelt es sich um eine Autoimmunerkrankung mit Bildung von Antikörpern gegen ein Thrombozyten-Membranantigen; Thrombozytopenie mit Werten zwischen 10000 und 70000/cm^3; Haut- und Schleimhautblutungen, Nasenbluten, Blutungen des Genitaltraktes, leichte Vergrößerung der Milz. Therapie: Gammaglobulin, Prednison, Splenektomie nach einem Jahr Krankheitsdauer.

Störungen der Thrombozytenaggregation

▶ Thrombasthenia Glanzmann

Es handelt sich um eine angeborene hämorrhagische Diathese infolge gestörter Thrombozyten-Aggregation. Die Vererbung erfolgt au-

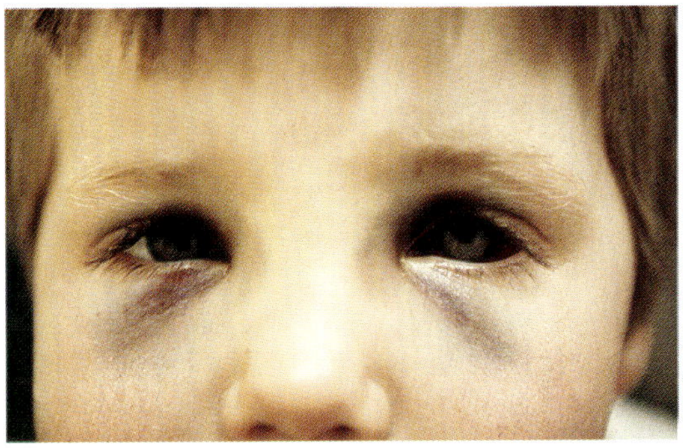

Abb. 290: Suborbitale Hämatome bei thrombozytopenischer Purpura

tosomal-rezessiv. Es kommt zu petechialen oder flächenhaften Blutungen in Haut und Schleimhäuten. Die Thrombozytenzahl ist normal, die Aggregation fehlt. Es ist keine spezifische Therapie bekannt, eventuell kann eine Transfusion von Plättchen vorgenommen werden; Milz-, Leber- und Mesenchympräparate.

▶ May-Hegglin-Syndrom

Es handelt sich um eine familiäre Erkrankung mit variabler Thrombozytopenie und Thrombozytopathie. Die Vererbung erfolgt autosomal-dominant. Es kommt zu Blutungen in Haut und Schleimhäuten. Die Blutungszeit ist verlängert, die Thrombozytenüberlebenszeit verkürzt; in den Granulozyten finden sich basophile Einschlußkörperchen. Eine spezifische Therapie ist nicht bekannt.

Störungen der Adhäsion

▶ Bernard-Soulier-Syndrom

Es handelt sich um eine angeborene hämorrhagische Diathese infolge Thrombozytopenie. Die Vererbung erfolgt autosomal-rezessiv. Es treten Haut- und Schleimhautblutungen auf; die Blutungszeit ist verlängert. Es ist keine spezifische Therapie bekannt.

▶ Thrombotisch-thrombozytopenische Purpura

Es handelt sich um eine mikroangiopathisch-hämolytische Anämie mit einer Häufigkeit von 1:1 Million. Pathogenetisch liegt eine Störung der Endothel-Thrombozyten-Interaktion vor. Es kommt zu Petechien, Purpura, retinalen und gastrointestinalen Blutungen, Anämie mit Hb-Werten von 7–9 g/dl und neurologischen Symptomen mit Kopfschmerzen, Schwindel, Verwirrtheit und Koma. In der Therapie sind Kortisteroide indiziert.

► Hämolytisch-urämisches Syndrom (HUS) (Morbus Gasser)

Es handelt sich um eine mikroangiopathisch-hämolytische Anämie mit Thrombopenie und akutem Nierenversagen (Nierenrindennekrose). Ätiologie: postinfektiöse Erkrankung, erbliche Faktoren, Neuraminidaseschädigung der Erythrozyten.

Das *klassische HUS* bei Kindern unter zwei Jahren geht im Prodromalstadium mit Durchfall, Erbrechen und Fieber einher. Später führen Hämoglobinämie und Hämoglobinurie zum akuten Nierenversagen mit arterieller Hypertonie; zerebrale Symptome sind Krämpfe, Bewußtseinstrübung und Koma. Labor: im Blut Anisozytose, Poikilozytose, Fragmentozyten, Anämie; im Serum Harnstoff und Kreatinin erhöht.

Weitere Formen sind die *postinfektiöse Form* nach bakteriellen oder viralen Erkrankungen und die *hereditäre Form.* Bei der *HUS im Erwachsenenalter* (z.B. post partum) kommt es zu Nierenversagen, Hämaturie und arterieller Hypertonie. Therapie: Dialyse, Plasmapherese, Bluttransfusion, Aggregationshemmer und Vitamin E.

ULRICH WEMMER

Tic

Definition: Bewegungsstörung, die meist in einem Muskelbereich plötzlich, zwecklos und schwer unterdrückbar auftritt.

Klinische Daten: Es kommt zu Dystonien mit Glied-, Extremitäten- und Schulterzucken, Torticollis, Schreibkrampf, Grimassen, Blinzeln, Schnüffeln, Schmatzen, Räuspern, Husten, Herausstrecken der Zunge.

Es handelt sich um eine Dysfunktion der die Massenbewegungen regulierenden automatisierten Motorik. Sie ist gestört im Zusammenspiel des extrapyramidalen Systems mit seinen Verbindungen zum Hirnstamm und den motorischen Vorderhornzellen.

Bei der Entstehung von Tics spielen einerseits *organische Läsionen* (meist im Striopallidum), andererseits die entgleiste Persönlichkeitsentwicklung über *psychische Probleme* oder *Noxen* eine Rolle. Ein zentraler Faktor bei Muskeldystonien dieser Art ist die *Regulation des Kupferstoffwechsels,* welcher durch Überschuß, Mangel oder antagonisierende oder konkurrierende Elemente oder Gifte (Hg, Pb, Fe, Zn, Ag, Cd, S, P, Mg, Ca, ...) beeinträchtigt sein kann.

Vorübergehende Ticstörungen, vor allem beim Kind, sind oft Ausdruck einer emotionalen Spannung, die als motorische Einengung erlebt wird, zu deren Befreiung sie dienen.

Konstitutionell lassen sich zwei grundlegende Typen unterscheiden:

► Zur Völlerei neigender lebenshungriger (auch sexuell), gefallsüchtiger Schwärmer (eher psychische Genese des Tics)

Überernährung durch Lebenslust und Neigung zu Reizmitteln (Kaffee, Tabak, Alkohol) und unmäßige Schlemmerei führen zu Malabsorption mit Fäulnisdyspepsie. Es entstehen venöse Stase, Ekzeme, Entzündungen und Neuritis. Häufige *unterdrückende Therapie* dieser körperlichen Ausscheidungs- und Reinigungsversuche verbunden mit aufwendigem Lebenswandel und emotionalem Dauerstreß führen in die Depositionsphase.

Die *Persönlichkeitsentwicklung,* zunächst meist Ich-stark, *stagniert,* da die der Welt zugewandte Emotionalität und der Hunger nach leiblichen Genüssen gebremst oder unterdrückt werden, bevor die Reife für autonome Entscheidung zum Verzicht eingetreten ist. So können sich je nach prägender Lebensphase oder Temperament eine Disposition zur Zwangskrankheit (waghalsige, jähzornige, draufgängerische, destruktive Impulse) oder zur hysterischen Konversion (sexuelle oder Eroberungsphantasien mit Versagungs- oder fehlendem Abgrenzungserlebnis) bilden.

► Zur Dystrophie neigender verkrampfter Astheniker (eher somatische Genese des Tics)

Schwäche der Verdauungs- und Resorptionstätigkeit (psorische, carbonitrogene Konstitution) führt zu mangelhaftem Eiweißstoffwechsel. Die Folgen sind Dystrophie, abdominale Plethora wegen Darmfäulnis, Zyanose, Hämorrhoiden, Varizen, verminderte Abwehrleistung (Leber-, Nierenschwäche) sowie erschwerte

Blutbildung. Auch ist die Utilisation von B-Vitaminen, Kalzium, Magnesium und Phosphor wegen der Assimilationsschwäche gestört und führt zur Spasmophilie. Schlechte Toxinausscheidung (Antigen/Antikörperkomplexe postinfektiös oder bei Herdprozessen, Toxine von Diphtherie, Pertussis, Malaria, Würmern, Botulinustoxin) und zusätzliche Überladung mit Schwermetallen (Hg, Cd, Mg, Pb, Zn) verschlechtern die Situation.

Es kommt zur Neurodegeneration mit Neurasthenie und zur erniedrigten Funktion im Bereich der neurohormonalen Autoregulation.

Psychisch wirken akuter Schreck, Trennungs- oder Todeserlebnis, körperlich und geistig zu hohe Leistungsanforderungen; biografisch vulnerable Phasen wie Wachstum, Schwangerschaft sind krankheitsverstärkend und können in die Depositionsphase führen.

Die Persönlichkeit ist eher Ich-schwach, zur Lebensangst und zu starr depressivem Erleben neigend. Der Patient erlebt oft die Umwelt als gefühlskalt, nüchtern freudlos, grau, taktlos und eng strukturierend.

Therapie: Bei mehr als passageren Symptomen mit Anhaltspunkten für erhebliche Spannungs- und Konfliktmomente im sozialen Umfeld oder in der Biographie des Patienten ist begleitende *Psychotherapie* angeraten. Denn je länger der reflexhaft motorische Vorgang eingeschliffen ist, desto schwerer ist er zu beseitigen (subjektive Wahrnehmungsveränderung). Verfahren, die die Primärstruktur des Patienten animieren, wie Musiktherapie, künstlerisches Gestalten, Rollenspiel, katathymes Bilderleben und Heileurythmie sind gut mit einzubeziehen. Körperarbeit mit Heilgymnastik, progressiver Muskelrelaxation nach Jacobson oder Sportarten mit strukturierten, impulsiven schnellen Bewegungen, auch Kampfsport, sind ebenfalls geeignet.

Für eine gezielte antitoxische, ausleitende, aber auch aufbauende *Ernährungstherapie* ist eine vorherige Haaranalyse mit individuellem Status der belastenden und der fehlenden Elemente im Stoffwechsel des Patienten empfehlenswert. Zur *Darmsanierung* käme zunächst ein 2–3wöchiges Kostregime nach F. X. Mayr mit entsprechender Manualtherapie des Abdomens in Frage; anschließend ist zur Regeneration und zum Aufbau eine längere Phase mit basischer zuckerfreier, fleischarmer Vollwertkost sinnvoll.

Zur *Phytotherapie* empfehlen sich je nach Konstitution abendliche, warme regulierende oder den Intermediärstoffwechsel anregende Vollbäder mit Wermut, Melisse, Kamille und Baldrian. Zum Einnehmen abends sind Hypericum oder Humulus lupulus zum Stabilisieren der Emotionalität geeignet.

Akupressur oder -punktur: B 64 beidseitig (Punkt aller Muskelspasmen), H 7 + Lu 9 (Neurasthenie, Kummer, verminderte Vitalität), Lu 11 (psychoneurotisch), N 1 (nervöse Übererregung mit Fußkälte).

Homöopathische Arznei: Nosodentherapie nach Krankheitsbild (Tuberkulin-, Diphtherie-, Tetanus-, Polio-, Botulinus-, Malaria-Nosode), „wilde“ Arzneien, postinfektiös, posttraumatisch, emotionaler Schock, Kummer, unterdrückte Wut und Sexualität (Agaricus, Stramonium, Hyoscyamus, Belladonna, Nux vomica, Ignatia, Opium, Gelsemium, Cina, Cicuta virosa, Tarantula), Konstitutionsmittel des psorischen oder karbonitrogenen Typs (Causticum, Calcium carbonicum, Magnesium phosphoricum, Phosphor, Sulfur, Lycopodium, Thuja), Schwäche- und Drainagemittel unter den Metallen (Argentum, Cuprum, Plumbum, Arsenicum album, Mercurius solubilis, Zincum).

URSULA ARNOLD

Tinnitus

Synonyma: Ohrensausen, Ohrgeräusche.

Definition: Ohrgeräusche sind akustische Phänomene, die auch ohne äußere Ursache wahrgenommen werden können.

Klinische Daten: Grundsätzlich lassen sich Ohrgeräusche in einen objektiven und/oder subjektiven Tinnitus unterteilen. *Objektive, physikalisch meßbare Ohrgeräusche (Bruits)* können vaskulären, muskulären oder anatomischen Ursprungs, zum Beispiel durch eine offene Tubenverbindung zwischen dem Nasen-Rachen-Raum und dem Mittelohr (Tuba aperta) sein. *Subjektive Ohrgeräusche* sind im Einzelfall zwar subjektiv quälend, medizinisch

meist aber schwer zu verifizieren. Sie machen oft den Einsatz moderner neurootologischer Diagnosemethoden erforderlich.
Klinisch empfiehlt es sich, den Tinnitus aurium (audiometrisch definierbar), den der Patient als eigentliches Ohrgeräusch auch ins Ohr projiziert, vom Tinnitus cranii sive cerebri (nur subjektive Angaben) zu unterscheiden. Daneben gibt es noch weitere Tinnitusphänomene, zum Beispiel durch Verminderung der akustischen Dynamikbreite des Ohres im Sinne des Syndroms des überempfindlichen Ohres.
Tinnitus aurium kann auftreten im Gefolge von:

- Schalleitungshörstörungen durch Veränderung des äußeren Gehörgangs (Gehörgangsobstruktion durch Cerumen obturans),
- Erkrankungen des Ohrknorpels (Perichondritis, fibröse oder knöcherne Athresien des Gehörgangs, Osteophyten, Tumoren),
- Schalleitungshörstörungen durch Mittelohrprozesse (Trommelfellperforation, fibröse Adhäsionen im Mittelohrbereich, Hämatotympanon und andere Mittelohrergüsse, Gehörknöchelchenläsionen im Sinne der Otosklerose oder Tympanosklerose, Unterbrechung der Gehörknöchelchenkette, Erkrankungen des Musculus stapedius oder des Musculus tensor tympani, Cholesteatome, Glomus-jugulare-Tumoren, Hämangiome und andere Tumoren),
- Schallempfindungshörstörungen im Innenohr (Morbus Menière oder solche auf allergischer oder toxischer Basis),
- Schallempfindungshörstörungen retocochleärer Art (Akustikustumor, Felsenbeintrauma oder Multiple Sklerose),
- zentrale Funktionsstörungen (Läsionen der afferenten oder efferenten Nerven des Ramus cochlearis nervi statoacustici, der ventralen und dorsalen cochleären Hörkerne, des Lemniscus lateralis, der Kerne des Lemniscus lateralis, des Colliculus inferior, des Corpus geniculatum mediale, der Radiatio acustica und der Hörrinde).

Tinnitus cranii sive cerebri ist häufig mit zerebrovaskulären oder anderen intrakraniellen Erkrankungen vergesellschaftet. Dieser Tinnitus weist im Unterschied zum Tinnitus aurium ein anderes Verhalten hinsichtlich der Hörschwelle beziehungsweise Vertäubung auf.
Ferner haben wir Tinnitusphänomene im Zusammenhang mit dem Syndrom des verlangsamten Hirnstammes meist älterer Personen beobachtet. Sehr häufig handelt es sich bei den Tinnitusphänomenen auch um durch Außengeräusche verursachte verzerrte und quälende subjektive Schallwahrnehmungen im Sinne des Syndroms des überempfindlichen Ohres.
Tinnitusartige Phänomene wurden von uns während der vergangenen 5 Jahre im Zusammenhang mit akustischen Halluzinationen mittels des Verfahrens des Brain Electrical Activity Mapping bei Innenohrstimulation verifiziert. Vielfach scheint Tinnitus ein kortikalzerebrales Übererregbarkeitsphänomen zu sein.

Therapie: Psychotherapie, autogenes Training. Physikalische Geräuschverdeckung durch sogenannte Tinnitusmasker.
Gezielte Pharmakotherapie entsprechend der neurootologischen Differentialdiagnose, zum Beispiel mit Xylocain, Vertigoheel, Tegretal, durchblutungsfördernden und zentral regulierenden Medikamenten.
Da es nicht nur einen einzigen Tinnitus-Typ gibt, gibt es auch keine sogenannte Idealtherapie der Ohrgeräusche, sondern nur eine neurootometrisch gesteuerte Individualtherapie.

Claus-Frenz Claussen

(Literatur: Claussen, 1985, 1987, 1988; Shulman, 1991)

Tourette-Syndrom

Synonym: Gilles-de-la-Tourette-Syndrom.

Definition: Als Tourette-Syndrom wird ein Symptomenkomplex aus multiplen motorischen und vokalen Tics in facettenreicher Kombination bezeichnet. Auftreten vor dem 21. Lebensjahr und Dauer länger als ein Jahr sind weitere Eingrenzungskriterien. Nicht dazu gerechnet werden postenzephalitische oder medikamentös (durch Psychopharmaka oder Neuroleptika) provozierte Tics und Dyskinesien.

Klinische Daten: Motorische und vokale Tics (Tab. 131) treten vor dem 21. Lebensjahr auf, dauern bei unterschiedlicher Intensität und

Häufigkeit jahrelang an, können periodenhaft verschwinden, abgemildert sein oder variieren. Das männliche Geschlecht ist häufiger betroffen als das weibliche. Die diagnostische Abgrenzung gegenüber verwandten Störungen wie hyperkinetisches Syndrom, Autismus, „antisoziale Persönlichkeit", Hysterie oder Zwangsneurose sollte anhand der in Tabelle 131 dargestellten Symptomenkonstellation erfolgen.

Therapie: *Allgemeine Maßnahmen:* Von grundlegender Bedeutung ist die Aufklärung des Betroffenen und seiner familiären und beruflichen Umgebung, daß es sich um eine echte Krankheit und nicht um „Hysterie" handelt. Beseitigung von Streßfaktoren – einschließlich Fernsehabusus und akustisches Trommelfeuer – sowie Gesprächs- und Beschäftigungstherapie können dazu beitragen, das lädierte Selbstvertrauen zu bessern.

Symptomatisch-medikamentöse Therapie: Zur Milderung der Symptome werden D_2-Rezeptorantagonisten (Remschmidt u. Hebebrand, 1993; Rothenberger, 1990) (Haloperidol, Tiaprid, Pimozid, Fluphenazin) und Alpha-2-Rezeptoragonisten (Clonidin) eingesetzt. Diese Substanzen sind in der Lage, die Symptome in 60–70% der Fälle vorübergehend zu bessern, müssen aber oft in der Dosis allmählich gesteigert werden. Zu den unerwünschten Nebenwirkungen gehören Müdigkeit, Dysphorie, depressive Verstimmung, Spätdyskinesien (bei Haloperidol und Orap) sowie Entzugssymptome und Bahnung von Drogenabhängigkeit.

Biologische Therapie: Da es sich um eine psychosomatische Krankheit, vermutlich auf der Basis von genetisch bedingten (Stoffwechsel-)Fehlregulationen handelt, sind organotherapeutische Substitutionen (Lyophilisate von Medulla cerebri, Cerebrum, Nerven-Wachstumsfaktor, ZNS-Ultrafiltrate und potenzierte Gehirnpräparate) als Basis einer organischen Stoffwechselunterstützung indiziert. Von den intermediären Katalysatoren hat sich Zeel P bei oraler Applikation bewährt.

Die Homöopathie bietet für die verschiedenen Ticformen Homöopathika an, die sich am Arzneimittelbild orientieren (Enders, 1992): Magnesium phosphoricum D6 bei schmerzhaftem Gesichtszucken (muß warme Hand dagegen drücken), Agaricus D6–D30 bei Tic der Augenlider (Gefühl wie tausend Eisennadeln unter der Haut), Gelsemium D6 (reißt, zuckt, krampft; besser nach Harnflut), Lycopodium D6 (blasser, hagerer, trockener Typ; schmerzlose Tics, linksbetont), Hyoscyamus D6 (grimassiert, gestikuliert; wilde, funkelnde Augen), Tarantula hispanica D6–D15 bei mani-

Tab. 131: Symptomatologie der motorischen und vokalen Tics

einfache motorische Tics
- Augenblinzeln
- Augenzwinkern
- Grimassieren
- Augenrollen
- Kopfschütteln
- Stirnrunzeln
- Augenrollen
- Kopfnicken
- Schulterzucken
- Zwerchfelltics
- Singultus
- Bauchtics
- Rumpftics

komplexe motorische Tics
- Hyperkinesie
- Ruhe- und Rastlosigkeit
- Hüpfen
- Treten
- Stampfen
- Springen
- Klopfen
- Kreisen
- Kratzen
- Selbstverletzen
- Beißen
- Schlagen
- Echopraxie
- Kopropraxie

einfache vokale Tics
- Schnüffeln
- Räuspern
- Hüsteln
- Grunzen
- Quieken
- Zunge schnalzen
- Spucken
- Bellen
- Hyperventilationsgeräusche

komplexe vokale Tics
- Summen
- Schreien
- Pfeifen
- unlogische Gesprächsfetzen
- Echolalie
- Palilalie
- Koprolalie

scher Unruhe (grimassiert wenn unbeachtet; Kältegefühl im Tic), Absinthium D12 bei nervösem Tic durch Alkoholabusus (gerötet, heftig, zornig, brutal, klaut gerne; auch bei Kindern von Alkoholikern).

(Literatur: Enders, 1992; Remschmidt u. Hebebrand, 1993; Rothenberger, 1990)

Tonsillenhyperplasie

(s. Lymphatismus, s. Adenoide Vegetationen)

Tracheitis

Definition: Entzündung der Luftröhre.

Klinische Daten: Die Einteilung erfolgt in *virale Tracheitis* durch Parainfluenza-, Influenza- und Enteroviren sowie *bakterielle Tracheitis,* die meist im Gefolge einer viralen Tracheitis durch Superinfektion mit Staphylococcus aureus, Gruppe-A-Streptokokken, Streptococcus viridans, Pneumokokken oder Haemophilus influenzae Typ B auftritt.
Zu den Symptomen gehören Schmerzen hinter dem Brustbein, Husten, Stridor, Dyspnoe, hohes Fieber und eine deutliche Beeinträchtigung des Allgemeinbefindens. Gefürchtete Komplikationen sind der Übergang in eine Tracheobronchitis (öfter) und eine Bronchopneumonie (seltener). Differentialdiagnostisch ist an Epiglottitis, Diphtherie oder einen Fremdkörper in der Trachea zu denken.
Diagnose: Endoskopie (dabei sind purulentes Exsudat und exsudative Pseudomembranen sichtbar); im Röntgenbild meist begleitende Pneumonie; im Blutbild Linksverschiebung.

Therapie: Antibiotika, Antitussiva, schleimlösende Medikamente, Inhalationen. *Biologische Therapie:* Homöopathie (Aconitum, Antimonium sulfuratum, Bryonia, Drosera, Ipecacuanha, Senega, Stannum, Echinacea, Baptisia, Luffa; Kombinationspräparate Tartephedreel, Belladonna-Homaccord, Gripp-Heel, Mucosa compositum), Phytotherapie (Eibisch, Huflattich, Spitzwegerich, Isländisch Moos, Primel, Thymian).

Ulrich Wemmer

Trigeminusneuralgie

Definition: Die Trigeminusneuralgie ist den Gesichtsneuralgien zuzuordnen. Neuralgien sind definitionsgemäß Schmerzen, die im Ausbreitungsgebiet eines bestimmten peripheren Nerven lokalisiert werden. Sie treten anfallsweise auf, meist kurzdauernd, blitzartig. Die Provokation durch Berührung bestimmter Stellen in der Peripherie (Triggerpunkte), aber auch motorisch durch Sprechen und Kauen ist möglich. Zu unterscheiden sind *idiopathische Formen* ohne faßbare Ursache sowie *symptomatische Formen* als Ausdruck unterschiedlicher pathologischer Prozesse.

Klinische Daten: Für das Entstehen der Trigeminusneuralgie werden pathophysiologisch eine Läsion der Myelinscheide angenommen und ein Überspringen der Erregung von taktilen auf Schmerzfasern. Die *idiopathische oder essentielle Trigeminusneuralgie* trifft überwiegend den 2. und 3. Ast. Die Schmerzsymptomatologie ist blitzartig, mit hoher Frequenz einschießend; die Provokation durch Triggerpunkte sowie motorisch durch Bewegung zum Beispiel der Kaumuskulatur ist möglich. Bei der *symptomatischen Form* wie zum Beispiel dem Auftreten im Rahmen einer multiplen Sklerose, raumfordernde Prozesse beispielsweise im Kleinhirn-Brückenwinkelbereich und Variationen in der Gefäßversorgung des Nervus trigeminus können zumindest anfänglich ohne objektivierbare neurologische Ausfälle verlaufen und auch im Schmerzcharakter nicht von der idiopathischen Form differieren.

Therapie: Die *Standardtherapie* der idiopathischen Form ist die Gabe von Antikonvulsiva, vorrangig Carbamazepin, bei Versagen Clonazepam oder Diphenylhydantoin. Bei Therapieassistenz oder Unverträglichkeit von Antikonvulsiva, neurochirurgische Intervention mit Koagulation des Ganglion Gasseri; irreversible Ausschaltungen des entsprechenden Astes, wobei naturgemäß für eine operative Ausschaltung ausschließlich der 2. und 3. Ast zur Diskussion stehen und der 1. Ast wegen der sensiblen Versorgung der Cornea zu schonen ist. Bei Auftreten einer Anaesthesia dolorosa nach der Koagulation als letzte Alternative zentrale Schmerzausschaltung mittels stereotaktischer

Operation. Bei den symptomatischen Formen durch raumfordernde Prozesse, käme ebenfalls operative Entlastung in Betracht.
Grundsätzlich ist die Herdsuche im Zahn-Kiefer-Bereich zwingend notwendig, insbesondere die Ausschaltung ostitischer Herde, avitaler Zähne und Unverträglichkeit dentaler Werkstoffe. Die Objektivierung erfolgt mittels Röntgenanalyse, Panorama- oder gegebenenfalls Einzelaufnahmen, auch der Leerstrecken und EAV-Testung. Einsatz von *Homöopathika* nach den Modalitäten der Schmerzsymptomatik, von Nosoden wie Kieferostitis oder Medulla ossium, Nervus trigeminus als Organpräparate, Ausleitung mittels homöopathischer Einzelmittel, *Neuraltherapie, Ohrakupunktur.* Besonders empfohlen sei das sogenannte Siebstechen, aber auch die Projektion der beherdeten Zähne auf die vegetative Rinne der Ohrmuschel.
Grundsätzlich erhebt sich die Frage, wie weit bei den sogenannten idiopathischen Trigeminusneuralgien, insbesondere auch unter Berücksichtigung des bevorzugten Befalls des 2. und 3. Astes, nicht grundsätzlich eine Herdbelastung im Zahn-Kiefer-Bereich vorliegt. (Nach Voll kann der Nervus trigeminus als Hirnnerv mit dem größten Einflußgebiet von sechs beherdeten Kieferabschnitten irritiert werden.)

HANNELORE KIRSTEN

Tuberkulose

Definition: Die Tuberkulose ist eine durch Mycobacterium tuberculosis, seltener durch Mycobacterium bovis verursachte chronische Krankheit, die in der Mehrzahl der Fälle die Luftwege betrifft, sich aber auch an anderen Organen manifestieren kann.

Einteilung: Bei der klassischen Einteilung wurden in Anlehnung an die Stadieneinteilung der Lues drei Stadien unterschieden:

I. Primärstadium,
II. Generalisationsstadium,
III. Organtuberkulose.

Da diese didaktische Unterteilung mit den klinischen Verläufen nicht zwanglos vereinbar war, wird heute vielfach die Einteilung in eine Primärtuberkulose und postprimäre Tuberkulose vereinfacht; zur letzteren werden die Generalisationsformen (Milliartuberkulose, Meningitis) und die Spätformen (Organtuberkulose) gerechnet.

Klinische Daten: Die Infektion erfolgt über die Luftwege und den Verdauungskanal, seltener über die Haut. Die Inkubationszeit – gemessen an der Tuberkulinkonversion – beträgt je nach Infektionsdosis 25–42 Tage.
Die Tuberkulose gehört trotz eines erheblichen Rückganges in den letzten Jahrzehnten nach wie vor zu den verbreitetsten Infektionskrankheiten auf der Erde. Die Häufigkeit ist vor allem von den sozialen Lebensbedingungen und Immunfaktoren abhängig. Entwicklungsländer weisen die höchste Morbidität auf. Eine neue Risikogruppe bilden die Immunmangelzustände (Aids und andere latente Virusinfektionen). Ein Risikopotential liegt in der niedrigen Durchseuchungsrate unserer Bevölkerung (Abb. 291).
Die Mehrzahl der Infektionen mit Tuberkelbakterien verläuft klinisch stumm. Die Primärtuberkulose wird von Reaktionen der Lymphknoten geprägt; von hier aus erfolgt die immunologische Umstellung: Der Tuberkulintest wird positiv. Die Zellständigkeit der Antikörper (Immunglobuline der Klasse M) bedingt

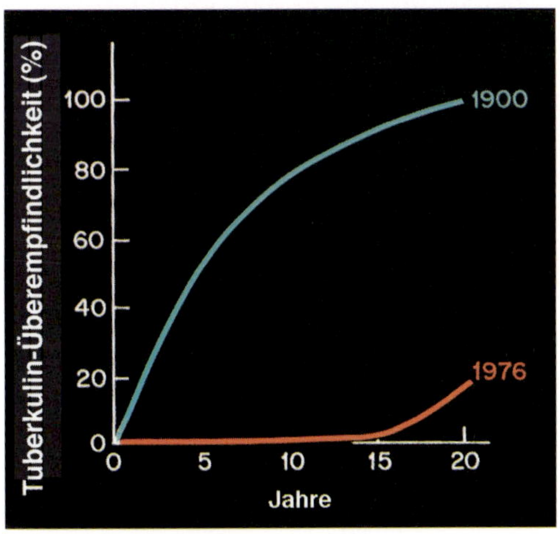

Abb. 291: Rückgang der Durchseuchungsrate von Tuberkulose. Im Jahr 1900 waren im Alter von 20 Jahren 100% der Bevölkerung tuberkulinpositiv („durchseucht"), 1976 waren es nur noch 20%.

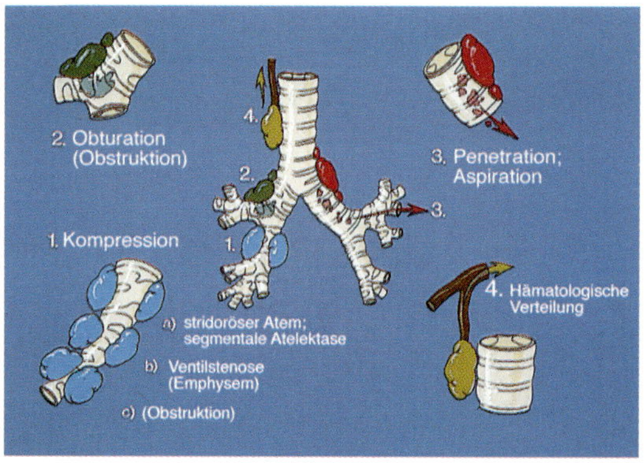

Abb. 292: Wechselbeziehungen zwischen tuberkulösen Bronchiallymphknoten und Lunge

die Chronizität der Infektion. Die Antigen-Antikörper-Reaktion führt zur Zytolyse. Die betroffenen Lymphknoten schmelzen nekrobiotisch ein, verkäsen und entleeren ihren bakterienreichen Inhalt in die Umgebung.
Bei Luftwegsinfektionen (Abb. 292) kommt es dabei zu Kompressionsstenosen der Bronchien, Atelektasen und Aspirationsinfiltraten. Die nekrobiotischen Herde indurieren und verkalken.
Unter ungünstigen Umständen wie schlechter Ernährungszustand, Immunschwäche, Zusammentreffen mit akuten Infektionen (speziell Masern), UV-Bestrahlung (Frühjahrsgipfel) und hoher Infektionsdosis kann es zur Generalisation in Form von Miliartuberkulose, Meningitis tuberculosa oder Polyserositis kommen.
Zwischen der Primärinfektion und den Spätformen, den Organtuberkulosen liegen meist Jahre. Die häufigsten Organtuberkulosen betreffen Lungen (Lungentuberkulose), Knochen, Gelenke, Nieren, Urogenitaltrakt und Haut.

Therapie: Positive Tuberkulinreaktionen sind, auch in der Konversionsphase, kein Grund für eine medikamentöse Behandlung.
Die Behandlung mit Antituberkulotika ist erforderlich bei „offener“ Tuberkulose, Generalisationsformen und Immunschwäche. Zur Vermeidung von Resistenzentwicklungen werden meist 2 bis 3 Mittel gleichzeitig eingesetzt. Zu diesen Gehören: Isoniazid, Ethambutol, Rifampicin und Streptomycin; Gyrasehemmer kommen bei Unverträglichkeit dieser Mittel in Frage. Mittel zweiter Wahl sind: Capreomycin, Dapson, Protionamid, Teridizon, Cycloserin und Ethionamid.
In bezug auf Dosishöhe und Verabreichungsdauer darf nicht außer acht gelassen werden, daß es sich bei diesen Arzneimitteln teilweise um hochtoxische Substanzen handelt.
Den früher allein verfügbaren *Allgemeinmaßnahmen* muß deshalb wieder mehr Beachtung in den Behandlungsplänen geschenkt werden. Vollwertige Ernährung, Versorgung mit Vitaminen, Mineralien und Spurenelementen, Freiluft-Liege- und Klima-Kuren sollten Bestandteil der Behandlungsprogramme sein.
Homöopathische Arzneimittel können in der Nachbehandlung systembezogen eingesetzt werden. Dazu gehören Mittel zur Stärkung der Immunabwehr. Bei Hyperhidrosis kann Abropernol, zur Entgiftung Hepar compositum eingesetzt werden. Eine Mikrobiologische Therapie, besonders nach Langzeitgabe von Antibiotika, ist ratsam.

Tuberöse Sklerose

Synonyma: Tuberöse-Sklerose-Komplex, Morbus Bourneville-Pringle, Bourneville-Pringle-Syndrom, Epiloia.

Definition: Die tuberöse Sklerose ist eine Systemerkrankung mit tumorartigen Degenerationsherden in verschiedenen Organsystemen.

Klinische Daten: Obligat sind ektodermale Gewebe (Zentralnervensystem, Haut) betroffen, fakultativ treten Veränderungen an zahlreichen anderen Organen und Organsystemen auf. Als charakteristisch für die tuberöse Sklerose wird die Trias zerebrale Anfälle, Entwicklungsverzögerung und Adenoma sebaceum angesehen, aber auch Veränderungen der Augen, der Leber, Nieren, Milz, des Herzens, der Lunge, des Skelettsystems und des lymphatischen Sytems kommen vor.

Therapie: Den pathogenetischen Vorstellungen eines Differenzierungsblockes folgend, hat sich eine Mehrschichttherapie als bislang erfolgreichstes Konzept bei tuberöser Sklerose bewährt; es beruht auf folgenden Prinzipien:

Tab. 132: Häufigkeit der Hautmanifestationen bei tuberöser Sklerose aus verschiedenen Literaturquellen

• Hypomelanotische (weiße) Flecken	57–95 %
• Angiofibrome des Gesichts (Adenoma sebaceum)	70–90 %
• Kollagen-Plaques (Chagrin-Flecken)	21–80 %
• Periunguale oder unguale Fibrome	17–52 %
• Café-au-lait-Flecken	7–16 %
• Hauttubera	14 %

Tab. 133: Diagnostik der tuberösen Sklerose

Diagnostische Kriterien erster Ordnung
- Kartikale Tubera (Skleroseherde der Gehirnrinde)
- retinale Hamartome
- subependymale Hamartome
- Angiofibrome (Adenoma sebaceum)
- hypomelanotische Flecken (mehr als 1)
- unguale und subunguale Fibrome

Diagnostische Kriterien zweiter Ordnung
- Säuglingskrämpfe
  - vom Typ der Hypsarrhythmie
  - antikonvulsiv schwer beeinflußbare
- Chagrinlederflecken
- subependymale oder kortikale Verkalkungen (Röntgenbild, CT, NMR)
- multiple renale Tumoren (bei Urographie, CT, Sonographie)
- Kardiale Rhabdomyome (Röntgen, Echokardiographie, EKG)
- multiple Warzen im Halsbereich
- tuberöse Sklerose bei direkten Verwandten

Ernährungsumstellung, Enzymsubstitution, Organregeneration und Trainingsmethoden.
Die Ernährung sollte aus natürlichen Quellen stammen, möglichst unkonserviert und ohne Additive sein, um Belastungen des Körpers mit künstlichen oder degenerierten Stoffen auszuschließen. Enzyme zu den Hauptmahlzeiten ergänzen die natürlichen Fermente unkonservierter Nahrung; sie sollen helfen, die Nahrungsbestandteile besser aufzuschließen, damit sie der Organismus leichter nutzen kann.
Eine kausale Therapie gibt es nicht, weil die letzte Ursache, die zum Differenzierungsblock der Gewebe führt, unbekannt ist. Behandlungsversuche richten sich deshalb gegen einzelne Symptome und hier vor allem gegen die Krampfanfälle.

(Literatur: Gomez, 1979; Schmid, 1987)

Turner-Syndrom

Synonyma: Ullrich-Turner-Syndrom, Gonadendysgenesie, hypergonadotroper Hypogonadismus.

Definition: Fehlbildungssyndrom mit Minderwuchs, Gesichtsdysmorphie, Flügelfellbildung und Hypogonadismus aufgrund des Fehlens eines X-Chromosoms (45 X0) oder anderen Chromosomenaberrationen bei weiblichem Phänotyp. Ein ähnliches Erscheinungsbild ohne Chromosomenanomalien wird als *Noonan-Syndrom* bezeichnet.

Klinische Daten: Die Körpergrößenentwicklung bleibt von Geburt ab zurück, die erreichbaren Endgrößen liegen bei 140 cm oder darunter. Die Gesichtsdysmorphie wird oft als „Sphinx-Gesicht" bezeichnet, wobei die Ähnlichkeit aus dem breiten Halsansatz und dem Flügelfell abgeleitet wird. Lidptose und Epikanthus ergänzen den physiognomischen Phänotyp. Frühzeitig entwickeln sich Lymphöde-

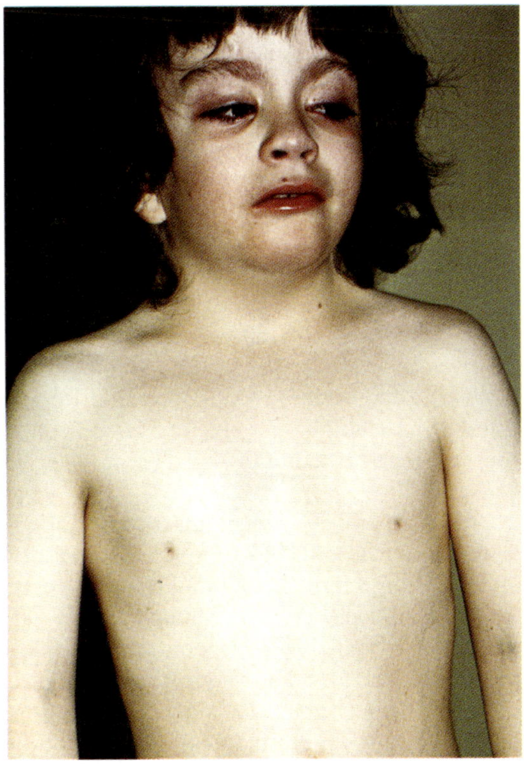

Abb. 293: Turner-Syndrom bei 8jährigem Mädchen: „Sphinx-Gesicht", Flügelfell, Schildthorax, Mamillenhypoplasie

me an Hand- und Fußrücken. Die Mittelhandknochen 4 und 5 sind verkürzt, die Nägel schmal und dysplastisch. Der Brustkorb ist schildförmig, die Mamillen sind hypoplastisch. An Begleitsymptomen kommen vor: Zahnstellungsanomalien, gotischer Gaumen, Schwerhörigkeit, Herzfehler (Aortenisthmusstenosen), Nierenfehlbildungen (Hufeisenniere) und Osteopenie.
Die inneren und äußeren Geschlechtsmerkmale sind weiblich, aber dysplastisch. Die Ovarien sind als bindegewebige Stränge angelegt, sofern besser differenziert, neigen sie zu frühzeitiger Involution. Der Gonadotropinspiegel ist hoch, der Östrogenspiegel niedrig. Die Unterentwicklung der äußeren Geschlechtsmerkmale ist mit einer primären Amenorrhö vergesellschaftet.
Bei Chromosomen-Mosaiken (45 X0/46 XY; 45 X0/47 XYY) kann ein männlicher Phänotyp resultieren (sehr selten). Bei diesem „männlichen Turner-Syndrom“ entwickelt sich ein mehr oder minder normaler Penis, das Scrotum bleibt leer (Hoden fehlen).

Therapie: Kosmetische Korrekturen (Flügelfell, Epikanthus) dienen der Verbesserung des äußeren Erscheinungsbildes. Wichtig ist eine psychologische Führung in der Zeit der ausbleibenden Pubertät.
Mit Androgenen und Wachstumshormon – in geringerer Dosierung und größeren Applikationsabständen im Vergleich zur Behandlung des hypophysären Minderwuchses – kann eine Wachstumsförderung mit verbesserter Endgröße erreicht werden. Der Einsatz von Östrogenen sollte erst in der Präpubertätszeit erfolgen, um die Entwicklung der äußeren Geschlechtsmerkmale zu fördern und Vaginalblutungen zu erreichen.
An Homöopathika ist der Einsatz von Lilium (D6, D12) zu erwägen. Organotherapeutika sind zur Stimulierung der endokrinen Kaskade einzusetzen. Dazu dienen Präparate von Hypothalamus, Hypophyse, Nebenniere, Ovarium und Plazenta in den verschiedenen Darreichungsformen. Neben der günstigen Wirkung auf Wachstum und hormonelle Restfunktionen kann vermutlich auch die frühzeitige Involution von Ovarialanlagen verhindert werden. Dem gleichen Ziel dienen Milzpräparate.

Ulcus cruris

(s. Varikose)

Ulcus duodeni, Ulcus ventriculi

Synonyma: Zwölffingerdarmgeschwür, Duodenalulkus, Magengeschwür.

Definition: Umschriebener bis zur Muskularis reichender Schleimhautdefekt von Magen oder Duodenum, der sich nach Nekrose demarkiert und unter Narbenbildung abheilt.

Klinische Daten:
▶ Ulcus duodeni
Ätiologie: Hypersekretion von Magensaft, beschleunigte Entleerung des Magens; der Magensaft wird im Duodenum nicht neutralisiert; Besiedlung der Magenschleimhaut mit Helicobacter pylori.
Pathogenese: Säure → gastrale Metaplasie → Helicobacter pylori → Ulcus duodeni.
Vorkommen bei jüngeren Menschen; es sind mehr Männer als Frauen betroffen; Gipfel im Frühjahr und Herbst. Lokalisation: 90% im Bulbus duodeni; Vorder- und Hinterwand gleich häufig betroffen. Zu den Symptomen gehören Nüchternschmerz, nächtlicher Hungerschmerz. Das Schmerzmaximum liegt zwischen Nabel und Mitte des rechten Rippenbogens. Komplikationen: Ulkusstenose mit Erbrechen und Inappetenz, Blutungen, Penetration in Nachbarorgane, Perforation. Bei 90% der Patienten mit Ulcus duodeni besteht eine Besiedlung mit Helicobacter pylori. Die Diagnose aus Biopsat ist mit dem CLO-Test (Urease-Test) oder der Kultur, dem Atemtest und durch Antikörperbestimmung im Serum möglich.
Therapie: Antazida, H_2-Rezeptorantagonisten, Anticholinergika, Protonenpumpenhemmer, Filmbildner, Prostaglandinanaloga. Die Heilungsrate beim Ulcus duodeni durch Protonenpumpenhemmer beträgt 90–95%. Zusätzlich muß Helicobacter pylori durch Amoxicillin eradiziert werden. Bei Penicillinresistenz kommt auch Clarithromycin alternativ in Frage.

▶ Ulcus ventriculi
Ätiologie: Besiedlung der Antrumschleimhaut

mit Helicobacter pylori → chronische B-Gastritis → Säure → Ulcus ventriculi. Ulkusfördernde Faktoren sind Alkohol, Medikamente (nichtsteroidale Antirheumatika), Rauchen und Streß. Männer erkranken doppelt so häufig wie Frauen.
Symptome: Druck- und Völlegefühl nach den Mahlzeiten, Sodbrennen, Erbrechen, Schmerzen im Oberbauch, Mundgeruch.

Tab. 134: Lokalisation des Ulcus ventriculi

Typ I	Antrum-Korpus-Grenze	55–60 %
Typ II	Magen + Duodenum	20–25 %
Typ III	präpylorisches Ulkus	20 %

Komplikationen: Penetration in Nachbarorgane, Magenperforation, Blutung mit Bluterbrechen und Teerstuhl, Pylorusstenose mit Exsikkose, Hypochlorämie, Ulcus callosum (chronisches, schlecht heilendes Ulcus), Magenkarzinom-Gefährdung in 1 % der Fälle. Diagnose: Gastroskopie, dabei Nachweis von Helicobacter pylori durch Schleimhautbiopsie, Antikörper im Blut, C-13-Atemtest. Beim Ulcus ventriculi besteht eine Assoziation mit Helicobacter pylori in 70 % der Fälle.
Therapie: Meiden von Nikotin und Kaffee, Dualtherapie mit Gabe von Protonenpumpenhemmern (Heilungsrate 75–80 %) und Antibiotika (Amoxicillin oder Clarithromycin), Nachbehandlung mit H_2-Rezeptorantagonisten (z.B. Ranitidin). Operative Maßnahmen sind nicht mehr erforderlich, außer beim Ulcus ventriculi ohne jede Heilungstendenz.

Therapie: Entscheidend für die Prognose und Verhinderung eines Magenkarzinoms ist die Eradikation des Helicobacter pylori.
Biologische Therapie: Homoöpathie (Acidum formicum, Acidum nitricum, Bismutum subnitricum, Ignatia, Mandragora e radice, Nux vomica, Phosphorus; Kombinationspräparate Anacardium-Homaccord, Cinnamonum-Homaccord, Momordica compositum, Atropinum compositum, Duodenoheel, Gastricumeel), Phytotherapie (Herba Anserinae, Herba Absinthii, Herba Cardui benedicti, Radix Liquiritiae, Radix Angelicae, Flores Chamomillae, Herba Hyperici, Zubereitungen aus Atropa belladonna).

Ulrich Wemmer

Urtikaria

Synonyma: Nesselfieber, Nesselsucht, Quaddelsucht.

Definition: Sofortreaktion von Haut und Schleimhäuten auf Fremdeiweiß aus tierischen oder pflanzlichen Quellen, Arzneimittel, Kälte, Hitze oder Sonnenlicht (Photoallergie) in Form eines toxisch-allergischen Exanthems mit Ausbildung von Quaddeln oder Ödemen.

Klinische Daten: Es werden verschiedene Formen der Urtikaria unterschieden.
▶ akute allergische Urtikaria
Symptome: Flüchtige, stark juckende runde Quaddeln, die stecknadelkopf- bis handtellergroß sein können, mit einem rötlichen Hof um eine hellrosa bis weißliche Mitte. Die Hautreaktion kann auch als Papel, mit und ohne Blasenbildung auftreten (eventuell Einblutung).

▶ Urtikaria vom Serum-Krankheitstyp
Nach Einnahme von Arzneimitteln (Penicillin) werden Mediatoren freigesetzt (Typ-III-Reaktion). Es entsteht eine generalisierte Urtikaria mit Allgemeinsymptomen wie Fieber, Schüttelfrost, Schock, Arthralgie und Lymphknotenschwellung.

▶ nicht allergisch bedingte Urtikaria
Das hereditäre Angioödem ist eine autosomaldominante Erkrankung infolge Fehlens oder Verminderung des C1-Esterase-Inhibitors. Es geht mit ausgedehnten Ödemen (Quincke-Ödem), auch der Schleimhäute, einher und kann durch eine Schwellung im Kehlkopfbereich lebensbedrohlich werden.

▶ physikalische Urtikaria
Durch Druck, Wärme- und Kältereize entstehen kleinste millimetergroße urtikarielle jukkende Papeln.

▶ Kontakturtikaria
Quaddelbildung durch Berührung mit Brennesseln und Quallen sowie durch Stiche und Bisse von Insekten. Es tritt ein heftiger Juckreiz eventuell mit Schmerzen und Allgemeinreaktionen auf.

▶ pseudoallergische Urtikaria
Nach Einnahme von Acetylsalicylsäure, Konservierungsstoffen (Benzoate) und Farbstoffen (Tartrazine) kommt es zur Komplementakti-

vierung mit Typ-I-Reaktionen der Haut (Quaddeln).

Therapie: Kortikosteroide, Kalzium oral und intravenös, Adrenalin. *Biologische Therapie:* kühlende Umschläge, Homöopathika (Apis, Histaminum hydrochloricum [D30, D200], Bellis perennis, Dulcamara bei Kälteurtikaria, Antimonium crudum, Sulfur bei Stoffwechselstörungen, Formica rufa bei Allergie), Antihomotoxika (Apis-Homaccord, Belladonna-Homaccord). Als Prophylaxe gilt es, die Auslöser möglichst zu vermeiden.

Ulrich Wemmer

Varikose

Synonyma: Krampfaderleiden, Venenleiden.

Definition: Erweiterung der Beinvenen aufgrund angeborener Gefäßschwäche (primäre Varikose) oder erworbener Venenpassagestörungen (sekundäre Varikose).

Klinische Daten: Die Varikose gehört zu den peripheren venösen Durchblutungsstörungen. Disponierende Faktoren sind Bindegewebsschwäche, Venenklappendefekte, Adipositas, Leberleiden, stehende oder sitzende Tätigkeit über mehrere Stunden am Tag und Schwangerschaft. Die Erweiterung betrifft oberflächliche Venen (Besenreiservarizen) oder große Venen (Stammvenenvarizen) oder Nebenäste und Kollateralverbindungen (Nebenastvarizen).
Die klinischen Symptome werden von den Komplikationen geprägt. Dazu gehören: Stauungsödem, Thrombophlebitis, Thrombosen und Ulcus cruris.

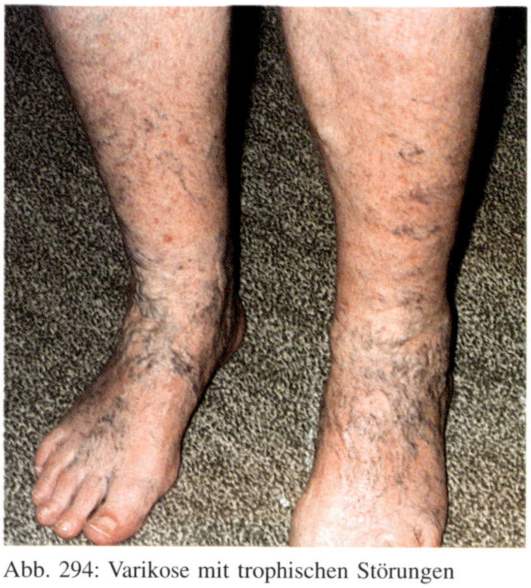

Abb. 294: Varikose mit trophischen Störungen

Therapie: *Allgemeinmaßnahmen* sollten die Basis jeder Behandlung bilden. Dazu gehört körperliche Aktivität, um die physiologische Muskelpumpe zu nutzen. Bei venenbelastenden Situationen (langes Stehen, langes Sitzen mit abgewinkelten Beinen, schwüles Wetter) ist das Tragen eines Gummistrumpfes oder einer bielastischen Binde empfehlenswert. Venenbelastende Faktoren wie Kaffee und Alkohol sind zu reduzieren. *Physikalische Maßnahmen* wie kalte Duschen der unteren Extremitäten, Kneipp-Anwendungen und Beingymnastik sind geeignete Vorbeugungsmaßnahmen gegen thrombophlebitische Komplikationen.
Enzymkombinationspräparate haben einen präventiven Effekt gegen Stauungsödeme und Thrombophlebitis bei Belastungen (lange Flugreise, langes Stehen bei schwülem Wetter).
Phytotherapeutika für Venenleiden sind vor allem Arzneimittel aus Roßkastanie (Aesculus hippocastanum) und Hamamelis. Daneben werden eingesetzt: Steinklee (Melilotus officinalis), Raute (Ruta graveolens), Mäusedorn (Ruscus aculeatus) und Buchweizen (Fagopyrum esculentum). Der Einsatz von *Homöopathika* richtet sich nach dem klinischen und Arzneimittelbild:

- Acidum fluoricum: Ulcus cruris mit sklerotischem Rand,
- Aesculus: Thrombophlebitis, Hämorrhoiden, Obstipation,
- Arsenicum: Ulcus cruris mit starker Sekretion, Hämorrhoiden,
- Calcium fluoratum: indurierte Ulcus-cruris-Ränder, stechende Venenschmerzen,
- Carduus marianus: Leberleiden, Alkoholempfindlichkeit, Obstipation,
- Collinsonia: Varizen in der Schwangerschaft,
- Lachesis: Thrombophlebitis, Beingeschwüre mit blauroten Rändern,
- Lycopodium: venöse Stauung, reizbare Persönlichkeit,

- Pulsatilla: Beinödeme bei prallen, tiefblauen Venen,
- Secale: Varizen bei Arteriosklerose und Parästhesien,
- Sepia: Varizen bei kalten Akren, Meteorismus,
- Sulfur: Ulcus cruris mit übelriechendem Sekret,
- Vipera: indurierte Thrombosen, chronische Venenverdickung,
- Zincum metallicum: Varizen mit „Restless-legs-Syndrom".

Organotherapeutisch spielen Leberpräparate eine bedeutsame Rolle. Daneben werden Bindegewebe-, Plazenta- und Hautpräparate eingesetzt; letztere haben einen hohen Stellenwert bei chronischen, indurierten Ulzera.

Vegetative Dysregulation

Definition: Störung des Gleichgewichts der autonomen Steuerung von sympatischem und parasympatischem Nervensystem.

Klinische Daten: Alle Einflüsse, die das synergistische Gleichgewicht zwischen Sympathikus und Parasympathikus stören, werden zunächst Funktionsstörungen auslösen, die vom Übergewicht des jeweiligen Nervensystems abhängen. Diese Krankheitssymptome sind nicht organischer Art, sondern das Ergebnis einer vegetativen Fehlsteuerung und manifestieren sich am individuell unterschiedlich schwächsten Organsystem. Die Krankheitsdisposition ist gekennzeichnet durch Konstitution, vegetative Reaktionslage und Persönlichkeitsdimension.

Therapie: *Basistherapie:* milde Tranquilizer, Betarezeptorenblocker, Phytotherapie (Johanniskraut, Kava-Kava, Melisse, Passiflora, Hopfen, Baldrian). *Antihomotoxische Therapie:* Grundmittel (Ypsiloheel, Ignatia-Homaccord, Nux vomica-Homaccord, Nervoheel, Neuro-Injeel, Klimakt-Heel, Hormeel S, Abropernol, Barijodeel), Angstmittel (Aconitum-Homaccord, Phosphor-Homaccord, Arsenicum album-Injeel S, Argentum nitricum-Injeel, Valeriana-Injeel), Organmittel (Herz: Glonoinum-Homaccord, Aurumheel; Magen-Darm: Gastricumeel, Duodenoheel, Nux vomica-Homaccord, Veratrum-Homaccord; Kopf: Gelsemium-Homaccord, Cimicifuga-Homaccord, China-Homaccord S), Konstitutionsmittel (Erbnosoden Luesinum-Injeel, Medorrhinum-Injeel, Tuberculinum-Injeel, Psorinoheel). *Begleittherapie:* therapeutische Gespräche, Psychotherapie, Schlafhygiene, Bäder, Entspannungsübungen (Autogenes Training, Yoga etc.), maßvolles körperliches Training, individuelle Verhaltensformen.

Franz-Anselm Graf von Ingelheim

Venöse periphere Durchblutungsstörungen

Definition: Venöse periphere Durchblutungsstörungen sind Durchblutungsstörungen der Extremitäten aufgrund einer Klappeninsuffizienz der epifaszial/subfaszial gelegenen Venen oder aufgrund eines oder mehrerer Verschlüsse der subfaszial gelegenen, tiefen Venen.

Klinische Daten: Wir unterscheiden folgende venöse periphere Durchblutungsstörungen: Thrombophlebitis, Varikosis, chronisch-venöse Insuffizienz sowie Becken- und/oder Beinvenenthrombose.

Die *Thrombophlebitis* ist durch eine Entzündung der Venenwand charakterisiert, die meist zu einem thrombotischen Verschluß der Vene führt. Im klinischen Sprachgebrauch wird unter einer Thrombophlebitis nahezu ausschließlich eine Entzündung der epifaszialen Venen verstanden. Klinisch finden sich eine strangförmig verdickte, schmerzhafte epifasziale Vene mit Rötung und eine lokale Hyperthermie. Die Entzündung heilt im allgemeinen spontan nach 3–5 Tagen ab, unter der Gabe von Antiphlogistika früher. In sehr seltenen Fällen kann eine Thrombophlebitis der epifaszial gelegenen Venen auf die subfaszial gelegenen Venen übergreifen und dort zu einer tiefen Venenthrombose führen.

Die *Varikosis* ist durch eine Erweiterung der epifaszial gelegenen Venen charakterisiert. Neben den Stammvarizen finden sich retikuläre Varizen der Nebenäste und Besenreiservarizen.

Die *chronisch-venöse Insuffizienz* ist durch

eine Ödemneigung im Bereich der Unterschenkel, eine Varikosis und uncharakteristische Beschwerden wie Schweregefühl in den Beinen charakterisiert. Die chronisch-venöse Insuffizienz kann zu einem Ulcus cruris führen.
Die akute *Beckenvenen- und/oder Beinvenenthrombose* ist durch ein Ödem, eine mehr oder weniger ausgeprägte Zyanose, leichte ziehende Schmerzen, Druckschmerz der tiefen Venenstämme sowie eine sich entwickelnde oberflächliche Venenerweiterung charakterisiert. Bleibt der Verschluß bestehen, entwickelt sich meist ein postthrombotisches Syndrom mit Stauungsödem, zunehmender Induration der Haut mit brauner Pigmentierung und Ausbildung von sekundären Varizen. Die Stauungsdermatose kann zu einem Ulcus cruris führen, das bevorzugt an der Innenseite der Unterschenkel entsteht.

Ursachen: Die *Thrombophlebitis* ist Folge einer bakteriellen Infektion der Haut oder Folge einer mechanischen Reizung. Gelegentlich tritt die Thrombophlebitis auch im Verlauf maligner Erkrankungen oder bei der Thrombangiitis obliterans auf.
Die *primäre Varikosis* ist meist anlagebedingt, wobei sie durch Adipositas, Gravidität und langes Stehen begünstigt wird. Die sekundäre Varikosis ist Folge einer tiefen Venenthrombose.
Die *chronisch-venöse Insuffizienz* ist auf eine Klappeninsuffizienz der tiefen Venen beziehungsweise eine Insuffizienz der Venae perforantes zurückzuführen oder ist die Folge einer tiefen Venenthrombose mit Übergang in ein postthrombotisches Syndrom.
Die *tiefe Venenthrombose* ist Folge eines Traumas der Gefäßwand (Unfälle, Operationen), einer verminderten Durchblutung der unteren Extremität (Gipsverband), einer mechanischen Abknickung der Vena poplitea durch langes Sitzen (Busfahren, Flugreisen), von Blutgerinnungsstörungen (Antithrombin-III-Mangel) oder einer venösen Stase durch längere Bettruhe. Eine Verlangsamung der Blutströmung oder eine Änderung der Blutzusammensetzung können die Entstehung einer Thrombose fördern. Die Einnahme von Ovulationshemmern führt über eine systemische Hyperkoagulabilität zu einer verstärkten Thromboseneigung, wobei ein Nikotinabusus ein zusätzlicher Risikofaktor ist.

Therapie: Die Therapie der Thrombophlebitis besteht in einem Kompresssionsverband und in der Applikation von lokalen oder systemischen Antiphlogistika. Die Therapie der Varikosis besteht in einer Kompressionsbehandlung mit einem Gummistrumpf. Bei sich entwickelnder Klappeninsuffizienz mit klinischen Symptomen kann eine Verödung der Venen oder ein Venenstripping angezeigt sein. Die Gabe von Venenpharmaka, wie Saponinen (Roßkastanienpräparate), Flavonoiden (Rutin, Troxerutin) oder Benzopyranonen (Cumarin) und anderen Phytotherapeutika ist umstritten.
Die Therapie der chronisch-venösen Insuffizienz besteht in einer konsequenten Kompressionsbehandlung durch einen festsitzenden Gummistrumpf. Die Behandlung eines sich aus der chronisch-venösen Insuffizienz entwikkelnden Ulcus cruris venosum besteht in einer konsequenten Kompression mit Verbänden und aktiver Bewegungstherapie, einer Lokalbehandlung mit Reinigung der Wundfläche und bei sekundärer bakterieller Infizierung einer lokalen Gabe von Antibiotika.
Die Therapie der akuten Becken- und/oder Beinvenenthrombose besteht in Bettruhe und Antikoagulanzien, insbesondere wegen der Gefahr einer Lungenembolie, sowie Kompressionsverbänden. Bestehen keine Kontraindikationen einer thrombolytischen Therapie (Streptokinase, Urokinase) wird diese mit dem Ziel der Wiedereröffnung des tiefen Venensystems durchgeführt. Bei akuter Beckenvenenthrombose und/oder Oberschenkelvenenthrombose kann auch eine Thrombektomie in Betracht gezogen werden. Anschließend ist eine Antikoagulation mit Phenprocoumon (Marcumar) für 6–12 Monate angezeigt.

GUSTAV TRÜBESTEIN

Verbrennungen, Verbrühungen

Synonym: Combustio.

Definition: Thermische Schädigung der Haut mit verschiedenen tiefen Gewebskoagulationen.

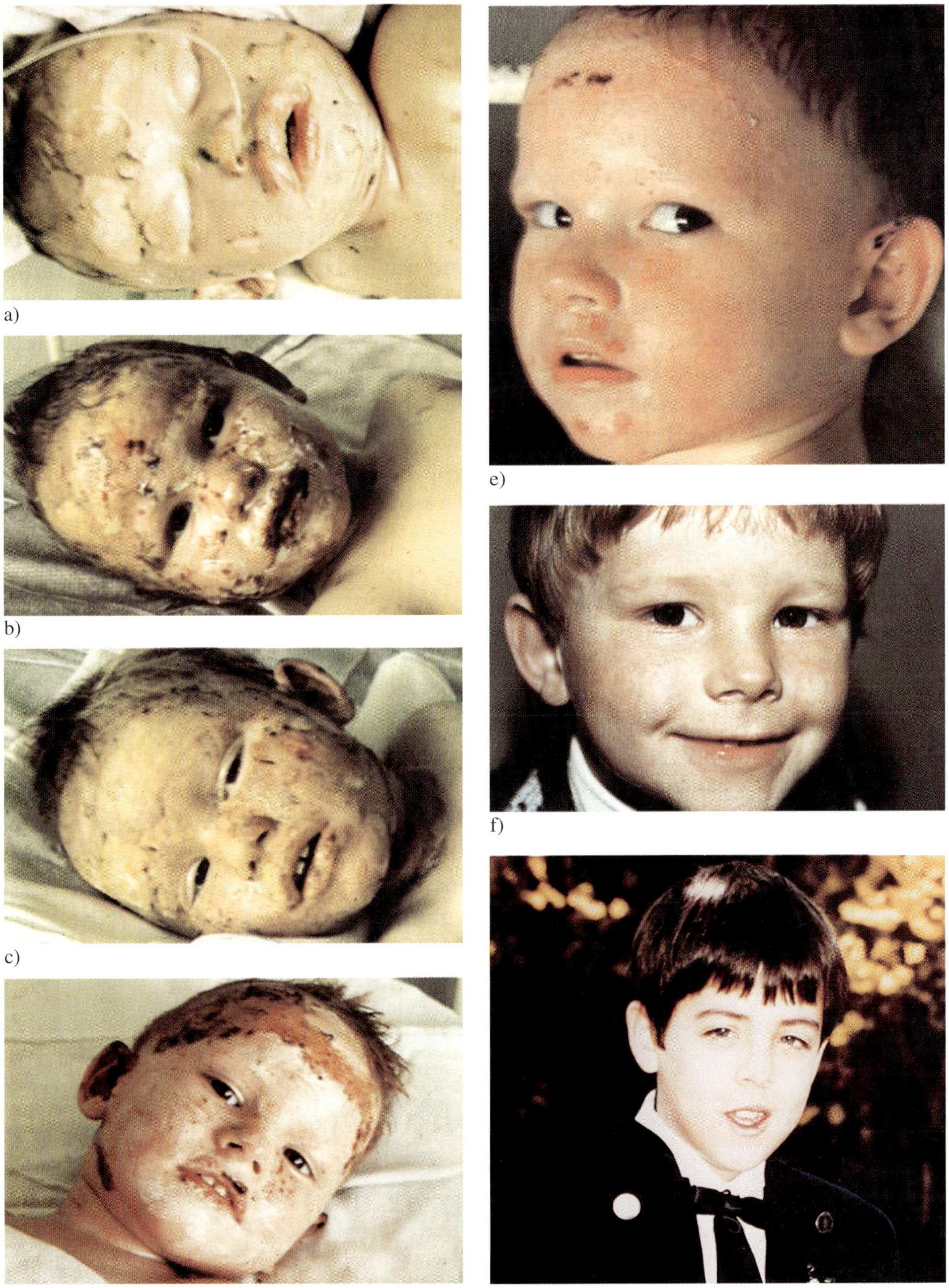

a) b) c) d) e) f) g)

Abb. 295 a–g: Verbrennung 2. und 3. Grades im Gesicht und am Hals durch eine Gasofenexplosion. Zustand bei Aufnahme (a); Abstoßung der Nekrosen am 7. und 10. Tag (b, c); Zustand am 16. Tag (d); fast vollständige Abheilung am 19. Tag (e); nach 18 Monaten narbenfreie Gesichtshaut (f); der Junge bei der Kommunion (g), keine körperlichen Folgen der schweren Schädigung

Klinische Daten: Thermische Hitzeeinwirkungen auf die Körperoberfläche werden je nach Tiefe der Gewebeschädigung in drei Grade unterteilt.

- 1. Grad: Schädigung der Epidermis mit Rötung, leichtem Ödem und Schmerzen; die Abheilung erfolgt in der Regel narbenlos.
- 2. Grad: schmerzhafte Abhebung der Epidermis vom Korium, wobei dieses mitbetroffen sein kann; Leitsymptom ist die Blasenbildung.
- 3. Grad: Zerstörung der Haut und deren Anhangsgebilde mit Übergreifen der Zerstörung auf das Unterhautgewebe, Faszien und eventuell der Muskulatur; die Haut geht in Fetzen ab, dabei erheblicher Eiweiß- und Elektrolytverlust.

Therapie: In der Behandlung einer Verbrennung oder Verbrühung werden zwei zeitlich verschiedene Abschnitte unterschieden.
In der akuten Phase sofort nach dem Unfall kann bereits der Laie durch die richtigen Erstmaßnahmen die entscheidende Hilfe für den Betroffenen und für den späteren Erfolg der Behandlung, das heißt eine gute Wundheilung leisten.
Im Vordergrund der Erstmaßnahmen steht die sofortige Kühlung der betroffenen Hautbezirke. Dies bedeutet in der Praxis, daß bei kleinen Hautstellen das betroffene Gebiet sofort unter laufendem Wasser abgekühlt wird, bei größerer Ausdehnung sollte der Patient sofort unter eine Dusche gestellt werden, selbstverständlich nachdem zuerst alle Kleidungsstücke entfernt worden sind. Wenn die Temperatur des Wassers durch einen heute üblichen Temperaturregler an der Dusche eingestellt werden kann, sollte Wasser von 22–25 °C verwendet werden. Diese Temperatur kühlt die Haut genügend ab, ohne allzu große Schmerzen zu verursachen. Die Kühlung sollte nicht zu früh beendet werden. Je nach Schwere der Temperatureinwirkung sollte mindestens 5–20 Minuten gekühlt werden, und zwar so lange, bis Schmerzfreiheit eintritt.
Auch nach der unmittelbaren Hitzeeinwirkung auf die Haut schreitet die Gewebszerstörung in die Tiefe bis zu 45 Minuten fort; es werden also auch nach dem Unfall noch tiefere Schichten der Haut geschädigt. Durch eine sofortige, langdauernde Kühlung kann diese Schädigung vermindert werden; es kommt also unter Umständen gar nicht zu einer zweit- oder drittgradigen Verbrennung.
Die Behandlung im Krankenhaus zielt auf die Bekämpfung der Verbrennungsfolgen auf die Haut und auf den Gesamtorganismus hin. Hier bestehen die Sofortmaßnahmen aus folgendem Vorgehen:

- Legen eines intravenösen Zugangs durch Punktion einer peripheren Vene.
- Zuführen von großen Mengen von Flüssigkeit unter Kontrolle der Urinausscheidung. Die Urinausfuhr sollte mindestens 1 ml/kg KG und Stunde betragen.
- Kontrolle der Serummineralien, also Kalium und Natrium, des Gesamteiweißes und des Säure-Basen-Haushaltes mit Ausgleich der anormalen Werte.
- Nach einer Nahrungsreduktion, die je nach Schwere der Verbrennung bis zu 48 Stunden beträgt, wird eine hochkalorische Ernährung gegeben, da der Energieverbrauch nach einer Verbrennung enorm gesteigert ist.
- Überprüfen des Impfschutzes gegen Wundstarrkrampf und gegebenenfalls aktive und passive Impfung.

Die *Lokalbehandlung* sollte nur mit biologischen Mitteln durchgeführt werden. Antibiotika sollten wenn nötig nur intern eingesetzt werden. Puder und fremdstoffhaltige Salben sind zu vermeiden, da diese Substanzen oft zur Keloidbildung führen. Die Wunden können mit Gels oder Salben aus Kälberbluthydrolysat abgedeckt werden, wobei neben dem Infektionsschutzeffekt noch eine regenerative Komponente von Wert ist.
Der entscheidendste Fortschritt in der Behandlung ist der Einsatz von fetalem Hautextrakt von Schafsfeten. Der Extrakt wird im Verhältnis 1:10 bis 1:5 mit Ringer-, Tyrode- oder physiologischer Kochsalzlösung verdünnt und auf dünne Gazelagen über den Wunden getropft. Zwei- bis dreimal täglich werden die Wunden für 30–60 Minuten durch Nachtropfen feucht gehalten. Im feuchten Zustand werden die Gazestreifen mit den nekrotischen Hautgewebefetzen abgezogen. Die Kühlung hat einen schmerzlindernden Effekt. Auf diese Weise kann auch bei Verbrennungen und Ver-

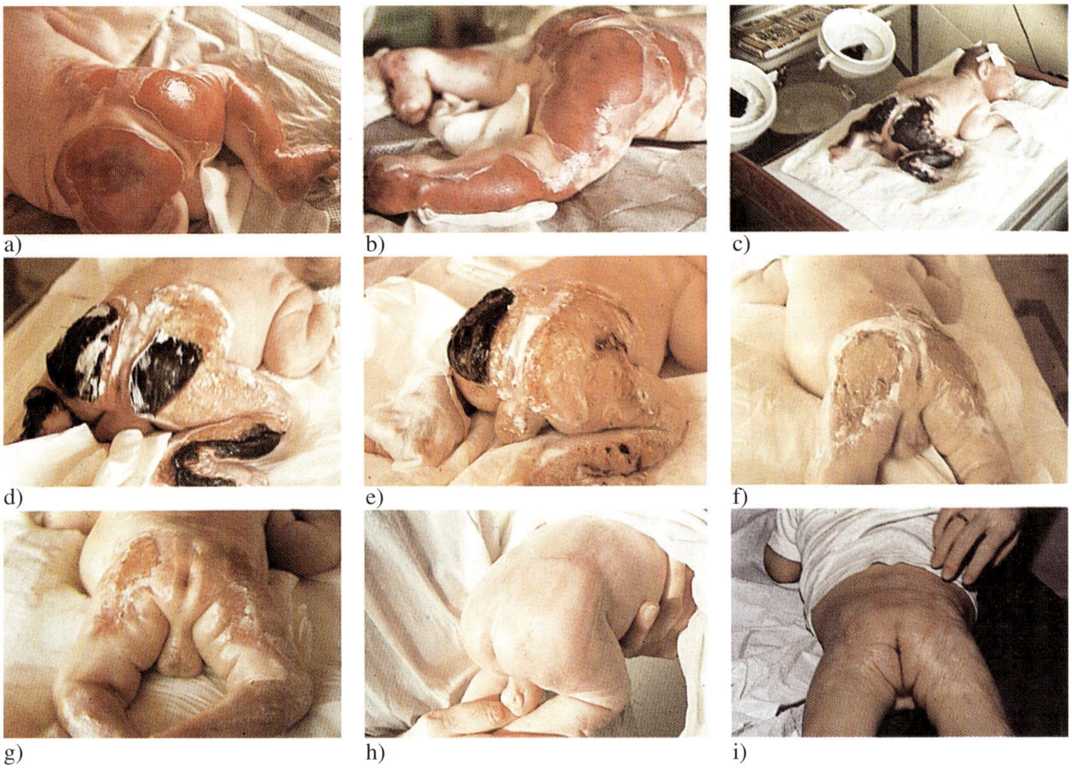

Abb. 296 a–g: Drittgradige Verbrühung durch Wärmflaschendefekt bei einem Neugeborenen. Ausdehnung auf gut 30% der Körperoberfläche (a, b); Abstoßung der Nekrosen am 10. und 13. Behandlungstag (c, d), die schwarzen Bezirke sind nicht behandlungsbedingt, sondern Gewebsnekrosen des Gluteus; fortschreitende Wundheilung nach 3, 5 und 7 Wochen (e–g); Behandlungsergebnis nach Monaten (h, i), relativ geringe Narbenbildung bei wiederhergestellter Funktion

brühungen 2. bis 3. Grades eine narbenfreie Heilung erzielt werden, da der fetale Hautextrakt Regenerationsmaterial enthält (Abb. 295, 296).

Organotherapeutika sind Voraussetzung für eine verkürzte Heilungszeit und ein gutes kosmetisches Resultat.

In der *Homöopathie* werden empfohlen: für Verbrennungen 1. Grades Aconitum, Causticum, Belladonna, Arnica; für Verbrennungen 2. Grades Rhus toxicodendron, Cantharis, Arsenicum album; für Verbrennungen 3. Grades Causticum und Calendula.

Entsprechende Kombinationspräparate sind Causticum compositum sowie Cutis compositum und Mucosa compositum als Stimulatoren für die Regeneration.

(Literatur: Schuck, 1982)

Verrucae

Synonym: Warzen.

Definition: Durch humane Papillomaviren (HPV) hervorgerufene ansteckende Hauterkrankung.

Klinische Daten: Papillomaviren sind sphärische Partikel mit einem Durchmesser von 50 nm; bekannt sind über 35 Typen, die verschiedene Warzenarten hervorrufen (Tab. 135).

▶ Verruca vulgaris

Die Oberfläche der Warze ist zunächst glatt, dann rauh und unregelmäßig; die Konsistenz ist hart, spröde und hyperkeratotisch, die Farbe variiert zwischen grau, gelb, braun, und grauschwarz; die Größe liegt zwischen 2 und 10 mm. Lokalisation: Fingerrücken, Handrücken, Knie, Gesicht und Kopfhaut. Sonderformen sind filiforme Warzen an Lippen und in der Halsregion.

Tab. 135: Einteilung der Warzen

• Verruca vulgaris • Verruca plana • Verruca plantaris (Myrmecia-Typ) • Verruca plantaris (Mosaikwarzen) • Epidermodysplasia verruciformis • Condyloma acuminatum

Therapie: 60%iges Salicylsäurepflaster, scharfes Abtragen und Kauterisierung. Biologische Therapie: Akupunktur, Eigenbluttherapie, Homöopathie (Acidum nitricum, Antimonium crudum, Calcium carbonicum, Causticum, Dulcamara, Ferrum picrinicum, Thuja).

► Verruca plana (juvenilis)
Die Oberfläche ist plan und papelförmig, die Konsistenz derb. Die Farbe ist hautfarben oder gelbbraun. Lokalisation: Stirn, Stirnhaargrenze, Wangen, Kinn, Handrücken.
Therapie: Pinselung mit 10%iger Formaldehydlösung, 5-Fluorouracil, DMSO (Dimethylsulfoxid). Biologische Therapie: Thuja-Urtinktur.

► Verruca plantaris (Dornwarzen)
Die Oberfläche ist rauh, die Konsistenz derb. Die Farbe ist weißlich bis gelblich. Lokalisation: Fußsohle, dringt dornartig in die Tiefe und ist sehr schmerzhaft.
Therapie: Exzision, Kauterisation, lokale Anwendung von Ätz- und keratolytischen Mitteln (Verdünnungen von Trichloressigsäure, Salpetersäure, Wasserstoffsuperoxid, Silbernitrat, Phenolum liquefactum), Vitamin-A-Unterspritzungen, Vereisung mit flüssigem Stickstoff oder Aceton-Kohlensäure-Schnee. Die Rezidivrate ist hoch.

► Mosaikwarzen
Die Oberfläche ist rauh, die Konsistenz derb. Die Farbe ist gelblich. Lokalisation: Fußsohle, nahe der Oberfläche, beetartig angeordnet, schmerzlos. Therapie: Exzision, Kauterisation.

► Epidermodysplasia verruciformis
Es handelt sich um eine Genodermatose mit autosomal-rezessivem Erbgang. Es bilden sich kleine hautfarbene oder erythematöse Papeln, die planen Warzen entsprechen oder einer Pityriasis versicolor ähneln. Lokalisation: Streckseiten der großen Gelenke und lichtexponierte Stellen (Gesicht, Hände). Therapie: Exzision, orale Retinoide.

► Condyloma acuminatum (Feigwarzen, Feuchtwarzen)
Die Übertragung erfolgt überwiegend durch sexuelle Kontakte; Inkubationszeit 1–6 Monate. Die Oberfläche ist halbkugelig vorgewölbt, fein-granuliert oder grob-papillär; die Konsistenz ist weich, die Farbe rosa oder rötlich. Lokalisation: Übergang Haut-Schleimhäute, Ano-Genital-Bereich, Penis, Vagina, Zervix, Damm.
Therapie: Kauterisation, 5-Fluorouracil. Biologische Therapie: 10%ige Podophyllinlösung.

Therapie: Die antihomotoxische Therapie erfolgt mit Thuja-Injeel und Engystol N. Die Präparate können sowohl eingenommen als auch auf die Warze aufgetupft werden. In hartnäckigen Fällen hat sich auch die äußerliche (!) Anwendung von Chelidonium-Urtinktur bewährt. Starke Hyperkeratosen können mit Harnstoffsalben oder Salicylvaseline abgelöst werden. Da Warzen mitunter zum spontanen Verschwinden neigen, haben sich in der Volksmedizin einige Rezepte hartnäckig gehalten, die nicht alle praktikabel sind. Versuchen kann man es aber mit Zwiebel- oder auch Knoblauchsaft.
Bei bestimmten Warzenformen, die sehr infektiös sind (Condyloma acuminata), ist eine chirurgische Intervention notwendig. Bei den verschiedenen chirurgischen Maßnahmen ist die Kauterisation der Warzen die sicherste Methode. Auch Eigenblutbehandlungen mit abwehrstärkenden Präparaten sind eine gute Behandlungsmöglichkeit. Neben dem bereits erwähn ten Engystol N werden auch Echinacea compositum S, Cutis compositum und Lymphomyosot verwendet.

Ulrich Wemmer, Klaus Küstermann

Vitamin-B-Mangelzustände

Definition: Vitamine der B-Gruppe dienen als Cofaktoren von Enzymen beim Umsatz aller Nährstoffe im Stoffwechsel.

Klinische Daten:
► Vitamin B_1 (Thiamin)
Das Vitamin B_1 ist ein Cofaktor von Enzymen des Kohlenhydratstoffwechsels. Der Normal-

wert im Serum liegt bei 30–52 µg/l, der Bedarf bei 1,0–1,4 mg/Tag. Quellen sind Leber, Fleisch, Milch, Gemüse, Vollkornprodukte, Getreidekeimlinge und Hefe. Die Ursachen des Defizits sind in einer Fehl- oder Mangelernährung, chronisch-entzündlichen Darmerkrankung, Resorptionsstörung, schwerer Leberfunktionsstörung oder Alkohol- und Nikotinabusus zu sehen. Symptome bei latentem Vitamin-B_1-Mangel: Appetitlosigkeit, Gewichtsverlust, Reizbarkeit, Müdigkeit, Schlafstörungen, Depressionen, Obstipation und Magen-Darm-Atonie.
Eine typische Mangelkrankheit bei manifestem Defizit ist Beri-Beri mit Muskelschwäche und Muskelschmerzen, kardiovaskulären Schädigungen (Herzvergrößerung), Ödemen, nervösen Störungen, Atemnot, Nervenentzündung und Laktatazidose.
Therapie: Substitution mit 20–200 mg/Tag.

► Vitamin B_2 (Riboflavin)
Riboflavin liegt als Flavoprotein an Protein gebunden vor, in Kuhmilch auch in freier Form. Seine Funktion besteht in der Beteiligung an enzymatischen Reaktionen der Atmungskette und bei der Wasserstoffübertragung. Der Normalwert im Serum liegt bei 33–56 µg/l, der Bedarf bei 1,2–1,7 mg/Tag. Quellen sind Fleisch, Milch, grünes Gemüse und Vollkornprodukte. Mangelsymptome: Photophobie, Brennen unter den Lidern, seborrhoische Dermatitis, spröde, glanzlose Nägel, Entzündung der Mundregion (Mundwinkelrhagaden), Glossitis, Wachsstumsstörungen und Anämie.
Therapie: Substitution mit 10–50 mg/Tag.

► Vitamin B_6 (Pyridoxin)
Pyridoxin liegt als Phosphorylierungsprodukt des Pyridoxals vor und ist ein Coenzym im Aminosäurestoffwechsel. Ohne Pyridoxin ist der Tryptophanabbau gestört. Dadurch ist die Eigensynthese von Nikotinsäureamid nicht möglich. Der Normalwert im Serum liegt bei 20–40 µg/l, der Bedarf bei 1,6–2,0 mg/Tag. Quellen sind Leber, Fleisch, Sojabohnen, Vollkornprodukte, Hefe und Eigelb.
Mangelsymptome: Nervenschädigungen (periphere Neuritis), Störungen des Lage- und Vibrationsempfindens, Krämpfe, seborrhoische Dermatitis, Glossitis, Erosionen der Lippen und Anämie.
Therapie: Substitution mit 10–200 mg/Tag.

Therapie: Substitution mit dem entsprechenden B-Vitamin.

ULRICH WEMMER

Vitamin-B_{12}-Mangel

Synonyma: Cyanocobalamindefizienz, Cobalamindefizienz.

Definition: Vitamin B_{12} gehört zu den wasserlöslichen Vitaminen, enthält als Zentralatom Kobalt und ist ein Coenzym von Transmethylierungsreaktionen (Bildung von Cholin aus Methionin, Serin aus Glycin).

Klinische Daten: Nach Bindung im Magen an den intrinsic factor wird Vitamin B_{12} im Dünndarm resorbiert. Der Bedarf liegt bei 1–3 µg/Tag; Quellen sind Leber, Muskulatur und Eier. Pathogenese des Vitamin-B_{12}-Mangels: Mangel an intrinsic factor, kongenitale Malabsorption von Cobalamin, kongenitaler Transcobalamin-II-Mangel, Vitaminverbrauch durch Fremdorganismen (Fischbandwurm, blind loop syndrome) und Darmerkrankungen (Ileumresektion, Morbus Crohn, Mukoviszidose).
Symptome bei perniziöser Anämie: megaloblastische Anämie mit Reifungsstörung der Erythrozyten, Granulozytopenie und Thrombopenie; neurodegenerative Veränderungen der weißen Substanz der Rückenmarksnerven (funikuläre Myelose), Parästhesien und Psychosen; Glossitis und Zungenbrennen.

Therapie: Tägliche Zufuhr von 10–1000 µg Vitamin B_{12}. *Biologische Therapie:* Kobalt in homöopathischer Dosierung, Glyoxal compositum, Cholinzitrat.

ULRICH WEMMER

Vitamin-E-Mangel

Synonym: α-Tocopherolmangel.

Definition: Vitamin E gehört zu den fettlöslichen Vitaminen.

Klinische Daten: Vitamin E ist besonders wegen seiner antioxidativen Wirkung, das heißt dem Schutz von Proteinen, Lipiden (ungesättigte Fettsäuren) und Zellmembranen (Erythrozyten) vor freien Radikalen von Bedeutung. Es besteht eine Wechselwirkung mit Vitamin C, Eisen und Selen. Die Speicherung von Vitamin E erfolgt im Fettgewebe; es wird im Blut mit den β-Lipoproteinen transportiert. Die Absorption im Darm hängt ab von Pankreassekret, Gallenflüssigkeit und der Anwesenheit der Nahrungsfette. Der Normalwert im Serum liegt bei 0,25 mg Vitamin E/g Gesamtlipide, der Bedarf bei 8–12 IE/Tag oder 30–50 mg/Tag. Vitamin E kommt in größeren Mengen vor in Weizenkeimöl, Baumwollsaatöl, Erdnußöl und in allen grünen Pflanzen. Ursachen des Mangels können sein angeborene A-β-Lipoproteinämie (selten; das Fehlen der Trägersubstanz bewirkt einen Mangel an Tocopherol), unzureichende Resorption im Rahmen von Durchfallerkrankungen und ungenügende Zufuhr von Nahrungsfett.

Mangelsymptome sind Hämolyse und Anämie (speziell bei Frühgeborenen), neurologische Veränderungen mit Hyporeflexie, Muskelschwäche, Nachlassen der Sensibilität und Ataxie; gelegentlich tritt eine Retinitis pigmentosa auf. Die Immunantwort ist verzögert, die Antikörperproduktion verringert, dadurch besteht eine erhöhte Infektanfälligkeit; außerdem ist das Atherosklerose- und Infarktrisiko gesteigert.

Therapie: Substitution mit 10–1000 IE Vitamin E/Tag. Biologische Therapie: Enzymgemische, Escherichia-coli-Präparate, Leberpräparate.

Ulrich Wemmer

Vitiligo

Synonym: Leukopathia acquisita.

Definition: Flecken- bis flächenförmige Pigmentverluste der Haut und Schleimhäute.

Klinische Daten: Durch Degeneration der Melanozyten bedingte Depigmentierung von Hautarealen, seltener auch die Schleimhäute und den behaarten Kopf betreffend. Ursächlich wird eine Autoimmunkrankheit diskutiert. In einem Drittel der Fälle liegt eine familiäre Dis-

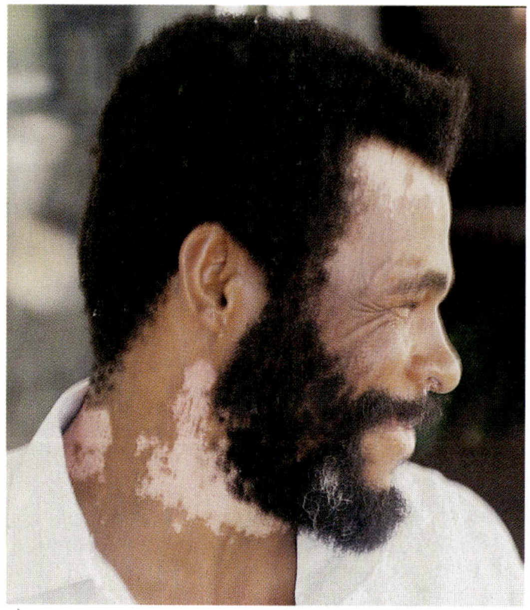

a)

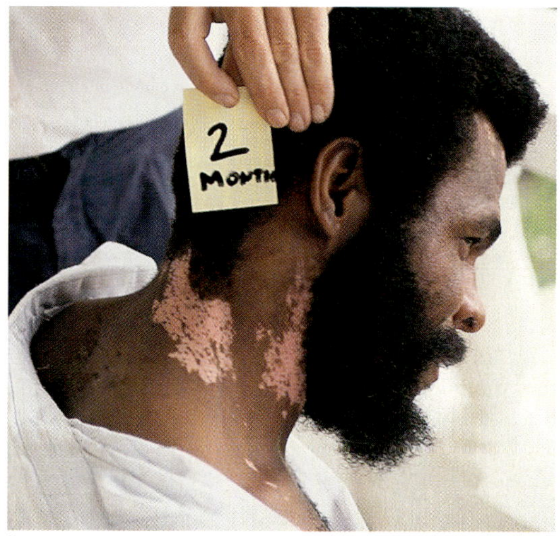

b)

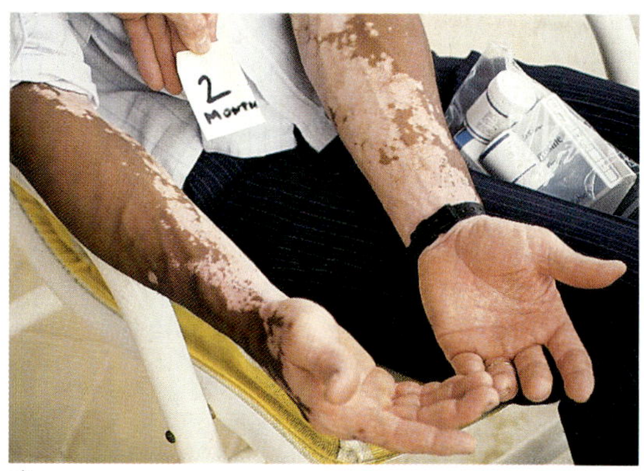

c)

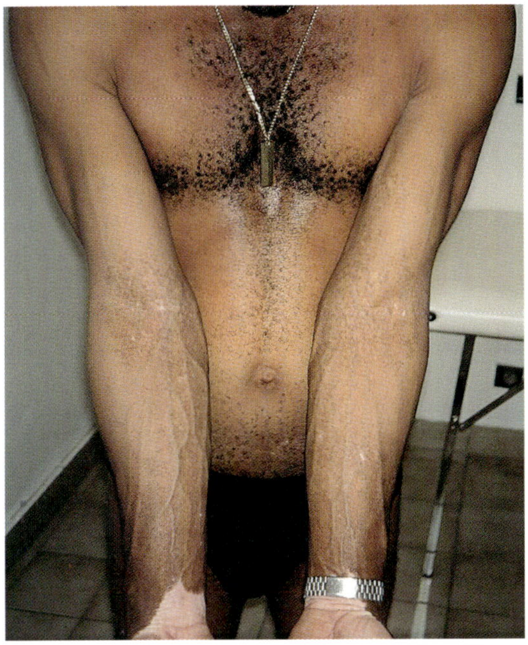

d)

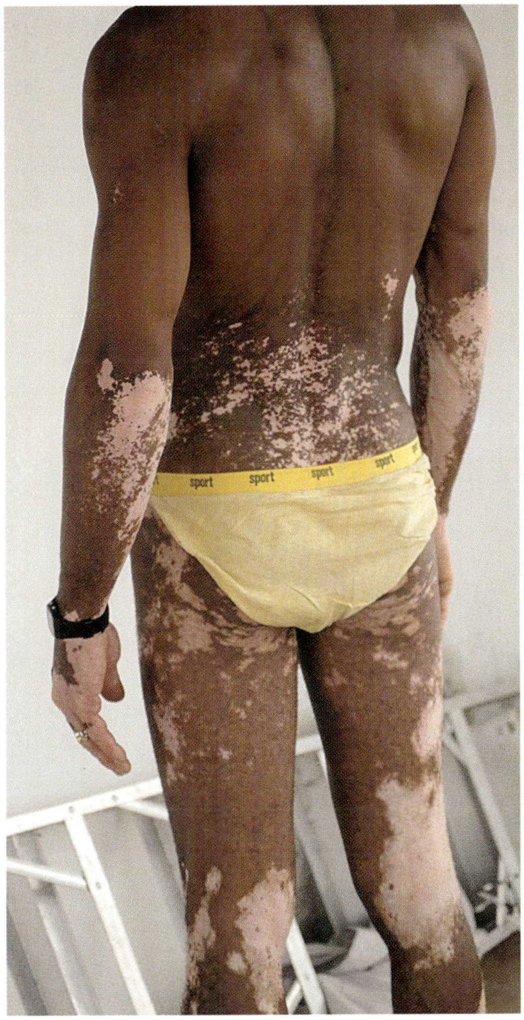

e)

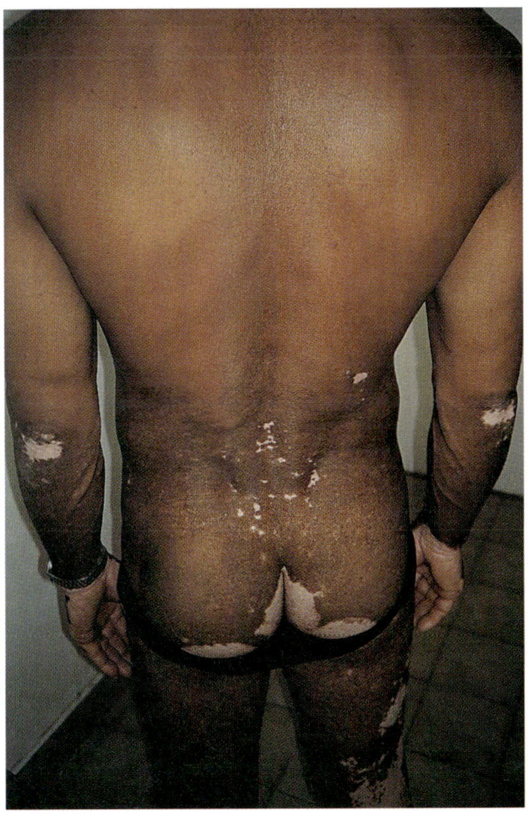

f)

Abb. 297 a–f: Ein 38jähriger Patient mit Vitiligo wird über 5 Jahre behandelt und beobachtet. Die Basisbehandlung besteht in einer Substitution von Mineralien und Vitaminen auf der Basis einer Haar-Mineralanalyse. Ein Plazenta-Extrakt (Melaganina) wird mit Psorinoheel, Ubichinon compositum, Hepeel, Hydrochinon-Injeel und Placenta compositum – teilweise lokal subkutan injiziert – kombiniert. Hydrochinon wurde versuchsweise eingesetzt, weil der Patient vorher Hydrochinonderivaten ausgesetzt war. Um die Injektionsstellen der erwähnten homöopathischen Präparate entwickelten sich Repigmentations-Cluster. Nach 18 Monaten war eine 60 %ige, nach fünf Jahren eine 80 %ige Repigmentation erreicht. An Antioxidanzien wurden Betacarotin, Vitamin C, Vitamin E und Zink verabfolgt. Die Repigmentierung blieb über die letzten beiden Jahre konstant; Vitiligo im Hals-, Arm- und Lendenbereich (a, c, e); beginnende Repigmentierung zwei Monate nach Behandlungsbeginn (b, d); weitere Repigmentierung und stabiler Zustand nach dreijähriger Behandlung (f).

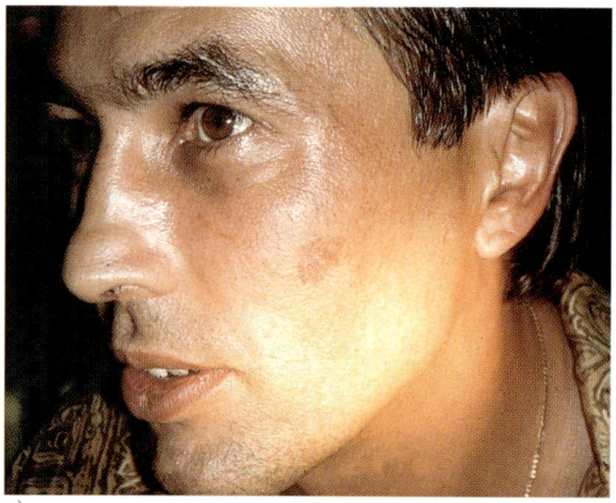

a)

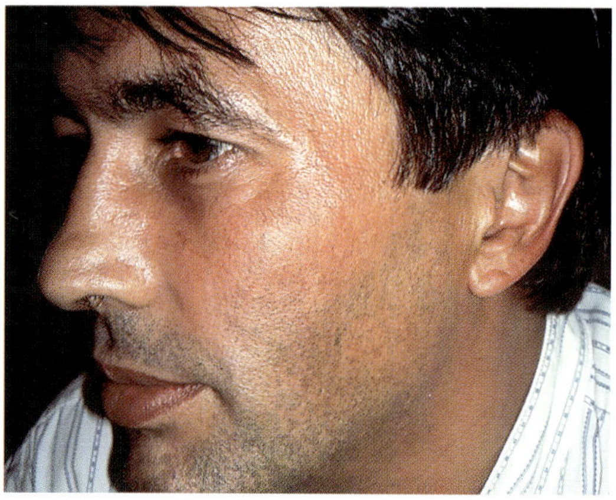

b)

Abb. 298 a und b: Pigmentverschiebungen im Gesicht bei einem 45jährigen Mann vor (a) und nach (b) subkutaner Injektion von Para-Benzochinon in homöopathischer Potenzierung. Eine einmalige lokale Injektion von Para-Benzochinon-Injeel führte zum Verschwinden der Pigmentverschiebungen innerhalb von zwei Wochen. Die Regeneration blieb wahrend einer Nachbeobachtungszeit von Jahren konstant.

position vor, zwei Drittel sind symptomatische Begleiterscheinungen bei endokrinen Stoffwechsel- und Autoimmunkrankheiten. Vergesellschaftung mit Vitamin-B_{12}-Mangel, Hypazidität (HCl-Mangel) des Magensaftes und Hypothyreose wurden beobachtet.

Therapie: Eine kausale Therapie ist nicht bekannt. Integrative Behandlungskonzepte können das Fortschreiten verhindern und unter Umständen eine Repigmentierung erreichen. Die eingesetzten Mittel ergeben sich aus dokumentierten Einzelfällen (Abb. 297, 298).

RICHARD T. CLEMENT

Vomitus

Synonym: Erbrechen.

Definition: Der Patient verspürt einen Brechreiz, der zum Erbrechen des Mageninhaltes führt.

Klinische Daten: Zum Vermeiden von ernsten Komplikationen ist das Erheben einer genauen Krankheitsgeschichte nötig. Das Einschätzen der Schwere der Erkrankung durch Beachten von Vorgeschichte, Verlauf, bisheriger Ernährung, Begleitsymptomen und die klinische Untersuchung sind wesentlich. Ausgeschlossen werden müssen Erkrankungen, die chirurgisch behandelt werden oder fachärztlich abgeklärt werden sollten:

- Passagehindernis (Pylorushypertrophie des Säuglings, Divertikel, Tumoren, mechanischer Ileus, Steinkoliken),
- akute Stoffwechselkrise (diabetisches Entgleisen mit Azetonämie, Urämie, hyperthyreote Krise, Addinson-Krise),
- entzündliche Erkrankungen (Appendizitis, Divertikulitis, Cholezystitis, Pankreatitis, Pyelonephritis, Ulzera),
- neurologische Genese (Morbus Menière, Labyrintherkrankung, Migräne, Hirntumor, Contusio cerebri, Enzephalitis, Tabes),
- Gravidität,
- Intoxikation (Drogen, Medikamente in Überdosis, Schwermetalle wie Quecksilber, Blei, Cadmium),
- psychische Erkrankung (Neurose, Bulimie, gastropathische Persönlichkeit – Angst oder Wut gepaart mit der Weigerung, die aktuelle Lebenssituation zu ertragen und daran zu wachsen).

Eine stationäre Behandlung ist indiziert bei schlaffem Hautturgor, halonierten Augen, kleinem Puls, Azetongeruch und Eintrübung des Bewußtseins.

Therapie: Ruhigstellung des Patienten, am besten Bettruhe, Abschirmen von Außenreizen, ruhige Pflegeatmosphäre. *Physikalische Maßnahmen:* warme Bäder mit Pflanzendrogenzusätzen (Goldrute, Lavendel, Melisse, Hopfenblüten), feuchte Leibwickel, Wärmeflasche. *Diät:* Teepause (Pfefferminz, Melisse, Kamille, Schwarztee) und Zwieback. Nahrungsaufbau nach Sistieren des Erbrechens mit häufi-

gen kleinen Mahlzeiten mit Salz (Karotten- und Kartoffelsuppe, Haferbrei, Kartoffelbrei, Nudeln ...). *Akupressur, Akupunktur:* Erbrechen bei infektiöser Gastroenteritis (LE12, 13, 14, B21, KG13, LU7), Hyperemesis gravidarium (LE14, N21, B21), „Reisekrankheit"/ Kinetose (LE13, 14, N21, B21, M21), Pylorospasmus (KG16, M36, B21), Schwindel mit Erbrechen (LE14, LG19). *Therapie mit Bach-Blüten:* Agrimony (Angst vor der Zukunft, Minderwertigkeitsgefühl), Beech (Magen-Darm-Störung, reizbar), Chestnut Bud (Erbrechen bei Magenulkus), Crab Apple (Vagotonie, stur), Walnut (Entwöhnung von Rauchen und Alkohol).
Homöopathie:

- Säuglingserbrechen: Antimonium crudum, Silicea, Valeriana, Sanicula, Natrium carbonicum, Calcium carbonicum,
- Infekterbrechen: Eupatorium, Ipecacuanha, Pulsatilla, Nux vomica, Natrium chloratum, Cina, China, Chamomilla, Arsenicum album, Veratrum album, Thuja, Sulfur, Phosphor, Sepia, Acidum phosphoricum,
- Erbrechen bei Keuchhusten: Kalium carbonicum, Ipecacuanha, Hepar sulfuris, Drosera, Bryonia, Antimonium tartaricum, Alumina, Tarantula, Natrium chloratum, Nux vomica, Acidum phosphoricum, Pulsatilla, Coccus cacti,
- Hyperemesis gravidarum: Antimonium tartaricum, Arsenicum album, Ipecacuanha, Iris, Kreosotum, Phosphor, Pulsatilla, Sepia, Caulophyllum, Petroleum, Cocculus, Nux vomica, Colchicum, Mandragora, Chelidonium, Hyoscyamus,
- Diätfehler, zu üppig, Reizmittel, verdorbene Nahrung: Arsenicum album, Kalium bichromicum, Nux vomica, Phosphor, Pulsatilla, Bryonia, Lachesis, Capsicum, Sulfur, Calcium carbonicum,
- Erbrechen, Insolation: Apis, Aconitum, Belladonna, Veratrum album,
- Seekrankheit, Kinetose: Cocculus, Tabacum, Hyoscyamus, Petroleum,
- Morbus Menière: Phosphor, Lachesis, Cocculus, Conium, Arnica, Secale, Tabacum.

Zur Konstitutionsbehandlung bieten sich an Arsenicum album, Argentum metallicum, Apis mellifica, Aethusa, Bryonia, Calcium carbonicum, Chamomilla, Chelidonium, China, Conium, Cuprum, Ferrum metallicum, Hepar sulfuris, Ignatia, Ipecacuanha, Jodum, Kalium chloratum, Lycopodium, Natrium muriaticum, Nux vomica, Phosphor, Plumbum, Pulsatilla, Silicea, Sulfur, Sepia und Veratrum album.

URSULA ARNOLD

von Gierke, Morbus

(s. Lysosomale Krankheiten)

Wadenkrämpfe

Synonyma: Crampus-Syndrom, Crampi nocturni.

Definition: Schmerzhafter, tonischer Krampf der Wadenmuskulatur, häufig kombiniert mit tonischer Verspannung der Zehenbeuger.

Klinische Daten: Wadenkrämpfe treten nach mechanischer Überbelastung, Elektrolytstoffwechselstörungen und bei Irritationen der Cauda-equina-Nerven, gehäuft in den frühen Morgenstunden auf. Verschiebungen im Magnesium-, Kalzium- und Natriumhaushalt sind meist die unmittelbaren Auslöser. Aber auch periphere arterielle, venöse Durchblutungsstörungen, Gefäßverschlüsse und Polyneuropathien können dafür verantwortlich sein.

Therapie: Die Behandlung hat sich an der Ursache zu orientieren. Das Beugen der Beine im Hüft-, Knie- und Fußgelenk pflegt die Schmerzen unmittelbar zu beheben. Wechselbäder der Füße am Abend und Kneipp-Anwendungen stellen hilfreiche Allgemeinmaßnahmen dar. Den Ursachen entsprechend ist eine Magnesium- oder Kalziumsubstitution durchzuführen.
Bewährte *Phytotherapeutika* sind Aesculus, Hamamelis und Arnica. An *homöopathischen Einzelmitteln* werden empfohlen: Magnesium carbonicum oder Cuprum metallicum vor dem Schlafengehen, Zincum metallicum, Plumbum metallicum, Arsenicum album nachts.
Homöopathische Kombinationspräparate für Wadenkrämpfe sind: Aesculus compositum, Hamamelis-Homaccord, Spascupreel und Placenta compositum.

Weichteilrheumatismus

(s. Fibromyalgie)

Weitwinkelglaukom

Synonym: Glaucoma simplex.

Definition: Erhöhter intraokulärer Druck durch chronische Abflußbehinderung im Schlemm-Kanal, hervorgerufen durch ein erhöhtes Spannungspotential des Nervus sympathicus.

Ursache: Durch ein erhöhtes Spannungspotential des Nervus sympathicus (oft Druckschmerz paravertebral 3. Brustwirbel) erfolgt eine Engerstellung des Schlemm-Kanals.

Therapie: Wegen des erhöhten Spannungspotentials des Nervus sympathicus 2mal wöchentlich paravertebrale Procain- oder Lidocain-Injektionen 3. BWK mit Kanüle Nr. 2 auf der Seite des Weitwinkelglaukoms. Dadurch Normalisierung des Spannungspotentials, den Tonus des Musculus dilatator pupillae betreffend. Apis-Injeel S wöchentlich zwei Injektionen, oral Lymphomyosot und Valerinaheel.

THEO MÜLLER

Werdnig-Hoffmann, spinale Muskelatrophie

Synonym: Werdnig-Hoffmann-Krankheit.

Definition: Fortschreitender Muskelschwund und Muskelschwäche durch Degeneration der motorischen Vorderhornzellen.

Klinische Daten: Die *akute spinale Muskelatrophie* (SMA I) wird autosomal-rezessiv vererbt. Das Erkrankungsalter liegt zwischen Geburt und 12 Monaten. Die Erkrankung ist proximal lokalisiert; die Betroffenen haben eine Lebenserwartung von 2–3 Jahren. Die *chronische spinale Muskelatrophie* (SMA II) wird ebenfalls autosomal-rezessiv vererbt. Das Erkrankungsalter liegt zwischen Geburt und 2 Jahren. Die Erkrankung ist proximal lokalisiert; die Betroffenen haben eine Lebenserwartung von 10 Jahren und länger.

Symptome: Schwäche der proximalen Muskeln, Fehlen oder Abschwächung der Muskeleigenreflexe, Faszikulationen, Skelettanomalien, Hyperlordose, Hohlfuß, Gelenkkontraktionen, Schaukelatmung, Trinkschwäche, Pneumonieanfälligkeit.
Labor: Kreatinkinase erhöht (30% der Fälle), Veränderungen in der Elektromyographie; die Muskelbiopsie ergibt eine typische Fasertypengruppierung. Differentialdiagnose: spinale Muskelatrophie Typ Kugelberg-Welander (SMA III), distale SMA (Typ Duchenne-Aran), bulbospinale Form (Typ Kennedy).

Therapie: Es ist keine spezifische Therapie bekannt. *Biologische Therapie:* Muskelenzympräparate (Coliacron); Muskelultrafiltrate, Cholinzitrat, Zeel P, Coenzyme compositum, Vitamin-B-Komplex mit Biotin.

ULRICH WEMMER

Wolf-Hirschhorn-Syndrom

Synonym: Chromosom-4p⁻-Syndrom.

Definition: Das Wolf-Hirschhorn-Syndrom bezeichnet einen Symptomenkomplex, der bei einer Aberation des 4. Chromosoms entsteht. Im speziellen handelt es sich hierbei um eine Deletion des kurzen Armes von Chromosom 4 (46, XY; $4p^-$).

Klinische Daten: Die Schwangerschaft verläuft oft kompliziert, und in einer ganzen Reihe von Fällen kommt es zu Totgeburten. Das durchschnittliche Geburtsgewicht des ausgetragenen Neugeborenen liegt bei 2000 g, der Kopfumfang mißt 31 cm. Charakteristische morphologische Merkmale sind: mikrozephale Schädelkonfiguration mit frontaler Ausladung und hohem Haaransatz als Ausdruck der Vorderhirnhypoplasie, Protusio bulbi bei Hypoplasie der Orbitae, Hypertelorismus, Ptosis, Pupillenektropie, Iriskolobom meist einseitig (25%), breite und flache Nasenwurzel, Stenose oder Atresie des Ductus nasolacrimalis; Mikrognatie, Gaumenspalte (30%), Lippen-Kiefer-Gaumenspalte (15%), kurzes Frenulum, Ohrdeformitäten mit hypoplastischer Anthelix und engem äußerem Gehörgang, ein schmaler, langer Thorax mit hypoplastischen und weit auseinanderstehenden Mamillen, Diastase des

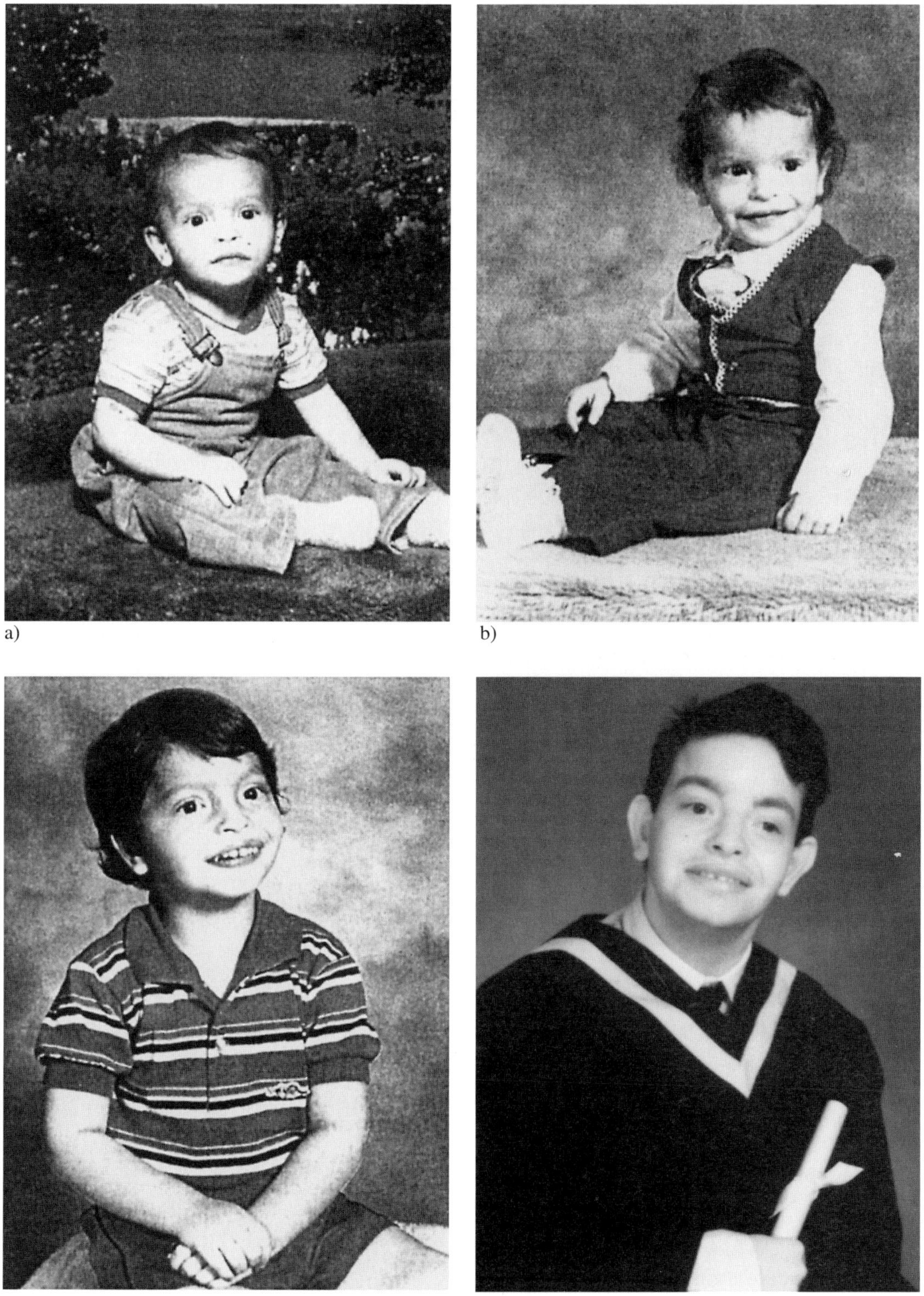

a) b) c) d)

Abb. 299 a–d: Verlaufsserie eines Wolf-Hirschhorn-Syndroms. (a) 21 Monate, (b) 22 Monate, 5 Wochen nach Behandlungsbeginn, (c) knapp 6 Jahre, (d) 17 Jahre

Musculus rectus abdominis, eine große Klitoris bei den weiblichen und ein hypoplastisches Genitale mit kleinem Skrotum, Kryptorchismus und Hypospadia penis bei den männlichen Neugeborenen, Sakralsinus, Hüftdysplasie, Klumpfuß und andere Fußdeformitäten, lange, schmale Finger mit Klinodaktylie des kleinen Fingers.
Pathoanatomisch kommen Fehlbildungen an fast allen Organen vor. Besonders betroffen sind das Gehirn, das Herz und die Nieren. Hirnmißbildungen beinhalten eine Hypoplasie des Zerebellums, ein Cavum septi pellucidi, Hypoplasie oder Aplasie des Corpus callosum und des Tractus olfactorius, Mikrogyrie, Verkürzung der H_2-Region des Ammonhorns und einen Hydrocephalus internus. Herzfehler, in mehr als 50% der Fälle, sind meist sehr komplex. Zu verzeichnen sind hier Septumdefekte, Translokationen der großen Gefäße, Pulmonaratresie, persistierende linke Cava superior und Klappenmißbildungen. An der Niere und den ableitenden Harnwegen sind Hypoplasien, polyzystische Dysplasien, unilaterale Agenesien, Hydronephrosen und Blasenektopien beschrieben. Etwa ein Drittel der Patienten stirbt im 1. Lebensjahr, meist an kardiopulmonalen Dekompensationen oder an interkurrierenden Infekten. Große Schwierigkeiten bereitet die Ernährung der kleinen Patienten. Die Kinder weisen eine ausgeprägte Muskelhypotonie und motorisch-mentale Retardierung auf. In den meisten Fällen kommt es innerhalb der ersten beiden Jahre zur Ausbildung eines therapeutisch schwer zu beherrschenden zerebralen Anfallsleidens.

Therapie: Die Behandlung ist aufwendig, langfristig aber lohnenswert (s. Verlaufsserie Abb. 299). Muskelhypotonie und Ernährungsschwierigkeiten erfordern in den ersten beiden Lebensjahren ein konsequentes Übungsprogramm, Eß- und Sprachanbahnungstherapie. Medikamentös bilden Muskelenzympräparate und Katalysatoren (Zeel P, Coenzyme compositum) unersetzliche Hilfen. Vitamin-B-Komplex-Präparate und Biotin dienen der täglichen Substitution. Entscheidend ist die Gabe von Organotherapeutika aus fetalem Gehirn und Muskel in lyophilisierter Form oder in homöopathischen Tiefpotenzen.

Xeroderma pigmentosum

Synonyma: Melanosis lenticularis progressiva, Lioderma essentialis congenita, Lichtschrumpfhaut.

Definition: Durch angeborenen Mangel an DNA-Endonuklease können Hautschäden durch UV-Licht nicht repariert werden.

Klinische Daten: Es handelt sich um eine autosomal-rezessive Erbkrankheit. Zunächst entstehen auf belichteten Hautarealen Entzündungen, die dann in bräunlich-rote Flecken übergehen. Im Verlauf werden diese Flecken pigmentiert, Teleangiektasien und warzenartige Gebilde sind die Vorläufer von langsam wachsenden Karzinomen (Basaliome, Stachelzellenkarzinome, maligne Melanome). Die Prognose ist schlecht.

Therapie: Vermeidung von Sonnenlicht (UV-Strahlung); Hautschutz durch Kleidung und Sonnenschutzcremes. *Biologische Therapie:* Hydrochinon-Injeel, Ubichinon compositum, Plazentaextrakte, fetale Hautextrakte.

Tab. 136: Einteilung des Xeroderma pigmentosum

Gruppen	später Haut-karzinom	Endo-nuklease vermindert
unkompliziertes Xeroderma	+	+
spezielles Xeroderma	+	–
De-Sanctis-Cacchione-Syndrom	+	+
pigmentiertes Xeroderma	+	–
aktinische Hautschäden	+	–

ULRICH WEMMER

Yersinien

Definiton: Yersinien gehören zu den Enterobacteriaceae und sind weltweit verbreitet.

Klinische Daten: Es gibt eine Reihe von Krankheitsbildern, die klinisch von Bedeutung sind:

► Pest
Der Erreger, Yersinia pestis oder Pasteurella pestis, ist ein gramnegatives, unbewegliches,

aerobes Stäbchen, das einzeln, kurzkettig oder in Haufen vorkommt. Die Übertragung von Yersinia pestis auf den Menschen erfolgt durch den Rattenfloh und zahlreiche Nagetiere. Auch die Mensch-zu-Mensch-Übertragung durch Sputum und Buboneneiter ist möglich. Nach einer Inkubationszeit von 2–12 Tagen plötzlicher Beginn der Symptomatik mit hohem Fieber, Schüttelfrost, Kopfschmerzen und Schwindel. Weiterhin besteht eine Tachykardie, der Patient ist ängstlich und wirkt schwer krank. Als *Bubonenpest* bezeichnet man die sehr schmerzhafte Lymphknotenschwellung in den Leisten, wobei die axillaren und zervikalen Lymphknoten beteiligt sind. Die Bubonen brechen auf und entleeren hochinfektiösen Eiter. Die *Lungenpest* hat eine kurze Inkubationszeit von 1–2 Tagen. Es besteht blutiger Husten mit äußerst kontagiösem Inhalt, der Patient leidet unter Atemnot. Der Verlauf ist foudroyant und meist tödlich. Unter *Pest-Sepsis* versteht man einen generalisierten Befall des gesamten Organismus mit Toxineinschwemmung in das Gehirn (Meningoenzephalitis).
Neurologische Symptome wie Delirium, Stupor, Sprachstörungen und Schlaflosigkeit stehen im Vordergrund. Der Tod tritt ein durch Atemlähmung.
Therapie: Streptomycin, Tetracycline bei Bubonenpest und Lungenpest, Chloramphenicol bei Meningitis.
Die Prognose hängt von der raschen Einleitung der Therapie ab, die Letalität der Bubonenpest beträgt immer noch 5–10%.
Meldepflichtig sind Verdacht, Erkrankung und Tod. Erkrankte und Kontaktpersonen müssen isoliert werden. Eine Chemoprophylaxe mit Tetracyclinen bei Kontaktpersonen ist zwingend vorgeschrieben. Prophylaktische Maßnahmen bestehen in der Vernichtung von Flöhen bei Haustieren und der Vermeidung von Rattenkontakt. Impfungen sind möglich mit inaktivierten und Lebendimpfstoffen.

► Mesenteriale Lymphadenitis
Der Erreger, Yersinia pseudotuberculosis oder Pasteurella pseudotuberculosis, ist ein gramnegatives, aerobes Stäbchen mit peritricher Begeißelung. Yersinia pseudotuberculosis kommt weltweit bei Nagetieren und Vögeln vor. Die Infektion des Menschen erfolgt über den Kontakt mit deren Exkrementen. Hauptsymptom ist die mesenteriale Lymphadenitis mit heftigen Bauchschmerzen (Pseudoappendizitis); der Durchfall ist wenig ausgeprägt, das Fieber wechselnd; Verlauf über eine Woche bis zu 6 Monaten. Hauptkomplikation ist die Sepsis, meist aber nur bei Patienten mit vorbestehender Erkrankung wie Diabetes mellitus, Leberzirrhose oder Unterernährung.
Therapie: Bei Sepsis Acylaminopenicilline plus Aminoglykoside, alternativ Doxycyclin mit Benzylpyrimidin-Sulfonamid. Meist verläuft die Erkrankung selbstheilend und bedarf keiner Therapie. Biologische Therapie: Symbioselenkung, Lymphomyosot.

► Fieberhafte Gastroenterokolitis
Der Erreger, Yersinia enterocolitica (Serotypen 03,05,08,09), ist ein gramnegativer, aerober Kokkobazillus. Symptome: Akute Gastroenteritis speziell bei Kleinkindern mit Durchfall, Fieber; Erbrechen und Bauchschmerzen. Die entleerten Stühle enthalten Schleim und bei 10–20% der Kinder auch Blut oder Eiter. Der Verlauf kann 2–3 Wochen dauern. Bei manchen Kindern werden die Bauchbeschwerden und das Fieber als Appendizitis gedeutet. Bei Erwachsenen kann es zur Darmperforation mit Peritonitis kommen. Als extraintestinale Symptome werden gelegentlich Erythema nodosum, Polyarthritis und eine Septikämie beobachtet.
Therapie: Bei schweren Verläufen Cephalosporine, Tetracycline, Chinolone. Prophylaktische Maßnahmen sind die Vermeidung von Kontakt mit infizierten Tieren oder Personen sowie eine ausreichende Trinkwasserhygiene.

ULRICH WEMMER

Zellweger-Syndrom

(s. Mitochondriale Enzephalomyopathien)

Zervikal-Syndrom

(s. HWS-Schleudertrauma)

Zinkmangel

Definition: Zink ist Bestandteil zahlreicher Enzyme (mehr als 60 Metalloenzyme) und ist erforderlich für die Synthese von Nukleotiden (DNA-Polymerase) und Proteinen.

Klinische Daten: Zink wird im Duodenum und oberen Dünndarm aktiv absorbiert, wobei sich Kupfer, Kadmium und Zink gegenseitig hemmen. Der Körper speichert Zink in Retina, Leber, Niere und Muskulatur. Der Bedarf liegt bei 12–15 mg/Tag, der Normalwert im Serum bei 95 µg/dl, in Erythrozyten bei 12 $\mu g/10^{10}$ Zellen, in Leukozyten bei 112 $\mu g/10^{10}$ Zellen. Zink kommt in Leber (50 mg/100 g), Fleisch (3,2–5 mg/100 g), Bierhefe, Sojabohnen, Spinat, Sonnenblumenkernen, Pilzen und Fischen vor. Phytate in Kleie und Hafer hemmen die Zinkabsorption.
Es werden angeborene und erworbene Zinkmangelzustände unterschieden. Beispiel für einen *angeborenen Zinkmangel* ist die Acrodermatitis enteropathica. Hierbei handelt es sich um ein autosomal-rezessiv vererbtes Krankheitsbild. Ursache ist eine fehlende Zinkabsorption im Darm. Typisches Zeichen ist das Auftreten von vesikopapillös-bullösen, erythematösen Effloreszenzen an den Unterschenkeln und Unterarmen sowie an den Körperöffnungen. Die Patienten haben eine Alopezie und leiden unter chronischen Durchfällen.
Unter totaler parenteraler Ernährung kann es zum Zinkmangel mit den Symptomen einer Acrodermatitis enteropathica kommen. Zink geht in größeren Mengen über den Urin verloren bei chronischen Lebererkrankungen, nephrotischem Syndrom und Patienten mit Sichelzellanämie, nach schweren Verbrennungen, bei Operationen und beim Diabetes mellitus. Weitere Ursachen des Zinkverlustes können Durchfälle sein im Rahmen eines Kurzdarmsyndroms, bei Morbus Crohn und bei der zystischen Fibrose. Das fetale Alkoholsyndrom geht mit einem intrauterinen Zinkmangel einher.

Therapie: Zinksubstitution. Zu berücksichtigen ist, daß häufig eine intestinale Resorptionsstörung vorliegt (s. a. Acrodermatitis enteropathica).

ULRICH WEMMER

Zoster

Definition: Meist einseitig im Verlauf des Versorgungsgebietes eines Spinalnervs auftretende, akut entzündliche Hauterkrankung mit bläschenförmigem Ausschlag. Hervorgerufen wird der Zoster durch das Varizella-zoster-Virus, das nach einer Varizellen-Infektion in den Gliazellen der Spinalganglien sitzt und durch noch nicht eindeutig geklärte Mechanismen reaktiviert wird. In seltenen Fällen tritt der Zoster beidseitig auf (Zoster duplex).

Klinische Daten: In den meisten Fällen tritt zunächst ein Prodromalstadium auf, bestehend aus allgemeiner Abgeschlagenheit, eventuell Fieber, Gliederschmerzen und Brennen im späteren Entzündungsgebiet. Danach kommt es zu einem bläschenförmigen Exanthem, das sich unterschiedlich stark entlang des Versorgungsgebietes eines Spinalnervs ausbreitet. Schmerzen sind fast immer vorhanden, jedoch ist die Ausprägung sehr unterschiedlich. Hauptlokalisationsorte sind die Versorgungsgebiete der Spinalnerven aus der BWS (Zoster intercostalis) und der LWS (Zoster lumbalis). Häufig tritt er auch als Zoster ophthalmicus oder Zoster corneae auf. Diese Formen sind äußerst schmerzhaft und besitzen auch eine höhere Komplikationsrate. Als Komplikationen können eine Zostermyelitis, eine Zostermeningitis oder eine Zosterenzephalitis auftreten. Die Schmerzen beim Zoster können nach Abklingen des Exanthems noch für längere Zeit als postherpetische Schmerzen (Postzosterneuritis) vorhanden sein. Bei komplikationslosem Verlauf heilt der Zoster innerhalb von 2–3 Wochen narbenlos ab und hinterläßt eine lebenslange Immunität, wobei jedoch Zweiterkrankungen und Dritterkrankungen in seltenen Fällen vorkommen können.

Therapie: Die Therapie des Zosters ist rein symptomatisch. Zur Basistherapie werden oral Ranunculus-Homaccord und Mezereum-Homaccord eingesetzt, lokal werden die Bläschen mehrfach täglich mit Euphorbium compositum Nasentropfen S besprüht. Bei einer stärkeren Ausprägung des Exanthems eignet sich Apis-Homaccord.
Da bei einer Zosterinfektion (Reaktivierung eines Virus bei Teilimmunität) die Fermentsy-

steme blockiert sind, sollten Biokatalysatoren in Form von Coenzyme compositum und Ubichinon compositum eingesetzt werden. Zur Immunmodulation sollten Präparate wie Engystol N und Echinacea compositum (forte) S Anwendung finden.
Auch eine Eigenbluttherapie oder eine Auto-Sangius-Stufentherapie ist bei ausgeprägten Fällen sinnvoll. Zur verstärkten Ausleitung empfiehlt es sich, Lymphomyosot und/oder Berberis-Homaccord einzusetzen. Bei Superinfektionen sollte man eine direkte Ozonbegasung vornehmen. Postherpetische Schmerzen lassen sich sehr gut neuraltherapeutisch oder entsprechend der Akupunkturlehre behandeln.

WERNER FRASE

Zungenbrennen

(s. Glossitis)

Zystinose

Synonyma: Cystin-Speicherkrankheit, familiäre Cystindiathese, Abderhalden-Fanconi-

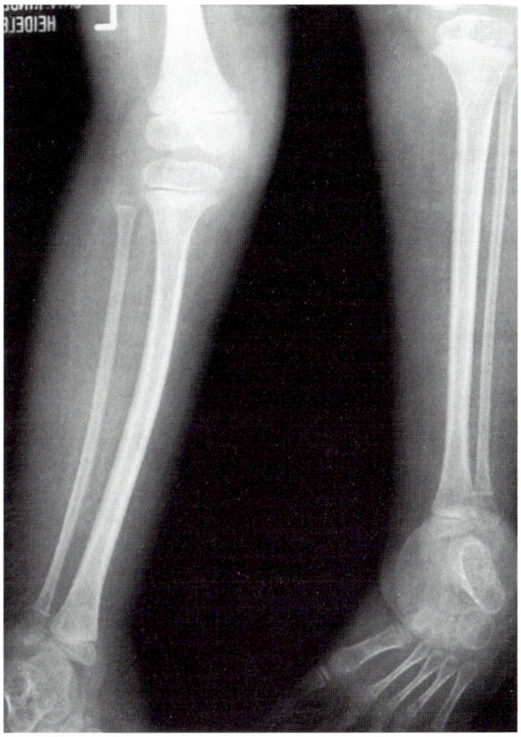

Abb. 300: Zystinose; dünne, mineralarme Knochen (Osteomalazie), Verbiegungen, „Kokard-Knochenkerne"

Tab. 137: Wesentliche Besserung der Aminoazidurie des in Abbildung 301 dargestellten Jungens unter Therapie (s. Text) bei Zystinose

Aminosäure	Norm [mmol/Tag]	vor Behandlung [mmol/Tag]	nach Behandlung [mmol/Tag]
Tryptophan	5–122	150	in Spuren
Thyrosin	5–270	298	in Spuren
Leucin	8–61	392	in Spuren
Valin	0–85	466	in Spuren
Phenylalanin	6–188	1026	in Spuren
Threonin	25–126	1681	417
Serin	67–695	1471	584
Alanin	67–797	2330	1000
Histidin	97–1613	4838	1333
Glutamin	127–681	5065	959
Glutamat	27–285	2533	642
Lysin	13–328	1460	416
Glycin	146–1330	1774	1175

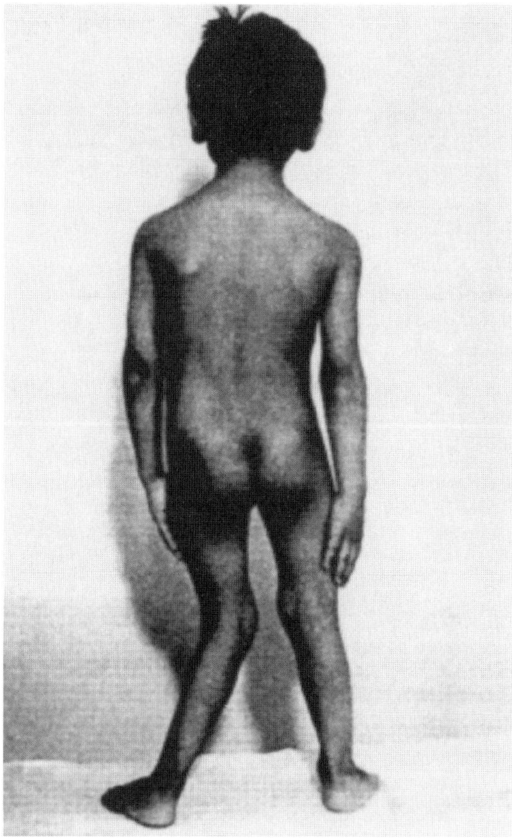

Abb. 301: Zystinose. 4½jähriger Junge mit Deformitäten der unteren Extremitäten; Minderwuchs (Panchenko et al.)

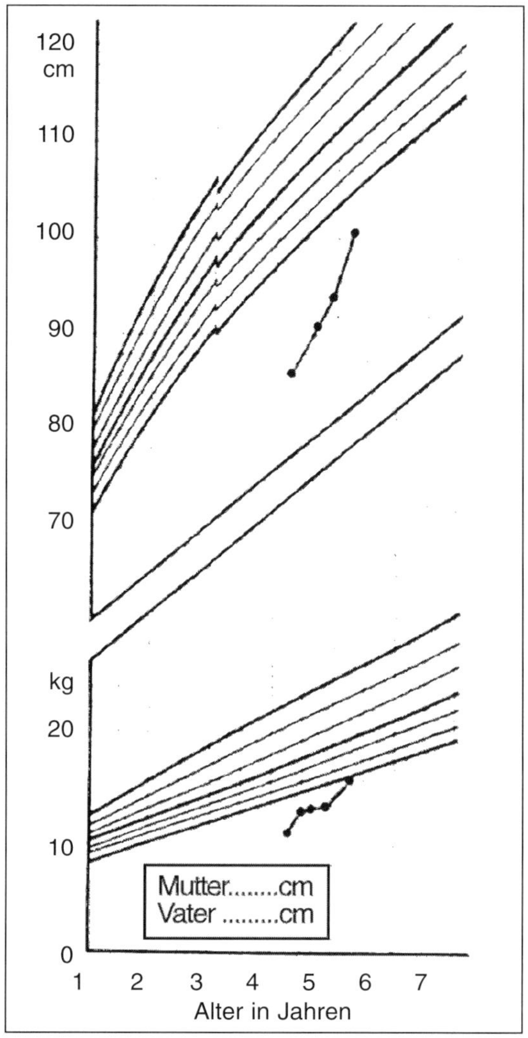

Abb. 302. Zystinose. Wachstumskurve des in Abbildung 301 dargestellten Jungens. Sowohl die Körpergröße als auch das Gewicht nähern sich nach Behandlungseinleitung (s. Text) dem Normbereich.

Syndrom, Aminosäuren-Diabetes, nephrotisch-glykosurischer Minderwuchs, Debré-De-Toni-Fanconi-Syndrom.

Definition: Metabolisierungsstörung der Aminosäure Cystin mit Minderwuchs, zahlreichen Organläsionen und Skelettdeformitäten.

Klinische Daten: Wachstumsverzögerung ab dem 2. Lebenshalbjahr mit erheblicher statomotorischer Entwicklungsverzögerung; intermittierend Appetitlosigkeit, Erbrechen, Obstipation, Polydipsie, Polyurie, toxische Episoden; Thermolabilität, Photophobie, Adynamie; extrem hohe Aminosäurenausscheidung, Hypophosphatämie, Hypokaliämie, Ketonurie, leichte Albuminurie (Tab. 137); Cystinkristallspeicherung in Sternalmark und Bindehäuten; hochgradige Osteoporose, dünne deformierte Röhrenknochen, rachitisähnliche Verkalkungszonen (Abb. 300); Nierenhypoplasie beziehungsweise Schrumpfniere.

Therapie: Eine kausale Therapie ist nicht bekannt. Wesentliche Besserungen des Zustandsbildes sind erreichbar durch Lyophilisate von fetaler Niere, Plazenta und Leber. Substitution von Mineralien und Vitaminen sollte in Dosierungen von homöopathischen Tiefpotenzen erfolgen. Intermediäre Katalysatoren in Kombinationen wie Zeel P dienen der Aktivierung der Stoffwechselprozesse. Die früher schlechte Prognose kann dadurch erheblich verbessert, die Aminoazidurie weitgehend beseitigt werden.

(Literatur: Panchenko et al., 1994; Schmid, 1971)

Zytomegalie-Infektion

Synonyma: Einschlußkörperchenkrankheit, Wyatt-Syndrom, Speicheldrüsenviruskrankheit.

Definition: Zytomegalie-Viren gehören zur Familie der Herpesviridae.
Der Hauptübertragungsweg ist unbekannt, die Übertragung durch Genitalverkehr wahrscheinlich, durch Analverkehr gesichert; Ausscheidung mit Speichel, Urin, Zervikalsekret und Ejakulat. In den Industrieländern sind im frühen Schulalter 20–30 %, im Erwachsenenalter 40–80 % der Menschen durchseucht.

Klinische Daten: Primärinfektion meist asymptomatisch oder als unspezifischer Virusinfekt. Besonders gefährdet sind Schwangere, die in Kindergärten oder -heimen arbeiten. Eine Primärinfektion bei Schwangeren führt in 30–40 % der Fälle zur Infektion des Feten. Jedes 4. Kind hat eine Einschlußkörperchen-Krankheit.
Folgende Symptome können mit der Infektion einhergehen: Hepatosplenomegalie, Ikterus prolongatus, hämolytische Anämie, Thrombozytopenie mit petechialen Blutungen, Pneumonie, Chorioretinitis, Enzephalitis, Mikro- oder Hydrozephalus.
Die Mehrzahl der schwer erkrankten Kinder stirbt in den ersten Lebensmonaten. Überlebende weisen zerebrale Dauerschäden mit Lähmungen, Krämpfen, Taubheit und psychomotorischer Retardierung auf. Die Kinder scheiden Zytomegalie-Viren über den Urin aus und sind somit infektiös.

Therapie: Abschwächung der Virämie mit Ganciclovir.
Biologische Therapie: systemische Enzymtherapie, Hypericum.

Ulrich Wemmer

Anhang

Richtwerte und Grenzwerte

Grenzwerte sollen eine Bewertung von Umweltbelastungen gestatten, legen aber auch rechtlich verbindliche Höchstwerte fest. Unter Grenzwerten sind Höchstmengen oder höchste zulässige Konzentrationen zu verstehen, die in bestimmten Medien nicht überschritten werden dürfen. Eine Überschreitung gilt als Straftat.

Richtwerte sind empfohlene Konzentrationen für Schadstoffe meist in Lebensmitteln, die vom Erzeuger nach Möglichkeit eingehalten werden sollten. Die Überschreitung gilt nicht als strafbare Handlung.

Abkürzungen

ADI = Accepted Daily Intake (Dosis eines Stoffes, die bei lebenslanger täglicher Aufnahme als unbedenklich gilt)

BAT = Biologischer Arbeitsstoff-Toleranzwert (höchstzulässige Menge eines Arbeitsstoffes, die auch dann die Gesundheit nicht beeinträchtigt, wenn sie durch Einflüsse des Arbeitsplatzes regelhaft erzielt wird)

MAK = Maximale Arbeitsplatz-Konzentration (eines Arbeitsstoffes als Gas, Dampf oder Schwebstoff in Luft)

MEK = Maximale Emissions-Konzentration (direkt an der Schadstoffquelle)

MIK = Maximale Immissions-Konzentrationen (von Schadstoffen in der Umgebungsluft; MIK-Werte sind Richtwerte ohne Rechtsverbindlichkeit)

PTWI = Provisional Tolerable Weekly Intake (vorläufig duldbare Aufnahmemenge von Schwermetallen in Nahrungsmitteln, die ohne faßbare Langzeitauswirkungen bleibt)

TA-Luft = Technische Anleitung Luft (durch TA-Luft sollen Emissionen und Imissionen begrenzt werden)

TRK = Technische Richt-Konzentration (für gefährliche Arbeitsstoffe als Gas, Dampf oder Schwebstoff in der Luft; meist handelt es sich um krebserzeugende Stoffe)

Tab. 1: Grenzwerte für Arsen; TS = Trockensubstanz

TA-Luft	< 1mg/m^3
MAK-Liste	0,1 mg/m^3
Böden	20 mg/kg TS
Trinkwasser	0,04 mg/l

Tab. 2: TRK-Werte für Asbeststäube

	Fasern/m^3	mg/m^3
Krokydolith (Blauasbest)	0,5 x 10^6	0,025
Chrysotil (Weißasbest)	1 x 10^6	0,05
asbesthaltiger Feinstaub		2,0

Tab. 3: Grenzwert für Benzol

TRK	16 mg/cbm

Tab. 4: Grenzwerte und Richtwerte für Blei

ADI	Erwachsene	7 μg/kg KG/Tag
	Kinder	3,5 μg/kg KG/Tag
PTWI	Erwachsene	50 μg/kg KG/Woche
	Kinder	25 μg/kg KG/Woche
MAK		100 μg/m^3
MIK		2,0 μg/m^3
MEK		500 μg/m^3
BAT		70 μg/l Blut (♂)
		30 μg/l Blut (♀)
Trinkwasser		40 μg/l

Tab. 5: Grenzwerte und Richtwerte für Cadmium

ADI	Erwachsene	1 μg/kg KG/Tag
	Kinder	0,5 μg/kg KG/Tag
PTWI	Erwachsene	7,5 μg/kg KG/Woche
	Kinder	3,7 μg/kg KG/Woche
MAK		50 μg/m^3
MAK (WHO)		10 μg/m^3
MIK		40 μg/m^3
MEK		20 mg/m^3
MEK (Japan)		1 mg/m^3
BAT		15 μg/l Blut
Trinkwasser		5 μg/l

Tab. 6: Grenzwerte für Chrom

MAK (Chromtrioxid)	0,1 mg/m³
TRK (Calcium-, Strontium-Zinkchromat)	0,1 mg/m³
Trinkwasser	0,05 mg/l

Tab. 7: Grenzwerte für Kupfer

Außenluft (MAK)	1 mg Cu(-Staub)/m³ Luft
Böden	100 mg/kg TS
Trinkwasser	
EG-Richtlinie	0,1 mg/l
WHO	1,0 mg/l
USA	1,0 mg/l
Oberflächenwasser	0,02–1,0 mg/l
Lebensmittel (BRD)	10–50 mg/kg

Tab. 8: Grenzwerte und Richtwerte von Lindan

ADI	12,5 µg/kg
ADI (WHO)	600 µg/Tag
Grenzwert für Trinkwasser	0,1 µg/l
MAK	0,5 mg/m³
MIK (Raumluft)	0,004 mg/m³

Tab. 9: Grenzwerte für Nickel

TRK	0,05 mg/m³
Trinkwasser	0,03 mg/l

Tab. 10: Grenzwerte für Nitrat und Nitrit

Grenzwerte	**Nitrat**	**Nitrit**
Trinkwasser		
BRD (1990)	50 mg/l	0,1 mg/l
EG (1980)	50 mg/l	0,1 mg/l
WHO (1984)	44 mg/l	
USA	44 mg/l	3,3 mg/l
Oberflächenwasser		
BRD (1991)	40 mg/l	
EG	25 mg/l	

Tab. 11: Grenzwerte für Quecksilber

ADI	Erwachsene	0,7 µg/kg KG/Tag
	Kinder	0,35 µg/kg KG/Tag
PTWI	Erwachsene	5 µg/kg KG/Woche
	Kinder	2,5 µg/kg KG/Woche
MAK		100 µg/m³
MIK		5,0 µg/m³
MEK		50 µg/m³
BAT	(anorganisches Hg)	50 µg/l Blut
	(organisches Hg)	100 µg/l Blut
Trinkwasser		1,0 µg/l (als Hg)

Tab. 12: Richtwerte für Schwermetalle in Nahrung (mg/kg; mg/l)

	Blei	**Cadmium**	**Quecksilber**
Milch	0,03	0,005	0,01
Rindfleisch	0,25	0,10	0,03
Schweinefleisch	0,25	0,10	0,03
Hühnerfleisch	0,25	0,10	0,03
Rinderleber	0,50	0,30	0,10
Schweineleber	0,50	0,30	0,10
Fisch/Fischwaren	0,50	0,10	0,50
Kartoffeln	0,25	0,10	0,02
Blattgemüse	0,80	0,10	0,05
Spinat	0,80	0,50	0,05
Kernobst	0,50	0,05	0,03
Steinobst	0,50	0,05	0,03

Tab. 13: MAK-Werte für Stäube

Allgemeiner Staubgrenzwert (Feinstaub)	6,0 mg/m³
Quarzhaltiger Feinstaub	4,0 mg/m³
Quarzfeinstaub	0,15 mg/m³

Tab. 14: Immissionswerte der TA-Luft

	Immissionswerte der TA-Luft	
	1mg/m³	**2 mg/m³**
Schwefeldioxid	0,14 mg/m³	0,40 mg/m³
Stickstoffdioxid	0,08 mg/m³	0,20 mg/m³
Kohlenmonoxid	10 mg/m³	30 mg/m³
Schwebstaub	0,15 mg/m³	0,30 mg/m³
Staubniederschlag	0,35 g/m²/d	0,65 g/m²/d
Blei im Staub	2,0 µg/m³	0,22 mg/m³
Cadmium im Staub	0,04 µg/m³	5 µg/m²/d
Thallium im Staub		10 µg/m²/d

Tab. 15: Grenzwerte für Zink

MAK (Außenluft)	5 mg/m³
Boden	300 mg/kg TS
Trinkwasser	5 mg/l

Ulrich Wemmer

Literaturverzeichnis

(1) Adeniran A, Townsend PL, Peachey RD. Incontinentia pigmenti (Bloch-Sulzberger syndrome) manifesting as painful periungual and subungual tumours. J Hand Surg [Br] 1993; 18: 667–9

(2) Andreasen NC. Symptoms, signs, and diagnosis of schizophrenia. Lancet 1995; 346: 477–81

(3) Ärzte-Zeitung. Forschung und Praxis 1994; 189: 30

(4) Albrecht H, Gerhard I. Wirkt eine homöopathische Hochpotenz anders als ein Plazebo? Stuttgart: Hippokrates 1995

(5) Allen G. Preventing and Reversing Osteoporosis. Roseville (VA): Prima 1993

(6) Altmann PL, Katz DD. Cell Biology. Bethesda (MD): Federation of the American Society for Experimental Biology 1976

(7) Alzheimer A. Über eine eigenartige Erkrankung der Hirnrinde. Psychiatr Psych Gericht Med 1907; 64: 146–8

(8) Anderson RE. Effects of low-dose radiation on the immune response. In: Calabrese EJ (ed.). Biological effects of low-level exposure to chemicals and radiation. Boca Raton, Ann Arbor, London: Lewis 1991; 95 ff.

(9) Appletown N. Healthy bones. Garden City Park (NY): Avery 1991

(10) Arzneimittelkommission für Biologische Medizin der Hufelandgesellschaft. Homöopathische Kombinationsarzneimittel – Eine Richtlinie zur Bewertung. Baden-Baden: Aurelia 1993; 22: 52–5

(11) Asperger H. Autistische Psychopathie. In: Opitz H, Schmid F (Hrsg.). Handbuch der Kinderheilkunde. Bd VIII/1. Berlin, Heidelberg, New York: Springer 1969; 889–92

(12) Atkins RC. Health Revolution. Boston: Houghton Mifflin 1988

(13) Augustin M, Schmiedel V. Praxisleitfaden Naturheilkunde. 2. Aufl. Neckarsulm: Jungjohann 1994

(14) Baerlocher K, Nadal D. Das Menkes-Syndrom. Ergeb Inn Med Kinderheilkd 1988; 57: 77–144

(15) Barthel H. Charakteristika homöopathischer Arzneimittel. Bd 1. Hohenschäftlarn: Barthel & Barthel 1984

(16) Bateson G. Geist und Natur. Eine notwendige Einheit. 2. Aufl. Frankfurt: Suhrkamp 1983

(17) Batten FE. Cerebral degeneration with symmetrical changes in the maculae in two members of the family. Trans Ophthalmol Soc UK 1903; 23: 386

(18) Baumgartner G, Rieger G (Hrsg.). Therapie innerer Krankheiten. 8. Aufl. Berlin, Heidelberg, New York: Springer 1995

(19) Benda CE. The Child with Mongolism. New York: Grune & Stratton 1960

(20) Bersin TH. Biochemie der Mineral- und Spurenelemente. Frankfurt: Akademische Verlagsgesellschaft 1963

(21) Berson EL et al. A Randomized Trial of Vitamin A and Vitamin E Supplementation for Retinitis Pigmentosa. Arch Ophthalmol 1993; 11: 761–72

(22) Bertalanffy L v. Theoretische Biologie. Berlin: Borntrager 1932; 1942
Bertelsmann-Stiftung. Mineralstoffe und Spurenelemente. Gütersloh: Bertelsmann 1992

(23) BGA (Hrsg.). Richtwerte für Schadstoffe in Lebensmitteln. Bundesgesetzblatt 1993; 5: 210–1

(24) Biologische Heilmittel Heel GmbH (Hrsg.). Routinetherapie. 11. Aufl. Baden-Baden: 1991

(25) Bjerre I, Fagher B, Ryding E et al. The Angelman or „Happy Puppet" syndrome. Acta Paediatr Scand 1984; 73: 398–402

(26) Blaeser G. Erforschung des QT-Syndroms. Dtsch Ärztebl 1995; 92: C–476

(27) Blackwell B. Another amitriptyline side-effect? Lancet 1968; 1 (539): 426

(28) Bloch H, Cole W, Willwerth J. Life in Overdrive. An Epidemic of Attention Deficit Disorder. Time 1994; 144: 42–50

(29) Bodechtel G. Differentialdiagnose neurologischer Krankheitsbilder. Stuttgart: Thieme 1974

(30) Boericke W, Boericke OE. Materia Medica with Repertory & 50 Homoeopathic Indian Drugs. New Delhi: Jain 1986

(31) Boericke W. Homöopathische Mittel und ihre Wirkungen. Leer: Grundlagen und Praxis 1985

(32) Brooks MA, Agosti A et al. Inhibition of Gastric Acid Secretion in Man by Peptide Analogues of Cholecystokinin. N Engl J Med 1970; 282: 535–8

(33) Brooks MA, Agosti A et al. Inhibition of Gastric Acid Secretion in Man by Peptide Analogues of Cholecystokinin. N Engl J Med 1970; 282: 535–8 u. 565

(34) Buchwald DS. Chronic Fatigue Syndrome. Cortland-Forum 1991; 125–36

(35) Buddecke E. Grundriß der Biochemie. Berlin: De Gruyter 1970

(36) Bundesgesundheitsamt (Hrsg.). Transparenzlisten. Stand 1989. München: MVV Medizin 1989

(37) Buyse ML (ed.). Birth Defects Encyclopedia. Cambridge MA: Blackwell 1990

(38) Canadian Rett-Syndrome-Association. The Mystery of the Rett Syndrome. Brain Dev 1992; 14: 141–2

(39) Capra F. Das Tao der Physik. 5. Aufl. Berlin, München, Wien: Scherz 1985

(40) Charette G. Homöopathische Arzneimittellehre für die Praxis. Stuttgart: Hippokrates 1978

(41) Chudley AE, Hagermann RJ. Fragile X syndrome. J Pediatr 1987; 110: 821–31

(42) Cier A, Boiron J et al. Experimental Diabetes Treated with Infinitesimal Doses of Alloxan. JAIH 1969; 62: 86-91

(43) Circulare Wasserstoff-Brücken-Bindung. Nachr Chem Techn 1979; Lab 27: 404

(44) Clarke JH. Praktische Materia Medica. Bd 1. Hohenschäftlarn: Barthel & Barthel 1990

(45) Claussen C-F, Fort E. Der Schwindelkranke und seine neurootologische Begutachtung. Hamburg, Neu-Isenburg: medicin + pharmacie 1976

(46) Claussen C-F. Presbyvertigo – Presbyataxie – Presbytinnitus. Berlin, Heidelberg, New York: Springer 1985

(47) Claussen C-F, Claussen E. Neurootological Findings in Tinnitus Patients. Proceedings 3. International Tinnitus Seminar Münster. Karlsruhe: Harsch 1987; 196–204

(48) Claussen C-F, Bertora G, Bergmann J, Claussen E. Vertigo und Tinnitus – und deren Beeinflußbarkeit mit einem homöopathischen Arzneimittel. Zeitschrift für Allgemeinmedizin 1988; 64: 80–4

(49) Claussen C-F. Der schwindelkranke Patient – Grundlagen der Neurootologie und Äquilibriometrie. Hamburg: medicin + pharmacie Dr. Werner Rudat 1992

(50) Claussen C-F. Die funktionsorientierte neurootologische medizinische Begutachtung von Verkehrsunfallopfern nach einem HWS-Schleudertrauma. Berichte des 32. Deutschen Verkehrsgerichtstages 1994. Hamburg: Deutsche Akademie für Verkehrswissenschaft 1994; 234–306

(51) Coulter HL. Homoeopathic Science & Modern Medicine. Berkeley: North Atlantic Books 1980

(52) Crystal RG. Alpha 1-Antitrypsin Deficiency: Pathogenesis and Treatment. Hosp Pract (Off) 1991; 26 (2): 81–4, 88–9, 93–4

(53) Danks DM et al. Cerebro-hepato-renal syndrome of Zellweger. J Pediatr 1975; 86: 382

(54) Danner K. Übertragung spongiformer Enzephalopathien durch Arzneimittel – Grundzüge einer Risikobetrachtung. Pharm Ind 1991; 53 (7): 614–23

(55) Daunderer M. Handbuch der Umweltgifte. Klinische Umwelttoxikologie für die Praxis. Landsberg: ecomed 1990–1993

(56) Davidov AS. Biology and Quantum Mechanics. Oxford: Pergamon 1982

(57) De Duve C. The Lysosome. Sci Am 1963; 208: 64

(58) Dietel K, Schmid F. Ekzemformen beim Kind. In: Opitz H, Schmid F (Hrsg.). Handbuch der Kinderheilkunde. Bd VIII. Berlin, Heidelberg, New York: Springer 1968; 769–800

(59) Diringer H, Özel M. Übertragbare spongiforme Encephalopathien. Wodurch werden sie verursacht? Spektrum der Wissenschaft 1995; 3: 52–5

(60) Dörries A, Spohr HL, Kunze J. Angelman („happy puppet") syndrome – seven new cases documented by cerebral computed tomography: review of the literature. Eur J Pediatr 1988; 148 (3): 270–3

(61) Dogs CP. Grundlagen der Psychotherapie und Psychosomatik. Heidelberg: Karl F. Haug 1993

(62) Dorsci M. Lehrbuch der Homöopathie. Bd 6. Heidelberg: Karl F. Haug 1986

(63) Egger J, Wilson J. Mitochondrial inheritance in a mitochondrial mediated disease. N Engl J Med 1983; 309: 142–6

(64) Eigen M, Winkler R. Das Spiel. Naturgesetze steuern den Zufall. München, Zürich: Piper 1975

(65) Eigen M, Schuster P. The Hypercycle. Die Naturwissenschaften. 1984; 541: 64, 65, 7

(66) Einstein A. Das Relativitätsprinzip. Berlin: Teubner 1922

(67) Eisenberg D, Kauzmann W. The Structure and Properties of Water. Oxford: Clarendon 1969

(68) Eisenbrand G, Frank HK, Grimmer G, Hapke HJ, Thier HP, Weigert G. Derzeitige Situation und Trends der Belastung der Lebensmittel durch Fremdstoffe. Stuttgart: Kohlhammer 1988

(69) Eisfelder HW. Today's Trend in Homoeopathy. JAIH 1950; 43: 221–2

(70) Eisfelder HW. Clinical Homoeopathy. JAIH 1952; 45: 162–3

(71) Enders N. Das „homöopathische“ Kind. Heidelberg: Karl F Haug 1990

(72) Enders N. Bewährte Anwendung der homöopathischen Arznei. Heidelberg: Karl F Haug 1992

(73) Engler I. Wasser. Teningen: Sommer 1989

(74) English GM. Otolaryngology., New York, San Francisco, London: Harper & Rowe 1976

(75) Fellenberg-Ziegler A v. Homöopathische Arzneimittellehre. Heidelberg: Karl F. Haug 1988

(76) Fegeler W. Diagnosis of deep and systemic fungal infections. In: Simon C, Wilkinson P (eds.). Diagnosis of infectious diseases – new aspects. Stuttgart, New York: Schattauer 1986

(77) Fintelmann V, Menßen HG, Siegers CP. Phytotherapie Manual. Stuttgart: Hippokrates 1989

(78) Fleig P. Was leisten Phytopharmaka bei der BPH? Forschung und Praxis. Ärztezeitung 1995; 14: 12–13

(79) Foxen M. Use of Streptomycin in Menière's Disease. Proceedings of the Royal Society of Medicine 1964; 47: 671–2

(80) Frank HS, Wen W-Y. Flickering cluster structure of water. Transactions of the Faraday Society 1957; 24: 133

(81) Frey M. Bewährte Indikationen der Homöopathie. Karlsruhe: Deutsche Homöopathie Union 1989

(82) Gäbler H. Aus dem Heilschatz der Natur. Stuttgart: Paracelsus 1965

(83) Gawlik W, Wiesenauer M, Wünstel G. Lexikon besonderer in der Homöopathie gebräuchlicher Begriffe. 3. Aufl. Karlsruhe: Deutsche Homöopathie Union 1989; 9

(84) Gebhardt KH. Beweisbare Homöopathie. 2. Aufl. Heidelberg: Karl F. Haug 1986

(85) Gedeon W. Empirische Heilmethoden in der Allgemeinmedizin. Heidelberg: Karl F. Haug 1986; 221

(86) Gerd-Witte H. Kompendium der homöopathischen Arzneisymptome. Heidelberg: Karl F. Haug 1981

(87) Glandsdorff P, Prigogine I. Thermodynamics Theory of Structure, Stability and Fluctuation. New York: Wiley 1971

(88) Giudice E del, Doglia S, Milani M, Vitiello G. A Quantum Field Theoretical Approach to the Collective Behaviour of Biological Systems. Nuclear Physics 1985; B 251 (FS 13): 375–400

(89) Goldberg MF, Custis PH. Retinal and other manifestations of incontinentia pigmenti. Ophtalmology 1993; 100: 1645–54

(90) Gomez MR. Tuberous Sclerosis. New York: Raven 1979

(91) Goodhill V. Ear, Diseases, Deafness and Dizziness. Hackerston (MD), New York, San Franzisco, London: Harper & Rowe 1979

(92) Graham JR, Wolff HG. Mechanism of migraine headache and action of ergotamine tartrate. Proceedings. Association for research in nervous and mental disease 1937; 18: 638–69

(93) Gutmann G. Die Schleuderverletzung der Halswirbelsäule. Manuelle Medizin 1976; 14: 17–28

(94) Hänel H, Grütte FK. Stoffwechselprozesse der Darmflora. Die Nahrung 1984; 28: 647–57

(95) Hänsel R. Phytopharmaka. 2. Aufl. Berlin: Springer 1991

(96) Hagberg B, Sourander P, Svennerholm L. Late infantile progressive encephalopathy with disturbed polyunsaturated fat metabolism. Acta Paediatr Scand 1968; 57: 495

(97) Hahn H, Falke D, Klein P (Hrsg.). Medizinische Mikrobiologie. 2. Aufl. Berlin, Heidelberg, New York: Springer 1994; 807–12

(98) Hahnemann S. Organon der Heilkunst. Letzte und 6. Aufl. Berg/Starnberger See: O-Verlag 1985

(99) Hahnemann S. Die chronischen Krankheiten, ihre eigenthümliche Natur und homöopathische Heilung. Dresden, Leipzig: Arnoldsche Buchhandlung 1835

(100) Haidvogl M. Klinische Studien zum Wirksamkeitsnachweis der Homöopathie. Der Kinderarzt 1992; 23: 1477–84

(101) Hartshorn EA. Leitfaden der Arzneimittel-Wechselwirkungen. München: Marseille 1973

(102) Haubold H. Neue therapeutische Möglichkeiten beim Mongolismus. Therapiewoche 1955; 5: 275

(103) Hawton K, Ware C, Mistry H et al. Why patients choose paracetamol for self poisoning and their knowledge of its dangers. BMJ 1995; 310: 164

(104) Heckmatt JZ et al. Congenital centronuclear (myotubular) myopathy. Brain 1985; 108: 941–64
Heim B. Elementarstrukturen der Materie. Bd 1 und 2. Innsbruck: Resch 1985

(105) Heimlich HJ. Should we try malariotherapy for Lyme disease? N Engl J Med 1990; 322 (17): 1234–5

(106) Heine H. Matrixforschung in der Präventivmedizin. Stuttgart: G. Fischer 1989

(107) Heisenberg W. Physik und Philosophie. München: Piper 1976

(108) Herbolzheimer WG. Retinopathia diabetica. Pathogenese, Klassifizierung, Therapie. Der Augenarzt 1987; 21: 159–67

(109) Herbolzheimer WG. Retinopathia pigmentosa: Erste therapeutische Ansätze. Therapiewoche 1993; 43 (49): 2659–60

(110) Herbolzheimer WG. Hornhautschäden durch Lokalanästhetika. Zeitschrift für praktische Augenheilkunde 1989; 10: 357–8

(111) Hering C. Wirkungen des Schlangengiftes, zum ärztlichen Gebrauche vergleichend zusammengestellt. Allentown (PA): 1837, Göttingen: Ulrich Burgdorf 1989

(112) Hertzman PA, Blevins WL, Mayer J et al. Association of the eosinophilia-myalgia syndrome with the ingestion of tryptophan. N Engl J Med 1990; 322 (13): 869–73

(113) Herzberger G (Hrsg.). Grundlagen der Homotoxikologie. Baden-Baden: Aurelia 1995

(114) Herzer P. Lyme-Borreliose. Epidemiologie, Ätiologie, Diagnostik, Klinik und Therapie. 2. Aufl. Darmstadt: Steinkopff 1990

(115) Hötzl HA. Therapie mit Mitochondrien. Reine Leberzellmitochondrien als neues, biologisch-therapeutisch hochwirksames Prinzip. Ärztl Wochenschr 1956; 11: 634–41

(116) Hötzl HA. Die Behandlung chronischer Leberentzündungen und Leberzirrhosen mit Leber-Mitochondrien-Suspensionen. Münch Med Wochenschr 1960; 102: 1670–4

(117) Holmes GP, Kaplan JE, Gantz NM et al. Chronic fatigue syndrome; a working case definition. Ann Intern Med 1988; 108 (3): 387–9

(118) Hornung J. Significant and nothing else? The Berlin Journal on Research in Homeopathy 1991; 1 (3): 206–14

(119) Imhäuser H. Homöopathie in der Kinderheilkunde. 8. Aufl. Heidelberg: Karl F. Haug 1989

(120) Ippen H. Lichtkrankheiten der Haut. Fortschr Med 1968; 22: 803 ff.

(121) Ippen H. Lichtkrankheiten der Haut. Fortschr Med 1969; 23: 230–41

(122) Jahr GHG. Homöopathische Therapie der Geisteskrankheit. Berg: Ro 1986

(123) Jecht E, Kiessling W, Ude P. Grundriß der Andrologie für die Praxis. 4. Aufl. Folia ichthyolica. Hamburg: Ichthydogische Ges. Cordes, Hermann u. Co. 1984

(124) Jones KL. Smith's Recognizable Patterns of Human Malformation. London: Saunders 1988

(125) Julian OA. Materia Medica of New Homoeopathic Remedies. Beaconsfield: Beaconsfield 1979

(126) Kant E. Critik der reinen Vernunft. (Unveränderter Nachdruck 1. Aufl., Riga 1781). Erlangen: H. Fischer 1985

(127) Katalyse eV (Hrsg.). Das Wasserbuch. Köln: Kiepenheuer & Witsch 1990

(128) Kearns TR, Sayre GP. Retinitis pigmentosa, external ophthalmoplegia and complete heart block. Arch Ophthalmol 1958; 60: 280

(129) Kent's Repertorium. Bd 3, 9. Aufl. Heidelberg: Karl F. Haug 1986

(130) Ketz H-A, Baum. Ernährungswissenschaft. Leipzig: VEB 1986

(131) Khalaf H, Rimpler M. Elektrophorese als Methode zur Identitätsprüfung von Organotherapeutika. Med Organica 1991; 15: 89–96, 116–21
Kielholz P. Diagnose und Therapie der Depressionen für den Praktiker. 3. Aufl. München: Lehmann 1971

(132) Kienitz T, Schill WB. Orale Kallikrein-Therapie der Asthenozoospermie. Fortschr Med 1977; 95: 2102

(133) Kleijnen J, Knipschild P. Clinical trials in homeopathy. BMJ 1991; 302: 316–23

(134) Knapp D. Die bioenergetische Strahlung und homöopathische Medikamente. AHZ 1985; 230: 4–15

(135) Koch HG, Harms E. Infektionen mit dem Epstein-Barr-Virus. Dtsch Ärztebl 1995; 92: 280–5

(136) Koch M, Wolf H. Zellweger-Syndrom. Klin Pädiatr 1985; 197: 492–7

(137) König K. Der Mongolismus. Stuttgart: Hippokrates 1959

(138) Kolb HJ, Guthoff T. Klinische Aspekte des Menkes-Syndroms. Monatsschr Kinderheilkd 1987; 135: 827–31

(139) Komaroff AL. Chronic Fatigue Syndrome – relationship to chronic viral infections. J Virol Methods 1988; 21: 3

(140) Kon SH. Underestimation of Chronic Toxicities of Food Additives and Chemicals: the Bias of a Phantom Rule. Med Hypotheses 1978; 4: 324–39

(141) Kühnau J. Schule der Molekularbiologie II. Dtsch Ärztebl 1969; 66 (15): 1018–21

(142) Lahita RG et al. Systemic lupus erythematosus. New York: Wiley 1987

(143) Langendorff L v. The influence of fetal mesenchym cells on a Hodgkin-like lymphoma cell strain. In: Schmid F (ed.). Cell Therapy. Thoune: Ott 1983; 389

(144) LATE Study Group. Late Assessment of Thrombolytic Efficacy (LATE) study with alteplase 6–24 hours after onset of acute myocardial infarction. The Lancet 1993; 342: 759–66

(145) Laudahn G, Lüders CJ. Die Wirkung isolierter Leberzellmitochondrien auf die akute Schädigung der Rattenleber durch Tetrachlorkohlenstoff. Arzneim Forsch 1960; 10: 978–85

(146) Leidler R. Der Schwindel. In: Alexander G, Marburg O, Brunner H (Hrsg.). Handbuch der Neurologie des Ohres. Bd 1. Berlin, Wien: Urban & Schwarzenberg 1924; 553–8

(147) Lejeune J, Legrand N, Lafourcade J et al. X-Chromosome, Fragility and Effects of Trimethoprim. Ann Genet 1982; 25: 149

(148) Lemoine P et al. Les enfants de parents alcoholiques anomalies observées, à propos de 127 cas. Arch Fr Pediatr 1968; 25: 831

(149) Leuenberger PM. Ultrastrukturelle Veränderungen am Hornhautepithel nach Oberflächen-anästhesie. Graefes Arch Clin Exp Ophthalmol 1973; 186: 73

(150) Lockett MF. Dangerous effects of isoprenaline in myocardial failure. Lancet 1965; 104–6

(151) Ludwig W. Elektromagnetische Kopplung als Grundlage der Homöopathie. Erfahrungsheilkunde 1986; 35: 977–8

(152) Ludwig W. Eigenresonanzen homöopathischer Substanzen. Erfahrungsheilkunde 1987; 36: 952–3

(153) Ludwig W. Spektroskopie ultrafeiner Schwingungen, die Messung der Eigenresonanzen des Menschen und von Homöopathika. ECOLOG '88 Köln: Umweltzentrum (Hrsg.) 1988; 49–59

(154) Majewski F et al. Zur Klinik und Pathogenese der Alkoholembryopathie; Bericht über 68 Fälle. Münch Med Wochenschr 1976; 118: 1635

(155) Manger B, Burmester G, Kalden JR. Systemische Autoimmunerkrankungen – Kollagenosen. Dtsch Ärztebl 1995; 92: C 843–9

(156) Manu P, Lane TJ, Matthews DA. The frequency of chronic fatigue syndrome in patients with symptoms of persistent fatigue. Ann Intern Med 1988; 109: 554

(157) Martin JP, Bell J. A pedigree of mental defect showing sex-linkage. J Neurol Neurosurg Psychiatry 1943; 6: 154

(158) Medsger TA. Tryptophan-induced eosinophilia-myalgia syndrome. N Engl J Med 1990; 322: 926–8

(159) Meierkord H, Pfeiffer L, Ludolph A. Neue Erkenntnisse zu Ätiologie und Pathogenese der Chorea Huntington. Der Nervenarzt 1994; 65: 519–26

(160) Menkes JH. Kinky Hair Disease. Neurocutaneous Diseases. In: Gomez MR (ed.). Boston: Butterworths 1987

(161) Mezger J. Gesichtete Homöopathische Arzneimittellehre. 7. Aufl. Heidelberg: Karl F. Haug 1986

(162) Mommsen H. Über die entwicklungsfördernde Behandlung des mongoloiden Kindes. Zellulartherapie 1962; 30: 1

(163) Mortier WE, Michaelis E, Becker J et al. Centronucleäre Myopathie mit autosomal-dominantem Erbgang. Humangenetik 1975; 27: 199–215

(164) Mühlendahl KE v, Otto M (Hrsg.). Der Kinderarzt. 1991/92, 1993/94

(165) Mutschler E. Geistige Grundlagen der Pharmakotherapie. Der Deutsche Apotheker 1984; 36: 485–91

(166) National Urea Cycle Disorders Foundation

(167) Nürnberger C. Faszination Chaos. Stuttgart: Trias 1993

(168) Oberbaum M, Cambar J. Hormesis: Dose-Dependent Reverse Effect of Low and Very Low Doses. In: Endler PC, Schulte J (eds.). Ultra High Dilution, Physiology and Physics. Boston, Dordrecht, London: Kluwer Academic 1994

(169) Ogasahara S, Nishikawa Y et al. Treatment of Kearns-Sayre syndrome with coenzyme Q10. Neurology 1986; 36: 45–53

(170) Oliver R. Emotionale Felder. In: Kornwachs K. Offenheit – Zeitlichkeit – Komplexität. Frankfurt: Campus 1984

(171) Opitz H, Schmid F. Handbuch der Kinderheilkunde. Bd I bis IX. Berlin, Heidelberg, New York: Springer 1965–1971

(172) Ordinatio homotoxica et materia medica. Baden-Baden 1994

(173) Panchenko EL, Naumova VI, Shelija NS, Molnar EM, Sukhikh GT. Debré-De Toni-Fanconi-Syndrom. Med Organica 1994; 18: 16–8

(174) Patel RP. What is Tautopathy? 6. ed. Kottayam: C.M.S. Press 1988

(175) Paterson JW, Conolly ME, Davies DS, Dollery CT. Isoprenaline resistance and the use of pressurised aerosols in asthma. Lancet 1968; 2 (565): 426–9

(176) Pauli W. Physik und Erkenntnistheorie. Sexl R (Hrsg.). Braunschweig: Vieweg 1984

(177) Pavone L, Mollica F, Grasso A. Familial centronuclear myopathy. Acta Neurol Scand 1980; 62: 33–40

(178) Pietschmann H. Das Weltbild der modernen Physik. Erfahrungheilkunde 1994; 11: 671–4

(179) Pollia JA. A Few Contributions in Modern Medicine, that are Based on the Law of Similars. JAIH 1991; 44: 49–51

(180) Popp FA. Biophotonen. Heidelberg: Gustav Fischer 1976

(181) Popp FA. Elementarteilchen. Hufeland Journal 1987; 1: 5–10

(182) Prusiner SB. Prionen-Erkrankungen. Spektrum der Wissenschaft 1995; 3: 44–52

(183) Purkinje JE v. Über die Analogien in den Strukturelementen des pflanzlichen und tierischen Organismus. Übersicht der Arbeiten und Veränderungen der Schlesischen Gesellschaft für Vaterländische Kultur. Breslau: Grass und Barth 1825

(184) Reckeweg H-H. Homotoxikologie. Ganzheitsschau einer Synthese der Medizin. Baden-Baden: Aurelia 1975

(185) Reckeweg H-H. Homotoxikologie: Ganzheitsschau einer Synthese der Medizin. 6. Aufl. Baden-Baden: Aurelia 1986

(186) Reckeweg H-H. Homoeopathia Antihomotoxica. Bd I. Eine gesichtete Arzneimittellehre. Baden-Baden: Aurelia 1991

(187) Reckeweg H-H. Homoeopathia Antihomotoxica. Bd II. Symptomen- und Modalitätenverzeichnis. Baden-Baden: Aurelia 1991

(188) Reichmann H, Rohkamm R, Ricker K et al. Mitochondriale Myopathien. Dtsch Med Wochenschr 1988; 113: 106–13

(189) Reilly D, Taylor M. Is homeopathy a placebo response? The Lancet II 1986; 881–6

(190) Remschmidt H, Hebebrand J. Das Tourette-Syndrom: Eine zu selten diagnostizierte Tic-Störung? Dtsch Ärztebl 1993; 90: 1175–9
Rett A. Ein zerebral-atrophisches Syndrom bei Hyperammonämie. Wien: Hollinek 1966

(191) Ricker G. Allgemeine Pathophysiologie als Beitrag für eine Grundlage der Theorie der Medizin von A.D. Speransky. Stuttgart: Hippokrates 1948

(192) Righetti M. Forschung in der Homöopathie. Grundlagen, Problematik und Ergebnisse. Göttingen: Burgdorf 1988

(193) Righetti M. Forschung in der Homöopathie. Grundlagen, Problematik und Ergebnisse. Göttingen: Burgdorf 1988

(194) Rilling S. Kompendium der Mineralstoffe und Spurenelemente. Heidelberg: Karl F. Haug 1993

(195) Rimland B. Infantile autism. New York: Meredith 1964

(196) Rimpler M. Wechselwirkung zwischen Zelle und Matrix als Ursache gestörter Differenzierungsvorgänge. Biol Med 1995; 24 (3): 134–7

(197) Rimpler M, Traxl T. Der Einfluß von Organlyophilisat auf die mitochondriale Atmungskette; Messung der Sauerstoffaufnahmerate in vitro. Cytobiologische Revue 1986; 10: 4–15

(198) Roth F, Frank H, Kormann K. Giftpilze – Pilzgifte – Schimmelpilze – Mykotoxine. Landsberg: ecomed 1990

(199) Roth L, Daunderer M, Kormann K. Giftpflanzen – Pflanzengifte. 4. Aufl. Landsberg: ecomed 1994

(200) Rothenberger A. Wenn Kinder Tics entwickeln. Stuttgart: Gustav Fischer 1990

(201) Schäfer OF. Systemtheoretische und physikalische Aspekte des Elektromagnetischen Bluttests nach Aschoff. Biol Med 1993; 22 (5): 267–73

(202) Schilcher H. Phytotherapie in der Kinderheilkunde. 2. Aufl. Stuttgart: Wissenschaftliche Verlagsgesellschaft 1992

(203) Schmid F. Boeck-Besnier-Schaumannsche Krankheit im Kindesalter. In: Opitz H, Schmid F. Handbuch Kinderheilkunde. Bd V. Berlin, Heidelberg, New York: Springer 1963; 842 ff.

(204) Schmid F. Pädiatrische Röntgendiagnostik. Berlin, Heidelberg, New York: Springer 1971

(205) Schmid F. Alkohol-Embryo-Fetopathie. Fortschr Med 1976; 95: 200–6

(206) Schmid F. Elemente als Determinanten biologischer Strukturen. Cytobiologische Revue 1981; 3: 122–8

(207) Schmid F. Cell Therapy – A new dimension of medicine. Thoune: Ott 1983

(208) Schmid F. Evolution als kosmisches Prinzip. Der Deutsche Apotheker 1984; 36: 493–6

(209) Schmid F. Arzneimittel und Therapieverfahren im naturwissenschaftlichen Weltbild. Cytobiologische Revue 1985; 9: 3–8

(210) Schmid F. Tuberöse Sklerose. Seligenstadt: Tuberöse Sklerose Deutschland eV 1987

(211) Schmid F. Das Down-Syndrom. Münsterdorf: Hansen & Hansen 1987

(212) Schmid F. Mikroökologische Therapie. Lübeck: Schmidt-Römhild 1989

(213) Schmid F. Alois Alzheimer und die Alzheimersche Krankheit. Med Organica 1989; 13: 28–35

(214) Schmid F. Das Eosinophilie-Myalgie-Syndrom. Biol Med 1991; 20 (1): 472–3

(215) Schmid F. Potenzierte Organtherapeutika. Wissenschaftliches Gutachten der Arzneimittelkommission für Biologische Medizin. Karlsruhe 1991

(216) Schmid F. Das sogenannte Rett-Syndrom. Biol Med 1991; 20 (2): 542–7

(217) Schmid F. Die Alkoholembryopathie. Biol Med 1992; 21 (1): 36–8

(218) Schmid F. Die medikamentösen Erfordernisse im Rahmen einer integralen Behandlung von Down-Syndrom-Patienten. Biol Med 1992; 21 (2): 87–95

(219) Schmid F. Ceroid-Lipofuscinose. Biol Med 1993; 22 (5): 274–6

(220) Schmid F. Autismus. Biol Med 1994; 23 (2): 100–3

(221) Schmid F. Fluor-Problematik. Biol Med 1995; 24 (2): 117

(222) Schmid R. Wer hilft weiter? Ein bundesweiter Wegweiser. Lübeck: Schmidt-Römhild 1996

(223) Schmidt RF, Thews G (Hrsg.). Physiologie des Menschen. Berlin, Heidelberg, New York: Springer 1995

(224) Schramm H-J, Stübler M, Bayr G, Buchmann W, Flemming H, Popp F, Hess W, Klunker W, Hartz A, Dinkelacker H. Homöopathie in der Diskussion. Leer: Grundlagen und Praxis 1979

(225) Schreier K. Störungen im Harnstoffcyclus. In: Opitz H, Schmid F. Handbuch der Kinderheilkunde. Bd IV. Berlin, Heidelberg, New York: Springer 1965

(226) Schuck W. Diagnostik von angeborenen Stoffwechselstörungen – eine tabellarische Übersicht. Cytobiologische Revue 1982; 6: 153–6

(227) Schuck W. Biologische Behandlung von Verbrennungen und Verbrühungen im Kindesalter. Cytobiologische Revue 1982; 6: 10–4

(228) Schuermann H. Dermatomyositis. Ergebn Inn Med Kinderheilk 1958; 10: 427–80

(229) Schuknecht HF. Pathology of the Ear. Cambridge (MA), London: Harvard University Press 1974

(230) Schulte-Wissermann H. Die Lyme-Borreliose – Der neue große Imitator. Kinderkrankenschwester 1991; 10 (5): 202–6

(231) Schulz H. Rudolf Arndt und das biologische Grundgesetz. 2. Aufl. Bamberg: Ratsbuchhandlung 1925

(232) Selye H. Einführung in die Lehre vom Adaptationssyndrom. Stuttgart: Georg Thieme 1953

(233) Shulman A. Tinnitus Diagnosis and Treatment. Philadelphia (PA): Lea & Febiger 1991

(234) Siemes H. Mitochondriale Myopathien und Encephalomyopathien. Monatsschr Kinderheilkd 1985; 133: 798–805

(235) Silver RM, Heyes MP, Maize JC et al. Scleroderma, fasciitis, and eosinophilia associated with the ingestion of tryptophan. N Engl J Med 1990; 322 (13): 874–81

(236) Smith CW, Choy R, Monroe J. Environmental, Allergic and Therapeutic Effects of Electromagnetic Fields. 3. Annual International Symposion on Man and His Environment in Health and Disease. Dallas (TX), February 1985; 21–4

(237) Smith CW. Water – friend or foe? Laboratory Practice 1985; 34: 29–34

(238) Somogyi A, Großklaus D. Gesundheit und Umwelt '91. BGA-Schriften 5/91. München 1992

(239) Soucek TV. Ungleichheit vom Uratom zum Kosmos. München: Universitas 1988

(240) Soyka D. Migräne. Pathogenese – Pharmakologie – Therapie. Stuttgart: Enke 1983

(241) Speransky AD. Grundlagen der Theorie der Medizin. Berlin: Saenger 1950

(242) Spiegel R, Weigell-Weber M, Hergersberg M, Schmid W. Direkte genetische Diagnose der Chorea Huntington. Schweiz Med Wochenschr 1993; 123: 2271–7

(243) Sradj N. Prinzipien der konservativen Therapie von Maculadegenerationen. Biol Med 1992; 21 (6): 412–6

(244) Sradj N. Entropie als pathophysiologisches Modell der Maculadegeneration. Biol Med 1993; 22 (4): 219–22

(245) Sradj N. Lymphomyosot – Indikationen in der Ophthalmologie. Biol Med 1994; 23 (2): 110–2

(246) Statistisches Bundesamt (Hrsg.). Statistisches Jahrbuch für Deutschland 1994

(247) Stauffer K. Klinische homöopathische Arzneimittellehre. 12. Aufl. Stuttgart: Sonntag 1995

(248) Stave U, Schmid F. Angeborene Anomalien des Kohlenhydratstoffwechsels. Fortschr Med 1963; 81: 283–4

(249) Stein E. Die Gravitation als Folge der Schwingungen der Elementarteilchen. Frankfurt: Haag & Herchen 1985

(250) Stein E. Die Schwingungseigenschaften des Raum-Zeit-Kontinuums. Frankfurt: Haag & Herchen 1988

(251) Stewart M. Regelmäßig vor der Regel. Das PMS. Mit der richtigen Ernährung erfolgreich behandeln. München: Mosaik 1994

(252) Strohecker J (ed.). Alternative Medicine – The Definitive Guide. Washington: The Burton Goldberg Group 1994

(253) Stübler M, Krug E. Leesers Lehrbuch der Homöopathie. Mineralische Arzneistoffe. Bd 2. 1988. Pflanzliche Arzneistoffe I. Bd 3 1987. Pflanzliche Arzneistoffe II. Bd 4 1988. Tierstoffe. Bd 5 1987. Heidelberg: Karl F. Haug

(254) Stryer L. Biochemie. 2. Aufl. Braunschweig: Vieweg 1983

(255) Thoene J, Buchanan D. Biotin and Multiple Carboxylase Deficiency. In: Glew R, Peters S (eds.). Clinical Studies in Medical Biochemistry. Oxford: Oxford University 1987

(256) Thuy LP, Zielinska B, Zammarchi E et al. Multiple Carboxylase Deficiency due to Deficiency of Biotinidase. J Neurogenet 1986; 3 (6): 357–63

(257) Touraine JL, Malik MC, Perrot H et al. Maladie de Fabry: deux malades améliorés par la greffe de cellules de foie foetal. Nouvelle Presse Médicale 1997; 8: 1499–1503 Transparenzlisten 3, 1989. München: MMV Medizin 1989

(258) Trincher K. Der Irrtum des Jahrhunderts. Manfred Eigens Umwälzung in der Biologie. Cytobiologische Revue 1984; 8: 44–51

(259) Trincher K. Wasser – Grundstruktur des Lebens und Denkens. Wien: Herder & Co. 1990

(260) Turkel H. Medical Amelioration of Cytogenetic Anomalies. Brooklyn (NY): Copen 1971

(261) Ulbig MW et al. Diabetische Retinopathie, Epidemiologie, Risikofaktoren und Stadieneinteilung. Der Ophthalmologe 1993; 90: 197–209

(262) Umweltbundesamt (Hrsg.). Daten zur Umwelt 1990/91. Berlin: 1992

(263) Umweltbundesamt (Hrsg.). Daten zur Umwelt 1992/93. Berlin: 1994

(264) Valentin H, Lehnert G, Petry H et al. Arbeitsmedizin. 3. Aufl. Stuttgart: Thieme 1985

(265) Valleur-Masson D et al. Dysplasie bronchopulmonaire. Arch Fr Pediatr 1993; 50: 553–9

(266) Vermeulen F. Kindertypen in der Homöopathie. Regensburg: Sonntag 1988

(267) Viel J-C. Einsatzmöglichkeiten von Naturheilverfahren beim Herpes zoster ophthalmicus. Biol Med 1993; 22 (2): 102–4

(268) Voisin H. Materia medica des homöopathischen Praktikers. Heidelberg: Karl F. Haug 1985

(269) Waardenburg PJ. Das menschliche Auge und seine Erbanlage. Den Haag: Nijhoff 1932

(270) Wagner H. Pharmazeutische Biologie; Drogen und ihre Inhaltsstoffe. 5. Aufl. Stuttgart: Gustav Fischer 1993

(271) Walach H. Wissenschaftliche homöopathische Arzneimittelprüfung. Heidelberg: Karl F. Haug 1992

(272) Walz F. Das Schleudertrauma der Halswirbelsäule im Straßenverkehr: Biomechanische und gutachterliche Aspekte. Schweiz Med Wochenschr 1987; 117: 619–23

(273) Weber T, Poser S, Kretzschmar HA. Prionkrankheiten – heutiger Wissensstand. Dtsch Ärztebl 1994; 91: C-1920–6

(274) Weigert G. Schwermetalle. In: Eisenbrand et al (Hrsg.). Derzeitige Situation und Trends der Belastung der Lebensmittel durch Fremdstoffe. Stuttgart: Kohlhammer 1988; 59–88

(275) Weingärtner O. Homöopathische Potenzen. Wunsch und Wirklichkeit bei der Suche nach der therapeutisch wirksamen Komponente. Berlin, Heidelberg, New York: Springer 1992

(276) Weiß RF. Lehrbuch der Phytotherapie. 7. Aufl. Stuttgart: Hippokrates 1991

(277) Wemmer U, Korcak D (Hrsg.). Gesundheit in Gefahr. Stuttgart: Gustav Fischer 1993

(278) Wichmann HE, Schlipköter HW, Fülgraff GM (Hrsg.). Handbuch der Umweltmedizin. Landsberg: ecomed 1992

(279) Wiesenauer M. Praxis der Homöopathie. Stuttgart: Hippokrates 1990

(280) Wilkins L, Brown J, Nance W, Wolf B. Clinical heterogenity in 80 home-reared children with Cri du Chat syndrome. J Pediatr 1983; 102: 528–33

(281) Wisniewski HM (Hrsg.). Mental retardation: research, education, and technology transfer. Ann N Y Acad Sci 1986; 477: 1–369

(282) Wissenschaftliche Abteilung der Biologischen Heilmittel Heel GmbH (Hrsg.). Ordinatio antihomotoxica et Materia Medica. Baden-Baden: 1992

(283) Wissenschaftliche Abteilung der Biologischen Heilmittel Heel GmbH (Hrsg.). Therapie mit intermediären Katalysatoren. Baden-Baden 1993

(284) Wolf N. Klinische Ergebnisse der Zelltherapie bei hirnatrophischen Prozessen des mittleren und reifen Lebensalters. Acta gerontdogica 1976; 6: 635–9

(285) Wolfe S. Women's Health. Addison-Wesley 1991

(286) Zech R, Domagk G. Enzyme. Weinheim: Edition Medizin VCH 1986

(287) Zellweger H. The cerebro-hepato-renal syndrome and other peroxisomal disorders. Dev Med Child Neurol 1987; 29 (6): 821–9

(288) Zenner S, Metelmann H. Therapeutische Erfahrungen mit einem homöopathischen Nasenspray. Hufeland Journal 1992; 7: 67–74

(289) Zeviani M, Moracs CT et al. Deletions of mitochondrial DNA in Kearns-Sayre syndrome. Neurology 1988; 38: 1339–46

(290) Zimmermann W. Praktische Phytotherapie. Stuttgart: Sonntag 1993

Sachwortverzeichnis

B

C

F

G

H

L

M

N

O

P

Q

R

S

V

W

X